Management of Cerebrovascular Disorders

A Comprehensive, Multidisciplinary Approach

脑血管疾病
多学科评估与治疗

原著 [美] Alejandro M. Spiotta

[美] Raymond D. Turner

[美] M. Imran Chaudry

[美] Aquilla S. Turk

主译 李天晓 段光明

中国科学技术出版社

·北 京·

图书在版编目（CIP）数据

脑血管疾病多学科评估与治疗 /（美）亚历山大·M. 斯皮奥塔（Alejandro M. Spiotta）等原著；李天晓，段光明主译 . — 北京：中国科学技术出版社，2022.6

书名原文：Management of Cerebrovascular Disorders: A Comprehensive,Multidisciplinary Approach

ISBN 978-7-5046-9538-3

Ⅰ . ①脑… Ⅱ . ①亚… ②李… ③段… Ⅲ . ①脑血管疾病 – 诊疗 Ⅳ . ① R743

中国版本图书馆 CIP 数据核字 (2022) 第 054177 号

著作权合同登记号：01-2022-1366

First published in English under the title

Management of Cerebrovascular Disorders: *A Comprehensive, Multidisciplinary Approach*

edited by Alejandro M. Spiotta, Raymond D. Turner, M. Imran Chaudry, Aquilla S. Turk

策划编辑	丁亚红　焦健姿
责任编辑	史慧勤
文字编辑	汪　琼
装帧设计	佳木水轩
责任印制	徐　飞

出　　版	中国科学技术出版社
发　　行	中国科学技术出版社有限公司发行部
地　　址	北京市海淀区中关村南大街 16 号
邮　　编	100081
发行电话	010-62173865
传　　真	010-62179148
网　　址	http://www.cspbooks.com.cn

开　　本	889mm×1194mm　1/16
字　　数	774 千字
印　　张	40
版　　次	2022 年 6 月第 1 版
印　　次	2022 年 6 月第 1 次印刷
印　　刷	天津翔远印刷有限公司
书　　号	ISBN 978-7-5046-9538-3 / R·2874
定　　价	480.00 元

（凡购买本社图书，如有缺页、倒页、脱页者，本社发行部负责调换）

主　译　李天晓　段光明

译　者　（以姓氏笔画为序）

王子亮　白卫星　冯　光　朱良付　许　斌　许岗勤

李　立　李　强　李天晓　李钊硕　李海洋　杨博文

吴立恒　汪勇锋　张长远　陈中灿　邵秋季　周腾飞

赵同源　赵黎明　段光明　栗超跃　顾建军　郭高超

常晓赞　梁晓东　蔡栋阳　薛绛宇

内容提要

本书引进自世界知名的 Springer 出版社，由美国南卡罗来纳医科大学神经外科专家 Alejandro M. Spiotta、Raymond D. Turner、M. Imran Chaudry 和 Aquilla S. Turk 结合各学科进展与多年临床实践经验精心打造，是一部细致全面、精准系统的脑血管疾病评估与治疗参考书。相较于其他脑血管疾病著作，书中内容涵盖了大部分脑血管疾病，各典型病例均详述了病情评估、治疗方案、手术过程、术后管理、并发症及处理，在强调临床实践的同时，兼顾最新研究进展，还特别对外科手术与介入治疗两种技术进行了深入对比、阐述。全书共四篇44章，编排简洁，阐释明晰，图文并茂，是一部不可多得的临床案头必备工具书，非常适合从事脑血管疾病诊疗工作的同道在临床实践中借鉴参考。

主译简介

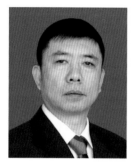

李天晓

主任医师，教授，博士研究生导师。河南省脑血管病医院常务副院长，河南省人民医院介入治疗中心主任。中国医师协会介入医师分会副会长，神经介入专业委员会副主任委员。从事介入治疗专业30年，在脑血管疾病介入治疗方面有较深造诣，主持多项国家级和省级项目研究，以及多项全国神经介入多中心研究和专利化研究，获省部级科技成果奖5项，发表论文200余篇。

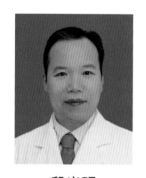

段光明

副主任医师，河南省脑血管病医院颅内动脉瘤亚专科主任。河南省医学会介入治疗委员会神经介入学组委员，河南省医师协会神经介入专业委员会委员，河南省医学科普学会神外及脑血管病分委员，河南省重大活动医疗专家，海峡两岸医药卫生交流协会国际医疗与特需服务专业委员。从事神经外科临床工作20余年，同时熟练显微神经手术和血管内介入两种治疗技术。在军队工作期间荣获三等功1次，获河南省科技进步二等奖1项，河南省科普成果一等奖1项。主编《远离脑中风三十六计》，参译《牛津脑血管神经外科经典病例》，发表神经外科专业学术论文多篇。

Dans les champs de l'observation le hazard ne favorise que les espirits prepares

机会总是垂青于有准备的头脑。

——Louis Pasteur, Lecture at University of Lille, 1985-12-07

"机会总是垂青于有准备的头脑。"我在 UCSF 研修血管内治疗技术时，对这句格言深有体会。神经介入手术中，采用不同的策略常可导致成功或失败。这一理念可影响人类生活的方方面面，特别是医学领域中与手术相关的专业。得益于计算机辅助影像技术和微导管工艺的巨大进步，神经介入技术已经能够处理大多数脑血管疾病了。其技术的核心往往集中在距离股动脉穿刺点 150cm。作为从事血管内治疗的专业人员，我们能操控手术器材的自由度非常有限，不外乎推送、后撤、正转或倒转。我们依赖于生理学和解剖学的表征图像，绝大多数通过血管造影和屏幕上的"路图"获得。这些器材非常精细。就拿脑血管支架来说，不同规格之间只有精确至 250μm 的差异。精确地选择大小、准确地定位是手术操作成功的基础。这些器材在不同解剖部位的表现也会存在较大差异，从而需要不同的操作技巧。对于急性缺血性脑卒中的机械取栓，技术的成功还取决于血管开通的速度。临床治疗后果是最终的评定标准。越来越多的证据表明，血管内治疗技术在神经系统疾病的治疗中发挥着重要作用，而且，随着技术的不断更新迭代和打破传统，我们处理的疾病范围还在不断增加。

在 *Management of Cerebrovascular Disorders：A Comprehensive, Multidisciplinary Approach* 一书中，Spiotta、Turk、Turner 和 Chaudry 医生及这一领域的诸多佼佼者，他们在脑血管疾病的微侵袭和血管内治疗方面均有颇多建树。各章中，著者依据自己的心得体会对每种疾病进行了简明阐述。本书基于诸多著者的不同经验，对医学文献进行了全面回顾，堪称时代经典，适合医学生及有一定经验的临床医生参考。外科手术与血管内介入技术相得益彰，故此增加一定的篇幅讨论传统的外科手术与血管内治疗的优劣，包括患者评估，以及利用最先进的复合手术技术，以期获得最佳疗效。策略的选择常常决定了治疗的后果，要牢记，有因必有果。不应当把成功留给机会。书中所述将有助于读者在与机会的博弈中占得先机。

Philip M. Meyers, MD, FACR, FSNIS, FSIR, FAHA
Radiology and Neurological Surgery
Columbia University, College of Physicians and Surgeons
New York, NY, USA

Neuroendovascular Services,
New York – Presbyterian Hospitals – Columbia Doctors,
Neurological Institute of New York
New York, NY, USA

译者前言

脑血管疾病因其"三高"（发病率高、复发率高、致死致残率高）特点成为"健康中国"的重大挑战。2021年6月，国家卫生健康委等10部门联合发布《加强脑卒中防治工作减少百万新发残疾工程综合方案》，为全国脑血管疾病防控工作指明了方向。

近年来，随着医学影像、显微外科和血管内介入技术等的共同进步，脑血管疾病的治疗技术迅猛发展。急性缺血性脑血管疾病的溶栓、取栓治疗理念得到推广。血流导向装置技术使颅内动脉瘤的治疗变得更为简单。"复合手术"在复杂脑（脊髓）血管疾病的治疗上已成功开展。大量数据表明，脑血管疾病患者的预后已获得明显改善。

我们在进行国际学术交流与合作过程中，在钦佩国际同行在各自领域追求技术进步的同时，也深感他们的横向知识储备非常丰富，相关文献和数据信手拈来，显示出临床工作背后扎实的理论功底。

由美国南卡罗来纳医科大学 Alejandro M. Spiotta、Raymond D. Turner、M. Imran Chaudry 和 Aquilla S. Turk 等共同编著的 *Management of Cerebrovascular Disorders：A Comprehensive, Multidisciplinary Approach* 一书，融会了当前各学科的进展和著者多年的临床实践经验，是一部全面细致、系统精准的脑血管疾病评估与治疗参考书。相较于其他脑血管疾病著作，书中涵盖了大部分脑血管病，各典型病例详述了病情评估、治疗方案、手术过程、术后管理、并发症及处理，在强调临床实践的同时，兼顾当前的研究进展，还特别对外科手术与介入治疗两种技术进行了深入对比、阐述，对拓展临床思维有较大裨益。

本书译者均为工作经验丰富的临床医生，所在单位每年完成脑血管疾病外科及介入手术均在5000例以上。在本书翻译过程中，我们反复阅读和推敲，历经数月，希望能够通过本书与国内广大脑血管病工作者共同学习、提高，以期帮助更多患者，为全面实施"健康中国"的宏伟目标尽绵薄之力。

为了进一步提升学术水平，恳请广大读者对书中不足之处提出宝贵意见。

河南省人民医院介入治疗中心主任，主任医师
河南省脑血管病医院常务副院长
郑州大学教授，博士研究生导师

本书旨在为读者（医学生、实习生、研修人员和专科主治医师）提供脑血管疾病的外科手术、血管内介入及药物治疗的基础与最前沿知识。本书的各位著者均为行业翘楚，对于他们的努力工作和积极参与，我们永远感恩。

管理脑血管疾病患者的工作既令人兴奋，又充满挑战；既充满成就感，又常怀谦卑之心。脑血管疾病的治疗需要一个紧密配合的团队，其中有神经外科、神经内科、神经放射科和神经重症科等专业人员。我们这一代从事脑血管疾病治疗工作的同行应当感到幸运，因为技术的进步已经能极大帮助患者克服疾病的影响。随着可解脱弹簧圈的问世及神经血管内治疗技术进步，动脉瘤治疗的理念得以革新，越来越多的随机试验数据已证明其可靠的疗效。颈动脉及颅内动脉粥样硬化的试验，特别是最近的多个具有里程碑意义的取栓试验，颠覆性地改变了缺血性卒中治疗的状况。神经重症团队成员往往背景迥异，但核心目的在于为神经系统损害患者提供特殊的加强治疗。随着监护技术的发展和日益成熟，患者的预后得到了极大改善。目前，还有 3 个正在进行中的随机对照试验，研究清除深部脑内出血的新型微侵袭技术，有望获得优于内科治疗的效果。

每项技术的进步都意义非凡。在如此短的时间内取得如此多里程碑式的技术进步，充分反映出先辈们对工作的极大热忱，以及对患者无微不至的关怀。正如 Edward C. Benzel 所说的那样，"照顾好患者，其余的就会接踵而至。"对于先辈们的贡献，我们应永怀感恩之心。我们能取得如此多的成就是因为站在了巨人的肩膀上。感谢你们，巨人们！

所有人都一如既往地尽全力照顾好患者。我们探索新的治疗技术，关注治疗成本和效益，进行预后研究，推动该领域迅猛发展。我们也期待未来有更好的技术可以帮助我们的患者。

Alejandro M. Spiotta, MD
Raymond D. Turner, MD
M. Imran Chaudry, MD
Aquilla S. Turk, DO
Chareleston, SC, USA

目 录

第一篇 总 论

第二篇　出血性疾病

第三篇　缺血性疾病

第四篇　其他疾病

第一篇 总 论

Introduction

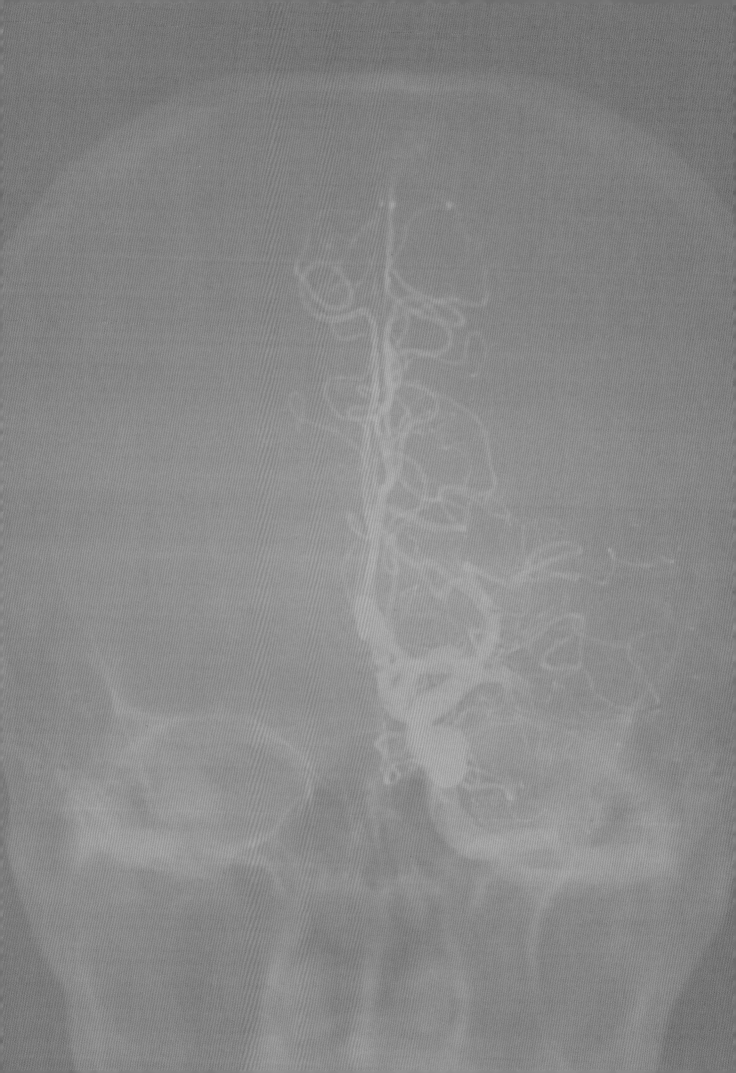

血管神经外科史：一个不断进化和变革的历程

The History of Vascular Neurosurgery: A Journey of Evolution and Revolution

第 1 章

Charles J. Prestigiacomo　**著**

李天晓　**译**

　　血管神经外科和其他医学领域拥有同样丰富又精彩的历史进程。医疗领域在患者受到潜在生命威胁时展现出的必需性、创造性及专业性促使了该学科的出现和发展。血管神经外科的成长和进步影响了神经外科领域许多相关的亚专业学科。事实上，对大脑和脊髓血管疾病诊疗的需求催生了数之不尽的神经外科技术革命性的进步。从神经系统的大体解剖到病理生理，从术前影像到术中光学系统，从显微外科学技术的创造到血管内技术的创新，血管神经外科为这门技术和学科的实践者带来了数之不尽的挑战。纵观血管神经外科学的发展史，神经外科医生及其合作者，乃至众多科学家都终其一生直面挑战并竭尽全力去克服。

　　血管神经外科史的回顾方式多种多样。解剖学、影像学或相关技术的进步影响着每一种神经血管疾病的治疗诊断，其中的每个方面都值得展开详细介绍。在讨论血管神经外科分支学科的发展史之前，我们将对影响血管神经外科发展的许多技术进展进行简要的回顾。

一、血管解剖学的兴起

　　盖伦（Claudius Galenus）首次提出了心脏居中的动静脉循环的学说[1, 2]。该学说虽然对血液循环的认识不全面，但提出了生命精气（vital spirits）产生于心脏左心室然后到达大脑的循环概念。盖伦的循环学说被后来无数的解剖学家不断发展，直到哈维（William Harvey）提出

003

了完整且正确的血液循环理论，并在 1664 年 Thomas Willis 的《颅内循环》一书中进行了细致的描述（图 1-1）[3, 4]。

随后脑血管解剖的进展虽然不如 Willis 的总结那样具有革命性，但是发现聚沙成塔，仍为脑血管解剖带来了许多深刻的理解。解剖学家、外科医生及相关作者，如 Krayenbuhl、Seeger、Lasjunias、Berenstein、Yaşargil 和 Rhoton 通过完善大脑和脊髓动静脉复杂的解剖基础知识，为每一位神经外科后继者在血管内治疗方面提供指导性意见。这些作者不仅为我们提供详细的解剖学资料，而且在外科手术周围结构解剖的理解上做出了不可磨灭的贡献。Yaşargil 和 Rhoton 对复杂的蛛网膜下腔及数目众多的颅底通路的介绍，让大家对如何治疗脑部血管病变有了新的认识。Lasjunias、Berenstein 及 TerBrugge 让我们认识到学习脑血管胚胎学对理解和治疗某些复杂血管病变至关重要。这些关键知识现已成为所有血管神经外科及介入医生的基础。

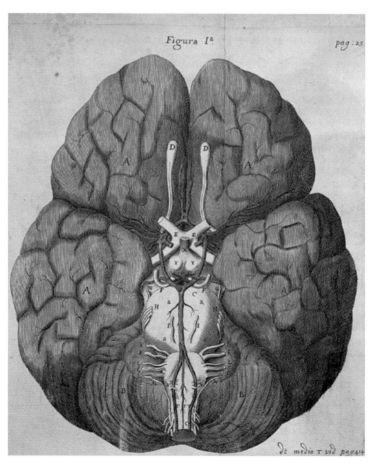

▲ 图 1-1　由 Christopher Wren 绘制的大脑腹侧视图，展示了大脑动脉环，后来被命名为 Willis 循环（Willis，1664，公版）

二、血管神经外科技术的进步

（一）脑血管影像史

专门的脑血管成像技术在人类首次尝试治疗血管疾病后很长一段时间才出现。血管造影术的发展本质上是为了更好地诊断颅内病变。在 1927 年以前，头颅 X 线片、气脑造影和脊髓造影是中枢神经系统成像的基本方法[5-7]。

1896 年，Haschek 和 Lindenthal 获得历史上第一张人类血管结构影像（图 1-2）[8]。他们通过向人体血管注射石油、生石灰（CaO）及硫化汞的混合物，借助 X 线进而能观察到尸体手上的血管系统。一位名叫 António Caetano de Abreu Freire Egas Moniz 的葡萄牙神经病学家对研发脑部肿瘤显像技术很感兴趣[9, 10]。Moniz 认为具有镇静作用的溴化合物能够通过大脑，从而在 X 线下能够看到大脑的影像，因为溴在人体内同时具有镇静和成像作用。不久以后，受到 Sicard 使用碘化油进行脊髓造影的启发，Moniz 着手研发了一种可以提升颅内肿瘤诊断的技术[7]。1927 年 6 月 28 日，在对数具尸头和狗进行了数次失败的尝试之后，Moniz 及其同事 Almeida Lima 将 1 名 20 岁的脑垂体腺瘤患者的颈动脉直接暴露并进行造影，发现该患者大脑前动脉和中动脉移位。

1931 年，Moniz 进行了一次完整的脑血管造影，包含动脉期和静脉期（图 1-3）[9, 11]。1936 年，随着 Loman 和 Myerson 的经皮颈动脉穿刺技术出现，血管造影术作为一种诊断工具开始盛行[12]。有趣的是《柳叶刀》杂志在 1931 年就预测了造影技术的潜力，评论说造影技术

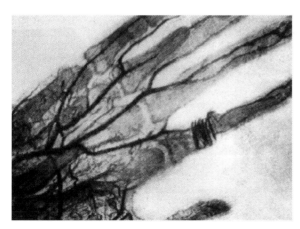

▲ 图 1-2　在 X 线发现后 1 年（1896 年），Haschek 和 Lindenthal 首次对人体血管系统进行 X 线扫描。作者将 Teichman 混合液注入断手（公版）

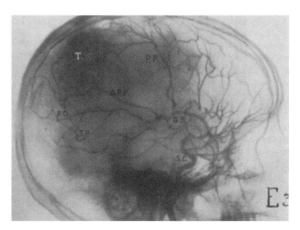

▲ 图 1-3　第一次脑血管造影
Egas Moniz 进行了第一次颅内血管造影，首次在活人中展示了颅内血管的侧位视图（经许可转载，引自 Moniz[10]）

不仅可以诊断动脉瘤，而且"在未来，它作为治疗手段的可能性不能被忽视"[13, 14]。

直到 20 世纪 70 年代初，脑血管造影技术才成为诊断各种颅内病变的标准。而在未来的 40 年，颅内血管病变将是脑血管造影技术最重要的舞台。脑血管造影术比头颅 X 线片成像能力更好，比气脑造影术更安全，从而让它得天独厚地利用脑血管解剖学知识诊断病变。硬脑膜外血肿和硬脑膜下血肿的鉴别，可以通过沿着内膜充盈的毛细血管是否有明显的缺失而诊断；不同脑叶肿瘤通过侧裂三角及侧裂点是否有明显的移位来识别；脑积水则通过检测静脉角的变化来判断[15, 16]。

1971 年，颅内成像技术仅被局限于血管和脑室结构的直接影像，从而间接评估脑实质和其周围结构。电气工程师 Godfrey Hounsfield 彻底改变了颅内成像技术。Hounsfield 曾获得了一次 EMI 资助的独立研究机会，进而开发出一项能够通过获得不同角度的 X 线图像来识别物体的算法。随后，这个技术迅速应用到医学成像领域。该技术最初的研究对象使用的是已经固定的尸脑，后来是新鲜的牛脑。到 1971 年底，Hounsfield 的扫描仪识别出阿特金森莫利医院（Atkinson Morley Hospital）1 名患者的大脑囊肿[17, 18]。

颅内成像相关技术及其应用开始爆发式的发展。螺旋 CT 和随后的多探测器 CT 的出现，让更高的分辨率和更高的组织清晰度成为现实。随后扫描时间随着技术的进展也不断缩短，为发展计算机体层血管成像术创造了理想的环境。到了 20 世纪 90 年代末，多排 CT 扫描仪可以采集更薄的影像切片，扫描时间进一步减少，从而使得临床医生在注射静脉对比剂的同时获得长节段的扫描图像。至此，计算机体层血管成像诞生了[19-21]。

在接下来的 20 年里，CT 技术持续发展，以及 MRI 的出现和进展改变了血管病变的诊断方式。最初，脑血管造影作为直接或间接影像学证据辅助临床医生诊断，后来被 CT 和 MRI 这些侵入性更小的技术所取代。像人们预测的那样，基于导管的血管造影术已经发展成为一种多能、有效及安全的治疗手段，并产生了许多新的治疗规范。

（二）显微镜及术中影像史

常规的神经外科，特别是血管神经外科受益于照明和放大技术的进步。许多神经外科手术需要探及脑组织 3cm 的地方进行剥离解剖，合适的照明成为必要的前提条件。这些问题虽然部分已被解决——部分手术室使用比自然光更有效率及功率更大的额外的光源，但是如何为更深的外科解剖层次提供有效的光源仍然很困难。为了解决上述问题，人们开始使用带镜片的目镜，将光线直接照射到术野。与此同时，人们认识到放大手术视野才能更好地识别相关结构，从而使手术更加安全[22]。

用于手术的放大镜于 19 世纪中叶进入手术室[23]。最初具有放大功能的眼镜用来矫正视力，随后单透镜被重新设计用于手术。直到 1876 年，德国眼科医生 Saemisch 才在手术室戴上了第一只真正的双目复合放大镜[23]。尽管这解决了最初的放大问题，但未能解决在手术期间能为术者提供特有的可视化需求，如亮度、景深及视野。对于神经外科医生而言，在大多数颅骨手术的开始阶段，以及如今的一些脊柱外科手术中，手术放大镜都起着很重要的作用。

在 20 世纪的早期，显微镜成为实验及动物研究领域必需的实验设备。1920 年，一项活体动物研究探索了鸽子内淋巴流动情况[24]。瑞典的一位耳鼻咽喉科医生 Carl Nylen 注意到这项报道，随后发明并制作了一个单眼显微镜，用来治疗慢性中耳炎（图 1-4）[24, 25]。Nylen 公司董事 Gunnar Holmgren 及其研究者在耳鼻咽喉学领域的不断投入，为进一步开发手术显微镜提供了有利环境。20 世纪 50 年代，耳鼻咽喉学领域（特别是耳科）最早享受到镜头、光纤和照明方面技术改进的红利。

Theodore Kurze 是第一个将外科手术显微镜带到神经外科手术的神经外科医生[25]。自从观看了 William House 演示的镫骨手术影片，Kurze 和 House 花费了 1 年的时间在实验室练习显微手术操作。1957 年 8 月，Kurze 成为首位借助显微手术技术将 5 岁患者的面神经上神经鞘瘤切

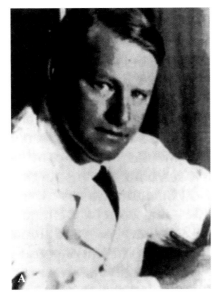
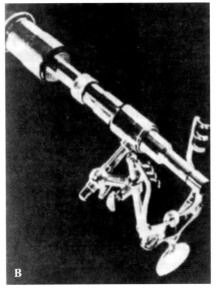

▲ 图 1-4　**Carl Nylen** 和第一台单目手术显微镜
经许可转载，引自 Kriss TC 和 Kriss VM[25]

除的神经外科医生[25]。在随后的几年，Kurze教授了Pool、Rand和Drake博士手术显微镜的使用，他们也将该技术及技能带回到自己的机构。

外科手术显微镜为脑血管和大脑基底手术的成功提供许多必要条件。在充分的视野范围内提供出色的照明、可控的放大倍率及优秀的景深能力，使得外科手术显微镜在血管神经外科领域不可或缺。除此之外，神经导航，荧光增强显微镜检查，超声和术中血管造影术等血管神经外科辅助设备的出现也令人印象深刻。神经外科医生通过这些设备技术可以确保手术的安全及操作的成功，同时将并发症的风险降到最低。

（三）血管内操作的起源

无论是从脑血管造影及无创性成像所呈现的诊断角度，还是从外科手术显微镜及其所有辅助设备的治疗角度来看，能够实现神经血管病理的可视化毫无疑问是至关重要的。在血管神经外科手术中，这些技术中的每一项都以独特的、巧妙的方式被结合在一起，从而帮助外科医生拓展技能并逐步治疗更复杂的病变，并获得更好的结果。

血管内治疗的概念源于19世纪人们尝试通过血管内技术治疗动脉瘤[13]。Velpeau通过对动物进行仔细观察及实验研究，发现针之类的金属物体足以阻塞动脉，可能引起局部血栓形成[26]。随后，Phillips证明使用外加电流的针头也会导致血管内血栓形成。在人类血管疾病，这些概念首先用于治疗主动脉瘤。直到1个世纪后，才尝试使用该技术治疗颅内病变[27, 28]。

如前所述，神经内血管治疗拥有悠久的历史。在动脉瘤的囊内栓塞方面尽管有很多方法，但直到1960年，基于导管的脑血管内病变治疗才真正出现[29]。

在Luessenhop之前，外科手术直接进行血管病变血管内治疗早于Gardner——他曾在不经意间使用"血管内操作"方法直达颅内血管病变。Brooks曾被误认为是第一个进行血管内治疗医生，因为他曾在1930年将一块肌肉放入血管内，以消除创伤性颈动脉瘘[30, 31]。在对Noland及Taylor的评论中，Brooks指出了（也许是第一次）Hunterian结扎治疗颈内动脉海绵窦瘘失败的根本原因，并认为必须清除瘘口手术才能成功。他曾将肌肉插入颈动脉，试图消除患者体内的瘘管，但是肌肉从未如他所愿随着血流到达瘘口[32]。Arutiunov和Burlutsky在随后的几年里不断丰富相关概念，并在1964年提出了他们的重要发现[33]。

1960年，导管技术已经充分发展，以至于Luessenhop和Spence能够在手术中将导管植入颈内动脉[34]。他们是第一个成功在手术室内将硅橡胶球植入颈内动脉以治疗动静脉畸形的医生。2 年后，Rothenberg 等将其发明的血管球囊使用于颅内动脉瘤的治疗[35]。包裹着氯丁胶橡胶气球的聚酯套管被连接在 4F 的递送系统上，充气后球囊的聚酯套管可以随之展开。他们在动物模型上的演示说明球囊在血管内的使用有助于颅内血管疾病的治疗。

在特定的疾病中，神经血管内治疗和血管神经外科之后的发展互相影响和融合。每一种病变都面临着独特的挑战，随后的解决方案不仅具有创造性和先进性，有时还具有革命性。在这段丰富多彩的历史中，血管神经外科先驱者们所表现出的压倒一切的激情和干劲，以及患者的勇气让人印象深刻。耐人寻味的是，在大多数情况下关于如何处理临床问题的概念和逻辑是清晰的，甚至显而易见的，但是由于要等待技术"赶上"这些想法，否则会不断延缓技术的进步。

三、动脉瘤治疗史

17 世纪，颅内动脉瘤首次被认为是蛛网膜下腔出血（subarachnoid hemorrhage，SAH）的病因[36]。Morgagni 同样强调了颅内动脉瘤可能是出血的原因这一概念[37]。1725 年，他首次报道了偶发性双侧大脑后动脉"dilatations（膨胀）"，这也可能是人类史上首次对颅内动脉瘤进行描述。直到 1765 年，米兰的 Francesco Biumi 才首次记录到未破裂颅内动脉瘤[38]。1814 年，Blackall 报道了第 1 名可证实的动脉瘤破裂患者[39]。

尽管在 18 世纪中期就认识到了动脉瘤，但没有提到有任何治疗的方法。事实上，当时的动脉瘤报道主要基于尸检结果。直到 19 世纪后叶，Hunter 通过结扎股动脉近端治疗腘动脉瘤替代截肢治疗。数年后，头颈血管动脉瘤的治疗才逐渐开始[40, 41]。

在 Hunterian 外周动脉结扎治疗动脉瘤成功的基础上，颈动脉结扎治疗颅内血管动脉瘤才开始出现。1805 年，Cooper 进行颈动脉结扎没有成功。3 年后，Cooper 首次成功地将颈动脉结扎应用到左侧颈内动脉动脉瘤，并且患者没有出血指征[42]；但是治疗后存在动脉瘤的残余搏动，Cooper 当时推测原因可能主要是远端侧支循环的逆行充盈。Benjamin Travers 则利用该技术首次成功治疗 1 例颈内动脉海绵窦瘘颅内病变[43]。

在接下来的几年里，颈动脉结扎术用于非创伤性适应证的临床报道比比皆是。在 Hunterian 结扎术的 1 个世纪后，颅内动脉瘤颈动脉闭塞术才出现。在一位 48 岁女性颅中窝肿瘤切除术中，Victor Horsley 发现一个搏动的肿瘤，很像动脉瘤，随后术中结扎了她的颈总动脉，术后 5 年访视，发现该患者术后恢复良好[44]。

在接下来的几年，人们致力于研发更复杂精巧的颈动脉闭塞术，从各种类型的缝线到机械夹子，在促进侧支循环时让动脉逐渐、可控地从狭窄进展到闭塞，当出现新的神经功能损伤时可以及时终止手术[13]。

据报道，动脉瘤颈动脉闭塞术后死亡率＜20%[45-48]。不幸的是，动脉瘤的成功闭塞率很低，成功的动脉瘤闭塞多发生在颈内动脉（internal carotid artery，ICA）自身动脉瘤。Winn 的一项研究评估 34 名后交通动脉动脉瘤患者的再出血率，发现颈动脉闭塞组和保守治疗非手术组没有不同[49]。

由于一些已知的困难及颈动脉闭塞后延迟血栓 / 栓塞的发生，颈动脉闭塞法被颅内手术所取代。首次成功的颅内颈动脉闭塞在 1932 年由 Hamby 和 Gardner 报道[50]。Zeller 在 1911 年首次尝试该技术，不幸的是他的患者死于出血，原因是一名助手在拉开结扎线时，不小心撕裂了结扎的动脉[51]。1935 年，Dandy 使用 Cushing 银质夹（1911 年）来夹闭床突上段颈内动脉近端，进而治疗颅内动脉瘤[52]。

（一）动脉瘤治疗的直接途径

到 20 世纪初，尽管医学界对动脉瘤的病理研究颇深，在治疗这些病变方面也取得了一些技术进步，但总体结果仍然令人沮丧。事实上，Harvey Cushing 认为，动脉瘤是"一种手术位置'如此遥远'的病变，只有进一步的经验才能告诉我们是否有手术适应证"[53]。Ayer 后来附和了这些观点，认为蛛网膜下腔出血"从积极外科手术的角度来说没什么意义"[54]。

由于间接颈动脉结扎术遇到许多困难，人们寻求更直接的方法。虽然直接结扎动脉瘤颈部令人担忧，但也有显著的好处。20 世纪 30 年代发展起来的设备只有结扎和银夹，使得保护颈部动脉瘤变得相当危险，进而导致颈部动脉瘤撕脱继发出血的风险真实存在。然而，保护载瘤动脉和更多机会治疗颈动脉末端以外的动脉瘤不断鼓励外科医生探索新的治疗技术。

Norman McComish Dott 是 Cushing 的学生，也是帮助英国建立神经外科的为数不多的人之一，他被认为是首位直接治疗颅内动脉瘤的外科医生[13, 55]。1932 年 4 月 22 日，Dott 在颅脑的暴露手术过程中出现了可怕的出血，1 名中年男子在治疗位于大脑中动脉近端动脉起始点的颈内动脉终末动脉瘤时继发 3 次蛛网膜下腔出血。然后他取下患者大腿上肌肉，将其放在显露的动脉瘤顶上。据 Dott 的报道，12min 后出血停止了。之后，他继续在载瘤动脉周围及该区域填塞肌肉组织。患者术后恢复良好，没有出现进一步的出血事件。Tonnis、Dandy 和 Jefferson 的报道增加了动脉瘤包裹术的相关文献证据 [46, 56, 57]。

动脉瘤治疗的下一阶段是动脉瘤孤立术。Walter Dandy 于 1936 年首次报道 1 例通过结扎颈内动脉和夹闭锁骨上颈动脉治疗海绵状动脉瘤 [45]。Logue 及 Tindall 等在 1956 年夹闭大脑前动脉 A_1 段进一步治疗前交通动脉动脉瘤，并缩窄对侧颈总动脉以促进动脉瘤血栓的形成 [58, 59]。

（二）动脉瘤夹

1937 年 3 月 23 日，颅内动脉瘤手术治疗迎来了新的时代。Walter Dandy 报道了 1 名第 Ⅲ 对脑神经麻痹的 43 岁男性患者，他通过垂体入路显露后交通动脉动脉瘤，确认动脉瘤瘤颈并借助银质夹夹闭瘤颈，最后烧蚀动脉瘤顶。1944 年，他在收集了大量的患者后，在第一本动脉瘤外科专著《颅内动脉瘤》（*Intracranial Arterial Aneurysms*）中发表了他的研究和结论 [46]。

Dandy 首次使用的动脉瘤夹是可塑性 Cushing 或 Mackenzie 银质动脉瘤夹。U 形夹是由之前的动脉瘤夹改进而来。在夹闭动脉瘤瘤颈时，U 形夹的尖端首先接触动脉瘤颈，并且将动脉瘤瘤颈进行圈夹，进而消除动脉瘤。

在短时间内，动脉瘤夹经过人们不断调整研发出了可调节夹、交叉式 α 夹及用于基底动脉尖的 Drake 开窗夹，能帮助神经外科医生治疗之前不可夹闭的动脉瘤 [60]。Sundt 环绕型夹是动脉瘤夹技术的另一项重大创新，它能修复普通动脉瘤夹无法治疗的血管撕裂或不规则破口 [61]。

目前对于动脉瘤夹的研发是基于金属材质及不同的配置设计。在研发动脉瘤夹的同时，还出现了许多其他的技术来提升脑动脉瘤患者的外科治疗效果 [62]。如前所述，外科显微镜的引入彻底改变了动脉瘤的治疗方法。Yaşargil 和 Fox 优雅的显微外科技术重新定义了动脉瘤的手术入路，强调了熟悉脑池和微血管解剖在患者疗效最大化方面的重要性 [63]。在此期间，Drake 制订了后循环动脉瘤手术的标准，以及第一个开窗动脉瘤夹的开发和使用 [60]。

（三）血管内治疗替代动脉瘤夹闭术

在动脉瘤夹技术持续发展的同时，外科医生也在思考动脉瘤治疗的替代技术。动脉瘤的腔内治疗的出现是偶然的，1963 年 Gardner 打开了巨大 ICA 动脉瘤，并认为它是一个巨大的肿瘤，继而向其内填塞了 5 块止血棉垫 [64]。2 年后，患者由于感染将棉垫取出后才完全康复。

从此以后，人们尝试使用丝线缝合、铜线电血栓法、磁力引导铁微粒法，以及经额入路向动脉瘤注射马毛或猪毛的方法进行血管内治疗 [13]。除了少数方法以外，前述的方法都涉及经颅入路治疗动脉瘤。不久之后，血管内导向技术出现。1962 年，Rothenberg 等发明了一种可释放自扩张套管的血管内导管，在实验动物模型上成功释放并且能够闭塞动脉瘤[35]。2 年后，用于动脉瘤的现代血管内疗法诞生了。

（四）动脉瘤的血管内治疗

动脉瘤的血管内治疗在外观、技术及设备上都具有革命性，也是历史进程中必由之路。1964 年，Luessenhop 和 Velasquez 将球囊安全地置入颈内动脉，并证明在球囊膨胀期间可暂时阻断动脉瘤内血流[29]。

尽管相关研究尝试了通过血管内途径进行磁力引导铁微粒试验，但随后几年的研究集中在使用血管内球囊闭塞血管内动脉瘤[13]。在此期间，材料科学领域大量的研究让生物医学工程师能将不同材料连接成柔软可塑的导管，使管的近端具有支持性，远端的导管灵活且柔软，最终在导管的导向能力上取得巨大的进展。随着微导管的诞生，血管内治疗的应用爆炸式增长与动脉瘤夹问世时的情况极其相似。

20 世纪中叶，Serbinenko 只是在 N. N. Burdenko 研究所接受培训的年轻神经外科医生，还未受到西方工作的影响。他开始不断寻找颅内血管疾病血管内治疗的方法。直到 1969 年，Khilko 和 Zubkov 通过给予动脉瘤充分的凝血药及暂时性地缩窄载瘤动脉，在动脉瘤内形成稳定的血栓，以减少动脉瘤内血流[65]。

Serbinenko 开始研究和发展使用球囊的技术和技巧[66]。1974 年，Serbinenko 报道 Burdenko 研究所一项包含 300 名患者的研究，他选择性地植入导管、递送并且植入充有液态硅硬化剂的可解脱球囊以治疗各种血管病变。他于 1963 年开始使用球囊探查颅内循环，并于 1964 年首先经颈外动脉途径进行球囊闭塞颈内动脉操作。这段历史中很重要的是 Serbinenko 成功地在基底动脉尖及床突上段动脉瘤内进行球囊解脱。

受此鼓励，Debrun 等对 Serbinenko 的研究进行了小的调整，他们将对比剂注入球囊，并且在球囊的颈部系一松紧带以防止球囊解脱时对比剂的渗漏[67]。DiTullio 等研发了具有单向气阀的球囊，注入对比剂时阀门开放，球囊一旦充气，内部的静水压将阻止对比剂的渗漏[68]。

1982 年，Romodanov 和 Shcheglov 报道了 119 名使用可解脱硅胶填充乳胶球囊治疗的患者，108 名进行闭塞术的患者中，93 名保留了载瘤动脉，4 名死亡[69]。Higashida 团队和 Moret 团队将甲基丙烯酸羟乙酯作为填充液注入球囊从而进一步完善该项技术[70-72]。虽然最初很有希望，但是该技术的研究中出现了明显的并发症，其中包括动脉瘤术中和延迟破裂及再通。

Gianturco 弹簧圈在主动脉瘤中的使用后将近一个世纪，颅内血管才开始使用弹簧圈[73]。1985 年，Braun 团队报道了首次弹簧圈栓塞颅内动脉瘤[74]。有趣的是，Braun 是在巨大颈内动脉动脉瘤球囊栓塞失败才不得不使用弹簧圈进行栓塞。1988 年，Hilal 等发明了涤纶纤维包裹的铂金弹簧圈以诱导血栓生成，进而治疗血管畸形及动脉瘤[75]。尽管有成功的报道，但是无法精确地将弹簧圈推入动脉瘤，导致载瘤动脉闭塞和远端血管栓塞的并发症发生率很高。为了提高手术的安全性，要求递送系统可控，必须可以撤回、重新定位，以及重新植入弹簧圈，直到在解脱前形成令人满意的结构。

Guido Guglielmi 对 Mullan 的电血栓技术及 Serbinenko 的血管内技术很感兴趣，从而开始将这些技术结合在一起。Guglielmi 首次制作了一个带有小磁体的微导丝，这种磁体植入动脉瘤内后，他将铁微球悬液注入血液循环，在磁体的作用下铁微球悬液附集在动脉瘤内，从而导致动脉瘤血栓形成。最后，将磁铁从微丝上电解分离，并留在动脉瘤内[13]。

1 年后，Guglielmi 开始与 Target Treateutics 的 Ivan Sepetka 合作，开发了第一代电解可解脱弹簧圈[76]。1990 年，弹簧圈首次被用于球囊封堵失败的外伤性颈内动脉海绵窦瘘患者[77]。1 个月后，电解可解脱弹簧圈首次用于动脉瘤的治疗[78]。最初的报道表明，动脉瘤内血栓形成是弹簧圈诱导血栓形成与脱离时的电血栓形成相结合的结果，后来发现情况并非如此。

从那时起，血管内技术的大繁荣挑战了显微外科在动脉瘤治疗中的地位。早期的血管内研究发现，虽然窄颈动脉瘤和顶颈比为 2∶1 动脉瘤都有很好的长期预后，但是巨大动脉瘤或者具有宽颈（＞ 4mm）的动脉瘤都具有很高的再通率[79]。为了解决这个问题，Moret 等研发了球囊重塑技术[72]，微导管将弹簧圈部署到动脉瘤内时，通过第二根微导管将球囊放在动脉瘤的颈部，使得弹簧圈突出到载瘤动脉的风险更小，实现更好的填塞。

由于弹簧圈栓塞治疗动脉瘤的局限性，人们转而在减少血管内动脉瘤治疗复发率方面不断取得进展。评价血管内动脉瘤治疗的研究也陆续发表[80]。

与 20 世纪 60—70 年代各种动脉瘤夹的爆炸式出现相似，在过去的 10 年中，随着基本弹簧圈形态的变化，原始弹簧圈也经历了数代的更迭[81]。在弹簧圈表面或内部涂布生物活性涂层已经成为动脉瘤治疗血管内研究的新方向[82]，这种技术不仅可以促进动脉瘤颈处的愈合，而且可以减少动脉瘤复发。

在 20 世纪早期，通过对血管内 Hunterian 结扎、动脉瘤套扎和载瘤血管闭塞术再次评估发现，血管内 Hunterian 结扎术与之前的外科手术类似，在目前动脉瘤治疗中的作用有限[83]。

这些"间接"动脉瘤治疗技术与开放手术一样，随着发展变得更为先进。最初的动脉瘤间接治疗技术是逆转血流和动脉瘤套扎，现在则是通过使用支架将血流从动脉瘤内导向载瘤动脉[84]。支架最初被用作宽颈动脉瘤的辅助治疗，现在研究多在评估其改变沿动脉瘤颈的血流继而影响再通的能力。

四、血管畸形治疗史

血管畸形切除史其实就是一部神经解剖和生理学的进步史。早在古埃及（公元前 16 世纪阿蒙霍特普一世），人们就发现了血管畸形，特别是动静脉畸形。当时的医生也被告诫，无论这些病变发生在身体哪个地方，都不要尝试对其进行治疗[85-87]。在 19 世纪晚期，Virchow 和 Luschka 首次报道了颅内血管畸形[88]。在 19 世纪晚期到 20 世纪初期，人们尝试切除脑血管畸形病变充满了风险，尤其是当时中枢神经系统的止血技术还不够完善。

1987 年，Giordano 首次进行血管畸形手术，术中他专注于结扎顶叶供血动脉，但是最后并没有治愈[89]。文献显示在同年，Jules-Emile Pean 完成了首例动静脉畸形（arteriovenous malformation，AVM）切除术[90]。随后 Bailey、Dandy 和 Cushing 等报道的手术治疗 AVM 患者预后非常差。Cushing 和 Bailey 甚至固执地反对神经外科手术治疗 AVM，比 Cushing 之前针对外科治疗动脉瘤的态度更甚。有趣的是，早在 1928 年，Cushing 已经发现放射治疗对 AVM 的积极影响，这个发现最早是由 Vilhelm Magnus 在 1914 年报道的[91, 92]。

Olivecrona 报道了第二例 AVM 切除术[93]。这篇报道的独特之处在于，Oliverona 系统地处理了病变，描述了对浅部供血动脉细致的结扎及对病灶周围剥离。值得注意的是，他强调结扎引流静脉是 AVM 手术最后且关键的步骤。

第一次血管造影诊断动静脉畸形是在 1936 年，也就是在多次成功的手术切除几年后[94-96]。除了显微手术，脑血管造影也丰富了神经血管解剖学和生理学知识，McCormack 在 20 世纪 50—60 年代对病变血管组织进行分层，使人们对脑血管畸形有了更深入的了解[97]。

随着 Donaghy、Krayenbuhl 和 Yaşargil 创造了的更好的照明方法、显微镜及显微外科技术，系统性进行 AVM 切除的方法应运而生，从而血管神经外科也进入了大师时代。在 Yaşargil 的 10 名患者系列中，AVM 手术变得安全有效，远远超出了最初 AVM 手术的成功率[90, 98]。随着显微外科技术的成熟，20 世纪 60 年代末放射外科的诞生和同期血管内治疗的发展，开启了 AVM 治疗的新纪元[99]。1968 年，Lars Leksell 发明了伽马刀，使人们认识到辐射是对 AVM 可产生影响的自然产物[92]。如前所述，现代首次血管内治疗实际上是 Luessenhop 对颈动脉瘘的治疗[29]。此外，微导管技术主要是为了到达血管的远端，并且人们为了能到达 AVM 供血动脉蒂研发了带孔球囊导管。放射外科和血管内治疗史非常丰富，以致无法在此简要概述，后续将在其他地方进行介绍。

五、缺血治疗和血供重建

缺血性治疗史也是我们与卒中管理的斗争史。早在希波克拉底（Hippocrates）之前开始，人们就使用 apoplexy 来指代现在的卒中（stroke）[100]，这个词源于古希腊，意为"遭受重创"，用来表示人们在为这种疾病提供任何形式的疗法时都感到无助。当时的人们认为，人们之所以会出现卒中的症状是因为上帝在惩罚这个人的不良行为，因此人类无法提供任何能干扰神灵意志的治疗。

虽然对于颈动脉的功能有一些观察性的见解——Rufus 将"颈动脉（carotid）"一词定义为"进入深度睡眠"——但颈动脉在向大脑供血方面的作用的真正联系是在几个世纪之后[101]。

几个世纪后，Wepfer 首次将缺血性和出血性颅内病变与脑卒中的体征和症状联系起来[102]。随着相关病理学的发展，卒中病理生理学也更进一步，促使临床医生有勇气去尝试预防卒中。

（一）颈动脉外科手术

Paré 于 1552 年进行颈动脉创伤治疗，他是有记录以来最早进行该操作的医生[103]。第一次在英文文献中报道的手术已经是几百年后的 1804 年。Abernethy 在 1798 年通过治疗颈动脉损伤成功地伤挽救了一名被牛角刺伤脖子的人的生命（发表于 1804 年）。不幸的是，患者在几天后死亡[104]。Petit 首次提出一个先进的理念，即人可以在颈动脉闭塞的情况下存活，并且认为颈动脉选择性手术是可行的[105]。几年后，Hebenstreit 成功地选择性闭塞了一条颈动脉[40]。这也促使首次选择性闭塞颈动脉来治疗动脉瘤（以 Hunterian 结扎的形式）的出现。

von Parczewski 于 1916 年进行了第一次端端吻合术，完成 1 名颈动脉动静脉瘤患者的重建手术[106]。之后，颈部肿瘤外科医生开创了颈动脉切除术和重建术。1914 年，Ramsey Hunt 报道了颈动脉疾病伴偏瘫与卒中有显著的联系，并且敦促医生在神经血管症状出现时检查颈部血管搏动是否减弱[107]。

血管造影术的诞生，以及颈动脉粥样硬化可能引起脑卒中的认识已成为动脉内膜切除术出现的基础。DeBakey 医生于 1953 年进行了具有里程碑意义的颈动脉内膜切除术，以治疗动脉粥样硬化疾病[108-110]。有趣的是，尽管 DeBakey 通过颈动脉切开进行颈动脉血管成形术以治疗纤维肌发育不良，他却在 1967 年成为第一个进行颈动脉疾病"血管内治疗"的医生[111]。10 年后，Mattias 进行了经皮颈动脉血管成形术并取得了成功[112, 113]。1994 年，Marks 及其研究小组将支架置入 2 名药物治疗无效的自发性颈动脉夹层患者体内，并使后者得到了很好的预后[114]。随之而来的是颈动脉血管成形术的广泛应用和许多优秀试验的层出不穷，这些研究增强了我们对颈动脉动脉粥样硬化疾病内膜切除术、血管成形术和支架置入术的益处和局限性的理解。

（二）溶栓治疗

虽然卒中的预防是治疗缺血性卒中的关键策略，但是仍然需要我们对终止卒中进展有更好的理解。随着 NINDS ivTPA 研究的进行，卒中治疗的新时代随之诞生[115]。临床医生不再感到无助，在一定情况下，卒中及其后遗症可以逆转甚至被终止。大量临床患者系列研究发现，动脉药物溶栓可以以最小的风险获得极好的结果，进而推动动脉药物溶栓于 1999 年首次使用。PROACT Ⅱ 临床实验证实尿激酶动脉内溶栓疗效不大[116]。然而，当尿激酶退市后药物溶栓治疗受到了巨大影响。临床医生尝试寻找一种不同的技术治疗急性卒中。1963 年，Chou 首先进行了外科取栓手术，虽然在技术上是可行，但并没有显示出明显良好的临床效果[117]。然而，在进行药物溶栓的过程中，偶尔对血栓进行机械取栓会产生一些意想不到的成功。就这样，一种专用于机械取栓的装置诞生了。Merci 取栓器成为美国食品药品管理局（Food and Drug Administration，FDA）批准的第一个用于急性缺血性脑卒中血管内治疗设备。随后，围绕血凝块抽吸而设计的 Penumbra 脑血管系统等设备液被成功研发。最后，支架回收装置的发展延续了栓塞性卒中治疗的技术进程[118-120]。

六、出血性卒中

脑出血（intracerebral hemorrhage，ICH）的治疗似乎很简单。确认血肿并通过微创手术清除血肿，留下尽可能小的"痕迹"以确保最好的预后。尽管脑出血治疗指征明确，治疗方式看起来很简单，但神经科学界并没有取得出色的成果。

Piorry 最初在 1834 年就曾讨论过用钻孔引流术作为清除颅内血肿的手段，但 MacEwen 于 1888 年首次成功进行了开颅手术并清除颅内血肿[121, 122]。在随后的几年中，在如何最大限度地提高预后方面进展相当缓慢。尽管详细的技术已经公布，但结果并不一致。1961 年，McKissock 等发表了首个治疗颅内血肿的随机试验。这项前瞻性试验发现最大限度药物治疗组与手术治疗组在结果上有显著差异[123, 124]。到 20 世纪 80 年代，研究发现接受手术清除血肿的患者中，脑叶出血患者的结局要优于深部颅内出血的患者[125, 126]。因此在过去的 20 年里，ICH 的外科研究主要集中在微创手段接近深层血块。在神经内镜检查、立体定向抽吸、局灶性溶栓和积极的医疗技术方面我们取得了更好的结果，但是还需要继续发展和不断评估[127, 128]。

七、旁路手术

尝试对颅内循环补充的探索史和颈动脉重构史相重合。尽管如此，最早的颅内血管重建术是在 1943 年，术者将 1 名脑卒中患者的颞肌移位到凸面[129]。间接旁路开始兴起，该技术创造性的应用包括使用大网膜瓣、硬膜小叶、钻孔术和大脑表面的颞浅动脉转位的脑 – 硬脑膜 – 动脉血管融通术（encephalo-duro-arterio-synangiosis，EDAS）来治疗症状性烟雾病[130, 131]。

1960 年，Jacobsen 和 Suarez 首次通过显微外科隐静脉旁路术连接颈动脉颈段到床突上段颈动脉，从此血管重建术构建了坚实的基础[132]。7 年后，Donaghy 和 Yaşargil 分别在佛蒙特和苏黎世同时完成了第一例颞浅动脉至大脑中动脉旁路移植手术[133]。随着显微镜被用于神经外科领域，其他专业显微外科器械的发展和采用，肿瘤学和颅底神经外科的兴起，以及对外科解剖学热衷，20 世纪 70—80 年代成为实现颅外到颅内旁路移植的新时期。虽然该技术在颅内肿瘤切除和巨大动脉瘤的治疗方面有着独特的益处，但在脑缺血的治疗方面的作用还不是很清楚。为了确定它在缺血性卒中的有效性，Barnett 等在 1977 年启动了颅外 – 颅内（extracranial-intracranial，EC–IC）旁路移植试验，并于 12 年后报道了试验结果[134]。不幸的是，这项前瞻性、随机、多中心的试验结果未能证明 EC–IC 旁路移植技术对任何一组患者预防缺血性卒中有临床益处，这让神经外科人士大为震惊。即使后来的分析显示，该研究的方法学有明显缺陷。不幸的是，从那时起附加外科研究（COSS 试验）和血管内试验（SAMMPRIS）都没有证明有显著的益处，尽管亚组分析表明其在某些人群中有一定的益处[135, 136]。虽然得出旁路移植手术在预防缺血性卒中方面没有任何好处的结论很容易，但也需要进行额外的研究来了解是否在部分人群中可能有益处。

八、结论

脑血管疾病的治疗已发生了巨大变化。历史表明，看似绝望的疾病却激发了医学技术巨大的创造力和增长潜力。大部分人的疾病来时毫无征兆，在生命力最旺盛时随即被击倒，以从未预想过的方式影响着自己的家庭。临床医生在这时认为有必要"让事情变好"。有时这些想法很明确，但缺乏实施或开展治疗所需的必要技术。有时真正缺乏的是对疾病过程本身的理解。过去与现在一样，治愈 AVM 和动脉瘤的理想推动着我们不断前进。几个世纪以来，我们变得更加大胆：我们现在敢于处理急性期的卒中，也敢于利用自身的血液循环来引导我们到达病理的部位（血管内技术），通过最小的创伤来治愈它。然而在这段丰富的历史中，最重要的经验来源于那些勇敢的个人和他们的患者，他们勇于推动解剖学和外科领域的发展，从而获得真知。昨日如今，这个领域将继续向前推进，也将继续通过当前的实践不断进化，治疗方式上的重大革命也将随之而来。有一点是肯定的，无论是基因治疗、机器人技术，还是脑机接口技术的发展，它们在脑血管疾病治疗中的地位都举足轻重。

参考文献

[1] Hankinson RJ. The Cambridge companion to Galen. Cambridge/New York: Cambridge University Press; 2008.

[2] Nutton V. Ancient medicine. London/New York: Routledge; 2004.

[3] Harvey W. Exercitatio Anatomica de Mortu Cordis et Sanguinis in Animalibus. London; 1628.

[4] Willis T. Cerebri Anatome: cui accessit nervorum descriptio et usus. London; 1664.

[5] Schuller A. Rontgendiagnostick der Erkrankungen des Kopfes. Vienna/Liepzig: Holder; 1912.

[6] Dandy WE. Ventriculography following the injection of air into cerebral ventricles. Abb Surg. 1918;68:5.

[7] Sicard JA, Forestier J. Methode radiographique d'exploration de la cavite epidurale par le lipiodol. Rev Neurol (Paris). 1921;28:1264.

[8] Haschek E, Lindenthal OT. Ein Beitrag zur praktischen Verwerthung der Photographie nach Röntgen. Wien Klin Wschr. 1896;9:63–4.

[9] Moniz E. L'encephalographie arterielle, son importance dans la localization des temeurs cerebrales [in French]. Rev Neurol. 1927;2:72–90.

[10] Moniz E. Cerebral angiography: its application in clinical practice and physiology. Lancet. 1933;225:

1144–7.

[11] Antunes JL. Egaz Moniz and cerebral angiography. J Neurosurg. 1974;40:427–32.

[12] Loman J, Myerson A. Visualization of the cerebral vessels by the direct intracrotid injection of thorium dioxide (Thorotrast). AJR Am J Roentgenol. 1936;35:188–93.

[13] Prestigiacomo CJ. Historical perspectives: the microsurgical and endovascular treatment of aneurysm. Neurosurgery. 2006;59(S5):39–47.

[14] Sprigge SS. Annotation: arterial encephalography. Lancet 1931;221:863.

[15] Mokrohisky JF, Paul RE, Lin PM, et al. The diagnostic importance of normal variants in deep cerebral phlebography, with special emphasis on the true and false venous angles of the brain and evaluation of venous angle measurements. Radiology. 1956;67: 34–47.

[16] Schlesinger B. The insulo–opercular arteries of the brain, with special reference to angiography of striothalamic tumours. Amer J Roentgenol. 1953;70:555.

[17] Ambrose J. Computerized transverse axial scanning (tomography). 2. Clinical application. Br J Radiol. 1973;46:1023–47.

[18] Hounsfield GN. Computerized transverse axial scanning (tomography). 1. Description of system. Br J Radiol. 1973;46:1016.

[19] Napel S, Marks MP, Rubin GD, et al. CT angiography with spiral CT and maximum intensity projection. Radiology. 1992;185(2):607–10.

[20] Schwartz RB, Jones KM, Chernoff DM, et al. Common carotid artery bifurcation: evaluation with spiral CT. Work Prog Radiol. 1992;185(2):513–9. PubMed: 1410365.

[21] Vieco PT, Shuman WP, Alsofrom GF, Gross CE. Detection of circle of Willis aneurysms in patients with acute sub–arachnoid hemorrhage: a comparison of CT angiography and digital subtraction angiography. AJR Am J Roentgenol. 1995;165(2):425–30.

[22] Uluc K, Kuioth GC, Baskava MK. Operating microscopes: past, present, and future. Neurosurg Focus. 2009;27(3):E4.

[23] Shanelec D. Opticals principals of loupes. Calif Dental Assoc J. 1992;20(11):25–32.

[24] Dohlman GF. Carl Nylen and the birth of the otomicroscope and microsurgery. Arch Otolaryngol. 1969;190:161–5.

[25] Kriss TC, Kriss VM. History of the operating microscope: from magnifying glass to microneurosurgery. Neurosurgery. 1998;42:899–908.

[26] Velpeau A. Memoire sur la piqureou l'acupuncturedes arteres dans les traitement des aneurismes [in French]. Gaz Med Paris. 1831;2:1–4.

[27] Phillips BA. A series of experiments performed for the purpose of showing that arteries may be obliterated without ligature, compression or knife. London: Longman; 1834.

[28] Werner SC, Blakemore AH, King BG. Aneurysm of the internal carotid artery within the skull: wiring and electrothermic coagulation. JAMA. 1941;116: 578–82.

[29] Luessenhop AJ, Spence W. Artificial embolization of cerebral arteries: report of use in a case of arteriovenous malformation. JAMA. 1960;172:1153–5.

[30] Brooks B. Discussion of Noland L, Taylor AS. Pulsating exophthalmus, the result of injury. Trans South Surg Assoc. 1930;43:176–7.

[31] Vitek JJ, Smith MJ. The myth of the Brooks method of embolization: a brief history of the endovascular treatment of carotid–cavernous sinus fistula. J Neurointerv Surg. 2009;1:108–11.

[32] Brooks B. The treatment of traumatic arteriovenous fistula. South Med J. 1930;23:100–6.

[33] Arutiunov AI, Burlutsky AP. New modification of Brooks operation. Presented at Materiali k ob'edinenoy conferencii neurochirurgov, Leningrad; 1964.

[34] Luessenhop AJ, Velasquez AC. Observation on the tolerance of the intracranial arteries to catheterization. J Neurosurg. 1964;21:85–91.

[35] Rothenberg SF, Penka EJ, Conway LW. Angiotactic surgery: preliminary studies. J Neurol Neurosurg Psychiatry. 1962;19:877–83.

[36] Bonet T. Sepulchretum sive Anatomia practica ex Cadaveribus Morbo Denatis. Geneva; 1679.

[37] Morgagni JB. De Sedibus et Causis Morborum per Anatomen Indagatis, Book 1, Letters 3 and 4; 1769.

[38] Biumi F. Observationes anatomicae, scholiis illustrati. Observatio V. In: Sandifort E, editor. Thesaurus Diessertationem. Milan: S & J Luchtmans; 1765. p. 373.

[39] Blackall J. Observations on the Nature and Cure of Dropsies. London: Longman, Hurst, Rees, Orne, and Brown; 1814.

[40] Hamby WB. Intracranial Aneurysms. Springfield: Charles C. Thomas; 1952.

[41] Hunter J. Works. London: Jas F. Palmer; 1835.

[42] Cooper A. A case of aneurysm of the carotid artery. Tr Med Chir Soc Edinburgh. 1809;1:1.

[43] Travers B. A case of aneurism by anastomosis in the orbit, cured by ligation of the common carotid artery. Med Chir Tr. 1811;2:1.

[44] Keen WW. Intracranial lesions. Med News NY. 1890;57:443.

[45] Dandy WE. The treatment of carotid-cavernous arteriovenous aneurysms. Ann Surg. 1935;102:916–26.

[46] Dandy WE. Intracranial Aneurysms. Ithaca: Comstock; 1944.

[47] Poppen JL. Specific treatment of intracranial aneurysms. Experiences with 143 surgically treated patients. J Neurosurg. 1951;8:75–102.

[48] Schorstein J. Carotid ligation in saccular intracranial aneurysms. Brit J Surg. 1940;28:50–70.

[49] Winn HR, Richardson AE, Jane JA. Late morbidity and mortality of common carotid ligation for posterior communicating aneurysms. A comparison to conservative management. J Neurosurg. 1977;47:727–36.

[50] Hamby WB, Gardner WJ. Treatment of pulsating exophthalmos with report of 2 cases. Arch Surg. 1933;27:676–85.

[51] Zeller O. Die chirurgische behandlung der durch aneurysma arterio-venosumder carotis int. *im sin. cavernosus hervorgerufenen pulsierenden exophthalmos [in German]*. Schweiz Med Wehnschr. 1911;79:1266–8.

[52] Dandy WE. Results following ligation of the internal carotid artery. Arch Surg. 1942;45:521–33.

[53] Cushing H. Contributions to study of intracranial aneurysms. Guys Hosp Rep. 1923;73:159–63.

[54] Ayer WD. So-called spontaneous subarachnoid hemorrhage. Am J Surg. 1934;26:143–51.

[55] Dott NM. Intracranial aneurysms: cerebral arterio-radiography. Edinburgh Med J. 1933;40:219–40.

[56] Tonnis W. Zur behandlung intrakranieller aneurysmen [in German]. Arch F Klin Chir. 1936;189:474–6.

[57] Jefferson G. Compression of the chiasm, optic nerves, and optic tracts by intracranial aneurysms. Brain. 1937;60:444–97.

[58] Logue V. Surgery in spontaneous subarachnoid hemorrhage: operative treatment of aneurysms on the anterior cerebral and anterior communicating arteries. Br Med J. 1956;1:473–9.

[59] Tindall G, Kapp J, Odom G, Robinson SC. A combined technique for treating certain aneurysms of the anterior communicating arteries. J Neurosurg. 1970;33:41–7.

[60] Del Maestro RF. Origin of the Drake fenestrated aneurysm clip. J Neurosurg. 2000;92:1056–64.

[61] Sundt TM Jr, Murphy F. Clip-grafts for aneurysm and small vessel surgery. *Part 3. Clinical experience in intracranial internal carotid artery aneurysm*. J Neurosurg. 1969;31:59–71.

[62] Bottrell EH, Lougheed WM, Scott JW, Vandewater SL. Hypothermia and interruption of carotid or carotid and vertebral circulation in the surgical management of intracranial aneurysms. J Neurosurg. 1956;13:1–42.

[63] Yaşargil GM, Fox JL. The microsurgical approach to intracranial aneurysms. Surg Neurol. 1975;3:7–14.

[64] Gardner WJ. Cerebral angiomas and aneurysms. Surg Clin North Am. 1936;16:1019–30.

[65] Khilko VA, Zubkov YN. Intravascular surgery in pathological states vascularized by the external carotid artery, and stenotic and occlusive processes of cerebral arteries. In: Endovascular neurosurgery. Leningrad: Medicina; 1975. p. 75.

[66] Serbinenko FA. Balloon catheterization and occlusion of major cerebral vessels. J Neurosurg. 1974;41:125–45.

[67] Debrun G, Lacour P, Caron JP. Experimental approach to the treatment of carotid cavernous fistula with an inflatable and isolated balloon. Neuroradiology. 1975;9:9–12.

[68] DiTullio MV Jr, Rand R, Frisch E. Development of a detachable vascular balloon catheter: a preliminary report. Bull Los Angel Neurol Soc. 1976;41:2–5.

[69] Romodanov AP, Shcheglov IV. Intravascular occlusion of saccular aneurysms of the cerebral arteries by means of a detachable balloon catheter. In: Krayenbühl H, editor. Advances in technical standards in neurosurgery. New York: Springer–Verlag; 1982. p. 25–48.

[70] Higashida RT, Halbach VV, Barnwell SL, Dowd C, Dormandy B, Bell J, Hieshima GB. Treatment of intracranial aneurysms with preservation of the parent vessel: result of percutaneous balloon embolization in 84 patients. AJNR Am J Neuroradiol. 1990;11:633–40.

[71] Higashida RT, Halbach VV, Hieshima GB, Weinstein PR, Hoyt WF. Treatment of a giant carotid ophthalmic artery aneurysm by intravascular balloon embolization therapy. Surg Neurol. 1988;30:382–6.

[72] Moret J, Cognard C, Weill A, Castaings L, Rey A. Reconstruction technique in the treatment of wide–neck intracranial aneurysms: long–term angiographic and clinical results – report of 56 cases [in French]. J Neuroradiol. 1997;24:30–44.

[73] Gianturco C, Anderson JH, Wallace S. Mechanical devices for arterial occlusion. Am J Roentgenol Radium Ther Nucl Med. 1975;124:428–35.

[74] Braun IF, Hoffman JC Jr, Casarella WJ, Davis PC. Use of coils for transcatheter carotid occlusion. AJNR Am J Neuroradiol. 1985;6:953–6.

[75] Hilal SK. Catheter with a magnetic tip for cerebral angiography. Med Tribune. 1969;2:1.

[76] Guglielmi G. Endovascular treatment of intracranial aneurysms. Neuroimaging Clin N Am. 1992;2: 269–78.

[77] Therapeutics T. Target therapeutics: history of the GDC. Fremont: Target Therapeutics; 1995.

[78] Guglielmi G, Viñuela F, Dion J, Duckwiler G. Electrothrombosis of saccular aneurysms via endovascular approach. *Part 2: Clinical experience*. J Neurosurg. 1991;75:8–14.

[79] Viñuela F, Duckwiler G, Mawad M. Guglielmi detachable coil embolization of acute intracranial aneurysm: perioperative anatomical and clinical outcome in 403 patients. J Neurosurg. 1997;86: 475–82.

[80] Molyneux AJ, LeRoux PD. Surgical or endovascular treatment of intracranial aneurysms: a comparison of techniques. In: LeRoux PD, Winn HR, Newell DW, editors. Management of cerebral aneurysms. Saunders: Philadelphia; 2003. p. 983–95.

[81] Pierot L, Flandroy P, Turjman F, Berge J, Vallee JN, Bonafe A, Bracard S. Selective endovascular treatment of intracranial aneurysms using micrus microcoils: preliminary results in a series of 78 patients. J Neuroradiol. 2002;29:114–21.

[82] Murayama Y, Viñuela F, Tateshima S, Song JK, Gonzalez NR, Wallace MP. Bioabsorbable polymeric material coils for embolization of intracranial aneurysms: a preliminary experimental study. J Neurosurg. 2001;94:454–63.

[83] Berenstein A, Ransohoff J, Kupersmith M, Flamm E, Graeb D. Transvascular treatment of giant aneurysms of the cavernous carotid and vertebral arteries. Surg Neurol. 1984;21:3–12.

[84] Wakhloo AK, Lanzino G, Lieber BB, Hopkins LN. Stents for intracranial aneurysms: the beginning of a new endovascular era? Neurosurgery. 1998;43:377–9.

[85] Krayenbuhl H, Yasargil MG. Dae Hiraneurysma. Basel: Geigy; 1958. p. 66.

[86] Fein JM. Historical introduction. In: Fein JM, Flamm ES, editors. Cerebrovascular surgery, vol. 1. Berlin: Springer Verlag; 1985. p. 1–10.

[87] Osler W. Remarks on arterio–venous aneurysm. Lancet. 1915;185:949–55.

[88] Pool JL. Treatment of arteriovenous malformations of the cerebral hemispheres. J Neurosurg. 1962;19: 136–41.

[89] Giordano. Compendio di chirurgia operatoria italiana 1897;2:100.

[90] Yasargil MG. Pathologic considerations. In: Yasargil MG, editor. Microneurosurgery, ACM of the brain: history, embryology, pathologic considerations, hemodynamics, diagnosis studies, microsurgical anatomy, vol. 3A. New York: Thieme; 1987. p. 3–22.

[91] Colby GP, Coon AL, Huang J, Tamargo RJ. Historical perspective of treatments of cranial arteriovenous malformations and dural arteriovenous fistulas. Neurosurg Clin N Am. 2012;23:15–25.

[92] Cushing H, Bailey P. Tumors arising from blood vessels of the brain: angiomatous malformations and haeman-gioblastomas. Springfield: Bailliere, Tindall and Cox; 1928.

[93] Olivecrona H, Riives J. Arteriovenous aneurysms of the brain: their diagnosis and treatment. Arch Neurol Psychiatr. 1948;59:567–602.

[94] French LA. Surgical treatment of arteriovenous malformations: a history. Clin Neurosurg. 1977;24:22–33.

[95] Bergstrand H, Olivecrona H, Tonnis W. Gefa Bimibdildungen und gefa bgeschwultse des gehirna. Leipzig: Thieme; 1936.

[96] Wyburn–Mason MR. Arteriovenous aneurysm of midbrain and retinae facial nevi and mental changes. Brain. 1943;66:163.

[97] McCormick WF. Classification, pathology, and natural history of angiomas of the central nervous system. Wkly Update Neurol Neurosurg. 1978;14: 2–7.

[98] Krause F. Krankenvorstellungen aus der Hirnchirurgie, Bericht u über die Verhandlungen der Deutschen Gesellschaft für Chirurgie. Zbl Chir. 1908;35:61–7.

[99] Niranjan A, Lunsford LD. A brief history of arteriovenous malformation radiosurgery. In: Niranjan A, Kano H, Lunsford LD, editors. Gamma knife radiosurgery for brain arteriovenous malformations. Basel: Karger Publishers; 2014.

[100] Hippocrates. Trans. Jones J. Loeb. London: Classic Library; 1957.

[101] Pare A. The works of that famous chirurgion Ambrose Parey, Translated out of Latin and compared with the French by Thomas Johnson: From the first English edition, London, 1634. New York: Milford House; 1968.

[102] Wepfer J. Observatio Anatomica. Zurich; 1704.

[103] Pare A. In: Key G, editor. The apologie and treatise of ambroise pare conraining the voyages made in the divers places and many writings upon surgery. London: Falcon Education Books; 1957.

[104] Abernethy J. The surgical works of John Abernethy. London; 1814.

[105] Petit JL. Chirug Mem de l'Academy des Sciences. Paris: Royal Academy of Science; 1765.

[106] Gurdjian E, Webster J. Thrombosis of the internal carotid artery in the neck and in the cranial cavity: symptoms and signs, diagnosis and treatment. Trans Am Neurol. 1951;241:242–54.

[107] Hunt JR. The role of the carotid arteries in the causation of vascular lesions of the brain with remarkson certain special features of the symptomatoogy. Am J Med Sci. 1914;704:713.

[108] Friedman SG. The first carotid endarterectomy. J Vasc Surg. 2014;60:1703–8.

[109] DeBakey ME. Successful carotid endarterectomy for cerebrovascular insufficiency. JAMA. 1975;233:1083–5.

[110] Strully KJ, Hurwitt ES, Blankenburg HW. Thromboen-darterectomy for thrombosis of the carotid artery in the neck. J Neurosurg. 1953;10:474–82.

[111] Morris GC Jr, Lechter A, DeBakey ME. Surgical treatment of fibromuscular disease of the carotid artery. Arch Surg. 1968;96:636.

[112] Robishek F, Rousch TS, Cook JW, Reemes MK. From Hippocrates to Palm–Schatz, the history of carotid surgery. Eur J Vasc Endovasc Surg. 2004;27:389.

[113] Mathias K, Jager H, Hennigs S, Gissler HM. Endoluminal treatment of internal carotid artery stenosis. World J Surg. 2001;25:328–36.

[114] Marks M, Dake M, Steinberg G, Norbash A, Lane B. Stent placement for arterial and venous cerebrovascular disease: preliminary experience. Radiology. 1994;91:441–6.

[115] NINDS Stroke Study Group. Tissue plasminogen activator for acute ischemic stroke. N Engl J Med.

1995;333:1581–7.

[116] Furlan A, Higashida R, Wechsler L. Intra–arterial Prourokinase for Acute Ischemic Stroke The PROACT II study: a randomized controlled trial. JAMA. 1999;282:2003–11.

[117] Chou SN. Embolectomy of the middle cerebral artery: a report of a case. J Neurosurg. 1963;20: 161–3.

[118] Gobin YP, Starkman S, Duckwiler GR, Grobelny T, Kidwell CS, Jahan R, Pile–Spellman J, Segal A, Vinuela F, Saver JL. MERCI 1: a phase 1 study of mechanical embolus removal in cerebral ischemia. Stroke. 2004;35:2848–54.

[119] Penumbra Pivotal Stroke Trial Investigators. The penumbra pivotal stroke trial: safety and effectiveness of a new generation of mechanical devices for clot removal in intracranial large vessel occlusive disease. Stroke. 2009;40:2761–8.

[120] Castaño C, Dorado L, Guerrero C, Millán M, Gomis M, Perez de la Ossa N, Castellanos M, García MR, Domenech S, Dávalos A. Mechanical thrombectomy with the Solitaire AB device in large artery occlusions of the anterior circulation: a pilot study. Stroke. 2010;41:1836–40.

[121] Fazio C. Clinical pathology of hypertensive intracerebral hemorrhage: historical aspects. In: Mizukami M, Kogure K, Kanaya H, et al., editors. Hypertensive intracerebral hemorrhage. New York: Raven Press; 1983. p. 105–13.

[122] MacEwan W. An address on the surgery of the brain and spinal cord. Br Med J. 1888;2:302–11.

[123] Penfield W. The operatie treatment of spontaneous intracerebral hemorrhage. Can Med Assoc J. 1933; 28:369–74.

[124] McKissock W, Richardson A, Taylor J. Primary intracerebral hemorrhage: a controlled trial of surgical and conservative treatment in 180 unselected cases. Lancet. 1961;2:221–32.

[125] Deogaoknkar M, Carter LP. Historical considerations. In: Winn HR, editor. Youmans neurological surgery. 5th ed; 2003. p. 1461–6.

[126] Mendelow AD, Gregson BA, Fernandes HM, et al. Early surgery versus initial conservative treatment in patients with spontaneous supratentorial intracerebral haematomas in the International Surgical Trial in Intracerebral Haemorrhage (STICH): a randomised trial. Lancet. 2005;365(9457): 387–97.

[127] Auer LM, Deinsberger W, Niederkorn K, Gell G, Kleinert R, Schneider G, et al. Endoscopic surgery versus medical treatment for spontaneous intracerebral hematoma: a randomized study. J Neurosurg. 1989;70(4):530–5.

[128] Niizuma H, Suzuki J. Stereotactic aspiration of Putaminal hemorrhage using a double track aspiration technique. Neurosurgery. 1988;22:432–6.

[129] Kredel FE. Collateral cerebral circulation by muscle graft. South Surg. 1942;11:235–44.

[130] Karasawa J, Touho H, Ohnishi H, Miyamoto S, Kikuchi H. Cerebral revascularization using omental transplantation for childhood moyamoya disease. J Neurosurg. 1993;79:192–6.

[131] Karasawa J, Kikuchi H, Furuse S. A surgical treatment of moyamoya disease. Encephalo–myo–synangiosis. Neurol Med Chir (Tokyo). 1977;17:29–37.

[132] Jacobsen JH, Suarez EL. Microsurgery in anastomosis of small vessels. Surg Forum. 1960;11:243–5.

[133] Donaghy RPM, Yasargil MG. Extra–intracranial blood flow diversion. AANS Abstract 52, Chicago; 1968.

[134] EC/IC Bypass Study Group. Failure of extracranial–intracranial arterial bypass to reduce the risk of ischemic stroke. Results of an international randomized trial. New England Journal of Medicine. 1985;313:1191–200.

[135] Grubb RL, Powers WJ, Clarke WR, et al. Surgical results of the carotid occlusion surgery study. J Neurosurg. 2013;118(1):25–33.

[136] Chimowitz M, Lynn M, Derdeyn C, Turan T, Fiorella D, Lane B, Janis L, Lutsep H, Barnwell S, et al. Stenting versus aggressive medical therapy for intracranial arterial stenosis. N Engl J Med. 2011;365:993–1003.

第 2 章

血管内治疗技术的发展

Evolution of Endovascular Technique

May Nour　Gary Duckwiler　著

李天晓　译

　　从数字减影血管造影及血管造影诊断的出现到早期造影器械的发展，神经介入在脑血管疾病的诊疗中取得了长足的进步。笔者将详细介绍神经介入发展中的部分标志性进展，它们为现在神经介入的发展奠定了基石，涉及血管畸形、动脉瘤、血管瘤和缺血性发作相关的大血管闭塞等血管方面的病变。

一、数字减影血管造影及早期血管造影诊断

　　1895 年 X 线的问世打开了血管造影的大门。次年，Hascheck 和 Lindenthal 即利用 X 线完成了首次血管造影，两人将硫化汞、石油和生石灰混合作为对比剂，窥探到了具象化的尸体手部血管网络[1]。1927 年，Moniz 因使用由 25% 碘化钠溶液制成的对比剂完成了首次脑血管造影而闻名遐迩[2]，他通过暂时夹闭颈动脉，经皮穿刺直接将对比剂注射至颈动脉内。随后 Moniz 的技术愈发娴熟，1931 年他完成脑静脉造影时，已经熟稔各种神经系统疾病患者的脑血管造影。1934 年，Ziedses des Plantes 首次提出了从血管造影图像中剔除非血管组织混杂信号的想法，形成了数字减影血管造影的初步概念[3]。随着放射学技术的不断发展，血管造影的研究也从未止步，例如有学者探究将动脉注射对比剂改为经静脉注射。然而，考虑到静脉中对比剂的快速稀释及随后可能发生的信号衰减，动脉注射仍是当前的最佳选择[4]。直到 20 世纪 50

年代，经皮颈动脉和肱动脉穿刺完成椎动脉造影已经成为脑血管介入入路的方式[5]，并随着导管器械的发展而与时俱进，不断完善。1977 年 Kruger 等在威斯康星大学研制的实时数字荧光图像处理器是血管造影技术发展的另一个重要突破[6]，该处理器首次以交互方式剔除了骨骼结构和软组织的图像信息，每秒可以生成 30 张减影图像[6]。随后数字减影血管造影技术不断发展，提升了图像分辨率，并通过 3D 旋转血管造影技术而得到进一步完善。脑血管造影技术的出现使血管能够形象地可视化，为提升广大脑血管疾病的认识和精准靶向治疗提供了良好的基础。

二、脑血管通路建立

无法进行外科手术的动静脉畸形、瘘和动脉瘤是促使导管和微导管产品更迭推新的主要动力。

颅内血管病变的通路建立和靶向治疗

1. 导管和微导管

导管能否顺利通过迂曲和细小的脑血管小分支是介入治疗面临的一个难点。早在 1964 年，Luessenhop 和 Velasquez 成功完成了首次脑血管导管植入[7]，两人通过手术将玻璃管与颈外动脉吻合，通过玻璃管将硅胶导管送入颈内动脉中。1966 年，辅助手术装置（para-operational device，POD），即现在的微导管原型问世。POD 管是一根外径 1.3mm、长 7cm 的软管，近端由聚乙烯材料组成，远端则为硅胶材料[8]，其末端含有一个 1mm 的微磁铁，可以通过改变外部磁场来实现对 POD 管的操控。除了外部磁场操控外，Frei 等通过 plastic T 导引导管也能实现同样的目的[8]。1968 年，Yodh 等[9]仍在继续微导管的研究，他们前后研发了 6 代微导管，在硅胶微导管的头端置入 1.3mm 磁铁，其中部分微导管设计为可脱卸磁铁，可脱卸的部分由 10 圈 0.5mm 厚的铜丝包裹，并用石蜡与其他部分连接，在通过电流时产生的热量可熔化石蜡，从而完成分离。1969 年，首篇报道经皮颈动脉穿刺，使用 POD 导管植入大脑中动脉的文献发表[10]。

可脱性球囊可用于颈内动脉海绵窦瘘的血管内治疗，于 20 世纪 70 年代由 Serbinenko[12] 和 Debrun[13] 首次报道。在 POD 导管逐渐改进的过程中，出现了一种与可脱性球囊结合的 POD 导管[11]。为了更好地了解其中的差异，Debrun 等以不锈钢模具为材料，利用蒸汽处理合成了 Ⅰ型和Ⅱ型两种不同的可脱球囊乳胶导管[13]，Ⅰ型球囊导管的球囊不固定在导管上，也不需要其他导管分离；Ⅱ型球囊导管为自封式，通过乳胶丝与导管相连，需要一个同轴导管进行分离。在颈内动脉海绵窦瘘和椎动脉 – 椎动脉瘘的介入治疗中，两类球囊导管临床预后较好，但在动脉瘤的治疗中，两者并发症发生率、死亡率及动脉瘤再通发生率较高，预后相对较差[13]。此外，带侧孔球囊导管和漂浮微导管也用于输注栓塞药（如丁氰酯、甲基丙烯酸甲酯或异丁基氰基丙烯酸酯）等治疗动静脉畸形[13-17]。

微导管的发展在 20 世纪 80 年代再次迎来一个重要转折。Target Therapeutics 公司生物力学工程师 Erik Engelson 在公司现有产品的基础上，利用聚乙烯的自身特性，研发了更具柔韧特性的 Tracker 导管[18]。除微导管之外，Erik Engelson 还研发了头端更易塑形的导引导丝，并在微导管的远端添加了显影标记，这基本标志着血管插管同轴整体交换技术的开端。

随着微导管技术不断推陈出新，漂浮微导管也在不断发展中。Balt 公司研发的 Magic 微导管系统（Montmorency，France）得益于其聚氨酯和硅胶材质，相较 Tracker 导管更为柔韧[19]。Magic 微导管系统和 Marathon 微导管（EV3，Irvine，California）尤为适用于迂曲的末端血管。Apollo 微导管（EV3，Irvine，California）和 Sonic 微导管（Balt，Montmorency，France）在漂浮微导管基础上做了改进，使用一个可脱卸头端，能够在栓塞后安全回收整个装置，可以更安全地输注栓塞药。Scepter 球囊（Microvention，Tustin，California）为双腔微导管，在导管头端带有球囊，可以在球扩阻断血流的同时通过其内腔向病灶注入栓塞药，相较于普通球囊导管，在血流丰富的病灶中有着独特的优势。

2. 栓塞药

聚乙烯醇（Polyvinyl Alcohol，PVA）颗粒（Boston Scientifc/Target Therapeutics，Cordis J & J Endovascular，Miami，FL，USA）用于血管内栓塞开始于 1974 年使用海绵材料进行栓塞[20, 21]。20 世纪 70 年代末，Irv Kricheff 提出了使用海绵颗粒栓塞动静脉畸形巢，减少巢内血流量[22, 23]。这些颗粒还可以减少肿瘤组织的血流量，有利于辅助外科手术顺利进行[24-28]，用于术前栓塞血管丰富的头颈部肿瘤十分有效。海绵颗粒通常由真空干燥后的泡沫板研磨而成，研磨后的泡沫板颗粒经过筛选，颗粒大小为 100～1100μm，颗粒形状的不规则性促使其在混悬液中聚集[29]，它们入血后堵塞与其直径大小相似的小血管，随后黏附于血管壁，促使血流淤滞，从而最终栓塞血管[30]。由于 PVA 颗粒易在导管接口处聚集，故不能用于非靶向栓塞。

3. 异丁基氰基丙烯酸酯（IBCA）和 α- 氰基丙烯酸酯（NBCA）

早期的脑血管介入栓塞药为 IBCA，但由于其本身的特性，不久便被 NBCA 胶取代[32]。FDA 在 2000 年批准了 NBCA 胶（TruFill，Cordis，Miami Lakes，FL）用于动静脉畸形（AVM）的治疗。NBCA 胶的成分为 α- 氰基丙烯酸酯，当 NBCA 与带负电荷的离子环境（如血液等）相遇时则会凝固[33]。乙碘化油（Savage Laboratories，Melville，NY，USA）或者钽粉作为一种可以延缓凝固和可显影的介质，可以添加入 NBCA 胶使其在射线下显影。术前需使用 5% 葡萄糖溶液冲管，以免 NBCA 接触环境负电荷的离子而过早凝固。在注射 NBCA 胶后，导管头部应迅速回收，以免导管截留。NBCA 胶凝固后可以永久铸型，引发炎症反应并导致纤维结缔组织增生，以实现栓塞靶血管的目的[33]。

4. 乙烯 – 乙烯醇共聚物（Onyx）

2004 年 FDA 批准 NBCA 胶用于脑动静脉畸形的治疗。次年，早在 1990 年即有报道的乙烯 – 乙烯醇共聚物（ethylene vinyl alcohol copolymer，EVOH）（Onyx，Micro Therapeutics，Irvine，CA）也被 FDA 批准用于治疗脑动静脉畸形[34]。基于 EVOH 在水溶液中沉淀的特性，Onyx 以二甲基亚砜（dimethyl sulfoxide，DMSO）为溶剂制备，一旦 DMSO 溶剂入血迅速稀释，EVOH 就会沉淀凝固以实现栓塞目的。与 NBCA 胶类似，在 Onyx 中需添加钽粉用于显影。依据 EVOH 浓度的不同可分为 Onyx-18 和 Onyx-34，浓度越低则黏滞性越低。术前需使用 DMSO 冲管，在导管内充满 Onyx，射线引导下超选至目标血管，注射 Onyx 铸型。与 NBCA 胶相比，Onyx 注射时间更长，发生反流使导管头端截留的风险也大大降低。如果发生导管头端截留，头端可脱卸微导管的优势便显示得淋漓尽致，可以脱卸掉截留的头端，收回装置其余部分。此外，使用 DMSO 混悬液，初始注射速度 < 0.3ml 且注射时间 > 40s，可以避免 DMSO 相关的血管痉挛和坏死风险。

5. 无水乙醇

乙醇可以用于静脉和静脉淋巴管畸形的栓塞，其可以促使血栓形成和纤维结缔组织增生，目前已被报道用于颈部、口腔或面部的低流量血管畸形[35-37]。但是由于乙醇的扩散能力较强，经皮使用时可能发生皮肤坏死，损害病灶周围组织，因此在使用乙醇栓塞治疗时应谨慎操作。

三、动脉瘤血管内治疗的进展

早在 1974 年 Serbinenko[38] 就尝试了球囊辅助动脉瘤栓塞。4 年后，Debrun 将硅胶覆膜的乳胶球囊应用于动脉瘤栓塞治疗中。随后，Hieshima 和 Interventional Therapeutics 公司合作研发了可脱硅胶球囊。然而有研究表明，许多经球囊栓塞治疗的动脉瘤患者在随后的影像学随访中发现动脉瘤再通[13]。20 世纪 80 年代，一项入组 100 多名经球囊栓塞治疗动脉瘤患者的研究表明，对于宽颈动脉瘤、小动脉瘤，破裂动脉瘤及血管痉挛的患者，单纯球囊栓塞无法达到满意的栓塞效果[39]。此外，由于球囊本身聚甲基丙烯酸羟乙酯材质的特性，其形状较固定，不能很好地适应动脉瘤壁形状，动脉瘤壁较为菲薄，易导致动脉瘤破裂，导致较高的并发症发生率和死亡率。因此，学者们致力于寻求更适合的动脉瘤栓塞方式。

1988 年，有学者构想出可用于颅内动脉瘤栓塞的弹簧圈，这一想法令人振奋，可惜这些早期的弹簧圈通常质硬且不可塑形[40, 41]。1989 年，Guglielmi 研发的软铂金弹簧圈，实现了由临床问题至加利福尼亚大学洛杉矶分校 AngioSuite 平台研发的跨越，极大地推进了动脉瘤血管内治疗的发展进程。Guglielmi 的研发团队主要成员还包括神经介入医生 Vinuela 和 Target Therapeutic 公司工程师 Ivan Sepetka[42-44]。该弹簧圈由可脱卸的柔软铂金材料制成，长度为 2～30cm，连接在不锈钢材质的推杆上，术中通过导引导管将弹簧圈送至动脉瘤部位，完成填塞后与推送装置电解分离。1990 年，首例电解可脱弹簧圈的动脉瘤栓塞治疗在加利福尼亚大学洛杉矶分校成功开展[45]。目前，弹簧圈的分离方式包括电解分离和机械分离两种。在弹簧圈出现仅仅几十年后，在有介入手术指征的情况下，动脉瘤的弹簧圈栓塞治疗已逐渐成为动脉瘤的主要治疗方式。与手术夹闭相比，其并发症发生率更低[46, 47]。宽颈动脉瘤单纯使用弹簧圈治疗无法达到满意的栓塞效果，这推动了支架辅助装置的研发进程。Neuroform 支架（Stryker, Kalamazoo, MI, USA）在 2002 年获得了 FDA 的人道主义器材豁免（Humanitarian Device Exemption, HDE）批准。2007 年，美国 FDA 批准首个用于辅助治疗颅内动脉瘤的闭合式支架 Enterprise 支架（Cordis Neurovascular, Miami, FL）。目前已经有大量有关这些支架治疗宽颈动脉瘤的研究报道[48-50]。在欧洲，也涌现出一批辅助栓塞动脉瘤的支架，包括 Leo 支架（Balt, Montmorency, France）和 Solitaire 支架（Covidien, Irvine, California）等[51, 52]。

然而，即使通过支架辅助栓塞动脉瘤，宽颈动脉瘤的治疗仍然存在困难，因为持续的血流冲击会改变弹簧圈结构，影响填塞密度，甚至导致动脉瘤的再通。为了解决这些问题，低孔隙率支架和血流导向装置应运而生。Microvention 公司（Tustin，CA，UAS）研发的 LVIS Jr. 支架（Low-profle Visualized Intraluminal Support Device）及其加大版 LVIS 支架于 2014 年获得了 HDE 批准，相较于以往支架，它可以应用于更小的血管口径，并在一定程度上降低了支架孔隙率。Sequent Medical 公司研发的 WEB 装置等囊内血流导向装置还没有获得 FDA 的批准，该装置可应用于动脉瘤瘤体内，其微编织结构可使血流通过动脉瘤时淤滞，产生类似弹簧圈栓塞动脉瘤的效果。

相比囊内血流导向装置，Pipeline 支架（EV3，Covidien，CA，USA），以及 Surpass 支架（Stryker，Kalamazoo，MI，USA）等腔内血流导向装置依赖低孔隙率（30%～35% 的金属覆盖率 vs. Neuroform/Enterprise 支架 6.5%～9.5% 的金属覆盖率和 LVIS/LVIS Jr. 支架 18%～22% 的金属覆盖率）发挥栓塞作用 [53, 54]。腔内血流导向装置改变了载瘤动脉的血流动力学，减少了进入动脉瘤的血流量，促使血栓形成，这尤其适用于局部解剖复杂或病变涉及载瘤动脉的动脉瘤的治疗 [55-61]。

四、卒中血管内治疗的进展

由 20 世纪 80 年代末至 90 年代初经动脉尿激酶溶栓开始，急性卒中的血管内治疗已经有了长足的发展 [62, 63]。至今学者们仍在继续探究尿激酶原 / 尿激酶 [64-66] 和组织型纤溶酶原激活物（tissue-type plasminogen activator，t-PA）[67, 68] 经动脉溶栓的疗效。经动脉溶栓的目的是提升血栓部位药物浓度，达到更好的再通效果，减少全身不良反应。尽管动脉溶栓的 TIMI 血流分级评分（thrombolysis in acute myocardial infarction，TIMI）证明了其良好的再通效果，但 PROACT 和 PROACT II 两项研究表明，在预后方面，动脉溶栓组 mRS 评分 0～1 分（PROACT 研究）或者 mRS 评分 2 分及以下（PROACT II 研究）的患者，同空白对照组患者 mRS 评分改善相比，除对照组并发症发生率较高外，mRS 评分改善并没有统计学意义上的差异 [64]。此外，联合动静脉进行 t-PA 溶栓已经有多项临床研究开展，包括 EMS 研究（Emergency Management of Stroke）[69] 和 IMS 研究（Interventional Management of Stroke）[68]。

由于尚未得到阳性研究结果，学者们仍在不断探究新的方法以取得更好的溶栓效果，改善临床预后。机械取栓联合溶栓是卒中血管内治疗下一步的发展方向，RECANALISE 研究选取了 53 名 t-PA 溶栓无法再通[70] 或不能达到理想 TIMI 评分[2, 3] 的患者接受机械取栓治疗，但由于样本数量较少和可能的选择偏倚，试验组及对照组 90d 的 mRS 评分没有显著统计学差异[70]。

从技术角度看，机械取栓的发展始于抽吸和取栓装置的出现，而两者自诞生以来一直在不断改进创新。2004 年，FDA 批准首个用于卒中治疗的机械取栓装置（mechanical embolus removal in cerebral ischemia，MERCI）取栓器（Concentric Medical，California，USA）[71]。

IMS- Ⅲ 研究[72]、SYNTHESIS 研究[73] 和 MR RESCUE 研究[74] 这几项随机对照研究，探究了大血管急性缺血性脑卒中血管内介入治疗可能的获益，与对照组相比，并没有证实血管内治疗具有统计学意义的差异。这些阴性研究结果可能缘于一些干扰因素的存在，例如没有明确的影像学纳入排除标准，动脉溶栓的使用，应用的初代机械取栓装置，以及在 MR RESCUE 研究中错过血管内治疗最佳时间窗，从发病到腹股沟穿刺时间 > 381min[75]。

这一切在 2014 年出现了转机。当年世界卒中大会上公布 MR CLEAN 研究结果后[76]，发病 6h 以内的大血管栓塞所致缺血性卒中常规选择机械取栓的观点得到了公认，随之而来的一系列临床研究相继证实了机械取栓的临床获益[76-80]。在这些临床研究中，入组患者有了更明确的临床标准，包括灌注情况在内的影像学入组标准，以及接受标准剂量的静脉 t-PA 溶栓，并在入组前确认存在近端大血管闭塞等。此外，阳性研究结果也部分归功于使用了 Solitaire FR 取栓支架（EV3/Medtronic，California，USA）和 TREVO 取栓支架（Concentric Medical/Stryker，California，USA）[81, 82] 等更先进的第二代取栓装置。与第一代取栓装置相比，为了更有效地达到取栓目的，第二代取栓装置进行了小的结构改良，例如 Solitaire FR 取栓支架的开放式网篮和 TREVO 取栓支架的封闭式结构及可显影导丝[81, 83, 84]。除两者外，市场上其他同样使用镍钛记忆合金的产品还包括 CATCH 取栓支架（Balt Extrusion Inc.，Montmorency，France）和 REVIVE 取栓支架（Codman & Shurtleff Inc.，Massachusetts，USA）。在抽吸装置方面，Penumbra 血栓抽吸系统（Penumbra Inc.，California，USA）作为多部件抽吸系统，由再灌注导管、分离器和抽吸管组成[85]。虽然目前临床上抽吸装置可以单独使用或与取栓装置联合使用，但暂没有随机研究能证实抽吸装置的临床获益，一项验证抽吸装置临床获益的 THERAPY 研究在 2014 年和 2015 年其他机械取栓临床研究阳性结果发表后宣告终止。虽然如此，纳入 THERAPY 研究的 108 名患者 90d mRS 评分 0～2 分的主要观察指标可以显示统计学意义的差异[86]。此外，有研究表明取栓术中在近端使用球囊引导可以减少远端栓子的逃逸和提升取栓效率[87]，改善临床预后。目前再灌注导管被用于辅助第二代取栓装置进行取栓，但暂时还没有临床研究支撑。由于后循环闭塞比例较低，针对急性缺血性脑卒中取栓获益的研究多集中于前循环，目前没有专门的研究评估取栓或抽吸装置在椎 – 基底动脉或大脑后动脉梗死中的获益。自2004 年 MERCI 取栓器获得批准以来，取栓装置的不断发展使机械取栓成为 6h 内新发缺血性卒中患者的常规治疗方法，改善了缺血性卒中的预后。目前，包括 DAWN 研究和 POSITIVE研究等有关超过 6h 时间窗患者行取栓治疗的临床获益研究正在积极开展中。

五、结论

自 20 世纪 60 年代首次报道血管内插管以来，随着导管、器械和栓塞材料的概念和种类的快速发展，神经介入的诊疗视野不断扩大。动静脉瘘、动静脉畸形、动脉瘤和大血管闭塞导致的急性缺血性脑卒中等疾病的血管内治疗手段越来越完善、应用越来越广泛。介入材料器械的持续发展创新为我们寻求进一步改善患者预后提供了更广阔的空间。

参考文献

[1] Hascheck ELT. Ein beitrag zur praktische verwerthung der photographie nach roentgen. Wien Klin Wochenschr. 1896;9:63–4.

[2] E M. Radiografia das arterias cerebrais. J Soc Cienc Med Lisb. 1927;XCL:8.

[3] BG Z des P. Planirafie en Subtractie. The Netherlands, University of Utrecht. 1934.

[4] Robb GPSI. Visualization of the chambers of the heart, the pulmonary circulation, and the great blood vessels in man. AJR Am J Roentgenol. 1939;41:1–17.

[5] Gould PL, LA Peyton WTF. Vertebral angiography by retrograde injection of the brachial artery. J Neurosurg. 1955;12:369–74.

[6] Kruger RA, Mistretta CA, Crummy AB, et al. Digital k–edge subtraction radiography. Radiology. 1977;125:234–5.

[7] Luessenhop AJVA. Observations on the tolerance of the intracranial arteries to catheterizations. J Neurosurg. 1964;21:85–91.

[8] Frei EH, Driller JNH. The POD and its applications. Med Res Engin. 1966;5:11–8.

[9] Yodh SB, Pierce NTWR. A new magnet system for intravascular navigation. Med Biol Eng. 1968;6:143–7.

[10] Driller J, Hilal SKMW. Development and use of the POD catheter in the cerebral vascular system. Med Res Engin. 1969;8:11–6.

[11] Montgomery DB, Hale JRPN. A magnetically guided catheter system for intracranial use in man. IEEE Trans Magn. 1970;6:374–5.

[12] Serbinenko FA. Balloon catheterization and occlusion of major cerebral vessels. J Neurosurg. 1974;41:125–45.

[13] Debrun G, Lacour P, Caron JP, Hurth M, Comoy J, Keravel Y. Detachable balloon and calibrated–leak balloon techniques in the treatment of cerebral vascular lesions. J Neurosurg. 1978;49(5):635–49.

[14] Kerber CW, Bank WO, Cromwell LD. Calibrated leak balloon microcatheter: a device for arterial exploration and occlusive therapy. Am J Roentgenol. 1979;132(2):207–12.

[15] Debrun GM, Vinuela FV, Fox AJ, Kan S. Two different calibrated–leak balloons: experimental work and application in humans. Am J Neuroradiol. 1982;3(4):407–14.

[16] Iwata H, Hata Y, Matsuda T, Taki W, Yonekawa Y, Ikada Y. Solidifying liquid with novel initiation system for detachable balloon catheters. Biomaterials. 1992;13(13):891–6.

[17] Taki W, Handa H, Yamagata S, Ishikawa M, Iwata H, Ikada Y. Radiopaque solidifying liquids for releasable balloon technique: a technical note. Surg Neurol. 1980;13(2):140–2.

[18] Kikuchi Y, Strother CMBM. A new catheter for endovascular interventional procedures. Radiology. 1987;165:870–1.

[19] Kurata A, Irikura K, Miyasaka Y, Yada KKS. Experience with BALT magic catheter (PURSIL catheter); especially investigation about advantage, disadvantage and the applications. No Shinkei Geka. 1992;20(8):849–56.

[20] Tadavarthy SM, Knight L, Ovitt TW, Snyder C, Amplatz K. Therapeutic transcatheter arterial embolization. Radiology. 1974;112(1):13–6.

[21] Tadavarthy SM, Moller JH, Amplatz K. Polyvinyl alcohol (IVALON)—a new embolic material. Am J Roentgenol. 1975;125(3):609–16.

[22] Kricheff II. Therapeutic vascular occlusion. J Dermatol Surg Oncol. 1978;4(11):874–80.

[23] Kricheff II, Berenstein A. Simplified solid–particle embolization with a new introducer. Radiology. 1979; 131(3):794–5.

[24] Gemmete JJ, Ansari SA, McHugh J, Gandhi D. Embolization of vascular tumors of the head and neck. Neuroimaging Clin N Am. 2009;19:181–98.

[25] Lazzaro MA, Badruddin A, Zaidat OO, Darkhabani Z, Pandya DJ, Lynch JR. Endovascular embolization of head and neck tumors. Front Neurol. 2011;2:64.

[26] Duffis EJ, Gandhi CD, Prestigiacomo CJ, Abruzzo T, Albuquerque F, Bulsara KR, et al. Head, neck, and brain tumor embolization guidelines. J Neurointerv Surg. 2012;4(4):251–5.

[27] Cho AA, Annen M. Endovascular embolization of complex hypervascular skull base tumors. Oper Tech Otolaryngol Head Neck Surg. 2014;25(1):133–42.

[28] Rzewnicki I, Kordecki K, Lukasiewicz A, Janica J, Pulawska–Stalmach M, Kordecki JK, et al. Palliative embolization of hemorrhages in extensive head and neck tumors. Polish J Radiol. 2012;77:17–21.

[29] Derdeyn CP, Moran CJ, Cross DT, Dietrich HH, Dacey RG. Polyvinyl alcohol particle size and suspension characteristics. Am J Neuroradiol. 1995;16(6):1335–43.

[30] Quisling RG, Mickle JP, Ballinger WB, Carver CC, Kaplan B. Histopathologic analysis of intraarterial polyvinyl alcohol microemboli in rat cerebral cortex. Am J Neuroradiol. 1984;5(1):101–4.

[31] Derdeyn CP, Graves VB, Salamat MS, Rappe A. Collagen–coated acrylic microspheres for embolotherapy: in vivo and in vitro characteristics. Am J Neuroradiol. 1997;18(4):647–53.

[32] Brothers MF, Kaufmann JCE, Fox AJ, Deveikis JP. N–butyl 2–cyanoacrylate – substitute for IBCA in interventional neuroradiology: histopathologic and polymerization time studies. Am J Neuroradiol. 1989;10(4):777–86.

[33] Pollak JS, White RI. The use of cyanoacrylate adhesives in peripheral embolization. J Vasc Interv Radiol. 2001;12(8):907–13.

[34] Taki W, Yonekawa Y, Iwata H, Uno A, Yamashita K, Amemiya H. A new liquid material for embolization of arteriovenous malformations. Am J Neuroradiol. 1990;11(1):163–8.

[35] Talens FA, Ferrer MS, González–Cruz SA, Martínez SV, Poveda RR, Sanchis BJM, et al. Alcohol sclerotherapy to treat vascular malformations in the oral cavity. Radiologia. 2014;55(6):514–22.

[36] Górriz–Gómez E, Vicente–Barrero M, Loras–Caballero ML, Bocanegra–Pérez S, Castellano–Navarro JM, Pérez–Plasencia D, et al. Sclerotherapy of face and oral cavity low flow vascular malformations: our experience. Br J Oral Maxillofac Surg. 2014;52(1):43–7.

[37] Blum L, Gallas S, Cottier JP, Sonier Vinikoff CB, Lorette G, Herbreteau D. Percutaneous sclerotherapy for the treatment of soft–tissue venous malformations: a retrospective study of 68 patients. J Radiol. 2004;85:107–16.

[38] FA S. Balloon catheterization and occlusion of major cerebral vessels. J Neurosurg. 1974;41:125–45.

[39] Romodanov APSV. Intravascular occlusion of saccular aneurysms of the cerebral arteries by means of a detachable balloon catheter. In: Advances and technical standards in neurosurgery. Berlin Heidelberg: Springer; 1982. p. 25–48.

[40] Hilal SK, Khandji AG. Synthetic fibre–coated platinum coils successfully used for endovascular treatment of arteriovenous malformations, aneurysms and direct arteriovenous fistulas of CNS. Am J Neuroradiol. 1988;9:1030.

[41] Hilal SK, Khandji ASR. Obliteration of intracranial aneurysms with pre–shaped highly thrombogenic coils. Radiology. 1989;173:250–7.

[42] Guglielmi G, Viñuela F, Dion J, Duckwiler G. Electrothrombosis of saccular aneurysms via endovascular approach. Part 2: Preliminary clinical experience. J Neurosurg. 1991;75:8–14.

[43] Guglielmi G, Viñuela F, Sepetka I, Macellari V. Electrothrombosis of saccular aneurysms via endovascular approach. Part 1: electrochemical basis, technique, and experimental results. J Neurosurg. 1991;75:1–7.

[44] Guglielmi G. History of endovascular endosaccular occlusion of brain aneurysms: 1965–1990. Interv Neuroradiol. 2007;13:217–24.

[45] Guglielmi G, Vinuela F, Briganti F, Duckwiler G. Carotid–cavernous fistula caused by a ruptured intracavernous aneurysm: endovascular treatment by electrothrombosis with detachable coils. Neurosurgery. 1992;31(3):591–7.

[46] Qureshi AI, Vazquez G, Tariq N, Suri MF, Lakshminarayan K, Lanzino G. Impact of international subarachnoid aneurysm trial results on treatment of ruptured intracranial aneurysms in the United States. Clinical article. J Neurosurg. 2011;114(3):834–41.

[47] McDonald JS, McDonald RJ, Fan J, Kallmes DF, Lanzino G, Cloft HJ. Comparative effectiveness of unruptured cerebral aneurysm therapies: propensity score analysis of clipping versus coiling. Stroke. 2013;44(4):988–94.

[48] Kadkhodayan Y, Rhodes N, Blackburn S, Derdeyn CP, Cross DT, Moran CJ. Comparison of enterprise with neuroform stent–assisted coiling of intracranial aneurysms. Am J Roentgenol. 2013;200(4):872–8.

[49] King B, Vaziri S, Singla A, Fargen KM, Mocco J. Clinical and angiographic outcomes after stent–assisted coiling of cerebral aneurysms with Enterprise and Neuroform stents: a comparative analysis of the literature. J Neurointerv Surg. 2014;7(12):1–5.

[50] Durst CR, Khan P, Gaughen J, Patrie J, Starke RM, Conant P, et al. Direct comparison of Neuroform and Enterprise stents in the treatment of wide–necked intracranial aneurysms. Clin Radiol. 2014;69(12):e471–6.

[51] Lubicz B, Collignon L, Raphaeli G, Bandeira A, Bruneau M, De Witte O. Solitaire stent for endovascular treatment of intracranial aneurysms: immediate and mid–term results in 15 patients with 17 aneurysms. J Neuroradiol. 2010;37(2):83–8.

[52] Zhang J, Wang D, Li X. Solitaire AB stent–assisted coiling embolization for the treatment of ruptured very small intracranial aneurysms. Exp Ther Med. 2015;10(6):2239–44.

[53] Xiang J, Damiano RJ, Lin N, Snyder KV, Siddiqui AH, Levy EI, et al. High–fidelity virtual stenting: modeling of flow diverter deployment for hemodynamic characterization of complex intracranial aneurysms. J Neurosurg. 2015;123(4):832–40.

[54] Lylyk P, Miranda C, Ceratto R, Ferrario A, Scrivano E, Luna HR, et al. Curative endovascular reconstruction of cerebral aneurysms with the pipeline embolization device: the Buenos Aires experience. Neurosurgery. 2009;64(4):632–42.

[55] Fiorella D, Woo HH, Albuquerque FC, Nelson PK. Definitive reconstruction of circumferential, fusiform intracranial aneurysms with the pipeline embolization device. Neurosurgery. 2008;62(5):1115–20.

[56] Fischer S, Vajda Z, Perez MA, Schmid E, Hopf N, Bäzner H, et al. Pipeline embolization device (PED)

for neurovascular reconstruction: initial experience in the treatment of 101 intracranial aneurysms and dissections. Neuroradiology. 2012;54(4):369–82.

[57] Fiorella D, Kelly ME, Albuquerque FC, Nelson PK. Curative reconstruction of a giant midbasilar trunk aneurysm with the pipeline embolization device. Neurosurgery. 2009;64(2):212–7.

[58] Nelson PK, Lylyk P, Szikora I, Wetzel SG, Wanke I, Fiorella D. The pipeline embolization device for the intracranial treatment of aneurysms trial. Am J Neuroradiol. 2011;32(1):34–40.

[59] Szikora I, Berentei Z, Kulcsar Z, Marosfoi M, Vajda ZS, Lee W, et al. Treatment of intracranial aneurysms by functional reconstruction of the parent artery: the Budapest experience with the pipeline embolization device. Am J Neuroradiol. 2010;31(6):1139–47.

[60] Chalouhi N, Zanaty M, Tjoumakaris S, Gonzalez LF, Hasan D, Kung D, et al. Treatment of blister–like aneurysms with the pipeline embolization device. Neurosurgery. 2014;74(5):527–32.

[61] Yeung TW, Lai V, Lau HY, Poon WL, Tan CB, Wong YC. Long–term outcome of endovascular reconstruction with the pipeline embolization device in the management of unruptured dissecting aneurysms of the intracranial vertebral artery. J Neurosurg. 2012;116(4):882–7.

[62] Poeck K. Intraarterial thrombolytic therapy in acute stroke. Acta Neurol Belg. 1988;88(1):35–45.

[63] Casto L, Moschini L, Camerlingo M, Gazzaniga G, Partziguain T, Belloni G, et al. Local intraarterial thrombolysis for acute stroke in the carotid artery territories. Acta Neurol Scand. 1992;86(3):308–11.

[64] Furlan A, Higashida R, Wechsler L, Gent M, Rowley H, Kase C, et al. Intra–arterial prourokinase for acute ischemic stroke. The PROACT II study: a randomized controlled trial. Prolyse in Acute Cerebral Thromboembolism. JAMA. 1999;282(21):2003–11.

[65] del Zoppo GJ, Higashida RT, Furlan AJ, Pessin MS, Rowley HA, Gent M. PROACT: a phase II randomized trial of recombinant pro–urokinase by direct arterial delivery in acute middle cerebral artery. Stroke. 1998;29(1):4–11.

[66] Ogawa A, Mori E, Minematsu K, Taki W, Takahashi A, Nemoto S, et al. Randomized trial of intraarterial infusion of urokinase within 6 hours of middle cerebral artery stroke: the Middle Cerebral Artery Embolism Local Fibrinolytic Intervention Trial (MELT) Japan. Stroke. 2007;38(10):2633–9.

[67] Broderick J. Combined intravenous and intra–arterial recanalization for acute ischemic stroke: the interventional management of stroke study. Stroke. 2004;35(4):904–11.

[68] Broderick JP. The Interventional Management of Stroke (IMS) II study. Stroke. 2007;38(7):2127–35.

[69] Lewandowski CA, Frankel M, Tomsick TA, Broderick J, Frey J, Clark W, et al. Combined intravenous and intra–arterial r–TPA versus intra–arterial therapy of acute ischemic stroke: Emergency Management of Stroke (EMS) bridging trial. Stroke. 1999;30(12):2598–605.

[70] Mazighi M, Serfaty J–M, Labreuche J, Laissy J–P, Meseguer E, Lavallée PC, et al. Comparison of intravenous alteplase with a combined intravenous–endovascular approach in patients with stroke and confirmed arterial occlusion (RECANALISE study): a prospective cohort study. Lancet Neurol. 2009;8(9):802–9.

[71] Smith WS, Sung G, Saver J, Budzik R, Duckwiler G, Liebeskind DS, et al. Mechanical thrombectomy for acute ischemic stroke: final results of the multi MERCI trial. Stroke. 2008;39(4):1205–12.

[72] Broderick JP, Palesch YY, Demchuk AM, Yeatts SD, Khatri P, Hill MD, et al. Endovascular therapy after intravenous t–PA versus t–PA alone for stroke. N Engl J Med. 2013;368(10):893–903.

[73] Ciccone A, Valvassori L, Nichelatti M, Sgoifo A, Ponzio M, Sterzi R, et al. Endovascular treatment for acute ischemic stroke. N Engl J Med. 2013;368(10):904–13.

[74] Kidwell CS, Jahan R, Gornbein J, Alger JR, Nenov V, Ajani Z, et al. A trial of imaging selection and endovascular treatment for ischemic stroke – study protocol. N Engl J Med. 2013;368(10):914–23.

[75] Kidwell CS, Saver JL, Mattiello J, Starkman S, Vinuela F, Duckwiler G, et al. Thrombolytic reversal of acute human cerebral ischemic injury shown by

diffusion/perfusion magnetic resonance imaging. Ann Neurol. 2000 Apr;47(4):462–9.

[76] Berkhemer OA, Fransen PSS, Beumer D, van den Berg LA, Lingsma HF, Yoo AJ, et al. A randomized trial of intraarterial treatment for acute ischemic stroke. N Engl J Med. 2014;372(1): 141217070022009.

[77] Campbell BCV, Mitchell PJ, Kleinig TJ, Dewey HM, Churilov L, Yassi N, et al. Endovascular therapy for ischemic stroke with perfusion–imaging selection. N Engl J Med. 2015;372(11):150211090353006.

[78] Saver JL, Goyal M, Bonafe A, Diener H–C, Levy EI, Pereira VM, et al. Stent–retriever thrombectomy after intravenous t–PA vs. t–PA alone in stroke. N Engl J Med. 2015;372(24):2285–95.

[79] Goyal M, Demchuk AM, Menon BK, Eesa M, Rempel JL, Thornton J, et al. Randomized assessment of rapid endovascular treatment of ischemic stroke. N Engl J Med. 2015;372(11):150211090353006.

[80] Jovin TG, Chamorro A, Cobo E, de Miquel MA, Molina CA, Rovira A, et al. Thrombectomy within 8 hours after symptom onset in ischemic stroke. N Engl J Med. 2015;372(24):1–11.

[81] Saver JL, Jahan R, Levy EI, Jovin TG, Baxter B, Nogueira RG, et al. Solitaire flow restoration device versus the Merci Retriever in patients with acute ischaemic stroke (SWIFT): a randomised, parallel–group, non–inferiority trial. Lancet. 2012;380(9849):1241–9.

[82] Nogueira RG, Lutsep HL, Gupta R, Jovin TG, Albers GW, Walker GA, et al. Trevo versus Merci retrievers for thrombectomy revascularisation of large vessel occlusions in acute ischaemic stroke (TREVO 2): a randomised trial. Lancet. 2012;380(9849):1231–40.

[83] Nogueira RG, Lutsep HL, Gupta R, Jovin TG, Albers GW, Walker GA, et al. Trevo versus Merci retrievers for thrombectomy revascularisation of large vessel occlusions in acute ischaemic stroke (TREVO 2): a randomised trial. Lancet. 2012 Oct 6;380(9849):1231–40.

[84] Rohde S, Haehnel S, Herweh C, Pham M, Stampfl S, Ringleb PA, et al. Mechanical thrombectomy in acute embolic stroke: preliminary results with the revive device. Stroke. 2011;42(10):2954–6.

[85] Bose A, Henkes H, Alfke K, Reith W, Mayer TE, Berlis A, et al. The penumbra system: a mechanical device for the treatment of acute stroke due to thromboembolism. Am J Neuroradiol. 2008;29(7):1409–13.

[86] Mocco J, Zaidat O, Von Kummer R, Yoo A, Gupta R, Lopes D, et al. Results of the THERAPY trial: a prospective, randomized trial to define the role of mechanical thrombectomy as adjunctive treatment to IV rtPA in acute ischemic stroke. Int J Stroke. 2015;10:10.

[87] Nguyen TN, Malisch T, Castonguay AC, Gupta R, Sun CHJ, Martin CO, et al. Balloon guide catheter improves revascularization and clinical outcomes with the solitaire device: analysis of the North American solitaire acute stroke registry. Stroke. 2014;45(1):141–5.

第3章 综合方案的重要性
Importance of a Comprehensive Approach

Raymond D. Turner　著

薛绛宇　译

脑卒中是全球第二大死亡原因，也是残疾的首要原因[1]。在超过15年的时间里，脑发作联盟（Brain Attack Coalition，BAC）一直在制订治疗脑卒中的建议，联合委员会一直在基于这些建议对中心进行认证[2]。这些指南的目的是为了改进患者通道和分类决策，努力获得尽可能好的以人群为基础的临床结果。目前联合委员会的最高级别认证是综合卒中中心（Comprehensive Stroke Center，CSC）。

一、定义综合卒中中心

一般来说，一个经过认证的CSC拥有必要的设施、人员、流程和专业知识来管理脑卒中患者，以优化基于人群的患者结果为目标。该认证的一部分要求获得批准的中心有能力跟踪数据，识别积极和消极的趋势，并修改患者救护路径的流程，以优化标准化结果。当中心被批准为2年时，需要注意的是有一个为期1年的中期分析。联合委员会正在根据患者结果数据和专家建议定期审查和更新这些要求。CSC最新的详细要求可以在如下网址找到：https://www.jointcommission.org/certification/advanced_certification_comprehensive_stroke_centers.aspx.

为了跟踪质量指标，AHA/ASA发布了一份科学声明，详细列出了所有CSC应该使用的26个指标[3]，分为三类疾病，包括缺血性脑卒中、动脉瘤（破裂的和未破裂的）、非创伤相关的出血性脑卒中和 AVM（破裂的和未破裂的）。这些指标涉及救护路径的所有阶段，从分诊和初始管理到危重症护理到康复，以及临床研究的参与。由于缺乏数据，目前几乎没有关于中心需要达到的质量指标的基准，特别是在并发症发生率方面；不过，有分诊与治疗时机的相关目标。

认证在降低死亡率和发病率方面的有效性还有待阐明。最近在美国，脑卒中死亡率的影响从第三位改进到第四位。AHA/ASA 将这种改善归因于多种因素，如干预措施的改变，脑卒中预防的改善，以及危险因素的改变，尤其是高血压。然而，值得注意的是，CSC 项目认证是相对较新的，虽然有大约 100 个联合委员会的 CSC，但还有其他的中心像 CSC 一样在认证现场访问的队列中。因此，在大规模人口分析中看到任何可测量的影响可能还为时过早[4]。

二、针对疾病的注意事项：急性缺血性脑卒中

急性缺血性脑卒中（acute ischemic stroke，AIS）分类和管理的最佳实践确定了若干核心措施。所有疑似脑卒中患者的初始分诊应从 NIHSS 开始。使用这个量表可以使患者的检查标准化，并且可以预测脑卒中的预后。所有疑似脑卒中的患者都应进行脑部 CT 扫描。根据临床影像学和实验室数据，符合 t-PA 静脉溶栓条件的患者应该立即接受 t-PA。标准化的目标是在到达医院后 60min 给药。所有疑似大血管闭塞（large vessel occlusions，LVO）的患者都应向血管内神经外科医生寻求机械取栓的评估。

（一）分诊：初级和综合

目前有一个关于急诊级别患者分诊的争论。患者应该直接被送到 CSC 还是 PSC？显然，如果 CSC 是一个较短的运输，患者应该分流到 CSC。当它们的距离相等时，就形成争论。但是，目前还不知道是否存在一个时间截点，通过接受稍微长一点的传输时间到达 CSC，越过 PSC，来指示改进的值。在某些情况下，特别是那些 LVO 的可能性较低的患者，PSC 或 CSC 可能都是合适的。然而，这一讨论对 LVO 患者有影响。在紧急医疗服务的分诊水平，有几项努力正在进行中，试图将一项无创性的现场检查或研究联系起来，以预测哪些患者患有 LVO。

（二）IV t-PA + EVT 与单独 EVT 比较

已有一些回顾性研究观察了疑似 LVO 患者的预后，这些患者接受静脉注射 t-PA 和血管内治疗（endovascular treatment，EVT），或者单独接受 ETV。加泰罗尼亚卒中评分和再灌注联合研究小组（Catalan Stroke Code and Reperfusion Consortium）报道，他们对 1100 名患者进行的观察性研究显示，3 个月时的良好预后（mRS 评分 0～2 分）没有差异 [5]。6 项随机对照试验的 Meta 分析也表明，对于大血管闭塞机械取栓患者，静脉注射 t-PA 并不影响良好预后率 [6]。第三组发表了他们对连续 90 名患者的经验，证明了良好结果的显著差异；然而，与 IV t-PA+ETV 相比，治疗成本更倾向于单独 ETV（33 810 美元 vs. 40 743 美元，P=0.02）[7]。

虽然这些研究很有趣，并引发了良好的学术辩论，但值得注意的是，它们的主要局限性是它们实际上是两个不同的治疗组。虽然这些研究通常有相似的人口统计数据、脑卒中严重程度等，在所有的研究中，出现在 IV t-PA 推荐指南的患者接受了这种治疗。因此，单纯 ETV 组是比 t-PA 组表现 AIS 更晚期的患者，或者其他原因不适合 t-PA 的患者；然而，其影像学仍显示，如果用 ETV 开通患者的血管，他们可能会受益。所以，ETV 组可能因为某些因素，如良好的侧支循环，而容易有更好的结果。然而，这点燃了学术之火，考虑一个单独 EVT 与 EVT 加 t-PA 正面交锋的随机对照试验，特别是能否以较低的社会经济成本获得良好结果和避免不良结果。

三、针对疾病的注意事项：动脉瘤

研究表明，治疗动脉瘤的大容量中心比小容量中心能获得更好的治疗效果。对加州医院的分析表明，大容量中心的院内死亡率较低；然而，住院时间和花费都更高 [8]。Barker 等报道，大容量中心更有可能让患者在择期动脉瘤手术后出院回家，有降低死亡率的趋势，住院时间没有显著差异 [9]。纽约州对破裂和未破裂动脉瘤的分析表明，大容量中心的残疾率和死亡率较低 [10]。Hoh 等证明，高容量介入中心比低容量介入中心的发病率和死亡率更低 [11]。

这些研究和其他研究的一个关键问题是缺乏对高容量和低容量的标准化定义。此外，这些研究的数据大部分是在 20 世纪 90 年代末和 21 世纪初获得的，远远早于 CSC 命名的形成。让人困惑的是，有些研究将大容量中心的基准设定过低，只有每个医院每年 8 例手术或每个外科医生每年 3 例手术。CSC 要求（目前）被批准的中心每年进行 15 例动脉瘤手术。这些最低患者数在过去几年中发生了变化，但本质上承认需要有实践经验来优化基于人群的结果[12]。Grigoryan 等研究了患者数最低要求的含义，这决定了很少中心（当时）有资格获得 CSC 认证，提出了脑血管疾病应在区域化中心治疗的观点[13]。

在治疗脑动脉瘤和其他疾病（AVM）时，另一个需要考虑的因素是救护患者的团队的特定成员。MUSC 描述了从传统的独立治疗方法发展出一种全面治疗脑动脉瘤的方法的经验[14]。该小组创建一个由开放手术和血管内培训的神经外科医生、介入神经放射科和紧急救护专家组成的单一团队，采用综合团队方法，增加患者数量，增加病例组合指数（衡量患者并发症的严重程度的指标），降低住院时间，降低死亡率。

四、针对疾病的注意事项：颅内出血

颅内出血是一种复杂的疾病，通常是继发于慢性生理状况管理不善，如高血压和糖尿病。然而，在某些情况下可能存在潜在的血管病因，如血管畸形或动脉瘤。30% 的患者会在发作性出血后出现脑出血的增加[15]。抗凝药的使用也会使患者的病情复杂化。例如，维生素 K 拮抗药的逆转在历史上仅限于维生素 K 和新鲜冷冻血浆的组合，然而，最近的证据表明，凝血因子Ⅳ复合物浓缩物可能更优越[16]。停用或逆转这些药物，必须平衡治疗脑出血的利益与出血前服用这些药物的风险。例如，对脑出血患者停止预防性阿司匹林是一个相对容易的风险 / 效益分析，然而，使用抗凝策略治疗一个有左心室辅助装置（left ventricular assist device，LVAD）的脑出血患者，是更具挑战性的方案。

虽然 ICH 指南的管理有助于这些患者的决策分析，但其复杂性可能需要额外的经验和专业知识[17]。积极的颅内压监测、手术和癫痫治疗在这些死亡率和发病率显著的患者的紧急救护中并不罕见。考虑到治疗这些患者所需的复杂和多样的决策分析，神经危重症护理、神经外科和血管神经学的综合团队方法需要优化治疗的组成部分。

五、超越 CSC：综合救护系统

虽然目前的脑卒中指定（救治）主要是基于医院的认证，但基于人群的方法需要考虑在整个地理区域提供最佳救护的能力。由于地理限制，以及在不同的环境（城市、乡村等）获得医疗救护的机会不同，这些医疗救护系统在美国各地也有所不同。另一个需要考虑的是需要治疗的脑血管病。急性缺血性脑卒中的时间敏感性极强，然而小的脑出血可能没有那么重要。

FAST-MAG 研究观察了洛杉矶县地区疑似急性缺血性脑卒中患者前往最近的初级卒中中心和最近的成人急诊室的情况。他们发现 PSC 的体积增加，而没有牺牲院前救护时间。然而，这是在一个有限的地理区域，在研究登记结束时有 29 个 PSC。如果生活在怀俄明州就完全不同，在撰写本文时，那里只有 1 个 PSC。

尽管血管内治疗的动脉瘤和 AVM 患者的数量保持稳定，很重要的是，自从 2014 年底和 2015 年初的试验表明血管内治疗 AIS 的效果优于单独静脉注射 t-PA 以来，血管内治疗 AIS 的人数一直在增加。从救护通道的角度来看，这是现在需要考虑的关键问题，因为需要最紧急救护的患者是目前增长最大的适合治疗的脑血管疾病人群。然而，培训新的医生需要时间，如果大量增加血管介入外科医生治疗 AIS，势必会稀释每个医生治疗其他脑血管疾病的容量。虽然尚未确定 AIS 患者的高容量与较好的预后之间的相关性，但它已被证实可用于动脉瘤等疾病。如果没有新的救护通道和转送平台，我们可能会牺牲一种疾病（动脉瘤）的结果来满足另一种疾病（AIS）的需求。

目前有几个正在实施的模型来解决这些问题。在克利夫兰、休斯敦、孟菲斯和芝加哥，目前都有使用卒中移动设备，用于现场而不是在医院的分类和 CT 成像，将决策点从医院转移到第一次接触点。查尔斯顿的 MUSC 集团正在创建一个单独的医生团队，包括跨多个医疗救护系统的分诊和治疗流程，将专业知识集中在有限的医生群体中，而不是单一的医院。其他地区（如 Charlotter）正在每家医院建立多个专家小组。虽然没有哪一个解决方案会占上风，但根据特定领域的需求和资源，创新的解决方案最终将有助于制订出最佳的方法。这是一个脑血管疾病治疗非常有活力的时期，唯一确定的是我们将持续优化工作流程。

参考文献

[1] The top 10 causes of death. World Health Organization. http://www.who.int/mediacentre/factsheets/fs310/en/. Accessed 18 Apr 2017.

[2] Alberts MJ, Hademenos G, Latchaw RE. Recommendations for the establishment of primary stroke centers. Brain Attack Coalition. JAMA. 2000;283(23):3102-9.

[3] Leifer D, Bravata DM, Connors JJ. Metrics for measuring quality of care in comprehensive stroke

centers: detailed follow-up to Brain Attack Coalition comprehensive stroke center recommendations: a statement for healthcare professionals from the American Heart Association/American Stroke Association. Stroke. 2011;42(3):849-77.

[4] Lackland DT, Roccella EJ, Deutsch AF. Factors influencing the decline in stroke mortality: a statement from the American Heart Association/American Stroke Association. Stroke. 2014;45(1):315-53.

[5] Abilleira S, Ribera A, Cardona P. Outcomes After Direct Thrombectomy or Combined Intravenous and Endovascular Treatment Are Not Different. Stroke. 2017;48(2):375-8.

[6] Tsivgoulis G, Katsanos AH, Mavridis D, Magoufis G, Arthur A, Alexandrov AV. Mechanical Thrombectomy Improves Functional Outcomes Independent of Pretreatment With Intravenous Thrombolysis. Stroke. 2016;47(6):1661-4.

[7] Rai AT, Boo S, Buseman C. Intravenous thrombolysis before endovascular therapy for large vessel strokes can lead to significantly higher hospital costs without improving outcomes. J Neurointerv Surg. 2017;10(1):17-21.

[8] Bardach NS, Zhao S, Gress DR, Lawton MT, Johnston SC. Association between subarachnoid hemorrhage outcomes and number of cases treated at California hospitals. Stroke. 2002;33(7):1851-6.

[9] Barker FG, Amin-Hanjani S, Butler WE, Ogilvy CS, Carter BS. In-hospital mortality and morbidity after surgical treatment of unruptured intracranial aneurysms in the United States, 1996-2000: the effect of hospital and surgeon volume. Neurosurgery. 2003;52(5):995-1007. discussion 1007-9

[10] Berman MF, Solomon RA, Mayer SA, Johnston SC, Yung PP. Impact of hospital-related factors on outcome after treatment of cerebral aneurysms. Stroke. 2003;34(9):2200-7.

[11] Hoh BL, Rabinov JD, Pryor JC, Carter BS, Barker FG. In-hospital morbidity and mortality after endovascular treatment of unruptured intracranial aneurysms in the United States, 1996-2000: effect of hospital and physician volume. AJNR. 2003;24(7):1409-20.

[12] TJC. Update: Comprehensive Stroke Center Case Volume Requirements. Jt Comm Perspect. 2014;34(7):10. https://www.jointcommission.org/assets/1/18/S10_CSC_Case_Volume.pdf

[13] Grigoryan M, Chaudhry SA, Hassan AE, Suri FK, Qureshi AI. Neurointerventional procedural volume per hospital in United States: implications for comprehensive stroke center designation. Stroke. 2012;43(5):1309-14.

[14] Krishna V, Walsh K, Turner RD, Chalela J, Turk A, Patel SJ. Impact of integrated cerebrovascular program on outcomes in patients with intracranial aneurysms. J Neurointerv Surg. 2013;5(3):264-8.

[15] Brott T, Broderick J, Kothari R. Early hemorrhage growth in patients with intracerebral hemorrhage. Stroke. 1997;28(1):1-5.

[16] Steiner T, Poli S, Griebe M. Fresh frozen plasma versus prothrombin complex concentrate in patients with intracranial haemorrhage related to vitamin K antagonists (INCH): a randomised trial. The Lancet Neurology. 2016;15(6):566-73.

[17] Hemphill JC, Greenberg SM, Anderson CS. Guidelines for the Management of Spontaneous Intracerebral Hemorrhage: A Guideline for Healthcare Professionals From the American Heart Association/American Stroke Association. Stroke. 2015;46(7):2032-60.

第4章 复合手术室
The Hybrid Operating Room

Kyle Mueller　Daniel Felbaum　Randy Bell　Rocco Armonda　著

薛绛宇　译

神经介入手术的发展开创了神经血管疾病治疗的新时代。技术的飞速发展，加上设备的改进，继续推动我们通过血管内途径治疗各种脑血管病理的能力。许多病情复杂的患者往往最好的处理是同时使用开放手术和血管内技术，而不是单一的干预治疗[1, 2]。这为外科医生提供了更多安全干预神经血管疾病的途径，从而使患者受益。重要的是，每个患者都可以得到开放手术与血管内工具相结合的量身定制的治疗计划。这种开放手术和血管内手术的结合使外科医生有机会将两种专业的全部功能结合起来，并将它们结合于一个复合的手术室中[3]。这可能导致患者选择、房间布局、手术台适应性和麻醉协调等方面的特殊挑战，而这些都可以在单一环境中控制。总的来说，随着这门学科朝着联合治疗神经血管疾病的方向努力，我们手术的空间也应该适应变化。这将使我们更有效地协调和集中精力在患者身上。本章将探讨将两个空间合二为一的挑战、布局和患者选择，建立一个混合神经介入手术套间。

一、背景

脑血管病理呈现出各种程度的疾病急迫性。患者可能出现偶然发现或危及生命的紧急情况。这些患者的最佳救护需要各种医院资源，如加强监护病房（intensive care unit，ICU）、手术室、放射科和血管内科套房。今天的神经介入治疗从传统的影像设备发展而来，在过去，这些空间的主要焦点是诊断性脑血管造影。现在这些空间成为复杂的神经血管内手术室，在这里可以系统、全面地治疗颅内的复杂动脉瘤、大血管闭塞等疾病[3, 5]。像对待手术室一样，对待和利用这些房间需要改变思维和文化。这给机构带来了许多挑战。传统上，在大多数美国医院，手术室和导管室是孤立的，可能地理位置遥远。在处理脆弱和危重患者时，这可能会充满医疗问题，特别是当麻醉和（或）ICU 服务等资源在医院的单独部分时。这些后勤问题可能会将危重患者置于需要多次危险的公路旅行的情况下。许多神经血管患者常常需要特殊的气道设备、紧急脑室造瘘包和手术支持，但这些设备不能立即获得。

当前的医疗救护环境还受到成本上升和资源有限的困扰。这一趋势的持续，迫使医院管理人员在运作时加强对资源利用及相关成本的审查，也迫使我们更具创造力和更智慧地利用我们拥有的资源和基础设施。在这些挑战下，充分结合开放手术和介入手术功能的复合手术室出现了。

二、建设的障碍：成本、房间布局、专业设备

建立神经介入复合手术室，最大的限制通常是成本。随着全国开放显微外科手术患者的减少，卫生经济学家和医院管理人员都在犹豫是否投资一间可能无法收回成本的房间。这个房间的成本增加，面积也增加，给行政部门带来了双重挑战。医院的管理者将会关注这样的努力会带来什么额外的收入和激励。最近的临床试验使用血管内取栓术，彻底改变了大血管闭塞导致脑卒中的治疗方法[6, 10]。综合卒中中心的发展有希望让更多的患者被分流到大容量中心，这将为医院带来更多的收入，帮助抵消其他成本。

手术室的空间一直都很宝贵。合并的空间和人员限制了医院可以容纳的手术室的数量。复合手术室通常比大多数手术室都大。此外，许多医院受到现有基础设施的限制，扩张能力有限。克服这一问题的策略包括与血管和心胸外科共享服务空间，将其用于诊断目的，以及规划为允许影像臂移动的多功能房间[4]。进行革新需要大量的投资和翻修的启动费用，以便将来有一个更全面、更有效的系统。因为医院努力保持经济平衡，这成为一个挑战。

复合手术室的蓝图必须既考虑房间的内部设计，又考虑它在功能性医院系统中的位置。图 4-1 取自我们的复合手术室，显示了几个很重要的设计特征。考虑放置成像设备，独特的空间需求是最小的有创性和最强的适应性。安装在天花板上的设备可以更灵活地移动，可以在这

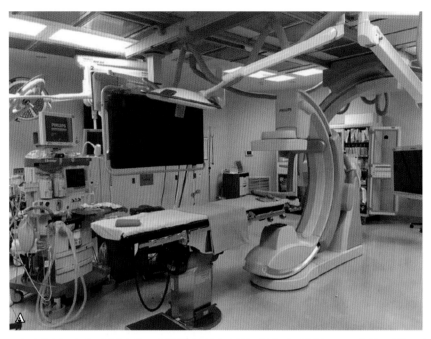

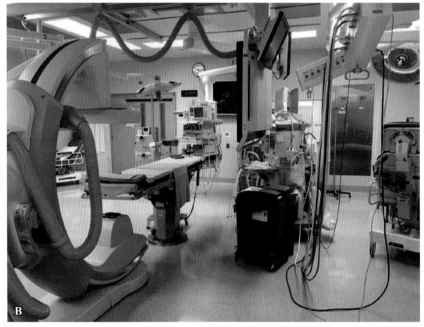

▲ 图 4-1　术中图片展示了手术床、设备和麻醉等复合手术室的典型设置

样一个有限的空间里为患者提供最好的服务，而安装在地板上的设备可能很难适应不同的患者位置和病情。成像设备的进出机动性是房间设计的关键组成部分（图 4-2）。手术台必须是动态的，因为它既可以在患者手术时固定，也可以在介入手术时浮动。图 4-3 展示了放射性透光头支架，这是一个必要的组件，允许在开放显微外科手术后进行 3D 旋转血管造影。连接在一起的双房间将以符合人体工程学的方式更好地节约空间，此外还能适应不可预测的紧急情况。

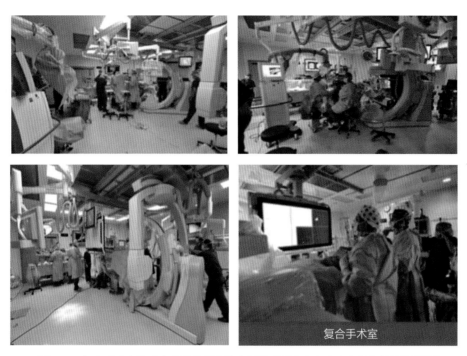

▲ 图 4-2 复合手术室的动态本质必须允许在开放手术和介入患者之间有效地转移设备

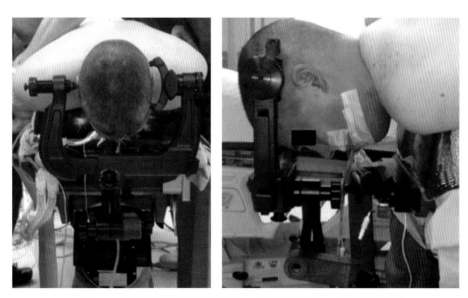

▲ 图 4-3 固定患者的最佳透光头架，允许进行术中 3D 旋转血管造影

将手术台居中不动通常比转动手术床来成像的模式更可取，这是由于通道管线、麻醉和气管插管都在中心固定位置不便操作。这允许在手术期间有效的流动。具体来说，患者风险更小，3D旋转血管造影功能更容易使用。控制室通常放置在手术空间外，以便在远离手术空间的地方进行图像重建和做出临床决策。这些房间应靠近显像室和 ICU，以进一步优化救护，提供更有效的同步性，并限制并发症。

三、患者选择

复合手术室的使用对于复杂的神经血管患者是理想的，其中许多患者需要应用血管内和显微外科联合手术。这些房间的多功能性允许它们扩展到其他领域，如脊柱和颅底手术。近年来，神经血管外科技术有了极大的发展，但开放显微外科手术在某些临床情况下仍具有优势。许多病变通常最好采用联合治疗。

描述了几个患者，最佳治疗应在复合手术室。逐步发展的指征包括颅内出血的治疗（图4-4），与传统开颅术相比，该患者在手术室接受图像引导并在内镜下微创血肿清除术。这种情况下使用复合手术室既安全又有效 [5, 11]。另一种常见的疾病为颅内动脉瘤的破裂，由于增加了血

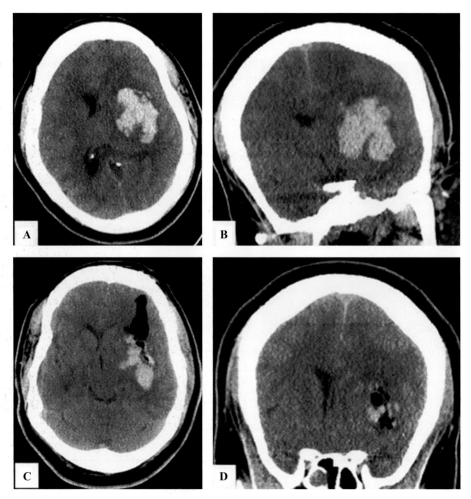

▲ 图 4-4　1 名 45 岁的非裔美国女性，表现为突发性失语和右侧轻偏瘫

A 和 B. 轴向和冠状位 CT 扫描显示基底节大出血；C 和 D. 排除血管病变，将患者送往 OR，在图像引导下进行微创内镜下血肿清除

管内技术，并在必要时结合开放显微手术，最好使用复合手术室。图 4-5 为 1 名前交通动脉动脉瘤破裂导致蛛网膜下腔出血的患者。在血管内弹簧圈栓塞术中破裂导致急诊切开显微手术夹闭。在后续血管造影术中仍有残余，需要随后的夹闭。伴有大血肿的破裂动脉瘤是血管内治疗和开放减压的理想选择[12]。这些类型的患者非常适合复合手术室。

其他应用包括使用 3D 旋转血管造影术后显微手术夹闭动脉瘤，以确保理想闭塞和载瘤动脉得到保护。图 4-6 显示了 1 名前交通动脉动脉瘤破裂的患者，该患者接受了显微外科夹闭手术，术后血管造影显示动脉瘤的残余充盈，在吲哚菁绿（indocyanine green，ICG）血管造影中没有发现，必须返回手术室。复合手术室有助于防止延迟发现、纠正或治疗潜在的血管疾病。

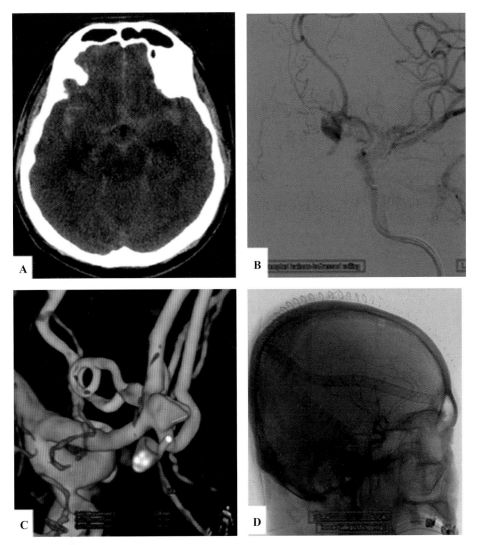

▲ 图 4-5　**55 岁韩国男性，前交通动脉动脉瘤破裂，突发性头痛，弥漫性蛛网膜下腔出血**
A. 初始头部 CT 显示弥漫性蛛网膜下腔出血；B. 脑血管造影显示前交通动脉动脉瘤破裂。术中破裂发生在试图栓塞弹簧圈时，需要紧急转移到手术室进行显微手术夹闭。C. 12 个月的随访血管造影显示扩大的三角形残余；D. 重复显微手术夹闭动脉瘤

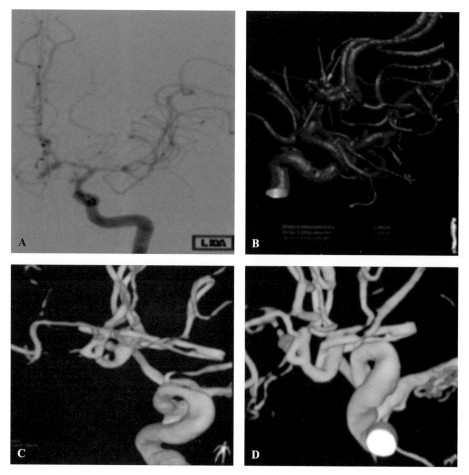

▲ 图 4-6　**A 至 C. 51** 岁西班牙裔女性，因广基前交通动脉动脉瘤引起 **HHS 4** 分、**Fisher 3** 级蛛网膜下腔出血，行显微手术切除。值得注意的是，该患者还患有慢性左床突上段颈内动脉闭塞，伴有后循环侧支充盈（译者注：未发现床突上段闭塞）。**D.** 术后血管造影显示动脉瘤有残余充盈，必须返回手术室进行重复夹闭

其他的应用包括破裂的 AVM 的栓塞和血肿清除的联合应用，或者肿瘤栓塞后显微手术切除。其他复杂的硬脑膜动静脉畸形手术、旁路移植 / 夹闭巨大动脉瘤，以及在穿透性创伤时，紧急需要骨瓣切除术并确保不造成潜在的神经血管损伤 [13]。

在脊柱和颅底手术领域，联合经皮栓塞、椎体成形术、开放式手术减压可在一个空间内进行 [9]。这样的组合可以限制失血量、手术时间和对受损患者的生理应激 [14]，反映了这些房间的多功能性，可用于治疗多种病理类型的疾病。

四、结论

未来复杂神经血管疾病的治疗应采用复合手术室。图 4-7 总结了复合手术室的总体效益，

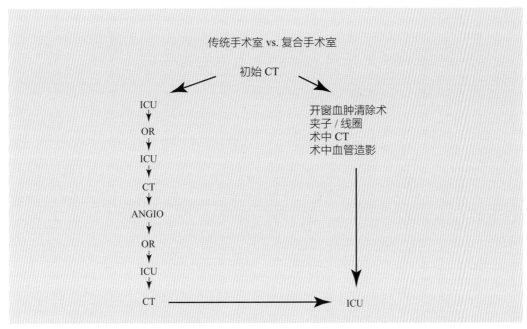

▲ 图 4-7　通过限制患者转移和增加可能的干预措施来详述复合手术室优点的流程图

特别是显示了最小化患者转移和最大化治疗干预的能力。随着工艺的发展和技术的改进，采用血管内和开放显微手术治疗复杂脑血管病将有助于改善患者的预后。许多后勤障碍，包括成本、基础设施和资源，都需要在执行这项任务之前进行评估。必须解决这些挑战，以便更好地治疗复杂的脑血管疾病，改善患者的预后。

参考文献

[1] Murayama Y, Arakawa H, Ishibashi T, Kawamura D, Ebara M, Irie K, Takao H, Ikeuchi S, Ogawa T, Kato M, Kajiwara I, Nishimura S, Abe T. Combined surgical and endovascular treatment of complex cerebrovascular disease in the hybrid operating room. J NeuroInterv Surg. 2013;5:489–93.

[2] Fandino J, Taussky P, Marbacher S, Muroi C, Diepers M, Fathi AR, et al. The concept of a hybrid operating room: applications in cerebrovascular surgery. Acta Neurochir Suppl. 2013;115:113–7.

[3] Iihara K, Satow T, Matsushige T, Kataoka H, Nakajima N, Fukuda K, et al. Hybrid operating room for the treatment of complex neurovascular and brachiocephalic lesions. J Stroke Cerebrovasc Dis. 2012;22:e277–85.

[4] Murayama Y, Saguchi T, Ishibashi T, Ebara M, Takao H, Irie K, Ikeuchi S, Onoue H, Ogawa T, Abe T. Endovascular operating suite: future directions for treating neurovascular disease. J Neurosurg. 2006;104(6): 925–30.

[5] Jolesz FA. Intraoperative imaging in neurosurgery: where will the future take us? Acta Neurochir Suppl. 2011;109:21–5.

[6] Berkhemer OA, Fransen PS, Beumer D, et al. MR CLEAN Investigators. A randomized trial of intraarterial treatment for acute ischemic stroke. N Engl J Med. 2015;372:11–20.

[7] Goyal M, Demchuk AM, Menon BK, et al. ESCAPE Trial Investigators. Randomized assessment of rapid endovascular treatment of ischemic stroke. N Engl J

Med. 2015;372:1019–30.

[8] Saver JL, Goyal M, Bonafe A, et al. SWIFT PRIME Investigators. Stent–retriever thrombectomy after intravenous t–PA vs. t–PA alone in stroke. N Engl J Med. 2015;372:2285–95.

[9] Campbell BC, Mitchell PJ, Kleinig TJ, et al. EXTEND–IA Investigators. Endovascular therapy for ischemic stroke with perfusion–imaging selection. N Engl J Med. 2015;372:1009–18.

[10] Jovin TG, Chamorro A, Cobo E, et al. REVASCAT Trial Investigators. Thrombectomy within 8 hours after symptom onset in ischemic stroke. N Engl J Med. 2015;372:2296–306.

[11] Chalouhi N, Theofanis T, Jabbour P, Dumont AS, Fernando Gonzalez L, Starke RM, et al. Safety and efficacy of intraoperative angiography in craniotomies for cerebral aneurysms and arteriovenous malformations: a review of 1093 consecutive cases. Neurosurgery. 2012;71:1162–9.

[12] Goren O, Monteith SJ, Hadani M, Bakon M, Harnof S. Modern intraoperative imaging modalities for the vascular neurosurgeon treating intracerebral hemorrhage. Neurosurg Focus. 2013;34(5):1–7.

[13] Mori R, Yuki I, Kajiwara I, Nonaka Y, Ishibashi T, Karagiozov K, Dahmani C, Murayama Y. Hybrid operating room for combined neuroendovascular and endoscopic treatment of ruptured cerebral aneurysms with intraventricular hemorrhage. World Neurosurg. 2016;89:727e9–e12.

[14] Fathi AR, Nevzati E, Marbacher S, Gugliotta M, Remonda L, Fandino J. Validation and accuracy of intraoperative CT scan using the Philips Allura Xper FD20 angiography suite for assessment of free–hand pedicle screw placement. J Neurol Surg A Cent Eur Neurosurg. 2012;73:741–6.

第二篇　出血性疾病

Hemorrhagic

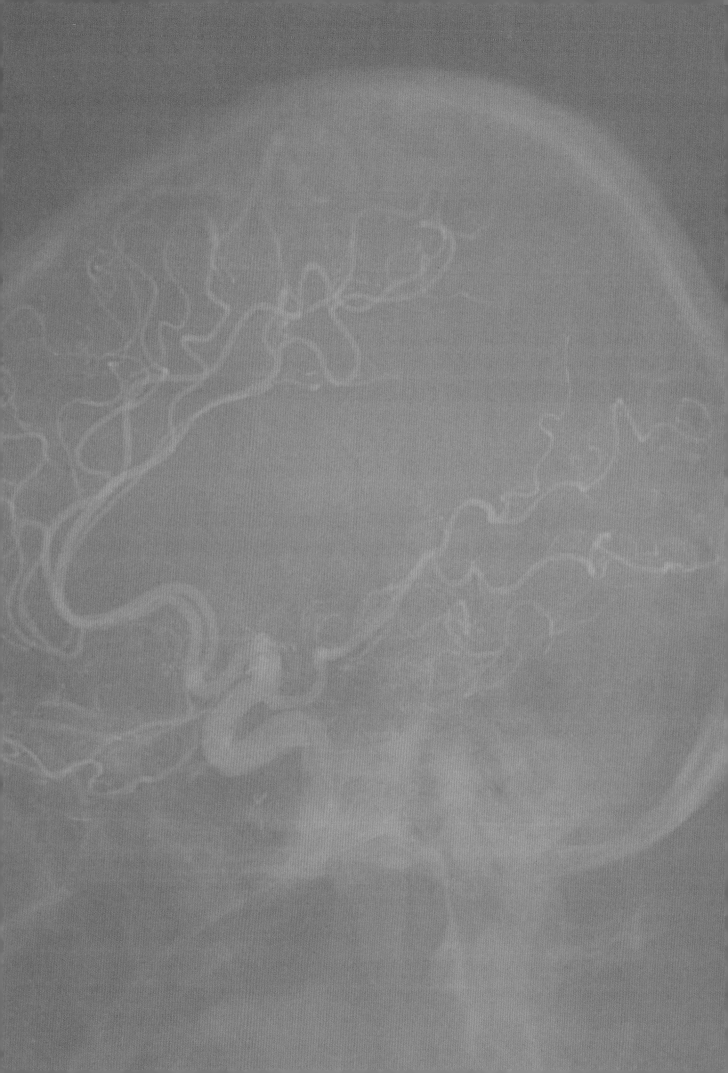

动脉瘤性蛛网膜下腔出血的诊断、内科管理和并发症

Diagnosis, Medical Management, and Complications of Aneurysmal Subarachnoid Hemorrhage

Patrick Britell   Charles Andrews   Niren Kapoor   Julio A. Chalela   著

张长远   译

第 5 章

一、概述

动脉瘤性蛛网膜下腔出血（aneurysmal subarachnoid hemorrhage，aSAH）的发病率和死亡率很高。动脉瘤的发病率差别虽大，aSAH 的发病率则为 2/10 万～16/10 万 [1]。aSAH 患者的治疗虽有进步，但仍有 12%～15% 的患者在入院前死亡 [2, 3]。aSAH 的发生率随着年龄的增长而增加，中位发病年龄 > 50 岁，并且女性比男性更常见 [4-7]。在清醒的患者中，aSAH 的临床特征是突然发作的"生命中最严重的头痛" [8]。雷击样头痛之前 7～30d，有 10%～40% 的患者出现警告性或前哨性头痛 [9-11]。前哨性头痛表明动脉瘤部位缓慢出血且再出血风险增加 10 倍。aSAH 的其他体征和症状，包括有或没有呕吐的恶心、颈部僵硬、畏光、脑神经麻痹和其他局灶性神经功能缺损，以及癫痫发作，甚至意识丧失。常见体征和症状有个体差异，导致容易误诊或迟诊。高达 12% 的患者可能会发生这种情况 [12, 13]。初诊时被误诊的患者在 1 年内死亡或严重残疾的可能性增加 4 倍 [12]。

二、动脉瘤性蛛网膜下腔出血的诊断

头部 CT 平扫对蛛网膜下腔出血诊断非常敏感，在 aSAH 后的 3～5d 敏感性接近 100%[14]。

对于头部 CT 阴性但高度怀疑 aSAH 的患者，应进行腰椎穿刺检查以寻找脑脊液黄染。脑磁共振成像（magnetic resonance imaging，MRI）序列，特别是液体衰减反转恢复（fluid attented inversion recovery，FLAIR）、弥散加权成像（diffusion weighted imaging，DWI）和梯度回波（gradient echo，GRE）序列，对蛛网膜下腔出血也具有很高的敏感性，CT 扫描阴性时可以替代腰椎穿刺 [15, 16]。患有动脉瘤性蛛网膜下腔出血的患者应在神经加强监护病房接受治疗，病房内应有神经重症医生、神经外科医生和血管内治疗团队。多项研究表明，aSAH 患者在大规模中心进行的治疗与较好的预后相关，因此建议将此类患者尽早从小规模中心转移到大规模三级护理中心 [17, 18]。

数字减影血管造影（digital subtraction angiography，DSA）被广泛用于诊断和研究破裂的脑动脉瘤。这将在本章后面讨论。计算机体层血管成像（CT angiography，CTA）的最新进展已能够使用 CTA 进行动脉瘤的初步检查。如果考虑对动脉瘤进行血管内治疗，则可以进行动脉插管血管造影。但是，< 3mm 的动脉瘤很难在 CTA 上观察到。如果 CTA 阴性的 aSAH 患者存在弥漫性动脉瘤性出血表现，尤其是伴有意识丧失时，则应考虑 DSA[19-22]。如果通过外科夹闭治疗动脉瘤，那么认为 CTA 是足够的。

三、动脉瘤性蛛网膜下腔出血的分级

aSAH 的分级可以依据多个量表。Hunt-Hess 量表（HHS）和世界神经外科联盟（World Federation of Neurological Surgeons，WFNS）量表是用于对 aSAH 的临床严重程度进行分级的两个最常见且经过验证的量表（表 5-1）。确定初始临床严重程度很重要，因为这对 aSAH 的预后判断具有重要意义，与 Hunt-Hess 量表相应，Fisher 量表（FS）和改良的 Fisher 量表（mFS）也是广为人知的量表，用于评估 aSAH 后在 CT 扫描中看到的血液量，并有助于预测血管痉挛的发生率，应在初次接诊时进行评估。

四、脑血管痉挛、迟发性脑缺血和迟发性缺血性脑病

血管痉挛是 aSAH 最严重的致残性并发症，因此必须特别注意。它定义为由于动脉平滑肌收缩引起的脑血管的暂时性局灶性或弥漫性狭窄，是 aSAH 致残的主要原因 [23]。对 aSAH

表 5-1　Hunt-Hess 量表（HHS）和世界神经外科联盟（WFNS）量表

分　级	HHS	WFNS
1	无症状或轻微头痛，轻度颈项强直	GCS = 15 分，无运动功能缺失
2	中度到重度头痛，颈项强直，除有脑神经麻痹外，无其他神经功能缺失	GCS = 13～14 分，无运动功能缺失
3	嗜睡，意识模糊，或者轻微的局灶性神经功能缺失	GCS = 13～14 分，有运动功能缺失
4	木僵，中或重度偏侧不全身麻痹，可能有早期的去大脑强直及自主神经功能障碍	GCS = 7～12 分，有或无运动功能缺失
5	深昏迷、去大脑强直、濒死状态	GCS = 3～6 分，有或无运动功能缺失

GCS. 格拉斯哥昏迷量表

后血管痉挛的认识已经有一个多世纪的历史[24]。血管痉挛影响多达 70% 的患者，但仅导致 25%～30% 的患者出现迟发性缺血性脑病（delayed ischemic neurologic deficit，DIND）[23, 25]。通常在出血后的第 3 天出现血管痉挛，在第 6～8 天达到峰值，并在第 12 天消退[23, 25, 26]。血管痉挛的危险因素包括女性、高血压病史、吸烟史、可卡因使用史、不良 aSAH 等级、aSAH 数量（基于改良的 Fisher 评分）和存在脑室内出血[23, 26, 27]。

血管痉挛主要是由多种分子因素引起极度血管收缩导致的局部微血管功能障碍[28]。应当指出，迟发性脑缺血（delayed cerebral ischemia，DCI）或迟发性缺血性脑病（DIND）通常是血管痉挛的结果，在很大程度上决定了蛛网膜下腔出血的致残率和死亡率。血管痉挛的监测有机会发现早期的微血管和大血管变化，并有可能避免脑缺血和较差的预后。有多种方法可以监测血管痉挛，每种方法各有优缺点。

（一）经颅多普勒超声

经颅多普勒超声（transcranial doppler，TCD）是诊断脑血管痉挛最广泛使用的监测工具，因为它经济、无创、便携，并且可以经常重复。TCD 的基本原理是随着动脉变窄，被检查血管内的血流速度增加。它主要适用于检查近端颅内血管（大脑中动脉）。一般来说与中间值相比，极低的速度（< 120cm/s）或极高的速度（> 200cm/s）可以更好地预测是否存在血管痉挛[23, 29]。Lindegaard 比值是颅外颈内动脉速度与同侧大脑中动脉速度之间的比例关系，有助于区分充血（比值≤ 3）和血管痉挛（比值> 3）。TCD 的局限性在于它依赖于操作者，需要足够的声学窗口，并且不能检查脑动脉的远端[23]。

（二）数字减影血管造影

检测血管痉挛的金标准仍然是数字减影血管造影（DSA）。如果患者的动脉瘤栓塞后，则可以直接显示血管的周径，并常与原有图像进行比较。这种方法虽然具有高度的有创性，需要将患者转移出 ICU，并且存在脑血管插管固有的风险。另外，一旦发现血管痉挛，它确实有可能直接治疗。通常，这是通过血管成形术和（或）动脉内血管扩张药物完成的。稍后将对此进行进一步讨论。该过程可作为常规筛查进行，但考虑到该过程的风险，通常在高度怀疑血管痉挛时进行[29]。

（三）灌注成像

与检测脑血流速度的 TCD 相反，计算机体层血管成像（CTA）直接对颅内血管成像。CT 灌注成像（computed tomography perfusion imaging，CTP）的出现提供了每 100g 脑组织每分钟的脑血流毫升定量灌注参数、脑血容量和平均通过时间[30, 31]。脑血流量低，平均通过时间延长表示不可逆性缺血（图 5-1）。可以双侧比较或使用绝对定量阈值来检测脑缺血[30]。可以用 CTP 检测半暗组织，即可逆性缺血（保留有低血流的脑血容量）。CTA/CTP 的局限性包括需要将患者运送到放射科，由于弹簧圈或动脉瘤夹造成的伪影，以及使用碘化的、可能具有肾毒性的对比剂。磁共振成像可以类似于 CTA/CTP 的方式使用，甚至可以在确切的血管痉挛发生之前很早就检测出缺血[31, 32]。不幸的是，许多患有 aSAH 的患者不稳定，无法进行磁共振成像，或所戴设备与之不兼容。

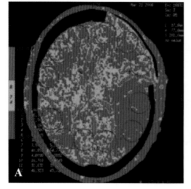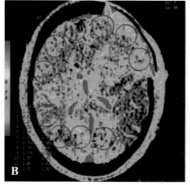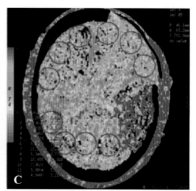

▲ 图 5-1　左大脑中动脉区域血管痉挛患者的 CT 灌注成像
A. 脑血流量减少；B. 脑血容量降低；C. 平均通过时间延长。患者在该位置有梗死

（四）连续脑电图

连续脑电图（continuous electroencephalogram，cEEG）为蛛网膜下腔出血患者提供了一种独特的监测手段。虽然它可能主要用于确定癫痫发作，尤其是在神经系统检查不佳的患者中，但它对检测脑缺血也非常敏感。随着局部脑组织中 CBF 的持续减少，EEG 显示这些部位的较慢频率波增加，α 波下降。Vespa 等证明 EEG 可以在 TCD 或血管造影之前平均 3d 检测到血管痉挛[33]。虽然"原始"EEG 解读确实显示并与脑缺血相关，但它仍然非常耗时，并且在大多数机构中并非持续可行。另外，定量脑电图（quantitative electroencephalography，QEEG）也可以确定局部缺血，从而确定血管痉挛，而无须"原始"脑电图的临床工作强度。QEEG 可以确定不同频率的功率，以及这些频率的比例。这些比例或频率百分比也可以进行时间压缩，并以彩色数字或光谱阵列显示，从而在单个屏幕上创建易于查看的大量数据[34]。脑电图还可以连续评估和监测血管痉挛，这是其他监测方法所不具备的。

（五）脑组织氧监测和微透析

有创组织监测可使我们获得有关微循环改变和局部血流的信息。监测微环境的两种最常见的技术是脑微透析和脑组织氧监测（PbO_2）。微透析需要在目标区域放置脑微导管，并且能够监测局部代谢标记物（主要是谷氨酸、乳酸和葡萄糖）。在患者出现血管痉挛症状之前，微透析能够测定这些提示缺血的标记物的变化。Staub 等研究表明，蛛网膜下腔出血患者的硝酸盐、乳酸和牛磺酸水平升高均提示不良预后[35]。导管的放置、微透析本身的繁重工作，以及无法进行全脑监测使其应用受限[32]。PbO_2 监测同样监测微环境，并且与血管痉挛预测有很强的相关性，但也遭受了与微透析相同的许多局限。

（六）颈静脉球血氧饱和度测定法

颈静脉球血氧饱和度可以连续监测全脑 CBF。这需要将有创性导管或球逆行放置在颈静脉中。然后可以将静脉血氧饱和度与动脉血氧饱和度进行比较，经过一段时间观察可以得出氧利用量[32]。但是，鉴于其需要有创性操作和不确定的结果，该方法并未广泛应用。

五、预防血管痉挛

唯一批准用于预防血管痉挛的药物是尼莫地平（口服）。尼莫地平已显示对结果有统计学意义的影响，尽管益处有限[36]。尼莫地平阻断 L 型钙通道并防止钙离子流入细胞。目前尚不清楚其对神经保护作用的确切机制，但它所涉及的不仅仅是预防血管痉挛。尼莫地平使用被美国卒中协会 SAH 指南列为 I A 类证据[37]。尼莫地平的主要不良反应是低血压。可以通过将每次 60mg 每 4 小时一次的常规剂量减少到每次 30mg 每 2 小时一次来避免这种情况。经测试可预防血管痉挛的其他药物包括他汀类药物、镁剂、内皮素拮抗药、米力农和脑池注射血管活性药。尽管在动物研究和早期临床研究中很有希望，但尚未证明它们会影响人类的功能结局[23, 25, 29]。他汀类药物被广泛使用，但 STASH 试验未能显示出使用辛伐他汀的益处[38]。

精细的重症监护管理，尤其要注意容量状态，对于预防血管痉挛至关重要[37]。患者应保持血容量正常至轻度高血容量，钠水平应保持在正常范围内。由于脑利尿钠肽过度释放引起的脑耗盐综合征可能发展并导致低钠血症和血容量不足。应使用晶体和（或）口服钠片代替输液和补钠，并且通过口服氟氢可的松可改善钠尿过多。低钠血症似乎与血管痉挛至少有暂时的联系。使用升压药或正性肌力药升高血压没有预防作用，但最好避免低血压。低氧、低碳酸血症、高血糖、发热、感染、癫痫发作和颅内压升高应予以积极治疗，因为它们会增加脑耗氧量并混淆临床表现[29]。贫血很常见，尽管在血管痉挛的情况下血红蛋白很低可能有害，但尚未确定 SAH 的理想输血阈值[38]。

六、血管痉挛的治疗

迅速使脑血流正常化和恢复神经功能是血管痉挛的治疗目标。治疗应针对具体症状，但对于分级差的患者或镇静药患者，则可能具有挑战性。动脉管路和中心静脉管路可进行连续血压监测和儿茶酚胺输注。设定高于基线血压的血压目标（通常平均动脉压为 90～110mmHg），并在达到所需目标后监测患者的症状改善情况。近年来，这种在过去被称为 3H（高血压、高血容量、血液稀释）的疗法，已转向维持稍高容量以提升血压。使用经肺热稀释监测导管（PiCCO Plus，Pulsion Medical Systems SE，Feldkirchen，Germany）进行的有创性血流动力学监测，以及根据生理学变量滴定血管升压药和晶体，似乎会影响预后[39]。心脏和肺部并发症（缺血、肺水肿）经常发生，尤其是在老年患者中。在 2h 内对药物治疗无反应的应考虑进行血管内治疗[40]。

数字减影血管造影可以使血管内介入科医生确认血管痉挛的存在，对其严重程度进行分级并直接对受影响的血管进行治疗。血管内治疗包括给血管扩张药，使用球囊血管成形术或两种策略的组合。罂粟碱因其作用时间短和不良反应小而被放弃使用，且被动脉内给予尼卡地平和维拉帕米所取代，后者似乎是安全有效的。通常，球囊血管成形术用于近侧大血管，而血管扩张药用于远侧血管。与输注血管扩张药相比，球囊血管成形术具有更好的血管造影结果和更持久的益处，更重要的是，其临床反应更牢靠[41]。血管成形术和血管扩张药输注的联合治疗似乎是最好的策略[42]。图 5-2 说明了与血管扩张药一起使用时球囊血管成形术所见的显著血管造影改善。与血管内治疗有关的并发症包括低血压（与使用血管扩张药有关）、血管穿透、远端闭塞、出血性梗死、动脉夹层和不安全的动脉瘤破裂[42]。血管造影的成功率接近 100%，但临床效果略低，这显示迟发性缺血性损害具有多方面的病因。

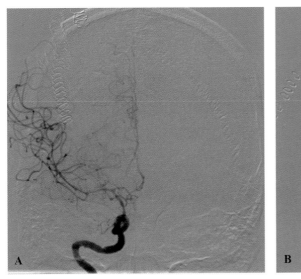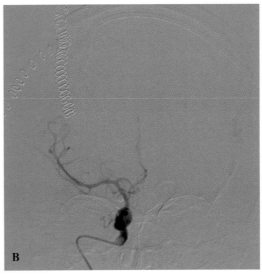

▲ 图 5-2　**A.** 脑血管造影显示颈动脉远端、大脑中动脉和大脑前动脉严重血管痉挛；**B.** 进行球囊血管成形术和维拉帕米输注后，血管直径恢复到基准水平

（一）aSAH 的其他神经系统并发症

aSAH 患者再出血与高死亡率和不良预后有关。aSAH 破裂后的前 2～12h 与再出血的最大风险相关[43-47]。据估计，有 4%～13% 的患者会在 24h 内再出血。

导致再出血发生率增加的因素包括更长的时间接受动脉瘤治疗、HHS 或 WFNS 等级高、前哨性头痛的发生、较大的动脉瘤，以及收缩压＞ 160mmHg[46]。由于与延迟治疗相关的再出血风险很高，应尽一切努力尽早对动脉瘤进行明确的治疗。

当动脉瘤确切性治疗有延迟时，常用抗纤维蛋白溶解药（如氨基己酸和氨甲环酸）以减少动脉瘤再出血的发生率[48]。这些药物只能短期使用（＜ 72h），因为它们会增加心肌梗死、DVT 和肺栓塞的风险。

（二）急性脑积水

急性脑积水是 aSAH 中常见的并发症，发生在 15%～90% 的患者中。伴有 aSAH 的急性脑积水可通过脑室外引流（external ventricular drainage，EVD）进行治疗。通常，在插入 EVD 之后，会立即看到患者神经功能的改善。由于解除了脑积水的压迫作用，EVD 插入后动脉瘤再出血的风险很小[49]。

（三）癫痫发作

aSAH 患者的癫痫发作或癫痫样发作的发生率很高。尽管对其本质上是否属于癫痫存在争议，但仍有多达 26% 的患者可以出现这些发作[50, 51]。在较少的一部分患者（3%～7%）中发现迟发性发作[52]。aSAH 发生癫痫发作的危险因素包括大脑中动脉破裂、前交通动脉动脉瘤破裂、Fisher 分级或改良 Fisher 分级高、脑实质内血肿癫痫发作史、再出血史或高血压史[53-55]。动脉瘤治疗的类型似乎也影响围术期癫痫发作的发生率。与手术夹闭相比，血管内治疗的癫痫发作风险更低[56]。

在两项大型的单中心回顾性研究中，发现非惊厥性癫痫持续状态与不良预后密切相关[57, 58]。不建议在 aSAH 患者中常规长期使用抗惊厥药，除非在脑电图监测中有明确的癫痫活动证据，但许多大规模中心，尤其是在高级别 aSAH 患者中，通常采用短期（通常为 7d）预防性治疗使用。预防性使用是基于这样的推论，即急性重症 aSAH 患者的癫痫发作可能导致额外的伤害或更高的再出血机会。

七、蛛网膜下腔出血后的内科并发症

（一）心脏功能障碍

20%～30% 的 aSAH 患者可发生心脏功能障碍。通常，aSAH 后的心脏功能障碍可分为神经源性心肌损害（neurogenic stunned myocardium，NSM）或应激性心肌病（也称为 Takotsubo 心肌病）[59]。尽管传统上神经源性心肌损害是在心脏底部中发生了球状扩张，而在压力引起的心肌病中，球状扩张发生在心尖，但其病因却相似，它们是由心肌细胞中过量的儿茶酚胺引起的[60]。儿茶酚胺过量是由与颅内压升高和神经内分泌途径激活有关的复杂途径介导的。

心脏功能障碍表现可包括心律不齐、壁运动异常和肌钙蛋白 I 升高。很少需要做冠状动脉造影，因为这些变化大多数与冠状动脉疾病无关。

与蛛网膜下腔出血有关的心脏功能障碍的治疗在很大程度上是受到支持的。最初，在儿茶酚胺过量的情况下，高血压将占主导地位。控制血压对防止再次破裂直到安全处理动脉瘤至关重要。尽管中心之间会有不同，但通常认为收缩压应保持在 160mmHg 以下。易于静脉滴定的血管扩张药，如尼卡地平和氯维地平，是完成此任务的理想选择。

然而，随着自然进程发展，继发于无拮抗的血管舒张和心脏功能障碍后的低血压随之而来。如前所述，在脑血管痉挛中，可能由于心功能不全而使用血管收缩药或正性肌力药增加收缩压。在血管痉挛的情况下，小的未破裂的动脉瘤不应成为血管升压素诱发的高血压的禁忌证[61]。

（二）肺功能障碍

由于气道保护或缺氧的需要，通常 SAH 需要机械通气。肺功能障碍影响着大部分蛛网膜下腔出血患者，急性肺损伤的发生率高达 27%（PaO_2 与 FiO_2 之比 < 300）[62]。根据 ARDSNET 指南[63]，应根据预测的体重对这些患者进行低潮气量通气（6ml/kg）治疗。平台压应保持 < 30cmH₂O。在 ARDS 人群中通常可以容许的高碳酸血症在神经性重症患者中具有争议。高碳酸血症会增加脑血管舒张并增加 ICP。但是，Westermaier 等进行的一项小型研究发现高达 60mmHg 的治疗性高碳酸血症可重复增加 CBF 和组织氧合[64]。然而，高碳酸血症对临床结果的影响仍不清楚。即使在发生肺水肿的情况下，也应格外小心使用利尿药，以免 aSAH 患者出现血容量不足，因为这会加剧血管痉挛。

（三）低钠血症

蛛网膜下腔出血的患者中有 50% 会发展为低钠血症[65]。以前，人们认为在 aSAH 中大多数低钠血症与脑耗盐（CSW）有关。尽管与抗利尿激素分泌失调综合征（syndrome of inappropriate secretion of antidiuretic hormone，SIADH）相似，患者血浆渗透压低（＜280mOsm/kg），尿液浓度不适当（＞100mOsm）和尿钠升高（＞40mmol/L）。脑耗盐的患者也会出现低血容量。最初推测，aSAH 后心房利尿钠肽（atrial natriuretic peptide，ANP）或脑利尿钠肽（brain natriuretic peptide，BNP）的升高介导了这些患者的钠丢失。然而，越来越明显的是，最初被认为是 CSW 的大部分患者实际上要么是 CSW 和 SIADH 的组合，要么正经历急性 ACTH 缺乏症[65]。

低钠血症的治疗应针对其病因，即确定血清渗透压、尿渗透压和尿钠浓度。然而，根据神经重症监护学会的共识指南，在 aSAH 中，SIADH 时不应使用限液措施[66]。但是，可通过肠内途径限制游离水，同时用温和的高渗溶液纠正低钠血症。注意不要过于突然地纠正低钠血症。根据 NCS 指南，使用血管升压素受体拮抗药应"格外小心以避免低钠血症"[66]。另外，氢化可的松或氟氢可的松可用于限制尿钠排泄。

八、高血糖症

高血糖症与分级差的 aSAH 有关。血清葡萄糖升高也与血管痉挛的发生率增加有关。游离血糖控制＞220mg/dl 与感染风险增加相关，而严格的血糖控制 80～110mg/dl 与低血糖发作增加相关。这些低血糖症发作还与血管痉挛的发生率增加和 3 个月的较差预后有关[67]。显然应该避免极端血糖。血糖应保持＜200mg/dl 以避免感染并发症的增加，血糖应保持＞80mg/dl 以避免低血糖的发生[68]。

（一）感染和发热

SAH 患者发热频繁，并且与不良预后独立相关。尽管在 aSAH 发热中，与感染性病因相比它更可能与全身性炎症反应有关，但临床评估和相应地治疗感染性病因仍然很重要[68]。降钙素原和 C 反应蛋白可用于区分感染性和非传染病的病因并指导抗生素治疗[69]。

无论病因如何，发热都需要得到控制。使用对乙酰氨基酚或非甾体抗炎药间歇给药作为一线治疗可以帮助控制发热。然而如果无效，则可以使用风扇、冷却毯或冰袋进行表面降温。但是，降低发热 aSAH 患者体温的最有效方法仍然是利用无创目标温度管理系统，如 Arctic Sun（Bard Medical）。这些系统的主要缺点是成本和增加寒战的发生率。

寒战可将基础代谢增加至 5 倍，导致脑组织氧合减少，因此必须加以控制[70]。控制方法包括静脉注射镁剂、皮肤表面加热、异丙酚输注和丁螺环酮。其他药物（如哌替啶）有效，但有更严重的不良反应。在极端情况下，可以使用神经肌肉阻滞药。

（二）深静脉血栓形成

aSAH 是血栓前状态，深静脉血栓形成的发生率可高达 18%。几乎没有争议，所有蛛网膜下腔出血患者都应使用滚动加压装置。根据共识建议，普通肝素可 24h 后开始使用。早期下肢超声筛查可以有作用，对于 DVT 高风险的患者应考虑使用[71]。

九、神经重症监护的作用

神经重症监护是一个相对较新的专业（与许多专业培训领域相比），过去的几十年中出于需要而诞生。正式培训直到 20 世纪 80 年代才开始，神经重症监护学会直到 2002 年才成立。短时间内，该专科就在神经病学和神经外科监护领域都有所建树。

神经重症监护的兴起和专业化极大地影响了 aSAH 患者的预后。Josephson 等结果表明，神经重症科医生可缩短动脉瘤性蛛网膜下腔出血患者的住院时间，并减少需要进行 VP 分流手术的患者人数[72]。此外，越来越多的患者能够被送回家或康复[73]。多项研究表明，住院时间缩短了[18, 74]。Lerch 等发表的结果是，尽管在病史分析中患者的病情更为严重，但通过标准化的神经重症监护治疗，患者的结局有所改善。他们强调了神经抢救（在动脉瘤安全处理之前）、治疗脑水肿和 ICP 升高、脑血管痉挛的监测和治疗，以及内科并发症的治疗的重要性，这些都是提高预后的关键[75]。已经证明，内科并发症对患者的预后有很大的影响，而预防这些并发症的重症监护策略可能会改善患者的预后[76]。因此，神经重症监护似乎可以减少住院时间，改善患者预后，并降低这些部门中大部分患者的费用。

神经重症监护专业所产生的影响远不能只归因于内科医生和专科的创建。像其他专科加强监护病房一样，工作人员、护士、呼吸治疗师和药剂师也应因其专业知识和对 aSAH 患者的护理水平的提高而受到广泛认可。

参考文献

[1] Feigin VL, et al. Worldwide stroke incidence and early case fatality reported in 56 populationbased studies: a systematic review. Lancet Neurol. 2009;8(4):355–69.

[2] Schievink WI, et al. Sudden death from aneurysmal subarachnoid hemorrhage. Neurology. 1995;45(5):871–4.

[3] Truelsen T, et al. Changes in subarachnoid hemorrhage mortality, incidence, and case fatality in New Zealand between 1981–1983 and 1991–1993. Stroke. 1998;29(11):2298–303.

[4] Ingall T, et al. A multinational comparison of subarachnoid hemorrhage epidemiology in the WHO MONICA stroke study. Stroke. 2000;31(5):1054–61.

[5] Mahindu A, et al. Similarities and differences in aneurysmal subarachnoid haemorrhage between eastern Finland and northern Sydney. J Clin Neurosci. 2008;15(6):617–21.

[6] Shea AM, et al. Characteristics of nontraumatic subarachnoid hemorrhage in the United States in 2003. Neurosurgery. 2007;61(6):1131–7. discussion 1137–8.

[7] Vadikolias K, et al. Incidence and case fatality of subarachnoid haemorrhage in Northern Greece: the Evros Registry of Subarachnoid Haemorrhage. Int J Stroke. 2009;4(5):322–7.

[8] Bassi P, et al. Warning signs in subarachnoid hemorrhage: a cooperative study. Acta Neurol Scand. 1991;84(4):277–81.

[9] de Falco FA. Sentinel headache. Neurol Sci. 2004;25(Suppl 3):S215–7.

[10] Polmear A. Sentinel headaches in aneurysmal subarachnoid haemorrhage: what is the true incidence? A systematic review. Cephalalgia. 2003;23(10):935–41.

[11] Jakobsson KE, et al. Warning leak and management outcome in aneurysmal subarachnoid hemorrhage. J Neurosurg. 1996;85(6):995–9.

[12] Kowalski RG, et al. Initial misdiagnosis and outcome after subarachnoid hemorrhage. JAMA. 2004;291(7):866–9.

[13] van Gijn J, Kerr RS, Rinkel GJ. Subarachnoid haemorrhage. Lancet. 2007;369(9558):306–18.

[14] Cortnum S, Sorensen P, Jorgensen J. Determining the sensitivity of computed tomography scanning in early detection of subarachnoid hemorrhage. Neurosurgery. 2010;66(5):900–2. discussion 903.

[15] Fiebach JB, et al. MRI in acute subarachnoid haemorrhage; findings with a standardised stroke protocol. Neuroradiology. 2004;46(1):44–8.

[16] Shimoda M, et al. Problems with diagnosis by fluid–attenuated inversion recovery magnetic resonance imaging in patients with acute aneurysmal subarachnoid hemorrhage. Neurol Med Chir (Tokyo). 2010;50(7):530–7.

[17] Bardach NS, et al. Association between subarachnoid hemorrhage outcomes and number of cases treated at California hospitals. Stroke. 2002;33(7):1851–6.

[18] Varelas PN, et al. The impact of a neuro–intensivist on patients with stroke admitted to a neurosciences intensive care unit. Neurocrit Care. 2008;9(3):293–9.

[19] Donmez H, et al. Comparison of 16–row multislice CT angiography with conventional angiography for detection and evaluation of intracranial aneurysms. Eur J Radiol. 2011;80(2):455–61.

[20] McCormack RF, Hutson A. Can computed tomography angiography of the brain replace lumbar puncture in the evaluation of acute–onset headache after a negative noncontrast cranial computed tomography scan? Acad Emerg Med. 2010;17(4):444–51.

[21] McKinney AM, et al. Detection of aneurysms by 64–section multidetector CT angiography in patients acutely suspected of having an intracranial aneurysm and comparison with digital subtraction and 3D rotational angiography. AJNR Am J Neuroradiol. 2008;29(3):594–602.

[22] Dupont SA, et al. The use of clinical and routine imaging data to differentiate between aneurysmal and nonaneurysmal subarachnoid hemorrhage prior to angiography. Clinical article. J Neurosurg. 2010;113(4):790–4.

[23] Baggott CD, Aagaard–Kienitz B. Cerebral vasospasm. Neurosurg Clin N Am. 2014;25:497–528.

[24] Gull SW. Cases of aneurysm of the cerebral vessels. Guys Hospital Reports. 1859;5:281–304.

[25] Umamaheswara Rao GS, Muthuchellappan R. Cerebral vasospasm: current understanding. Curr Opin Anesthesiol. 2015;29:554–1.

[26] Stein SC, Levine JM, Nagpal S, et al. Vasospasm as the sole cause of cerebral ischemia: how strong is the

evidence? Neurosurg Focus. 2006;21(3):E2.

[27] Machdonald RL, Rosengart A, Huo D, et al. Factors associated with vasospasm after planned surgical treatment of subarachnoid hemorrhage. J Neurosurg. 2003;99:644–52.

[28] Janjua N, Mayer SA. Cerebral vasospasm after subarachnoid hemorrhage. Curr Opin Crit Care. 2003;9(2):113–9.

[29] Findlay JM, Nisar J, Darsaut T. Cerebral vasospasm: a review. Can J Neurol Sci. 2016;43:15–32.

[30] Rordorf G, Koroshetz WJ, Copen WA, Gonzalez G, Yamada K, Schaefer PW, et al. Diffusionand perfusion–weighted imaging in vasospasm after subarachnoid hemorrhage. Stroke. 1999;30:599–605.

[31] Frontera JA, Ahmed A, Zach V, et al. Acute ischaemia after subarachnoid haemorrhage, relationship with early brain injury and impact on outcome: a prospective quantitative MRI study. J Neurol Neurosurg Psychiatry. 2015;86:71–8.

[32] Kistka H, Dewan MC, Mocco J. Evidence–based cerebral vasospasm surveillance. Neurol Res Int. 2013;2013:256713.

[33] Vespa PM, et al. Early detection of vasospasm after acute subarachnoid hemorrhage using continuous EEG ICU monitoring. Electroencephalogr Clin Neurophysiol. 1997;103(6):607–15.

[34] Foreman B, Claassen J. Quantitative EEG for the detection of brain ischemia. Crit Care. 2012;16(2):216.

[35] Staub F, et al. Multiple interstitial substances measured by microdialysis in patients with subarachnoid hemorrhage. Neurosurgery. 2000;47(5):1106–15.

[36] Dorhout Mees SM, Rinkel GJE, Feigin VL, et al. Calcium antagonists for aneurysmal subarachnoid hemorrhage. Stroke. 2009;39:514–5.

[37] Connolly ES, Rabinstein AA, Carhuapoma JR, et al. Guidelines for the management of aneurysmal subarachnoid hemorrhage – a guideline for healthcare professionals from the American Heart Association/American Stroke Association. Stroke. 2012;43:1711–37.

[38] Kirkpatrick PJ, Turner CL, Smith C, et al. Simvastatin in aneurysmal subarachnoid haemorrhage (STASH): a multicentre randomised phase 3 trial. Lancet Neurol. 2014;13:666–75.

[39] Yoneda H, Nakamura T, Shirao S, et al. Multicenter prospective cohort study on volume management after subarachnoid hemorrhage. Hemodynamic changes according to severity of subarachnoid hemorrhage and cerebral vasospasm. Stroke. 2013;44:2155–61.

[40] Rosenwasser RH, Armonda RA, Thomas JE, et al. Therapeutic modalities for the management of cerebral vasospasm: timing of endovascular options. Neurosurgery. 1999;44:975–9.

[41] Kerz T, Boor S, Ulrich A, et al. Endovascular therapy for vasospasm after aneurysmatic subarachnoid hemorrhage. British J Neurosurg. 2016;30(5):549–53.

[42] Brisman JL, Eskridge JM, Newell DW. Neurointerventional treatment of vasospasm. Neurol Res. 2006;28:769–76.

[43] Hillman J, et al. Immediate administration of tranexamic acid and reduced incidence of early rebleeding after aneurysmal subarachnoid hemorrhage: a prospective randomized study. J Neurosurg. 2002;97(4):771–8.

[44] Kassell NF, Torner JC. Aneurysmal rebleeding: a preliminary report from the cooperative aneurysm study. Neurosurgery. 1983;13(5):479–81.

[45] Naidech AM, et al. Predictors and impact of aneurysm rebleeding after subarachnoid hemorrhage. Arch Neurol. 2005;62(3):410–6.

[46] Ohkuma H, Tsurutani H, Suzuki S. Incidence and significance of early aneurysmal rebleeding before neurosurgical or neurological management. Stroke. 2001;32(5):1176–80.

[47] Tanno Y, et al. Rebleeding from ruptured intracranial aneurysms in North Eastern Province of Japan. A cooperative study. J Neurol Sci. 2007;258(1–2):11–6.

[48] Starke RM, et al. Endothelial nitric oxide synthase gene single–nucleotide polymorphism predicts cerebral vasospasm after aneurysmal subarachnoid hemorrhage. J Cereb Blood Flow Metab. 2008;28(6):1204–11.

[49] Hellingman CA, et al. Risk of rebleeding after treatment of acute hydrocephalus in patients with aneurysmal subarachnoid hemorrhage. Stroke. 2007;38(1):96–9.

[50] Gilmore E, et al. Seizures and CNS hemorrhage: spontaneous intracerebral and aneurysmal subarachnoid hemorrhage. Neurologist. 2010;16(3):165–75.

[51] Hart RG, et al. Occurrence and implications of seizures in subarachnoid hemorrhage due to

ruptured intracranial aneurysms. Neurosurgery. 1981;8(4):417–21.

[52] Rhoney DH, et al. Anticonvulsant prophylaxis and timing of seizures after aneurysmal subarachnoid hemorrhage. Neurology. 2000;55(2):258–65.

[53] Ukkola V, Heikkinen ER. Epilepsy after operative treatment of ruptured cerebral aneurysms. Acta Neurochir. 1990;106(3–4):115–8.

[54] Choi KS, et al. Seizures and epilepsy following aneurysmal subarachnoid hemorrhage: incidence and risk factors. J Korean Neurosurg Soc. 2009;46(2): 93–8.

[55] Lin CL, et al. Characterization of perioperative seizures and epilepsy following aneurysmal subarachnoid hemorrhage. J Neurosurg. 2003;99(6):978–85.

[56] Byrne JV, et al. Seizures after aneurysmal subarachnoid hemorrhage treated with coil embolization. Neurosurgery. 2003;52(3):545–52. discussion 550–2.

[57] Dennis LJ, et al. Nonconvulsive status epilepticus after subarachnoid hemorrhage. Neurosurgery. 2002;51(5):1136–43. discussion 1144.

[58] Little AS, et al. Nonconvulsive status epilepticus in patients suffering spontaneous subarachnoid hemorrhage. J Neurosurg. 2007;106(5):805–11.

[59] Krishnamoorthy V, et al. Cardiac Dysfunction after neurologic injury. What do we know and where are we going. Chest. 2016;149(5):1325–31.

[60] Wittstein IS, et al. Neurohumoral features of myocardial stunning due to sudden emotional stress. N Engl J Med. 2005;352(6):539–48.

[61] Reynolds MR, et al. The safety of vasopressor-induced hypertension in subarachnoid hemorrhage patients with coexisting unruptured, unprotected intracranial aneurysms. J Neurosurg. 2015;123: 862–71.

[62] Kahn JM, et al. Acute lung injury in patients with subarachnoid hemorrhage: incidence, risk factors and outcome. Crit Care Med. 2006;34(1):196–202.

[63] The Acute Respiratory Distress Syndrome Network. Ventilation with lower tidal volumes as compared with traditional tidal volumes for acute lung injury and the acute respiratory distress syndrome. N Engl J Med. 2000;342:1301–8.

[64] Westermaier T, et al. Controlled hypercapnia enhances cerebral blood flow and brain tissue oxygenation after aneurysmal subarachnoid Hemorhage; results of a phase 1 study. Neurocrit Care. 2016;

25:205–14.

[65] Hannon MJ, Thompson CJ. Neurosurgical hyponatremia. J Clin Med. 2014;3:1084–104.

[66] Diringer MN, et al. Critical care management of patients following aneurysmal subarachnoid hemorrhage: recommendations from the Neurocritical Care society's multidiciplinary consensus conference. Neurocrit Care. 2011;15:211–40.

[67] Naidech AM, et al. Moderate hypoglycemia is associated with vasospasm, cerebral infarction and 3 month disability after subarachnoid hemorrhage. Neuro Crit care. 2010;12:181–7.

[68] Oliveria-Filho J, Ezzeddine MA, Segal AZ, et al. Fever in subarachnoid hemorrhage: relationship to vasospasm and outcome. Neurology. 2011;56: 1299–304.

[69] Limper M, de Kruif MD, Druits AJ, et al. The diagnostic role of procalcitonin and other biomarkers in descriminating infectious from noninfections fever. J Infect. 2010;60(6):409–16.

[70] Badjatia N, Strongolis E, Gordon E, et al. Metabolic impact of shivering during theraputic temperature modulation: the bedside shivering assessment scale. Stroke. 2008;39:3242–7.

[71] Mack WJ, Ducruet AF, Hickman ZL, et al. Doppler ultrasonography screening of poorgrade subarachnoid patients increases the diagnosis of deep venous thrombosis. Neurol Res. 2008;30:889–92.

[72] Josephson SA, et al. Improvement in intensive care unit outcomes in patients with subarachnoid hemorrhage after initiation of neurointensivist co-management. J Neurosurg. 2010;112(3):626–30.

[73] Samuels O, et al. Impact of a dedicated neurocritical care team in treating patients with aneurysmal subarachnoid hemorrhage. Neurocrit Care. 2011;14(3):334–40.

[74] Knopf L, et al. Impact of a neurointensivist on outcomes in critically ill stroke patients. Neurocrit Care. 2012;16(1):63–71.

[75] Lerch C, et al. Specialized neurocritical care, severity grade, and outcome of patients with aneurysmal subarachnoid hemorrhage. Neurocrit Care. 2006;5(2):85–92.

[76] Wartenberg KE, et al. Impact of medical complications on outcome after subarachnoid hemorrhage. Crit Care Med. 2006;34(3):617–23. quiz 624.

夹闭与介入栓塞：两种技术的争论
Clip Versus Coil Debate

第6章

Donnie L. Bell　Ronil V. Chandra　Thabele M. Leslie-Mazwi　Joshua A. Hirsch　著

段光明　译

颅内动脉瘤最早是由米兰的 Giovanni Morgagni 和 Biumi 在 18 世纪末共同描述的。20 世纪初开始尝试行颈动脉结扎、包裹、血栓诱导（利用毛发、电流、铁质填充物）和结扎等治疗方法。1937 年，Walter Dandy 开创了外科手术夹闭治疗颅内动脉瘤。之后，手术夹闭一直是囊性动脉瘤的标准治疗方法，直到 1974 年，Serbinenko 等采用血管内可解脱球囊闭塞这些病变的治疗方法。1991 年，Guglielmi 采用可解脱弹簧圈用于治疗开颅手术风险较高的囊状动脉瘤，为血管内治疗提供了一种新的选择，提高了手术的精准性和疗效的持久性 [1, 2]。血管内治疗囊状和梭状动脉瘤的技术已经稳步发展，接受血管内栓塞的颅内动脉瘤数量和复杂性都在增加。已经有人比较了显微外科夹闭和血管内栓塞治疗破裂和未破裂颅内动脉瘤的疗效。在本章中，笔者将回顾两种技术的文献，结合高级医疗中心目前的治疗趋势，本文末尾综述治疗颅内动脉瘤的新的血管内器械和显微手术入路。随着这些新设备和方法的出现，早已存在的显微外科夹闭与血管内弹簧圈栓塞的争论将不断加大。

一、显微手术夹闭术与血管内弹簧圈栓塞的对比研究

颅内破裂动脉瘤治疗效果和结局的证据大多来自三个大的随机对照试验，包括 Vanninen 等的国际动脉瘤性蛛网膜下腔出血试验（International Subarachnoid Aneurysm Trial，ISAT）、巴罗

破裂动脉瘤试验（Barrow Ruptured Aneurysm Trial，BRAT），以及这些试验的持续随访。应该注意的是，迄今为止，有一项未破裂颅内动脉瘤血管内栓塞和显微外科夹闭的随机对照试验尚未完成，未破裂动脉瘤将单独讨论。虽然对破裂动脉瘤的随机对照试验并非没有局限性，但这些研究已经为破裂的颅内动脉瘤的患者选择、治疗决策和预后奠定了基础，不包括最新的进展如球囊和支架辅助弹簧圈栓塞、血流导向和其他新方法（见后文）。值得注意的是，这些试验使用了第一代裸铂弹簧圈；虽然第二代涂层弹簧圈已经引入，但 Meta 分析结果表明使用这些并不能使动脉瘤的闭塞率有所提高 [3]。此外，还有许多观察性研究有助于我们理解颅内动脉瘤破裂的治疗。

第一项比较显微手术夹闭和血管内弹簧圈栓塞的随机对照试验是由 Vanninen 等于 1999 年进行的。这是一项单中心的试验，颅内动脉瘤发生破裂的 72h 内进行治疗，52 例动脉瘤行介入栓塞，57 例手术夹闭。在该试验中，在 3 个月和 1 年的临床和神经生理结果中没有发现显著性差异 [4, 5]。第二个随机试验就是 ISAT，在 2002 年完成，现在已经有了 10 年的随访数据，证实了弹簧圈栓塞可以短期内改善生活质量和死亡率，但栓塞后动脉瘤再出血率显著提高，为 2%[6]。ISAT 还显示，与夹闭相比，栓塞具有更大的神经心理学获益（OR=0.58，$P < 0.01$）[7]。然而，由于参与该研究的神经外科医生的专业水平不同，纳入患者主要为低级别的前循环动脉瘤患者，缺乏统一的术中和随访血管造影，以及对统计方法的关注等原因，使得 ISAT 的结论受到一些批评 [8]。目前，ISAT-Ⅱ正在就比较动脉瘤临床分级，动脉瘤位置和病变复杂性的更广泛的角度对比两种治疗方式 [9]。最近的一项随机试验（BRAT）于 2007 年完成，目前已随访 6 年，结果显示后循环动脉瘤患者中，70% 的弹簧圈栓塞患者和 40% 的夹闭患者预后良好，弹簧圈完全闭塞率（48%）低于夹闭（96%）。随访期内无再出血，栓塞组（16.4%）比夹闭组（4.6%）的再治疗率高。此外，BRAT 结果显示，在分流依赖性脑积水方面，显微外科夹闭和血管内栓塞之间没有差异 [10]。BRAT 的主要局限性之一是，无论患者的动脉瘤是否适合两种治疗方式，最初分配进行栓塞和夹闭的患者概率为 38%，但该研究仍然显示了栓塞的优势 [11]。

最近一项对这些随机试验的 Meta 分析显示，采用弹簧圈栓塞法改善了预后，不良预后的绝对风险降低了 7.8%[12]。此外，最近的一项研究，包括 5229 名破裂动脉瘤患者，其中 1228 名患者行手术夹闭，4001 名患者行弹簧圈栓塞，结果发现夹闭手术 2006—2011 年由 27% 下降到 21%，弹簧圈栓塞的预后和并发症发生率也有改善 [13]。然而，这些研究和趋势只是从患者年龄、动脉瘤的位置和形态、基础疾病和较新的治疗方式等方面帮助提供一部分治疗决策。美国心脏协会（American Heart Association，AHA）和欧洲脑卒中组织动脉瘤性蛛网膜下腔出血治疗指南建议，老年、破裂后临床等级差、基础疾病不耐受手术、动脉瘤颈窄和后循环动脉瘤患者更适合弹簧圈栓塞；解剖上容易达到的前循环动脉瘤、年轻患者或动脉瘤合并大的实质内血肿的患者更适合于显微手术夹闭 [14, 15]。在破裂和未破裂的情况中，传统上倾向于特定治疗方式的其他因素，包括动脉瘤相关的动眼神经麻痹和动脉瘤体有穿支血管的更倾向显微手术夹闭，而动脉瘤壁钙化更倾向于血管内栓塞 [16, 17]。此外，在治疗脑动脉瘤再破裂（Cerebral Aneurysm Reruptrue After Treatment，CARAT）研究中，术中破裂在显微外科夹闭组中更常见，发生率为 19%，而血管内栓塞组为 5%；然而，其再破裂相关的发病率 / 死亡率增加了 1 倍，分别为 63% 和 31%[18]。

迄今为止，尚无显微外科夹闭与血管内栓塞治疗未破裂颅内动脉瘤的随机对照临床试验。于 2003 年发表并于 2014 年重新分析的未破裂颅内动脉瘤（ISUIA）试验的国际研究结果表明，老年患者（> 50 岁）和后循环动脉瘤 1 年的预后有所改善，随着血管内治疗的进展，以及几个大型前瞻性和回顾性临床试验，未破裂颅内动脉瘤的血管内弹簧圈栓塞已成为首选的治疗方案。2001—2008 年，弹簧圈栓塞超过手术夹闭，分别为 34 054 例和 29 866 例 [19]。最近的一项大型回顾性研究，比较了 2006—2011 年未破裂颅内动脉瘤的显微手术夹闭和血管内弹簧圈栓塞术，共有 4899 名患者表现出相似的死亡率，但显微外科夹闭并发症率却有所上升（出院到长期护理机构，缺血性、出血性和神经性并发症，脑室造瘘术）[20]。AHA 2015 关于未破裂颅内动脉瘤显微外科夹闭和血管内栓塞治疗的指南提示，两种治疗方法都有效；但血管内介入治疗可改善预后，尽管动脉瘤复发风险更高。此外，指南建议应就显微手术夹闭和血管内栓塞的风险和益处对患者提供咨询 [21]。

由于对医疗花费的审查增多，也值得对显微手术夹闭和血管内栓塞进行成本效益分析。虽然在治疗时，由于减少围术期并发症和缩短住院时间，血管内栓塞似乎比显微外科夹闭更具成本效益；但随着时间的推移，由于与栓塞相关的随访和再治疗增加，两种治疗技术的成本逐渐接近 [22]。

二、高级医疗中心的治疗方法

高级医疗中心的特点是其专业化程度高、治疗例数多和患者更为复杂性；因此，它们通常是转诊中心。在这里最先进的治疗模式都能得以实施，无论是在机构审查委员会（IRB）批准的临床试验，还是在新设备获得批准之后。

在这些中心，对于破裂和未破裂的颅内动脉瘤采用弹簧圈栓塞还是手术夹闭的争论正在扩大。随着支架和球囊辅助栓塞、血流导向、复合手术、血流重塑，及其他新技术的出现，可用于血管内治疗的颅内动脉瘤的数量和复杂性显著增加，包括宽颈、小、巨大、部分血栓和梭状动脉瘤在内。值得注意的是，在完成 3 项随机对照试验（比较显微外科夹闭和血管内栓塞治疗破裂颅内动脉瘤）、未破裂动脉瘤的观察性研究后，多数器械（耗材）获得批准并广泛使用。

这些新技术中，血流导向是最成熟的。血流导向装置是低孔隙率编织腔内支架装置，可减少动脉瘤内的血流，促进动脉瘤内逐渐血栓形成，瘤颈部血管内皮化，在某些情况下，动脉瘤消失同时保持载瘤动脉和分支血管的通畅。2011 年 4 月血流导向装置在美国监管部门获批，目前尚无随机对照试验。因此，这些装置的文献是观察性研究，并表明颅内动脉瘤的高闭塞率（＞ 90%），然而，在大动脉瘤（＞ 10mm）和后循环动脉瘤中并发症增加 [23, 24]。试验之一的 Pipeline 治疗不可栓塞或栓塞失败动脉瘤试验（PUFS）的 3 年随访结果进一步证明了血流导向装置治疗动脉瘤的有效性和持久性，闭塞率为 93%[25]。一篇囊括 29 项研究的 Meta 分析，包括破裂和未破裂、梭状和复杂，以及后循环颅内动脉瘤采用血流导向装置治疗，结果显示完全闭塞率为 76%，并发症率和死亡率分别为 5% 和 4%[26]。使用血流导向装置引起的并发症包括缺血性脑卒中（6%）、迟发性脑实质内出血（3%）、动脉瘤内漏和生长、装置短缩和（或）移位、迟发性动脉瘤破裂（3%）。其中，迟发性动脉瘤破裂和实质内出血最为可怕，发病率 / 死亡率为 70%～80%[27]。危险因素包括后循环动脉瘤、非治疗性双抗血小板方案、大或巨大动脉瘤 [26, 28]。最近的一项比较研究显示，在治疗非梭状动脉瘤和前交通动脉动脉瘤中，血流导向治疗与血管内弹簧圈栓塞（41%）相比，改善了动脉瘤闭塞率（86%），两者具有相似的并发症率和死亡率，但血流导向后再治疗减少 34%[29]。EVIDENCE 试验是一项比较血管内弹簧圈栓塞和血流导向装置的随机对照试验 [30]。

治疗复杂动脉瘤（包括血疱样动脉瘤、梭状动脉瘤和不可夹闭动脉瘤）的外科手术选择包括载瘤动脉闭塞（无论是否联合旁路移植）等非重建技术，以及夹闭包裹等重建技术。对复杂动脉瘤进行夹闭包裹可预防动脉瘤生长和蛛网膜下腔出血，且并发症率和死亡率较低 [31]。然而，包裹材料可能会引起肉芽肿的形成和神经功能的缺失 [32]。为了克服这一缺点，最近使用惰性包裹材料，如 Gore-Tex（ W.L.Gore and Associates Flagstaff，AZ，USA ）和胶原浸渍涤纶（ Boston Scientific，Oakland，NJ，USA ）等 [33, 34]。

（一）宽颈动脉瘤

在球囊和支架辅助栓塞和血流导向 / 阻断技术发展之前，宽颈动脉瘤并不适合栓塞，显微外科夹闭是首选。分别于 1997 年和 2002 年引入了球囊和支架辅助弹簧圈栓塞技术，使血管内治疗这些病变成为可能 [35, 36]。特别是在破裂的情况中，球囊辅助栓塞获得了青睐，因为它不需要双重抗血小板治疗。然而，最近的一篇包括 97 名破裂宽颈动脉瘤患者的报道表明，球囊辅助和支架辅助弹簧圈栓塞术患者（ 65 名）在围术期并发症、即刻闭塞率或出院和随访时良好预后方面没有统计学差异 [37]。最近，这些病变正在接受血流导向装置治疗。与弹簧圈栓塞术相比，血流导向装置具有较高的长期闭塞率、较短的手术时间和较低的辐射剂量，以及较低的并发症发生率。

（二）小动脉瘤

从历史上看，小的囊状动脉瘤（ ≤ 10mm ），特别是在破裂和 ≤ 3mm 的情况下，在血管内治疗过程中有较高的术中破裂风险，显微手术夹闭（包括夹闭包裹）被认为是一种更安全的选择（图 6-1 ）。最近，一些中心已经采用血流导向治疗这些病变。虽然血流导向装置不会像弹

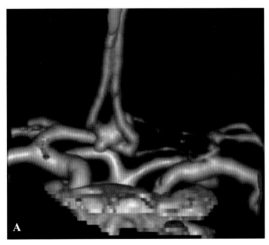
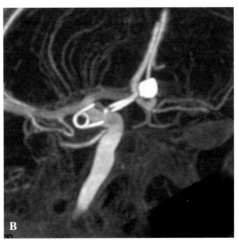

▲ 图 6-1　59 岁女性，前交通动脉动脉瘤破裂的 Fisher 2 级蛛网膜下腔出血（未显示）的患者

A. 3D 计算机体层血管成像（CTA）显示 2 个前交通动脉动脉瘤，一个指向后上方 6mm，另一个指向前下方 3mm；B. 6 个月随访的磁共振血管成像（MRA）显示病变完全闭塞，大动脉瘤弹簧圈栓塞，小动脉瘤夹闭（由于角度困难无法栓塞）

簧圈那样立即诱导血栓形成还需要双重抗血小板治疗，但该装置的置入不必进入动脉瘤，从而减少了随之而来的动脉瘤破裂风险。最大的小动脉瘤（≤ 7mm）患者研究包括 149 名患者，完全闭塞率 87%，96% 临床结果良好，并发症率和死亡率分别为 6% 和 1%[38]。在一项对未破裂和破裂的血疱样动脉瘤进行血流导向治疗的观察性研究中，血流导向是这些具有挑战性病变的一种有前途的解决方案，血流导向与支架辅助弹簧圈栓塞的闭塞率分别为 80% 和 70% [39-41]。

（三）梭状动脉瘤

由于梭状动脉瘤累及整个血管周径，无论是显微外科手术还是血管内治疗，其治疗一直是个挑战。在允许牺牲载瘤动脉的情况下（包括血管内闭塞和手术孤立，无论旁路移植与否），这种非重建性的方法疗效最确切。然而，一些病变并不适合牺牲载瘤动脉，而需要重建性技术，这又是一个需要血流导向治疗的情况。在高级医疗中心，这些病变越来越多地采用血流导向装置进行诱导动脉瘤血栓形成和血管重塑，而不是夹闭包裹 [42-44]。

（四）巨大和部分血栓性动脉瘤

巨大动脉瘤（≥ 25mm）常合并动脉瘤内血栓形成，传统的显微外科夹闭和血管内栓塞技术变得更具挑战性。巨大病变的显微外科夹闭可能是困难的，因为其需要更大的术区显露和更长的夹子，手术并发症率也更高；栓塞此类动脉瘤的风险也很高，因其需要更大的弹簧圈，在部分血栓形成的动脉瘤内弹簧圈可能会挤入血栓，占位效应可能导致临床症状持续，动脉瘤复发机会也增加。在这种情况下，牺牲载瘤动脉当然也是一种选择；然而，血流导向装置毕竟提供了一种有可能的解决方案，在动脉瘤闭塞的同时保持载瘤动脉血流重建、保留重要的动脉穿支血流。在一个患者报道系列中，83% 的大动脉瘤或巨大动脉瘤（> 20mm）经血流导向治疗后动脉瘤消失，脑神经症状改善（75%），头痛改善（100%）[45]。然而，出血性并发症在血流导向治疗巨大动脉瘤中更常见，其中迟发性动脉瘤破裂占 80%、迟发性脑实质内出血占 20%[27]。迟发性动脉瘤破裂的机制包括血液持续流入而导致动脉瘤内压力增加，其他血流动力学改变包括动脉瘤壁剪切力的波动和（或）动脉瘤血栓形成过度导致动脉瘤壁自溶 [46]。延迟性脑实质内出血认为是缺血事件在双重抗血小板治疗过程中发生出血性转化，血流动力学改变导致弹性腔效应（Windkessel 效应）减弱和远端动脉压增加和（或）导管相关异物栓子 [47, 48]。一些作者认为，对于巨大动脉瘤，联合弹簧圈和血流导向可能有助于通过稳定的血栓形成来防止血流动力学改变相关的延迟动脉瘤破裂（图 6-2）[49, 50]。一项回顾性研究表明，巨大动脉瘤血流导向同期或预先辅助栓塞治疗后仅有 20% 的出现延迟破裂[27]。最后，一些证据表明，维持 P2Y12 受体拮抗药抗血小板聚焦在治疗范围内可以限制迟发性脑实质内出血[28]。

三、其他新型血管内装置

最近，根据弹簧圈和血流导向装置治疗颅内动脉瘤的经验，开发出了几种新的血管内治疗装置，包括囊内血流阻断装置、血管重塑装置和混合装置。囊内血流阻断装置不是置于血管腔内，而是置于动脉瘤颈部的网状装置，旨在减少动脉瘤内血流，从而导致进行性血栓形成和瘤颈内皮化。囊内血流阻断装置的一个显著优点是无须围术期双重抗血小板治疗。血管重塑装

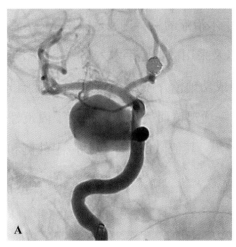
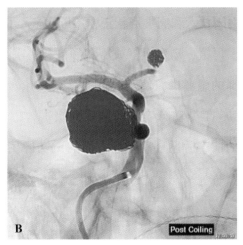
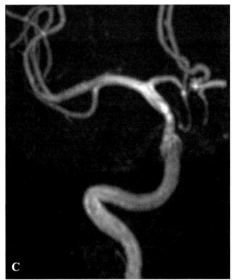

◀ 图 6-2　51 岁女性患者，进行性右眶后头痛及间断外展神经麻痹

A. 数字减影血管造影（DSA）显示右侧颈内动脉（ICA）海绵窦段 28mm 巨大动脉瘤。B. 非减影图像显示处理病变的弹簧圈和血流导向装置。既往栓塞前交通动脉动脉瘤的弹簧圈也显示出来。患者在手术后右侧外展神经麻痹完全恢复。C. 6 个月随访的 MRA 显示病变完全闭塞

置是一种特殊结构的支架，用于辅助具有挑战性的动脉瘤结构（如宽颈和分叉动脉瘤）的血管内栓塞。例子包括 Reverse Barrel™ 血管重建装置（Medtronic，Minneapolis，MN，USA）、pCONus 分叉动脉瘤植入物（Phenox，Bochum，Germany）和 PulseRider®（Pulsar Vascular，San Jose，CA，USA）。混合装置的一个例子是血管内夹闭系统 Endovascular Clip System（Evasc，Vancouver，BC，CA），它是由锚定器和无孔叶片组成一种腔内装置，放置在动脉瘤颈部，以防止动脉瘤内血液流动，促进血栓形成和瘤颈内皮化[51]。另一种混合装置，即 Comaneci device（Rapid Medical，Israel），是一种可回收的支架以辅助弹簧圈栓塞，类似于球囊和支架辅助，而不需要充盈球囊闭塞载瘤动脉闭塞，也不需要永久性支架置入[52]。

四、新的外科技术

虽然夹闭技术和瘤夹形状正在不断更新，但手术治疗的最新进展是应用颅内 – 颅内旁路移植（原位、再植、吻合血管成型和颅内移植），以及采用微创性手术入路[53-55]。最近，有报道在严格选择的患者中，使用改良的翼点锁孔入路成功地治疗了 14 个前循环动脉瘤[56]。此外，10 名患者共 11 个动脉瘤的病例系列报道，以及一项尸体研究报道，描述了内镜经鼻入路在治疗特定的前、后循环动脉瘤方面的成功应用[57-61]。其他微创手术包括眶上外侧和眶翼点开颅术[55]。

五、外科或血管内治疗后动脉瘤残余及复发的处理

血管内栓塞术后的复发率从小动脉瘤（＜ 10mm）的 5% 到巨大动脉瘤的 87%，总复发率 20%，再治疗率 10%[62]。在 CARAT 研究中，血管内栓塞术后第 1 年残留或复发再破裂的总风险为 2.2%，第 2 年为 0.2%，第 3 年为 0%；根据血管造影，随着闭塞程度的降低再破裂风险更大，从完全闭塞的 1% 到闭塞＜ 70% 的 18%[63]。这些结果类似于 ISAT，其中第 1 年的再破裂率为 2.5%，然后每年 0.2%[64]。血管内弹簧圈栓塞后动脉瘤复发的机制包括装置移位、弹簧圈压实（无论是否突入载瘤动脉）和动脉瘤再生长。另外，显微外科完全夹闭后的复发率很低，每年为 0.25%～0.5%，但这些复发可能带来高达 50% 的破裂风险[65]。虽然许多复发可以通过最初的治疗方式来处理，但也有一些例子表明显微外科和血管内技术可以互补。对于血管内栓

塞术后动脉瘤再生长而引起的复发，建议在可行的情况下进行显微外科夹闭（行或不行瘤体切开和弹簧圈取出）、包裹或旁路移植，以及尝试重建载瘤动脉。或者在可行的情况下，建议行最新的血流导向装置放置，以试图重建载瘤动脉[24, 66, 67]。再次手术治疗动脉瘤是困难的，特别是由于动脉瘤周围的瘢痕组织粘连，可能会增加术中破裂的风险，脑脊液（CSF）漏，并由于先前放置了瘤夹而使动脉瘤位置模糊。在这种情况下，血管内技术，传统的血管内弹簧圈栓塞和血流导向，已被证明是安全有效的[68, 69]。

六、结论

显微外科夹闭和血管内栓塞是治疗未破裂和破裂颅内动脉瘤的有效方法。对单个患者决定采用何种治疗方法，取决于动脉瘤特征和临床表现。由于在血管内治疗中研发了许多新的装置，其中血流导向装置是最成熟，同时微创显微手术入路也日益普及，显微外科夹闭与血管内栓塞的争论已经扩大到包括新的血管内装置、复合手术治疗和微创显微手术方法。

参考文献

[1] Smith RR, Zubkov YN, Tarassoli Y. The history of aneurysm surgery. In: Cerebral aneurysms: microvascular and endovascular management. New York: Springer US; 1994. p. 1–9.

[2] Guglielmi G, Viñuela F, Duckwiler G, et al. Endovascular treatment of posterior circulation aneurysms by electrothrombosis using electrically detachable coils. J Neurosurg. 1992;77(4):515–24.

[3] Rezek I, Mousan G, Wang Z, Murad MH, Kallmes DF. Coil type does not affect angiographic follow–up outcomes of cerebral aneurysm coiling: a systematic review and meta–analysis. Am J Neuroradiol. 2013;34(9):1769–73.

[4] Vanninen R, Koivisto T, Saari T, Hernesniemi J, Vapalahti M. Ruptured intracranial aneurysms: acute endovascular treatment with electrolytically detachable coils––a prospective randomized study. Radiology. 1999;211:325–36.

[5] Koivisto T, Vanninen R, Hurskainen H, Saari T, Hernesniemi J, Vapalahti M. Outcomes of early endovascular versus surgical treatment of ruptured cerebral aneurysms. A prospective randomized study. Stroke. 2000;31(10):2369–77.

[6] Molyneux AJ, Birks J, Clarke A, Sneade M, Kerr RSC. The durability of endovascular coiling versus neurosurgical clipping of ruptured cerebral aneurysms: 18 year follow–up of the UK cohort of the International Subarachnoid Aneurysm Trial (ISAT). Lancet. 2015;385(9969):691–7.

[7] Scott RB, Eccles F, Molyneux AJ, Kerr RSC, Rothwell PM, Carpenter K. Improved cognitive outcomes with endovascular coiling of ruptured intracranial aneurysms: neuropsychological outcomes from the international subarachnoid aneurysm trial (ISAT). Stroke. 2010;41(8):1743–7.

[8] Ogilvy CS. Neurosurgical clipping versus endovascular

coiling of patients with ruptured intracranial aneurysms. Stroke. 2003;34(10):2540–2.

[9] Darsaut TE, Jack AS, Kerr RS, Raymond J. International subarachnoid aneurysm trial – ISAT part II: study protocol for a randomized controlled trial. Trials. 2013;14(1):156.

[10] Zaidi HA, Montoure A, Elhadi A, et al. Long-term functional outcomes and predictors of shunt-dependent hydrocephalus after treatment of ruptured intracranial aneurysms in the BRAT trial: revisiting the clip vs coil debate. Neurosurgery. 2015;76(5):608–15.

[11] McDougall CG, Spetzler RF, Zabramski JM, Partovi S, Hills NK, Nakaji P. The barrow ruptured aneurysm trial. J Neurosurg. 2015;123(September):609–17.

[12] Lanzino G, Murad MH, D'Urso PI, Rabinstein AA. Coil embolization versus clipping for ruptured intracranial aneurysms: a meta-analysis of prospective controlled published studies. AJNR Am J Neuroradiol. 2013;34(9):1764–8.

[13] McDonald JS, McDonald RJ, Fan J, Kallmes DF, Lanzino G, Cloft HJ. Comparative effectiveness of ruptured cerebral aneurysm therapies: propensity score analysis of clipping versus coiling. Am J Neuroradiol. 2014;35(1):164–9.

[14] Connolly ES, Rabinstein AA, Carhuapoma JR, et al. Guidelines for the management of aneurysmal subarachnoid hemorrhage: a guideline for healthcare professionals from the American Heart Association/American Stroke Association. Stroke. 2012;43(6):1711–37.

[15] Steiner T, Juvela S, Unterberg A, Jung C, Forsting M, Rinkel G. European stroke organization guidelines for the management of intracranial aneurysms and subarachnoid haemorrhage. Cerebrovasc Dis. 2013;35(2):93–112.

[16] McCracken DJ, Lovasik BP, McCracken CE, et al. Resolution of oculomotor nerve palsy secondary to posterior communicating artery aneurysms: comparison of clipping and coiling. Neurosurgery. 2015;77(6):931–9.

[17] Bhatia S, Sekula RF, Quigley MR, Williams R, Ku A. Role of calcification in the outcomes of treated, unruptured, intracerebral aneurysms. Acta Neurochir. 2011;153(4):905–11.

[18] Elijovich L, Higashida RT, Lawton MT, Duckwiler G, Giannotta S, Johnston SC. Predictors and outcomes of intraprocedural rupture in patients treated for ruptured intracranial aneurysms: the CARAT study. Stroke. 2008;39(5):1501–6.

[19] Mahaney KB, Brown RD, Meissner I, et al. Age-related differences in unruptured intracranial aneurysms: 1-year outcomes. J Neurosurg. 2014;121(5):1024–38.

[20] McDonald JS, McDonald RJ, Fan J, Kallmes DF, Lanzino G, Cloft HJ. Comparative effectiveness of unruptured cerebral aneurysm therapies: propensity score analysis of clipping versus coiling. Stroke. 2013;44(4):988–94.

[21] Thompson BG, Brown RD, Amin-Hanjani S, et al. Guidelines for the management of patients with unruptured intracranial aneurysms, Stroke. 2015;46(8):2368–400.

[22] Lad SP, Babu R, Rhee MS, et al. Long-term economic impact of coiling vs clipping for unruptured intracranial aneurysms. Neurosurgery. 2013;72(6):1000–11.

[23] Nelson PK, Lylyk P, Szikora I, Wetzel SG, Wanke I, Fiorella D. The pipeline embolization device for the intracranial treatment of aneurysms trial. AJNR Am J Neuroradiol. 2011;32(1):34–40.

[24] Becske T, Kallmes DF, Saatci I, et al. Pipeline for uncoilable or failed aneurysms: results from a multicenter clinical trial. Radiology. 2013;267(3):858–68.

[25] Becske T, Potts M, Shapiro M, Kallmes D, Nelson PK. Pipeline for uncoilable or failed aneurysms: 3-year follow-up results. J Neurosurg. 2016;14:1–8.

[26] Brinjikji W, Murad MH, Lanzino G, Cloft HJ, Kallmes DF. Endovascular treatment of intracranial aneurysms with flow diverters: a meta-analysis. Stroke. 2013;44(2):442–7.

[27] Rouchaud A, Brinjikji W, Lanzino G, Cloft HJ, Kadirvel R, Kallmes DF. Delayed hemorrhagic complications after flow diversion for intracranial aneurysms: a literature overview. Neuroradiology.

2016;58(2):171–7.

[28] Delgado Almandoz JE, Crandall BM, Scholz JM, et al. Last-recorded P2Y12 reaction units value is strongly associated with thromboembolic and hemorrhagic complications occurring up to 6 months after treatment in patients with cerebral aneurysms treated with the pipeline embolization device. Am J Neuroradiol. 2014;35:128–35.

[29] Chalouhi N, Tjoumakaris S, Starke RM, et al. Comparison of flow diversion and coiling in large unruptured intracranial saccular aneurysms. Stroke. 2013;44(8):2150–4.

[30] Turjman F, Levrier O, Combaz X, et al. EVIDENCE trial: design of a phase 2, randomized, controlled, multicenter study comparing flow diversion and traditional endovascular strategy in unruptured saccular wide-necked intracranial aneurysms. Neuroradiology. 2014;57(1): 49–54.

[31] Deshmukh VR, Kakarla UK, Figueiredo EG, Zabramski JM, Spetzler RF. Long-term clinical and angiographic follow-up of unclippable wrapped intracranial aneurysms. Neurosurgery. 2006;58(3):434–41.

[32] Yoon MA, Kim E, Kwon B-J, et al. Muslinoma and muslin-induced foreign body inflammatory reactions after surgical clipping and wrapping for intracranial aneurysms: imaging findings and clinical features. J Neurosurg. 2010;112(3):640–7.

[33] Safavi-Abbasi S, Moron F, Sun H, et al. Techniques and outcomes of gore-Tex clip-wrapping of ruptured and Unruptured cerebral aneurysms. World Neurosurg. 2016;90:281–90.

[34] Di Santo M, Vaz G, Doquier MA, Raftopoulos C. Evaluation of a clip-reinforced wrapping technique with collagen-impregnated Dacron for intracranial aneurysms inaccessible to other treatment. Clin Neurol Neurosurg. 2015;138(2015):151–6.

[35] Alaraj A, Wallace A, Dashti R, Patel P, Aletich V. Balloons in endovascular neurosurgery: history and current applications. Neurosurgery. 2014;74(2 SUPPL):163–90.

[36] Fiorella D, Albuquerque FC, Masaryk TJ, Rasmussen PA, McDougall CG. Balloon-in-stent technique for the constructive endovascular treatment of "ultra-wide necked" circumferential aneurysms. Neurosurgery. 2005;57(6):1218-27–27. http://www.ncbi.nlm.nih.gov/pubmed/16331170. Accessed 10 July 2014.

[37] Cai K, Zhang Y, Shen L, Ni Y, Ji Q. Comparison of stent-assisted coiling and balloon-assisted coiling in the treatment of ruptured wide-necked intracranial aneurysms in the acute period. World Neurosurg. 2016;8750(16):30855.

[38] Griessenauer CJ, Ogilvy CS, Foreman PM, et al. Pipeline embolization device for small intracranial aneurysms: evaluation of safety and efficacy in a multicenter cohort. Neurosurgery. 2017;80(4):579–87.

[39] Linfante I, Mayich M, Sonig A, Fujimoto J, Siddiqui A, Dabus G. Flow diversion with Pipeline Embolic Device as treatment of subarachnoid hemorrhage secondary to blister aneurysms: dual-center experience and review of the literature. J Neurointerv Surg. 2016:neurintsurg-2016-012287.

[40] Kallmes DF, Brinjikji W, Boccardi E, et al. Aneurysm study of pipeline in an observational registry (ASPIRe). Interv Neurol. 2016;5(1–2):89–99.

[41] Chalouhi N, Starke RM, Yang S, et al. Extending the indications of flow diversion to small, unruptured, saccular aneurysms of the anterior circulation. Stroke. 2014;45(1):54–8.

[42] Monteith SJ, Tsimpas A, Dumont AS, et al. Endovascular treatment of fusiform cerebral aneurysms with the Pipeline Embolization Device. J Neurosurg. 2014;120(4):945–54.

[43] Delgado Almandoz JE, Crandall BM, Fease JL, et al. Successful endovascular treatment of three fusiform cerebral aneurysms with the pipeline embolization device in a patient with dilating HIV vasculopathy. J Neurointerv Surg. 2014;6(2):e12.

[44] Szikora I, Tura E. Evolution of flow-diverter Endothelialization and Thrombus Organization in Giant Fusiform Aneurysms after flow diversion: a histopathologic study. AJNR Am J Neuroradiol. 2015;36(9):1716–20.

[45] John S, Bain MD, Hussain MS, Bauer AM, Toth G.

Long-term effect of flow diversion on large and giant aneurysms: MRI-DSA clinical correlation study. World Neurosurg. 2016;93:60–6.

[46] Saatci I, Yavuz K, Ozer C, Geyik S, Cekirge HS. Treatment of intracranial aneurysms using the pipeline flow-diverter embolization device: a single-center experience with long-term follow-up results. Am J Neuroradiol. 2012;33(8):1436–46.

[47] Kulcsár Z, Houdart E, Bonafé A, et al. Intra-aneurysmal thrombosis as a possible cause of delayed aneurysm rupture after flow-diversion treatment. Am J Neuroradiol. 2011;32(1):20–5.

[48] Fox B, Humphries WE, Doss VT, Hoit D, Elijovich L, Arthur AS. Rupture of giant vertebrobasilar aneurysm following flow diversion: mechanical stretch as a potential mechanism for early aneurysm rupture. Case Reports. 2014;2014(oct29 1):bcr2014011325–bcr2014011325.

[49] Nossek E, Chalif DJ, Chakraborty S, Lombardo K, Black KS, Setton A. Concurrent use of the pipeline embolization device and coils for intracranial aneurysms: technique, safety, and efficacy. J Neurosurg. 2015;122(April):904–11.

[50] Siddiqui AH, Kan P, Abla AA, Hopkins LN, Levy EI. Complications after treatment with pipeline embolization for giant distal intracranial aneurysms with or without coil embolization. Neurosurgery. 2012;71(2):509–13.

[51] Sorenson T, Brinjikji W, Lanzino G. Newer endovascular tools: a review of experimental and clinical aspects. J Neurosurg Sci. 2016;60(1):116–125. http://www.ncbi.nlm.nih.gov/pubmed/26373669.

[52] Fischer S, Weber A, Carolus A, Drescher F, Götz F, Weber W. Coiling of wide-necked carotid artery aneurysms assisted by a temporary bridging device (Comaneci): preliminary experience. J Neurointerv Surg. 2016;neurintsurg-2016-012664.

[53] Segawa H, Kohno M, Nakatomi H, Sano K, Saito I, Shiokwa Y. New aneurysm clip and applier for narrow spaces: technical note. Neurosurgery. 1999;45(4):939–43.

[54] Krammer MJ, Lumenta CB. The new aneurysm clip

system for particularly complex aneurysm surgery: technical note. Neurosurgery. 2010;66(6):336–8. https://doi.org/10.1227/01. NEU.0000369644. 26132.56.

[55] Davies JM, Lawton MT. Advances in open microsurgery for cerebral aneurysms. Neurosurgery. 2014;74(2 SUPPL):7–16.

[56] Mocco J, Komotar RJ, Raper DMS, Kellner CP, Connolly ES, Solomon RA. The modified pterional keyhole craniotomy for open cerebrovascular surgery: a new workhorse? J Neurol Surgery, Part A Cent Eur Neurosurg. 2013;74(6):400–4.

[57] Yildirim AE, Divanlioglu D, Karaoglu D, Cetinalp NE, Belen AD. Pure endoscopic Endonasal clipping of an incidental anterior communicating artery aneurysm. J Craniofac Surg. 2015;26(4):1378–81.

[58] Eloy JA, Carai A. Case report combined endoscope-assisted transclival clipping and endovascular stenting of a basilar trunk aneurysm: case report. Neurosurgery. 2008;62(March):142–3. https://doi.org/10.1227/01.NEU.0000297101.34508.43.

[59] Kassam AB, Mintz AH, Gardner PA, Horowitz MB, Carrau RL, Snyderman CH. The expanded endonasal approach for an endoscopic transnasal clipping and aneurysmorrhaphy of a large vertebral artery aneurysm: Technical case report. Neurosurgery. 2006;59(1 SUPPL. 1):162–5. https://doi.org/10.1227/01.NEU.0000220047.25001.F8.

[60] Gardner PA, Vaz-Guimaraes F, Jankowitz B, et al. Endoscopic endonasal clipping of intracranial aneurysms: surgical technique and results. World Neurosurg. 2015;84(5):1380–93.

[61] Szentirmai O, Hong Y, Mascarenhas L, et al. Endoscopic endonasal clip ligation of cerebral aneurysms: an anatomical feasibility study and future directions. J Neurosurg. 2015;124(February):1–6.

[62] Crobeddu E, Lanzino G, Kallmes DF, Cloft HJ. Review of 2 decades of aneurysm-recurrence literature, part 1: reducing recurrence after endovascular coiling. AJNR Am J Neuroradiol. 2013;34(2):266–70.

[63] Johnston SC, Dowd CF, Higashida RT, Lawton MT, Duckwiler GR, Gress DR. Predictors of rehemorrhage

after treatment of ruptured intracranial aneurysms: The Cerebral Aneurysm Rerupture After Treatment (CARAT) study. Stroke. 2008;39(1):120–5.

[64] Molyneux A, Kerr R, Stratton I, et al. International Subarachnoid Aneurysm Trial (ISAT) of neurosurgical clipping versus endovascular coiling in 2143 patients with ruptured intracranial aneurysms: a randomised trial. Lancet (London, England). 2002;360(9342):1267–74.

[65] Owen CM, Montemurro N, Lawton MT. Microsurgical management of residual and recurrent aneurysms after coiling and clipping: an experience with 97 patients. Neurosurgery. 2015;62(1):92–102.

[66] Islak C. The retreatment: indications, technique and results. Eur J Radiol. 2013;82(10):1659–64.

[67] Waldron JS, Halbach VV, Lawton MT. Microsurgical management of incompletely coiled and recurrent aneurysms: trends, techniques, and observations on coil extrusion. Neurosurgery. 2009;64(SUPPL. 5):301–15. https://doi.org/10.1227/01.NEU.0000335178.15274.B4.

[68] Li K, Cho YD, Kang HS, Kim JE, Han MH, Lee YM. Endovascular management for retreatment of postsurgical intracranial aneurysms. Neuroradiology. 2013;55(11):1345–53.

[69] Adeeb N, Griessenauer CJ, Moore J, et al. Pipeline embolization device for recurrent cerebral aneurysms after microsurgical clipping. World Neurosurg. 2016;93:341–5.

第7章

显微外科夹闭未破裂动脉瘤基础
Microsurgical Clipping of Unruptured Aneurysms: The Basics

James Towner   Amrendra S. Miranpuri   Ulas Cikla   Mustafa K. Baskaya   著
段光明   译

一、技术细节

　　未破裂动脉瘤如果选择行夹闭手术，外科医生有充足时间进行仔细的计划，制订一个最优方案。在进入手术室之前，重要的是重新评估患者的病史，尤其是有无蛛网膜下腔出血、脑外伤、开颅手术、血管介入治疗，或是否正在使用抗血小板、抗凝和抗癫痫药物。然后，回顾DSA、CTA 和 MRA 等所有影像学检查。应注意所有血管的异常、动脉瘤顶朝向和形态、从外侧裂到动脉瘤的距离，是否存在多个动脉瘤，评估颅骨厚度、前床突解剖结构、额窦大小和形状及皮质静脉。最后，应询问患者就诊以来的症状有何变化，并应进行简单的体格检查。

　　通常情况下，手术室工作人员应该是一个专业化的团队，熟悉与动脉瘤手术相关的技术细节、工具和术语，包括外科医生、助手、麻醉科医生，以及器械护士和巡回护士。当进行复合手术时，也应该有 2 名放射学技术人员在场[1]。术前应简要回顾一下麻醉计划，包括提醒麻醉科医生在放置临时夹时需采取"爆发抑制"，并确定使用哪些药物，如异丙酚、依托咪酯或戊巴比妥[2]。手术台应适合手术预案和任何可能的意外情况（如必要时介入治疗），至少也要允许术中体位变化，如床头改变、头低足高位、头高足低位和床倾斜。麻醉诱导后应放置动脉导管和导尿管。如果手术室可以介入手术，双侧腹股沟区域都应该备皮、准备和铺巾。如果预计术中行血管造影，此时可以置股动脉鞘。如果要使用吲哚菁绿，必须使用荧光显微镜[3]。术中神经电生理监测，如连续脑电图、运动或躯体感觉诱发电位等，可在此时放置。应检查手术显微镜和调平衡，目镜间距离由外科医生调整，并将分束器设置在助理的目镜上。外科医生应该决定是在站姿还是坐姿下手术。如果坐姿，手术凳高度和扶手应由外科医生调整。外科医生应在开始手术前与台上护士检查显微外科器械。常规器械包括拉钩、显微器械和动脉瘤夹[4]。显微器械应包括显微解剖刀和探针、直的和弯曲的显微剪刀和锋利的解剖刀，包括蛛网膜刀、钻石刀和海狸刀片。滴水双极在手术解剖过程中持续冲洗，减少组织在双极尖端的黏附。显微吸引器头端要光滑，并有调压孔，在解剖周围的动脉和静脉可以提供低压吸力。开颅需要一个高速开颅钻头、铣刀，以及西瓜头或磨砂头磨钻磨除蝶骨翼、前床突或其他颅底结构。微型超声用于评估夹闭后的动脉通畅情况。

深度麻醉后，患者的头应该固定在刚性头架上，如 Mayfield 或 Sugita 头架，如果需要介入的话，头架应该具备透射的功能。头钉部位不应位于规划的手术切口或切口可能延伸到的地方。头钉应位于颞肌上方的"头带"区域内，以尽量减少血肿形成或头钉滑脱的风险。在夹闭胼周动脉或大脑中动脉远端的动脉瘤时通常会使用导航，术前应使用患者的影像资料进行注册。如果自动拉钩系统连接到头架上，则应适当调整连接杆位置以保证连接系统的空间。

此时应该考虑并与麻醉科医生讨论松弛脑组织的方案。择期手术经常使用甘露醇，如果患者有中心静脉通路，也可以考虑使用 3% 的生理盐水。与麻醉科医生讨论 PCO_2 目标值，以及对目标值的相应调整（如打开硬脑膜时）。全身麻醉时，术前可放置腰大池或脑室外引流。也可以术中经 Paine 点行脑室造瘘术，或者术中在早期打开蛛网膜池（如颈动脉池或终板池），以快速释放脑脊液[5]。在过度牵拉脑组织之前应切除部分骨质，如进一步磨除蝶骨翼或切除眶骨颧弓。手术开始时应备血 2 个单位（400 ml），随时可用。

应设计合适的切口，切口应在发际线内。修剪头发，而不是剃头。患者的眼睛应该用水密护皮膜保护起来，如一个小的 3M 敷料。患者的外耳道可用油纱塞住防止血液或消毒剂进入。

术中，外科医生应该站在患者的头部，助手在左边，台上护士在右边。应根据病变部位、患者体位及床的术中调整，对位置进行调整。

二、前、后循环动脉瘤开颅术式

（一）翼点入路

前循环动脉瘤的主要术式是翼点入路，无论是否切除眶骨颧弓。翼点入路可提供进入颈内动脉（ICA）、大脑前动脉（ACA）、大脑中动脉（MCA）和远端基底动脉（BA）的通道。

1. 体位

患者仰卧位，手术同侧垫肩，有助颈部旋转。头部后仰 20°，向对侧旋转 15°～30°，使蝶骨位于最高点，同时因重力使额叶和颞叶便于分离。该体位将提供一个自上而下清晰的视野，以观察蝶骨翼和前床突。

2. 切开头皮和分离皮瓣

切口始于耳前 0.5～1cm，弧形止于中线发际线内。始于耳前 1cm 是为了避开颞浅动脉主干和面神经。颞肌分离有几种技术，包括筋膜间分离和颞肌下分离[6]。所有技术的目的是为了保护面神经同时优化显露范围。最快而安全的方法是在颧弓处切开颞肌，并沿着皮肤切口向上延伸，在颞上线以下 1cm 处结束。分离颞肌时在颞上线处留下部分肌肉和筋膜，以便在术后缝合固定颞肌。牵开器用于牵拉头皮和肌肉，以显露蝶骨翼。

3. 游离骨瓣

根据硬脑膜与颅骨内板的粘连程度确定开颅钻孔的数量，一般不少于 2 个，也可以多个。第一个孔在颞骨鳞部，第二个孔在"关键孔"或翼点上。其他孔可以选在术野的前极和后极。剥离硬脑膜后游离骨瓣，沿着颞骨鳞部孔的后缘沿颞肌切口向上弯曲，向内弧形到眶上切迹，然后沿颅前窝底部横向至翼点。必须注意，在术区的前部剥离硬脑膜时，硬脑膜破裂的风险最高，因为此处硬脑膜比较薄。然后，铣刀从颞骨鳞部孔向前上方走行直到在蝶骨嵴处遇到阻力，再重新从翼点孔向下走行，直到遇到来自蝶骨嵴的阻力。最后，撬动骨瓣使蝶骨嵴断裂并去除骨瓣。下一步是向内侧磨除蝶骨小翼，直到眶上裂。如果在开颅时额窦被打开，可以放置带蒂骨膜瓣封堵开放的额窦。磨除颞骨鳞部骨组织直至颅中窝底。

4. 切开硬脑膜

双极烧灼凝固脑膜中动脉，骨板出血可以用骨蜡封堵。然后，C 形打开硬脑膜，从颅中窝的底部延伸到颅前窝的底部。硬脑膜使用缝线悬吊牵拉。

（二）眶颧入路

翼点入路时可以去除部分眶骨和颧弓，以改善手术空间。当处理基底动脉尖动脉瘤或其他高难度前循环动脉瘤时，可考虑眶颧入路。体位，皮肤切口和切开硬脑膜与上述标准翼点入路相同。

眶骨、颧弓切除

翼点入路去骨瓣及切开硬脑膜之后，可以进行眶骨、颧弓切除。应使用摆锯切割骨质，在切割过程中，可用弹性带状牵开器保护额叶和眼眶内容物。第一个切口向后向眶上横向切割 2.5cm，然后穿过眶顶，向下至眶裂结束。第二个切口位于颧弓根、颞下颌关节前。然后，从骨质中游离颞肌，取出骨瓣。游离肌肉和切除眶颧骨的详细步骤参考文献 [7]。

（三）远外侧入路

远外侧枕下 – 髁上入路适用于椎动脉（vertebral artery，VA）和小脑下后动脉（posterior inferior cerebellar artery，PICA）病变。

1. 体位

患者呈 3/4 侧俯卧位，动脉瘤侧在上。患者下颌和胸部之间留一根手指，以保持静脉引流的通畅。头部向对侧旋转 45°，然后向对侧肩部屈曲 30°。体位摆放完成后，术侧乳突要位于最高点。这样做的目的是让斜坡垂直于地面。然后绷带向下牵拉同侧肩部，以增加颈部和肩部之间的可操作性空间。

2. 切口

取曲棍球棒形的切口，从乳突尖端开始，在中线附近弯曲到枕骨隆凸，然后向下至 C_4 棘突。沿中线颈韧带向深部切开，中线内无血管，切至 C_2 棘突。在上项线处横向预留 1cm 左右肌肉，以便术后缝合肌肉。然后肌瓣向下牵拉显露。注意识别和保护椎动脉，椎动脉位于从 C_1 横突孔向内延续到 C_1 后弓的动脉沟内。

3. 游离骨瓣

用骨剥将硬脑膜从枕骨大孔后缘剥除，从枕骨大孔开始游离骨瓣，向上至横窦，然后转向乙状窦，最后转向下止于枕骨大孔。如果患者硬脑膜黏附于颅骨，需要在星点另钻孔，星点位于横窦和乙状窦的交界处。然后，移除 C_1 后弓，移除需要 2 个切口，第一切口位于内侧动脉沟处，第二切口位于后弓中线。然后使用高速磨钻磨除枕骨大孔外侧，以及后部 1/3～1/2 的枕骨髁。磨除枕骨髁时，因存在导静脉会出现大量的静脉性出血，可以使用骨蜡封堵止血，如果磨除的不满意应继续进一步磨除多余骨质。注意磨除髁突时避免超过 2/3，因为这可能影响术中枕颈连接的稳定性 [8]。

4. 切开硬脑膜

硬脑膜切开从 C_1 椎板下中线部分开始，向静脉窦方向走行。然后，再从切口上下两端向外侧继续切开。缝线向外侧悬吊硬脑膜。

三、前交通复合体动脉瘤

双侧半球前循环通过前交通动脉沟通，构成 Willis 环的最前端。前交通连接了双侧大脑前动脉 A_1 段，位于视交叉上方，位于颈内动脉分叉部内侧 12.7mm 处[9]。前交通动脉的长度平均在 2～3mm。前交通复合体周围有许多重要的动脉分支，在规划方案和进行手术时要充分考虑。包括双侧 A_1 段、A_2 段、Heubner 回返动脉、前交通穿支、眶额支和额极支。此外，平均有 6.4 个分支发自于 A_1 段的上表面，指向前穿质[10]。外科医生应该注意胼胝体正中动脉，是前交通发出的单一粗大穿支，有时也可称为 A_2 段。

评估前交通动脉动脉瘤时，仔细评估邻近血管很重要。双侧 A_1 段的不对称性是易于形成动脉瘤的解剖变异[9, 11]。普通人群中发生这种变异的概率是 10%，但是 80% 的前交通动脉动脉瘤存在这种变异[11, 12]。血管造影经常遇到 A_1 段不显影，但 A_1 段真正发育不全是非常罕见的；在怀疑 A_1 段发育不全的患者中，常在术中可以发现其有 A_1 段[13, 14]。前交通动脉动脉瘤通常使用标准翼点入路，但如果是大或巨大动脉瘤时，可能需要眶颧入路或双额开颅术。在 A_1 段对称的情况下，首选右侧开颅，以避免损伤优势半球。然而，在 A_1 发育不良的情况下，首选优势 A_1 段的同侧，以便近端控制、避免早期显露动脉瘤颈和动脉瘤顶。

动脉瘤通常源自前交通复合体的两个部分，即 A_1 和 A_2 段的交界处或前交通动脉本身。3D 空间中动脉瘤顶指向是不同的，简单可以分为指向上、下、前和后。手术时要着重考虑动脉瘤顶的指向问题。动脉瘤顶指向上是最常见的，其形成与 A_1 段不对称有关[11]。这些动脉瘤指向纵裂内，影响观察对侧的 A_2 段。动脉瘤指向下影响观察对侧 A_1 段。动脉瘤指向前影响观察 A_1～A_2 连接部，并不利于显示对侧视神经。动脉瘤向后指向影响观察对侧 A_2 段，并且动脉瘤颈与前交通穿支密切相关。通过调整头部旋转角度以适应各种指向的动脉瘤手术入路。动脉瘤指向上、前时头部旋转 30° 最佳，动脉瘤指向后时头部旋转 15° 最佳和指向下时头部旋转 45° 最佳[15]（患者 1，图 7-1；患者 2，图 7-2）。

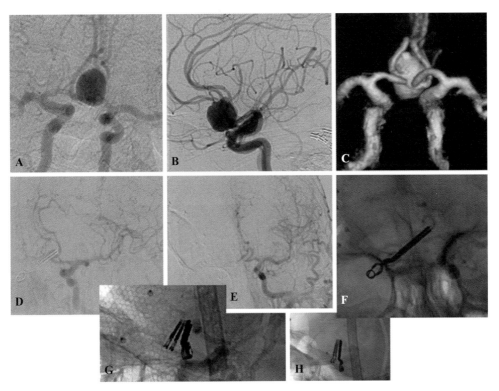

▲ 图 7-1　患者 1，男性，76 岁，右利手，有多发性硬化病史，头部 **MRI** 在评估多发性硬化时发现前交通动脉大动脉瘤。经过不复杂的显微手术夹闭后，患者出院回家，没有任何神经功能缺损
A 至 C. 术前正位（AP）、侧位、3D 重建血管显示复杂性前交通大动脉瘤，指向上方；D 和 E. 术后复查侧位和 AP 位造影证实动脉瘤夹闭完全和载瘤动脉通畅；F 至 H. 术后 AP 位、斜位和斜位非减影骨窗血管造影显示一枚长直 Sugita 动脉瘤夹和两枚小 Sugita 动脉瘤夹位置

四、后交通动脉动脉瘤

后交通动脉沟通颅内前后循环，位于颈动脉池内颈内动脉交通段的后内侧。后交通动脉与脉络膜前动脉很近，在手术时必须注意保护脉络膜前动脉。后交通动脉位于脚间池内，在动眼神经的后内侧走行与大脑后动脉 P₂ 段连接。在胚胎发育过程中，后交通动脉最初向大脑后供血，但在大多数人中，基底动脉最终取代后交通动脉。8%～20% 的人群存在胚胎型大脑后动脉，在动眼神经背侧或外侧，向后外后走行 [13, 16, 17]。

大约 8 支丘脑穿支动脉发自于后交通动脉的上表面，这些穿支供应丘脑、下丘脑、丘脑下部和内囊。穿支也不固定的供应三脑室底、后穿质、视束、垂体柄和视交叉 [14]。乳头前或丘脑结节动脉是最大分支，常发自后交通动脉的中间。这一分支在乳突体前进入第三脑室的底部，供应下丘脑后侧、丘脑腹侧和内囊后支 [14, 18]。

必须仔细评估后交通动脉，因为其直径变化比较大并且发出的前丘脑穿支数量和尺寸与其

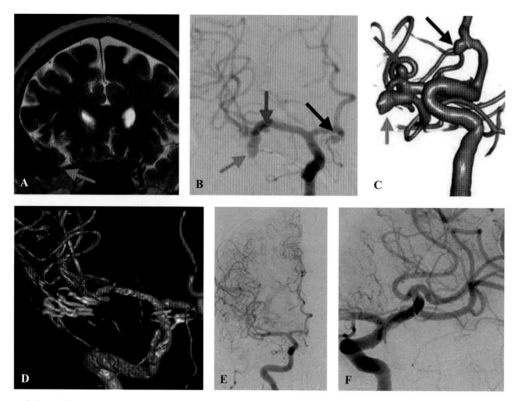

▲ 图 7-2　患者 2，女性，65 岁，工作期间癫痫发作，然后发现颅内有 3 个脑动脉瘤。经过简单的显微手术夹闭后，患者出院回家，没有任何神经功能缺损

A. 术前脑 MRI 冠状位显示部分血栓形成的大脑中动脉分叉部巨大动脉瘤（红箭）；B. 术前血管造影斜位显示前交通动脉动脉瘤（黑箭），部分血栓形成的右大脑中动脉分叉巨大动脉瘤（红箭）和右 M_2 动脉瘤（蓝箭）；C. 术前造影 3D 重建，前交通动脉动脉瘤（黑箭），右大脑中动脉巨大动脉瘤（红箭），右 M_2 分叉动脉瘤（蓝箭）；D. 术后 3D 重建；E. 正位造影；F. 斜位造影显示多个动脉瘤夹完全夹闭动脉瘤

变化不相关[19]。更复杂的是，因为大脑中动脉的阻挡，DSA 造影时很难看清并评估丘脑前穿支。丘脑前穿支 50% 发自后交通动脉前半部分，20% 发自后半部分，25% 共同发自前和后半部分[14]。如果在手术过程中需要闭塞后交通动脉，要尽可能选在靠近大脑后动脉处；此外，避免夹闭丘脑前穿支。

后交通动脉动脉瘤占所有颈内动脉动脉瘤的 26%[20]。这些动脉瘤最常见的临床表现是蛛网膜下腔出血，或者是后交通动脉动脉瘤所特有的动眼神经麻痹。20% 的后交通动脉动脉瘤存在动眼神经麻痹；相反，80% 的动眼神经麻痹患者会存在后交通动脉动脉瘤。因此，单独表现瞳孔变化的动眼神经麻痹在排除其他情况前首先考虑后交通动脉动脉瘤。无论动脉瘤是否破裂，指向后、下的后交通动脉动脉瘤常出现动眼神经麻痹。伴有动眼神经麻痹的动脉瘤在闭塞动脉瘤后症状往往会改善，症状恢复情况可能与发病时间长短有关。伴有动眼神经麻痹的动脉瘤是选择夹闭还是栓塞，比较难选择。Meta 分析表明，破裂的后交通动脉动脉瘤，手术夹闭后患者动眼神经麻痹症状更易恢复。然而，对于未破裂动脉瘤，对比手术夹闭和介入栓塞，动眼神经麻痹恢复情况大致相同 [21, 22]。

后交通动脉动脉瘤的不同朝向会给手术造成不同的困难。当位于幕下向后外侧指向时，这些动脉瘤黏附于动眼神经并增加动眼神经麻痹风险。不要尝试从动脉瘤上游离动眼神经，因为牵扯可能会导致动眼神经永久性的损伤。对于未破裂动脉瘤，动脉瘤治愈后搏动减少，动眼神经麻痹逐渐恢复。动脉瘤也可能位于幕上指向外上方，此时它们可能会附着在颞叶上。破裂时可能导致颞叶脑出血或颞角脑室出血。动脉瘤也可以附着在幕间硬脑膜上，破裂时患者可能会出现硬脑膜下血肿 [14]。当指向前外侧时，手术分离过程中动脉瘤阻碍观察后交通动脉开口。

大多数后交通动脉动脉瘤应该采用翼点入路。对于一些大或巨大后交通动脉动脉瘤，或者距离颈内动脉床突上段比较近，应该磨除前床突。在这种情况下，我们更喜欢采用硬脑膜外磨除前床突（患者 3，图 7-3）。应该确定后交通动脉、丘脑前穿支和脉络膜前动脉的开口，大的后交通动脉动脉瘤经常将后两者排挤移位。如果动脉瘤附着在颞叶上，在游离过程中应注意不要撕破瘤顶。夹闭这些动脉瘤通常只需要一个简单的直或轻度弯曲的动脉瘤夹。

五、脉络膜前动脉瘤

脉络膜前动脉发自颈内动脉后交通段，位于后交通动脉远端 2～5mm 处 [11, 23, 24]。脉络膜前动脉是一个小血管，直径 0.5～2mm[11, 24, 25]。大多数脉络膜前动脉为单一的主干 [11, 24]。脉络膜前动脉分为两段，即脑池段和脉络丛段，脑池段从其起始处至脉络膜裂，脉络丛段走行在脉络裂内向脑室脉络丛及颞角供血 [11, 24, 25]。脉络膜前动脉的脑池段从颈内动脉向后外侧走行，进入颈动脉池中，然后向后内侧进脚间池，再从环池进入脉络膜裂。脉络膜前动脉的脑池段有 2～18 个穿支，包括在脉络膜前动脉的起始部 [26]。这些穿支供应许多组织，闭塞后可导致一系列梗死的表现，从无症状到严重致残都有可能 [27]。最常见的并发症是对侧偏瘫，继发于内囊后支的梗死。其他可能后遗症包括对侧偏身感觉丧失（丘脑腹后外侧核或丘脑皮质感觉纤维梗死）或同侧偏盲（外侧膝状体梗死）[27]。

脉络膜前动脉的动脉瘤比较少见，占颅内动脉瘤的 2%～5%。脉络膜前动脉瘤位于颈内动脉交通段的后外侧壁，并沿脉络膜前动脉指向外侧 [26]。Lehecka 等描述了脉络膜前动脉瘤与载瘤动脉的四种关系 [26]：第一种是动脉瘤位于脉络膜前动脉的前外侧；第二种是动脉瘤位于脉络膜前动脉的上外侧；第三种是动脉瘤位于脉络膜前动脉的后外侧；第四种是动脉瘤位于多发的脉络膜前动脉之间[26]。鉴于脉络膜前动脉直径小并有许多重要穿支，因此要精准夹闭，外科手术造成永久性脉络膜前动脉综合征的发生率是 5.3%～15.7%[28, 29]。

处理这些动脉瘤通常采用标准的翼点入路。头部向对侧转 20°，向一侧倾斜，中线前后方向保持不变。目的是使外侧裂垂直利于暴露远端颈内动脉末端[26, 30]。我们要避免将头部过度旋转，以免颞叶阻挡显露动脉瘤。由于动脉瘤往往与颞叶内侧密切相关，因此动脉瘤附着在颞叶内侧时破裂的风险增加，术中要避免过度牵引颞叶。从岛叶到颈内动脉分叉部广泛分离外侧裂，以及完整显露到颈内动脉床突上段至关重要，以便控制动脉瘤颈的近端和远端。一旦动脉瘤夹最后放置到位，必须确认脉络膜前动脉通畅情况，可以使用超声、荧光造影或 DSA 造影。

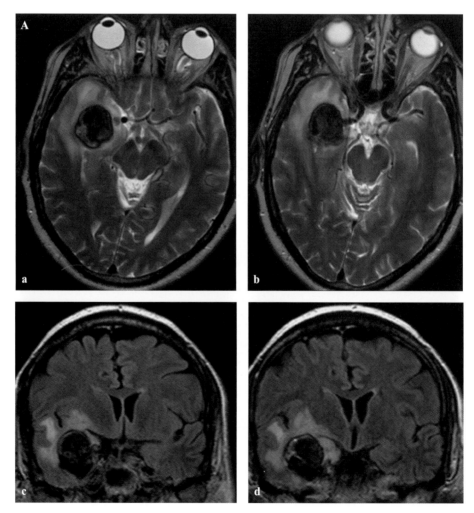

▲ 图 7-3　患者 3。A. 男性，64 岁，癫痫发作，脑 MRI 显示胚胎型大脑后动脉处有巨大血栓性动脉瘤。轴向 T_2（a 和 b）和冠状 T_1（c 和 d）MR 图像显示动脉瘤的详细位置和对颞叶、额叶的占位效应

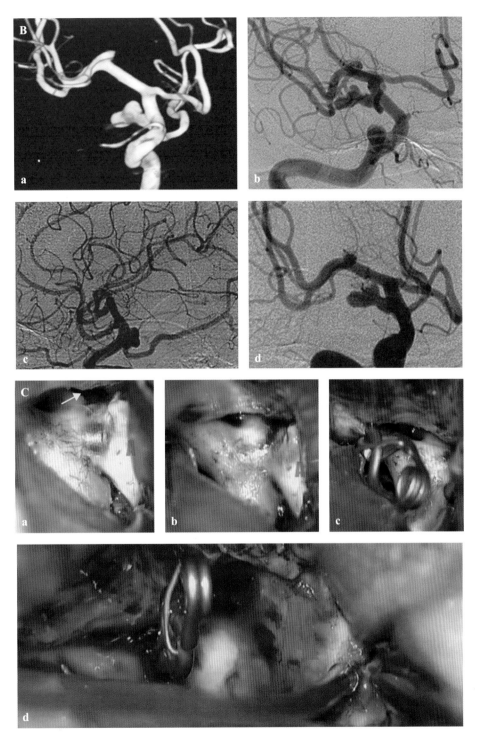

▲ 图 7-3（续）　患者 3。B. 术前 DSA 显示分叶状后交通动脉动脉瘤。C. 术中图片，通过右侧颅眶入路显示后交通动脉（黄箭）和动脉瘤（蓝 A）（a 和 b）。临时阻断（c）后，进一步解剖游离，并准备切除动脉瘤内血栓部分（d）。临时阻断后，采用锐性（d）和钝性解剖相结合的方式，清晰显露动脉瘤、周围脑组织和脑血管

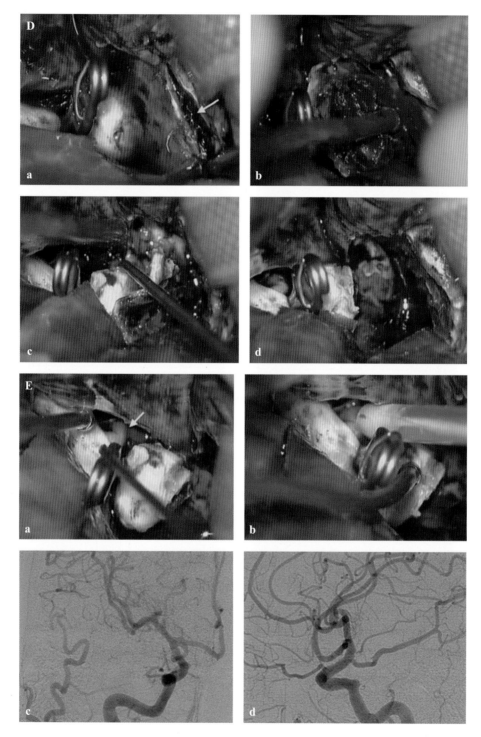

▲ 图 7-3（续） 患者 3。D. 术中图像显示初始切口（黄箭）和动脉瘤（a）内血栓部分。切除动脉瘤内的血栓以消除占位效应（b）。切除血栓部分后，可以更好地看到动脉瘤周围的血管解剖（c）。术中图片显示了完全切除周围血栓和动脉瘤壁后的最终图像（d）。E. 术中图片显示夹闭（a）后保留后交通动脉（黄箭）。用显微多普勒超声（b）验证后交通动脉通畅。术后 DSA 图像显示动脉瘤完全消失，其他脑血管正常（c 和 d）

六、眼动脉段动脉瘤

颈内动脉眼动脉段起自海绵窦顶端至后交通动脉起始部。上正中缘的前床突硬脑膜延续形成远端硬脑膜环，颈内动脉由此进入蛛网膜下腔。硬膜环两边厚中间薄，固定颈内动脉和周围结构。眼动脉从颈内动脉眼段上正中表面发出，沿中间走行到远端硬膜环。8% 的人群眼动脉起自颈动脉海绵窦段 [13]。动脉向内走行于视神经下方，进入视神经管。在眼动脉开口的后内侧，颈内动脉发出垂体上动脉，是由颈内动脉眼段发出的唯一其他分支。垂体上动脉一般有 1～5 支 [14]。这一段没有穿支供应脑实质，但有些穿支可能供应视神经或视交叉。眼动脉段动脉瘤最常位于眼动脉段远端，并指向上或上内侧。源自颈内动脉眼段远端的动脉瘤累及垂体上动脉及其分支称为垂体上动脉瘤 [31]。眼动脉段动脉瘤女性多发，占这种特殊动脉瘤患者的80% 以上。而且常多发，45% 的患者有多个动脉瘤 [31]。

眼段动脉瘤和床突上段动脉瘤需要磨除前床突。前床突延续于蝶骨小翼，形成眶上裂顶和视神经管侧壁。镰状韧带是从前床突到蝶鞍的硬脑膜，边缘锐利，可能会压迫视神经。前床突常会阻挡眼动脉段动脉瘤，因此需要磨除前床突以提供充足空间便于颈内动脉近端控制。

了解眼动脉与视神经的关系对于掌握动脉瘤的临床表现和手术方式非常重要。眼动脉常在视神经管内视神经的下方走行；因此，在 30% 的眼段动脉瘤患者有视觉症状。≥ 1cm 的动脉瘤，通常表现同侧单眼鼻侧视野缺损 [31, 32]。最初，动脉瘤可能压迫视神经下外侧，导致鼻侧上半象限偏盲。随着动脉瘤体积增大，本来位于上外侧的视神经被挤压向上内侧到镰状韧带，导致同侧鼻侧下半象限偏盲。报道称眼段动脉瘤夹闭后视力有不同程度的改善 [18]。

同侧翼点入路，磨除前床突和视神经管顶部适用于大多数眼段动脉瘤。当双侧存在动脉瘤时，可以从同一入路处理对侧动脉瘤。双侧眼段动脉瘤，建议从有症状或较大的动脉瘤侧开颅。定位眼段动脉瘤时颅前窝应为垂直方向，以优化前床突三角的手术视野。当需要磨除前床突，或者动脉瘤比较大而复杂时，最好提前显露出颈内动脉近端以便于控制。翼点入路开颅完成后，在硬脑膜外磨除眶后顶和眶上裂的上侧、内侧表面，随后磨除前床突。对于未破裂的动脉瘤，可以选择硬脑膜内或硬脑膜外磨除。然而，对于破裂的动脉瘤，可以选择硬膜内磨除前床突，以便早期观察动脉瘤，以及动脉瘤术中破裂时早期处理。磨除前床突时，在海绵窦间隙经常遇到海绵窦出血（即颈内动脉床突上段，近端和远端硬脑膜环之间的间隙），可以用止血药或注射纤维蛋白胶来控制出血。在游离动脉瘤过程中通常需要牵拉神经，但在牵拉视神经之前要先切断镰状韧带，因为镰状韧带压迫可能导致或加剧视野缺损。眼段动脉瘤适合用直夹或成角夹，但垂体上动脉动脉瘤必须用开窗、成角夹，因为颈内动脉穿支与这些动脉瘤密切相关（患者 4，图 7-4）。

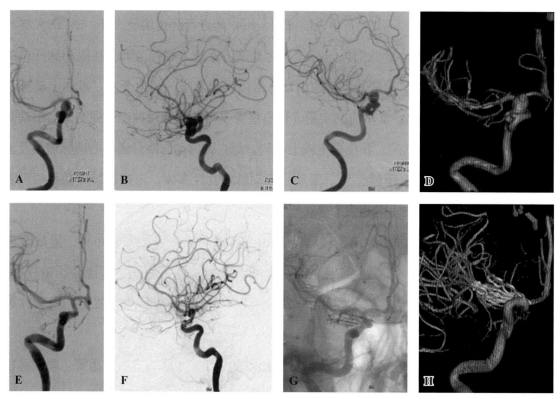

▲ 图 7-4　患者 4，女性，49 岁，车祸后持续头痛，体检发现眼段动脉瘤。通过翼点入路进行简单的显微手术夹闭治疗，硬脑膜外磨除前床突和视神经管顶，并切除整个远侧硬膜环，患者治愈后出院回家，无神经功能障碍。A 至 D. 术前前后位、侧位、斜位和 3D 重建血管造影显示右侧复杂的眼段分叶状动脉瘤，累及颈内动脉床突段；E 和 F. 术后正位和侧位血管造影显示动脉瘤夹闭完全，载瘤动脉通畅；G. 术后 DSA 正位片；H. 3D 重建血管造影显示动脉瘤成功夹闭和多个动脉瘤夹的位置

七、大脑中动脉瘤

大脑中动脉是颈内动脉末端最大分支。它向外侧走行，分为四个段，分别为 M_1（蝶骨段）、M_2（岛段）、M_3（盖段）和 M_4（皮质段）[33]。M_1 从颈内动脉分叉部发出平行于蝶骨嵴向外侧走行，到岛叶位置大脑中动脉第一次分叉。此段通常包含大脑中动脉的起始部。岛段从岛叶延伸到岛叶环沟。盖部段从岛叶环沟经岛盖延伸到脑表面。皮质支由大脑半球表面的各分支组成。豆纹动脉起源于 M_1 和 M_2 节段的后侧，进入前穿支向内囊和纹状体供血[14]。

在大脑中动脉瘤患者中，病变 80% 以上位于大脑中动分叉部，12% 位于 M_1 段的近端。大脑中动脉远端的动脉瘤多由细菌性和创伤性引起[14]。大脑中动脉分叉部动脉瘤 45% 指向外侧，38% 指向下方，15% 指向上方，2% 指向内侧[34]。

在一组患者研究中，大脑中动脉瘤破裂率是 90%。当动脉瘤较大或巨大时也会产生占位效应引起局灶性神经功能障碍。

大脑中动脉分叉部动脉瘤最适合翼点入路。摆放体位时，头部应抬高处于心脏上方，以利于静脉回流，轻度后仰以使额叶在重力下与颅底分离。头向对侧旋转 20°～30°，旋转 > 30° 可能引起手术视线与 M_1 之间的角度变小，导致 M_1 看起来更短，并且动脉瘤顶干扰对动脉瘤颈的观察[14]。处理大脑中动脉分叉部动脉瘤时对开颅过程的改良，包括骨瓣要平齐颅前窝底内侧也要足够大，以便从额叶下面观察大脑中动脉的 M_1 段。磨除蝶骨翼外侧，直到脑膜中动脉的眶支入颅处。当骨窗与颅前窝底齐平后，显露大脑中动脉分叉部时可以减少对额叶的牵拉。开颅和打开硬脑膜后，分离外侧裂显露大脑中动脉近端。外侧裂可以按照由外向内，或者由内向外的方向分离。由内向外分离外侧裂时，先显露颈内动脉末端和 M_1 近端然后到动脉瘤，这样可以在显露动脉瘤之前先对血管进行近端控制。对于大多数瘤顶指向上和外侧的大脑中动脉瘤，由内向外分离外侧裂是最安全的。由外向内分离外侧裂更快，需要分离的组织少，但是一般在看到动脉瘤颈并可以进行近端控制之前就先显露了动脉瘤顶。因为指向前方的动脉瘤会阻挡对大脑中动脉近端的显露，有些动脉瘤顶还会粘连到蝶骨嵴，因此推荐由外向内分离外侧裂。因为在显露大脑中动脉近端及动脉瘤颈时可能会触及瘤顶，因此指向下方的动脉瘤也适合由外向内分离外侧裂。分离外侧裂时，要沿额叶侧锐性分离蛛网膜，以保护侧裂静脉向蝶顶窦的引流。连接额叶和外侧裂的静脉可以安全离断，但是大脑中浅静脉必须保留。如果脑松弛之后外侧裂难以辨认，可以沿大脑中皮质支向内寻找其从侧裂发出的地方。大脑中动脉分叉部动脉瘤可以使用直夹和轻度弯夹平行分叉部夹闭（患者 2，图 7-2）。

八、小脑下后动脉瘤

小脑下后动脉起源于椎动脉，此外许多肌肉和脊髓节段动脉分支起源于椎动脉，小脑下后动脉和脊髓前动脉是最大的 2 个分支，脊髓前动脉位于小脑下后动脉的远端。小脑下后动脉的从椎动脉的后壁或侧壁发出，距基底动脉起始部 13～16mm[35]。57% 患者的小脑下后动脉在枕骨大孔以上水平发出，18% 患者的小脑下后动脉起源于枕骨大孔水平以下，其余患者的小脑下后动脉从枕骨大孔水平处发出[35, 36]。20% 患者的小脑下后动脉缺失或发育不良[35, 37-39]。小脑下后动脉通常分五段，分别为延髓前段、延髓外侧段、扁桃体延髓段、髓帆扁桃体段和皮质段。延髓前段自发出点至下橄榄体，延髓外侧段从下橄榄体至尾襻降段，对应于第Ⅸ、Ⅹ和Ⅺ对脑神经（CN）的起点，扁桃体延髓段开始于尾襻升段至小脑扁桃体的上表面。髓帆扁桃体段构成小脑下后动脉颅襻，顶端有脉络膜分支。小脑下后动脉的延髓穿支一般从小脑下后动脉的前3 个分段发出。

小脑下后动脉瘤 2/3 发生在起始段，1/3 位于小脑下后动脉远端。小脑下后动脉起始部的动脉瘤常指向上方，而在远端产生的动脉瘤往往位于颅襻或尾襻的血管弯曲处，朝向与血流方向一致[39]。小脑下后动脉瘤也可能是梭状的，发生在血管的任何分段。

小脑下后动脉瘤最常见的症状是蛛网膜下腔出血，占 2/3。局灶性症状比较少见，一般由大动脉瘤的占位效应引起。

小脑下后动脉近端节段的动脉瘤常使用远外侧经髁入路，以便于近端控制椎动脉。小脑下后动脉皮质段动脉瘤常选择枕下正中入路。在清楚显露小脑下后动脉起始部并确保不会误夹的情况下，一般使用一个直夹垂直于椎动脉夹闭动脉瘤。当动脉瘤指向上方并且小脑下后动脉从动脉瘤基底部发出，一般需要动脉瘤夹串联夹闭。串联夹闭时，沿动脉瘤的基底部跨过小脑下后动脉放置一枚开窗直夹，然后在开窗夹上方放置一枚直夹[13]。处理小脑下后动脉第 4 段或第5 段发生的动脉瘤，必要时可以牺牲血管，一般不会产生严重后果，因为脑干穿支从前 3 段发出（患者 5，图 7-5）。

九、基底动脉瘤

基底动脉由双侧椎动脉在桥延沟汇合而成。25%～50% 患者的基底动脉在桥前池竖直通过，其他呈 S 形[40]。基底动脉平均长 32mm[41]。1%～5% 患者存在基底动脉开窗畸形，并且这种畸形常引起动脉瘤。小脑前下动脉发自基底动脉近端，基底动脉发出平均 3 组对称脑干穿支动脉，包括旁正中动脉、短回旋支和长回旋支[42]。基底动脉止于脚间池，在成对的小脑上动脉上方分成双侧大脑后动脉。50% 基底动脉顶端位于后床突水平，30% 高于后床突，20% 低于后床突[35]。围绕基底动脉分叉部两侧是动眼神经和沟回，前方是鞍背和斜坡，后方是中脑，上方是

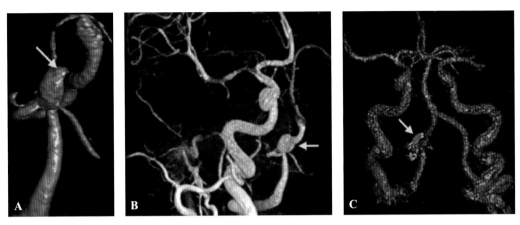

▲ 图 7-5　患者 5，女性，61 岁，右侧有一个 2cm 大小前庭神经鞘瘤，同时发现右侧小脑下后动脉有一个 7mm 动脉瘤。在简单的显微手术夹闭后，患者出院回家，没有任何神经功能障碍。A 和 B. 术前 3D 重建血管造影显示右侧小脑下后动脉近端（黄箭）的梭状动脉瘤；C. 术后 DSA 显示动脉瘤夹闭完全，载瘤动脉通畅

第三脑室底。

　　基底动脉分叉部是基底动脉瘤最常见的部位，在系列研究中发现分叉部动脉瘤破裂风险较高，因此应积极干预治疗[43-45]。80% 的基底动脉分叉部动脉瘤发生破裂出血，当动脉瘤体积较大时可能单独表现为动眼神经麻痹、脑干压迫症状，甚至表现为第三脑室和脑导水管受压引起的脑积水。

　　许多手术入路均适用于基底动脉分叉部动脉瘤，一般根据动脉瘤的大小、指向，以及相对于斜坡和后床突的位置选择不同的入路。最常见的是选择从右侧开颅的方式，以免损伤优势半球。然而，在出现功能障碍的情况下，应选择与功能障碍相对应的一侧。距离后床突顶＜ 1cm 的动脉瘤，可以采用眶颧入路，基底动脉分叉部多数属于此种动脉瘤。低于后床突＞ 1cm 的，动脉瘤常被后床突遮挡，因此可以采用颞下入路。但是颞下入路有一定的缺点，一是需要过度牵拉颞叶；二是不能显露对侧的 P_1 段。在整个游离过程中，最关键的是保留所有脑干穿支，因为即使是一个小穿支受损也会给患者造成严重的功能障碍。最近，经海绵窦入路处理基底动脉分叉部动脉瘤获得广泛认可，该入路需要在硬脑膜外磨除前床突并将动眼神经游离。我们认为该入路适用于所有的基底动脉分叉部动脉瘤。基底动脉分叉较低的时候需要将后床突磨除以便于近端控制。通常可使用一枚直夹，或者轻度弯夹平行于大脑后动脉夹闭动脉瘤。

参考文献

[1] Murayama Y, Saguchi T, Ishibashi T, et al. Endovascular operating suite: future directions for treating neurovascular disease. J Neurosurg. 2006;104:925–30.

[2] Randell T, Niemela M, Kytta J, et al. Principles of neuroanesthesia in aneurysmal subarachnoid hemorrhage: the Helsinki experience. Surg Neurol. 2006;66:382–8. discussion 8.

[3] Roessler K, Krawagna M, Dorfler A, Buchfelder M, Ganslandt O. Essentials in intraoperative indocyanine green videoangiography assessment for intracranial aneurysm surgery: conclusions from 295 consecutively clipped aneurysms and review of the literature. Neurosurg Focus. 2014;36:E7.

[4] Hernesniemi J, Niemela M, Karatas A, et al. Some collected principles of microneurosurgery: simple and fast, while preserving normal anatomy: a review. Surg Neurol. 2005;64:195–200.

[5] Paine JT, Batjer HH, Samson D. Intraoperative ventricular puncture. Neurosurgery. 1988;22:1107–9.

[6] Poblete T, Jiang X, Komune N, Matsushima K, Rhoton AL Jr. Preservation of the nerves to the frontalis muscle during pterional craniotomy. J Neurosurg. 2015;122:1274–82.

[7] Seckin H, Avci E, Uluc K, Niemann D, Baskaya MK. The work horse of skull base surgery: orbitozygomatic approach. Technique, modifications, and applications. Neurosurg Focus. 2008;25:E4.

[8] Rhoton AL Jr. The far–lateral approach and its transcondylar, supracondylar, and paracondylar extensions. Neurosurgery. 2000;47:S195–209.

[9] Perlmutter D, Rhoton AL Jr. Microsurgical anatomy of the anterior cerebral–anterior communicating–recurrent artery complex. J Neurosurg. 1976;45:259–72.

[10] Rosner SS, Rhoton AL Jr, Ono M, Barry M. Microsurgical anatomy of the anterior perforating arteries. J Neurosurg. 1984;61:468–85.

[11] Yaşargil MG. Microneurosurgery. Stuttgart/New York: Georg Thieme Verlag/Thieme Medical Publishers; 1987.

[12] Kirgis HD, Fisher WL, Llewellyn RC, Peebles EM. Aneurysms of the anterior communicating artery and gross anomalies of the circle of Willis. J Neurosurg. 1966;25:73–8.

[13] Lawton MT. Seven aneurysms: tenets and techniques for clipping. New York: Thieme; 2011.

[14] Le Roux PD, Winn HR, Newell DW. Management of cerebral aneurysms. Philadelphia: Saunders; 2004.

[15] Ozdemir M, Comert A, Ugur HC, Kahilogullari G, Tubbs RS, Egemen N. Anterior communicating artery aneurysm surgery: which is the most appropriate head position? J Craniofac Surg. 2014;25:2205–8.

[16] Ture U, Yasargil MG, Al–Mefty O, Yasargil DC. Arteries of the insula. J Neurosurg. 2000;92:676–87.

[17] Gibo H, Lenkey C, Rhoton AL Jr. Microsurgical anatomy of the supraclinoid portion of the internal carotid artery. J Neurosurg. 1981;55:560–74.

[18] Spetzler RF, Kalani Y, Nakaji P. Neurovascular surgery. New York: Thieme; 2015.

[19] Vincentelli F, Caruso G, Grisoli F, Rabehanta P, Andriamamonjy C, Gouaze A. Microsurgical anatomy of the cisternal course of the perforating branches of the posterior communicating artery. Neurosurgery. 1990;26:824–31.

[20] Sahs AL, Perret G, Locksley HB, Nishioka H, Skultety FM. Preliminary remarks on subarachnoid hemorrhage. J Neurosurg. 1966;24:782–8.

[21] Zheng F, Dong Y, Xia P, et al. Is clipping better than coiling in the treatment of patients with oculomotor nerve palsies induced by posterior communicating artery aneurysms? A systematic review and meta–analysis. Clin Neurol Neurosurg. 2017;153:20–6.

[22] Gaberel T, Borha A, di Palma C, Emery E. Clipping versus coiling in the management of posterior communicating artery aneurysms with third nerve palsy: a systematic review and meta–analysis. World Neurosurg. 2016;87:498–506. e4

[23] Fujii K, Lenkey C, Rhoton AL Jr. Microsurgical anatomy of the choroidal arteries: lateral and third

ventricles. J Neurosurg. 1980;52:165–88.

[24] Rhoton AL Jr, Fujii K, Fradd B. Microsurgical anatomy of the anterior choroidal artery. Surg Neurol. 1979;12:171–87.

[25] Erdem A, Yasargil G, Roth P. Microsurgical anatomy of the hippocampal arteries. J Neurosurg. 1993;79:256–65.

[26] Lehecka M, Dashti R, Laakso A, et al. Microneurosurgical management of anterior choroid artery aneurysms. World Neurosurg. 2010;73:486–99.

[27] Leys D, Mounier–Vehier F, Lavenu I, Rondepierre P, Pruvo JP. Anterior choroidal artery territory infarcts. Study of presumed mechanisms. Stroke. 1994;25:837–42.

[28] Lee YS, Park J. Anterior choroidal artery aneurysm surgery: ischemic complications and clinical outcomes revisited. J Korean Neurosurg Soc. 2013;54:86–92.

[29] Bohnstedt BN, Kemp WJ 3rd, Li Y, et al. Surgical treatment of 127 anterior choroidal artery aneurysms: a cohort study of resultant ischemic complications. Neurosurgery. 2013;73:933–9. discussion 9–40.

[30] Heros RC. Microneurosurgical management of anterior choroidal artery aneurysms. World Neurosurg. 2010;73:459–60.

[31] Day AL. Aneurysms of the ophthalmic segment. A clinical and anatomical analysis. J Neurosurg. 1990;72:677–91.

[32] Date I, Asari S, Ohmoto T. Cerebral aneurysms causing visual symptoms: their features and surgical outcome. Clin Neurol Neurosurg. 1998;100:259–67.

[33] Gibo H, Carver CC, Rhoton AL Jr, Lenkey C, Mitchell RJ. Microsurgical anatomy of the middle cerebral artery. J Neurosurg. 1981;54:151–69.

[34] Rinne J, Hernesniemi J, Niskanen M, Vapalahti M. Analysis of 561 patients with 690 middle cerebral artery aneurysms: anatomic and clinical features as correlated to management outcome. Neurosurgery. 1996;38:2–11.

[35] Huber P, Bosse G. Cerebral angiography. New York: Thieme–Stratton; 1982.

[36] Bambakidis NC, Dickman CA, Spetzler RF, Sonntag VKH. Surgery of the craniovertebral junction [DVD included]. New York/Stuttgart: Thieme; 2013.

[37] Lister JR, Rhoton AL Jr, Matsushima T, Peace DA. Microsurgical anatomy of the posterior inferior cerebellar artery. Neurosurgery. 1982;10:170–99.

[38] Rhoton AL Jr. Anatomy of saccular aneurysms. Surg Neurol. 1980;14:59–66.

[39] Hudgins RJ, Day AL, Quisling RG, Rhoton AL Jr, Sypert GW, Garcia–Bengochea F. Aneurysms of the posterior inferior cerebellar artery. A clinical and anatomical analysis. J Neurosurg. 1983;58:381–7.

[40] Lang J. Skull base and related structures: atlas of clinical anatomy. Stuttgart: Schattauer; 2001.

[41] Saeki N, Rhoton AL Jr. Microsurgical anatomy of the upper basilar artery and the posterior circle of Willis. J Neurosurg. 1977;46:563–78.

[42] Campos J, Fox AJ, Vinuela F, et al. Saccular aneurysms in basilar artery fenestration. AJNR Am J Neuroradiol. 1987;8:233–6.

[43] International Study of Unruptured Intracranial Aneurysms Investigators. Unruptured intracranial aneurysms – risk of rupture and risks of surgical intervention. N Engl J Med. 1998;339:1725–33.

[44] Ishibashi T, Murayama Y, Urashima M, et al. Unruptured intracranial aneurysms: incidence of rupture and risk factors. Stroke. 2009;40:313–6.

[45] Wermer MJ, van der Schaaf IC, Algra A, Rinkel GJ. Risk of rupture of unruptured intracranial aneurysms in relation to patient and aneurysm characteristics: an updated meta–analysis. Stroke. 2007;38:1404–10.

第8章 颅内复杂动脉瘤的孤立手术与脑血管重建策略

Complex Intracranial Aneurysms: Strategies for Surgical Trapping and Cerebral Revascularization

Ralph Rahme   Marjan Alimi   David J. Langer   著
段光明   译

一、背景："复杂"动脉瘤

大多数颅内动脉瘤可以使用标准的显微外科重建性技术或血管内治疗技术，如单纯夹闭或弹簧圈栓塞进行成功治疗。对于破裂动脉瘤，积极的早期治疗减少再出血的风险，对迟发性脑缺血（DCI）的发生，也可采取积极的药物治疗和（或）血管内干预，在蛛网膜下腔出血（SAH）后的前 2 周内尤其如此。然而，"复杂"的动脉瘤不适合简单的重建性手术，需要更复杂的处理策略。归类为"复杂动脉瘤"的情况包括非囊性病变、夹层 / 血疱样、梭状 / 蛇形动脉瘤，以及没有明确可识别的瘤颈等。囊性动脉瘤也可能表现出一定的形态和血管解剖特征，使其治疗更具挑战性。这种特征包括大（＞ 10mm）或巨大（＞ 24mm）、宽颈（＞ 4mm）或低瘤体 / 瘤颈比（＜ 2）、瘤内血栓、瘤颈钙化或动脉粥样硬化的、有动脉分支或穿支起源于动脉瘤体或瘤颈，以及夹闭或栓塞后复发的动脉瘤[1-3]。虽然某些复杂动脉瘤仍可以进行重建性手术，如夹闭或夹闭 - 孤立血疱样动脉瘤，大、宽颈动脉瘤的支架或球囊辅助栓塞和非囊性动脉瘤的血流导向装置治疗，但多数复杂动脉瘤最终可能都需要一种非重建性手术，即将动脉瘤与载瘤动脉或其分支一同闭塞。虽然这一技术可以通过显微外科或血管内实现，但通常要求显微外科进行血管重建，即旁路移植手术，以取代闭塞血管区的血供，特别是在 SAH 患者中。本章将重点讨论非重建性显微外科技术和复杂颅内动脉瘤的旁路移植手术。

二、动脉瘤孤立术和血管旁路移植的适应证

在大型显微外科手术系列研究中，颅内动脉瘤依据其位置不同，需要非重建性显微外科和旁路移植手术的比例也是不同的。例如，虽然大脑前动脉（ACA）动脉瘤很少需要旁路移植手术（＜ 1%），但对于大脑中动脉（MCA）动脉瘤，旁路移植率可达 3%～4%，小脑下后动脉（PICA）动脉瘤旁路移植率可达 25%～30%[1, 3-6]。这种高变异性与动脉瘤形态和动脉分支在不同动脉瘤解剖位置之间的主要差异有关。破裂的血疱样动脉瘤或夹层动脉瘤的旁路移植手术率似乎高于囊状动脉瘤，为 18%～95%，这可能与载瘤动脉没有可以夹闭的正常血管壁有关 [7-9]。

三、非重建性显微外科：完全孤立与部分孤立

通常情况下，用动脉瘤夹完全孤立动脉瘤，即同时阻断其近端流入和远端流出血流，是治疗不可夹闭的复杂动脉瘤最可靠的方法。因此，只要能安全实现，就可作为首选。然而，这要求它的流入（载瘤动脉）和流出（载瘤动脉的远端部分或分支的近端部分）都能够放置瘤夹。同样，动脉瘤部分无重要血管穿支是动脉瘤完全孤立的绝对前提条件。在某些情况下，动脉瘤孤立术后，允许行动脉瘤切除和原位显微外科重建载瘤动脉。例如，切除的载瘤动脉无重要分支，则可以对切割的血管边缘进行端 - 端吻合以恢复血流。如果从动脉分叉切除动脉瘤，可以通过端 - 侧吻合、端 - 端吻合两者结合载瘤动脉吻合。原位显微外科重建载瘤动脉可能是最符合生理结构的血流替代技术，因为避免了额外的旁路移植过程。此外，载瘤动脉吻合和分支再植只需要一个端 - 端吻合或端 - 侧吻合，因此相对较快。然而，无张力吻合是避免缝合断裂的关键。因此，在血管重建之前，必须对载瘤动脉进行充分的解剖，以提供足够长的游离血管。动脉瘤也必须完全切除，在横断部位没有病理性动脉壁残留。不幸的是，这并非总能实现，特别是在有丰富穿支的部位，在那里血管的解剖常非常有限。同样，切除动脉瘤可能导致长节段缺损而无法修复。这种情况，可以考虑静脉或动脉移植。理想情况下，应在动脉瘤切除前获得并做好移植的准备，以尽量减少缺血时间。同样，如果需要，在动脉瘤切除之前，最好也能行颅外 - 颅内（EC-IC）旁路移植手术。因此，在实施动脉瘤切除和原位显微外科重建策略之前，

必须进行详细的血管造影评估，尽可能确保技术成功，减少缺血性并发症的风险[3]。

不幸的是，完全性孤立可能并不总是安全或可行的。有时，术中阻断流入和流出血管在技术上可能存在挑战或风险。同样，由动脉瘤本身发出的重要穿支的存在也构成了完全孤立的禁忌证。在这种情况下，只能考虑部分性孤立，即通过近端或远端载瘤动脉闭塞来减少和（或）逆转动脉瘤内的血流。如此，部分孤立可导致动脉瘤内血栓逐步形成和血管壁重塑。由于血流持续存在，穿支血管的通畅性通常得以保持。然而，事实并不总是如此，因为动脉瘤内可能快速血栓形成，导致穿支血管闭塞和脑梗死。另一个罕见但不可预测的潜在危险是由瘤内血栓形成导致的动脉瘤破裂，特别是在 SAH 的情况下。为了确保远端脑血管有足够的血流，在部分孤立动脉瘤之前通常行 EC-IC 或 IC-IC 血管旁路移植。增加远端旁路移植的决定取决于被闭塞的血管的大小及其供应区域，以及 Willis 环和软脑膜侧支代偿的状态。鉴于孤立的穿支血管保留了生理顺向流入血流，远端流出道闭塞可能特别有利于动脉瘤发出丰富穿支血管的患者，如近端 MCA 和 PICA。事实上，远端闭塞后临床结果良好，动脉瘤破裂和穿支梗死的发生率相当低（0%～12.5%），这已被一些小型显微外科系列研究所证实[2, 10, 11]。

四、什么情况下考虑旁路移植

每当考虑完全性或部分性动脉瘤孤立时，应在术前决定是否用 EC-IC 或 IC-IC 旁路移植替代远端区域的血流。对于未破裂动脉瘤，这一决定在很大程度上取决于被牺牲的血管的大小、其血管供应范围，以及是否存在足够的 Willis 环和脑膜支代偿维持动脉瘤孤立后的远端血供。因此，在这种情况下，术前仔细针对载瘤动脉的血管造影和球囊闭塞试验（balloon test occlusion，BTO）的重要性再怎么强调也不为过。在我们的实践中，还常规使用定量磁共振成像技术通过无创血管分析（NOVA qMRA®，VasSol Inc.，River Forest，IL，USA）评估每个患者的颅内血流灌注情况。颅内血流动力学检查必不可少，因为它使我们能够为每个患者制订个体化的旁路移植策略[12-14]。患者年龄是许多外科医生在决定旁路移植时考虑的另一个因素。事实上，脑内大动脉的闭塞与新动脉瘤形成的风险增加有关，这可能是由于侧支循环中血流动力学压力增加所致[15-18]。考虑到较长的预期寿命，理论上年轻的患者将面临更大的新发动脉瘤风险。因此，许多外科医生主张对年轻患者进行常规流量旁路移植手术，而不管血管造影侧支血流的情况和 BTO 的结果如何。然而，无论外科医生的技术水平如何，在脑血管系统中没有血流需求的情况下进行的旁路移植手术都有失败的风险。因此，在我们的实践中，我们不赞成对年轻患者常规采用旁路移植策略，而是依据术前血管造影、BTO 和 qMRA 提供的客观解剖和生理数据来决策。

在 SAH 的情况下，考虑到 DCI 的高风险，上述决策不再绝对化。在我们的实践中，无论术前血管造影结果和侧支循环如何，只要破裂动脉瘤的夹闭预计会阻塞除非优势椎动脉（VA）以外的主要大脑动脉，通常都会进行流量替代旁路移植术。同样，虽然术前 BTO 可以帮助评估侧支流量和脑血管储备情况，但它的结果不影响我们在这种情况下进行旁路移植的决定。唯一例外是超过 DCI 时间窗，即 SAH 2 周以后的患者。在 SAH 情况下，早期治疗性牺牲 ICA 与 DCI 导致非常高的脑缺血和死亡率有关，包括急性和迟发性脑缺血 [19]。相反，动脉瘤孤立术＋旁路移植术后的结果通常证明是有利的，基本上与单纯动脉瘤夹闭术后观察到的结果相似 [1, 3, 5, 7, 8, 11, 20]。事实上，流量替代旁路移植手术已被证明在 SAH 后的第 2 周保持脑血流量（cerebral blood flow，CBF），此时 DCI 的风险是最大的 [20]。此外，当脑血管痉挛发生时，倾向于保留旁路移植血管以允许其作为血管内治疗的路径来治疗 DCI[20]。在经验丰富的中心，技术旁路移植成功率很高，为 80%～100%[1, 3, 5-8, 11, 20]。

五、旁路移植的时机：先处理动脉瘤还是先旁路移植

毫无疑问，在实际手术操作之前，为了优化术中效率和尽量减少并发症，手术人员应提前做好充分而详细的旁路移植手术计划。在仔细检查血管造影后，通常可以在术前确定动脉瘤是否安全可切除（图 8-1）。例如，血管造影显示合并分支动脉的大动脉瘤或巨大动脉瘤往往在直接夹闭上有更大的困难。在单纯夹闭重建不可能成功的情况下，应考虑在处理动脉瘤之前，进行 EC-IC 或 IC-IC 旁路移植，从而在闭塞载瘤动脉和动脉瘤孤立术方面为外科医生提供更多的选择。在处理夹层和血疱样动脉瘤这种术中破裂高风险的病变时，这个保障就变得特别重要。然而，在许多情况下，动脉瘤能够夹闭的判定只能在载瘤动脉和动脉瘤颈完全解剖并直接评估局部微血管解剖后才能做出。例如，动脉瘤颈部的致密钙化或动脉粥样硬化，在术前血管造影检查中并不总是明显的，可能会妨碍瘤夹完全夹闭动脉瘤颈。在这种情况下，应停止动脉瘤操作，在永久固定动脉瘤之前进行旁路移植手术。出于这个原因，在手术处理复杂的颅内动脉瘤时，最好总是假设最坏的情况，并为可能的旁路移植手术做准备，即使后者可能并不需

要。换句话说，在接近动脉瘤之前，应将潜在的供体和受体血管分离出来，为可能进行的旁路移植做好准备。具体而言，颞浅动脉（STA）在其大小合适的情况下，即使在计划使用高流量移植时，也应始终保持其作为供体血管。在处理这些具有挑战性的病变时，术中有多种选择是至关重要的，这增加了获得良好结果的可能性。

与上述计划性血供重建的情况相反的是，在夹闭尝试失败后，偶尔可能需要进行抢救性旁路移植手术。当永久性夹闭导致载瘤动脉或其主要分支部分或完全闭塞时，应重新定位瘤夹以排除正常血管的阻塞，同时保持动脉瘤颈的闭塞。然而，夹子重新定位可能并不总是可能的，特别是当术中动脉瘤破裂发生在瘤颈部附近时。任何试图将夹子重新放置在那个位置的尝试

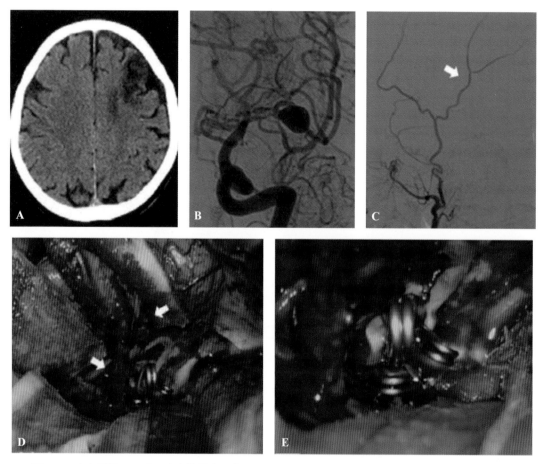

▲ 图 8-1　患者男性，71 岁，患有糖尿病和高血压，出现轻度失语，继发于新发的左侧 MCA 区域的卒中
A. 头部 CT 显示左侧额叶小梗死灶；B. 左侧 ICA 造影显示左 MCA 分叉部 8mm 囊状动脉瘤，瘤颈 2mm。在 M 段有一个重度狭窄，这使得血管内治疗路径特别具有挑战性和风险。尽管动脉瘤的瘤颈狭窄使其具有潜在的可夹闭性，但大脑中动脉存在明显的动脉硬化狭窄使患者面临围术期卒中的危险。我们选择进行左侧 MCA 区域的血供重建，然后进行 MCA 分叉和动脉瘤的夹闭。C. 左侧 ECA 血管造影显示 STA 的一个大小适中的顶叶分支，它分为 2 个同样大小的分支（白箭）。因此计划使用这两条供体血管进行 Y 型旁路移植。D 和 E. 术中照片显示一个成功的 Y 型旁路移植到 2 个 M₂ 主干（D，白箭），随后完全夹闭 MCA 分叉和动脉瘤

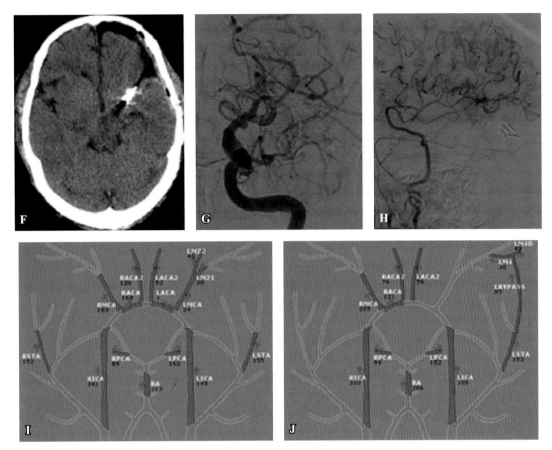

▲ 图 8-1（续）　患者男性，71 岁，患有糖尿病和高血压，出现轻度失语，继发于新发的左侧 MCA 区域的卒中
F. 术后头部 CT 检查；G. 术后左侧 ICA 血管造影显示 MCA 分叉和动脉瘤成功闭塞，M_1 段保留豆纹动脉；H. 术后左侧
ECA 血管造影显示完全由 STA 顶叶支供应的 Y 型旁路移植，左 MCA 远端区域有明显的深染；I. 术前 NOVA qMRA 显示
左 MCA 区血流量明显减少（20～40ml/min）；J. 术后 NOVA qMRA 显示旁路移植区内高流量（85ml/min）

都会导致术中破裂部位大量出血。在这种情况下，必须进行抢救性 EC-IC 或 IC-IC 旁路移植，以补充或取代闭塞血管远端区域的血供。无疑，抢救性旁路移植需要快速有效地进行，以尽量减少缺血时间，特别是 Willis 环和软脑膜侧支循环不佳的情况下。

六、EC-IC 与 IC-IC 旁路移植：哪个更好

在可行的情况下，IC-IC 旁路移植是 EC-IC 旁路移植的一种优良的替代方案：①它避免了切取供体血管、额外的颈部切口或颈动脉操作；②它不需要移植物或短移植物，从而带来更高的长期通畅率；③考虑到 IC-IC 旁路移植术的完全颅内位置，IC-IC 术不那么容易受到意外伤害、扭结或压迫[21]。然而，考虑到较小的血管直径和狭小的手术入路，IC-IC 旁路移植通常在

技术上更具有挑战性。更重要的是，它们需要解剖和临时阻断未受累的颅内供体动脉，这会导致动脉损伤和（或）脑缺血的额外风险，特别是在 SAH 的情况下[3]。

与 IC-IC 旁路移植或动脉瘤切除后原位血流重建相比，EC-IC 旁路移植通常不需要阻断大脑大动脉的血流，从而降低脑梗死的风险。当颈外动脉（ECA）或其分支之一被用作供体血管和远端脑动脉作为受体血管时，就非常像常见的 STA-MCA 旁路移植手术一样。同样，准分子激光辅助非阻断吻合（ELANA）技术可用于在需要对颅内大动脉（如 ICA 或 MCA 近端）进行高流量旁路移植时，避免阻断颅内血流[22, 23]。

鉴于这些考虑，在大多数情况下我们通常倾向于 EC-IC 旁路移植，除了当侧 - 侧吻合原位 IC-IC 旁路移植构成一个更简单的选择。通常情况下，阻断血管的远端部分在中线与对侧同名血管或类似大小的动脉平行，如远端 PICA-PICA、ACA-ACA 和 MCA-MCA 旁路移植[5, 6, 21]。我们一般策略是，在局部解剖支持一种侧 - 侧的吻合的 PICA 保存策略。枕动脉（OA）到 PICA 旁路移植虽然技术可行，但实际上可能是有问题的，因为 OA 通常迂曲而使得其解剖困难，即使进行充分解剖，其长度也不可预测。出于这个原因，我们仅在不适合行 PICA-PICA 旁路移植，以及 OA 比较粗大的情况，行 OA-PICA 旁路移植。我们发现 MCA-MCA 旁路移植，无论是 M_2-M_2 还是 M_3-M_3，在复杂的 MCA 分叉动脉瘤手术中都是非常有价值的（图 8-2 和图 8-3）。通过将 MCA 分叉实际上转化为单个 M_2 分支，MCA-MCA 旁路移植极大地简化了 MCA 分叉处的夹闭，允许安全地夹闭 2 个 M_2 分支中的任何一个动脉瘤。此外，在需要完全切除 MCA 分叉的情况下，侧 - 侧吻合 M_2-M_2 或 M_3-M_3 旁路移植允许单个 EC-IC 旁路移植物灌注整个 MCA 区域。然而，如果 MCA-MCA 旁路移植是不可行的，对于未破裂的动脉瘤可以考虑闭塞近端载瘤动脉达到部分性孤立。通过保持 MCA 分叉的通畅，这种相对简单的选择允许 2 个 M_2 血管通过单一的远端 EC-IC 旁路移植提供灌注。如果必须切除 MCA 分叉达到完全孤立动脉瘤，就用 2 个远端 EC-IC 旁路移植（每个 M_2 血管 1 个），特别是在动脉瘤破裂的情况下。

七、EC-IC 旁路移植的规划：供体、受体和移植血管

在规划 EC-IC 旁路移植时，必须首先确定需要替代血管的血流量，据此决定旁路移植类型和供体、受体和移植物血管的选择。根据所需的流量情况，EC-IC 旁路移植可大致分为低流

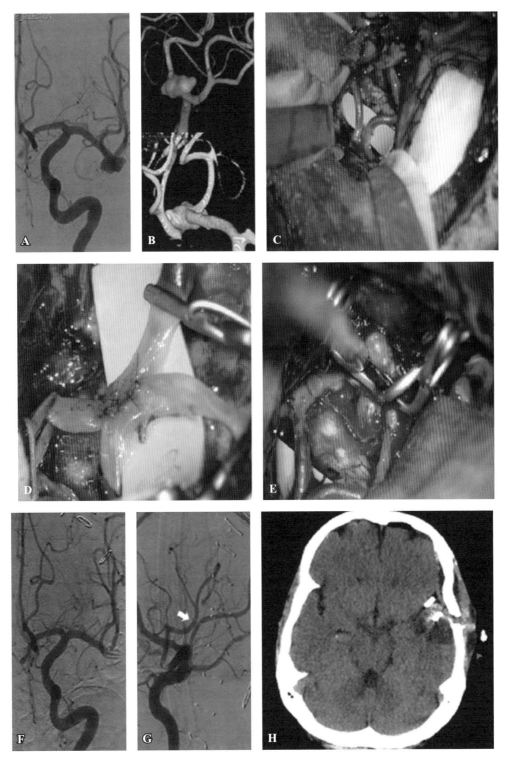

▲ 图 8-2　一名 65 岁女性偶发性左 MCA 动脉瘤

A 和 B. 左侧 ICA 血管造影显示 MCA 分叉处有一个 10mm 宽颈囊状动脉瘤，它包括 2 个 M_2 分支。注意 3D 血管造影上 2 个 M_2 分支非常接近，适合侧 – 侧吻合术。C 至 E. 术中照片显示了 MCA 分叉、动脉瘤和 M_2 分支。成功地进行了原位 M_2–M_2 旁路移植，然后对动脉瘤和合并的 M_2 分支进行了孤立。F 和 G. 术后左 ICA 血管造影显示动脉瘤完全闭塞，通过通畅的原位 M_2–M_2 旁路移植（白箭）整个 MCA 区域都有明显的深染。手术后，患者表现出失语，在 1 周内自行缓解。H. 术后头部 CT 显示动脉瘤夹附近有一个小梗死，可能是由于大脑皮质 MCA 分支意外闭塞所致

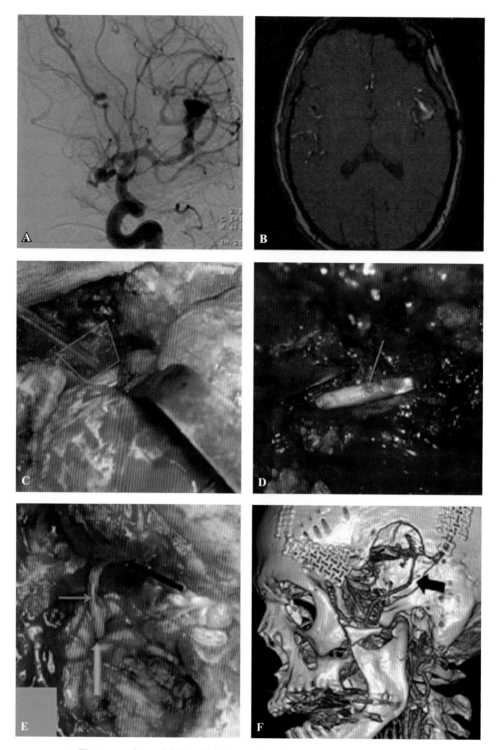

▲ 图 8-3　一名 36 岁男子，左侧 MCA 有 1 个逐渐扩大、发育不良的动脉瘤

A. 左侧颈内动脉血管造影显示 1 个复杂的梭状动脉瘤位于分叉处 M₂ 上干（M₂-M₃ 交界处）；B. 脑 MRA 显示动脉瘤内血栓的存在。计划行 M₂ 上干血供重建，然后孤立动脉瘤。患者既往有左侧开颅脑膜瘤切除史，期间牺牲了左侧 STA。因此，选择左侧颌内动脉为供体血管。C 至 E. 术中照片显示颅中窝底硬膜下钻孔（C，蓝色阴影），颞下窝颌内动脉的解剖（D，蓝箭），在颞下窝行 SVG（E，蓝箭）- 颌内动脉端 - 端吻合术（E，黑箭），在外侧裂与 M₃ 血管远端行端 - 侧吻合术（E，绿箭）；F. 术后头部 CTA 显示 SVG（黑箭）从颞下窝到颅内走行。在旁路移植手术后，患者立即行血管造影，并行动脉瘤和载瘤动脉近端的栓塞。保留动脉瘤体的一小部分以保持分叉的通畅

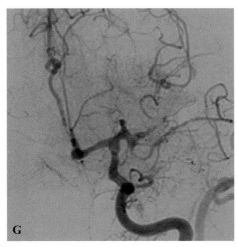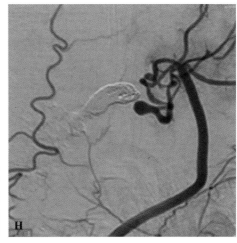

▲ 图 8-3（续）　一名 36 岁男子，左侧 MCA 有 1 个逐渐扩大、发育不良的动脉瘤

G. 术后左侧 ICA 血管造影显示动脉瘤和载瘤动脉完全闭塞；H. 术后 2 年的左 ECA 血管造影显示 IMax-SVG-M₃ 旁路移植通畅，为远端 MCA 区域提供了强有力的血供。注意持续开放的 M₂ 分叉，这允许通过单个旁路移植供应 2 个 M₃ 分支（经许可转载，部分引自 Nossek 等 [30]）

量（20～30ml/min）、中等流量（40～60ml/min）和高流量（70～140ml/min）旁路移植。有人 [24, 25] 主张使用流量辅助外科技术（flow-assisted surgical technique，FAST），即测量待旁路移植的血管流量，并相应地选择合适的供体血管。使用微型血流探针（Intracranial Charbel Micro-Flow Probe®，Transonic Systems Inc.，Ithaca，NY，USA）测量 STA 的血流量，用于在规划特别是 MCA 供应区的旁路移植手术。

在标准的 STA-MCA 旁路移植术中，当牺牲 MCA 的上下干时，最好是通过 MCA[26-28] 的 M₃ 或 M₄ 段能够提供 20～30ml/min 的流量。然而，STA 移植可以提供中等或高流量的血流。这是特别正确的，因为移植血管随着时间的延长逐渐扩张，以匹配慢性缺血性 MCA 区域的流量需求 [29]。其他类型的低流量旁路移植也可以使用 STA 或枕动脉（OA）作为供体血管，以提供流向大脑或小脑动脉远端部分，如大脑后动脉（PCA）、小脑上动脉（SCA）和 PICA。这种旁路移植只需要供体血管解剖和准备，然后是单个端 - 侧颅内吻合。不需要额外的移植血管的获取或颈部切口。与其他类型的 EC-IC 旁路移植相比，它们通常在技术上不那么具有挑战性，而且能更快地进行。此外，与移植血管高流量旁路移植相比，它们不需要广泛的侧裂解剖或深部显微外科视野，这在高级别 SAH 和实质性脑水肿患者中可能是有问题的。最后，在经验丰富的中心，旁路移植手术维持 95%～100% 的长期通畅。

当考虑近端 MCA、基底动脉（BA）或优势 VA 闭塞时，根据 Willis 环和脑膜支的程度和质量，指示中等或高流量旁路移植。双 STA-MCA 旁路移植利用 STA 的顶叶和额叶分支来取代 MCA 的上、下干的血流，从而在 MCA 供血区域[28]提供 50ml/min 或更多的血流。另一种使用 STA 主干作为供体血管、MCA 作为受体和短节段大隐静脉移植（SVG）的中等流量旁路移植技术已经证明可提供 20～100ml/min 的血流[29]。然而，我们认为，在选择供体血管以替代 MCA 中的流量时，应极为谨慎，鉴于 STA 的大小和流量变化较大，这可能不是最佳选择。在实践中，我们赞成使用一种改良的中等流量 EC-IC 旁路移植技术，以颌内（IMax）动脉主干作为供体血管，MCA 的 M_2 或 M_3 节段作为受体血管，以及短节段头静脉移植（CVG）。这种 SC-IC 旁路移植只需要 8～10cm 的移植血管，可提供 30～60ml/min 的血流[30, 31]。该 CVG 的直径为 1.5～2mm，与 MCA 的直径非常匹配。它几乎没有静脉瓣和极少的分支，切取比 SVG 更容易。最后，与桡动脉移植（RAG）相比，CVG 的使用与上肢缺血性并发症的风险无关。由于这些原因，我们赞成使用 CVG，当一个短节段的移植血管来使用[31]。我们通常认为优先选择使用动脉或静脉移植的 IMax-MCA 或标准 EC-IC 旁路移植，而将 STA-MCA 旁路移植作为备选方案。利用 STA 和 IMAX 的中等流旁路移植技术的一个优点，它仅需单一的头颅切口，避免了额外的颈部切口、颈动脉操作或长 EC-IC 旁路移植移植的需要[29-32]。

治疗性闭塞 ICA 通常需要高流量旁路移植，以达到足够的流量替代。然而，应该指出的是，在当前血流导向治疗的时代，在复杂 ICA 动脉瘤的处理中很少需要 ICA 的牺牲和旁路移植手术。在某些少见的患者中，如果患者术前 BTO 失败，则提示应行带有移植血管的 EC-IC 旁路移植。为此，颈动脉系统被用作供体血管，MCA 的 M_2 或 M_3 段作为受体，两者之间有动脉或静脉移植血管吻合。我们通常主张使用 ECA，而不是颈总动脉（CCA）或颈内动脉（ICA）作为供体血管，因为这将避免由于近端吻合过程中的临时夹闭而导致出现的 CBF 的减少。在 SAH 患者的整个过程中保持 CBF 尤为重要。移植血管通常需要 ≥ 18～20cm 才能连接颈动脉系统和近端 MCA。因此，通常首选 SVG 或桡动脉移植（RAG）。SVG 的主要优点是可以在旁路移植中实现非常高的流量，在某些情况下 > 200ml/min。然而，这可能导致高灌注综合征的潜在风险增加[20, 29]。此外，SVG 腔内有大量的单向瓣膜，其直径与 MCA 之间经常存在差异，这可能导致远端吻合部位的湍流和迟发性血栓形成的风险[30]。尽管血流量不大，RAG 往往在口径上与近端 MCA 很好地匹配，并且具有作为动脉血液正常生理管道的优势，带来更高的长期通畅率。然而，RAG 具有痉挛的固有风险，对于双侧掌弓发育不良的患者来说，不能选用[30]。因此，在我们的实践中，仍然认为 SVG 是长节段 EC-IC 旁路移植血管的首选。

八、旁路移植手术：现在怎么做

"手术始于旁路移植完成"这一格言总结了我们的手术理念，它反映了移植血管旁路移植完成之后再次评估整个患者的重要性。在旁路移植完成之后，在任何非重建性手术之前，我们通常需要先确认旁路移植血管的通畅性及进行多模态技术评估血流量。虽然微型多普勒可以提供移植血管通畅性的快速评估，但我们通常依靠 Charbel 微型血流探测仪来定量分析旁路移植血管中的流量。也经常使用吲哚菁绿（ICG）血管造影来显示旁路移植是否解剖通畅。最后，术中血管造影总是在任何非重建性手术操作之前进行，不仅是为了确认新建立的旁路移植的通畅程度和血流方向，而且也是为了揭示显微镜难以观察的变化，特别完成移植后 Willis 环和软膜支的血流。据此决定如何更好地解剖动脉瘤和载瘤动脉。当这些容易实现时，完全或部分显微外科孤立仍然是首选的方法。然而，我们通常会推迟对动脉瘤的直接显微手术操作，尤其是在 SAH 的情况下，或者手术可能会造成穿支血管损伤，涉及脑神经解剖分离，或需要显著的脑牵拉或操作。在这种情况下，在满足流量需求和保持移植血管通畅的前提下，我们通常使用永久性动脉瘤夹夹闭载瘤动脉的无穿支血管部分。然后，将患者直接转移进行血管造影，以充分了解颅内血流情况与移植血管情况。然后，动脉瘤和载瘤动脉往往可以直接接受血管内治疗（操作）。事实上，现代的复合手术室可使决策过程更加流畅，当认为显微外科操作不够安全时，允许直接行血管内治疗。

九、术后处理原则

当考虑同期进行非重建性手术和旁路移植手术时，患者通常在术前开始服用全量阿司匹林（如每天 325mg），术后持续 ≥ 6 个月。术后，患者在神经外科 ICU（NICU）密切监测，并保持正常血容量和正常血压。应不惜一切代价避免低血容量和低血压，以防止旁路移植血管内血栓形成，减少在 SAH 的情况下 DCI 的风险。如果是后者，应积极采用 3H 疗法（高血压、高血容量、血液稀释）。如上所述，脑血管痉挛通常不需要旁路移植，因此，当 DCI 需要血管内治疗时，旁路移植血管也可以作为治疗通路。患者术后第一天行头部 CT 及脑血管造影，排除缺血并发症，确认旁路移植通畅。术后还常规接受 NOVA qMRA 以评估旁路移植的流量，这有助于我们更好地理解流量需求，以及血管选择与流量之间的关系。我们认为这种类型的检查反馈是必不可少的，因为它有助于外科医生根据客观的定量数据将他们的术前旁路移植计划与期望的术后结果相对照。对于未破裂动脉瘤的患者，NICU 的常规停留时间为 48h，随后逐渐转至普通病区。他们通常在术后第 4～5 天出院回家。相反，未破裂动脉瘤的患者接受标准的 SAH 管理，包括预防和发现 DCI，这需要在 NICU 更长的停留时间。

十、结论

复杂的颅内动脉瘤往往需要外科或血管内非重建性手术，才能完全闭塞动脉瘤和消除出血风险。因此，需要显微外科旁路移植来替代载瘤动脉中的血流，在动脉瘤性 SAH 的情况下，防止脑缺血 DCI 相关的并发症及死亡。如果能够安全实现，那么首选动脉瘤孤立术。即便是部分孤立，无论是近端还是远端，都可以通过减少或逆转动脉瘤内血流来预防动脉瘤破裂。旁路移植手术最好在解剖分离动脉瘤之前进行，因此术前周密计划非常重要。血管神经外科医生有多种旁路移植选择，供体和受体血管，以及可供选择的移植血管。虽然个人偏好也很重要，但特定类型的旁路移植往往取决于动脉瘤的位置、局部显微血管解剖、载瘤动脉口径和侧支循环的质量。在经验丰富的中心，显微手术孤立和旁路移植具有较高的技术成功率，其临床结果也与简单夹闭后观察到的结果基本相似。

参考文献

[1] Kivipelto L, NiemeläM, Meling T, Lehecka M, Lehto H, Hernesniemi J. Bypass surgery for complex middle cerebral artery aneurysms: impact of the exact location in the MCA tree. J Neurosurg. 2014;120(2):398–408.

[2] Esposito G, Fierstra J, Regli L. Distal outflow occlusion with bypass revascularization: last resort measure in managing complex MCA and PICA aneurysms. Acta Neurochir. 2016;158(8):1523–31.

[3] Tayebi Meybodi A, Huang W, Benet A, Kola O, Lawton MT. Bypass surgery for complex middle cerebral artery aneurysms: an algorithmic approach to revascularization. J Neurosurg. 2017;127(3):463–79.

[4] Rodríguez-Hernández A, Sughrue ME, Akhavan S, Habdank-Kolaczkowski J, Lawton MT. Current management of middle cerebral artery aneurysms: surgical results with a "clip first" policy. Neurosurgery. 2013;72(3):415–27.

[5] Abla AA, Lawton MT. Anterior cerebral artery bypass for complex aneurysms: an experience with intracranial-intracranial reconstruction and review of bypass options. J Neurosurg. 2014;120(6):1364–77.

[6] Abla AA, McDougall CM, Breshears JD, Lawton MT. Intracranial-to-intracranial bypass for posterior inferior cerebellar artery aneurysms: options, technical

challenges, and results in 35 patients. J Neurosurg. 2016;124(5):1275–86.

[7] Shimizu H, Matsumoto Y, Tominaga T. Non-saccular aneurysms of the supraclinoid internal carotid artery trunk causing subarachnoid hemorrhage: acute surgical treatments and review of literatures. Neurosurg Rev. 2010;33(2):205–16.

[8] Kazumata K, Nakayama N, Nakamura T, Kamiyama H, Terasaka S, Houkin K. Changing treatment strategy from clipping to radial artery graft bypass and parent artery sacrifice in patients with ruptured blister-like internal carotid artery aneurysms. Neurosurgery. 2014;10(Suppl 1):66–73.

[9] Owen CM, Montemurro N, Lawton MT. Blister aneurysms of the internal carotid artery: microsurgical results and management strategy. Neurosurgery. 2017;80(2):235–47.

[10] Nussbaum ES. Surgical distal outflow occlusion for the treatment of complex intracranial aneurysms: experience with 18 cases. Neurosurgery. 2015;11(Suppl 2):8–16.

[11] Hara T, Arai S, Goto Y, Takizawa T, Uchida T. Bypass surgeries in the treatment of cerebral aneurysms. Acta Neurochir Suppl. 2016;123:57–64.

[12] Langer DJ, Lefton DR, Ostergren L, Brockington CD, Song J, Niimi Y, Bhargava P, Berenstein A. Hemispheric revascularization in the setting of carotid occlusion and subclavian steal: a diagnostic and management role for quantitative magnetic resonance angiography? Neurosurgery. 2006;58(3):528–33.

[13] Amin-Hanjani S, Shin JH, Zhao M, Du X, Charbel FT. Evaluation of extracranial–intracranial bypass using quantitative magnetic resonance angiography. J Neurosurg. 2007;106(2):291–8.

[14] Starke RM, Chwajol M, Lefton D, Sen C, Berenstein A, Langer DJ. Occipital artery–to–posterior inferior cerebellar artery bypass for treatment of bilateral vertebral artery occlusion: the role of quantitative magnetic resonance angiography noninvasive optimal vessel analysis: technical case report. Neurosurgery. 2009;64(4):E779–81.

[15] Fujiwara S, Fujii K, Fukui M. De novo aneurysm formation and aneurysm growth following therapeutic carotid occlusion for intracranial internal carotid artery (ICA) aneurysms. Acta Neurochir (Wien). 1993;120(1–2):20–5.

[16] Inui Y, Oiwa Y, Terada T, Nakakita K, Kamei I, Hayashi S. De novo vertebral artery dissecting aneurysm after contralateral vertebral artery occlusion – two case reports. Neurol Med Chir (Tokyo). 2006; 46(1):32–6.

[17] Arambepola PK, McEvoy SD, Bulsara KR. De novo aneurysm formation after carotid artery occlusion for cerebral aneurysms. Skull Base. 2010;20(6):405–8.

[18] Tutino VM, Mandelbaum M, Choi H, Pope LC, Siddiqui A, Kolega J, Meng H. Aneurysmal remodeling in the circle of Willis after carotid occlusion in an experimental model. J Cereb Blood Flow Metab. 2014;34(3):415–24.

[19] Meling TR, Sorteberg A, Bakke SJ, Slettebø H, Hernesniemi J, Sorteberg W. Blood blister-like aneurysms of the internal carotid artery trunk causing subarachnoid hemorrhage: treatment and outcome. J Neurosurg. 2008;108(4):662–71.

[20] Endo H, Fujimura M, Shimizu H, Inoue T, Sato K, Niizuma K, Tominaga T. Cerebral blood flow after acute bypass with parent artery trapping in patients with ruptured Supraclinoid internal carotid artery aneurysms. J Stroke Cerebrovasc Dis. 2015;24(10):2358–68.

[21] Korja M, Sen C, Langer D. Operative nuances of side-to-side in situ posterior inferior cerebellar artery–posterior inferior cerebellar artery bypass procedure. Neurosurgery. 2010;67(2 Suppl Operative):471–7.

[22] Langer DJ, Van Der Zwan A, Vajkoczy P, Kivipelto L, Van Doormaal TP, Tulleken CA. Excimer laser-assisted nonocclusive anastomosis. An emerging technology for use in the creation of intracranial-intracranial and extracranial–intracranial cerebral bypass. Neurosurg Focus. 2008;24(2):E6.

[23] Burkhardt JK, Esposito G, Fierstra J, Bozinov O, Regli L. Emergency non-occlusive high capacity bypass surgery for ruptured Giant internal carotid artery aneurysms. Acta Neurochir Suppl. 2016;123:77–81.

[24] Amin-Hanjani S, Du X, Mlinarevich N, Meglio G, Zhao M, Charbel FT. The cut flow index: an intraoperative predictor of the success of extracranial-intracranial bypass for occlusive cerebrovascular disease. Neurosurgery. 2005;56(1 Suppl):75–85.

[25] Amin-Hanjani S, Charbel FT. Flow-assisted surgical technique in cerebrovascular surgery. Surg Neurol. 2007;68(Suppl 1):S4–11.

[26] Baaj AA, Agazzi S, van Loveren H. Graft selection in cerebral revascularization. Neurosurg Focus. 2009;26(5):E18.

[27] Lee M, Guzman R, Bell-Stephens T, Steinberg GK. Intraoperative blood flow analysis of direct revascularization procedures in patients with moyamoya disease. J Cereb Blood Flow Metab. 2011;31(1):262–74.

[28] Duckworth EA, Rao VY, Patel AJ. Double-barrel bypass for cerebral ischemia: technique, rationale, and preliminary experience with 10 consecutive cases. Neurosurgery. 2013;73(1 Suppl Operative):ons30–8.

[29] Kaku Y, Takei H, Miyai M, Yamashita K, Kokuzawa J. Surgical treatment of complex cerebral aneurysms using interposition short vein graft. Acta Neurochir Suppl. 2016;123:65–71.

[30] Nossek E, Costantino PD, Eisenberg M, Dehdashti AR, Setton A, Chalif DJ, Ortiz RA, Langer DJ. Internal maxillary artery–middle cerebral artery bypass: infratemporal approach for subcranial-intracranial (SC-IC) bypass. Neurosurgery. 2014;75:87–95.

[31] Nossek E, Costantino PD, Chalif DJ, Ortiz RA, Dehdashti AR, Langer DJ. Forearm cephalic vein graft for short, "middle" -flow, internal maxillary artery to middle cerebral artery bypass. Operative Neurosurgery. 2016;12:99–105.

[32] Yağmurlu K, Kalani MYS, Martirosyan NL, Safavi-Abbasi S, Belykh E, Laarakker AS, Nakaji P, Zabramski JM, Preul MC, Spetzler RF. Maxillary artery to middle cerebral artery bypass: a novel technique for exposure of the maxillary artery. World Neurosurg. 2017;100:540–50.

颅内复杂动脉瘤的显微外科治疗
Microsurgical Treatment of Complex Intracranial Aneurysms

Zhikui Wei　Ulas Cikla　Hakan Seckin　Mustafa K. Baskaya　著

段光明　译

第9章

颅内复杂动脉瘤（complex intracranial aneurysm，CIA）虽然不多，但其治疗极具挑战性[1]。颅内复杂动脉瘤具有以下特征：①巨大的；②难以到达；③复杂的动脉瘤壁结构；④累及动脉主干或分支[2]。它们的表现可能因形状、大小、位置、方向、血栓形成、瘤颈钙化，以及与载瘤动脉和穿支的关系而有所不同，所有这些都在临床决策中起着关键作用。

组合重建性夹闭技术使用多种瘤夹，包括直型、开窗型和特殊形夹，以达到夹闭动脉瘤同时保留血流的目的。在特定的颅内复杂动脉瘤手术中，多种型号的瘤夹对于提高手术的安全性必不可少。本章讨论组合重建性夹闭技术的最新进展，重点讨论了大脑前后循环中的复杂动脉瘤。此外，还包括2名患者，以证明组合重建性夹闭技术在治疗CIA中的效果。

一、大脑中动脉（MCA）和颈内动脉（ICA）动脉瘤的组合重建性夹闭技术

大脑中动脉动脉瘤（MCA）占所有颅内动脉瘤的33%[3]。MCA动脉瘤可表现为CIA，具有体积大、涉及神经和血管多、瘤壁结构复杂等特点。这些动脉瘤很难在不损伤载瘤血管或穿支血管的情况下用单枚夹子精确夹闭。为了克服这个问题，Babbu等报道了一种"组合夹闭"的方法来实现精确而完全的夹闭[4]。首枚瘤夹使用标准夹放置在动脉瘤囊的远端，第二个微型

夹或开窗夹以"跨过"首枚瘤夹子的叶片，精确地夹闭动脉瘤囊的残留[4]。在动脉瘤颈部有穿支血管的动脉瘤中，可以采用 Drake 串联夹闭技术。首枚瘤夹放置在稍微远离穿支血管的地方，第二枚瘤夹放在首枚瘤夹上面，以串联的方式夹闭残留的动脉瘤囊[4]。

MCA 动脉瘤通常有很宽的颈部，可以累及分叉部。Clatterbuck 等[5] 报道了一种正交串联夹闭技术，完全夹闭动脉瘤同时"重建"MCA 分叉。1 名大脑中动脉分叉处的双叶动脉瘤患者[5]，作者首先用一枚长弯夹沿 M_1 长轴横跨基底。随后，将一枚开窗直夹与第一个夹成直角，将首枚夹纳入开窗中[5]。在另一种情况下，在 MCA 分叉处有一个巨大的动脉瘤，首先用几枚长直夹沿 M_1 长轴夹闭基底，然后将 2 枚开窗夹与首枚瘤夹成直角放置，以完成夹闭重建[5]。术后血管造影证实动脉瘤完全闭塞[5]。

偶尔，MCA 动脉瘤为梭状动脉瘤。据最新文献中，用一个新型 Yasargil T 形开窗夹治疗 M_1 梭状动脉瘤[6]。这些夹子是 T 形设计，也有不同尺寸和夹片角度[6]。在 M_1 段梭状动脉瘤的情况下，瘤夹的开窗位于 M_1 段周围，而夹片沿 M_1 段外侧壁放置以重建血管壁[6]。该方法重建后内侧壁，保留豆纹动脉的起始部。术后血管造影证实动脉瘤闭塞[6]。这种新型瘤夹使得单一的瘤夹成功重建 M_1 段成为可能。

颈内动脉（ICA）的无分支段有时会发生复杂的动脉瘤，如血疱样动脉瘤。这是罕见，但十分危险的血管病变，占所有颅内动脉瘤的 1%[7]。血疱样动脉瘤在临床治疗上面临着巨大挑战。这类动脉瘤的外科治疗包括直接夹闭、直接显微切开、包裹或血管内治疗[7,8]。Kantelhardt 等最近报道了一种缝合和夹闭联合的方法来重建破裂的血疱样动脉瘤[8]。在这种方法中，动脉瘤先采用临时阻断，然后通过显微外科对血管壁进行缝合，然后跨过缝线夹闭，可以防止夹子移位。这种夹片联合显微缝合结合技术比显微镜下严密缝合更快。更重要的是，它还有助于精确处理病变血管的边缘，并利于随后的动脉瘤夹闭并重建血管[8]。事实上，虽然已经描述了各种手术技术来治疗床突上段 ICA 的血疱样动脉瘤，但在我们的经验中，采取动脉瘤孤立术 + 旁路移植将病变段的血管完全排除在血液循环之外，比直接夹闭或夹闭包裹术更安全更优[9]。

二、前交通动脉（ACoA）和大脑前动脉（ACA）动脉瘤的组合重建技术

前交通动脉动脉瘤常较复杂。它们可能广泛累及 A_1～A_2 交界，位于 Heubner 回返动脉和

ACoA 穿支动脉的起源附近。由于动脉瘤壁结构复杂，穿支血管可能受累，这些动脉瘤很难用单个夹子重建[10]。

可以在复杂动脉瘤颈处连续放置开窗的直夹，以重建分支血管起始部[11]。该技术已被用于治疗 ACoA 或其他前循环动脉瘤。在 Yang 和 Lawton 的报道中，设计了 3 种开窗通道，即顺行开窗通道、逆行开窗通道和动脉瘤体开窗通道[11]。顺行开窗通道由重叠的直开窗夹组成，用于夹闭一个宽的 $A_1 \sim A_2$ 交界处 ACoA 动脉瘤，在那里使用一个顺行开窗通道，以容纳同侧 A_2、Heubner 回返动脉和穿支血管[11]。逆行开窗通道是由重叠的直开窗夹和尾部不开窗夹构成的，用于逆转流入和流出血流方向。这种技术用于 ICA 分叉处动脉瘤，ACA 和 MCA 起源于动脉瘤[11]。在瘤体开窗通道中，重叠方式是直开窗夹垂直于动脉瘤颈部，而不是平行于瘤颈[11]。利用瘤体开窗成功地重建了一个床突上段 ICA 动脉瘤，应用开窗通道包裹增厚的动脉瘤囊[11]。

类似于复杂的 ACoA 动脉瘤，巨大的大脑前动脉（ACA）远端动脉瘤也是罕见的前循环动脉瘤，这类动脉瘤的瘤颈可能有复杂的动脉分支，而且位置在较深的颅底，对神经血管外科医生来说是巨大的挑战。其治疗技术包括血管内干预、孤立术、重建性夹闭和旁路移植技术。在最新文献中，描述了一个 5cm 大的部分血栓化的远端大脑前动脉动脉瘤进行直接重建性夹闭[12]。在该报道中，显微解剖后进行血栓切除术，以暴露同侧和对侧的 A_1、A_2 和动脉瘤。在戊巴比妥爆破抑制下，用临时夹闭动脉瘤的颈部。术后血管造影显示动脉瘤闭塞，周围动脉充盈良好。患者住院时间短，恢复极好[12]。

三、床突旁动脉瘤的重建性夹闭

床突旁动脉瘤被认为是显微外科治疗最困难的动脉瘤之一，因其血管解剖复杂，多数动脉瘤大而不规则，且由于接近内侧蝶骨嵴而被阻挡，并且接近视神经[13]。然而，这些动脉瘤的显微外科治疗已经取得了一些进展。在最近的一份报道中，Seifert 等报道了他们在复杂的床突旁动脉瘤治疗中的硬膜内暴露和重建性夹闭的独特经验[14]。他们的重建方法可用于动脉瘤顶低于颈动脉的患者。该解剖允许在临时阻断颈外动脉和应用抽吸减压技术的情况下使用开窗夹进行显微外科手术[14]。该夹闭技术的原理基本上遵循 Sugita 串联夹闭方法，其中开窗夹和弯夹（成角夹）被一个接一个放置并固定位置[14]。Liu 报道了一个类似的方法，首先用初始孤立（临时阻断）和直接抽吸减压策略对一个大的复杂的腹侧颈动脉床突旁动脉瘤进行减压，然后通过改良的眶颧入路对颈内动脉（ICA）进行各种开窗夹重建[15]。在 Xu 等的报道中，采用血管内和开放显微外科方法对大的和巨大的床突旁动脉瘤进行显微外科治疗[16]。在直接显微外科治疗中，在颈动脉上放置直的开窗夹串联夹闭，附加 1～2 个的长成角或弧形夹以加强动脉瘤颈的夹闭[16]。

四、后循环动脉瘤的重建性夹闭

后循环动脉瘤只占所有颅内动脉瘤的 10%～15%，但因其位置较深，骨性凸起的阻碍，以及毗邻关键结构，如脑干穿支和后组脑神经等因素，使该部位动脉瘤的干预成为显微外科的技术顶峰[17]。虽然大多数后循环动脉瘤都采用血管内入路治疗的，但仍有不适合血管内治疗的动脉瘤需要采取开放手术[17]。

在最近的神外焦点视频中，应用低温循环暂停配合显微外科夹闭治疗右侧椎动脉弹簧圈栓塞失败的巨大椎 - 基底动脉汇合部动脉瘤[18]。这种方法很少使用，但为显微外科治疗后循环动脉瘤提供了新策略。

后循环动脉瘤现有的手术入路也在改进。Gross 等讨论了岩骨入路在后循环动脉瘤，尤其是基底动脉瘤中的应用[19]。在岩前入路中，通过颞下小脑幕入路显露低位的基底动脉尖下方和基底动脉上干的动脉瘤，同时对颞叶施加额外的牵拉。硬脑膜外岩骨尖的磨除，可增加基底动脉 1～1.5cm 的显露[19]。在岩后入路中，除了使用颞枕开颅术外，还使用乙状窦前迷路后显露，并在切断岩上窦和小脑幕后牵拉游离的乙状窦[19]。然而，这种方法有相对较高的脑脊液漏发生率[19]。McLaughlin 介绍了一种改良的小脑幕切开技术，该技术可以优化动脉瘤的显露。该入路的关键步骤包括从硬脑膜管分离滑车神经至海绵窦入口，延伸小脑幕切口至 Meckel 腔。该技术从腹侧和前外侧显著增加基底动脉瘤显露和可操作性[17]。

小脑下后动脉（PICA）动脉瘤通常在迷走神经、副神经和舌下神经之间进行显露，以便安全夹闭[20]。在最近的文献中，描述了 3 个解剖三角及其与 PICA 动脉瘤的关系，即迷走神经三角、舌上三角和舌下三角[20]。迷走神经三角由 CN X 上部、CN XI 外侧和延髓内侧构成，可由 CN XII 进一步划分为舌上三角和舌下三角，为改善 PICA 动脉瘤的显露提供了解剖学基础。例如，起源于椎 - 基底动脉汇合处附近 VA 上的 PICA 动脉瘤可以通过舌上三角显露，而起源于

VA 上的 PICA 动脉瘤可以在迷走神经三角内找到[20]。

五、典型患者

患者 1：左侧 MCA 巨大动脉瘤

女性，71 岁，有糖尿病和高血压病史，右利手，出现了 2 次大约 1min 的言语不能症状。影像学检查包括头部 CT、MRI 和诊断性血管造影，显示左侧大脑中动脉分叉部巨大动脉瘤，直径 3.2cm×2.0cm×1.4cm，伴大量血栓和瘤颈发育不良（图 9-1）。取左侧翼点入路开颅，打开硬脑膜后即可见动脉瘤，分离侧裂，在动脉瘤周围仔细解剖后，用临时阻断颈内动脉控制近端血流。随后行血栓剥脱术，期间动脉瘤中心有明显出血，用临时夹控制。大部分动脉瘤被切

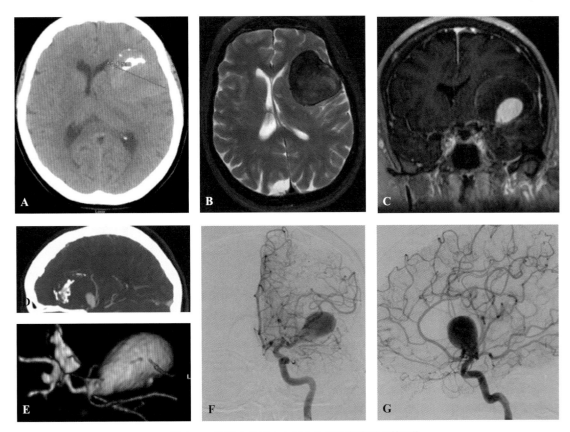

▲ 图 9-1　患者 1 的巨大左侧 MAC 动脉瘤的术前影像

A. 头部 CT 显示大脑额顶叶区边界清楚、部分钙化的肿物，中线移位 7mm；B. 头部磁共振成像（MRI）T_2 加权显示大脑左额顶叶区边界清楚的低信号不均匀肿块；C. T_1 加权，增强后冠位 MRI 显示中央高信号，对比剂充盈代表动脉瘤的强化部分；D. 计算机体层血管成像显示一个巨大的、部分血栓形成的左侧 M_1/M_2 分叉部动脉瘤；E. 3D 计算机体层血管成像显示 MCA 分叉部巨大动脉瘤；F. 左侧颈内动脉（ICA）数字减影血管造影（DSA），正位造影显示左侧 M_1/M_2 分叉部巨大动脉瘤；G. DSA 的侧位显示左侧 M_1/M_2 分叉巨大的动脉瘤

除，进一步分离和瘤壁切除使这个动脉瘤巨大的基底更容易夹闭。最后，在动脉瘤的颈部放置 2 个夹子，包括一个大的直夹与其垂直的大的开窗夹。这种组合足以防止动脉瘤复发。有意留下一个小的残余基底，以确保从 M_1 和所有的远端 MCA 分支的血流。另外 2 个开窗夹放置在大的游离夹下面，以消除更多的残留颈部，动脉瘤体部的切开部分行简单缝合以确保夹闭效果。ICG 血管造影证实血流良好。术中血管造影证实动脉瘤已闭塞（图 9-2）。手术顺利，患者术后恢复良好，3 年随访无神经系统症状。

患者 2：左侧 ICA 大动脉瘤

男性，62 岁，数月当中，患者出现了识字困难、思维混乱、癫痫发作和失语。CT 扫描示额颞部巨大肿物，最大直径约 8cm。随后进行了 MRI 扫描和血管造影，显示左侧 ICA 分叉处有一个大动脉瘤，内有大量的血栓形成（图 9-3）。取左侧眶颧颅底入路，打开硬脑膜后，外侧裂内可见动脉瘤样肿块。仔细解剖后，分离床突上段 ICA 进行近端血流控制。行动脉瘤内血

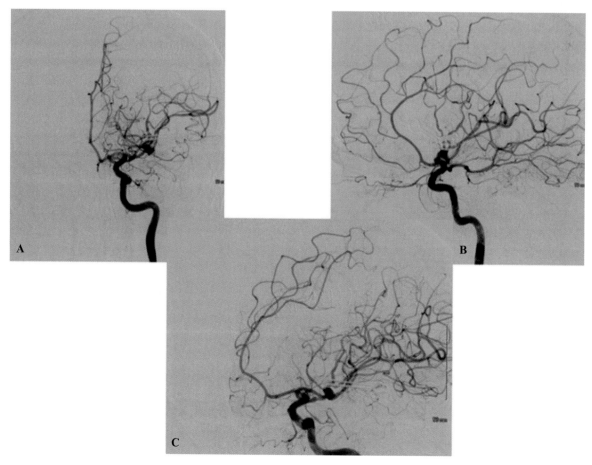

▲ 图 9-2　左侧 MCA 巨大动脉瘤的术后影像

A. 左颈内动脉正位造影显示无残留充盈；B. 术后 DSA 侧位造影显示无残留充盈；C. 术后 DSA 工作角度显示未见动脉瘤样充盈

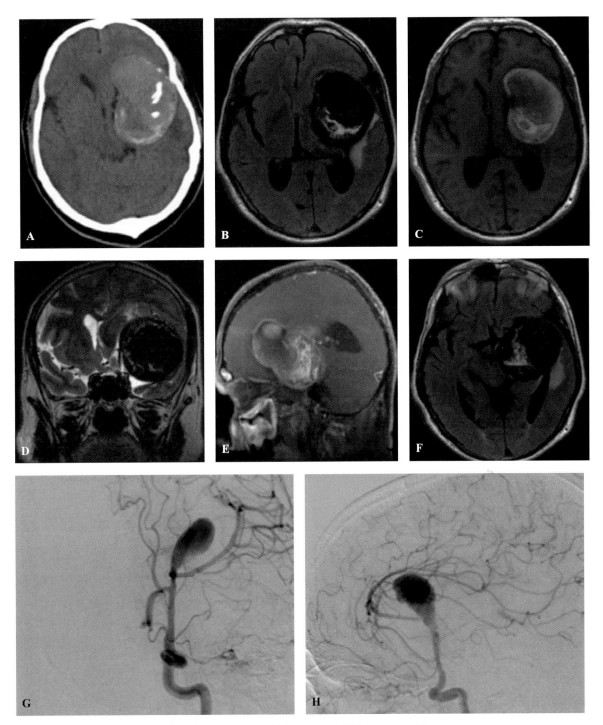

▲ 图 9-3　患者 2 的左侧 ICA 大动脉瘤的术前影像

A. 头部 CT 轴位影像显示左额颞部有边界清楚、不均匀的 8cm 肿物，中线移位 6mm。病灶中央外侧的高密度区是钙化。B.FLAIR MRI 显示病灶周围水肿、丘脑内囊前支占位效应；C. T$_1$ 加权轴向磁共振图像显示一个圆形、边界清楚的左额颞叶病变，呈高信号，后部不均一。病灶最大直径 8cm，中线从左向右移位 6mm。D. T$_2$ 加权冠状位磁共振图像显示左侧额颞部低信号肿块，周围高信号，因肿块影响引起 6mm 中线移位；E. T$_1$ 加权增强后矢状位磁共振图像显示一个 8cm×8cm、高信号的肿块病变，内部信号不均匀；F. FLAIR MRI 显示病灶周围水肿伴脑干受压；G. 术前 DSA 工作角度示左颈内动脉分叉部巨大动脉瘤；H. 术前左侧颈内动脉侧位造影显示颈动脉分叉部动脉瘤（经许可转载，图片由 Cikla 等 [18] 提供）

119

栓切除，MCA 分叉、M_1 段、脉络膜前动脉和豆纹动脉与动脉瘤壁粘连，随后解剖游离并加以保护。在 A_1、M_1 和床突上段 ICA 上放置临时夹之前，通过吸引器控制动脉出血。在临时夹闭下，继续进行血栓切除术和切除多余的动脉瘤壁。10 个动脉瘤夹，包括直夹和枪状夹，重叠重建动脉瘤（图 9-4）。吲哚菁绿血管造影证实所有脑血管通畅。术后血管造影证实动脉瘤闭塞（图 9-4）。患者术后良好，手术后 1 年随访无神经症状 [18]。

六、结论

复杂动脉瘤是指那些具有宽颈、异常分支和流出动脉的动脉瘤，有时需要复杂的夹闭技术

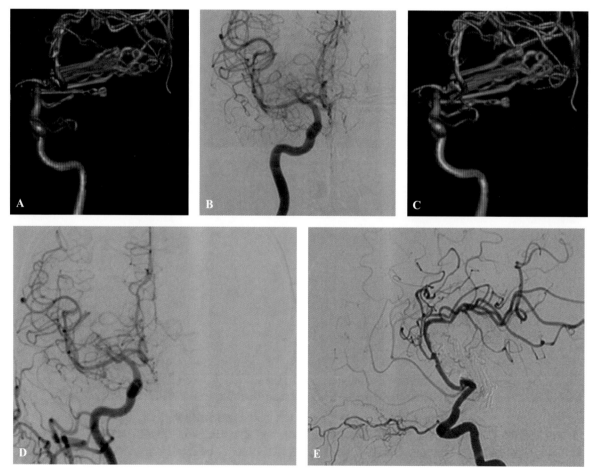

▲ 图 9-4 患者 2 的左 ICA 大动脉瘤的术后影像

A 和 C. 术后 CTA 重建显示成功夹闭动脉瘤，没有任何残留；B 和 D. 术后 DSA 正位证实动脉瘤完全闭塞；E. 术后 DSA 侧位显示没有残余充盈（经许可转载，图片由 Cikla 等 [18] 提供）

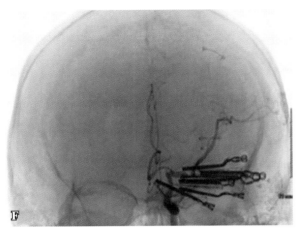
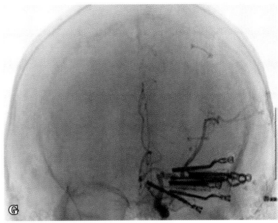

▲ 图 9-4（续） 患者 2 的左 ICA 大动脉瘤的术后影像
F 和 G. 术后 DSA 正位证实了多重夹闭后脑血流的通畅（经许可转载，图片由 Cikla 等 [18] 提供）

来达到闭塞动脉瘤和保留载瘤动脉及分支动脉的目的。复杂动脉瘤需要复合重建性夹闭技术，显微外科干预这些动脉瘤需要仔细的术前计划和瘤夹选择。鉴于前循环动脉瘤有更好的手术入路和夹闭技术，后循环动脉瘤需要改进现有的方法，以实现适当的手术暴露和动脉瘤夹闭。应用显微外科技术，结合新型瘤夹和新的手术方法，提高颅内复杂动脉瘤的显微外科治疗的适应证和成功率。

参考文献

[1] Cantore G, Santoro A, Guidetti G, Delfinis CP, Colonnese C, Passacantilli E. Surgical treatment of giant intracranial aneurysms: current viewpoint. Neurosurgery. 2008;63(279–89):289–90.

[2] Andaluz N, Zuccarello M. Treatment strategies for complex intracranial aneurysms: review of a 12–year experience at the University of Cincinnati. Skull Base. 2011;21:233–42.

[3] Diaz FG, Guthikonda M, Guyot L, Velardo B, Gordon V. Surgical management of complex middle cerebral artery aneurysms. Neurol Med Chir. 1998;38:50–7.

[4] Babbu D, Sano H, Kato Y, Arabi O, Karagiozov K, Yoneda M, Imizu S, Watanabe S, Oda J, Kanno T. The "multi clip" method in unruptured complex middle cerebral artery aneurysms–a case series. Minim Invasive Neurosurg. 2006;49:331–4.

[5] Clatterbuck RE, Galler RM, Tamargo RJ, Chalif DJ. Orthogonal interlocking tandem clipping technique for the reconstruction of complex middle cerebral artery aneurysms. Neurosurgery. 2006;59:ONS347–51; 351–2.

[6] Baskaya MK, Uluc K. Application of a new fenestrated clip (Yasargil T–bar clip) for the treatment of fusiform M1 aneurysm: case illustration and technical report. Neurosurgery. 2012;70:339–42.

[7] Ishikawa T, Nakamura N, Houkin K, Nomura M. Pathological consideration of a "blisterlike" aneurysm at the superior wall of the internal carotid artery: case report. Neurosurgery. 1997;40:403–6.

[8] Kantelhardt SR, Archavlis E, Giese A. Combined

suture and clipping for the reconstruction of a ruptured blister-like aneurysm. Acta Neurochir. 2016;158:1907–11.

[9] Cıkla U, Baggott C, Başkaya MK. How I do it: treatment of blood blister-like aneurysms of the supraclinoid internal carotid artery by extracranial-to-intracranial bypass and trapping. Acta Neurochir. 2014;156:2071–7.

[10] Solomon RA. Anterior communicating artery aneurysms. Neurosurgery. 2001;48:119–23.

[11] Yang I, Lawton MT. Clipping of complex aneurysms with fenestration tubes: application and assessment of three types of clip techniques. Neurosurgery. 2008;62(371–8):378–9.

[12] Cikla U, Yilmaz T, Li Y, Baskaya MK. Clip reconstruction of giant distal anterior cerebral artery aneurysm: 3-dimensional operative video. Neurosurgery. 2015;11(Suppl 3):463.

[13] Heros RC, Nelson PB, Ojemann RG, Crowell RM, DeBrun G. Large and giant paraclinoid aneurysms: surgical techniques, complications, and results. Neurosurgery. 1983;12:153–63.

[14] Seifert V, Güresir E, Vatter H. Exclusively intradural exposure and clip reconstruction in complex paraclinoid aneurysms. Acta Neurochir. 2011;153:2103–9.

[15] Liu JK. Direct suction decompression and fenestrated clip reconstruction of complex paraclinoid carotid artery aneurysm: operative video and nuances of skull base technique. Neurosurg Focus. 2015;39(Video Suppl 1):V4.

[16] Xu B, Sun Z, Romani R, Jiang J, Wu C, Zhou D, Yu X, Hernesniemi J, Li B. Microsurgical management of large and giant paraclinoid aneurysms. World Neurosurg. 2010;73:137–46.

[17] McLaughlin N, Martin NA. Extended subtemporal transtentorial approach to the anterior incisural space and upper clival region: experience with posterior circulation aneurysms. Neurosurgery. 2014;10(Suppl 1):15–23. discussion 23–4

[18] Cikla U, Uluc K, Baskaya MK. Microsurgical clipping of a giant vertebrobasilar junction aneurysm under hypothermic circulatory arrest. Neurosurg Focus. 2015;39(Video Suppl 1):V13.

[19] Gross BA, Tavanaiepour D, Du R, Al-Mefty O, Dunn IF. Petrosal approaches to posterior circulation aneurysms. Neurosurg Focus. 2012;33:E9.

[20] Rodríguez-Hernández A, Lawton MT. Anatomical triangles defining surgical routes to posterior inferior cerebellar artery aneurysms: clinical article. J Neurosurg. 2011;114:1088–94.

无辅助弹簧圈栓塞动脉瘤
Unassisted Aneurysm Coil Embolization

Kyle M. Fargen   Jasmeet Singh   John A. Wilson   Stacey Q. Wolfe   著

梁晓东   译

第10章

20 世纪 80 年代后期，Guglielmi 及其同事发明的可解脱弹簧圈[1,2]，以及后期迅速的血管内技术革新，彻底改变了脑动脉瘤的治疗方式。具有各种形状、尺寸和材料的新型弹簧圈技术的发展，以及强化的解脱机制、更多的导引导管和手术技术的细化，进一步将血管内弹簧圈栓塞的适用性扩展到了一系列传统上只能通过外科手术夹闭的动脉瘤。弹簧圈辅助装置，如自膨式可植入式支架和球囊微导管，使神经介入科医生提高了血管造影闭塞率，降低了宽颈动脉瘤或形态复杂动脉瘤的复发率。血管内器械库的最新成员，如血流导向支架和囊内装置为治疗挑战性梭形夹层动脉瘤或难治性分叉动脉瘤提供了更多选择。微创血管内技术的成功使许多中心现在优先通过血管内治疗大多数脑动脉瘤。

尽管有各种各样的血管内装置和技术可供选择，但对于一部分患者初级栓塞仍然是首选治疗方式。在许多情况下，动脉瘤具有简单的解剖结构，可在无辅助的情况下轻松、安全地进行栓塞。在近期一项针对治疗脑动脉瘤的美国医生的调查表明，超过 50% 的受访者推荐对大多数未破裂后交通动脉、前交通动脉和椎 – 小脑后下动脉动脉瘤进行初级栓塞，而不是其他开放手术或血管内入路（未发表的数据）。本章将介绍无辅助栓塞的适应证和禁忌证、基本技术、弹簧圈选择策略，以及与该技术相关的结果。

一、无辅助弹簧圈栓塞的适应证

进行血管内治疗动脉瘤的决定是基于患者因素、动脉瘤的位置和形态，以及医生的偏好。一旦确定了血管内治疗方法，决定是否进行辅助栓塞的主要因素是动脉瘤形态。根据广泛的形态，脑动脉瘤通常分为两种主要的亚型，即囊状（浆果）和梭状。囊状动脉瘤是真正的动脉瘤，通常是在分支点进入蛛网膜下腔的动脉外翻处。从解剖学上讲，囊状动脉瘤与正常的载瘤血管的区别在于动脉瘤颈部，这是动脉瘤将穹顶（或动脉瘤的主腔室）与下面的母体血管分隔开的部分。动脉瘤颈部可能长而清晰地划定，或者可能非常短而宽。在大多数情况下，动脉瘤颈部具有相对明确的解剖位置，可以将其理解为一条将正常母体血管与动脉瘤分开的线。从组织学上讲，动脉瘤顶由增厚的内膜和肌层组成，而没有内弹力层。正常的肌层和母体动脉的内弹力层在瘤颈部突然消失。在治疗过程中未能消除组织学上受累的颈部可能会随着持续的血流动力学压力而导致进行性的再生长和复发。故而，成功的弹簧圈栓塞取决于动脉瘤瘤顶的闭塞以防止将来的出血，闭塞动脉瘤 – 母体血管界面（"颈部"）以防止动脉瘤复发，保留载瘤血管以防止血栓栓塞并发症。因此，动脉瘤颈部代表了重要的组织学、解剖学和血管造影标志，在选择治疗策略时必须予以重视。

囊状动脉瘤有多种形状和尺寸，可能会因母体血管的位置，以及分叉分支的大小和方向而异。除了对动脉瘤的最大穹顶直径、宽度、高度和颈部大小进行标准测量外，一种非常有用的量化动脉瘤形态的方法是通过计算穹顶 / 颈部比例。通过将穹顶的最大宽度（或长度）除以颈部的最大长度来计算该比例。大多数动脉瘤的穹顶 / 颈部比例为 0.5～5。较大的穹顶 / 颈部比例表示一个较大的动脉瘤穹顶与一个相对较窄的颈部。而穹顶 / 颈部比例低则表示一个较小的动脉瘤穹顶和相对较宽的颈部。大穹顶 / 颈部比例有利于弹簧圈栓塞，而低穹顶 / 颈部比例使血管内治疗更具挑战性（图 10-1）。弹簧圈技术的特点是弹簧圈尺寸、长度和形状不同，但大多数弹簧圈是圆形的。较大直径的弹簧圈具有较大的环，不太可能通过相当狭窄的颈部脱出进入母体血管。穹顶宽度和颈部尺寸之间的差异越大，则可获得的填塞密度就越大，因为较大框架的弹簧圈在填塞过程中不太可能穿过颈部。另外，具有低穹顶 / 颈部比例的动脉瘤可能难以通过初级栓塞进行治疗。小于颈部宽度的弹簧圈环很容易向下突入母血管，因为没有下壁可将其支撑在穹顶内。因此，可能无法获得令人满意的填塞密度，因为用弹簧圈进行的进一步填塞

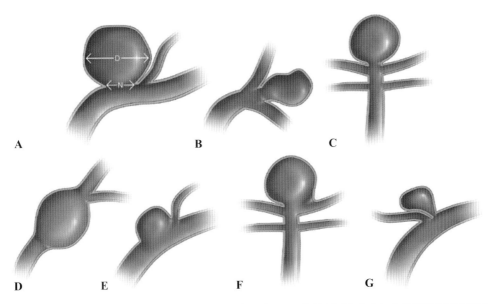

▲ 图 10-1　无辅助栓塞动脉瘤的有利和不利形态。穹顶 / 颈部比例（左上方）有助于确定候选资格

会迫使弹簧圈环向下进入母血管，从而增加潜在的血栓栓塞并发症的风险。在穹顶 / 颈部比例低的情况下，应优先考虑使用球囊导管或自膨式支架辅助弹簧圈技术，以帮助获得足够的填塞密度并保护母血管免受弹簧圈脱垂影响。虽然动脉瘤的形态变化很大，并且应根据具体情况考虑解剖学因素，但许多人认为颈部宽度＞ 4mm 或穹顶 / 颈部比例＜ 2 代表了"宽颈"的动脉瘤的阈值。在符合这些标准的患者中，尽管许多穹顶 / 颈部比例为 1～2 的宽颈动脉瘤通过初步栓塞术可安全有效地进行治疗，但仍建议考虑采用其他血管内治疗策略或手术夹闭。那些穹顶 / 颈部比例＜ 1 的动脉瘤很可能不适合进行无辅助栓塞（表 10-1）。因此，梭状脑动脉瘤没有明确的颈部，无法阻止弹簧圈侵入母血管，因此不应进行无辅助栓塞治疗。

表 10-1　无辅助弹簧圈栓塞的相对禁忌证

相对禁忌证
• 颈部宽度＞ 4mm
• 低穹顶 / 颈部比例（＜ 2）
• 梭状
• 分叉分支合并到瘤颈部
• 大或巨大动脉瘤
• 挑战性的通路或动脉瘤插管术
• 动脉瘤复发的治疗

血管内治疗大动脉瘤和巨大动脉瘤（直径≥ 15mm），具有较高的复发率[3, 4]。在一些系列报道中，无辅助栓塞治疗大动脉瘤或巨大动脉瘤进行性再通的比例高达 43%～69%[5]。初级栓

塞的不良血管造影结果很大程度上继发于栓塞后数月发生的进行性弹簧圈压缩。通过支架辅助栓塞或血流导向装置辅助栓塞，已显著提高了成功率。与使用支架相关的改善结局可能不仅仅是继发于血流导向作用，而且还可能是从支架网格穿过动脉瘤颈部的较强内皮化作用。类似地，支架或球囊的使用可提高栓塞过程中的填塞密度，这有助于防止复发。如果有能力，医生在治疗大动脉瘤或巨大动脉瘤时应考虑使用弹簧圈辅助技术。

在确定治疗方案时应考虑其他重要的解剖因素。分叉动脉瘤，如大脑中动脉（MCA）或基底顶点的分叉动脉瘤，可能会将分叉分支合并到动脉瘤颈部。例如，基底动脉尖动脉瘤通常将 1~2 个大脑后动脉 P_1 段并入宽颈中。甚至在这些分叉分支中即使很小的弹簧圈块侵犯也可能使患者处于血栓栓塞并发症的高风险中。在这些情况下，用球囊或支架辅助装置保护分叉分支可能是优选的。新的囊内装置在复杂分叉动脉瘤中也可能是首选。另外，与外科手术夹闭相比，MCA 动脉瘤栓塞治疗具有较低的完全闭塞率。因此，如果选择血管内治疗，医生应考虑在 MCA 分叉处进行辅助治疗。

最后，选择血管内方式时还需要考虑其他重要因素。简单动脉瘤在急性破裂后通常选择无辅助弹簧圈栓塞术进行治疗，因为它不需要使用双重抗血小板药物，这在需要脑室外引流或其他手术治疗时尤其重要。通常，有挑战性或复杂的动脉瘤可以分期治疗，有意进行无辅助次全栓塞或球囊辅助栓塞以确保动脉瘤安全但瘤颈残留，当可以安全使用双重抗血小板药物时，再使用确切的血流导向装置或支架辅助栓塞[6]。虽然再次治疗未经辅助栓塞而复发的动脉瘤是一种选择，但对于那些需要再次治疗的动脉瘤，应尽可能采用辅助技术或血流导向装置进行治疗，以促进血栓形成。最后，难以插管或导管易于脱垂的动脉瘤，例如，在颈内动脉和朝向前上穹顶之间成锐角的眼段动脉瘤，通常可以通过血流导向装置进行成功治疗，这不需动脉瘤内插入导管。

二、基本技巧

（一）准备和入路

在获得血管入路之前，介入科医生应制订手术计划并评估潜在的陷阱。首先，与经股动脉相反，重度迂曲、高龄、严重的外周血管疾病和后循环动脉瘤的患者可能是经桡动脉或经肱动脉入路的良好候选者。对于具有挑战性的前循环入路的患者，直接进行颈动脉穿刺术也是一种选择，因为它通常可以为颈动脉循环动脉瘤提供稳固而稳定的入路，但存在固有的颈动脉夹层风险。应选择合适的导引导管、鞘管或中间导管，以提供导管插入动脉瘤所需的近端支撑。其次，介入科医生应制订备用计划以防无辅助栓塞不充分或出现并发症。例如，使用 6F 导管可以允许放置第二个微导管以用于球囊或支架辅助或用于双微导管技术，但仍然可以通过导管进行血管造影。在破裂动脉瘤的治疗过程中，明智的做法是预先留置 1 根球囊微导管，如果发生动脉瘤穿孔则可以使用。如果弹簧圈突入母血管，球囊辅助或支架辅助栓塞备用计划是明智的。

一旦获得入路，就在血管起始处放置 1 个 6F 指引导管，通过该导管将动脉瘤栓塞。动脉应用维拉帕米以预防或缓解血管痉挛。在路图引导下，将导引导管尽可能安全地放置在远端。导引导管越靠近动脉瘤，术者对微导管的控制就越好。当在导引导管和动脉瘤之间存在许多血管襻时，这一点尤其重要，如前交通动脉动脉瘤，微导管必须穿过颈动脉虹吸弯然后进入 A_1 段。在这种情况下，最好将导管放到颈动脉岩段。导引导管的稳定性对于成功进行微导管航行至关重要。如果无法得到稳定的获益，则鼓励使用同轴系统或备用穿刺点。放置导引导管后，应根据患者情况静脉使用肝素（如果尚未使用）。在整个栓塞过程中，导管通常与持续冲洗的肝素化盐水相连，以防导管中血液淤滞，这可能导致血栓栓塞。

（二）工作视图

应当进行基线前后位、侧位脑血管造影，以便治疗前对患者解剖结构的了解。当检查潜在的手术并发症（如血栓栓塞）时，将治疗后的血管造影作为对照，这将很有帮助。接下来，应获取血管造影工作视图。这些透视位置对于成功治疗动脉瘤极为重要，因为它们提供了必要的解剖结构的可视化，并且通常是整个栓塞过程中使用的唯一视图。无法获得合适的工作视图可能会导致弹簧圈意外突入母体血管或分叉血管、动脉瘤穿孔或无法获得令人满意的动脉瘤闭塞。选择工作视图时要考虑的最重要因素如表 10-2 所示。

可以进行 3D 血管造影以帮助理解动脉瘤形态并选择合适的位置。最重要的是，在至少 1 个工作视图上应清楚地显示以下部分：①动脉瘤颈部、母血管和任意分叉分支起源之间的关系；②导管尖端和外露的微导管。对于给定的一组工作视图，如果无法满足最低必要标准，则应促使考虑获得新的视图（使用 3D 血管造影术）或考虑其他治疗策略，如血流导向装置或使用球囊或支架辅助。由于这些视图是提供令人满意的动脉瘤治疗和避免并发症的不可或缺的条

表 10-2　选择工作视图的重要因素 [a]

因　　素	理想状态	最低要求
动脉瘤解剖	在 2 个视图上清晰划定的母血管、颈部和瘤顶	在 1 个视图上清晰划定的颈部
分叉分支	在 2 个视图上分叉分支起源清晰可见	在 1 个视图上分叉分支起源清晰可见
子瘤 / 子叶	在 ≥ 1 个视图上清晰可视子瘤或子叶	双密度法表示子囊或子叶在 1 个视图上
负载评估	在 2 个视图上导引导管头端和外露微导管整个长度可视	在 1 个视图上导引导管头端和外露微导管整个长度可视，如果对稳定导管支撑高度自信，在 1 个视图上近端微导管可视
导航至动脉瘤	在 2 个视图上合适的近端血管可视化入路允许微导管轻松导航至动脉瘤	在 ≥ 1 个视图上合适的近端血管可视化入路允许微导管导航至动脉瘤
可视化	在 2 个视图上使用最大放大倍数	允许的最大放大倍数清晰划定瘤颈与母血管
并发症识别	在 ≥ 1 个视图上远端、下游血管可视以早期发现血栓栓塞并发症	

a. 如果不能满足最低要求，则考虑另一可替换的视图或治疗策略

件，因此不能低估合适的工作视图的重要性。

（三）动脉瘤导管插入术

　　一旦获得令人满意的工作视图，就选择微导管和微导丝用于动脉瘤导管插入术。导丝和微导管的选择通常基于医生的偏好。通常，使用 10、14 或 17 号导管（内径为 0.014 英寸或 0.017 英寸，均能容纳 0.014 英寸的微导丝，并且适用于大多数栓塞技术）。此外，尽管直头微导管可以插入大多数动脉瘤内，预塑型微导管（弯曲的 45° 和 90°）可以辅助动脉瘤内导管插入或基于动脉瘤解剖结构进行栓塞。直微导管头端的蒸汽塑形也可以基于医生的喜好进行。微导丝的选择通常基于偏好，但应严格考虑其特定品质。微导丝应该是可操控的（施加到导丝上的扭矩会明确导致导丝在患者体内旋转），应该具有无创伤的尖端，并提供足够的支撑以使微导管在前进时能够爬过导丝，而导丝位置不会丢失。为进入分支或动脉瘤口，微导丝塑形是必要的。

　　微导管和微导丝导航有多种技术。所使用的技术通常基于培训风格，但也取决于当前的外科医生人数。单个手术技术包括手下和手上技术，然而如果有 2 名外科医生，则可以使用双外科医生技术。在两种单外科医生技术中，左手都放在紧邻导引导管近端微导管上，并用于推进或撤回微导管。同步地，右手用于使微导丝旋转、前进或抽出微导丝，手掌朝上（手在下）或手掌朝下（手在上）。在双外科医生技术中，微导管由一位外科医生控制，而微导丝则由另一位外科医生控制。

微导管和微导丝航行的主要原理涉及系统内的"负载"（或"张力"）概念。在一个完美的系统中，将微导管在导引导管内推进 1mm 距离，这将导致透视时微导管向前移动 1mm。这个概念通常被称为"一对一移动"，因为对于每一距离单位，微导管在患者体外推进，微导管尖端在患者体内行进相等的距离。一对一移动的存在对于导管导航非常有利，因为术者可以完全控制导管运动。一对一移动的存在还表明系统内的前向负载或张力很小。然而，在大多数情况下，由于微导管与血管壁相互作用并在回路内建立 / 积累负荷，因此血管迂曲会导致一对一移动的消失。例如，随着微导管和微导丝前进通过颈动脉虹吸弯，需要增加向前的负荷来向远侧移动导管。这种负荷反映在导管的较小（短）曲线到较大（长）曲线的微导管的外部位移与导引导管尖端的近端位移之间（图 10-2）。系统内的过度负载会导致微导管和导丝的精确控制消失，但也可能导致该势能突然释放到导管尖端中，从而导致微导管和导丝向前"跳跃"。因此，在尝试对动脉瘤进行导管插入时无法识别系统中负载的累积可能会导致突然发生动脉瘤导丝穿孔，及导管意外向前弹射。

另外，过大的载荷可能导致导引导管向近侧移位，从而导致系统向主动脉内塌陷，或使微

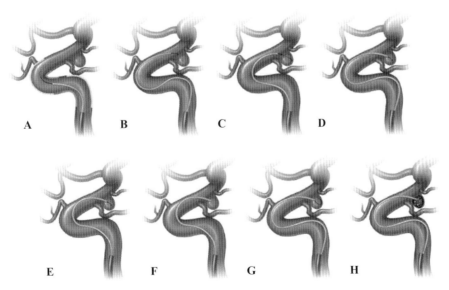

▲ 图 10-2　动脉瘤导管插入术

A. 短（较小）曲线和长（较大）曲线分别以绿色和黄色显示；B. 微导丝和微导管从近端向动脉瘤前进，这样做会将负载引入系统，由微导管向外部推动，该微导管被向外推至较大的血管弯曲和导引导管下降；C. 轻柔地抽出微导管即可从系统中除去负载，从而使导引导管返回其先前位置，并使微导管移向小弯侧。然后将微导丝推进到动脉瘤中。D. 将导丝固定住，然后将微导管通过导丝推进到动脉瘤中，仅超过瘤颈。请注意，此操作再次将负载引入系统。E. 在导管处于预期位置时，少量负载再次被去除；F. 注意，微导管尖端位置不改变，而是显露的微导管的形状（改变）。然后将导丝从微导管中轻轻撤出。G. 将框架弹簧圈部署到动脉瘤中；H. 通常，如果弹簧圈向近端推动微导管，则可能需要在微导管上施加正向负载。然后完成栓塞

导管近侧弯曲。通过缓慢撤出微导管可以从系统中除去负载，这首先导致外露的导管从近端血管的大弯侧移动到小弯侧，然后导管尖端向近端移动。因此，系统中的负载不仅来自于一对一移动缺失的认识，还需要持续留心导管尖端和外露微导管在动脉瘤近端血管的较大和较小弯内的运动。这一事实强调了在≥1个工作视图上可见导管尖端和微导管长度的重要性，并且进一步支持了将导引导管尽可能安全地放置在远端的概念。

然后在使用工作视图的路图引导下，小心谨慎地将微导管和微导丝航行至动脉瘤（图10-2）。这是通过微导丝引导并轻轻地旋转导丝使其沿感兴趣的方向操纵来实现的。通过微导管近端支撑来增强对导丝的控制，因此，在不用导管的情况下将导丝前进一段合理的距离后，通过将导丝固定在适当位置，固定导丝对微导管推进到接近导丝尖端的位置是有帮助的。然后，将导丝缓慢旋转并向前推进。重复该过程，直到微导管和导丝靠近动脉瘤颈部。应注意导丝意外地进入微小的穿支血管，以便可以立即识别和（或）避免。

然后通过缓慢且小心地将微导丝推进到动脉瘤中来进行动脉瘤的导管插入术。不需要或不建议微导丝与动脉瘤顶壁接触。接下来，在注意系统内负载的情况下，在固定微导丝的同时使微导管沿微导丝缓慢前进。通常，即使固定了微导丝，在推进微导管时，微导丝仍会继续表现出细微的运动。这可能需要将导丝稍微拉出或前推以保持稳定的位置。这种"推拉"对于保持稳定的导丝位置非常重要，尤其是在系统处于负载状态时。如果微导管前进时没有一对一的移动，那么在微导管上施加向前的力量时就必须格外小心。通常，在精细的微导管工作之前从系统中除去负载会改善控制。然后将微导管沿导丝推入动脉瘤，远离动脉瘤壁。如果导管在动脉瘤中太深，并且与动脉瘤穹顶壁接触或接近，那么在释放弹簧圈时可能会有前段弹簧圈穿孔的危险。在大多数情况下，通常首选将微导管放置在颈部或仅超过颈部一点。一旦达到令人满意的位置，微导管就会向后拉一点，以消除系统中的多余负载，这将巧妙地拉直近端环路中的微导管，而不影响导管头端的位置。此步骤必须小心，因为如果卸下的负载过多，那么微导管头端可能会失去其位置，并掉入母体血管中。然后在最初的可视化透视下将微导丝移除，以确保导管头端不会移位。

（四）动脉造影

对于复杂的动脉瘤或血管结构不清楚的患者，动脉瘤造影是一种有用的选择。这种血管造影技术涉及使用1ml注射器将对比剂通过微导管轻柔地注射到动脉瘤中。尽管注射的体积和力量明显小于通过导引导管提供的体积和力量，但是动脉瘤造影可能有助于使动脉瘤颈部、母体血管、分叉分支和穹顶解剖结构之间的关系可视化。此外，由于注射是远端的和局部的，因此动脉瘤造影图通常可提供清晰的视图，并且不会与不相关的分支重叠。由于这些因素，动脉瘤图通常可以作为栓塞的上乘路图。

（五）弹簧圈选择

自从首次使用 Guglielmi 可解脱弹簧圈以来，弹簧圈技术就迅速发展，市场上各种公司的新产品数量不断增加。大多数经验丰富的神经介入科专家会根据自己的经验使用他们"信赖"的弹簧圈。因此，许多医生已经开发出弹簧圈选择算法，该算法已根据术者的经验、可用性、成本和易用性发展了多年。但是，有一些实际考量可以帮助术者客观地为患者选择最合适的弹簧圈。

1. 基本弹簧圈设计

弹簧圈设计中最重要的因素之一是与宿主的兼容性。生物相容性弹簧圈应由惰性材料组成，该惰性材料可进行有效治疗，而无须担心不良的宿主炎症反应。金属强度是通过实验确定的，称为剪切模量。剪切模量是剪切力的弹性系数，定义为剪切应力与剪切应变的比值。

铂（92%）/钨（8%）合金已成为大多数当前弹簧圈设计的主要材料[7]。这种合金已被证明是一种安全、惰性的合金，可以在脑血管内使用[8]。有些供应商提供带有涂层的弹簧圈生产线，以使动脉瘤纤维化加剧，如水凝胶涂层弹簧圈。这些生物活性弹簧圈可能促进动脉瘤闭塞，但也与脑积水有关[9]。

弹簧圈的血管内行为表现是原材料、抗变形性（刚度，二级和三级结构），以及分离机制之间相互作用的结果。所有弹簧圈均以基本的铂合金丝开始。它的直径（可以高度变化）被认为是决定弹簧圈刚度的最重要因素。通常，原始金属丝的直径（D_1）越大，弹簧圈越硬。然后，将这种直原料线绕在芯棒上（如果是弹簧圈，则缠绕在一根直的金属棒上），以使其具有"细长"结构。这称为弹簧圈的初级缠绕（D_2）或次级结构。芯棒也可以具有可变的尺寸，以使弹簧圈被缠绕产生高度可变的二级结构尺寸。

$$k = \frac{D_1^4 G}{8 D_2^3 n} = 刚度 \ \alpha \ \frac{D_1 G}{D_2 n}$$

该公式描述了金属丝直径（D_1）和初级缠绕（D_2）对弹簧圈的弹性常数或刚度的相对贡献。G= 剪切模量，n= 每单位距离的匝数。

通常，将弹簧圈描述为"10"或"18"弹簧圈，其中"10"弹簧圈是指 0.010 英寸的次级直径厚度，而"18"弹簧圈是指被缠绕成 0.015 英寸厚度的弹簧圈。10 和 18 术语基于旧的原始 Tracker 10 和 Tracker 18 微导管。许多当前可用的弹簧圈具有 0.010～0.015 英寸改变的次级直径。一旦建立了二级结构，就可以使用许多三级形状和构型来提供 3D、球形、复形或螺旋形的标榜属性（图 10-3）。三级形状的尺寸是弹簧圈制造商所宣传的弹簧圈的"尺寸"或直径。例如，一个 5mm 的弹簧圈将具有大部分直径为 5mm 的弹簧圈环，而与三级形状无关 [10]。

弹簧圈连接到一根刚性推进线上，该推进线可以通过微导管前进。附着位置（弹簧圈和推

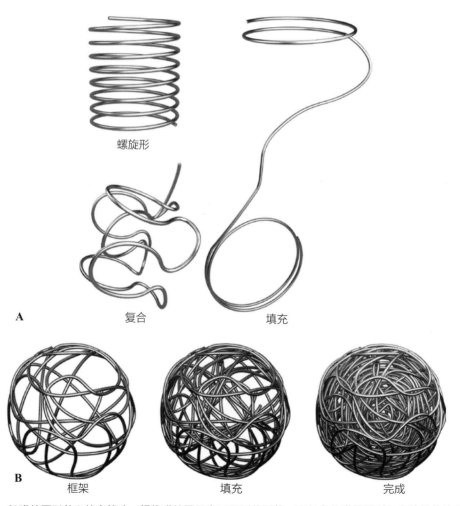

▲ 图 10-3　一般弹簧圈形状和栓塞策略。螺旋弹簧圈具有可预测的形状，而复杂的弹簧圈则具有独特的构造。填充弹簧圈被设计用于在动脉瘤内寻找未填充的空间。通常，成功的栓塞过程首先是使用大的框架弹簧圈，然后是用于填充框架弹簧圈中空间的较小的弹簧圈，最后是非常小的收尾弹簧圈

动线之间的界面）是分离区域的位置。各种分离机构可用于不同的弹簧圈，包括电解脱、水解脱和机械解脱。众所周知，Guglielmi 弹簧圈使用的原始电解脱分离系统要花几分钟才能分离出弹簧圈，而几乎所有当前的分离系统仅需几秒钟。当前，任何一种系统都没有明显的临床优势。

2. 弹簧圈形状

标有各种花式名称的许多弹簧圈都有各种形状。但是，弹簧圈主要有 3 种类型，包括框架弹簧圈、填充弹簧圈和收尾弹簧圈。

(1) 框架弹簧圈：框架弹簧圈通常是 3D 弹簧圈，它们被设计用于在离开微导管头端时在动脉瘤壁下形成坚固的外围篮（或"框架"）。因此，它们椭圆化或形成球形。通常使用 1～2 个框架弹簧圈。Target 3D（Stryker Neurovascular，加利福尼亚州弗里蒙特），Micrusphere 18 和 Presidio 10（Codman Neurovascular，美国马萨诸塞州拉塔姆）是常用的框架弹簧圈的一些范例。弹簧圈被设计成至少一部分弹簧圈环延伸跨过动脉瘤颈部。它们很硬，并提供轻微的离心径向力，采用类似俄罗斯套娃的技术以使用较小尺寸的 3D 弹簧圈填充成篮圈内部空间（像洋葱皮一样弹簧圈直径逐渐减小）。另外，由框架弹簧圈提供的脚手架可以用于填充或收尾弹簧圈来压紧动脉瘤。由于框架弹簧圈在动脉瘤内建立了重要的基础弹簧圈边界，该边界决定了后续的成功栓塞，因此框架弹簧圈在释放时的位置应成为重要考虑因素。重要的是，选择合适尺寸的框架弹簧圈对长期预后具有重大影响，即再通和再治疗率[11]。因此建议撤回，然后重新部署无法获得所需框架形状的框架弹簧圈，或者如果创建的框架不理想，则选择其他尺寸或技术。

(2) 填充弹簧圈：这些弹簧圈旨在占据由框架弹簧圈创建的框架内空间。这些可以是螺旋形的，并具有 2D 或随机形状。2D 弹簧圈最初设计为框架弹簧圈，第一个螺旋环比其他螺旋环小，希望较小的环在动脉瘤内翻滚而不会发现母体血管的流出道。这些往往是较软的弹簧圈，并被用来压紧动脉瘤。

(3) 收尾弹簧圈：当动脉瘤处于栓塞的最后阶段时，这些极其柔软的弹簧圈可在弹簧圈网格和动脉瘤颈部中找到位置，以提高填塞密度。这些弹簧圈通常直径很小，长度很短。重要的是，由于它们小的尺寸和长度，可能会有更高风险从动脉瘤中脱出并脱垂到母体动脉中。

3. 通用弹簧圈选择策略

通常，对于未破裂囊状动脉瘤，应从与动脉瘤穹顶直径大小相匹配的框架 3D 弹簧圈开始。一些术者可能会将弹簧圈加大 1mm，以使动脉瘤椭圆化，从而在理论上使颈部变窄并提高穹顶 / 颈部比例。在破裂动脉瘤中，大多数术者会将动脉瘤穹顶直径与弹簧圈直径相匹配。对于不规则的非球形破裂动脉瘤，最大尺寸的平均测量值可能是合适的初始弹簧圈的最佳指示。初始弹簧圈不一定是刚性的 3D 弹簧圈，软填充弹簧圈有时可用于形状非常不规则的破裂动脉瘤，作为框架圈或初始弹簧圈。一些弹簧圈设计具有较小的初始环，其将第一环限制在动脉瘤内，具有非常柔软的环，可以填充非常不规则形状的动脉瘤，或者根本不具有三级形状，从而允许进行渐进式折叠和（或）填充而不受动脉瘤的大小或形状影响。通常，体积填充密度在25%～33%，通常可以使动脉瘤充分闭塞，再通率较低 [12, 13]。通常，第一个弹簧圈和最后一个弹簧圈对于构筑和闭塞动脉瘤而不引起并发症最为重要。第一个弹簧圈放置时应进行有限的重新定位以最大限度地减少破坏动脉瘤内血栓的风险，最后的弹簧圈应阻塞颈部，而弹簧圈不能伸入母体血管内，以防止可能导致血栓栓塞的血栓形成。

（六）双微导管技术

最初 Baxter 等于 1998 年描述了用于治疗宽颈颅内动脉瘤的双微导管技术 [14]。在这种技术中，2 个微导管一个接一个地进入动脉瘤，以便它们并排放置在颈部或穹顶内。框架弹簧圈最初通过一个微导管展开，但没有分离。然后在通过第二微导管于最初展开但未分离的弹簧圈的网格内进行弹簧圈的顺序释放，直到观察到令人满意的动脉瘤闭塞为止。然后将初始弹簧圈解脱。该技术在动脉瘤基部合并分支血管起源的宽颈动脉瘤中非常有用。一个常见的例子是合并了双侧大脑后脑动脉的宽颈基底动脉尖动脉瘤。该技术可稳定初始弹簧圈并缩小颈部，防止任何弹簧圈脱入母动脉，并且对于在破裂动脉瘤中防止支架辅助非常有用。从理论上讲，该技术还减少与使用球囊重塑技术相关的血栓栓塞事件。

三、预后

弹簧圈栓塞的结果可分为四个方面，包括临床预后、闭塞率、持久性和再出血。但是，在阅读文献时有一些注意事项。由于破裂和未破裂动脉瘤之间存在固有差异，因此这些组之间的临床结局和持久性可能会有所不同。此外，随着弹簧圈、球囊重塑和支架辅助弹簧圈技术的进步，仅凭现代单纯初步栓塞的当前预后难以一概而论。但是，以下内容提供了历史和当前文献的概要。

临床结果应该是决策过程的基石，并且通常将结果与显微外科手术夹闭进行比较。迄今为止，已有 3 项随机、前瞻性研究比较了破裂动脉瘤的夹闭术和栓塞术[15-18]。研究临床优劣性的 ISAT 试验，共纳入 2143 名小型或中型囊状前交通动脉动脉瘤和后交通动脉动脉瘤患者，栓塞组表现出优于夹闭的临床优势（其中 1594 名患者进行为期 12 个月的随访），在 1 年内死亡或非独立者为 23.7%（栓塞）vs. 30.6%（夹闭）[15]。Barrow 破裂动脉瘤试验（BRAT）再次证明了这一点，该试验将所有破裂动脉瘤进行随机分组，并允许 38% 的交叉治疗以进行最佳治疗，结果在 1 年时死亡或依赖的发生率分别为 23.2%（栓塞）和 33.7%（夹闭）[16]。在 3 年和 6 年时，除后循环动脉瘤外没有获益[17]。在芬兰的随机试验中，MRI 显示 1 年时两组的缺血损伤数量相等[18]。

针对未破裂动脉瘤结局的研究较少，但是在最近的 Meta 分析中，在独立结局和较低死亡率方面，未破裂动脉瘤的数据库注册研究更倾向于栓塞而不是夹闭（OR=0.34，95%CI 0.29～0.41 和 OR=1.74，95%CI 1.52～1.18）[19]。Matrix 和 Platinum Science（MAPS）试验，在 1 年时，未破裂动脉瘤（n=398）患者中有 95.8% 是独立的（mRS ≤ 2），而破裂动脉瘤患者中 90.4%（n=228）是独立的，尽管除了初级栓塞外，还包括支架辅助栓塞[20]。

安全绝对是任何外科手术技术的重中之重。据报道，Guglielmi 可解脱弹簧圈栓塞术中发生的并发症发生率差异很大，范围为 2.5%～28%[21]。Murayama 等回顾了 916 名进行弹簧圈栓塞的动脉瘤患者，只有 49 名利用球囊辅助[22]。自那时以来，弹簧圈技术得到了改进，这可能为我们提供了对一次弹簧圈栓塞的纯风险的最佳评估。由于经验和技术的进步，将患者分为早期队列（1990—1995 年）和晚期队列（1995—2002 年）。有 69 名患者发生技术并发症（8.4%）[22]。4.4% 的患者发生了血栓栓塞并发症，包括远端栓塞和母体动脉闭塞，其中 1% 的患者出现永久性神经功能缺损，死亡率为 0.6%。动脉瘤穿孔发生率为 2.3%，神经系统功能缺损发生率为 1.4%，死亡率为 0.7%。较不常见的并发症包括动脉夹层（0.7%）、弹簧圈移位（0.5%）、弹簧圈破裂（0.4%）和新的占位效应（0.1%）。总体而言，晚期队列（1995—2002 年）术中并发症发生率较低（7.3% vs. 11.3%）[22]。尽管技术的进步创造了更柔软、更稳定的弹簧圈，以减轻某些并发症，但逐渐增多的复杂患者，例如支架辅助同时使用双重抗血小板药，增加了术中并发症和新的 MRI 扩散异常的风险[23]。

Raymond-Roy 分级是动脉瘤闭塞的经典分级，其中 I 级表示完全闭塞，II 级表示瘤颈残留，Ⅲ级表示瘤体残留[24]。在破裂动脉瘤中，ISAT 试验显示栓塞组的完全闭塞率为 66%，而夹闭组为 82%[15]。BRAT 表现出更低的闭塞率，Raymond-Roy Ⅰ级闭塞率为 48%，而夹闭组完全闭塞率为 96%[16]。同样，MAPS，Cerecyte 和 HELPS 试验显示完全闭塞率为 42%～76%，包括辅助球囊或支架重塑治疗的动脉瘤[20, 25, 26]。Murayama 等证明在后一组动脉瘤中接受初步栓塞的完全闭塞率为 57%[22]。

尽管栓塞动脉瘤的闭塞率显著低于夹闭动脉瘤，但是再出血率和再治疗率才是临床上最为重要的。出血或再出血的预防是治疗成功的首要标准。Raymond 等证明复发性动脉瘤再出血率较低[27]。在 501 名动脉瘤患者中，在 1 年时复发率为 33.6%，但是在将近 3 年的平均临床随访期内，出血率仅为 0.8%。ISAT 试验中第 1 年的再出血率相对较高，为 4.1%（在夹闭组中为 3.6%），在接下来的 10 年随访期内为 0%[15]。BRAT[16] 和 HELPS[26] 的再出血率为 0%，CARAT[28]、MAPS（1.3%）[20] 和 Cerecyte（0.2%）[25] 的再出血率也很低。

持久性包括再通率和再治疗率，可能是与临床更为相关的评估标准。如前所述，体积填充密度在 25%～33% 的动脉瘤通常提供足够的闭塞率和较低的再通率[12, 13]。最初的血管造影闭塞分级是动脉瘤复发和再出血的预测指标[27, 28]。Mascitelli 等发现在 Raymond–Roy Ⅲ级动脉瘤中，亚组分析显示，与对比剂在弹簧圈外沿瘤壁残留的动脉瘤相比，对比剂在弹簧圈间隙内残留的（Ⅲ a 级）动脉瘤在后续血管造影中分级可能会提高到 Ⅰ 或 Ⅱ 级（83.3% vs. 15%，$P < 0.01$）[29]。与 Raymond 的研究中 33.6% 的再通率相似[28]，Murayama 等证明进行初次栓塞的动脉瘤再通率为 21%[22]。尽管辅助治疗（如瘤颈重塑）的再通率降低（BRAT 显示 6 年 10% 的再通率）[17]，但再治疗率显著。ISAT 显示栓塞组的再治疗率为 15%，而夹闭组为 4.1%[15]。BRAT 显示相似的发生率（栓塞组为 16.4%，夹闭组为 4.6%）[17]。

总之，在与我们的患者讨论治疗方案时，我们会建议，文献表明弹簧圈栓塞后 1 年之内的临床结局要优于显微外科夹闭，尤其是在破裂动脉瘤患者中。然而，动脉瘤残留和再通的可能性很大，导致再治疗率达到 15%，但是随访中有良好的血管造影结果，再次出血的风险极低。

四、结论

对于具有良好解剖结构的破裂和未破裂动脉瘤，无辅助栓塞是一种安全有效的治疗策略。那些有直接微导管入路的、小型或中型、窄颈、穹顶 / 颈部比例高的动脉瘤最适合无辅助栓塞。

由于可能会出现弹簧圈脱出和血栓栓塞并发症，对颈部较宽或合并分叉分支的动脉瘤的治疗效果不太理想。有多种不同的微导管形状和弹簧圈构型可供选择以满足具有特殊解剖结构动脉瘤的治疗。如果需要双微导管技术或球囊或支架辅助，操作者应通过使用适当尺寸的导引导管（通常为 6 F）以准备可能需要的额外微导管。总的来说，对于合适的动脉瘤进行无辅助弹簧圈栓塞的结果非常好，再治疗率为 15%。

参考文献

[1] Guglielmi G, Vinuela F, Sepetka I, Macellari V. Electrothrombosis of saccular aneurysms via endovascular approach. Part 1: electrochemical basis, technique, and experimental results. J Neurosurg. 1991;75(1):1–7.

[2] Guglielmi G, Vinuela F, Dion J, Duckwiler G. Electrothrombosis of saccular aneurysms via endovascular approach. Part 2: preliminary clinical experience. J Neurosurg. 1991;75(1):8–14.

[3] Gruber A, Killer M, Bavinzski G, Richling B. Clinical and angiographic results of endosaccular coiling treatment of giant and very large intracranial aneurysms: a 7–year, single–center experience. Neurosurgery. 1999;45(4):793–803. discussion 803–794

[4] van Rooij WJ, Sluzewski M. Coiling of very large and giant basilar tip aneurysms: midterm clinical and angiographic results. AJNR Am J Neuroradiol. 2007;28(7):1405–8.

[5] Sluzewski M, Menovsky T, van Rooij WJ, Wijnalda D. Coiling of very large or giant cerebral aneurysms: long–term clinical and serial angiographic results. AJNR Am J Neuroradiol. 2003;24(2):257–62.

[6] Brinjikji W, Piano M, Fang S, et al. Treatment of ruptured complex and large/giant ruptured cerebral aneurysms by acute coiling followed by staged flow diversion. J Neurosurg. 2016;125(1):120–7.

[7] White JB, Ken CG, Cloft HJ, Kallmes DF. Coils in a nutshell: a review of coil physical properties. AJNR Am J Neuroradiol. 2008;29(7):1242–6.

[8] Marks MP, Tsai C, Chee H. In vitro evaluation of coils for endovascular therapy. AJNR Am J Neuroradiol. 1996;17(1):29–34.

[9] Meyers PM, Lavine SD, Fitzsimmons BF, et al. Chemical meningitis after cerebral aneurysm treatment using two second–generation aneurysm coils: report of two cases. Neurosurgery. 2004;55(5):1222.

[10] Eddleman CS, Welch BG, Vance AZ, et al. Endovascular coils: properties, technical complications and salvage techniques. J Neurointerv Surg. 2013;5(2):104–9.

[11] Ishida W, Sato M, Amano T, Matsumaru Y. The significant impact of framing coils on longterm outcomes in endovascular coiling for intracranial aneurysms: how to select an appropriate framing coil. J Neurosurg. 2016;125(3):705–12.

[12] Sluzewski M, van Rooij WJ, Slob MJ, Bescos JO, Slump CH, Wijnalda D. Relation between aneurysm volume, packing, and compaction in 145 cerebral aneurysms treated with coils. Radiology. 2004;231(3):653–8.

[13] Uchiyama N, Kida S, Nomura M, et al. Significance of volume embolization ratio as a predictor of recanalization on endovascular treatment of cerebral aneurysms with guglielmi detachable coils. Interv Neuroradiol. 2000;6(Suppl 1):59–63.

[14] Baxter BW, Rosso D, Lownie SP. Double microcatheter technique for detachable coil treatment of large, wide–necked intracranial aneurysms. AJNR Am J Neuroradiol. 1998;19(6):1176–8.

[15] Molyneux AJ, Kerr RS, Yu LM, Clarke M, Sneade M, Yarnold JA, Sandercock P, International Subarachnoid Aneurysm Trial (ISAT) Collaborative Group. International subarachnoid aneurysm trial (ISAT) of neurosurgical clipping versus endovascular coiling in 2143 patients with ruptured intracranial aneurysms: a randomised comparison of effects on survival, dependency, seizures, rebleeding, subgroups, and aneurysm occlusion. Lancet. 2005;366(9488):809–17.

[16] Spetzler RF, McDougall CG, Zabramski JM, Albuquerque FC, Hills NK, Russin JJ, Partovi S, Nakaji P, Wallace RC. The barrow ruptured aneurysm trial: 6–year results. J Neurosurg. 2015;123(3):609–17.

[17] McDougall CG, Spetzler RF, Zabramski JM, Partovi S, Hills NK, Nakaji P, Albuquerque FC. The barrow ruptured aneurysm trial. J Neurosurg. 2012;116(1):135–44.

[18] Koivisto T, Vanninen E, Vanninen R, Kuikka J, Hernesniemi J, Vapalahti M. Cerebral perfusion before and after endovascular or surgical treatment of acutely ruptured cerebral aneurysms: a 1–year prospective follow–up study. Neurosurgery. 2002;51:312–25.

[19] Delgado FA, Andersson T, Delgado FA. Clinical outcome after surgical clipping or endovascular coiling for cerebral aneurysms: a pragmatic meta–analysis of randomized and non–randomized trials with short– and long–term follow–up. J Neurointerv Surg. 2016;6

[20] McDougall CG, Johnston SC, Gholkar A, Barnwell SL, Vazquez Suarez JC, Massó Romero J, Chaloupka JC, Bonafe A, Wakhloo AK, Tampieri D, Dowd CF, Fox AJ, Imm SJ, Carroll K, Turk AS, MAPS Investigators. Bioactive versus bare platinum coils in the treatment of intracranial aneurysms: the MAPS (Matrix and Platinum Science) trial. AJNR Am J Neuroradiol. 2014;35(5):935–42.

[21] Koebbe CJ, Veznedaroglu E, Jabbour P, Rosenwasser RH. Endovascular management of intracranial aneurysms: current experience and future advances. Neurosurgery. 2006;59(5 Suppl 3):S93–102.

[22] Murayama Y, Nien YL, Duckwiler G, Gobin YP, Jahan R, Frazee J, Martin N, Vinuela F. Guglielmi detachable coil embolization of cerebral aneurysms: 11 years' experience. J Neurosurg. 2003;98:959–66.

[23] Takigawa T, Suzuki K, Sugiura Y, Suzuki R, Takano I, Shimizu N, Tanaka Y, Hyodo A. Thromboembolic events associated with single balloon–, double balloon–, and stent–assisted coil embolization of asymptomatic unruptured cerebral aneurysms: evaluation with diffusionweighted MR imaging. Neuroradiology. 2014;56(12):1079–86.

[24] Raymond J, Roy D. Safety and efficacy of endovascular treatment of acutely ruptured aneurysms. Neurosurgery. 1997;41:1235–46.

[25] Molyneux AJ, Clarke A, Sneade M, Mehta Z, Coley S, Roy D, Kallmes DF, Fox AJ. Cerecyte coil trial: angiographic outcomes of a prospective randomized trial comparing endovascular coiling of cerebral aneurysms with either cerecyte or bare platinum coils. Stroke. 2012;43(10):2544–50.

[26] White PM, Lewis SC, Gholkar A, Sellar RJ, Nahser H, Cognard C, Forrester L, Wardlaw JM, HELPS trial collaborators. Hydrogel–coated coils versus bare platinum coils for the endovascular treatment of intracranial aneurysms (HELPS): a randomised controlled trial. Lancet. 2011;377(9778):1655–62.

[27] Raymond J, Guilbert F, Weill A, Georganos SA, Juravsky L, Lambert A, Lamoureux J, Chagnon M, Roy D. Long–term angiographic recurrences after selective endovascular treatment of aneurysms with detachable coils. Stroke. 2003;34:1398–403.

[28] Johnston SC, Dowd CF, Higashida RT, Lawton MT, Duckwiler GR, Gress DR, CARAT Investigators. Predictors of rehemorrhage after treatment of ruptured intracranial aneurysms: the cerebral aneurysm Rerupture after treatment (CARAT) study. Stroke. 2008;39(1):120–5.

[29] Mascitelli JR, Moyle H, Oermann EK, Polykarpou MF, Patel AA, Doshi AH, Gologorsky Y, Bederson JB, Patel AB. An update to the Raymond–Roy Occlusion Classification of intracranial aneurysms treated with coil embolization. J Neurointerv Surg. 2015;7(7):496–502.

颅内动脉瘤的球囊辅助治疗：弹簧圈聚集技术

Balloon–Assisted Treatment of Intracranial Aneurysms: The Conglomerate Coil Mass Technique

第 11 章

David Fiorella　Henry H. Woo　著

蔡栋阳　译

自电解可脱弹簧圈问世，美国食品药品管理局（FDA）批准后的 20 年，颅内动脉瘤治疗的血管内技术已经有快速发展。在这期间，很多不同的弹簧圈设计和辅助设备的发展使得更复杂更有挑战的脑动脉瘤的治疗容易了。有这么一种辅助设备，高顺应性闭塞球囊，可以在填塞弹簧圈过程中临时扩张阻止弹簧圈突入载瘤动脉。这个技术，被称为球囊辅助技术（balloon assisted treatment，BAT），在一定程度上是有争议的，因为一些术者在实际操作中并没有运用这项技术而更倾向支架辅助技术。另外，那些使用球囊辅助技术的术者会使用很多不同的方法。在这篇综述中，我们讨论基于 BAT 的理论观点，这种方法潜在的优势和劣势，最后在血管内治疗中 BAT 技术的演化。

一、动脉瘤的血管内治疗最主要的解剖局限

一般来说，在脑动脉瘤弹簧圈栓塞过程中面临的主要解剖局限是那些给致密填塞动脉瘤而弹簧圈又没有突入载瘤动脉制造困难的因素。最经常有这些挑战的动脉瘤有以下几个解剖类别。

(1) 宽颈：宽颈动脉瘤的定义相当多，但是已经被描述为任何角度的绝对瘤颈＞ 4mm，更准确地，相对的宽颈是瘤深 / 颈比例＜ 1.5[1]。这些动脉瘤的几何形状是这样的，瘤颈不足以稳

定的把一个球形的 3D 弹簧圈维持在瘤的基底部（图 11-1）。另外，一旦解脱，表面稳定的弹簧圈可能随后从瘤腔脱入载瘤动脉瘤，有时甚至可能栓塞远端脑血管。

(2) 载瘤动脉瘤 - 动脉瘤交界点解剖结构复杂：有时瘤基底的形态是包绕载瘤动脉，或者分不清载瘤动脉瘤，在 1～2 个标准造影角度不能看到载瘤动脉瘤与瘤颈交界点。因为动脉瘤基底部明显受到栓塞弹簧圈的包裹，载瘤动脉瘤更难看到，更难以区分弹簧圈是在瘤内还是突入载瘤动脉了。这种情况下，充盈的球囊经常用来帮助找到一个载瘤动脉的理想角度（图 11-2）。

(3) 近端动脉瘤基底部累及穿支动脉：瘤颈非常宽的动脉瘤（通常发生在分叉处）可能实际上累及了重要分支的开口，这些分支可能起自瘤基底部几个毫米处。这些患者中，想要不闭塞发自瘤体的分支血管而致密填塞瘤颈是极具挑战的 [2]（图 11-3）。

二、什么是脑动脉瘤的球囊辅助治疗

球囊辅助动脉瘤治疗（BAT，球囊塑性，球囊保护），最早被 Dr. Peter Kim Nelson（美国）和 Pr.Jacques Moret（欧洲）同时描述，它是一个技术，通过在瘤颈处载瘤动脉内放一个临时闭塞球囊，充盈球囊，然后弹簧圈通过第二个平行的微导管填入瘤内 [3, 4]。在填塞过程中，充盈的球囊阻止弹簧圈疝入载瘤动脉。在填入成栏圈过程中，球囊技术主要集中在让弹簧圈在瘤基底部完成它的复合体或球形结构。在之后填入填塞圈过程中，球囊又阻止新的弹簧圈脱垂，也防止新的弹簧圈造成之前的弹簧圈移位。因此，球囊主要让这些填塞圈在之前瘤内成栏圈的结构内某个地方"筑巢"。一个弹簧圈完全送入瘤内后，球囊可以抽瘪去测试弹簧圈的稳定性。如果稳定，弹簧圈可以解脱。如果球囊抽瘪后弹簧圈又疝出倾向，可以拉出弹簧圈，重新填塞。不少见的是，几次球囊充盈，尝试填塞达到弹簧圈在瘤内达到稳定的结构（图 11-4）。因此，在传统的 BAT 过程中，这些一系列的充盈 - 抽瘪循环在每个弹簧圈填塞过程中都重复（有时多次）进行，直到栓塞完成。

（一）支持 BAT 的指标

因为以下理由，球囊在动脉瘤弹簧圈栓塞过程中在很多方面是最佳的辅助器械。

(1) 可靠的载瘤动脉瘤保护：相比较可选择的镍钛、自膨式、颅内小支架（Neuroform，

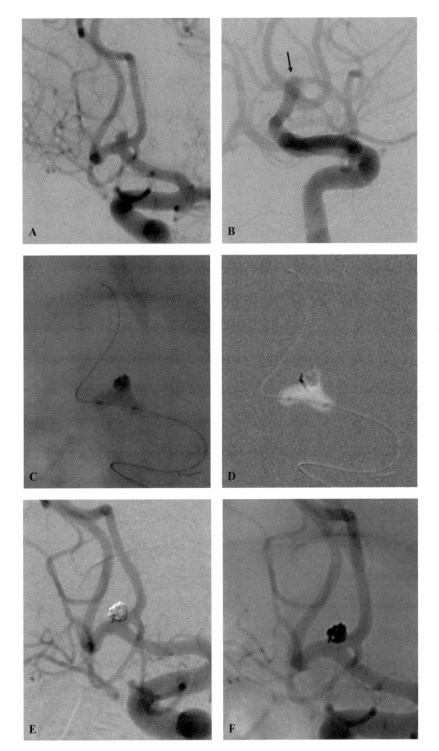

▲ 图 11-1　患者：前交通动脉动脉瘤破裂引起蛛网膜下腔出血

A. 栓塞工作角度的常规造影证实一个 2.5mm 的宽基底、瘤颈 2.5mm 的动脉瘤。垂直前交通测量的瘤体的高度 ≤ 2mm。B. 动脉瘤太浅以至于在侧位很难发现（黑箭）。瘤体 / 颈比例接近 1.0，因此动脉瘤的形态，特别是瘤深度较浅的特性决定了弹簧圈不太可能保留在瘤腔内。一个 4mm×7mm "球形" 球囊置于瘤颈处，一根标准的 0.017 英寸微导管送入瘤内。C. 一个正位透视图可见弹簧圈栓塞完成后球囊充盈。D. 撤去球囊后的正位工作角度空白路图显示由之前充盈球囊的占位引起的 "阴性缺失"。弹簧圈在空白路图上几乎完美地被减影，说明弹簧圈没有脱出，瘤体内的弹簧圈聚合体很稳定。E 和 F. 工作角度进行的术后造影的减影和非减影影像显示动脉瘤完全栓塞，除了微导管头位置引起的动脉瘤弹簧圈中间位置稍微缺失

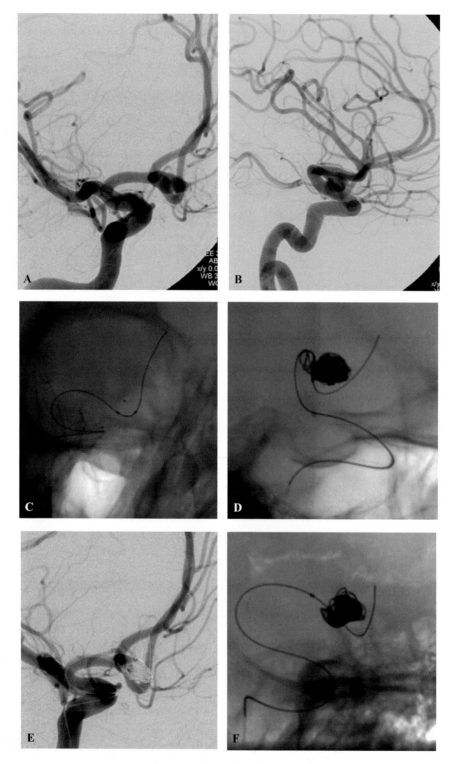

▲ 图 11-2　破裂的前交通动脉动脉瘤患者，伴有左侧大脑前动脉瘤 A_1 发育不良

A 和 B. 右侧颈内动脉正位造影和侧位造影证实动脉瘤形态是复杂的、宽颈、几乎环绕并与前交通脉的一段融合。瘤颈和载瘤动脉的界限很难在工作角度和 3D 角度进行辨别。C. 原始图像证实囊穿过前交通动脉，从右侧 A_1 延伸到左侧 A_2。D. 第一次球囊充盈和弹簧圈填塞后，旋转影像增强器显示前交通（非充盈球囊导管的走行）没有被填塞弹簧圈累及，弹簧圈包绕前交通复合体的近端下方。将影像增强器调整到可以显示近端前交通从上到下看的角度，在这个角度弹簧圈完全栓塞。E 和 F. 治疗角度的减影和原始图像证实完全的栓塞

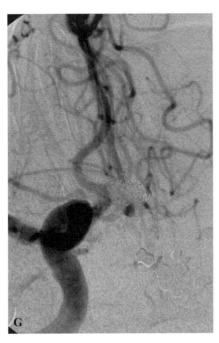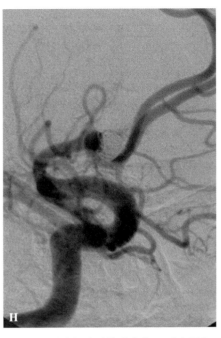

▲ 图 11-2（续）　破裂的前交通动脉动脉瘤患者，伴有左侧大脑前动脉瘤 A_1 发育不良

G 和 H. 6 个月随访保持稳定

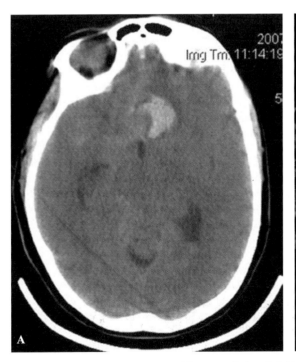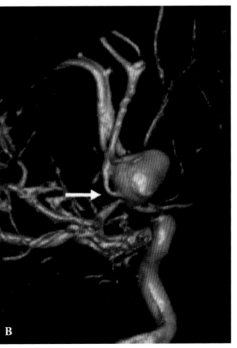

▲ 图 11-3　患者：出血的前交通大动脉瘤

A. 一张头痛为表现的头部 CT 提示前交通大动脉瘤周围蛛网膜下腔出血；B. 3D 旋转造影重建显示动脉瘤瘤颈极宽累及前交通复合体的右侧及右侧 A_2。虽然对侧左侧 A_2 起自前交通复合体的左侧而且与瘤颈没有牵连，但是右侧 A_2 段起自动脉瘤瘤体的近端（白箭）

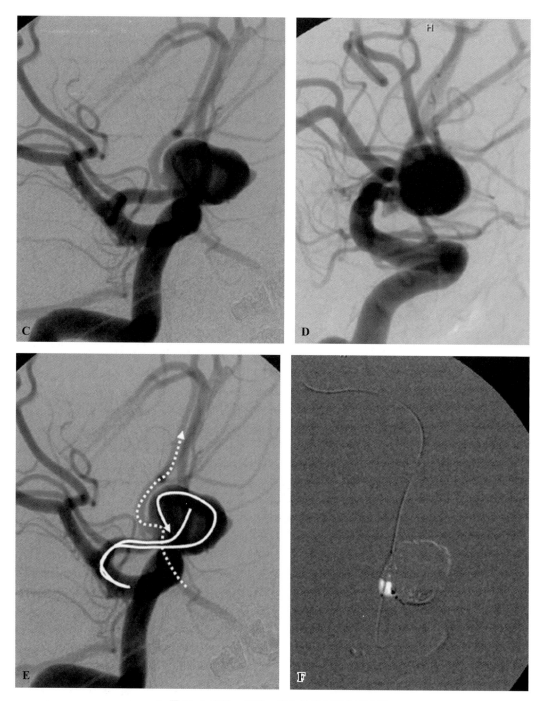

▲ 图 11-3（续） 患者：出血的前交通大动脉瘤

C 和 D. 弹簧圈栓塞的工作角度图像证实瘤颈处的复杂解剖结构。减影的正位工作角度造影显示同侧 A_2 起自动脉瘤体距离同侧 A_1 数毫米处。侧位工作角度展示从上向下看前交通动脉和近端 A_2 的角度，然而，因为血管重叠缘故，这个解剖结构几乎不可能看清楚。图表看到危险容积后，决定保护右侧 A_2 和前交通复合体最有效的办法是从对侧 A_1 到同侧 A_2 放一个球囊导管。因为计划的弹簧圈的体积与"危险容积"有较大的接触面需要保护，我们感觉有必要保留栓塞微导管送入多个弹簧圈，从而构建最稳定的复合体。E. 基于这个原因，2 根微导管通过右侧颈内动脉的指引导管送入瘤腔内。工作位的减影图像用来证实微导管的位置。实线表示 2 根瘤内栓塞导管的位置 . 虚线描绘从左侧 A_1 到前交通复合体右侧再延伸到右侧 A_2 近端的 4mm×7mm 球囊导管的轨迹。在 3 次球囊充盈过程中共填入 14 个栓塞弹簧圈 [40cm presidio-18，151cm cashmere-14（micrus endovascular，san jose，CA），36cm hydrocoil-10（microvention/terumo，alisa viejo，CA）]。F. 侧位工作角度的空白路图证实的抽气后球囊的"阴性缺失"征象可以区分同侧 A_2 和前交通复合体的从上向下的视角。弹簧圈几乎环绕前交通复合体和右侧 A_2 段 180°，但在泄气球囊后仍可以看到弹簧圈被减影，表明弹簧圈聚合体的稳定

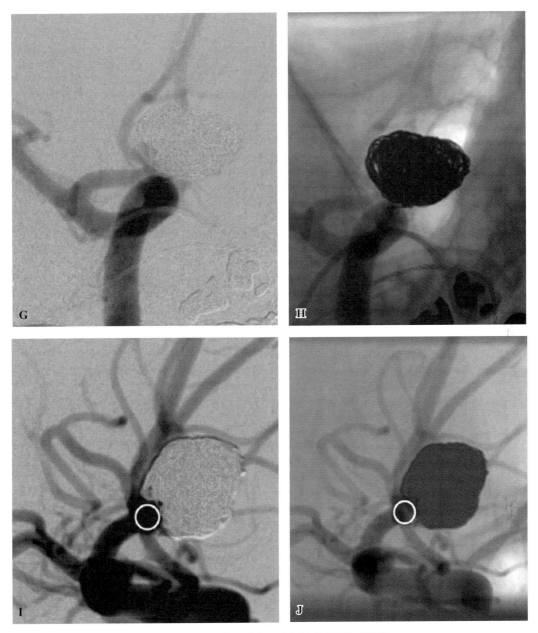

▲ 图 11-3（续）　患者：出血的前交通大动脉瘤

G 和 H. 弹簧圈栓塞后工作角度的正位（G 减影，H 普通透视）和侧位（I 减影，J 普通透视）投射显示动脉瘤栓塞足够致密，只有右侧 A_1～A_2 连接处少量残留。残留区域是由于瘤内被球囊保护的空间，这样能保持右侧 A_2 的通畅，因为它发自瘤体近端。虽然没有解剖学的瘤颈来防止弹簧圈疝入右侧 A_2 开口，但弹簧圈聚合体的稳定性允许弹簧圈在球囊外重建 A_1～A_2 连接处。I 和 J. 侧位工作角度在从上向下投射的方位描述了通畅的右侧 A_2 和前交通动脉（白圈）。随着瘤体被弹簧圈栓塞后前交通解剖更容易理解

Boston Scientifc，Fremont,CA；Enterprise，Codman Neurovascular，Warren，NJ），充盈后的球囊可以提供更加可靠和强大的载瘤动脉瘤保护。首先，对比剂充盈的球囊可以清晰可视以正式载瘤动脉的位置。自膨式支架可透过射线，因此，载瘤动脉和瘤颈的临界面的准确解剖有时不清楚。这种情况，在栓塞解剖结构复杂的动脉瘤时，有时很难自信确保弹簧圈没有在载

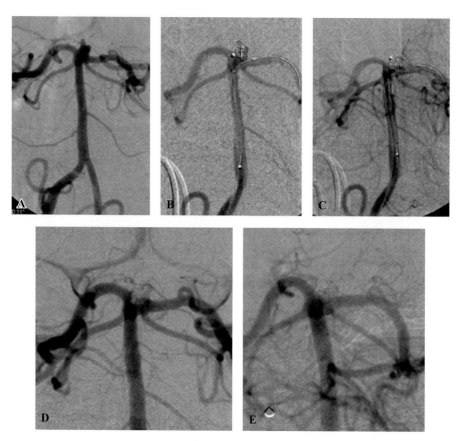

▲ 图 11-4　蛛网膜下腔出血的年轻女性

A. 正位栓塞工作角度的术前造影显示一个小的、宽颈的基底动脉尖动脉瘤，体 – 颈比为 1.0。不辅助的情况下在瘤内形成一个稳定的弹簧圈团有难以想象的困难。由于动脉瘤是破裂出血的，治疗选择传统球囊辅助技术（BAT）。B. 瘤内成栏弹簧圈想要达到稳定的聚合体需要多次尝试。每次尝试中，在泄掉球囊后弹簧圈都会从瘤内脱出，最终，经历几次球囊充泄和弹簧圈送入撤出后，成栏弹簧圈达到稳定状态。C. 然后在球囊保护下将其他的弹簧圈送入瘤内；D. 动脉瘤被有效地栓塞；E. 1 年随访造影证实效果持久。虽然这个技术最终成功了，但它很耗时间。这需要在小的破裂动脉瘤内多次调整成栏圈，而且需要闭塞球囊多次充泄

瘤动脉瘤内。其次，自膨式支架的网孔要足够大以便适应进入动脉瘤的微导管顺利通过。当动脉瘤发自脑血管的拐弯处时，跨动脉瘤释放支架，这些网孔可能变得更大。这些网孔的区域有时足够使得弹簧圈通过支架突入到载瘤动脉。相比支架，球囊提供完全连续的 / 沿着瘤颈的不透射线的屏障[5]。这种情况下，除非弹簧圈微导管退出动脉瘤，或者弹簧圈疝入球囊周围（典型提示球囊充盈不完全或大小形状不合适），球囊充盈后弹簧圈疝入载瘤动脉瘤是不可能的（图 11-5）。

　　(2) 载瘤动脉清晰可视：一旦跨瘤颈放置，球囊通常可以提供针对术前计划的重要辅助（或者术中更加合适），随着球囊的充盈，成栏圈填入瘤腔内，但不解脱。如果尺寸合适，成栏圈可以提供一个瘤腔边界的不透射线的界限。这时，球囊充盈和成栏圈到位后，可以透视下调整

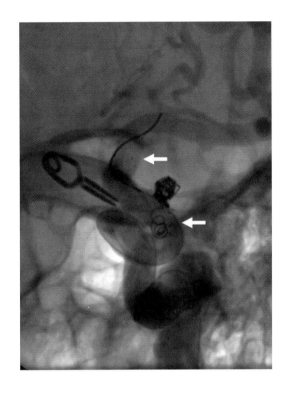

◀ 图 11-5　弹簧圈从颅内自膨式支架中脱出
经支架栓塞颈眼段小动脉瘤的透视图显示跨动脉瘤颈的支架位置
（白箭指的是支架末端的标志物）。瘤内弹簧圈团显示了形象的支
架效果，在动脉瘤 - 载瘤动脉交界面有平边。然而，随着弹簧圈
解脱，一个弹簧圈通过支架网孔脱出。立即置入第二枚支架来保
护弹簧圈，防止弹簧圈进一步脱出，或者出现远端栓塞

影像增强器来区分载瘤动脉瘤（对比剂充盈的球囊）和动脉瘤（成栏圈）的关系。这个技术对于决定栓塞的最佳角度很有用，特别在找到载瘤动脉与瘤颈区域的理想切线角度方面很有用。在复杂患者中这个给切线角度对于证实载瘤动脉边界通常是最可靠的（图 11-6）。

(3) 出血保护：术中动脉瘤破裂是潜在可能发生的灾难性并发症，用球囊辅助技术处理能改善后果。如果没有闭塞球囊，术中动脉瘤穿通经常导致立即出血，只能通过中和肝素，降压，快速填入其他的弹簧圈来处理。动脉瘤穿破在支架辅助栓塞时特别难处理，因为这些手术通常是在患者双抗治疗外加全身肝素化时进行的。

在 BAT 过程中，闭塞球囊通过瘤颈处充盈，病变被孤立在脑循环外。相应的，如果发生填塞过程中的出血，充盈起来的球囊可以有效地预防和减少动脉瘤的出血。如果证实填塞过程中出血（弹簧圈突破了动脉瘤路图界限），球囊可以继续充盈，同时中和肝素，继续填入弹簧圈。通过这种方法，破裂后的大量出血总体来说可能会减少或避免。这种情况下，闭塞球囊充当了夹闭过程中动脉瘤破裂的临时阻断夹的作用。

(4) 临时器械：对双抗血小板药物的绝对要求是动脉瘤支架辅助治疗一个重要的潜在弊端。这个问题很重要，对于急性蛛网膜下腔出血的患者，血小板抑制药是重症管理过程中的一个重要的风险。相比较放支架，在出血患者中可以仅肝素化治疗。在一些选择性 BAT 患者中，我

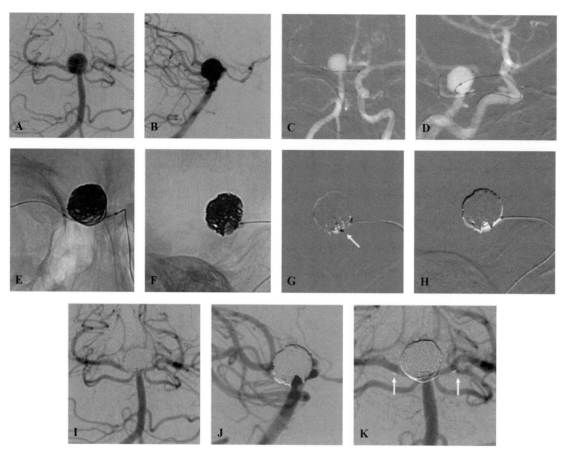

▲ 图 11-6　体检发现的基底动脉尖动脉瘤

A 和 B. 术前的正位和侧位工作角度显示瘤颈非常宽的动脉瘤包裹了极低动脉尖的前面和后面，瘤颈累及双侧 P_1。正位工作角度很难看出来 P_1 的根部，因为它们被动脉瘤遮挡。侧位看，解剖结构很难评价，因为很多分支血管和动脉瘤重叠。C 和 D. 正位和侧位路图显示一个 4mm×15mm 圆柱状球囊通过左侧后交通动脉横跨基底动脉尖。这个球囊的位置允许一个球囊保护整个"危险空间"。一旦弹簧送入动脉瘤，影像接收器调整最优工作角度。E 和 F. 虽然由于图像重叠正位不能显示载瘤动脉瘤，但是侧位角度调整至精确的"从上向下"的角度，可以在轴位看球囊和中心的微导丝。G. 在第一轮的栓塞过程中随着泄球囊后侧位空白路图证实一些弹簧圈沿着基底动脉尖（白箭）的前面脱出。在这个位置，动脉瘤的这个区域缺乏足够多的弹簧圈形成一个稳定的聚合体。幸运的是，再次充盈球囊后移位的弹簧圈回到瘤腔内。调整微导管到瘤腔的前部分，球囊再次充盈，再次填入一些弹簧圈。H. 在第二次泄掉球囊过程中，侧位工作角度空白路图显示被球囊移位入瘤基底部的脱出的弹簧圈和第二枚弹簧圈缠绕。第二次泄去球囊后，基底（泄去的球囊引起的阴性缺失界限）没有被弹簧圈累及，说明弹簧圈聚合体显示完全是稳定的。I 和 J. 正位和侧位工作角度的术后造影显示动脉瘤完全闭塞。侧位角度证实弹簧圈重建了基底动脉尖，它周围 270° 被弹簧圈围绕。栓塞结束后，球囊被支架系统交换，一个自膨式支架从右侧 P_1 放至左侧 P_1。K. 手术结束时放大的正位图像显示基底动脉尖内的弹簧圈团和两侧 P_1 支架末端标记点（白箭）

们让患者术前服用阿司匹林，或者阿司匹林加氯吡格雷。这些抗血小板药物可以预防术中血栓栓塞并发症，术中必要时也可以为放支架提供条件[6]。然而，如果一个术前给了双抗的患者术中没有用支架，我们通常术后立即停掉氯吡格雷，2~4 周后停掉阿司匹林。

(5) 改善微导管通路（稳定性和重复性）：临时阻断球囊经常有稳定微导管防止微导管退出的功能。微导管稳定性的增加可以促进动脉瘤栓塞的致密程度。如果微导管在栓塞过程中被踢出，球囊泄掉后对微导管再次进入瘤腔没有阻挡。相比较，原位支架经常破坏微导管进入瘤腔的通路，一旦微导管进入瘤腔，支架并不能增加微导管的稳定性。

(6) 填塞致密性：球囊提供更好的进入瘤腔的通路和对载瘤动脉更强大保护作用在一些患者中能增加动脉瘤填塞率和致密性。

(7) 动态的载瘤动脉保护：最初，在动脉瘤栓塞过程中球囊有时充盈到轻微疝入瘤颈处。当栓塞完成时，球囊可以稍泄一些压力让弹簧圈团和载瘤动脉形成一个近似瘤颈的界面（图 11-7）。

（二）BAT 的潜在劣势

(1) 临时保护可能不可靠：阻止一些术中使用球囊塑性技术的重要的原因是缺乏永久性的植入器材去原位稳定弹簧圈。这点让人担心这个弹簧圈团会自发在某个时间点疝入载瘤动脉。一旦术者对这项技术积累的足够的经验，特别是用弹簧圈聚合体方法，这个问题将不是常见，或者难处理的问题。在一些患者中，当一个瘤颈特别宽的动脉瘤严重包裹载瘤动脉，术者会选择在栓塞结束时放一个支架确保弹簧圈团的稳定性。通过这个方式可以获得 BAT 的上述所有优势并且不再担心弹簧圈团术后疝出（图 11-6）。类似的，如果术中发生弹簧圈疝出，术者仍可以交换支架输送系统。

(2) 时间：在用传统方式时（每填入一个弹簧圈都充泄一次球囊），BAT 方式可能消耗大量时间，要求多次调整栓塞导管进行栓塞。一些患者中泄球囊的时间可能会持续 15～30s，在每个弹簧圈填塞和解脱循环中增加大量额外的时间。

(3) 脑缺血：球囊充盈后，载瘤动脉完全阻断，导致血流量减少（依靠侧支代偿的状态），被这支血管供血区域的缺血。因为这个原因，在球囊充盈过程中评价侧支循环的模式很重要。对于颈动脉动脉瘤，球囊放置应该特别注意避免因为闭塞侧支导致不必要的缺血。特别是如果前交通提供侧支时应该避免球囊延伸至颈内动脉末端，或者闭塞后交通动脉。填入每个弹簧圈时都反复的充盈泄去球囊可能因为反复搅动形成的弹簧圈团而增加血栓栓塞风险，也可能因为术中充泄球囊导致进入少量气体而引起栓塞。

(4) 栓塞的持久性：虽说 BAT 允许栓塞宽颈动脉瘤，但结果可能不持久，因为这些病变容易复发 [7]。一些作者建议，应用支架通过提供一定程度的血流导向和动脉瘤 – 载瘤动脉瘤切面的内膜生长来提高弹簧圈栓塞的持久性 [8]。然而，有几个理由不建议最开始就用支架。首

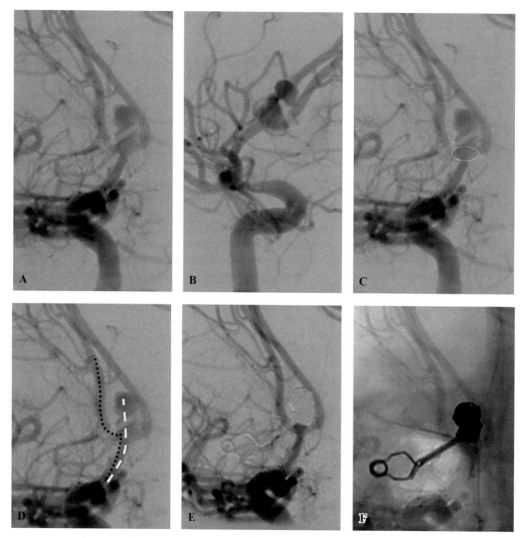

▲ 图 11-7　破裂的宽颈前交通动脉动脉瘤患者，外院直接夹闭失败后进行了夹闭 – 包裹

A 和 B. 左侧 A_1 发育不良，双侧 A_2 来自右侧前循环，正位和侧位工作角度造影证实一个累及整个前交通复合体和近端右侧 A_2 段的宽颈前交通动脉动脉瘤。C. 危险空间（白圈）在正位工作角度上被计划标记出来 . 更难保护的和超选择的是同侧 A_2 近端。因此，一个 4mm×7mm 的球囊被安置到 ACOMM 和右近端 A_2 处。D. 微导管的位置在正位减影的工作位图像上标记出来。球囊导管的位置是用黑虚线标记的，而微导管的位置是用白虚线标记的。在 2 次 5min 的球囊充盈过程中填入 11 个弹簧圈［38cm Cashmere-14，20cm Ultipag-10（Micrus Endovascular），4cm Hydrosoft-10（Microvention/Terumo）］。E 和 F. 弹簧圈栓塞后的减影和透视图像证实动脉瘤完全的致密的填塞，弹簧圈团和前交通复合体形成一个均质的平的接触面。两侧 A_2 段保持通畅

先 BAT 可能使得动脉瘤栓塞更加细致完整从而减少再通风险。其次，BAT 后，如果术者认为弹簧圈团可能不稳定，需要支架，可以随时植入支架。球囊导管可以通过 300cm 0.010 英寸微导丝（Xcelerator-10，eV3，Irvine，CA）交换微导管，然后通过 0.014 英寸微导丝交换支架系统。

三、球囊辅助栓塞的临床实践：弹簧圈聚合体技术

（一）什么是 BAT 的弹簧圈聚合体

因为球囊辅助栓塞的潜在的和实际的限制是送入每个弹簧圈都要进行球囊的充泄，所以我们开始在每次球囊充盈（通常持续 5～10min）期间放入多个弹簧圈（3～7 个）。从以下几个方面来评估这项技术。

第一，我们发现传统 BAT 过程中，有时填进去一个新的弹簧圈后可能会导致前一个瘤内的解脱的弹簧圈脱出。通常，我们会继续填塞，因为最后会放一个支架补救脱出的弹簧圈。然而，我们经常发现球囊充盈后如果脱出的弹簧圈能够被压回瘤腔内，继续填塞其他弹簧圈，那个脱出的弹簧圈环实际上会缠绕如新填入的弹簧圈内，最终形成稳定的颅内"聚合体"从而避免支架应用（图 11-6）。

第二，在一些瘤颈很宽的动脉瘤内，我们发现最初的成栏圈不稳定，除非多次反复尝试填塞。而且，即使稳定在瘤腔内，弹簧圈可能经常在球囊泄掉后发生移位。相比较，当第一次球囊充盈后引入多个弹簧圈并解脱后，他们会形成一个稳定的瘤内"聚合体"，最终球囊泄掉后瘤内的"聚合体"不会发生明显移位或脱出。

第三，连续的闭塞时间在 5～10min 的间断给予脑灌注在大部分患者中都可以很好的耐受。如果有充分的直接代偿（BAT 期间保持开放的发达的前交通代偿），可以进行更长时间的闭塞。血管内治疗术中可接受的闭塞时间可以从外科动脉瘤临时夹闭的应用中推测。在动脉瘤外科治疗中，临时的夹闭时间 10～20min 是常规必需的，通常大部分患者都能耐受。与放置临时动脉瘤夹相反，血管内"临时夹"闭塞球囊的应用会在全身肝素化条件下进行（未破裂动脉瘤患者经常会同时给予抗血小板药物），不会要求调整载瘤动脉瘤或局部穿支血管，不会伴有脑组织塌陷。因为这些原因，如果阻断时间相似，看起来血管内球囊闭塞至少应该有跟临时夹闭一样的耐受性。

第四，用传统 BAT 如果发生术中出血，弹簧圈聚合体技术默认被用来实现动脉瘤完全闭塞阻止再出血。在这些患者中，很明显，用这个技术可以很快实现致密栓塞。

（二）支持"弹簧圈聚合体技术"比较 BAT 传统方式的参数

实践中我们发现 BAT 技术相比传统方法有几个潜在优势。

- 引入多个弹簧圈产生的聚合体比单个放置弹簧圈更加稳定，可以不用支架来栓塞宽颈动脉瘤（图 11-1）。

- 这种方法能够让小、柔软、收尾圈在瘤颈处致密填塞，促使部分瘤颈实现较高的填塞密度和更均匀的弹簧圈重建（图 11-7）。

- 相比较标准 BAT 方法，连续多个弹簧圈的快速填塞和解脱缩短了这个动脉瘤填塞时间（图 11-8）。

- 在单词球囊充盈过程中填入多个弹簧圈能够减少球囊充盈和弹簧圈调整次数。在一些患者中，这个技术可能会导致球囊闭塞时间更短。

- 意料之外的术中动脉瘤穿破变得更加可控，因为弹簧圈快速填入，动脉瘤在首次泄掉时通常能很好地闭塞（术中穿破如果很明显时）。

四、混合弹簧圈聚集技术：技术要点、设备和手术细节

（一）技术要点

1. 抗凝 / 抗血小板方案：对于应用混合弹簧圈聚集技术进行球囊辅助栓塞需要充分抗血小板治疗。

对于这些患者，要求患者，不管是否破裂，球囊充盈之前都要全身肝素化（ACT 250～300s）。全身肝素化可以等到栓塞微导管到位后再给。未破裂的宽颈动脉瘤如果选择球囊辅助栓塞可以术前给阿司匹林（手术当天早上给予 81～325mg/d），有时给氯吡格雷（75mg/d，5～7d，或者手术前一天给予 600mg，而当天早上给予 75mg），特别是需要用支架时。如果没有用支架，大部分患者中，术后氯吡格雷可以立即停掉，阿司匹林可以在 2～4 周停掉。

2. 球囊选择，定位，跟进

球囊选择和定位的策略是基于对动脉瘤、载瘤动脉、邻近分支血管的充分的理解。两方面因素决定这些决定。首先，术者必须明确载瘤动脉瘤和局部分支血管的准确容积（载瘤动脉 - 动脉瘤复合体），这个复合体有弹簧圈脱出的风险，因此需要球囊保护，即所谓的"危险容积"。有时在图像上，或者纸上画出这个容积可能有用。这个容积可以确定选择哪种球囊，球囊放在哪儿，球囊放在这个空间中充盈填满这个空间（图 11-3、图 11-6 和图 11-7）。其次，对于分叉处动脉瘤，

术者必须确定那个分支最可能被突出的单个弹簧圈，或者形成的弹簧圈团闭塞。这个常常可以通过看着动脉瘤完全被圆形或椭圆形弹簧圈团完全填塞来实现，因为理想中的弹簧圈的形态典型的是形成这样的形态。最可能被弹簧圈团闭塞的分支血管不仅仅需要球囊保护而且需要通过控制球囊的微导丝来控制。如果在栓塞过程中弹簧圈突入血管轮廓，那么微导丝的控制允许术者将球囊导管交换成支架系统。可用的单腔、高顺应性临时阻断球囊仅仅使用 0.010 英寸的微导丝。因为这种微导丝扭控能力有限，所以对于迂曲复杂的脑血管解剖结构，球囊导管的通过性有挑战性。另外，相比标准 0.017 英寸的微导管，球囊导管更大更硬，因此如果远端缺乏足够的支撑，更软的 0.010 英寸微导丝无法支撑球囊导管。基于这个原因，我们预计困难的解剖结构，事先用一个标准的微导管的 0.014 英寸微导丝到达远端目前结构，然后通过 300cm 0.010 英寸微导丝交换上球囊导管。交换后，我们整个手术过程中保留 300cm 微导丝，这样做可以在术中原位交换支架系统。

3. 微导管到位

因为弹簧圈聚合体的稳定性可以通过单次球囊充盈中填入多个弹簧圈来预判，在瘤内填入 1~2 个弹簧圈时微导管没有被踢出来就显得很重要了。因为这个原因，瘤内稳定而且深的通路更好。在更大的瘤内，我们通过瘤内轮廓深入微导管，或者引入第二个微导管来达到这个目的。然后填入弹簧圈直到微导管被踢出。

4. 快速解脱弹簧圈

快速输送和解脱的弹簧圈要有快速解脱的装置。标准的电解脱，每个圈要求 15~45s，不适合弹簧圈聚合技术。

5. 长的软圈

这项技术用更软的圈最好，因为填圈过程中微导管不会被踢出来。他们在形成弹簧圈线团过程中也更容易找空隙，在瘤颈区域，他们在球囊外铸型成一个更连续的载瘤动脉 – 瘤颈切面（图 11-8）。更长的弹簧圈提供更多可用的长度去嵌入形成的弹簧圈聚合体。填进去的每一个圈他们也提供更大的体积，减少填入弹簧圈的数量，因此减少弹簧圈准备、输送和释放的总的时间。

6. 有效的弹簧圈准备和输送

在球囊充盈过程中整个治疗组必须通力合作。预计要填塞的弹簧圈应该提前准备。在输送弹簧圈过程中，术者应该要下一个弹簧圈，在前一个弹簧圈解脱和撤出过程中应该快速准备下一个圈。助手必须熟悉弹簧圈准备和微导管到位的流程，这样操作更有效。这些考虑对于减少准备和填塞弹簧圈的时间很重要。如果被分配到每个弹簧圈的时间能被缩小，在一次球囊充盈

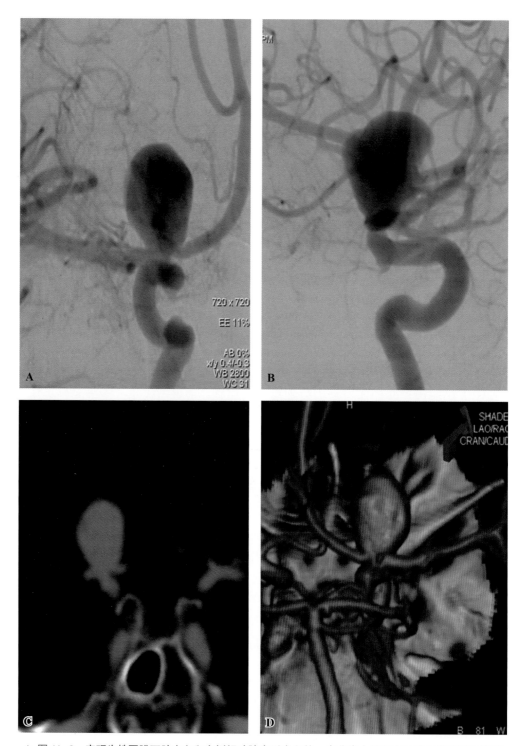

▲ 图 11-8　表现为蛛网膜下腔出血和右侧额叶脑实质出血的一个非常大的颈内动脉末端破裂动脉瘤

A 和 B. 术前正位和侧位工作角度造影证实一个大的、宽颈颈内动脉末端动脉瘤，累及 M_1 近端比较短的一段。右侧 A_1 起自瘤的基底部，然而有 2 个开放的、粗细一致的 A_1，前交通复合体很纤细。基于此，决定治疗过程中要保持右侧 A_1 通畅性。C 和 D. 冠状位和隐去表面的 CTA 3D 重建影像显示右侧 A_1 起自瘤颈远端的急夹角

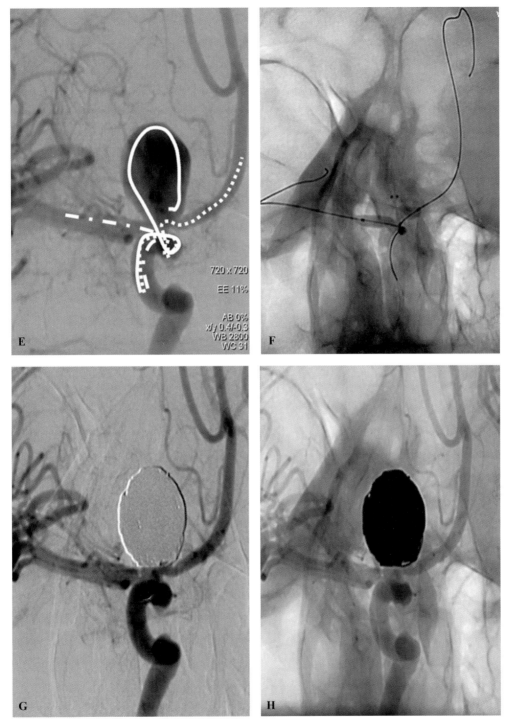

▲ 图 11-8（续）　表现为蛛网膜下腔出血和右侧额叶脑实质出血的一个非常大的颈内动脉末端破裂动脉瘤

E. 计划的微导管的位置是示意性的叠加在正位工作角度，点状虚线代表 4mm×7mm 球囊，从 ICA 末端延续至右侧 A$_1$，实线代表微导管贴着瘤腔轮廓，微导管头于 A$_1$ 出口附近。F. 透视图像证实同时充盈的球囊和微导管包绕的瘤腔的轮廓内。在 3 次充盈球囊维持 12min、8min 和 8min 过程中，共填入 25 个弹簧圈。G 和 H. 弹簧圈栓塞的正位工作角度减影和透视图像证实瘤内致密的弹簧圈团，与载瘤动脉瘤形成一个平的接触面，在弹簧圈团的内侧面有一个薄的缺失，这是前交通动脉近端右侧 A$_2$ 连接处在瘤内的部分，4mm×7mm 球囊的保护保持了右侧 A$_2$ 的通畅。弹簧圈团的侧位有一点血栓，看起来像是右侧 M$_1$ 的一点透亮的充盈缺损，动脉内给予数毫克阿昔单抗，并且术后给予阿司匹林进行预防性治疗过程中就可以填入更多的弹簧圈，这个手术球囊充盈的次数的减少能够减少这个手术时间。

（二）设备

1. 球囊导管

最早的临时阻断球囊导管（Endeavor，Boston Scientific，Fremont，CA）依靠血流导向，后来受到导航性方面的限制。新一代的超顺应性，导丝引导，临时阻断球囊导管已经应用于脑血管。这些设备现在广泛应用于临时血管阻断、血管痉挛的球囊扩张、急性缺血性脑卒中的机械碎栓，以及脑动脉瘤的球囊辅助治疗。

在美国，hyperglide 和 hyperform（eV3，Irvine，CA）球囊最常用于 BAT。这些球囊使用 0.010 英寸的微导丝，微导丝通过微导管头之后球囊导管的远端出口被堵塞。当对比剂和盐水混合物通过选择止血阀注入微导丝周围的近端空隙，注射剂直接进入球囊腔导致球囊充盈。球囊导管的超顺应性材料可以允许球囊多次充盈，在球囊泄掉后球囊远端导管头没有明显的形态变化（球囊导管远端材料塌陷，没有形成就像半顺应性，或者非顺应性球囊的"翅膀"样结构）。同时，超顺应性的充盈轮廓使得球囊非常柔软、无损伤、可塑性强，这个球囊可以顺应血管形态进入邻近的血管和动脉瘤瘤颈。

目前可选择的球囊有两种形状，顺应性球形（Hyperform 4mm×7mm 和 7mm×7mm）经常用于分叉处和末端动脉瘤，以及圆柱状球囊（Hyperglide 4mm×10mm、4mm×15mm、4mm×20mm、4mm×30mm）经常用于侧壁动脉瘤。这两种不同形态的球囊有时联合应用去完成更加复杂的塑性。

2. 微导管

任何标准的 0.017 英寸内腔的微导管（SL-10，Boston Scientific，Fremont，CA；Echelon-10，eV3，Irvine，CA；Prowler-10，Codman Neurovascular，Warren，NJ）可以用于联合高顺应性球囊通过标准的 6F、0.070 英寸指引导管系统，除了 7mm×7mm Hyperform 球囊。7mm×7mm Hyperform 球囊要求更粗的指引导管（7F）来通过并排的微导管。

3. 可旋转止血阀（RHV）

管理指引导管近端的方法很多。2 根微导管可以通过一个 RHV 挨着进入。我们不喜欢这种方法，因为这种方式使得 2 根微导管很难独立操作。2 个 RHV 能同时提供 2 个微导管入口。然而，多一个 RHV 会显著增加指引导管系统的无效腔。最终，一个 W 型的接合器（The Sequel，Cook Medical，Indianapolis，IN）有 2 个阀门，被整合进一个 RHV，在我们看来这个接合器代表着完美的解决方法，因为可以是无效腔最小化并且给 2 根微导管提供独立的通路。

（三）手术细节

首先进行诊断性造影粗略估计弹簧圈栓塞的工作角度，获取动脉瘤基底的准确测量数据用来选择弹簧圈。成栏圈和填充、收尾圈从耗材柜中拿出来，放在随手可用的地方，这样他们能有效地被及时打开给术者。需要球囊保护的容积分布区要在这时决定，选择合适的球囊打开准备好，除非破裂状态，球囊充盈时要全身肝素化（ACT 接近 250～300s）

一旦球囊和栓塞微导管到位，可以充盈球囊并部分填塞成栏圈。弹簧圈可以显示动脉瘤的轮廓，对比剂充盈的球囊可以区分载瘤动脉。然后在透视下，可以调整影像探测器来显示载瘤动脉（通过增强剂充盈的球囊区分），使其与瘤腔（瘤腔弹簧圈区分）分开。这个技术可以用来提供最好的栓塞工作角度。

这时，可以移除弹簧圈，泄掉球囊，允许脑血流再灌注。在这些最佳工作角度重新进行脑血管造影，如果可能的话这个造影作为一个参考影像，整个术中全程使用。球囊再次充盈，弹簧圈送入瘤腔。在第一次充盈过程的 5～10min 过程中，根据动脉瘤大小常常有 3～7 个弹簧圈可以送入瘤腔。在填塞这些弹簧圈过程中，随着球囊充盈可以打一个空白路图。然后在空白路图透视下泄掉球囊，球囊泄掉后在载瘤动脉处形成一个阴性缺失（图 11-1、图 11-3 和图 11-6），在空白路图上，即使弹簧圈团，或者一个环最轻微的移动也会很明显。这时进行一个造影来证实载瘤动脉和分支的通畅。如果需要的话进行下一轮的球囊充盈和弹簧圈填塞。通常，当微导管在送入小直径的短的收尾圈 [2 mm Ultipaq or DeltaPlush（Micrus Endovascular，San Jose，CA）；2 mm Hydrosoft or Hypersoft（Microvention/Terumo，Alisa Viejo，CA）] 时被踢出时提示手术结束。对于小的动脉瘤（＜ 7mm），在一次球囊充盈中完成栓塞的情况并不少见。

（四）局限性

使用这个技术被接受的闭塞次数比用传统球囊辅助弹簧圈栓塞更长。然而，一部分患者可能不能耐受这个闭塞时间，这些患者要小心操作。文献描述关于外科短暂的临时阻断时间表面老年人有蛛网膜下腔出血的患者更容易因为短暂闭塞导致缺血事件 [9-15]。术中电生理监测和麻醉最优化可能使得将来这个方法更安全更有效。

本文中描述的这项技术完全从我们的临床经验中总结的。目前，除了我们单个患者经验主义的观察外，还没有其他研究支持弹簧圈聚合技术作为动脉瘤栓塞的普遍方式。

五、结论

相比非辅助或者支架辅助弹簧圈栓塞，动脉瘤的球囊辅助栓塞治疗在理论和实践上具有一定优势，在单次球囊充盈中通过引入几个弹簧圈，可能通过更少的球囊充盈更快地完成手术。另外，我们的临床经验表明单次球囊充盈过程中送入很多弹簧圈形成的"聚合体"比单独弹簧圈栓塞更稳定。用这个"聚合体"技术，我们实现了没有辅助支架情况下的致密填塞宽颈复杂动脉瘤（部分患者）。

参考文献

[1] Murayama Y, Nien YL, Duckwiler G, Gobin YP, Jahan R, Frazee J, et al. Guglielmi detachable coil embolization of cerebral aneurysms: 11 years' experience. J Neurosurg. 2003;98(5):959–66.

[2] Kelly ME, Gonugunta V, Woo HH, Turner R, Fiorella D. Double-balloon trapping technique for embolization of a large wide-necked superior cerebellar artery aneurysm: case report. Neurosurgery. 2008;63(4 Suppl 2):291–2. discussion 2.

[3] Baldi S, Mounayer C, Piotin M, Spelle L, Moret J. Balloon-assisted coil placement in wide-neck bifurcation aneurysms by use of a new, compliant balloon microcatheter. AJNR Am J Neuroradiol. 2003;24(6):1222–5.

[4] Nelson PK, Levy DI. Balloon-assisted coil embolization of wide-necked aneurysms of the internal carotid artery: medium-term angiographic and clinical follow-up in 22 patients. AJNR Am J Neuroradiol. 2001;22(1):19–26.

[5] Ebrahimi N, Claus B, Lee CY, Biondi A, Benndorf G. Stent conformity in curved vascular models with simulated aneurysm necks using flat-panel CT: an in vitro study. AJNR Am J Neuroradiol. 2007;28(5): 823–9.

[6] Tumialan LM, Zhang YJ, Cawley CM, Dion JE, Tong FC, Barrow DL. Intracranial hemorrhage associated with stent-assisted coil embolization of cerebral aneurysms: a cautionary report. J Neurosurg. 2008;108(6):1122–9.

[7] Raymond J, Guilbert F, Weill A, Georganos SA, Juravsky L, Lambert A, et al. Long-term angiographic recurrences after selective endovascular treatment of aneurysms with detachable coils. Stroke. 2003;34(6):1398–403.

[8] Fiorella D, Albuquerque FC, Deshmukh VR, McDougall CG. Usefulness of the Neuroform stent for the treatment of cerebral aneurysms: results at initial (3–6-mo) follow-up. Neurosurgery. 2005;56(6):1191– 201. discussion 201–2

[9] Ferch R, Pasqualin A, Pinna G, Chioffi F, Bricolo A. Temporary arterial occlusion in the repair of ruptured intracranial aneurysms: an analysis of risk factors for stroke. J Neurosurg. 2002;97(4):836–42.

[10] Samson D, Batjer HH, Bowman G, Mootz L, Krippner WJ Jr, Meyer YJ, et al. A clinical study of the parameters and effects of temporary arterial occlusion in the management of intracranial aneurysms. Neurosurgery. 1994;34(1):22–8.

discussion 8–9.

[11] Lavine SD, Masri LS, Levy ML, Giannotta SL. Temporary occlusion of the middle cerebral artery in intracranial aneurysm surgery: time limitation and advantage of brain protection. J Neurosurg. 1997;87(6):817–24.

[12] Ogilvy CS, Carter BS, Kaplan S, Rich C, Crowell RM. Temporary vessel occlusion for aneurysm surgery: risk factors for stroke in patients protected by induced hypothermia and hypertension and intravenous mannitol administration. J Neurosurg. 1996;84(5):785–91.

[13] Mizoi K, Yoshimoto T. Permissible temporary occlusion time in aneurysm surgery as evaluated by evoked potential monitoring. Neurosurgery. 1993;33(3):434–40. discussion 40.

[14] Mizoi K. Temporary arterial occlusion in aneurysm surgery. No Shinkei Geka. 1998;26(6):477–89.

[15] Lavine SD, Masri LS, Levy ML, Giannotta SL. Temporary occlusion of the middle cerebral artery in intracranial aneurysm surgery: time limitation and advantage of brain protection. Neurosurg Focus. 1997;2(6):e4.

第12章 支架辅助弹簧圈栓塞
Stent-Assisted Coil Embolization

Stephan A. Munich   Demetrius K. Lopes   R. Webster Crowley   著

常晓赞   译

　　脑动脉瘤的血管内治疗在最近 10 年越来越频繁。虽然血管内技术传统上只适用于窄颈的囊状动脉瘤，但血管内技术和器材的进步使神经血管内外科医生能够考虑对更复杂的病变进行治疗。也许没有什么进步像颅内支架那样对越来越多的动脉瘤治疗产生了如此大的影响。曾经被认为只能通过手术夹闭的宽颈动脉瘤现在需要认真考虑血管内治疗，这在很大程度上是因为颅内支架的出现和改进，支架允许弹簧圈栓塞，同时保护载瘤动脉的通畅。在本章中，我们将回顾支架辅助弹簧圈栓塞的适应证、技术、围术期管理和结果。

一、简史概述

　　1964 年，Luessenhop 和 Velasquez 首次提出了颅内血管导管置入术 [1]。10 年后，Serbinenko 报道了使用可解脱和不可解脱球囊对 300 多名颈内动脉海绵窦瘘和脑动脉瘤患者进行血管内治疗 [2]。遗憾的是第一代球囊缺乏可塑性，经常随着时间的延长而泄气。

　　考虑到这些早期球囊的失败和缺陷，Guglielmi 引入了柔软、可控、可回收和可解脱的铂金弹簧圈，作为治疗脑动脉瘤的囊内栓塞方法 [3, 4]。虽然可解脱弹簧圈越来越多地用于动脉瘤治疗，但宽颈和不规则形状的动脉瘤的主要治疗方法仍然是显微手术夹闭。单独用弹簧圈治疗这些动脉瘤常常导致不完全栓塞或弹簧圈移位或脱出。

1997 年，Higashida 首次报道支架辅助弹簧圈栓塞治疗椎动脉破裂动脉瘤[5]。该患者选用了球囊扩张冠状动脉支架，并通过导管穿支架网孔对动脉瘤进行栓塞。从那时起，随着颅内支架的发展，支架辅助弹簧圈栓塞已经成为神经介入医疗不可缺少的一部分。导管、微导管、弹簧圈和支架的进步提高了支架辅助弹簧圈栓塞的安全性和有效性，并为它们的常规使用铺平了道路。

二、适应证和禁忌证

很显然并不是每个颅内动脉瘤都需要支架辅助弹簧圈来治疗。许多动脉瘤仅单用弹簧圈栓塞就能有效治疗。通常只有宽颈动脉瘤或分支动脉累及动脉瘤颈的动脉瘤才考虑进行支架辅助弹簧圈栓塞。部分单栓不是理想方案，需要选择支架辅助的动脉瘤也可选用其他辅助栓塞策略，如球囊辅助或双导管栓塞。因此，在决定治疗计划时，考虑所有这些技术是很重要的。

传统的宽颈动脉瘤定义是指瘤颈直径＞ 4mm 或瘤体与瘤颈的比值＜ 2。这些情况下，单纯的弹簧圈栓塞会增加弹簧圈移位的风险，并影响载瘤血管的通畅性。支架辅助为弹簧圈团提供永久性支撑，从而防止弹簧圈团掉入载瘤动脉。支架辅助也可以增加填塞密度，而填塞密度与较高的动脉瘤栓塞治愈率相关[6, 7]。

双重抗血小板治疗是采用支架辅助弹簧圈栓塞需要重点考虑的。有明显消化道出血、出血性疾病或明显凝血障碍病史的患者可能会增加与双重抗血小板治疗相关的出血性并发症的风险。同样，评估患者对双重抗血小板治疗的依从性也是至关重要的。患有可能妨碍双抗血小板治疗的内科疾病、精神疾病和（或）社会条件不适合的患者，可能更适合使用其他技术。

支架辅助弹簧圈栓塞在动脉瘤破裂后急性期的使用仍然是一个有争议的话题，主要是因为需要双重抗血小板治疗。虽然有越来越多的数据支持它的使用，但应该特别考虑避免在那些可能发生脑积水的风险增加的患者中放置支架，因为需要进行脑脊液分流手术。必须考虑在血小板抑制患者中实施这些手术的风险。

三、术前准备 / 评估

支架辅助弹簧圈栓塞的准备工作早在患者进入造影导管室之前就开始了。对无创影像（如

CTA、MRA）的严格评估应提示需要支架辅助的可能性。它还可以警告外科医生在手术过程中可能遇到的潜在障碍（例如，需要中间支持导管的血管迂曲解剖情况、需要 Y 型或 X 型支架技术等）。

在血管内动脉瘤治疗之前，术前、基本神经学检查的重要性不可低估。这在支架辅助技术中尤为重要，支架内狭窄或小分支血管受损可能导致不易察觉的术后障碍。由于这些原因，频繁而准确的术后神经学评估同样重要。

在情况允许的情况下，在选择好的患者中，建议进行术前抗血小板治疗。传统的剂量方案包括阿司匹林 325mg/d 和氯吡格雷 75mg/d，在预手术之前服用≥ 5d；或者负荷量的阿司匹林 325～650mg 和氯吡格雷 300～600mg 可以在预手术的前一天晚上服用。我们更倾向于负荷量的阿司匹林 325mg 和氯吡格雷 600mg。充分的血小板抑制和床旁检测已经成为许多中心的标准。在一些研究中，充分的血小板抑制已被证明与血栓栓塞并发症的风险降低相关；相反，在一些研究中，血小板抑制不足已被证明与并发症的发生率增加相关 [8-10]。

阿司匹林抵抗相对较少，发生率为 2%～5%[11, 12]。但据报道，对氯吡格雷抵抗高达 50%[13]。考虑到氯吡格雷抵抗的高发生率，有时会使用替代的抗血小板药物。通过床旁检测来确定对任何一种药物的耐药性可以让外科医生调整抗血小板治疗，从而从理论上确保血小板抑制和减少血栓栓塞并发症。这些药物可靠性的提高主要归功于积极的药物管理。

（一）器械回顾

支架辅助弹簧圈栓塞的关键抉择是使用哪种支架。直到最近，设计用于颅内的支架只有 Neuroform（Stryker，Fremont，CA）和 Enterprise（Codman Neuro，Raynham，MA）。但在过去的几年里，已经有许多低剖面可视化腔内支撑装置（LVIS）（Microvention，Tustin，CA）可供选择。可用于支架辅助弹簧圈栓塞的颅内支架总结如表 12-1 所示。每一种支架都有独特的特点可以区分，因此可以让神经血管内外科医生有机会更个体化地进行治疗。

Neuroform 支架是一种开环式颅内支架，用于支架辅助弹簧圈栓塞。这种设计使得支架很容易与血管壁和动脉瘤颈相顺应。这可以为分叉动脉瘤提供更宽的颈部覆盖范围和良好的贴壁，从而降低支架相关血栓栓塞的风险。开环设计的另一个好处是它使栓塞微导管更容易通过支架进入动脉瘤。当然，支架也有潜在的缺点。最值得注意的是，它需要 0.027 英寸的微导管，这可能会限制将支架放置在较小的血管，或特别弯曲，或以锐角出现的分支血管中的能力。此

表 12-1　支架辅助栓塞中常用支架概览

	Neuroform®	Enterprise™	LVIS™	LVIS Jr™
网孔结构	开环	闭环	闭环	闭环
支架材料	镍钛合金	镍钛合金	镍钛合金	镍钛合金
可选长度	15~30mm	14~37mm	24~55mm	23~46mm
可选直径	2.5~4.5mm	4.5mm	3.5~5.5mm	2.5~3.5mm
可回收	否	是	是	是
推荐微导管内径	ID 0.027 英寸	ID 0.021 英寸	ID 0.021 英寸	ID 0.017 英寸
金属覆盖率	11%	10%	20%	20%

外，开环式设计理论上更利于弹簧圈穿过。就像支架可以让栓塞微导管更容易通过一样，弹簧圈本身更容易通过开环进入载瘤血管。在释放 Neuroform 支架后栓塞动脉瘤时应该考虑到这一点。换言之，我们不应该随意填圈，而是应该仔细注意确保载瘤动脉的通畅。就像大多的美国 Neuroform 试验都是经过经典设计验证的，以及在本书发表时，Neuroform Atlas（Stryker，Fremont，CA）刚刚获得 FDA 的批准。它本质上是一个更小的 Neuroform，通过一个 0.017 英寸的微导管输送。

Enterprise 支架是一种用于支架辅助弹簧圈栓塞的闭环式颅内支架。闭环式设计为随后的弹簧圈栓塞提供了更可靠的支撑，但闭环支架与载瘤动脉的顺应性较差，特别是在弯曲或成角上，这些能在分叉部动脉瘤遇到。对 Enterprise 的评价是它倾向于在这些弯曲上呈椭圆形，但第二代 Enterprise 2 支架对这一点进行了改进。这种支架可以通过 0.021 英寸的微导管输送而不是通过上述的 Neuroform 所需的 0.027 英寸导管，这时常使它成为 Y 型或 X 型支架结构中第二种支架的选择，因为较小的导管更有可能穿过现有支架网孔。

LVIS 支架现在也可用于支架辅助弹簧圈栓塞。LVIS 可通过 1 根 0.021 英寸的微导管输送，可供选择的直径最大为 5.5mm。LVIS Blue 是对原有 LVIS 设计的最新改进。这种支架编织成角更小，从而获得更好的贴壁和更大的血流导向作用，尽管这种变化会使栓塞导管通过支架网孔难度增加。微导管穿过网孔非常费力，完成这种难度需要专有的 jailing 技术，下面将讨论这一点。LVIS Jr. 支架是美国第一个可以通过 0.017 英寸微导管输送的支架，这是治疗颅内动脉瘤的重大进步。这不仅对提高进入更小、更弯曲血管的能力具有重要意义，而且还允许通过双腔球囊导管［如 Scepter（Microvention，Tustin，CA）或 Eclipse（Balt，Montmorency，France）］

释放支架。这使得神经血管内外科医生可以首先尝试使用球囊辅助，而不使用支架的情况下进行治疗，如果这项技术失败，可以通过球囊导管放置支架。

除了广泛使用的支架外，还有一些装置目前正在进行临床试验，或者在美国以外的地方可供使用。LEO Baby（Balt，Montmorency，France）支架是一种通过 0.017 英寸微导管输送的低剖面编织支架。它目前还没有在美国使用，但它有相当多的国际经验，许多接触过它的医生更喜欢用它来治疗小血管动脉瘤。其他分叉部辅助支架包括中间节段扩大的支架 Barrel 支架（ev3/Covidien），以及 pCONus 分叉动脉瘤植入支架（Phenox，Bochum，Germany），它旨在产生下文所述的冰激凌蛋筒效应，但目前在美国还没有上市。最后，PulseRider（Codman Neuro，Raynham，MA）是 FDA 批准的装置，它从技术上讲不是支架，而是一种管腔装置，通过维持管腔通畅来辅助弹簧圈释放。

支架辅助弹簧圈栓塞可以选择许多种弹簧圈进行。弹簧圈特性回顾超出了本章的范围，但可以在 White 等的回顾文章中找到 [14]。建议外科医生选择使用他 / 她最舒适的弹簧圈种类。

（二）支架置入技术

1. "传统" 支架辅助弹簧圈栓塞

支架辅助弹簧圈栓塞传统上被认为是通过微导管进行弹簧圈栓塞动脉瘤，即微导管在完全释放覆盖动脉瘤颈的支架支撑导航下进入动脉瘤（图 12-1 和图 12-2）。这项技术内在的困难在于必须将微导管通过非常狭窄的支架网孔，而当使用闭环式支架时，这会变得更加困难。当使用这项技术时，维持微导管头端进入动脉瘤内尤其重要，因为当动脉瘤内有弹簧圈栓塞后，

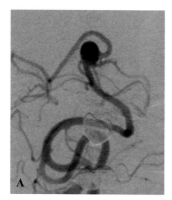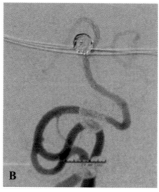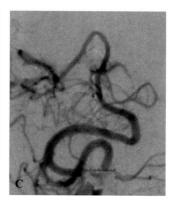

▲ 图 12-1　双侧大脑后动脉（PCA）均起源于动脉瘤左侧的基底动脉尖动脉瘤

A. 采用单一 LVIS Jr. 支架和随后的弹簧圈栓塞治疗。支架释放后，栓塞微导管进入动脉瘤内。动脉瘤不同寻常的形态使得通过将支架从右侧 PCA 放置到基底动脉实现单个支架覆盖双侧 PCA 和左侧小脑上动脉。B 和 C. 显示支架使右侧 PCA 轻度伸直

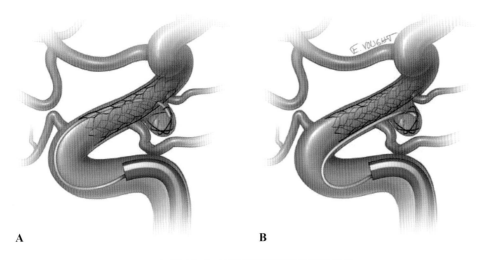

▲ 图 12-2 支架辅助弹簧圈栓塞的技术

A. 显示了传统的支架辅助弹簧圈栓塞，栓塞微导管通过已经释放的支架网孔进入动脉瘤；B. 显示了 jailing 技术，即在支架释放前将栓塞微导管置入动脉瘤中。这导致栓塞导管以平行的方式位于支架的外部

微导管通过支架网孔重新进入动脉瘤是更大的挑战。虽然这项技术可以用来治疗以前没有用支架治疗过的动脉瘤，但对于已经放置支架的复发或残留动脉瘤，它显然是再次治疗的唯一选择。

2. Jailing 技术

在这项技术中，微导管在支架释放之前被超选至动脉瘤中。一旦微导管进入动脉瘤内，支架通过第二个平行的微导管释放，将支架和载瘤血管壁之间的栓塞微导管"固定"起来，而微导管头端仍留在动脉瘤中（图 12-2）。然后栓塞动脉瘤，随后撤出微导管。虽然在支架外部存在栓塞微导管最初可能会阻止支架完全贴壁，但是一旦移除微导管，支架的径向力通常会使支架充分打开。但如果贴壁仍然不充分，可以行球囊血管成形术进一步撑开支架。

这项技术被认为在技术上更容易，因为它不需要微导管穿过支架网孔。固定微导管可以使其稳定，并使其不太容易受到回缩移位的影响。但这也可能是该技术的缺点，因为支架限制了微导管随着弹簧圈填塞来回移动。这种移动是有用的，因为它可以使微导管移动到阻力低的瘤囊，从而栓塞原本可能无法填塞的动脉瘤部分。或许更重要的是，微导管的回缩移位可以防止可能导致术中动脉瘤破裂的过度前向压力。因此，要重点注意在弹簧圈栓塞过程中通常存在的导管回缩移位的不足。

3. Y 型支架

支架辅助弹簧圈栓塞分叉部动脉瘤是一个独特挑战，因为可能有 3 个载瘤动脉（主干和分叉的 2 个分支）需要支架保护。对于 Y 型支架技术，支架从一个分支血管释放到主干。然后，微导管通过支架网孔进入另一个分支血管，第二个支架从那里释放到主干。这导致了每个分支血管中的单支架覆盖和主干中重叠的双支架覆盖，形成了一个"Y"。随后栓塞微导管穿过支架进入动脉瘤进行弹簧圈栓塞，支架为分支血管和主干提供保护（图 12-3）。就像单支架释放的情况一样，固定栓塞微导管也是一种选择。标准 Y 型支架技术的一种变化是双管技术，即 2 个支架并排展开，不需要一个穿过另一个。但这会导致支架 - 支架交界面位于动脉管腔中心，而不是沿着动脉壁，因此通常不是首选的 Y 型支架技术。

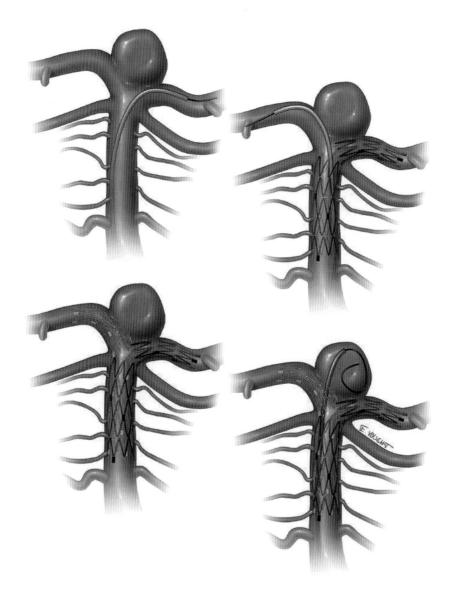

▲ 图 12-3 Y 型支架辅助弹簧圈栓塞基底动脉尖动脉瘤示意图
第一个微导管放置在左侧 PCA，然后以动脉瘤颈为中心置入支架。下一步，第二个微导管通过第一个支架进入右侧 PCA，再一次从该点将支架置入基底动脉。在 2 个支架之后，将一个栓塞微导管通过支架推进到动脉瘤中，并进行栓塞

其他的变化是 X 型支架或 H 型支架，有时需要在前交通动脉复合体上使用。与基底动脉或大脑中动脉分叉部动脉瘤不同，这些动脉瘤通常有 2 条主干和 2 条分支血管需要支架保护。对于 X 型支架技术，先将一个支架从横跨前交通动脉的 A_1 段放置到对侧 A_2，然后将第二个支架从另一个 A_1 段通过现有支架网孔放置到最后一个剩余的 A_2 段。H 型支架需要从 A_1 到 A_2 各放置 2 个支架，而不需要穿过前交通，这一操作通常会牺牲前交通动脉。

虽然多种支架设计已经成功用于 Y 型或 X 型支架构建，但对于应该使用哪种支架还没有达成共识。许多人主张将开环支架作为第一个被释放的支架。一个观点是这使得通过支架网孔进入第二根血管更容易，但随着可通过 0.017 英寸微导管输送的支架的发展，这一现象正变得不那么令人担心。另一个赞成放置开环支架的论点是，它减少了闭环支架通过另一个闭环支架释放时对第二个支架施加的约束，尽管一些人认为这种约束可能是一件好事，因为它可能导致轻微的使血流离开动脉瘤的血流导向作用。

医生应该考虑的另一个可能变化是 Y 型支架辅助弹簧圈栓塞治疗的时机。虽然同时放置支架和弹簧圈治疗动脉瘤似乎是最佳选择，但在某些情况下，分期治疗可能是有益的。首先，新放置的支架更有可能因操作而移位（图 12-4），特别是当需要合理的力才能将第二个微导管穿过网孔来释放第二个支架时。同样，对于可以通过 0.017 英寸微导管输送的支架来说，这可能不是什么大问题；但如果第一个支架在很细的位置，例如，如果动脉瘤颈近端没有合适的支架长度，应该强烈考虑分期放置第一个和第二个支架。考虑分期的另一个原因是在一次手术中减少放射量。对于简单的患者，这可能不是问题；然而，对于需要大量时间和精力对 1～2 个分支血管进行超选的患者，手术时间可能过长，仍应该考虑分期。

最后，重要的是要认识到，一些认为需要用 Y 型支架治疗的动脉瘤，实际上可以通过放置一个 L 型或半 T 型支架来获得足够的载瘤动脉保护（图 12-5）。这通常可以通过在经动脉瘤颈部时将支架推出微导管来实现，而不是通过撤微导管来释放支架。虽然这并不能提供 Y 型支架所能提供的完整的载瘤动脉保护，但从本质上讲，它可能会把宽颈动脉瘤变成窄颈动脉瘤。这一结果基本上就是 Barrel 支架设计的目的。避免使用第二个支架的明显好处是它限制了放置在动脉内的金属量。这可能会降低血栓形成或穿支闭塞的风险，两者显然会对基底动脉或大脑中动脉的 M_1 段造成灾难性的后果。

4. 冰激凌支架技术

冰激凌支架技术，因治疗后支架和弹簧圈团的出现而得名，是一种支架的远端展开在动脉

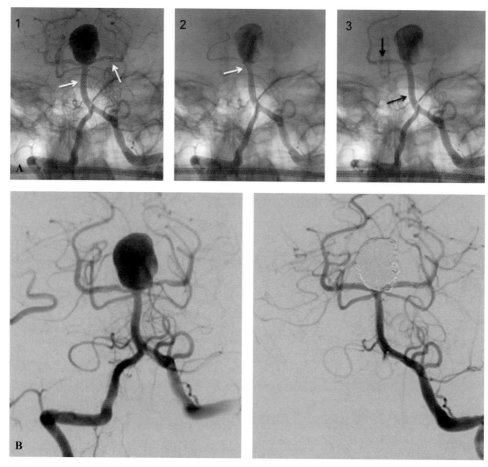

▲ 图 12-4 基底动脉尖大动脉瘤采用 Y 型支架辅助弹簧圈栓塞治疗

A. 显示的未减影图像展示了支架的置入。图 1 显示了初始 Neuroform 支架从左侧 PCA 到基底动脉的放置，白箭表示支架的近端和远端头端。图 2 显示，白箭所示的 Neuroform 支架近端头端已经向远端移动，通过一根 0.021 英寸的微导管穿过支架网孔进入右侧 PCA。第二个支架是 Enterprise 支架，随后从右侧 PCA 置入基底动脉。黑箭表示 Enterprise 支架的近端和远端头端。两种支架均成功置入后，栓塞微导管穿过支架进入动脉瘤后进行弹簧圈栓塞。B. 显示治疗前和治疗后的图像

瘤底部并延伸到载瘤动脉的技术。扩张的远端支架头端有助于维持支架位置，重建瘤颈，并支撑动脉瘤内的弹簧圈。随后微导管沿着支架的轴线进入动脉瘤（而不是像 Y 型支架那样穿过支架网孔）以通常的方式完成栓塞。

　　从理论上讲，这种技术比 Y 型支架有一些优势[15]。首先，它在技术上可以说更容易，因为不需要穿过现有支架网孔来放置第二个支架或弹簧圈。它也不需要对分支血管进行超选，分支血管可能以非常锐利的角度从动脉瘤颈部发出。其次，由于只使用一个支架，血管内的金属表面积较小，可能会降低血栓并发症的风险。这项技术的一个缺点是，虽然从理论上讲，它对动脉瘤颈部的分支血管提供了极好的保护，但它可能对支架所来自的载瘤动脉提供的保护微乎其微。因此，进行弹簧圈栓塞时需要仔细注意弹簧圈脱出进入载瘤动脉的可能。对于有远端头

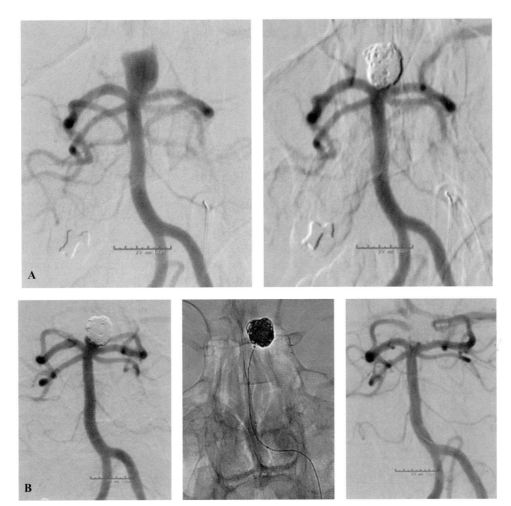

▲ 图 12-5　1 名蛛网膜下腔出血患者的基底动脉尖大动脉瘤

A. 最初的治疗是通过单导管弹簧圈栓塞，治疗前后的图像；B. 几个月后，发现确切复发。使用 Atlas 支架进行支架辅助弹簧圈栓塞，采用 L 型，无须第二个支架。然后在栓塞导管通过支架进入动脉瘤后进行弹簧圈栓塞

端的支架来说，这显然也是不可取的，因为头端需要在动脉瘤囊内。另一个限制是动脉瘤颈需要小于支架的直径，支架的直径一般≤ 4.5mm。

值得注意的是，pCONus 就是以这种方式设计的；然而，与已描述的用于该技术的标准颅内支架不同的是，它还在远端加入了尼龙网。从理论上讲，这有助于动脉瘤内支撑弹簧圈，防止疝入载瘤血管。当其支脚放置在动脉瘤顶而不是相关的分支血管中时，PulseRider 也可以实现类似的效果。

5. 补救性支架置入

虽然大多数支架辅助弹簧圈栓塞都是提前计划好的，但这项技术相当通用，当其他技术失败时，可以作为一种补救策略。例如，如果使用单导管或球囊辅助技术治疗导致弹簧圈环疝入或影

响载瘤血管时，则可能需要支架以保持载瘤血管的通畅性。这是双腔球囊（如 Scepter）的一个特别优点，它允许球囊辅助弹簧圈栓塞，如果在球囊泄气后发现弹簧圈疝出，则通过内腔放置支架。当双腔球囊没有提前到位时，必须将新的微导管推过疝出的弹簧圈才能放置支架。在这些情况下，应特别注意确保微导管不会干扰或穿过弹簧圈团，这可能会导致弹簧圈移位或支架打开不充分。当弹簧圈尾巴或弹簧圈环疝出现有支架时，偶尔也有必要放置额外的重叠支架。

当然，支架置入的一个主要考虑因素是抗血小板治疗。为了准备补救或意外支架置入的可能性，一些中心在选择性动脉瘤治疗前启动双重抗血小板治疗，即使没有支架置入计划也是如此。但这显然不是大多数中心的标准，因此，一旦认为支架置入是必要的，患者往往需要术中服用抗血小板药物。

口服阿司匹林或氯吡格雷显然需要一段时间才能发挥足够的抗血小板活性。因此，静脉抗血小板药物通常在术中使用。阿昔单抗是一种 GP Ⅱ b/Ⅲ a 拮抗药，起效时间为 10min，可能是最常见的治疗该适应证的药物。推注剂量为 0.125～0.25mg/kg，允许在口服或直肠给药之前覆盖传统的抗血小板药物。如果因为某些原因预计在很长一段时间内不能使用长效抗血小板药物，则可以输注阿昔单抗，通常持续 12h。虽然术中应用阿昔单抗可能会让一些神经血管内外科医生担心，但有证据表明，预先使用抗血小板药物或术中给予阿昔单抗在支架置入颅内动脉瘤的相关并发症方面没有区别[16]。

四、结果与文献回顾

弹簧圈栓塞仍然是血管内治疗脑动脉瘤的主要方式。对于解剖学特征良好的"常规"动脉瘤，长期闭塞率高，手术安全性好。然而，对于宽颈动脉瘤的治疗，额外的技术往往是必要的。在标准血管内弹簧圈栓塞的基础上加装支架，闭塞率更高。但这确实需要抗血小板药物，因此在决定是否使用支架辅助弹簧圈栓塞时，重要的是不仅仅要考虑动脉瘤的形状，还要考虑抗血小板药物因素。

2016 年，2 项 Meta 分析比较了支架辅助弹簧圈栓塞和单纯弹簧圈栓塞[17, 18]。2 项研究均显示动脉瘤即刻闭塞率在统计学上没有显著差异。然而，在接受支架辅助弹簧圈治疗的动脉瘤中，进展性血栓形成的可能性明显更大（29.9%～40.9% vs. 17.5%～22.7%）。此外，使用支架治疗的动脉瘤复发率较低（12.7%～13.3% vs. 27.9%～29.1%）。这些研究发现在围术期并发症方面两者没有差别，支架辅助栓塞组为 11.8%～12.2%，单纯栓塞组为 8.0%～12.0%。在其中一项 Meta 分析中发现缺血 / 血栓并发症的发生率是相同的 [18]，但在另一项研究中，支架辅助栓塞组围术期缺血性卒中的发生率更高（4.7% vs. 2.0%）[17]。

支架辅助弹簧圈栓塞的远期结果令人振奋。Johnson 等发现 262 名动脉瘤患者的年复发率为 0.89%，平均随访时间为 3.63 年 [19]。大多数动脉瘤复发（9.7%）是在 6 个月的随访中被诊断出来的，仅 1.7% 是随后被诊断出来的。他们发现较大（10～25mm）和巨大的动脉瘤更可能需要再次治疗。同时发现重叠支架或 Y 型支架需要再次治疗概率更高，尽管使用这些治疗的大动脉瘤 / 巨大动脉瘤的比例更高。

与单纯弹簧圈栓塞不同，支架辅助栓塞的成功不仅取决于弹簧圈的栓塞，还取决于支架的置入。在对 1457 名患者治疗的 1510 个动脉瘤的分析中，Shapiro 等发现与支架相关的技术失败率为 9%[20]，支架移位或过早释放 / 错位的发生率为 5%，支架无法展开的发生率为 4%。总体支架问题和置入失败的发生率随着医生经验的增加而显著降低。

用于支架辅助栓塞的两种研究最多的支架是 Neuroform 和 Enterprise。一项包括 47 项研究和 2111 个动脉瘤的对比分析显示，Neuroform 组和 Enterprise 组的动脉瘤初始闭塞率没有差异（Neuroform 组为 52.7%，Enterprise 组为 52.8%）[21]。然而，在最后一次随访时，完全闭塞率有统计学意义，使用 Neuroform 的患者中有 61.1%，而使用 Enterprise 的患者中，74.7% 的患者完全闭塞。同样，使用 Neuroform 治疗的患者再发率明显更高（13.9% vs. 10.6%）。永久发病率和死亡率没有差别。

最近，低剖面可视化腔内支撑装置（low-profile visualized intraluminal support，LVIS）被应用。对 384 名患者 390 个动脉瘤的 LVIS 支架辅助弹簧圈治疗进行了系统回顾，发现该装置是安全有效的 [22]。总的技术成功率为 96.8%。即刻对照血管造影显示 Raymond Ⅰ级或 Raymond Ⅱ级闭塞率为 87.2%，随访（平均 6 个月）为 93.1%。动脉瘤再发率为 2.5%。整个手术相关并发症发生率为 6.5%，症状性血栓栓塞事件发生率为 2.4%。这些数据与 Neuroform 和 Enterprise 支架相比是有利的，证明了 LVIS 支架在支架辅助弹簧圈治疗脑动脉瘤中的安全性和有效性。

（一）小动脉瘤

支架辅助弹簧圈对于小动脉瘤的血管内治疗可能是一种特别有用的策略。尽管是否需要治疗小动脉瘤仍然存在争议，但一些人认为，当小动脉瘤破裂时，它们会导致更广泛的蛛网膜下腔出血[23]。由于这些动脉瘤的瘤顶较小，其瘤顶和瘤颈的比例通常要低得多，因此不太可能在没有支架的情况下单独支撑起弹簧圈。在这些动脉瘤的治疗中，支架的使用不仅支撑了弹簧圈团，而且还支撑了用于栓塞的微导管。

已有系列小案例报道支持支架辅助弹栓塞治疗小动脉瘤的安全性和有效性[24-26]。围术期并发症发生率为 0%～12%。据报道，动脉瘤完全栓塞率在 77%～100%。

（二）Y 型和 X 型支架辅助栓塞

在 Y 型或 X 型支架手术中使用多个支架会增加手术的复杂性，需要有经验的术者。Y 型支架有许多潜在的变化，包括许多组合，例如开环支架 + 闭环支架、2 个开环支架、2 个闭环支架、部分重叠和 K 型支架（对吻支架）。虽然它主要应用于基底动脉尖，但也适用于其他部位的分叉部宽颈动脉瘤[27]。

一项 Y 型支架辅助弹簧圈治疗脑动脉瘤的多中心研究证实了该技术的安全性和有效性[27]。初始动脉瘤闭塞率（Raymond Ⅰ 级或 Raymond Ⅱ 级）为 84%，随访（平均 9.8 个月）为 93%。在最初为 Raymond Ⅲ 级的动脉瘤中，83% 的患者在随访时发展为较好的闭塞级别。支架置入相关技术并发症发生率为 6.7%，术中破裂发生率为 4.4%。

由于 Y 型支架的适应证相对较少，上述各种支架结构的比较是困难的。在一项评估使用两个闭环支架的研究中，没有出现支架置入失败[28]。围术期发病率为 12%，是由血栓栓塞并发症引起的。最初动脉瘤完全栓塞率为 36%，另有 36% 的患者在随访（平均 16 个月）时动脉瘤从不完全栓塞发展为完全栓塞。使用 2 个开环支架的 Y 型支架结果类似，其中一组显示没有支架置入失败，同时有 5% 的围术期并发症率[29]。动脉瘤初始完全栓塞率为 85%，另有 5% 的患者在随访时动脉瘤从不完全栓塞发展为完全栓塞。多个中心的不同支架结构比较显示，在初始动脉瘤完全栓塞率、随访完全栓塞率、需要再次治疗、支架内狭窄或临床结果方面没有差异[27]。

关于 X 型支架，尽管文献中缺乏这种技术的大的队列研究，但小系列研究已经证实有经验的术者实施 X 型支架辅助弹簧圈栓塞的安全性和有效性[30-32]。

（三）冰激凌技术

有文献报道了小系列的冰激凌技术[33-36]。这些研究报道了较高的技术成功率（＞95%），围术期发病率为 0%～10%。90% 以上的患者实现了 Raymond Ⅰ 或 Raymond Ⅱ 级栓塞。这些数据表明，对于分叉部宽颈动脉瘤，冰激凌技术可能是一种可接受的替代 Y 型支架的方法。

最近，pCONus 分叉部动脉瘤植入装置（Phenox，Bochum，Germany）被设计用冰激凌技术治疗分叉部动脉瘤。早期使用该装置的经验已显示出可接受的临床和影像学结果，围术期发病率为 5%～12%，Raymond Ⅰ 或 Raymond Ⅱ 级栓塞率为 75%～82%[37-40]。

（四）支架辅助弹簧圈在动脉瘤急性破裂期的应用

支架辅助弹簧圈栓塞治疗急性蛛网膜下腔出血是有很大争议的，这主要是由于抗血小板治疗的必要性。这在最近出血的患者中可能是非常有问题的，特别是对那些接受脑室外引流的患者或行脑室外引流风险较高的患者。因此，在蛛网膜下腔出血的治疗中，对于经验丰富的术者来说，球囊辅助栓塞几乎肯定是更好的选择。支架辅助弹簧圈和球囊辅助弹簧圈栓塞治疗破裂宽颈动脉瘤的比较显示，在围术期并发症（弹簧圈脱出、症状性缺血事件和抗血小板药物相关性出血）或临床结果方面没有统计学差异[41]。采用支架辅助栓塞治疗和球囊辅助栓塞治疗的患者临床结果良好（mRS 0～2 分）率分别为 91.8% 和 90.6%。84.4% 的采用支架辅助栓塞的患者和 83.3% 的采用球囊辅助栓塞的患者达到了动脉瘤充分栓塞（Raymond Ⅰ 级或 Raymond Ⅱ 级）。

一篇涵盖 17 项研究（包括 339 名患者）的系统回顾分析证实了支架辅助弹簧圈栓塞在急性破裂脑动脉瘤中的安全性和有效性[42]。82% 的患者达到了 Raymond Ⅰ 级或 Raymond Ⅱ 级闭塞。在所回顾的 96% 的患者中，双重抗血小板治疗仅在手术后进行（术前没有负荷量）。血栓栓塞并发症发生率为 5.6%，出血性并发症发生率为 8%。值得注意的是，EVD 相关出血并发症的发生率为 10%；然而，大约一半的并发症发生在同一个中心。

对于希望避免对急性破裂宽颈动脉瘤置入支架的神经血管内外科医生来说，另一个血管内选择是将支架置入推迟到发作后至少几天。对于一些患者来说，在急性期部分栓塞动脉瘤顶可能是可行的，而一旦脑室外引流管被拔出，分流管被放置，或者对脑积水的担忧减轻时，再回来进行更具说服力的支架辅助栓塞也是可行的。然而，最近的一系列研究表明，在急性破裂期的任何时候，支架辅助栓塞都可能是安全的[43]。在出血后 0～3d 治疗的患者中，5.7% 发生血栓栓塞事件，在出血后 4～10d 治疗的患者中，5.4% 的患者发生血栓栓塞事件。同样，出血性并发症在早期队列研究中的发生率为 2.9%，在晚期队列研究中的发生率为 5.4%。在一篇系列研究 59 名动脉瘤破裂后 48h 内使用支架辅助（Enterprise）弹簧圈治疗的患者中，有类似的结果[44]。该系列研究中手术相关并发症的发生率为 6.8%。

五、结论

支架辅助弹簧圈栓塞无疑是治疗脑动脉瘤的一种很有价值的方式。虽然这不是一种应该应用于所有动脉瘤的技术，但随着颅内支架的不断研发和改进，越来越多的动脉瘤可以安全有效地进行血管内治疗。重要的是要认识到，就像许多外科技术一样，一种方法并不是万能的。与某些动脉瘤可能更适合球囊辅助或单导管弹簧圈栓塞类似，同样的支架辅助技术并不适用于所有被认为需要支架辅助的动脉瘤。因此，治疗医生有必要熟悉所有这些技术，包括使用或不使用微导管固定（Jailing）的单支架置入术、X 型或 Y 型支架置入术、"冰激凌技术"支架置入术和补救性支架置入术（包括放置重叠支架）。通过熟悉这些变化和技术上的细微差别，治疗可以量身定做，以找到针对每个动脉瘤的最佳选择。

参考文献

[1] Luessenhop AJ, Velasquez AC. Observations on the tolerance of the intracranial arteries to catheterization. J Neurosurg. 1964;21:85–91.

[2] Serbinenko FA. Balloon catheterization and occlusion of major cerebral vessels. J Neurosurg. 1974;41:125–45.

[3] Guglielmi G, Vinuela F, Dion J, Duckwiler G. Electrothrombosis of saccular aneurysms via endovascular approach. Part 2: preliminary clinical experience. J Neurosurg. 1991;75:8–14.

[4] Guglielmi G, Vinuela F, Sepetka I, Macellari V. Electrothrombosis of saccular aneurysms via endovascular approach. Part 1: electrochemical basis, technique, and experimental results. J Neurosurg. 1991;75:1–7.

[5] Higashida RT, Smith W, Gress D, Urwin R, Dowd CF, Balousek PA, et al. Intravascular stent and endovascular coil placement for a ruptured fusiform aneurysm of the basilar artery. Case report and review of the literature. J Neurosurg. 1997;87:944–9.

[6] Linzey JR, Griauzde J, Guan Z, Bentley N, Gemmete JJ, Chaudhary N, et al. Stent-assisted coiling of cerebrovascular aneurysms: experience at a large tertiary care center with a focus on predictors of recurrence. J Neurointerv Surg. 2017;9(11):1081–5.

[7] Sadato A, Adachi K, Hayakawa M, Kato Y, Hirose Y. Effects of anatomic characteristics of aneurysms on packing density in endovascular coil embolization: analysis of a single center's experience. Neurosurg Rev. 2016;39:109–14. discussion 114

[8] Delgado Almandoz JE, Crandall BM, Scholz JM, Fease JL, Anderson RE, Kadkhodayan Y, et al. Last-recorded p2y12 reaction units value is strongly associated with thromboembolic and hemorrhagic complications occurring up to 6 months after treatment in patients with cerebral aneurysms treated with the pipeline embolization device. AJNR Am J Neuroradiol. 2014;35:128–35.

[9] Heller RS, Dandamudi V, Lanfranchi M, Malek AM. Effect of antiplatelet therapy on thromboembolism after flow diversion with the pipeline embolization device. J Neurosurg. 2013;119:1603–10.

[10] Tan LA, Keigher KM, Munich SA, Moftakhar R, Lopes DK. Thromboembolic complications with pipeline embolization device placement: impact of procedure time, number of stents and pre–procedure p2y12 reaction unit (pru) value. J Neurointerv Surg. 2015;7:217–21.

[11] Harrison P, Segal H, Blasbery K, Furtado C, Silver L, Rothwell PM. Screening for aspirin responsiveness after transient ischemic attack and stroke: comparison of 2 point–of–care platelet function tests with optical aggregometry. Stroke. 2005;36:1001–5.

[12] Mansour K, Taher AT, Musallam KM, Alam S. Aspirin resistance. Adv Hematol. 2009;2009:937352.

[13] Mallouk N, Labruyere C, Reny JL, Chapelle C, Piot M, Fontana P, et al. Prevalence of poor biological response to clopidogrel: a systematic review. Thromb Haemost. 2012;107:494–506.

[14] White JB, Ken CG, Cloft HJ, Kallmes DF. Coils in a nutshell: a review of coil physical properties. AJNR Am J Neuroradiol. 2008;29:1242–6.

[15] Horowitz M, Levy E, Sauvageau E, Genevro J, Guterman LR, Hanel R, et al. Intra/extra–aneurysmal stent placement for management of complex and wide–necked– bifurcation aneurysms: eight cases using the waffle cone technique. Neurosurgery. 2006;58:ONS–258–262; discussion ONS–262.

[16] Levitt MR, Moon K, Albuquerque FC, Mulholland CB, Kalani MY, McDougall CG. Intraprocedural abciximab bolus versus pretreatment oral dual antiplatelet medication for endovascular stenting of unruptured intracranial aneurysms. J Neurointerv Surg. 2016;8:909–12.

[17] Feng M, Wen W, Feng Z, Fang Y, Liu J, Huang Q. Endovascular embolization of intracranial aneurysms: to use stent(s) or not? Systematic review and meta–analysis. World Neurosurg. 2016;93:271–8.

[18] Phan K, Huo YR, Jia F, Phan S, Rao PJ, Mobbs RJ, Mortimer AM. Meta–analysis of stentassisted coiling versus coiling–only for the treatment of intracanial aneurysms. J Clin Neurosci. 2016;31:15–22.

[19] Lopes DK, Johnson AK, Kellogg RG, Heiferman DM, Keigher KM. Long–term radiographic results of stent–assisted embolization of cerebral aneurysms. Neurosurgery. 2014;74:286–91.

[20] Shapiro M, Becske T, Sahlein D, Babb J, Nelson PK. Stent–supported aneurysm coiling: a literature survey of treatment and follow–up. AJNR Am J Neuroradiol. 2012;33:159–63.

[21] King B, Vaziri S, Singla A, Fargen KM, Mocco J. Clinical and angiographic outcomes after stent–assisted coiling of cerebral aneurysms with enterprise and neuroform stents: a comparative analysis of the literature. J Neurointerv Surg. 2015;7:905–9.

[22] Zhang X, Zhong J, Gao H, Xu F, Bambakidis NC. Endovascular treatment of intracranial aneurysms with the lvis device: a systematic review. J Neurointerv Surg. 2017;9(6):553–7.

[23] Russell SM, Lin K, Hahn SA, Jafar JJ. Smaller cerebral aneurysms producing more extensive subarachnoid hemorrhage following rupture: a radiological investigation and discussion of theoretical determinants. J Neurosurg. 2003;99:248–53.

[24] Fang CLM, Zhang PL, Wang W, Tan HQ, Xu HW, Zhou B. Endovascular treatment for very small supraclinoid aneurysms with stent–assisted coiling. Long–term follow–up in six cases. Interv Neuroradiol. 2009;15:37–44.

[25] Li CH, Su XH, Zhang B, Han YF, Zhang EW, Yang L, et al. The stent–assisted coil–jailing technique facilitates efficient embolization of tiny cerebral aneurysms. Korean J Radiol. 2014;15:850–7.

[26] Zhao R, Shen J, Huang QH, Nie JH, Xu Y, Hong B, et al. Endovascular treatment of ruptured tiny, wide–necked posterior communicating artery aneurysms using a modified stent–assisted coiling technique. J Clin Neurosci. 2013;20:1377–81.

[27] Fargen KM, Mocco J, Neal D, Dewan MC, Reavey–Cantwell J, Woo HH, et al. A multicenter study of stent–assisted coiling of cerebral aneurysms with a y configuration. Neurosurgery. 2013;73:466–72.

[28] Jeon P, Kim BM, Kim DJ, Kim DI, Park KY. Y–configuration double–stent–assisted coiling

using two closed-cell stents for wide-neck basilar tip aneurysms. Acta Neurochir (Wien). 2014;156:1677–86.

[29] Ko JK, Han IH, Cho WH, Choi BK, Cha SH, Choi CH, et al. Crossing y-stent technique with dual open-cell stents for coiling of wide-necked bifurcation aneurysms. Clin Neurol Neurosurg. 2015;132:54–60.

[30] Saatci I, Geyik S, Yavuz K, Cekirge S. X-configured stent-assisted coiling in the endovascular treatment of complex anterior communicating artery aneurysms: a novel reconstructive technique. AJNR Am J Neuroradiol. 2011;32:E113–7.

[31] Cohen JE, Melamed I, Itshayek E. X-microstenting and transmesh coiling in the management of wide-necked tent-like anterior communicating artery aneurysms. J Clin Neurosci. 2014;21:664–7.

[32] Bartolini B, Blanc R, Pistocchi S, Redjem H, Piotin M. "Y" and "x" stent-assisted coiling of complex and wide-neck intracranial bifurcation aneurysms. AJNR Am J Neuroradiol. 2014;35:2153–8.

[33] Lee SM, Kim YJ, Ho KJ. The effectiveness of the waffle-cone technique in treating complex intracranial aneurysms. Interv Neuroradiol. 2015;21:470–8.

[34] Padalino DJ, Singla A, Jacobsen W, Deshaies EM. Enterprise stent for waffle-cone stentassisted coil embolization of large wide-necked arterial bifurcation aneurysms. Surg Neurol Int. 2013;4:9.

[35] Liu W, Kung DK, Policeni B, Rossen JD, Jabbour PM, Hasan DM. Stent-assisted coil embolization of complex wide-necked bifurcation cerebral aneurysms using the "waffle cone" technique. A review of ten consecutive cases. Interv Neuroradiol. 2012;18:20–8.

[36] Xu F, Qin X, Tian Y, Gu Y, Leng B, Song D. Endovascular treatment of complex intracranial aneurysms using intra/extra-aneurysmal stent. Acta Neurochir. 2011;153:923–30.

[37] Lubicz B, Morais R, Alghamdi F, Mine B, Collignon L, Eker OF. The pconus device for the endovascular treatment of wide neck bifurcation aneurysms. J Neurointerv Surg. 2016;8:940–4.

[38] Perez MA, Bhogal P, Moreno RM, Wendl C, Bazner H, Ganslandt O, et al. Use of the pCONus as an adjunct to coil embolization of acutely ruptured aneurysms. J Neurointerv Surg. 2017;9(1):39–44.

[39] Ulfert C, Pfaff J, Schonenberger S, Bosel J, Herweh C, Pham M, et al. The pCONus device in treatment of wide-necked aneurysms: technical and midterm clinical and angiographic results. Clin Neuroradiol. 2018;28(1):47–54.

[40] Fischer S, Weber A, Titschert A, Brenke C, Kowoll A, Weber W. Single-center experience in the endovascular treatment of wide-necked intracranial aneurysms with a bridging intra-/extra-aneurysm implant (pconus). J Neurointerv Surg. 2016; 8:1186–91.

[41] Cai K, Zhang Y, Shen L, Ni Y, Ji Q. Comparison of stent-assisted coiling and balloon-assisted coiling in the treatment of ruptured wide-necked intracranial aneurysms in the acute period. World Neurosurg. 2016;96:316–21.

[42] Bodily KD, Cloft HJ, Lanzino G, Fiorella DJ, White PM, Kallmes DF. Stent-assisted coiling in acutely ruptured intracranial aneurysms: a qualitative, systematic review of the literature. AJNR Am J Neuroradiol. 2011;32:1232–6.

[43] Qian Z, Feng X, Kang H, Wen X, Xu W, Zhao F, et al. Ruptured wide-necked aneurysms: is stent-assisted coiling during post-hemorrhage days 4–10 safe and efficient? World Neurosurg. 2017;101:137–43.

[44] Liu A, Peng T, Qian Z, Li Y, Jiang C, Wu Z, et al. Enterprise stent-assisted coiling for widenecked intracranial aneurysms during ultra-early (48hours) subarachnoid hemorrhage: a single-center experience in 59 consecutive patients. J Neuroradiol. 2015;42:298–303.

复杂支架重建治疗颅内动脉瘤

Complex Stent Reconstruction for the Treatment of Intracranial Aneurysms

Pedro Aguilar-Salinas   Leonardo B. C. Brasiliense   Jussie Lima
Amin Aghaebrahim   Eric Sauvageau   Ricardo A. Hanel   著
李 立 译

许多国际研究已经描述了未破裂颅内动脉瘤（intracranial aneurysms，IA）的自然史，但对于这些病变是否该治疗仍存在一些争议。1998 年，国际未破裂颅内动脉瘤研究（ISUIA）对 722 名有蛛网膜下腔出血（SAH）病史的患者进行回顾性队列分析，评估了破裂的风险。直径＜ 10mm 的动脉瘤每年的破裂率为 0.5%，＞ 10mm 的动脉瘤每年的破裂率为 0.7%[1]。2003 年发表的一项前瞻性研究，ISUIA-2 共包括 4060 名患者[2]。观察组由 1692 名受试者组成，平均随访 4.1 年。结果显示，破裂风险取决于动脉瘤的大小和位置。后循环（包括位于后交通动脉的动脉瘤），以及大动脉瘤（13～24mm）和巨大动脉瘤（≥ 25mm）破裂的风险最高。随后的队列报道了其他动脉瘤破裂的预测因素，包括高龄、高血压、合并子瘤、吸烟和蛛网膜下腔出血家族史[3-7]。血管内治疗已成为一种可行、安全、有效的治疗动脉瘤的方式。在动脉瘤未破裂的情况下，ISUIA-1 和 ISUIA-2 的结果报告的发病率和死亡率低于手术夹闭。

关于破裂动脉瘤，国际动脉瘤性蛛网膜下腔出血试验（ISAT）纳入了英国的 2143 名蛛网膜下腔动脉瘤患者[8]。该研究是一项随机多中心临床试验，旨在评估弹簧圈栓塞与手术夹闭的安全性和有效性。随访 1 年的结果显示，血管内弹簧圈栓塞术优于手术夹闭术，死亡或残疾的比例为 23.5% vs. 30.9%（$P < 0.05$）。最近，发表了 ISAT 队列更长期的随访结果。血管内治疗组患者比手术夹闭组（OR=1.34，95%CI 1.07～1.67）[9]患者在 10 年时间内更有可能存活和生

活自理（mRS 0～2 分）。在美国进行的一项类似的研究，BRAT 评估了在急性破裂的动脉瘤中手术夹闭和弹簧圈栓塞的安全性和有效性，并基于临床和血管造影数据比较了功能预后[10]。1 年随访结果表明血管内治疗优于手术夹闭（血管内治疗组和手术夹闭组中 mRS > 2 法分别占 23.2% 和 33.7%（$P < 0.05$）。在随访 3 年的 BRA T 中，血管内治疗组与手术夹闭组的结果有 5.8% 的绝对优势差异，但无统计学意义（$P=0.25$）。此外，手术夹闭的受试者动脉瘤闭塞率明显较高，复发率和再治疗率较低。有趣的是，年轻患者和病变位于前交通复合部位的患者在 3 年分析中有更好的预后[11]。然而，随着时间的推移，单纯弹簧圈栓塞的局限性已经变得明显。最近发表了对 BRAT 队列的 6 年随访结果，结果显示手术夹闭组有 96%（111/116）的受试者动脉瘤完全闭塞，血管内治疗组有 48%（23/48）的受试者动脉瘤完全闭塞（$P < 0.01$）[12]。夹闭和弹簧圈栓塞的总再治疗率分别为 4.6%（13/280）和 16.4%（21/128）。此外，两组之间的不良临床结果（mRS > 2 分，$P = 0.24$）没有显著差异。

单纯弹簧圈栓塞（伴或不伴球囊辅助）在大动脉瘤或宽颈动脉瘤的治疗中尤其具有挑战性，因为弹簧圈可能会突出至载瘤血管，并且动脉瘤复发率更高。自膨式颅内支架的引入增加了治疗这类动脉瘤的选择。这些支架通过支持弹簧圈，增加填充密度，并随着时间的推移提供内皮化支撑，促进了囊内栓塞。尽管血管内治疗技术有了进步，但在血管分叉处产生的宽颈动脉瘤技术上仍然难以治疗。宽颈动脉瘤通常定义为颈部大小 ≥ 4mm 或瘤颈比 < 2 的病变。分支的顶点是血管网络中血流动力学壁面剪切应力和壁面张力最高的位置[13, 14]。这类动脉瘤可能需要复杂的血管内手术来栓塞动脉瘤，并保持血流通过分叉处的分支血管。单个支架可能不足以覆盖动脉瘤颈部，经常需要多个支架重建来实现完全的初始闭塞。最近的一项 Meta 分析回顾了 38 篇文章，包括 2446 名 2556 个宽颈动脉瘤患者，这些动脉瘤均采用单纯弹簧圈或支架辅助弹簧圈治疗；该研究证明了这些技术的安全性，但长期闭塞率并非最佳[15]。在所有的动脉瘤中，496 个位于分叉处。特别是对于宽颈分叉动脉瘤，作者发现长期（> 6 个月）完全或接近完全闭塞率为 71.9%（95% CI 52.6～91.1），复发率和再治疗率分别为 9.8%（95% CI 7.1～12.5）和 5.2%（95% CI 1.9～8.4）。

一、自膨式颅内支架

血管支架的基本结构是细金属丝构成的网孔。支架可以根据其网孔设计进行分类。闭环式设计是指支架网孔完全由金属丝包绕，而开环式设计则指网孔由部分金属丝包绕，并且新生内膜沿着支架金属丝爬行。根据支架的设计和布置，在选择支架时应该考虑到几个特点。例如，对于曲折的血管，开环支架有更大的灵活性和更好的顺应性，但当动脉瘤出现在大弯侧，支架更易突入动脉瘤，而闭环式支架在较直的血管中径向力较强，但在弯曲较大的血管中，支架的扭结和压扁可能发生 [16, 17]。表 13-1 总结了支架的特点。

表 13-1　支架特性术语的定义

术　语	定　义
顺应性	韧性和刚度，支架适应解剖弯曲的血管的能力
疝入	支架突入动脉瘤囊内
扭折	狭窄的支架进入血管腔
金属覆盖率	支架金属覆盖面积除以支架覆盖的面积
椭圆化	支架腔狭窄或压扁
径向力	向外的力量。支架对血管壁施加的力，用来支撑弹簧圈或抵抗支架被压缩
贴壁	支架与相邻血管壁贴合的能力

自膨式颅内支架的应用，使神经介入科医生能够治疗不适合单纯弹簧圈栓塞的动脉瘤。目前，美国有四种颅内支架，包括 Neuroform 支架（Stryker Neurovascular，Fremont，CA，USA）、Enterprise 支架（Codman，Miami Lakes，FL，USA），以及最近的两种低剖面可视化腔内支持装置（LVIS and LVIS Jr.,Microvention，Tustin，CA，USA）。支架有不同的特点，有不同的尺寸和直径。由于没有适用于所有患者的理想支架，因此需要了解支架的特点，以便根据具体患者选择合适的支架，并克服如载瘤血管大小、弯曲的解剖或血管角度较锐等解剖学限制。表 13-2 总结了不同颅内支架的特点。

双重抗血小板治疗是血管内支架成功放置的关键组成部分，其疗效取决于能否防止血小板聚集和降低支架血栓形成或血栓栓塞并发症的风险 [18]。虽然目前有许多不同的抗血小板药物可供使用，但每种药物的适应证往往是个体化的，并取决于几个因素，包括疗效、成本、个人经验和可用性。阿司匹林和氯吡格雷仍然是大多数神经血管中心最广泛接受和一线治疗药物。阿司匹林不可逆地使血小板环氧合酶 –1 失活，从而最终阻止血栓素的产生，它起效快并在 30～60min 达到峰值。氯吡格雷是一种噻吩吡啶衍生物，通过对 P2Y12–ADP 受体的不可逆阻断来阻止血小板聚集。它需要肝脏代谢来产生活性代谢物。单次给药 75mg 后可以有血小板

表 13-2　颅内支架总结

	Neuroform[b]	Neuroform Atlas[c]	Enterprise	Enterprise 2	LVIS	LVIS Jr	LEO +	LEO+ Baby	ACCLINO flex stent
FDA批准[a]	2002	未批准	2007	2015	2014	2014	未批准	未批准	未批准
总体设计	具有一定间隔连接的激光切割镍钛合金支架	激光切割的金属支架。开环式远端和闭环式近端	末端展开的激光切割镍钛合金支架	末端展开的激光切割镍钛合金支架	激光切割镍钛合金支架，体内有2条不透射线的螺旋丝	激光切割镍钛合金支架，体内有3条不透射线的螺旋丝	镍钛合金丝和两根纵向不透明铂丝编织支架	镍钛合金丝和两根纵向不透明铂丝编织支架	激光切割镍钛与中间标记在传输导丝同上
网孔设计	开环	混合	闭环	闭环	闭环	闭环	闭环	闭环	闭环
金属表面覆盖率	6%~9%	6%~9%	10%	10%	12%~22%	12%~22%	12%~17%	12%~17%	6%~9%
标记	终末端4枚	终末端3枚	终末端4枚	终末端4枚	终末端4枚	终末端3枚	无	无	终末端3枚
直径（mm）	2.5、3、3.5、4、4.5	3.0、4.0、4.5	4.5	4.0	3.5、4.5、5.5	2.5、3.5	3.5、4.5、5.5	2.0、2.5	3.5、4.5
长度（mm）	10、15、20、30	15、21、24、30	14、22、28、37	16、23、30、39	17、18、22、23、30、32、33	13、17、18、23、28、33、34	12、18、25、30、35、40、50、60、75	12、18、25	15、20、25、30、35
载瘤动脉直径（范围，mm）	2.0~4.5	2.0~4.5	2.5~4.0	2.5~4.0	2.5~4.5	2.0~3.0	3.1~6.5	1.5~3.1	2.0~4.0
可回收性	无	无	部分（高达部署长度的75%）	部分（高达部署长度的75%）	部分（高达部署长度的75%）	部分（高达部署长度的80%）	部分（高达部署长度的90%）	部分（高达部署长度的90%）	部分（高达部署长度的90%）
微导管	0.027英寸	0.0165英寸/0.017英寸	0.021英寸	0.021英寸	0.021英寸	0.017英寸	Vasco+21/Vasco+25/Vasco+28	Vasco+10	0.0165英寸/0.017英寸

LVIS. 低剖面可视化腔内支撑装置；LEO+.LEO Baby 和 ACCLINO flex 支架在美国是不可用的

a. 由于人道主义设备豁免

b. 最后一代可用的是 Neuroform EZ

c. 正在进行临床试验

抑制，但连续 7 天用药才能达到稳定状态。必要时，300～600mg 的负载剂量可在 5h 内达到 40%～50% 的抑制水平[19, 20]。患者对氯吡格雷的反应是通过分析 P2Y12 受体抑制水平试验来测定的。最广泛使用的试验是 Accumetric 公司的 VerifyNow（San Diego，CA），它报告血小板反应抑制百分率和 P2Y12 反应单位（PRU）。一般来说，充分的抑制目标是使抑制率 ≥ 30% 或 < 210PRU[21, 22]。然而，据估计，1/3 的血管内手术患者会出现氯吡格雷抵抗，但其机制尚不清楚，可能是多因素导致的，CYP2C19 和 CYP3As 等位基因遗传多态性的患者中，氯吡格雷抵抗性增加[23-26]。因此，新的 P2Y12 受体拮抗药已经被开发出来，如替格瑞洛、普拉格雷和坎格雷洛。与氯吡格雷相反，替格瑞洛不需要肝脏活化，而且可以与 P2Y12-ADP 受体可逆结合。与氯吡格雷相比，替格瑞洛起效更快且可以逆转，不会增加大出血或小出血事件；事实上，已有研究证明，负荷剂量替格瑞洛（180mg）在 30min 内产生的血小板抑制水平与负荷剂量氯吡格雷（600mg）8h 后产生的血小板抑制水平相当[27, 28]。此外，替格瑞洛主要通过 CYP34A 酶代谢，有益于 CYP2C19 突变的患者，已被证明是神经介入手术中对氯吡格雷抵抗的患者的有效和安全的替代品[29]。与氯吡格雷相比，普拉格雷对 P2Y12-ADP 受体具有不可逆的抑制作用，普拉格雷具有更强的抗血小板作用和更低的血小板反应变异性。然而，在神经血管内手术中，使用阿司匹林和普拉格雷作为双抗血小板方案的出血并发症已有报道[30]。坎格雷洛是一种新型的静脉注射 P2Y12 受体拮抗药，既可以快速起效，也可以快速逆转。与氯吡格雷相比，该药物已被专门用于经皮冠状动脉介入治疗，可显著减少缺血事件，且未增加严重出血[31-33]。虽然该药物尚未在神经血管内手术中进行试验，但在紧急情况下或氯吡格雷耐药情况下，它似乎是一种有潜力的替代药物。

一般来说，支架辅助栓塞需要患者在手术前接受 ≥ 7d 阿司匹林（325mg/d）和噻吩并吡啶衍生物 [（通常是氯吡格雷（75mg/d）] 的双重抗血小板治疗。如果需要紧急的介入治疗，可以使用氯吡格雷（300～600mg），通常在负载剂量后 2～6h 就能获得足够的血小板抑制[34, 35]。在我们的实践中，我们在术前常规检查 PRU，在氯吡格雷抵抗的情况下，改用替格瑞洛（初始剂量 180mg，随后每 12h 90mg 替格瑞洛 +81mg 阿司匹林）[29]。介入治疗是在意识镇静或全身麻醉下进行的。静脉注入肝素以维持活化凝血时间 > 200s。通过工作角度的血管造影和 3D 重建获得精确的血管测量。在透视下放置支架，并进行最终的血管造影以评估动脉瘤栓塞和载瘤血管通畅情况。双重抗血小板治疗通常维持 3 个月，然后单独持续服用阿司匹林。

二、Y 型支架

Y 型支架技术是一种治疗分叉部动脉瘤可行的重建技术。它包括在分支血管内放置支架以形成一个人工动脉瘤颈，通过保护分支血管免受弹簧圈突出而实现安全栓塞 [14, 36, 37]。该技术首先被描述用于基底动脉尖动脉瘤，但它也适用于位于前交通动脉（ACoA）、颈内动脉（ICA）终末和大脑中动脉（MCA）分叉的动脉瘤。支架的放置既可以通过第一个支架的网孔进行（更常用的），也可以采用 "kissing" 方式（并行释放）[38]。Chow 等在 2004 年描述了使用两个 Neuroform 支架治疗基底尖动脉瘤的技术，并展示了令人鼓舞的结果 [39]。在这第一次经历之后，其他作者分享了他们在不同部位动脉瘤的系列文献，并取得了良好的技术和临床结果。表13-3 总结了至少 10 个案例的报道在不同分叉位置使用 Y 型支架技术的研究。

根据血栓性并发症的发生可能与血管内金属丝的量相关的基本原则，我们的经验是尽可能地使用单个支架，以球囊辅助保护非支架分支，减少第二枚支架的使用。

不同位置动脉瘤的血管内经验

1. 基底动脉尖动脉瘤

基底动脉尖是后循环动脉瘤最常见的位置 [40, 41]。由于基底动脉（BA）的解剖平直，所以导管介入技术比较容易；然而，在选择血管内治疗策略时，需要考虑该区域穿支丰富。Y 型支架结构在回顾性患者系列中已被广泛报道，主要用于治疗基底尖动脉瘤。虽然最初的患者报告显示使用该技术有较高的围术期并发症发生率 [42, 43]，但更多的患者报告已经证明了该技术的安全性和有效性 [44]。

当考虑用 Y 型支架重建治疗基底尖动脉瘤时，为了确定支架的尺寸，需要从 P_1 节段和基底干的近端着陆区进行精确测量。最初，开环式支架因其固有的支架网孔结构而受到这种技术的青睐，但有报道称使用闭环式支架也可以成功重建 [45-48]。血管解剖对这项技术的成功至关重要。很常见其中一个大脑后动脉（PCA）连接基底动脉干的起始角度更锐，这可能增加支架释放的难度。因此，我们建议先对这个 P_1 段进行支架置入（以先植入困难分支为原则）。

Y 型支架置入术的技术包括在路图引导下将一个 6F 指引导管放到一侧椎动脉（VA）远端节段。随后，微导管经 0.014 英寸导丝引导进入最困难的 P_1 段放置。移除导丝，将支架系统带

表 13-3　Y 型支架置入术治疗宽颈分叉动脉瘤的研究综述

研究（年）	动脉瘤	使用支架类型	围术期病发率（%）	最后一次随访的动脉瘤闭塞率（%）	复发率（%）
Spiotta 等 [42]	ACoA = 1 BA = 18	Neuroform	31.6	63.2	21
Chalouhi 等 [51]	BA = 16	Enterprise/Neuroform	6.2	81.2	0
Zhao 等 [15]	ACoA = 2 PComm= 3 MCA = 3 BA = 3	Enterprise/Neuroform	9	81.8	9
Lee 等 [4]	MCA = 3 BA = 9	Neuroform	0	100	0
Fargen 等 [45]	ACoA = 3 Pericallosal = 1 MCA = 2 BA = 39	Enterprise/Neuroform	11	60	10
Yavuz 等 [44]a	ICA-T = 16 ACoA = 42 MCA = 113 BA = 22	Enterprise/Neuroform/ Solitaire	2.7	97.8	没有报道
Straus 等 [61]	ICA-T = 2 ACoA = 2 MCA = 10	Enterprise/Neuroform	0	93	没有报道
Bartolini 等 [70]b	ICA-T = 1 ACoA = 30 MCA = 57 BA = 17	Enterprise/Neuroform/ Solitaire AB/LVIS/LVIS Jr/ Baby LEO	10	85.8	2.3
Heller 等 [50]	ICA-T = 4 MCA = 2 BA = 14	Enterprise/Neuroform	0	80	15
Jeon 等 [48]	BA = 25	Enterprise	12	80.9	没有报道
Ko 等 [53]c	ACoA = 8 远端 ACA = 2 MCA = 1 BA = 9	Neuroform	45	93.3	0
Limbucci 等 [47]	ICA-T = 2 ACoA = 14 MCA = 20 BA = 11 椎 - 基底交界处 =1	Enterprise	4.2	93.6	4.1

ACA. 大脑前动脉；ACoA. 前交通动脉；BA. 基底动脉尖；ICA-T. 颈内动脉终末；MCA. 大脑中动脉；LVIS. 腔内支持

a. 5 个 ACoA 动脉瘤采用 X 型支架重建

b. 7 个 ACoA 动脉瘤采用 X 型支架重建

c. 关于围术期并发症的发生率，包括技术及神经和非神经系统事件到 PCA。第一个支架从 P_1 段放置到基底动脉的上段。通常，在单一支架放置后，将微导管置入动脉瘤内尝试栓塞，无论有无球囊辅助目前未放支架的分支（图 13-1）。很多时候，不使用第二个支架也能成功治疗动脉瘤。

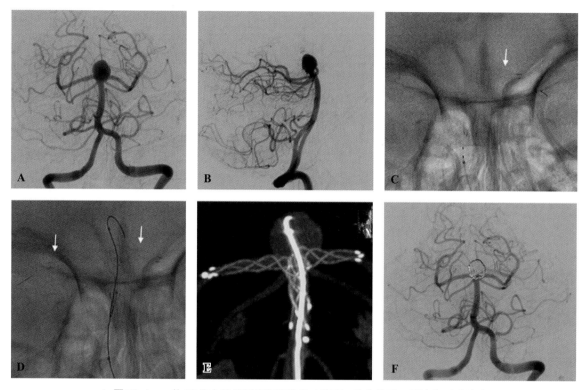

▲ 图 13-1　一位 70 岁女性偶然发现基底尖动脉瘤，决定接受 Y 型支架重建治疗

A 和 B. 脑血管造影前后位和侧位视图显示宽颈动脉瘤。在确定准确的血管尺寸后，决定使用低剖面支架（LVIS Jr）。C. 正位透视视图显示第一个支架从左侧 P_1（白箭）经过动脉瘤颈到基底动脉；D. 正位透视图显示 Y 型支架的重建，2 个支架（白箭）放置在大脑后动脉，一个栓塞微导管放置在动脉瘤囊内；E. Cone-beam CT（Xpert CT by Phillips）重建，显示支架的贴壁情况；F. 最后的数字减影血管造影显示双侧大脑后动脉通畅和动脉瘤近全闭塞

　　如果需要第二个支架构建 Y 形结构，微导管需要小心的引导通过第一个支架的网孔，第二个支架的一半放在对侧 P_1 段，另一半延伸在之前放置的支架的腔内。尽管通过 2 个支架的网孔进行弹簧圈填充是可行的，但在瘤颈部支架交叉的高金属覆盖会造成技术上的困难。因此，我们倾向于在放置第二枚支架前先将一个栓塞微导管置入动脉瘤腔内。对于目前市面上可用的支架（Neuroform、Enterprise 和 LVIS），我们倾向于将两种编织支架（更常见的是 LVIS 或 LVIS jr）组合，或者先使用开环式支架再使用闭环式支架（Neuroform 为第一支架，Enterprise 为第二支架）。特别是当使用编织支架时，建议进行 CT 重建（Xpert CT by Phillips）来评估支架贴壁情况。即刻血管造影闭塞已被报道是动脉瘤长期闭塞的最高预测因子[49]。如上所述，应

该记住当使用球囊时（typically Scepter，Microvention Terumo），可以使用 LVIS Jr. 这样的低剖面支架通过球囊腔置入。

围术期并发症的发生率在 0%～45%，主要包括血栓栓塞事件和操作相关事件，如支架移位、支架疝入和弹簧圈突出，这些事件的发生率在 1%～3%[42-44, 48-53]。Spiotta 等报道的围术期并发症发生率为 31.6%，包括支架移位、动脉夹层和短暂缺血[42]。与这些结果相反，Chalouhi 等报道的 16 个基底尖动脉瘤的并发症发生率较低仅为 6.2%。与单支架或无支架辅助的弹簧圈栓塞相比，这些结果没有发现有显著差异[51]。Fargen 等第一个报道了多中心治疗 45 个动脉瘤的经验，在所有病变中 39 个动脉瘤位于基底尖[45]。作者基于网孔设计支架比较了临床和血管造影结果，显示无统计学差异。迄今为止，使用 Y 型支架技术发表的最大患者数量包括 188 名患者共 193 个分叉动脉瘤，较低的 2.7% 手术并发症率，死亡率为 0.5%，6 个月时较高的动脉瘤完全闭塞率（97.8%）。所有病变中，22 个位于基底尖。总的来说，最后一次随访动脉瘤闭塞率在 63%～100%，有 10% 的患者需再次治疗[42, 45, 48, 50, 51]。

2. 颈内动脉末端动脉瘤

颈内动脉终末端是脑血管系统中一个独特的地方，与其他分支部位一样，也存在较高的壁切应力。2%～9% 的颅内动脉瘤位于颈内动脉末端，最常见的部位是颈内动脉与 M_1 段的交界处[54-57]。这些动脉瘤通常沿血流方向生长。有报道称成功的手术夹闭需要较高的手术技巧和经验，因为动脉瘤基底部或顶部周围有大量的穿支[58]，暴露很有挑战性。当纵横比例较好时，单纯弹簧圈栓塞和球囊辅助栓塞是有效的治疗策略，总体效果良好[59, 60]。然而，ICA 分支处的宽颈动脉瘤治疗仍然具有挑战性。Y 型支架重建术是一种可行的技术，尽管在这类动脉瘤中很少报道，但其技术的安全已被证实[47]。

放置支架的技术应遵循在角度最大的分支中放置第一个支架的一般规则。如对基底尖病变的描述的类似的技术，在另一个分支上使用单一支架或球囊，也适用于 ICA 末端动脉瘤。需要精确测量 A_1 和 M_1 段以选择支架型号。Yavuz 等发表的一篇文章中，16 例动脉瘤采用开环式支架和闭环式支架治疗。虽然作者没有详细分析每个动脉瘤部位的并发症发生率，但是 6 个月随访的总体结果证明了该技术的安全性和有效性[44]。Strauss 等采用 Y 型支架治疗了 14 个前循环动脉瘤，所有病变中，其中 2 例位于 ICA 末端的动脉瘤无技术上的困难。其中 1 名治疗成功，并在 6 个月时达到了动脉瘤完全闭塞，但另一名患者在介入 24h 后死亡，这是由于患者术前状况不佳[61]。最近的一篇文章报道了 20 个动脉瘤中有 4 个位于 ICA 末端。作者报告没有围术期并发症和整体良好的动脉瘤闭塞率[50]。Limbucci 等在治疗位于 ICA 分叉的 2 个动脉瘤时也报道了类似的结果[47]。

3. 前交通动脉动脉瘤

根据既往队列研究，位于前交通动脉处的动脉瘤最常见，发生率为 23%～39%[2, 62]。手术夹闭已被证明是一种有效的方式，但由于此段动脉和动脉分支的特殊位置导致难以发现且容易受伤，需要较高的外科技术来分离解剖病变[63, 64]。当纵横比例较好时，有无支架辅助的栓塞均获得满意的结果[65-68]。单个支架有时不足以重建载瘤血管，双支架重建如 X 型或 Y 型是必要的。

考虑 Y 型支架时，最重要的是要同时确定双侧 A_1 和 A_2 段，因为血管管径不对称并不少见。一般来说，患者应该有一个"较好管径"的 A_1 动脉，两个支架的近端边缘将放置在这个节段，远端边缘将位于 2 个 A_2 节段近端。经过同侧颈内动脉导管系统至优势 A_1。随后，填充弹簧圈以达到初步完全闭塞的目标。Rohde 等首次描述了使用 Y 型支架重建治疗复发性前交通动脉动脉瘤的经验，使用 2 个闭环式支架（Enterprise），并在随访 6 个月证实动脉瘤闭塞[69]。小样本患者文献进一步显示了技术的可行性和总体的良好结果[45, 49]。在土耳其的一项研究中，作者用闭环式支架（Enterprise 和 Solitaire）进行双支架重建治疗了 42 个前交通动脉动脉瘤。42 个前交通动脉动脉瘤中有 5 个选择了 X 型支架。虽然没有将血管造影闭塞率按动脉瘤位置分开，但总样本的闭塞率为 97.8%[44]。在欧洲的一项研究中，作者分析了使用 X 型和 Y 型的双支架重建术治疗 105 个动脉瘤，其中 30 个位于前交通动脉处。有趣的是，在 9 名患者中尝试放置支架失败，其中 3 名患者的动脉瘤位于前交通动脉[70]。他们的结果没有报告每个动脉瘤位置，但是在最后一次影像学随访（平均 17 个月）中，动脉瘤总闭塞率为 85.8%，在研究期间只有 2 例再治疗。

4. 大脑中动脉分叉处动脉瘤

一般来说，位于大脑中动脉的动脉瘤约占所有颅内动脉瘤的 20%，其中大脑中动脉分叉处是最常见的位置，占 75%[2, 71, 72]。手术夹闭仍然是治疗这类动脉瘤的金标准，因为可以直接通过外侧裂到达动脉瘤。然而，血管内介入替代方案也被应用，并且 Y 型支架已经显示了良好的临床结果。第一例成功的患者是在 2005 年报道的使用 Neuroform 支架进行双支架重建[73]。

建议第一个支架的远端部分放置在更大的 M_2 分支的近端，随后第二个支架被放置在其他 M_2 分支的近端到 M_1 段，使两支架近端两端对齐。支架放置后的栓塞通过囚禁技术或支架网孔进行。多组患者显示了总体良好的结果。Straus 等治疗了 10 个 MCA 分叉动脉瘤，均无并发症发生，影像学随访显示 6 个动脉瘤完全闭塞[61]。Yavuz 等报道了最大患者数的这类动脉瘤[44]。成功介入治疗了 113 个病变，占总样本的 58.5%，其中大多数（87.6%）采用闭环式支架治疗。Bartolini 等报道了 105 个动脉瘤的治疗，其中 57 个病变位于大脑中动脉分叉处。如前文所述，作者报道了 9 例双支架置入术失败，最常见的位置是 4 例大脑中动脉分叉和 3 例前交通动脉[70]。最近，Limbucci 等报道了一组包括 20 个大脑中动脉动脉瘤的患者，与土耳其的研究类似，他们对该组动脉瘤都采用了闭环式支架治疗[47]。虽然作者没有显示每个动脉瘤位置的结果，但他们的研究显示了在总样本中的安全性和有效性，伴有 2 例手术并发症和在末次随访中 93.6% 动脉瘤完全闭塞率。

三、X 型支架

X 型支架技术是一种治疗前交通动脉宽颈动脉瘤的有效方法。临床经验仅限于总体预后良好的患者报告或小患者数量[74-76]。该技术包括将一个支架从一侧 A_2 段放置到对侧 A_1，然后从对侧颈内动脉系统，并通过所放置第一个支架的网孔以同样的方式的放置第二枚支架。我们更喜欢在 2 个支架放置后栓塞。其目标是在 X 型结构支撑弹簧圈团的同时保持 2 个分支的通畅，并减少进入动脉瘤腔的射流（图 13-2）。闭环式支架可以增强这种血流动力学现象。尽管这项技术是可行的，但主要的限制在于放置支架的血管管径，我们同意 Saatci 等的观点，即较大直

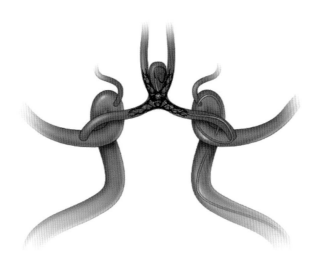

▲ 图 13-2　X 型支架重建治疗前交通动脉宽颈动脉瘤

径的 A₁ 段对这项技术的成功至关重要[76]。另外，通过较大直径血管侧进行 Y 形重建也是一种选择，特别是对于一侧 A₁ 发育不全的患者。Bartolini 等报道了使用 X 型双支架结构治疗 7 个动脉瘤的经验[70]。虽然作者没有对每种技术进行任何结论性分析，但他们描述了双支架重建的困难，主要是针对位于前交通动脉和大脑中动脉分叉处的动脉瘤。毫无疑问，需要更大规模的研究来评估这种支架结构的安全性和有效性，但迄今为止的结果令人鼓舞。

四、华夫筒（冰淇淋）技术

华夫筒技术是一种不常用的替代 Y 型支架技术的选择（图 13-3）。Horowitz 等在 2006 年首次描述了这一过程，由于治疗后支架 – 弹簧圈联合的外观，将其称为"华夫筒"技术[77]。手术过程包括将支架的远端边缘放置在动脉瘤颈的基底部，并通过填充弹簧圈形成一个保留 2 个分支的锥形结构。当分支动脉在宽颈动脉瘤呈急锐角，使任何支架系统都难以导入时，推荐使用这种支架结构。额外的好处包括减少金属覆盖率和比双支架重建技术上更简单的方案。华夫筒技术已被用于治疗位于基底尖、前交通动脉和大脑中动脉分叉处的动脉瘤。最初，开环式支架用于这种重建，但也有报道成功使用闭环式支架的案例[78]。

不同位置动脉瘤的血管内经验

1. 基底顶端动脉瘤

虽然华夫筒技术的临床经验有限，但它是一个有效的治疗宽颈分叉动脉瘤的选择。在治疗基底尖病变时，需要准确测量动脉瘤颈的大小和基底动脉的直径，以确定支架的直径。由于只

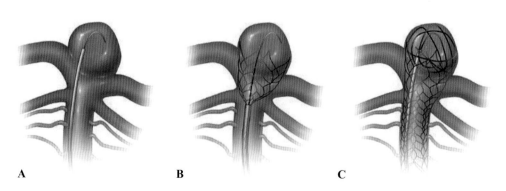

A　　　　　　　　　**B**　　　　　　　　　**C**

▲ 图 13-3　华夫筒技术治疗基底尖动脉瘤。微导线引导微导管进入动脉瘤囊
A. 到位后，在动脉瘤内放置颅内支架；B. 最后填充弹簧圈，形成锥形结构；C. 保留双侧分支

使用了一种设备，因此这个手术在技术上比其他重建方法更容易。支架系统被送入动脉瘤腔内，并小心地展开去固定病变内支架的远端边缘。后放置支架，建议使用 cone-beam 计算机体层血管成像来评估支架壁的贴合情况。支架置入成功后，微导丝引导微导管通过支架腔内进入动脉瘤顶部。应填充足够的弹簧圈以获得接近或完全的动脉瘤栓塞。Horowitz 等报道了这种技术，使用开环式支架治疗基底动脉尖的 4 个宽颈分叉动脉瘤，效果良好无并发症，动脉瘤即刻接近完全闭塞[77]。Yang 等报道了一个类似的使用 Neuroform 支架的成功案例。理论上，开环式支架有利于血流从载瘤动脉通过支架进入起始部被覆盖的分支动脉。然而，也有少数患者报道使用闭环式支架获得整体良好的疗效[78, 79]。与 Y 型支架相比，华夫筒技术的支架的总长度更短，没有支架重叠，这可能降低支架血栓形成的风险。围术期并发症的发生率已被报道为2%，主要是血栓栓塞事件。在末次随访中，动脉瘤闭塞率在 60%～100%[77, 78, 80]。

2. 前交通动脉和大脑中动脉动脉瘤

在基底动脉尖以外的其他部位使用华夫筒技术的经验非常有限，部分原因是在某些部位的血管解剖不允许使用该技术。目前只有少数患者被报道，Horowitz 等成功地治疗了 1 个位于前交通动脉和 2 个位于大脑中动脉的动脉瘤，且无并发症和令人满意的即时结果[77]。3 个前交通动脉动脉瘤和 1 个大脑中动脉动脉瘤的治疗也有相似的结果[81]。截至目前，Liu 等在最大的患者数量中报道了 6 个前交通动脉动脉瘤和 3 个大脑中动脉瘤，在这些部位使用华夫筒技术结果令人鼓舞，并伴有长期动脉瘤闭塞[80]。虽然该技术本身是可行的，但目前没有证据支持推荐该技术治疗这些病变，在使用华夫筒技术治疗前交通动脉或大脑中动脉动脉瘤之前，首先应该考虑其他选择方案。

五、T 型支架

T 型支架重建也被称为非重叠 Y 型支架，是 Cho 等在 2012 年首次报道被用于治疗 6 个基底尖动脉瘤[82]。他们的结果显示了一种安全可行的替代传统支架重建的方法。从技术角度来看，这是一种改良的 Y 型支架重建，应该遵循支架置入最困难支的一般规则。将第一个支架引入一侧 P$_1$ 段，用于弹簧圈栓塞的微导管放置在动脉瘤腔内。第一个支架从 P$_1$ 段展开到基底动脉干。随后，第二枚支架被引入并放置到对侧大脑后动脉中而不与首个支架重叠。最后，在支架保护下尽可能致密填充弹簧圈。这种重建可以分期进行，或者一期放置 2 个支架。与传统的

Y 型支架相比，该技术显示出明显的优势：①无须通过其中一个支架的网孔放置另一枚支架；②基底干内的金属丝较少；③支架在动脉壁上贴壁好。然而，没有重叠的第二枚支架的对齐可能是具有挑战性的；相反的，支架可能被放置的太靠远导致动脉瘤颈覆盖不充分。因此，需要获得准确的血管测量。

关于这项技术的文献很少，而且长期的结果未知。迄今为止，Aydin 等发表了最大的患者数量[83]。他们治疗了 24 名患者中位于前循环的 24 个动脉瘤。采用低剖面支架（Leo + Baby；Balt）完成 T 型支架重建。操作成功率为 95.8%，即刻总闭塞率为 79.2%。围术期并发症发生率为 16.7%，无死亡，永久致残率为 4.2%。末次影像学随访，动脉瘤闭塞率为 81.2%。

六、跨系统放置动脉瘤支架

当处理复杂动脉瘤时，对侧入路或后路至前 / 后路策略是可行的支架置入方案（图 13-4）。例如，经同侧 A_1 至对侧 A_1 治疗前交通动脉病变，P_1 经后交通动脉（PCoA）到达颈内动脉末端（反向后交通动脉支架），对侧椎入路治疗小脑下后动脉（PICA）动脉瘤，对侧颈动脉入路放置 A_1-M_1 支架治疗颈动脉末端病变，对侧颈动脉经颈内动脉末端到后交通动脉，颈内动脉经后交通动脉的方法放置 P_1-P_1 支架治疗基底动脉顶端动脉瘤，颈内动脉经后交通动脉入路治疗基底动脉和小脑上动脉动脉瘤。在考虑更复杂的支架重建之前，应该考虑利用这些解剖

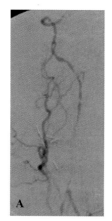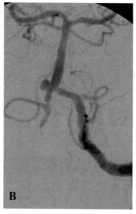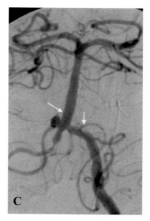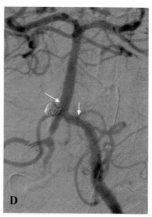

▲ 图 13-4　1 名 73 岁男性因蛛网膜下腔出血入院，HHS 4 级

A. 脑血管造影显示右侧椎动脉（VA）夹层；B. 右侧小脑下后动脉（PICA）起点的假性动脉瘤。由于无法通过右侧椎动脉进入，为了确保安全，采用对侧入路。微导管引导通过左侧椎动脉，将栓塞微导管置入假性动脉瘤囊内；C. 颅内支架从基底动脉近端置入左侧椎动脉（白箭）；D. 最终数字减影血管造影显示动脉瘤完全闭塞，右侧小脑下后动脉、基底动脉和左侧椎动脉通畅

联系。

　　这里，我们将展示对侧椎动脉入路治疗小脑下后动脉动脉瘤的应用（图 13-5）。小脑下后动脉动脉瘤非常罕见，估计发病率在 0.5%～3%[62]。对于涉及 VA/PICA 起点的病变，任何治疗的目标都应该是动脉瘤闭塞并保留小脑下后动脉。随着技术的进步和小型颅内支架的发展，血管内入路可能是可行和安全的。事实上，目前的微导管可以很容易地进入任何椎动脉（VA），然后进入 PICA。在某些情况下，由于椎动脉的解剖变异和小脑下后动脉起点处的角度较锐，直接入路可能比较困难，所以可采用对侧入路治疗动脉瘤。该技术是在双侧椎动脉内放置 6F 导引导管，然后微导管通过对侧椎动脉经过瘤颈引入到小脑下后动脉动脉瘤远端。最后，缓慢

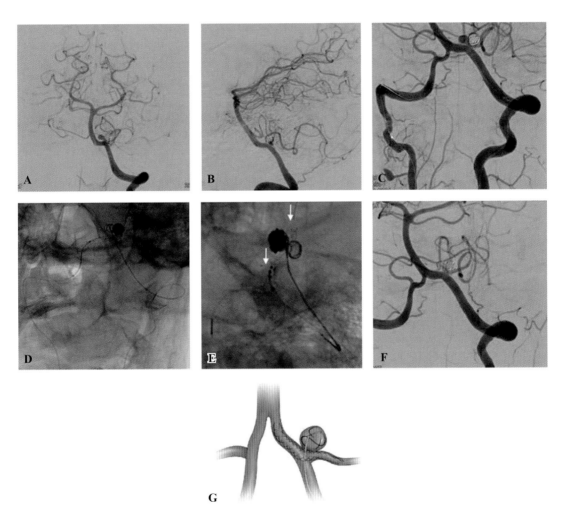

▲ 图 13-5　患者女性，52 岁，有左侧小脑下后动脉（PICA）动脉瘤病史，既往弹簧圈栓塞后动脉瘤复发
A 和 B. 脑血管造影正位和侧位视图显示小脑下后动脉动脉瘤的子瘤；C. 同侧椎动脉置管到小脑下后动脉没有成功，决定经右侧椎动脉引入第二个微导管并最终将导管置入左侧 PICA，通过同侧椎动脉引导微导管进入动脉瘤囊内，第二个微导管跨过动脉瘤颈部；D. 到位后，进行弹簧圈栓塞；E. 一个 LVIS Jr（白箭）慢慢跨越动脉瘤释放；F. 最终血管造影显示 PICA 通畅，动脉瘤近全闭塞；G. 另一个有效的策略是首先放置支架，最后通过支架的网孔栓塞动脉瘤

释放支架。支架放置后，栓塞微导管经同侧放置的导引导管，并引导穿过支架网孔 [84]。最近，我们发表了一项使用 LVIS jr 支架治疗小脑下后动脉动脉瘤的双中心研究 [85]。这种支架是治疗这些病变的一种极好的选择，因为它可以通过 0.017 英寸的微导管输送，这也允许弹簧圈栓塞。在我们的患者样本中，2 名患者通过对侧入路进行治疗没有手术并发症。其他使用旧支架的患者样本报道了治疗这类动脉瘤的技术困难和局限性，特别是当病灶位于小脑下后动脉远端时 [86-88]。目前的数据不足以提供足够的证据来支持手术或介入治疗，但治疗小脑下后动脉动脉瘤需要多学科小组制订方案。

七、血管内治疗宽颈分叉动脉瘤的现状和展望

尽管神经血管内治疗技术取得了进步，但目前还没有治疗分叉动脉瘤的标准，其他类支架装置的使用也取得了令人鼓舞的结果。pCONus(Phenox，Bochum，Germany) 是一种自膨胀支架，在支架轴的远端有 4 个瓣和 1 个尼龙网来支撑动脉瘤内的弹簧圈。该支架的设计优化了华夫筒支架技术。这项新技术的经验局限于小患者样本，但中期随访结果显示其安全性和整体动脉瘤闭塞率良好 [89-92]。

PulseRider（Pulsar Vascular，San Jose，CA，USA）是一种比颅内支架金属覆盖率更小的新型设备，它支持动脉瘤颈的同时支撑动脉瘤囊内的弹簧圈团。它的放置不需要分支血管置管，而且与 Y 型支架不同，一个支架就足够了。然而，文献提供的数据有限，需要更大的前瞻性研究来评价该技术的安全性和有效性 [93-95]。

最近，血流导向技术彻底改变了大的侧壁动脉瘤的治疗，在多中心研究中显示出安全性和长期疗效 [96, 97]。然而，它们在分叉动脉瘤上的应用仍然存在争议，特别是因为动脉瘤颈可能不会被血流导向装置完全覆盖，并且瘤腔血栓化的时间也不确定。已经有一些患者报道关注分叉动脉瘤，围术期并发症的发生率高达 9.4%，动脉瘤闭塞率为 33.3%～97.7% [98-100]。

基于血流导向技术，提出了腔内扰流新概念。EndoBridge 编织型支架（WEB，Sequent Medical，Palo Alto，CA，USA）是一种自膨式卵圆形网状结构，将其放置在动脉瘤囊内，改变血液流动诱发病变血栓形成；此外，它的放置不需要双重抗血小板治疗，可用于急性破裂动脉瘤。一些研究已经证明了它的安全性，但是动脉瘤完全闭塞率还远不能确定，为 53.1%～69% [101-104]。

其他设备目前正在评估中，临床前研究已经显示出有希望的结果。Artisse 设备（以前成为 Luna 载瘤动脉栓塞支架，Luna Parent Vessel Occlusion device，LUNA，Medtronic，Minneapolis，MN，USA）是一种自膨式的镍钛合金丝卵形网状结构。其设计旨在中断动脉瘤内的血流，一项对兔子的研究显示，3 个月时动脉瘤完全闭塞率为 88%；此外，显微镜检查显示所有患者都有新生内膜增生 [105]。法国报道了对 64 个动脉瘤进行治疗的初步经验，其技术表现良好，但动脉瘤闭塞率不理想，6 个月随访时为 40%[106]。对该装置进行临床试验评估计划于 2017 年 7 月在美国开始。

反向桶状血管重建支架（VRD，Medtronic，Minneapolis，MN，USA）是一种可回收的支架状设备，植入物中间呈锥形可防止线圈突入载瘤血管。一项犬模型研究显示，32 个动脉瘤的治疗取得了良好的手术效果，组织学检查显示该装置上有新生内膜形成 [107]。一项正在进行的法国注册研究报道了 7 名使用该新技术治疗的患者，初步结果显示 71% 的患者立即完全栓塞，没有技术性并发症 [108]。

血管内夹闭系统（eCLIPs，EvascMedicalSystems，Vancouver，BC，USA）是一种叶状混合装置，既可作为血流导向装置，也可作为腔内血流干扰器。一项针对 8 个猪模型的临床前研究显示了良好的技术特性和 30d 后血管造影动脉瘤完全闭塞率，所有实验动物在显微镜检查下出现内皮化 [109]。新的血管内技术的快速发展应以谨慎的乐观态度看待，在决定分叉动脉瘤的治疗方案时应考虑每种技术的利弊。

八、结论

治疗宽颈分叉动脉瘤的决策依赖于对患者血管解剖的全面了解，以及可用的神经外科设备。治疗的目标应该是获得一个长期的动脉瘤闭塞并保持分支通畅。本章总结了基于合适的患者选择和神经介入科医生的经验基础之上的复杂的支架重建技术。当然，Y 型支架在多个动脉瘤治疗队列研究中显示了可重复性、安全性和有效性，但其他重建方法虽然可行，但与其他方法相比仍缺乏强有力的证据。此外，未来的设备设计应克服目前的困难，包括动脉瘤颈的覆盖，适应急剧弯曲的血管和动脉瘤完全闭塞。

参考文献

[1] International Study of Unruptured Intracranial Aneurysms Investigators. Unruptured intracranial aneurysms – risk of rupture and risks of surgical intervention. N Engl J Med. 1998;339(24):1725–33.

[2] Wiebers DO, Whisnant JP, Huston J, 3rd, Meissner I, Brown RD, Jr., Piepgras DG, Forbes GS, Thielen K, Nichols D, O'Fallon WM, Peacock J, Jaeger L, Kassell NF, Kongable-Beckman GL, Torner JC; International Study of Unruptured Intracranial Aneurysms I. Unruptured intracranial aneurysms: natural history, clinical outcome, and risks of surgical and endovascular treatment. Lancet. 2003;362(9378):103–10.

[3] Juvela S, Porras M, Poussa K. Natural history of unruptured intracranial aneurysms: probability of and risk factors for aneurysm rupture. J Neurosurg. 2000;93(3):379–87.

[4] Lee EJ, Lee HJ, Hyun MK, Choi JE, Kim JH, Lee NR, Hwang JS, Kwon JW. Rupture rate for patients with untreated unruptured intracranial aneurysms in South Korea during 2006–2009. J Neurosurg. 2012;117(1):53–9.

[5] Investigators UJ, Morita A, Kirino T, Hashi K, Aoki N, Fukuhara S, Hashimoto N, Nakayama T, Sakai M, Teramoto A, Tominari S, Yoshimoto T. The natural course of unruptured cerebral aneurysms in a Japanese cohort. N Engl J Med. 2012;366(26):2474–82.

[6] Juvela S, Poussa K, Lehto H, Porras M. Natural history of unruptured intracranial aneurysms: a long-term follow-up study. Stroke. 2013;44(9):2414–21.

[7] Sonobe M, Yamazaki T, Yonekura M, Kikuchi H. Small unruptured intracranial aneurysm verification study: SUAVe study, Japan. Stroke. 2010;41(9):1969–77.

[8] Molyneux A, Kerr R, Stratton I, Sandercock P, Clarke M, Shrimpton J, Holman R; International Subarachnoid Aneurysm Trial Collaborative G. International Subarachnoid Aneurysm Trial (ISAT) of neurosurgical clipping versus endovascular coiling in 2143 patients with ruptured intracranial aneurysms: a randomized trial. J Stroke Cerebrovasc Dis. 2002;11(6):304–14.

[9] Molyneux AJ, Birks J, Clarke A, Sneade M, Kerr RS. The durability of endovascular coiling versus neurosurgical clipping of ruptured cerebral aneurysms: 18 year follow-up of the UK cohort of the International Subarachnoid Aneurysm Trial (ISAT). Lancet. 2015;385(9969):691–7.

[10] McDougall CG, Spetzler RF, Zabramski JM, Partovi S, Hills NK, Nakaji P, Albuquerque FC. The barrow ruptured aneurysm trial. J Neurosurg. 2012;116(1):135–44.

[11] Spetzler RF, McDougall CG, Albuquerque FC, Zabramski JM, Hills NK, Partovi S, Nakaji P, Wallace RC. The barrow ruptured aneurysm trial: 3-year results. J Neurosurg. 2013;119(1):146–57.

[12] Spetzler RF, McDougall CG, Zabramski JM, Albuquerque FC, Hills NK, Russin JJ, Partovi S, Nakaji P, Wallace RC. The barrow ruptured aneurysm trial: 6-year results. J Neurosurg. 2015;123(3):609–17.

[13] Munarriz PM, Gomez PA, Paredes I, Castano-Leon AM, Cepeda S, Lagares A. Basic principles of hemodynamics and cerebral aneurysms. World Neurosurg. 2016;88:311–9.

[14] Gao B, Baharoglu MI, Cohen AD, Malek AM. Y-stent coiling of basilar bifurcation aneurysms induces a dynamic angular vascular remodeling with alteration of the apical wall shear stress pattern. Neurosurgery. 2013;72(4):617–29. discussion 628–619.

[15] Zhao B, Yin R, Lanzino G, Kallmes DF, Cloft HJ, Brinjikji W. Endovascular coiling of wideneck and wide-neck bifurcation aneurysms: a systematic review and meta-analysis. AJNR Am J Neuroradiol. 2016;37(9):1700–5.

[16] Krischek O, Miloslavski E, Fischer S, Shrivastava S, Henkes H. A comparison of functional and physical properties of self-expanding intracranial stents [Neuroform3, Wingspan, Solitaire, Leo+, Enterprise]. Minim Invasive Neurosurg. 2011;54(1):21–8.

[17] Nam HG, Yoo CM, Baek SM, Kim HK, Shin JH, Hwang MH, Jo GE, Kim KS, Cho JH, Lee SH,

Kim HC, Lim CH, Choi H, Sun K. Enhancement of mechanical properties and testing of nitinol stents in cerebral aneurysm simulation models. Artif Organs. 2015;39(12): E213–26.

[18] Heer T, Juenger C, Gitt AK, Bauer T, Towae F, Zahn R, Senges J, Zeymer U; Acute Coronary Syndromes Registry I. Efficacy and safety of optimized antithrombotic therapy with aspirin, clopidogrel and enoxaparin in patients with non–ST segment elevation acute coronary syndromes in clinical practice. J Thromb Thrombolysis. 2009;28(3):325–32.

[19] Savcic M, Hauert J, Bachmann F, Wyld PJ, Geudelin B, Cariou R. Clopidogrel loading dose regimens: kinetic profile of pharmacodynamic response in healthy subjects. Semin Thromb Hemost. 1999;25(Suppl 2):15–9.

[20] Gurbel PA, Bliden KP, Hiatt BL, O'Connor CM. Clopidogrel for coronary stenting: response variability, drug resistance, and the effect of pretreatment platelet reactivity. Circulation. 2003; 107(23):2908–13.

[21] Gasparyan AY. Aspirin and clopidogrel resistance: methodological challenges and opportunities. Vasc Health Risk Manag. 2010;6:109–12.

[22] Prabhakaran S, Wells KR, Lee VH, Flaherty CA, Lopes DK. Prevalence and risk factors for aspirin and clopidogrel resistance in cerebrovascular stenting. AJNR Am J Neuroradiol. 2008;29(2):281–5.

[23] Wiviott SD, Antman EM. Clopidogrel resistance: a new chapter in a fast–moving story. Circulation. 2004;109(25):3064–7.

[24] Comin J, Kallmes DF. Platelet–function testing in patients undergoing neurovascular procedures: caught between a rock and a hard place. AJNR Am J Neuroradiol. 2013;34(4):730–4.

[25] Fifi JT, Brockington C, Narang J, Leesch W, Ewing SL, Bennet H, Berenstein A, Chong J. Clopidogrel resistance is associated with thromboembolic complications in patients undergoing neurovascular stenting. AJNR Am J Neuroradiol. 2013;34(4): 716–20.

[26] Goh C, Churilov L, Mitchell P, Dowling R, Yan B. Clopidogrel hyper–response and bleeding risk in neurointerventional procedures. AJNR Am J Neuroradiol. 2013;34(4):721–6.

[27] Wallentin L, Becker RC, Budaj A, Cannon CP, Emanuelsson H, Held C, Horrow J, Husted S, James S, Katus H, Mahaffey KW, Scirica BM, Skene A, Steg PG, Storey RF, Harrington RA, Investigators P, Freij A, Thorsen M. Ticagrelor versus clopidogrel in patients with acute coronary syndromes. N Engl J Med. 2009;361(11):1045–57.

[28] Gurbel PA, Bliden KP, Butler K, Tantry US, Gesheff T, Wei C, Teng R, Antonino MJ, Patil SB, Karunakaran A, Kereiakes DJ, Parris C, Purdy D, Wilson V, Ledley GS, Storey RF. Randomized double–blind assessment of the ONSET and OFFSET of the antiplatelet effects of ticagrelor versus clopidogrel in patients with stable coronary artery disease: the ONSET/OFFSET study. Circulation. 2009;120(25):2577–85.

[29] Hanel RA, Taussky P, Dixon T, Miller DA, Sapin M, Nordeen JD, Tawk RG, Navarro R, Johns G, Freeman WD. Safety and efficacy of ticagrelor for neuroendovascular procedures. A single center initial experience. J Neurointerv Surg. 2014;6(4):320–2.

[30] Akbari SH, Reynolds MR, Kadkhodayan Y, Cross DT 3rd, Moran CJ. Hemorrhagic complications after prasugrel (Effient) therapy for vascular neurointerventional procedures. J Neurointerv Surg. 2013;5(4):337–43.

[31] Harrington RA, Stone GW, McNulty S, White HD, Lincoff AM, Gibson CM, Pollack CV Jr, Montalescot G, Mahaffey KW, Kleiman NS, Goodman SG, Amine M, Angiolillo DJ, Becker RC, Chew DP, French WJ, Leisch F, Parikh KH, Skerjanec S, Bhatt DL. Platelet inhibition with cangrelor in patients undergoing PCI. N Engl J Med. 2009;361(24):2318–29.

[32] Bhatt DL, Stone GW, Mahaffey KW, Gibson CM, Steg PG, Hamm CW, Price MJ, Leonardi S, Gallup D, Bramucci E, Radke PW, Widimsky P, Tousek F, Tauth J, Spriggs D, McLaurin BT, Angiolillo DJ, Genereux P, Liu T, Prats J, Todd M, Skerjanec S, White HD, Harrington RA, Investigators CP. Effect of platelet inhibition with cangrelor during PCI on ischemic

events. N Engl J Med. 2013;368(14):1303–13.

[33] Bhatt DL, Lincoff AM, Gibson CM, Stone GW, McNulty S, Montalescot G, Kleiman NS, Goodman SG, White HD, Mahaffey KW, Pollack CV Jr, Manoukian SV, Widimsky P, Chew DP, Cura F, Manukov I, Tousek F, Jafar MZ, Arneja J, Skerjanec S, Harrington RA, Investigators CP. Intravenous platelet blockade with cangrelor during PCI. N Engl J Med. 2009;361(24):2330–41.

[34] Hochholzer W, Trenk D, Frundi D, Blanke P, Fischer B, Andris K, Bestehorn HP, Buttner HJ, Neumann FJ. Time dependence of platelet inhibition after a 600-mg loading dose of clopidogrel in a large, unselected cohort of candidates for percutaneous coronary intervention. Circulation. 2005;111(20):2560–4.

[35] Nordeen JD, Patel AV, Darracott RM, Johns GS, Taussky P, Tawk RG, Miller DA, Freeman WD, Hanel RA. Clopidogrel resistance by P2Y12 platelet function testing in patients undergoing neuroendovascular procedures: incidence of ischemic and hemorrhagic complications. J Vasc Interv Neurol. 2013;6(1):26–34.

[36] Cekirge HS, Yavuz K, Geyik S, Saatci I. A novel "Y" stent flow diversion technique for the endovascular treatment of bifurcation aneurysms without endosaccular coiling. AJNR Am J Neuroradiol. 2011;32(7):1262–8.

[37] Saglam M, Kizilkilic O, Anagnostakou V, Yildiz B, Kocer N, Islak C. Geometrical characteristics after Y-stenting of the basilar bifurcation. Diagn Interv Radiol. 2015;21(6):483–7.

[38] Melber K, Meila D, Draheim P, Grieb D, Greling B, Schlunz-Hendann M, Brassel F. Vascular angular remodeling by kissing-Y stenting in wide necked intracranial bifurcation aneurysms. J Neurointerv Surg. 2016; https://doi.org/10.1136/neurintsurg-2016-012858.

[39] Chow MM, Woo HH, Masaryk TJ, Rasmussen PA. A novel endovascular treatment of a widenecked basilar apex aneurysm by using a Y-configuration, double-stent technique. AJNR Am J Neuroradiol. 2004;25(3):509–12.

[40] Ogilvy CS, Crowell RM, Heros RC. Basilar and posterior cerebral artery aneurysms. In: Ojemann RG, Ogilvy CS, Crowell RM, Heros RC, editors. Surgical management of neurovascular disease. 3rd ed. Baltimore: Williams and Wilkins; 1995. p. 269–90.

[41] Henkes H, Fischer S, Mariushi W, Weber W, Liebig T, Miloslavski E, Brew S, Kuhne D. Angiographic and clinical results in 316 coil-treated basilar artery bifurcation aneurysms. J Neurosurg. 2005;103(6):990–9.

[42] Spiotta AM, Gupta R, Fiorella D, Gonugunta V, Lobo B, Rasmussen PA, Moskowitz SI. Midterm results of endovascular coiling of wide-necked aneurysms using double stents in a Y configuration. Neurosurgery. 2011;69(2):421–9.

[43] Thorell WE, Chow MM, Woo HH, Masaryk TJ, Rasmussen PA. Y-configured dual intracranial stent-assisted coil embolization for the treatment of wide-necked basilar tip aneurysms. Neurosurgery. 2005;56(5):1035–40; discussion 1035–1040.

[44] Yavuz K, Geyik S, Cekirge S, Saatci I. Double stent-assisted coil embolization treatment for bifurcation aneurysms: immediate treatment results and long-term angiographic outcome. AJNR Am J Neuroradiol. 2013;34(9):1778–84.

[45] Fargen KM, Mocco J, Neal D, Dewan MC, Reavey-Cantwell J, Woo HH, Fiorella DJ, Mokin M, Siddiqui AH, Turk AS, Turner RD, Chaudry I, Kalani MY, Albuquerque F, Hoh BL. A multicenter study of stent-assisted coiling of cerebral aneurysms with a Y configuration. Neurosurgery. 2013;73(3):466–72.

[46] Conrad MD, Brasiliense LB, Richie AN, Hanel RA. Y stenting assisted coiling using a new low profile visible intraluminal support device for wide necked basilar tip aneurysms: a technical report. J Neurointerv Surg. 2014;6(4):296–300.

[47] Limbucci N, Renieri L, Nappini S, Consoli A, Rosi A, Mangiafico S. Y-stent assisted coiling of bifurcation aneurysms with Enterprise stent: long-term follow-up. J Neurointerv Surg. 2016;8(2):158–62.

[48] Jeon P, Kim BM, Kim DJ, Kim DI, Park KY. Y-configuration double-stent-assisted coiling using two closed-cell stents for wide-neck basilar tip aneurysms. Acta Neurochir. 2014;156(9):1677–86.

[49] Zhao KJ, Yang PF, Huang QH, Li Q, Zhao WY, Liu JM, Hong B. Y-configuration stent placement (crossing and kissing) for endovascular treatment of wide-neck cerebral aneurysms located at 4 different bifurcation sites. AJNR Am J Neuroradiol. 2012;33(7):1310–6.

[50] Heller RS, Rahal JP, Malek AM. Y-stent embolization technique for intracranial bifurcation aneurysms. J Clin Neurosci. 2014;21(8):1368–72.

[51] Chalouhi N, Jabbour P, Gonzalez LF, Dumont AS, Rosenwasser R, Starke RM, Gordon D, Hann S, Tjoumakaris S. Safety and efficacy of endovascular treatment of basilar tip aneurysms by coiling with and without stent assistance: a review of 235 cases. Neurosurgery. 2012;71(4):785–94.

[52] Lee WJ, Cho CS. Y-stenting endovascular treatment for ruptured intracranial aneurysms: a single-institution experience in Korea. J Korean Neurosurg Soc. 2012;52(3):187–92.

[53] Ko JK, Han IH, Cho WH, Choi BK, Cha SH, Choi CH, Lee SW, Lee TH. Crossing Y-stent technique with dual open-cell stents for coiling of wide-necked bifurcation aneurysms. Clin Neurol Neurosurg. 2015;132:54–60.

[54] Kyoshima K, Kobayashi S, Nitta J, Osawa M, Shigeta H, Nakagawa F. Clinical analysis of internal carotid artery aneurysms with reference to classification and clipping techniques. Acta Neurochir. 1998;140(9):933–42.

[55] Miyazawa N, Nukui H, Horikoshi T, Yagishita T, Sugita M, Kanemaru K. Surgical management of aneurysms of the bifurcation of the internal carotid artery. Clin Neurol Neurosurg. 2002;104(2):103–14.

[56] Sakamoto S, Ohba S, Shibukawa M, Kiura Y, Okazaki T, Arita K, Kurisu K. Characteristics of aneurysms of the internal carotid artery bifurcation. Acta Neurochir. 2006;148(2):139–43. discussion 143

[57] Gupta SK, Khosla VK, Chhabra R, Mohindra S, Bapuraj JR, Khandelwal N, Mukherjee KK, Tewari MK, Pathak A, Mathuriya SN. Internal carotid artery bifurcation aneurysms: surgical experience. Neurol Med Chir (Tokyo). 2007;47(4):153–7; discussion 157–158.

[58] Lehecka M, Dashti R, Romani R, Celik O, Navratil O, Kivipelto L, Kivisaari R, Shen H, Ishii K, Karatas A, Lehto H, Kokuzawa J, Niemela M, Rinne J, Ronkainen A, Koivisto T, Jaaskelainen JE, Hernesniemi J. Microneurosurgical management of internal carotid artery bifurcation aneurysms. Surg Neurol. 2009;71(6):649–67.

[59] van Rooij WJ, Sluzewski M, Beute GN. Internal carotid bifurcation aneurysms: frequency, angiographic anatomy and results of coiling in 50 aneurysms. Neuroradiology. 2008;50(7):583–7.

[60] Oishi H, Yamamoto M, Nonaka S, Arai H. Endovascular therapy of internal carotid artery bifurcation aneurysms. J Neurointerv Surg. 2013;5(5):400–4. https://doi.org/10.1136/neurintsurg-2012-010414.

[61] Straus D, Johnson AK, Lopes DK. Overlapping stents in "Y" configuration for anterior circulation aneurysms. EJMINT Original Article. 2013:1304000095.

[62] Locksley HB. Natural history of subarachnoid hemorrhage, intracranial aneurysms and arteriovenous malformations. Based on 6368 cases in the cooperative study. J Neurosurg. 1966;25(2):219–39.

[63] Sekhar LN, Natarajan SK, Britz GW, Ghodke B. Microsurgical management of anterior communicating artery aneurysms. Neurosurgery. 2007;61(5 Suppl 2):273–90; discussion 290–272.

[64] Hernesniemi J, Dashti R, Lehecka M, Niemela M, Rinne J, Lehto H, Ronkainen A, Koivisto T, Jaaskelainen JE. Microneurosurgical management of anterior communicating artery aneurysms. Surg Neurol. 2008;70(1):8–28; discussion 29.

[65] Proust F, Debono B, Hannequin D, Gerardin E, Clavier E, Langlois O, Freger P. Treatment of anterior communicating artery aneurysms: complementary aspects of microsurgical and endovascular procedures. J Neurosurg. 2003;99(1):3–14.

[66] Elias T, Ogungbo B, Connolly D, Gregson B, Mendelow AD, Gholkar A. Endovascular treatment of anterior communicating artery aneurysms: results of clinical and radiological outcome in Newcastle. Br J Neurosurg. 2003;17(3):278–86.

[67] Raslan AM, Oztaskin M, Thompson EM, Dogan A, Petersen B, Nesbit G, Lee DS, Barnwell SL. Neuroform stent-assisted embolization of incidental anterior communicating artery aneurysms: long-term clinical and angiographic follow-up. Neurosurgery. 2011;69(1):27–37; discussion 37.

[68] Brasiliense LB, Yoon JW, Orina JN, Miller DA, Tawk RG, Hanel RA. A reappraisal of anterior communicating artery aneurysms: a case for stent-assisted embolization. Neurosurgery. 2016;78(2):200–7.

[69] Rohde S, Bendszus M, Hartmann M, Hahnel S. Treatment of a wide-necked aneurysm of the anterior cerebral artery using two Enterprise stents in "Y" -configuration stenting technique and coil embolization: a technical note. Neuroradiology. 2010;52(3):231–5.

[70] Bartolini B, Blanc R, Pistocchi S, Redjem H, Piotin M. "Y" and "X" stent-assisted coiling of complex and wide-neck intracranial bifurcation aneurysms. AJNR Am J Neuroradiol. 2014;35(11):2153–8.

[71] Dashti R, Hernesniemi J, Niemela M, Rinne J, Porras M, Lehecka M, Shen H, Albayrak BS, Lehto H, Koroknay-Pal P, de Oliveira RS, Perra G, Ronkainen A, Koivisto T, Jaaskelainen JE. Microneurosurgical management of middle cerebral artery bifurcation aneurysms. Surg Neurol. 2007;67(5):441–56.

[72] Molyneux AJ, Kerr RS, Yu LM, Clarke M, Sneade M, Yarnold JA, Sandercock P; International Subarachnoid Aneurysm Trial Collaborative G. International subarachnoid aneurysm trial (ISAT) of neurosurgical clipping versus endovascular coiling in 2143 patients with ruptured intracranial aneurysms: a randomised comparison of effects on survival, dependency, seizures, rebleeding, subgroups, and aneurysm occlusion. Lancet. 2005;366(9488):809–17.

[73] Sani S, Lopes DK. Treatment of a middle cerebral artery bifurcation aneurysm using a double neuroform stent "Y" configuration and coil embolization: technical case report. Neurosurgery. 2005;57(1 Suppl):E209; discussion E209.

[74] Lazzaro MA, Zaidat OO. X-configuration intersecting Enterprise stents for vascular remodeling and assisted coil embolization of a wide neck anterior communicating artery aneurysm. J Neurointerv Surg. 2011;3(4):348–51.

[75] Zelenak K, Zelenakova J, DeRiggo J, Kurca E, Boudny J, Polacek H. Flow changes after endovascular treatment of a wide-neck anterior communicating artery aneurysm by using X-configured kissing stents (cross-kissing stents) technique. Cardiovasc Intervent Radiol. 2011;34(6):1308–11.

[76] Saatci I, Geyik S, Yavuz K, Cekirge S. X-configured stent-assisted coiling in the endovascular treatment of complex anterior communicating artery aneurysms: a novel reconstructive technique. AJNR Am J Neuroradiol. 2011;32(6):E113–7.

[77] Horowitz M, Levy E, Sauvageau E, Genevro J, Guterman LR, Hanel R, Wehman C, Gupta R, Jovin T. Intra/extra-aneurysmal stent placement for management of complex and widenecked-bifurcation aneurysms: eight cases using the waffle cone technique. Neurosurgery. 2006;58(4 Suppl 2):ONS-258–262; discussion ONS-262.

[78] Sychra V, Klisch J, Werner M, Dettenborn C, Petrovitch A, Strasilla C, Gerlach R, Rosahl S, Holtmannspotter M. Waffle-cone technique with Solitaire AB remodeling device: endovascular treatment of highly selected complex cerebral aneurysms. Neuroradiology. 2011;53(12):961–72.

[79] Padalino DJ, Singla A, Jacobsen W, Deshaies EM. Enterprise stent for waffle-cone stentassisted coil embolization of large wide-necked arterial bifurcation aneurysms. Surg Neurol Int. 2013;4:9.

[80] Liu W, Kung DK, Policeni B, Rossen JD, Jabbour PM, Hasan DM. Stent-assisted coil embolization of complex wide-necked bifurcation cerebral aneurysms using the "waffle cone" technique. A review of ten consecutive cases. Interv Neuroradiol. 2012;18(1):20–8.

[81] Guo X, Chen Z, Wang Z, Guan S. Preliminary experiences of "waffle cone" technique for the treatment of intracranial aneurysm. Zhonghua Yi Xue Za Zhi. 2014;94(17):1346–8.

[82] Cho YD, Park SW, Lee JY, Seo JH, Kang HS, Kim

JE, Han MH. Nonoverlapping Y-configuration stenting technique with dual closed-cell stents in wide-neck basilar tip aneurysms. Neurosurgery. 2012;70(2 Suppl Operative):244–9.

[83] Aydin K, Sencer S, Barburoglu M, Berdikhojayev M, Aras Y, Sencer A, Izgi N. Midterm results of T-stent-assisted coiling of wide-necked and complex intracranial bifurcation aneurysms using low-profile stents. J Neurosurg. 2017;127(6):1288–96. https://doi.org/10.3171/2016.9.JNS161909.

[84] Zaidat OO, Szeder V, Alexander MJ. Transbrachial stent-assisted coil embolization of right posterior inferior cerebellar artery aneurysm: technical case report. J Neuroimaging. 2007;17(4):344–7.

[85] Samaniego EA, Abdo G, Hanel RA, Lima A, Ortega-Gutierrez S, Dabus G. Endovascular treatment of PICA aneurysms with a Low-profile Visualized Intraluminal Support (LVIS Jr) device. J Neurointerv Surg. 2016;8(10):1030–3.

[86] Chalouhi N, Jabbour P, Starke RM, Tjoumakaris SI, Gonzalez LF, Witte S, Rosenwasser RH, Dumont AS. Endovascular treatment of proximal and distal posterior inferior cerebellar artery aneurysms. J Neurosurg. 2013;118(5):991–9.

[87] Mericle RA, Reig AS, Burry MV, Eskioglu E, Firment CS, Santra S. Endovascular surgery for proximal posterior inferior cerebellar artery aneurysms: an analysis of Glasgow Outcome Score by Hunt-Hess grades. Neurosurgery. 2006;58(4):619–25. discussion 619–625

[88] Peluso JP, van Rooij WJ, Sluzewski M, Beute GN, Majoie CB. Posterior inferior cerebellar artery aneurysms: incidence, clinical presentation, and outcome of endovascular treatment. AJNR Am J Neuroradiol. 2008;29(1):86–90.

[89] Aguilar-Perez M, Kurre W, Fischer S, Bazner H, Henkes H. Coil occlusion of wide-neck bifurcation aneurysms assisted by a novel intra- to extra-aneurysmatic neck-bridging device (pCONus): initial experience. AJNR Am J Neuroradiol. 2014;35(5):965–71.

[90] Gory B, Aguilar-Perez M, Pomero E, Turjman F, Weber W, Fischer S, Henkes H, Biondi A. pCONus device for the endovascular treatment of wide-neck middle cerebral artery aneurysms. AJNR Am J Neuroradiol. 2015;36(9):1735–40.

[91] Lubicz B, Morais R, Alghamdi F, Mine B, Collignon L, Eker OF. The pCONus device for the endovascular treatment of wide neck bifurcation aneurysms. J Neurointerv Surg. 2016;8(9):940–4.

[92] Ulfert C, Pfaff J, Schonenberger S, Bosel J, Herweh C, Pham M, Bendszus M, Mohlenbruch M. The pCONus Device in Treatment of Wide-necked Aneurysms : Technical and Midterm Clinical and Angiographic Results. Clin Neuroradiol. 2018;28(1):47–54. https://doi.org/10.1007/s00062-016-0542-z.

[93] Gory B, Spiotta AM, Mangiafico S, Consoli A, Biondi A, Pomero E, Killer-Oberpfalzer M, Weber W, Riva R, Labeyrie PE, Turjman F. PulseRider stent-assisted coiling of wideneck bifurcation aneurysms: periprocedural results in an international series. AJNR Am J Neuroradiol. 2016;37(1):130–5.

[94] Mukherjee S, Chandran A, Gopinathan A, Putharan M, Goddard T, Eldridge PR, Patankar T, Nahser HC. PulseRider-assisted treatment of wide-necked intracranial bifurcation aneurysms: safety and feasibility study. J Neurosurg. 2017;127(1):61–8. https://doi.org/10.3171/2016.2.JNS152334.

[95] Spiotta AM, Chaudry MI, Turk AS, Turner RD. Initial experience with the PulseRider for the treatment of bifurcation aneurysms: report of first three cases in the USA. J Neurointerv Surg. 2016;8(2):186–9.

[96] Kallmes DF, Hanel R, Lopes D, Boccardi E, Bonafe A, Cekirge S, Fiorella D, Jabbour P, Levy E, McDougall C, Siddiqui A, Szikora I, Woo H, Albuquerque F, Bozorgchami H, Dashti SR, Delgado Almandoz JE, Kelly ME, Turner R, Woodward BK, Brinjikji W, Lanzino G, Lylyk P. International retrospective study of the pipeline embolization device: a multicenter aneurysm treatment study. AJNR Am J Neuroradiol. 2015;36(1):108–15.

[97] Kallmes DF, Brinjikji W, Boccardi E, Ciceri E, Diaz O, Tawk R, Woo H, Jabbour P, Albuquerque F, Chapot R, Bonafe A, Dashti SR, Delgado Almandoz JE, Given C 2nd, Kelly ME, Cross DT 3rd, Duckwiler G, Razack N, Powers CJ, Fischer S,

Lopes D, Harrigan MR, Huddle D, Turner R, Zaidat OO, Defreyne L, Pereira VM, Cekirge S, Fiorella D, Hanel RA, Lylyk P, McDougall C, Siddiqui A, Szikora I, Levy E. Aneurysm study of pipeline in an observational registry (ASPIRe). Interv Neurol. 2016;5(1–2):89–99.

[98] Saleme S, Iosif C, Ponomarjova S, Mendes G, Camilleri Y, Caire F, Boncoeur MP, Mounayer C. Flow–diverting stents for intracranial bifurcation aneurysm treatment. Neurosurgery. 2014;75(6):623–31. quiz 631

[99] Gawlitza M, Januel AC, Tall P, Bonneville F, Cognard C. Flow diversion treatment of complex bifurcation aneurysms beyond the circle of Willis: a single–center series with special emphasis on covered cortical branches and perforating arteries. J Neurointerv Surg. 2016;8(5): 481–7.

[100] Dabus G, Grossberg JA, Cawley CM, Dion JE, Puri AS, Wakhloo AK, Gonsales D, Aguilar–Salinas P, Sauvageau E, Linfante I, Hanel RA. Treatment of complex anterior cerebral artery aneurysms with Pipeline flow diversion: mid–term results. J Neurointerv Surg. 2017;9(2):147–51. https://doi.org/10.1136/neurintsurg–2016–012519.

[101] Muskens IS, Senders JT, Dasenbrock HH, Smith TR, Broekman ML. The Woven Endobridge (WEB) device for treatment of intracranial aneurysms: a systematic review. World Neurosurg. 2016; https://doi.org/10.1016/j.wneu.2016.11.020.

[102] Pierot L, Costalat V, Moret J, Szikora I, Klisch J, Herbreteau D, Holtmannspotter M, Weber W, Januel AC, Liebig T, Sychra V, Strasilla C, Cognard C, Bonafe A, Molyneux A, Byrne JV, Spelle L. Safety and efficacy of aneurysm treatment with WEB: results of the WEBCAST study. J Neurosurg. 2016;124(5):1250–6.

[103] Pierot L, Moret J, Turjman F, Herbreteau D, Raoult H, Barreau X, Velasco S, Desal H, Januel AC, Courtheoux P, Gauvrit JY, Cognard C, Molyneux A, Byrne J, Spelle L. WEB treatment of intracranial aneurysms: clinical and anatomic results in the French observatory. AJNR Am J Neuroradiol. 2016;37(4):655–9.

[104] Pierot L, Spelle L, Molyneux A, Byrne J, Webcast, French Observatory I. Clinical and anatomical follow–up in patients with aneurysms treated with the WEB device: 1–year followup report in the cumulated population of 2 prospective, multicenter series (WEBCAST and French observatory). Neurosurgery. 2016;78(1):133–41.

[105] Kwon SC, Ding YH, Dai D, Kadirvel R, Lewis DA, Kallmes DF. Preliminary results of the luna aneurysm embolization system in a rabbit model: a new intrasaccular aneurysm occlusion device. AJNR Am J Neuroradiol. 2011;32(3):602–6.

[106] Piotin M, Biondi A, Sourour N, Blanc R. O–036 treatment of intracranial aneurysms with the LUNA AES: midterm clinical and angiographic follow–up. J Neurointerv Surg. 2014;6(Suppl 1):A19–20.

[107] Tateshima S, Niemann D, Moskowitz S, Baxter B, Frei D. O–017 preliminary experience with a new barrel shaped bifurcation aneurysm bridging device. J Neurointerv Surg. 2013;5(Suppl 2):A10.

[108] Piotin M, Blanc R, Berge J, Turjman F. O–030 preliminary French registry clinical experience with the barrel bifurcation vascular reconstruction device. J Neurointerv Surg. 2014;6(Suppl 1):A15–6.

[109] Marotta TR, Gunnarsson T, Penn I, Ricci DR, McDougall I, Marko A, Bourne G, Da Costa L. A novel endovascular clip system for the treatment of intracranial aneurysms: technology, concept, and initial experimental results. Laboratory investigation. J Neurosurg. 2008;108(6):1230–40.

血流导向装置
Flow Diversion

Maksim Shapiro Eytan Raz Peter Kim Nelson 著

李 立 译

第14章

直到最近，高危颅内动脉瘤患者要么通过夹闭动脉瘤进行显微外科载瘤动脉手术重建治疗，要么通过血管内入路在动脉瘤囊内填塞可解脱的弹簧圈（腔内弹簧圈）来治疗，而后者在国际动脉瘤性蛛网膜下腔出血试验（ISAT）[1, 2] 的结果发表后被更广泛采用。尽管弹簧圈创新和涂层设计改善了裸铂弹簧圈的动脉瘤填塞和愈合率，但动脉瘤复发问题似乎无法避免。其不确定的临床意义，比如进行性动脉瘤的生长和破裂，即使在其他技术进步（如球囊辅助以改善对动脉瘤颈的修复）的支持下，也无法通过囊内填塞的方法保证动脉瘤的痊愈，特别是对于复杂的脑动脉瘤[2-4]。自 2007 年以来，采用一种小网孔管腔重建装置（minimally porous endoluminal device，MPED）或血流导向装置（flow diverter，FD）（针对载瘤动脉初步重建）的另一种血管内治疗方法在修复未破裂的脑动脉瘤中已变得越来越重要。

一、腔内重建技术的出现：支架辅助弹簧圈栓塞

最初在实验性动脉瘤模型中[5] 确立了支架辅助弹簧圈栓塞动脉瘤的可行性，随后被多个患者报告[6, 7] 和小型临床系列[8, 9] 结果所证实。支架包括最初使用球囊扩张支架，以及后来的自膨式支架，如 Neuroform（Boston Scientific）、Leo（Balt）和 Enterprise（Codman）。

支架辅助弹簧圈栓塞：临床结果

尽管早期支架辅助弹簧圈栓塞治疗宽颈动脉瘤的经验是有前途的[8, 9]，但是从长期看这种联合血管内治疗的协同作用远未达到整体效果[9]。Shapiro 等[10] 总结了 39 篇文章的文献综述中报道了 1517 例支架辅助弹簧圈栓塞的结果，发现在治疗后的初次血管造影中 45% 动脉瘤完全闭塞，而在随访中只有 61% 完全闭塞（图 14-1）。具有讽刺意味的是，虽然支架本意是用来辅助治疗大动脉瘤和复杂颈动脉瘤，但小动脉瘤却占了辅助支架治疗的大多数动脉瘤[10]，这也提示对支架在能改善弹簧圈栓塞效果的实用性方面达成共识。

二、初始的管腔重建技术

自 Neuroform、Enterprise 和 Leo 商业化之后，人们很快就了解管腔重建动脉瘤治疗的潜

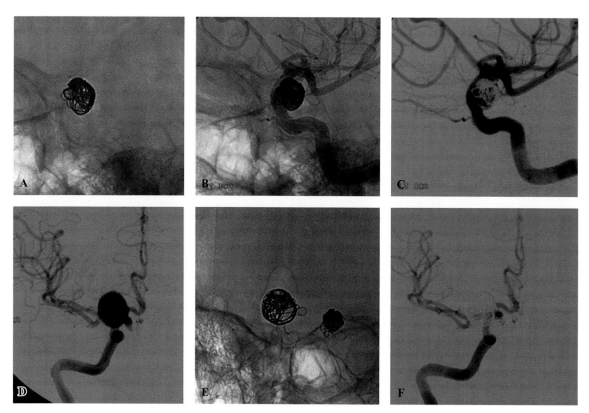

▲ 图 14-1　A 至 C. 支架辅助下治疗破裂的左侧眼动脉段动脉瘤，初始治疗后 6 个月复发；D 至 F. 右侧镜像眼动脉段动脉瘤经 Pipeline 和弹簧圈治疗，9 个月后完全闭塞

力。在某些情况下，动脉瘤仅通过单独置入支架即可治疗，而无须弹簧圈填塞（通常在计划分期治疗时，或者使用重叠的支架以增加动脉瘤颈部的金属覆盖率），偶尔会发生自发性血栓形成 [11-13]，这可能是由于支架所引起的动脉瘤腔内血流的变化所致。随着时间的推移，在不需要动脉瘤弹簧圈或其他栓塞材料的情况下，开发了小网孔（覆盖率更高）管腔重建装置的腔内器械（MPED）进行载瘤动脉重建。

三、腔内重建器械的类型

截至 2017 年，管道栓塞装置（Medtronic，Dublin，Ireland）仍然是 FDA 批准的唯一在美国使用的腔内装置。其他类似的设备，如 Silk（Balt Extrusion，Montmorency，France）、Derivo（Acandis GmbH，Pforzheim，Germany）、Flow Re-Direction Endoluminal Device（FRED）（MicroVention，Tustin，California）、p64 Flow Modulation Device（Phenox，Bochum，Germany）和 Surpass Intracranial Aneurysm Embolization System（Stryker Neurovascular Fremont，California），在欧洲、亚洲部分地区和 Oceana 被批准临床使用。由于到目前为止，已发表的文献主要是关于 Pipeline，因此以下描述与此设备有关。美国的前瞻性试验中正在评估两种 MPED，分别是 Surpass Flow Diverter 和 MicroVention 的 Flow Redirect Intraluminal Device（FRED）。

PED 是一种自膨胀的圆柱形结构，由 48 条钴铬和铂钨丝编织线组成，每 4 股编织丝中有一股由铂钨丝以提供更大的显影性。各个股线的直径在 28～33μm，钴铬和铂钨丝之间没有报道的尺寸差异。可用的装置直径范围为 2.5～5.0mm（以 0.25mm 为增量），长度范围为 10～35mm。所有装置扩张时均比其标称直径超出 0.25 mm，因此最大可用直径为 5.25mm。而单个 PED 正常释放时可以在直血管中提供 30%～35% 的金属表面覆盖率 [12, 14, 15]，多个装置可以策略性地相互套叠，重叠的装置既可以增加装置的总长度，或者选择性地增加在动脉瘤颈处的金属表面覆盖程度 [12, 14, 15]（图 14-2）。

已经利用了各种迭代的设备传送系统，当前在世界范围内使用了部分可回收的 Pipeline Flex 系统。作为市售产品，PED 安装在输送微丝上，并被压缩在可回收的鞘管内。它被装入标准的 0.027 英寸内径的微导管并通过其输送（图 14-3）。大多数 0.027 英寸内径的微导管均可用来放置 PED。自 2016 年以来一种采用共价键结合的磷酸胆碱表面处理技术修饰的导向装置

Pipeline 网孔随设备直径的变化

当装置被限制在较小直径的管道中时，网孔边长 α 的长度基本保持恒定
网孔面积随着角度 β 变化而变化
网孔面积 A=2bc；当 b=c 时，面积最大，对应于 β=90°（正方形）

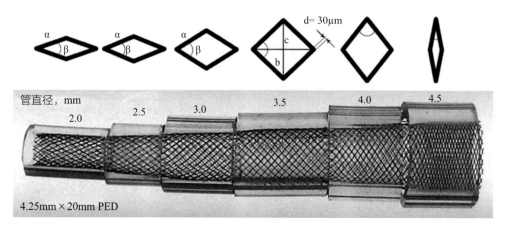

▲ 图 14-2　在预定直径的透明塑料管内放置的 **Pipeline** 栓塞装置。这种装置孔隙率的变化具体取决于植入设备的"管道"的直径

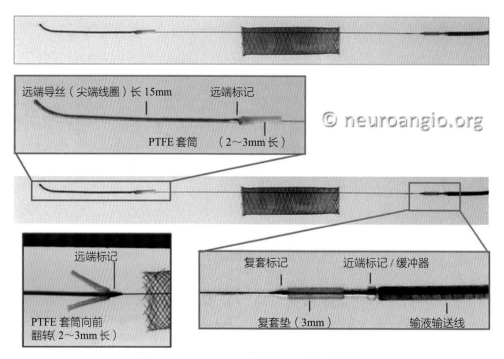

▲ 图 14-3　**Pipeline Flex** 栓塞装置及其输送系统组件

已在欧洲和澳大利亚上市，旨在减少植入物血栓形成（采用 Shield 技术的 Pipeline Flex 栓塞设备）。Pipeline Flex 和 Pipeline Shield 都非常灵活，且不论局部曲折如何都能很好适应血管自然的解剖结构，几乎没有任何解剖形态变化。

　　当原位植入时，铂丝的使用使 PED 在其整体可见。这种不透射线与以前可用的自膨颅内支架相比有显著的优势，后者通常仅在设备两端提供有限的不透射线标记点（图 14-4）。同时，PED 不会产生明显的 CT 伪影，因此 CTA 可作为随访中一种有效的评估动脉瘤治疗的无创方法。虽然 PED 结构与 3.0T 完全兼容，但 PED 结构（尤其是 PED 套叠）产生足够的局部磁化率，减少了时间飞跃产生的 MR 血管造影技术信号，从而给人以错觉，即重建时部分节段缺失（图 14-5）。增强 MRA 序列由于对局部敏感性差，对于评估管腔内的导向装置仍然不是最佳的。

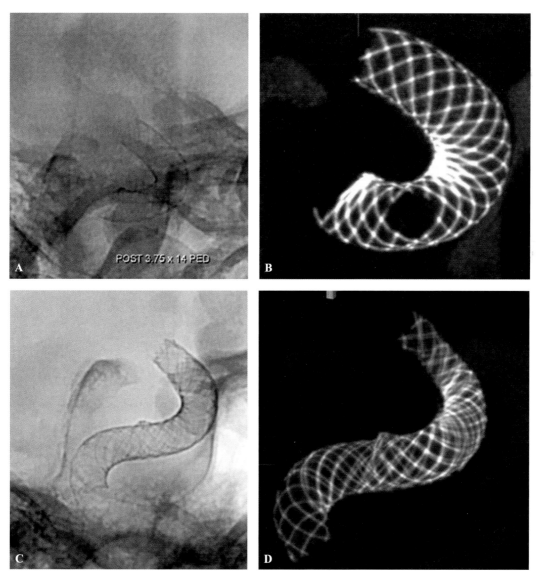

▲ 图 14-4　A 和 B. 单个 Pipeline 的原位非减影血管造影和 Dyna-CT 图像，显示了优异的可视性构造，包括现代工艺的 Pt-W 编织丝；C 和 D. 同一名患者植入另外 2 个 Pipeline 后，显示血管前膝部的金属覆盖率显著增加

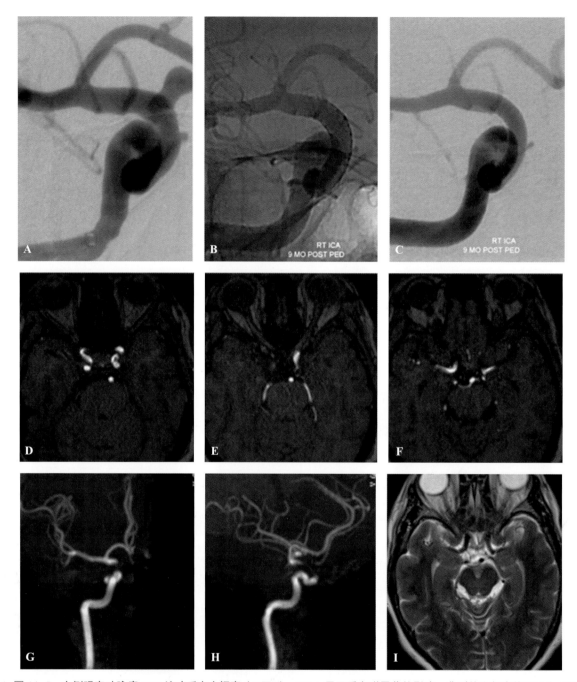

▲ 图 14-5　右侧眼旁动脉瘤 PED 治疗后完全闭塞（A 至 I）。MRA 显示受电磁屏蔽的影响，典型的支架内信号丢失（E）。可以从装置近端（D）、装置的远端（F）与血流相关的强化，以及正常显示的 T₂ void（I）来推断血管的通畅性。无法通过 TOF MRA 方法评估与支架相关的狭窄

四、腔内支架样装置重建载瘤动脉的理论基础

与腔内栓塞技术相反，腔内重建技术（如显微外科手术夹闭）具有修复动脉瘤颈部的动脉

缺陷和载瘤动脉异常动脉瘤段的功能。这是通过植入足够低孔隙率（小网孔）的金属支架覆盖瘤颈以重建血管结构来实现的，作用机制包括如下方面：①动脉瘤的血栓形成；②血管缺陷和邻近的发育不良血管的新内膜生长（修复），同时允许载瘤动脉，以及理想情况下在病变附近发出的任何分支血管（可能会被装置意外覆盖）灌注不中断。

血管节段重建是多方面的，历时数周至数月，其发展始于动脉和动脉瘤之间血流动能的隔离[16-20]。这减少了动脉瘤腔内血流（延长了腔内循环时间），从而有利于动脉瘤血栓的形成。修复过程依赖装置的新内膜生长，同时内膜将支架融入载瘤血管。动脉瘤腔内血流显著减少促进腔内血栓形成，闭塞了动脉瘤颈，最终导致了治愈性的解剖学血管修复（动脉瘤颈的新内膜生长）。这些转化[12]的阶段可以总结为四个方面：①动脉瘤血流变化；②动脉瘤腔内血栓形成；③新内膜生长和内皮化；④通过清除细胞介导的过程吸收动脉瘤内容物，从而解决了动脉瘤的占位效应。

五、分支问题

当 MPED 跨动脉瘤颈释放时，其作用是减少通过瘤颈交换的对流，从而减少动脉瘤内的血流并导致腔内淤血和血栓形成。然而，流入相邻分支动脉的血流受局部脑血管阻力和被覆盖分支的动脉 – 静脉压力梯度所控制。除了复杂的情况（如载瘤动脉或分支血管痉挛，或急性血栓形成），只要跨支架的阻力仍显著低于局部脑血管灌注阻力，血流就可以维持。在经典情况下，流经微血管的流量取决于各种生理参数（平均压力梯度、脑血管阻力、灌溉区域的自动调节能力和颅内压），并且根据血流动力学计算，被覆盖分支血管开口管径被覆盖 50% 以上，其供血区域血流量才会开始减少[21, 22]。这一理念已经通过眼段动脉瘤治疗过程中所覆盖的眼动脉造影结果得到证实[23]。此外，在对植入兔主动脉弓 Pipeline 后 6 个月所进行的组织学评估表明，内皮细胞生长均匀覆盖了支架[15]，但在覆盖的分支血管的开口处新生内膜呈圆形，形成漏斗状孔隙[15, 24]。因此，通过分支血管的持续流量似乎抑制了在分支血管开口处的内膜生长。附带说明的是，在有良好侧支循环代偿的区域，分支血管开口阻力的细微变化就会导致侧支循环代偿，从而阻止被覆盖血管的顺行性血流，并最终改变该血管区域的供应。经常看到 MPED 覆盖眼动脉[23]、后交通动脉、大脑前动脉 A_1 段，甚至脉络膜前动脉[25]或穿支动脉，并最终导致无症状性血管闭塞（图 14-6）。

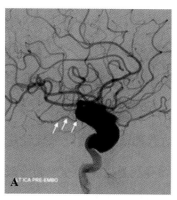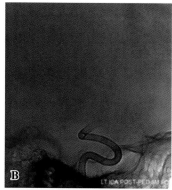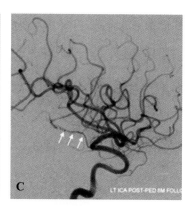
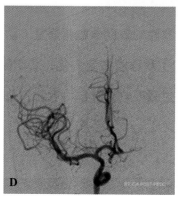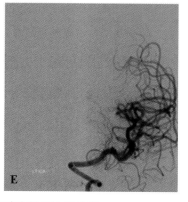

▲ 图 14-6　巨大的颅内左侧 ICA 动脉瘤

已通过多个 PED 成功治疗，这些 PED 需覆盖左 A₁ 段、脉络膜前动脉、后交通动脉和眼动脉。术后 8 个月动脉瘤闭塞。眼动脉和 A₁ 段都无症状性闭塞，它们分别从颈外系统和对侧 A₁/ACOM 进行了代偿。脉络膜前动脉（白箭）侧支代偿有限，仍然通畅

　　对接受 PED 治疗的大动脉瘤和巨大 ICA 动脉瘤并覆盖眼动脉的患者进行的分析显示，手术后 6 个月主要表现出良好的眼科结果，几乎没有新的视力缺陷，这表明故意的脑血管重塑（延迟混合 – 破坏性）可能是 MPED 治疗动脉瘤另外的策略。

六、基准研究

（一）设备参数

　　虽然重建装置的标称金属覆盖率（孔隙率的倒数）为 30%～35%，但实际上，孔隙率的变化很大程度上取决于设备的结构（曲率）和相对于其所放置的动脉的直径。

　　任何给定设备的孔隙度都取决于单个单元（孔）相对于其编织结构的面积（图 14-1），并且与支架的直径呈抛物线关系[26]（图 14-7）。

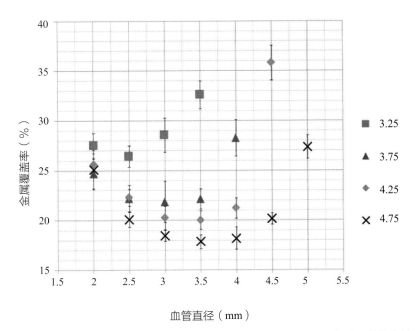

▲ 图 14-7　不同标称尺寸的 **PED** 的金属覆盖率与目标血管管腔直径之间的反抛物线关系

与标准尺寸相比，将任何 Pipeline 装置植入较小口径的装置中时，金属覆盖程度会急剧下降，尤其在超尺寸仅为 1mm 的情况下（例如在 3mm 的血管中植入 4mm 的装置），其金属覆盖率就会接近最小值。尺寸过大最终会增加金属覆盖率。对于所有情况，标称直径较小的装置的金属覆盖率值均大于直径较大的装置。例如，单个 4.75mm 装置的覆盖率可能会在 20% 或更低的范围内，而 3.25mm 装置即使将其植入 2.5mm 的血管中，仍将产生＞ 25% 的覆盖率（经许可转载，©neuroangio.org 版权所有）

　　金属覆盖率与直径呈抛物线关系，当血流导向装置直径相对于载瘤动脉过大时，金属覆盖率会迅速下降，而尺寸差距＞ 1mm（例如，将 4mm PED 植入 3mm 的血管），所有 PED 植入物的覆盖值都将降至最小。因此，实际上，单个植入物几乎永远不会达到 30% 的覆盖率，除非在非常宽颈的动脉瘤上，该装置不受载瘤血管直径的限制而网孔压缩。在大多数情况下，尤其是在批准使用该装置的大动脉瘤和巨大动脉瘤中，可能需要多个装置重叠才能达到 PUFS 试验所期望的功效（中位数为每个动脉瘤使用 3 个装置）[27, 28]。使用多个装置的其他原因，包括治疗长形梭状大动脉瘤时多个装置具有整体结构稳定性，考虑到相邻分支血管和动脉瘤颈的不同的覆盖率，以及在迂曲的复杂动脉瘤的情况下使用较短装置所带来的好处，较长的单个装置易受扭转（图 14-8）。需要多重装置时，建议选择直径逐渐增大的设备进行重叠以实现更均匀的结构覆盖，从而避免了近乎完美的编织物交叠的极端情况，编织物交叠不会产生有效的覆盖率增加。因此，多重覆盖不仅是数量的增加，而是产生一个覆盖率范围值。当相同直径的装置时该范围变化最大，而当选择逐渐增加的直径时更高（表 14-1）。

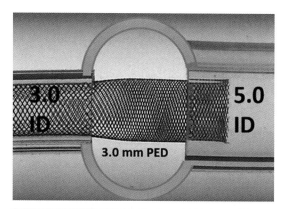

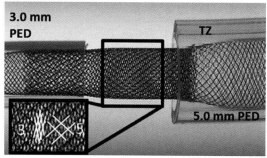

◀ 图 14-8　一种简单的策略，可使用两种设备来解决着陆区不匹配问题，每种设备的尺寸均适合载瘤动脉

从 3.0mm 着陆区，在整个梭状动脉瘤中部署 3.0mm 设备。然后将一个 5.0mm 的装置套入 3.0mm 的装置，以使过渡区 TZ 移到动脉瘤的外部，而梭状部分现在被覆盖了 2 次。可能会在过渡区 TZ 上放置第 3 个 5.0mm 器件，以增加该区域的覆盖范围

表 14-1　通过在不同直径的血管中使用两个重叠的 PED 达到的金属覆盖范围百分比表

3mm 血管	3.25	3.75	4.25	4.75
3.25	30%～47%	30%～40%	31%～37%	34%～37%
3.75		20%～37%	30%～37%	30%～35%
4.25			21%～35%	31%～34%
4.75				20%～36%
3.5mm 血管	**3.75**	**4.25**	**4.75**	
3.75	24%～41%	36%～37%	33%～34%	
4.25		22%～36%	31%～32%	
4.75			18%～31%	
4mm 血管	**3.75**	**4.25**	**4.75**	
3.75	38%～46%	37%～39%	36%～37%	
4.25		21%～35%	29%～33%	
4.75			22%～32%	
4.5mm 血管	**4.25**	**4.75**		
4.25	36%～57%	40%～44%		
4.75		25%～34%		

使用不同直径的设备可产生最佳的窄范围覆盖值，从而最大限度地减少病灶覆盖不足的可能性

（二）血流导向装置的使用经验

迄今为止，PED 已用于治疗成千上万患者的动脉瘤。最近结束的 PUFS 试验 [27-29] 提供了其持久有效性和安全性的有力证据，扩展了一些较早的单中心试验 [13, 30] 和 PITA 试验 [31] 的临床结果。

PUFS [27] 是针对大（> 10mm）、宽颈（> 4mm）动脉瘤的单臂试验，用于对血流导向装置在美国 FDA 批准的特定颈内动脉节段（岩骨从垂体上动脉）初始评估。它联合纳入了安全性和有效性的终点指标，其疗效定义为治疗后 180d 目标动脉瘤造影完全闭塞（无明显的器械相关狭窄或使用辅助性动脉瘤植入物，如弹簧圈和其他支架）。使用二元的血管造影终点（闭塞或未闭塞）可将 PUFS 与其他血管内动脉瘤治疗装置的各种试验区分开来，这些试验传统上将闭塞分级纳入评分治疗结果中。对 108 名患者的治疗，PUFS 试验的入组于 2009 年 8 月完成。动脉瘤平均大小为 18.2mm[22 个动脉瘤（20.4%）为巨大动脉瘤（> 25mm）]。瘤颈平均大小为 8.8mm。在 6 个月时，动脉瘤完全闭塞（没有与装置相关的狭窄或辅助装置）的主要有效性终点达到了 73.6%，而 5.6% 的患者伴发了重要的同侧卒中或神经系统性死亡。到 1 年时，动脉瘤完全闭塞率为 86.8%。在随访 3 年的血管造影评估的 76 个动脉瘤中，有 93.4% 完全闭塞 [28]。在 PUFS 试验的 5 年随访结束 [27] 时，血管造影显示 95% 的动脉瘤完全闭塞。在整个 5 年的随访期间，均未发现动脉瘤再通的情况。主要的同侧卒中或神经系统死亡的发生率为 5.6%，均发生在 6 个月内。治疗后 3~5 年未报道其他不良神经系统事件。这些结果得到了各种单中心研究和 Meta 分析的支持，这些研究报道 6~12 个月闭塞率为 70%~93%。

结果令人印象深刻，考虑到这些早期研究中治疗的动脉瘤的典型形态，对 PED 治疗失败患者的分析 [32] 明确了动脉瘤不完全闭塞的几种独立预测因素，包括梭状动脉瘤、小体 / 颈比和先前植入过高孔隙率支架。对于一个动脉瘤，治疗失败往往涉及以下常见机制之一，不贴壁、覆盖不足，以及动脉瘤合并分支血管。这些特征中的 2 个（不贴壁和覆盖不足）可在治疗时由操作者纠正，对不贴壁进行机械处理（血管成形术或 J 型导丝按摩），一期或二期放置另外的装置来解决动脉瘤颈部覆盖不全。此外，可以采用各种策略（弹簧圈辅助栓塞，分期治疗和分支血管闭塞）来规避分支血管对治疗效果的影响，但需要在治疗计划时周密考虑。由美敦力（Medtronic）赞助的"Prospective study on Embolization of Intracranial Aneurysms with Pipeline（Pipeline 治疗颅内动脉瘤的前瞻性研究）"试验 [33] 扩大了该装置在美国的适应证，在治疗位于

ICA（直至终末）或邻近小脑下后动脉的椎动脉中的≤12mm 的未破裂宽颈颅内动脉瘤时，治疗后 12 个月，动脉瘤闭塞率为 83.5%，相应的发病率 / 死亡率为 2%（在 2017 年国际卒中大会上发布）。

由于目标动脉瘤体积更小，因此在 PREMIER 中每个动脉瘤需要更少的装置以达到与 PUFS 相当的 12 个月的闭塞率（由于动脉瘤的复杂性每个动脉瘤需要平均 3 个血流导向装置）。与 PUFS 和 IntrePED[34] 相比，推测 PREMIER 的较低的并发症发生率可能是由于术者的经验的积累、较少复杂动脉瘤，以及抗血小板治疗的改进。

七、并发症

在最初的 PUFS 研究中，Becske 等报道了主要安全终点严重的同侧卒中或神经系统死亡的发生率为 5.6%。随后的 Meta 分析检查了多个试验和单中心患者血流导向疗法（FDT）的综合安全性数据，报道的发病率和死亡率分别在 3%～8% 和 1.3%～4%。PED 治疗后在神经方面的主要不良事件可大致分为缺血性和出血性并发症。

（一）缺血性并发症

PED 患者报道的缺血性并发症率为 2%～3%，包括的原位血栓形成、栓塞或与装置相关的狭窄导致迟发性缺血。自从 PUFS 试验和 IntrePED 发表 [34] 以来，缺血事件的发生率似乎正在下降 [33]，这可能得益于抗血小板管理的改善（在许多中心进行多种形式的抗血小板测试）、操作者经验的增加、治疗相对简单的动脉瘤、技术上有助于安全的改进、有效地输送系统（减少了手术时间）。此外，在美国境外，表面涂层的 Pipeline Shield 通过磷酰胆碱涂层的抗血栓形成的特性来减少缺血性并发症。在急性期以外，报道的装置相关的症状性狭窄发生率＜1%[27]。但是，在多达 5% 的患者中（尤其是在使用长 PED 治疗巨大梭状动脉瘤的患者）可以观察到无症状迟发性闭塞（＞1 年）的情况，这表明有必要对复杂动脉瘤进行持续随访并延长抗血小板用药（图 14-9）。

（二）出血性并发症

出血性并发症发生率为 2%～3%[27, 34]，包括医源性或自发性实质内出血，以及由于急性或

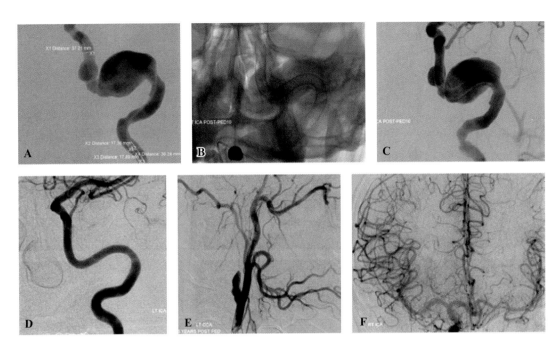

▲ 图 14-9　巨大岩骨近端 - 海绵状段动脉瘤成功治疗后载瘤动脉迟发性闭塞

A 至 C. 治疗前和治疗后即时图像；D. 术后 12 个月的血管造影图像显示完全闭塞，无支架内狭窄；E 和 F. 术后 3 年的血管造影显示载瘤动脉无症状性闭塞及左半球侧支代偿

迟发性动脉瘤破裂而引起的蛛网膜下腔出血。

　　血流导向治疗后的脑实质出血是罕见的，但具有灾难性的并发症，在大多数研究中，发生率为 1%～2%。已经提出了各种机制，包括通过在动脉瘤颈植入血流导向装置引起的在载瘤动脉内的亚急性血流动力学改变（Windkessel 效应的降低）和由栓塞过程引起的缺血性病变的出血性转化（气体、血栓性或与异物有关）。通过对致死性出血患者进行尸检，证实了由亲水性涂层引起的栓塞（源于治疗过程中使用的导管）[35]，并在其他研究中通过成像证实了其产生迟发性的炎症反应（异物肉芽肿）[36]（图 14-10）。典型的脑实质出血发生在治疗后 60d 内，由于持续使用双抗血小板，这些出血量大且可能是致命的。治疗措施包括神经重症监护和抗血小板监测，以保证支架内（和载瘤动脉）通畅的同时最大限度减少出血的扩大。当有足够的侧支循环代偿允许载瘤动脉无症状地闭塞时，停用抗血小板可能是可行的。

（三）延迟性动脉瘤破裂

　　FDT 后延迟性动脉瘤破裂的发生率估计为 1%（图 14-11）。尽管对这种破裂的病因学知之甚少，但一些经验观察值得注意。Kulcsar 等 [37] 回顾性分析 1421 例 FD 治疗动脉瘤中发现 14

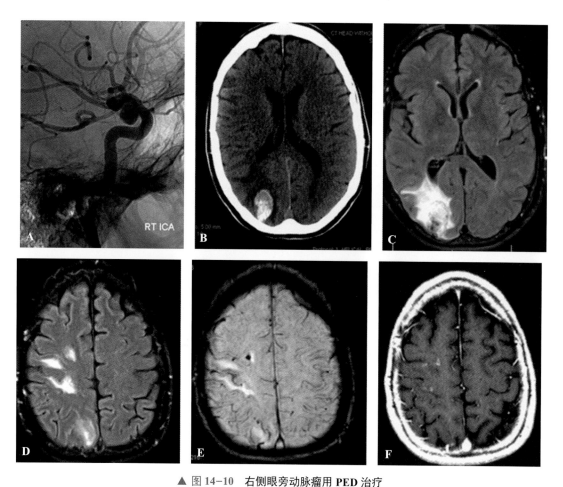

▲ 图 14-10　右侧眼旁动脉瘤用 PED 治疗
术后 2 个月，患者出现了急性头痛和象限盲，并伴有相应的右枕叶出血（B）。MRI-T_2/FLAIR 表现出周围水肿，以及其他多个水肿病灶（D），同一半球的磁敏感（E）和增强 MR（F），提示多个异物栓塞的特征（导管亲水性涂层）

例延迟破裂。平均破裂时间为 60 天，中位时间为治疗后 9 天。所有破裂都发生在直径＞ 10mm 的动脉瘤中，其中 14 个动脉瘤中有 13 个的直径＞ 19mm。14 名中有 12 名为新发症状性患者。9 个动脉瘤用了一个装置治疗，4 个用 2 个装置治疗，1 个用 3 个装置治疗。在发生蛛网膜下腔出血的 13 名患者中（1 例破裂导致颈内动脉海绵窦瘘），10 例死亡，2 例植物状态，1 例临床康复。

　　尽管 FDT 治疗大动脉瘤术后延迟动脉瘤破裂理应引起人们的广泛关注，但其他方法治疗复杂的动脉瘤后也观察到延迟破裂。van Doormsal 等 [38] 采用准分子激光辅助旁路技术对颈大动脉和大动脉颈动脉瘤进行了破坏性治疗，在治疗的 33 名患者中观察到 1 例致命和 2 例非致命的术后动脉瘤出血。另外 Heran 等 [39] 报道了 16 例大型眼动脉段动脉瘤行弹簧圈栓塞术（大多数是不完全栓塞），其中 2 例因延迟动脉瘤破裂而死亡（1 例在治疗后 1 个月，另一例在治疗

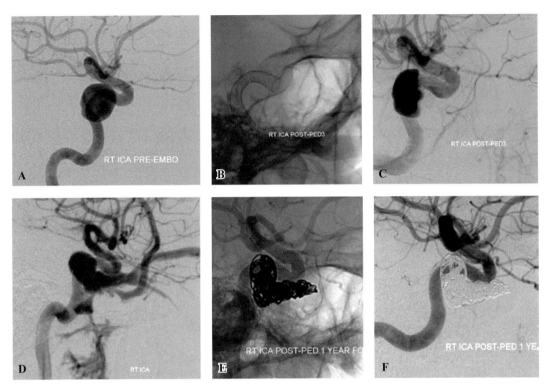

▲ 图 14-11　A 至 C. 右侧海绵状动脉瘤 PED 治疗前和后的图像；D. 术后 6 个月随访的血管造影显示动脉瘤破裂，继发直接型颈动脉 – 海绵状瘘形成；E 和 F. 经静脉途径闭塞瘘口

后 5 个月）。总的来说，这些不同的延迟破裂事件（均涉及大动脉瘤）表明可能存在着在破裂边缘的复杂的动脉瘤亚组，出血或是自发性的（考虑到大动脉瘤破裂的自然病史风险）或是在采用非确定性干预措施进行治疗后，而这种干预措施本身可能是动脉瘤破裂独立危险因素。回想一下，当病变还不能从循环的近端和远端完全隔离开来时，FDT 和破坏性动脉瘤的治疗方法均是初步不完善的，需要一定的时间才能发展为最终的治愈方法。

八、治疗限制

PUFS 中证实的 FDT 在大或巨大颅内动脉瘤提供持久的、解剖学上治愈的优势，这引起了人们对这些装置治疗超出 ICA 的、目前尚无可接受的治疗选择的动脉瘤的广泛兴趣。

后循环经验

成功应用 MPED 治疗高度复杂的梭状基底动脉瘤[40, 41]后，最初的热情被严重的缺血性和出血性并发症的高发率所挫伤，这种并发症主要发生累及整个基底动脉的梭状亚型（图 14–12）[42]。越来越多的后循环动脉瘤经验让人们认识到这些病变的异质性，并洞察到预示动脉瘤治疗成功的特征 [43–45]。

尽管 PREMIER 试验的最新结果 [33]，以及美国以外的经验都支持在小型、未破裂的动脉瘤的治疗中使用 MPED，但应用于分叉动脉瘤的治疗仍需研究（图 14–13）。此外，由于 FDT 后动脉瘤闭塞的时间，以及对抗血小板药物的需要，它们在蛛网膜下腔出血的治疗中的应用可能仍然受到限制 [46, 47]。尽管在这种情况下，MPED 仍可能在动脉瘤 SAH 中辅助使用（与其他栓塞材料同时使用或作为分期手术的一部分）。对于复杂的破裂动脉瘤，一种策略可能是急性期将动脉瘤尽可能完全栓塞（无论是否伴有球囊辅助），一旦与 SAH 相关的临床并发症（放置脑室内引流管治疗脑积水或随后进行血管成形术治疗 SAH 相关血管痉挛）得到解决，随后在 2～4 周二期放置 MPED 以降低动脉瘤复发，此时使用抗血小板药物可能会更安全。此外，尤其是在

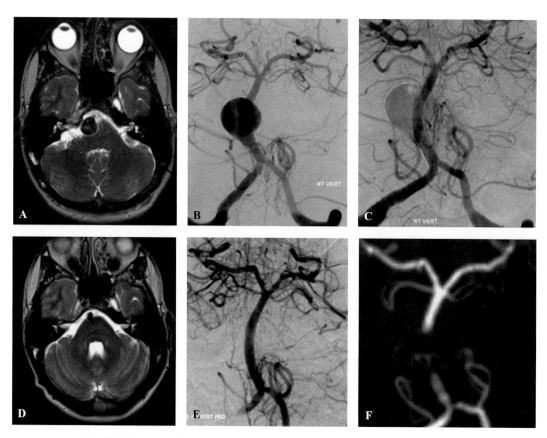

▲ 图 14–12　A 至 C. 基底动脉中段动脉瘤伴 CNVI 麻痹，PED 重叠治疗前和治疗后即时图像；D 至 F. 治疗后复查的 MR，血管造影和 TOF 无对比剂 MRA 显示动脉瘤完全闭塞并占位效应消失。增强的 MRA 显示了 Pipeline 内电磁屏蔽的典型效应，并在近端和远端立即有与血流相关的强化，从而暗示了血管通畅

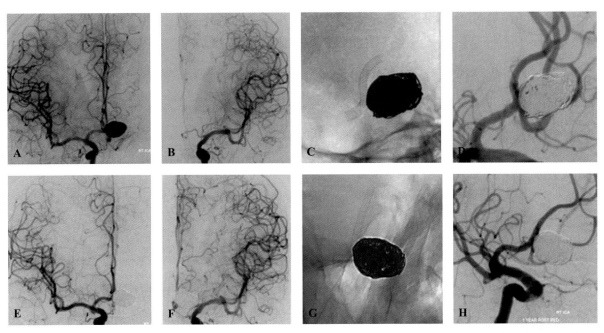

▲ 图 14-13　大型前交通动脉动脉瘤，右侧 A_1 段占优势，可通过右 A_2 ～ A_1 放置 PED 结合弹簧圈栓塞治疗。术后即刻血管造影仍显示出右侧 A_1 优势（D）。1 年后动脉瘤仍完全闭塞。血流动力学发生重排，其中右侧 A_1 仅供应同侧大脑前脑动脉（E），而左侧 A_1 代偿性扩张，供应整个左侧大脑前脑动脉区域（F）

由于代偿不良而无法安全地牺牲载瘤动脉瘤的情况下，MPED（急性诱导的抗血小板涂层）主要在血疱样动脉瘤破裂所致的 SAH 的治疗中正越来越多地应用（图 14-14）。

九、结论

正如 PUFS 试验，以及各种单或多中心注册研究结果，与通常的腔内弹簧圈填塞相反，FDT 对大而瘤颈复杂的动脉瘤提供了完全而持久的治愈，而与治疗相关的严重残死率较低[48-50]，以及额外减轻占位效应。来自 PREMIER 试验和美国以外地区的经验表明，这些益处可能会推广到更多的脑动脉瘤人群，因此，将来在动脉瘤治疗中可能会发挥更大的作用[46]。但是，有关使用的一些问题将需要更多经验和进一步评估：明确的动脉瘤闭塞所需的理想装置数量（覆盖度，临界孔隙度），抗血小板的必要性和持续时间，抗血小板测试的作用，辅助弹簧圈的适应证，以及优先使用 FDT 治疗的动脉瘤形态和位置。

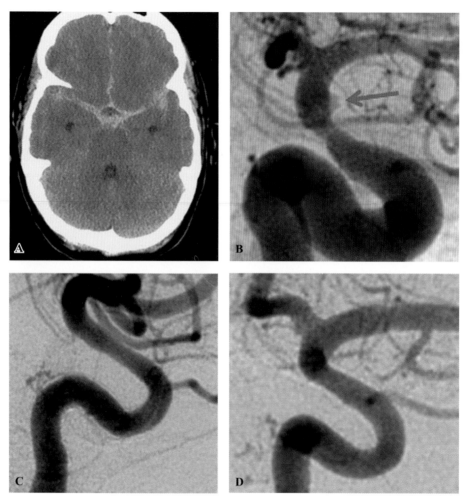

▲ 图 14-14　背侧血疱样动脉瘤，**Pipeline** 治疗前（**B**）和术后 **3** 个月（**C** 和 **D**）。使用了 **3** 个装置套叠

参考文献

[1] Molyneux A, et al. International Subarachnoid Aneurysm Trial (ISAT) of neurosurgical clipping versus endovascular coiling in 2143 patients with ruptured intracranial aneurysms: a randomized trial. J Stroke Cerebrovasc Dis. 2002;11(6):304–14.

[2] Molyneux AJ, et al. Cerebral Aneurysm Multicenter European Onyx (CAMEO) trial: results of a prospective observational study in 20 European centers. AJNR Am J Neuroradiol. 2004;25(1):39–51.

[3] White PM, et al. Hydrogel–coated coils versus bare platinum coils for the endovascular treatment of intracranial aneurysms (HELPS): a randomised controlled trial. Lancet. 2011;377(9778):1655–62.

[4] Aguilar Perez M, et al. The Medina Embolic Device: early clinical experience from a single center. J Neurointerv Surg. 2017;9(1):77–87.

[5] Szikora I, et al. Combined use of stents and coils to treat experimental wide–necked carotid aneurysms: preliminary results. AJNR Am J Neuroradiol. 1994;15(6):1091–102.

[6] Mericle RA, et al. Temporary balloon protection as an adjunct to endosaccular coiling of wide–necked cerebral aneurysms: technical note. Neurosurgery. 1997;41(4):975–8.

[7] Wanke I, et al. Treatment of wide–necked intracranial aneurysms with a self–expanding stent system:

initial clinical experience. AJNR Am J Neuroradiol. 2003;24(6):1192–9.

[8] Benitez RP, et al. Endovascular occlusion of wide-necked aneurysms with a new intracranial microstent (Neuroform) and detachable coils. Neurosurgery. 2004;54(6):1359–67. discussion 1368.

[9] Fiorella D, et al. Usefulness of the Neuroform stent for the treatment of cerebral aneurysms: results at initial (3–6-mo) follow-up. Neurosurgery. 2005;56(6):1191–201. discussion 1201–2.

[10] Shapiro M, et al. Stent-supported aneurysm coiling: a literature survey of treatment and follow-up. AJNR Am J Neuroradiol. 2012;33(1):159–63.

[11] Ansari SA, et al. *Thrombosis of a fusiform intracranial aneurysm induced by overlapping neuroform stents: case report*. Neurosurgery. 2007;60(5):E950–1. discussion E950–1.

[12] Fiorella D, et al. Endovascular reconstruction with the Neuroform stent as monotherapy for the treatment of uncoilable intradural pseudoaneurysms. Neurosurgery. 2006;59(2):291–300. discussion 291–300.

[13] Lylyk P, et al. Buenos Aires experience with the Neuroform self-expanding stent for the treatment of intracranial aneurysms. J Neurosurg. 2005;102(2):235–41.

[14] Fiorella D, Albuquerque FC, McDougall CG. Durability of aneurysm embolization with matrix detachable coils. Neurosurgery. 2006;58(1):51–9. discussion 51–9.

[15] Kallmes DF, et al. A new endoluminal, flow-disrupting device for treatment of saccular aneurysms. Stroke. 2007;38(8):2346–52.

[16] Barath K, et al. Anatomically shaped internal carotid artery aneurysm in vitro model for flow analysis to evaluate stent effect. AJNR Am J Neuroradiol. 2004;25(10):1750–9.

[17] Canton G, et al. Flow changes caused by the sequential placement of stents across the neck of sidewall cerebral aneurysms. J Neurosurg. 2005;103(5):891–902.

[18] Lieber BB, Gounis MJ. The physics of endoluminal stenting in the treatment of cerebrovascular aneurysms. Neurol Res. 2002;24(Suppl 1):S33–42.

[19] Lieber BB, et al. Particle image velocimetry assessment of stent design influence on intra-aneurysmal flow. Ann Biomed Eng. 2002;30(6):768–77. M. Shapiro et al.

[20] Rudin S, et al. Measurement of flow modification in phantom aneurysm model: comparison of coils and a longitudinally and axially asymmetric stent—initial findings. Radiology. 2004;231(1):272–6.

[21] Lopes DK, et al. Fate of branch arteries after intracranial stenting. Neurosurgery. 2003;52(6):1275–8. discussion 1278–9.

[22] Wakhloo AK, et al. Self-expanding nitinol stents in canine vertebral arteries: hemodynamics and tissue response. AJNR Am J Neuroradiol. 1995;16(5):1043–51.

[23] Puffer RC, et al. Patency of the ophthalmic artery after flow diversion treatment of paraclinoid aneurysms. J Neurosurg. 2012;116(4):892–6.

[24] Lieber BB, Sadasivan C. Endoluminal scaffolds for vascular reconstruction and exclusion of aneurysms from the cerebral circulation. Stroke. 2010;41(10 Suppl):S21–5.

[25] Raz E, et al. Anterior choroidal artery patency and clinical follow-up after coverage with the pipeline embolization device. AJNR Am J Neuroradiol. 2015 May;36(5):937–42.

[26] Shapiro M, et al. Variable porosity of the pipeline embolization device in straight and curved vessels: a guide for optimal deployment strategy. AJNR Am J Neuroradiol. 2014;35(4): 727–33.

[27] Becske T, et al. Pipeline for uncoilable or failed aneurysms: results from a multicenter clinical trial. Radiology. 2013;267(3):858–68.

[28] Becske T, et al. Pipeline for uncoilable or failed aneurysms: 3-year follow-up results. J Neurosurg. 2017;127(1):81–8.

[29] Becske T, et al. Long-term clinical and angiographic outcomes following pipeline embolization device treatment of complex internal carotid artery aneurysms: five-year results of the pipeline for uncoilable or failed aneurysms trial. Neurosurgery. 2017;80(1):40–8.

[30] Szikora I, et al. Treatment of intracranial aneurysms by functional reconstruction of the parent artery: the Budapest experience with the pipeline embolization device. AJNR Am J Neuroradiol. 2010;31(6):1139–47.

[31] Nelson PK, et al. The pipeline embolization device for the intracranial treatment of aneurysms trial. AJNR Am J Neuroradiol. 2011;32(1):34–40.

[32] Shapiro M, Becske T, Nelson PK. Learning from failure: persistence of aneurysms following pipeline embolization. J Neurosurg. 2017;126(2):578–85.

[33] Hanel R. Prospective, multi-center study of flow diversion for small and medium-sized aneurysms: results of the Premier trial, in International Stroke Conference (ISC) 2017. Houston; 2017.

[34] Brinjikji W, et al. Risk factors for ischemic complications following pipeline embolization device treatment of intracranial aneurysms: results from the IntrePED study. AJNR Am J Neuroradiol. 2016;37(9):1673–8.

[35] Hu YC, et al. Histopathological assessment of fatal ipsilateral intraparenchymal hemorrhages after the treatment of supraclinoid aneurysms with the pipeline embolization device. J Neurosurg. 2014;120(2):365–74.

[36] Shapiro M, et al. Foreign body emboli following cerebrovascular interventions: clinical, radiographic, and histopathologic features. AJNR Am J Neuroradiol. 2015;36(11):2121–6.

[37] Kulcsar Z, Szikora I. The ESMINT retrospective analysis of delayed aneurysm ruptures after flow diversion (RADAR) study. EJMINT. 2012. http://www.ejmint.org/original-article/1244000088.

[38] van Doormaal TP, et al. Giant aneurysm clipping under protection of an excimer laser-assisted non-occlusive anastomosis bypass. Neurosurgery. 2010;66(3):439–47. discussion 447.

[39] Heran NS, et al. Large ophthalmic segment aneurysms with anterior optic pathway compression: assessment of anatomical and visual outcomes after endosaccular coil therapy. J Neurosurg. 2007;106(6):968–75.

[40] Fiorella D, et al. Curative reconstruction of a giant midbasilar trunk aneurysm with the pipeline embolization device. Neurosurgery. 2009;64(2):212–7. discussion 217.

[41] McAuliffe W, Wenderoth JD. Immediate and midterm results following treatment of recently ruptured intracranial aneurysms with the pipeline embolization device. AJNR Am J Neuroradiol. 2012;33(3):487–93.

[42] Siddiqui AH, et al. Panacea or problem: flow diverters in the treatment of symptomatic large or giant fusiform vertebrobasilar aneurysms. J Neurosurg. 2012;116(6):1258–66.

[43] Chalouhi N, et al. Treatment of posterior circulation aneurysms with the pipeline embolization device. Neurosurgery. 2013;72(6):883–9.

[44] Albuquerque FC, et al. A reappraisal of the pipeline embolization device for the treatment of posterior circulation aneurysms. J Neurointerv Surg. 2015;7(9):641–5.

[45] Phillips TJ, et al. Safety of the pipeline embolization device in treatment of posterior circulation aneurysms. AJNR Am J Neuroradiol. 2012;33(7):1225–31.

[46] Tumialan LM, et al. Intracranial hemorrhage associated with stent-assisted coil embolization of cerebral aneurysms: a cautionary report. J Neurosurg. 2008;108(6):1122–9.

[47] Rouchaud A, et al. Delayed hemorrhagic complications after flow diversion for intracranial aneurysms: a literature overview. Neuroradiology. 2016;58(2):171–7.

[48] Pelz DM, Lownie SP, Fox AJ. Thromboembolic events associated with the treatment of cerebral aneurysms with Guglielmi detachable coils. AJNR Am J Neuroradiol. 1998;19(8):1541–7.

[49] Qureshi AI. Editorial comment—thromboembolic events during neuroendovascular procedures. Stroke. 2003;34(7):1728–9.

[50] Soeda A, et al. Thromboembolic events associated with Guglielmi detachable coil embolization of asymptomatic cerebral aneurysms: evaluation of 66 consecutive cases with use of diffusion-weighted MR imaging. AJNR Am J Neuroradiol. 2003;24(1):127–32.

夹层假性动脉瘤和血疱样动脉瘤
Dissecting Pseudoaneurysms and Blister Aneurysms

Amgad El Mekabaty Gabor Toth Dheeraj Gandhi Alexander Coon Ferdinand K. Hui 著

杨博文 译

第15章

一、夹层假性动脉瘤的介绍和病理生理学

在正常的脑动脉中，最坚实的动脉壁结构是内弹力膜，其主要由弹性纤维构成[1]。然而，一旦内弹力膜发生断裂，这些弹力纤维将无法再重新连接起来[2, 3]。因此，损伤的动脉壁修复这个生物学反应是由其他基质完成的。内弹力膜的损伤并不经常进展为可见的动脉夹层，很多这种损伤可被修复且无临床表现[4]。颅内动脉夹层潜在的病因仍不明确，但有两种被提出的可能的机制：①一处内膜的撕裂，造成血液可以从血管中进入血管壁结构之间；②动脉壁中滋养血管的破裂造成壁间血肿，引起血液的积累和动脉壁各层结构的分离。两种机制可以同时发生。

血管的损伤可以造成以下方面临床表现：①狭窄（假腔内血栓可以部分性压缩真腔内的血流）；②完全闭塞（若假腔内的血栓完全阻塞了真腔内的血流）；③假性动脉瘤形成（血液聚集于外膜下）及由此造成的血流动力学梗死和栓子性梗死；④破裂造成蛛网膜下腔出血[5-7]。在上述情况中，自发夹层假性动脉瘤，或者发生在轻微创伤后的假性动脉瘤，是迄今为止最常见的情况。在最近发表的一个有关颈内动脉夹层患者的医学管理的系统回顾中，有40例假性动脉瘤（24%）由创伤性颈内动脉夹层造成，有126例（76%）被归类于"自发的"颈内动脉夹层引起[8]。其他的易感因素可能是结缔组织病，如 Ehlers Danlos 综合征或肌纤维发育不良。

影像学发现和组织病理学联系

相比于向颈动脉延伸的主动脉夹层动脉瘤，脑动脉夹层真腔和假腔同时显影很罕见[9]。Mitzutani 根据所治疗的 85 个动脉瘤的数据[10]，以及内弹力膜的病理模式和内膜的状态，提出了一种非动脉粥样硬化性颅内动脉瘤（梭状和夹层动脉瘤）的分类系统（表 15-1）。

表 15-1　夹层动脉瘤的血管造影类型和临床 / 病理特征

分　型	名　称	临床症状	病理特征
1 型	典型的夹层动脉瘤	破裂；缺血	IEL 广泛断裂而无内膜增厚
2 型	节段扩张	无症状	拉伸 / 碎裂的 IEL 与内膜增厚；无腔内血栓
3 型	延长扩张的夹层动脉瘤	症状性；进展性病程	碎裂的 IEL 和多发夹层的增厚内膜；管腔内血栓
4 型	起自动脉干的囊状动脉瘤	破裂	对 IEL 干扰很小且无内膜的增厚

IEL. 内弹力膜

(1) 1 型，经典的夹层动脉瘤：最典型的血管造影特征（$n=65$）是梭状动脉瘤且瘤壁不规则。许多动脉瘤在近端或远端有不规则的狭窄部分。通常观察到的病理特征是内弹力膜的广泛破坏且没有内膜增厚和假腔的存在。

(2) 2 型，节段性扩张：血管造影（$n=8$）显示为梭状动脉瘤，轮廓光滑，通常比 1 型动脉瘤大。没有发现管腔内血栓存在的证据。临床和影像学随访无明显进展。死后病理检查显示内弹力膜拉伸或碎裂，内膜中度增厚。

(3) 3 型，有延长扩张的夹层动脉瘤：所有动脉瘤均位于基底动脉，且被保守随访 1～5 年。最典型的血管造影特征（$n=8$）是迂曲的梭状表现和由机化的层状血栓造成的不规则显影。断裂的内弹力膜结合多发夹层增厚的内膜，提示对血流动力学压力的慢性反应。

(4) 4 型，囊状动脉瘤：所有患者（$n=4$）均表现为 SAH。在尸检中，一个动脉瘤的顶部被发现缺少内弹力膜。

二、夹层假性动脉瘤的临床影响

夹层假性动脉瘤的自然史与普通囊状或"浆果样"动脉瘤不同。夹层假性动脉瘤最重要的继发特征是其破裂状态。未破裂出血的夹层假性动脉瘤更趋向于温和的病程，因为以 SAH

为临床表现时会有很高的再出血风险。一些作者报道了在初次 SAH 后 1 周的急性期内很高的再出血风险（24%～57.1%）和高死亡率。临床数据显示，在 SAH 1 周以后再出血率开始降低 [11, 12]。尽管如此，Mitzutani 报道 SAH 1 个月后仍有接近 10% 的再出血率 [2, 12, 13]。夹层动脉瘤的破裂是偶发事件，而形成 "假性动脉瘤" 或 "夹层动脉瘤" 是更常见的延迟表现。远端缺血事件也可以发生于假性动脉瘤，影像学研究提示 > 90% 的梗死是由夹层所致栓子栓塞，而不是血流动力学原因造成 [14, 15]。其他症状包括头痛、颈痛，尤其是病变位于后循环时可造成意识丧失。在近期有关颈内动脉（主要是远端）夹层假性动脉瘤自然史的系统回顾研究中 [8]，只有 3%（5/166）的假性动脉瘤在随访中体积增大，有 21%（35/166）体积减小，且 19%（32/166）完全自愈。只有 2%（4 名）的颈内动脉夹层假性动脉瘤患者在随访中出现新的神经系统症状。这 4 例均为外伤性颈内动脉夹层。没有伴有症状的自发性颈内动脉夹层进展为假性动脉瘤。

三、夹层假性动脉瘤的常规治疗规范

无症状的和未破裂的夹层假性动脉瘤最常见的初步治疗方案是保守和药物治疗。在近期一个包含 120 名颈内动脉 / 椎动脉夹层假性动脉瘤患者的报道中，所有患者均采用抗血栓治疗方案 [16]。59% 的患者采用了抗血小板治疗［阿司匹林和（或）氯吡格雷］，26.8% 的患者采用肝素或华法林，14.3% 的患者同时采用抗血小板和抗凝治疗。抗血栓治疗策略在有或无外伤史、颅外或颅内假性动脉瘤、颈动脉或椎动脉受累的患者的分布是相似的。然而，预防进一步缺血事件的抗血栓治疗在某些情况下是禁忌，并且其在无症状假性动脉瘤的最佳治疗方面存在相当大的不确定性，特别是瘤体大小未增加的情况下。血管内或手术治疗的适应证包括破裂的、症状性或大尺寸（> 10mm）的假性动脉瘤 [17]。颅内血管夹层动脉瘤的介入治疗的策略可分为结构重建性（保存载瘤动脉内的血流）和结构破坏性（闭塞或牺牲载瘤动脉）两种。结构破坏性介入技术包括使用弹簧圈和（或）球囊近全闭塞载瘤动脉近端，并使用弹簧圈和（或）球囊完全闭塞夹层节段血管。如果计划闭塞的血管部分没有重要的分支发出，并且侧支血流对闭塞血管部分的代偿是充分的，那么单靠这种技术就足够了。

相反，结构重建性技术（包括支架、弹簧圈、血流导向装置或前述技术的组合）保留了载瘤动脉。手术选择包括血管结扎、夹闭（Sundt 夹和包裹）、原位旁路移植和远端旁路移植。值得注意的是，假性动脉瘤的温和弹簧圈填塞可能具有更高的填塞后生长和复发率，因为动脉瘤囊可能仅由动脉外膜组成。

四、特定疾病位置

（一）颅内夹层假性动脉瘤

1. 后循环夹层动脉瘤

在报道中夹层动脉瘤已占颅内椎动脉和小脑下后动脉动脉瘤的 28%。大多数偶然发现的病变是悄无声息或伴仅有轻微头痛的 [11, 18]。Flemming 报道椎 – 基底动脉非囊性颅内动脉瘤每年出血的前瞻性风险为 0.9%，而直径＞ 10mm 的动脉瘤强烈提示未来破裂 [19]。在另一组患者中，＜ 10mm 的动脉瘤有良好的临床结果 [20]，但＞ 10mm 且有占位效应的动脉瘤有临床恶化和瘤体增大的风险。因此，连续影像学随访观察可能是无症状未破裂椎 – 基底夹层动脉瘤患者的治疗选择（图 15-1）。

对于无症状或仅伴有疼痛的椎 – 基底夹层动脉瘤患者的医疗管理仍存在争议，而且尚未得到很好的证实。在一组患者系列报道中，仅表现为疼痛的患者在观察中（未进行抗血小板或抗凝治疗）无出血或梗死发生（0/56）[20]。这引起了人们对仅出现疼痛症状的患者使用抗凝或抗血小板治疗的必要性的怀疑。Kim 等 [21] 报道了一组未破裂的颅内椎基底动脉夹层（n=191），包括缺血性（n=110）和非缺血性症状（n=81），其中 24.1% 接受血管内治疗，75.9% 接受药物治疗，以及抗凝治疗（n=49）、抗血小板治疗（n=48）或镇痛治疗（n=48）。在治疗组中，83 名患者有动脉瘤样扩张，其中 9.6%（8/83）自行恢复至正常管径，84.3%（70/83）动脉瘤形状和大小保持稳定，剩余 6.1%（n=5）夹层假性动脉瘤进行性扩大。在这 5 名患者中，4 例无症状，1 例因扩张的基底动脉夹层动脉瘤而出现脑干受压症状。

近端动脉闭塞需要使用弹簧圈对病变近端未受累的椎动脉节段进行栓塞，从而使远端血流逆转，并有可能促进动脉瘤内血栓形成（图 15-2）。然而，这种技术并不能即刻治愈动脉瘤。一项包含 196 例椎动脉动脉瘤的研究显示，经血管内闭塞治疗后，其再出血率为 3.1%[21-23]。当动脉瘤位于优势侧椎动脉时，血管内闭塞的主要风险是缺血性卒中 [24]。在一个报道中，椎动脉夹层动脉瘤血管内闭塞后缺血性卒中发生率为 8%，当动脉瘤累及 PICA 起始时发生率为 38%[22]。

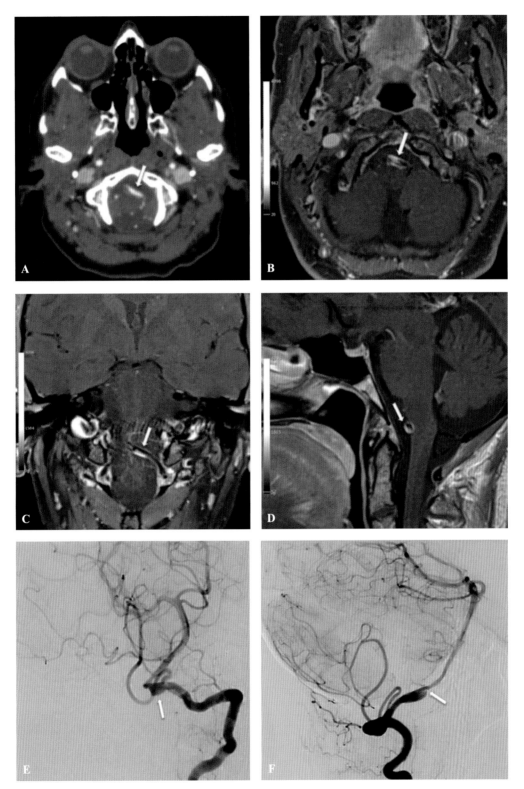

▲ 图 15-1　A. 患者偶发左侧 V_4 段梭状夹层动脉瘤（白箭）；B 至 D. 在 T_1 对比加权序列上，可以看到附壁血肿（白箭）；E 和 F. 数字减影血管造影（DSA）中左侧椎动脉造影清楚显示血管扩张（E，白箭）和夹层的内膜瓣（F，白箭）。对该患者采取保守治疗

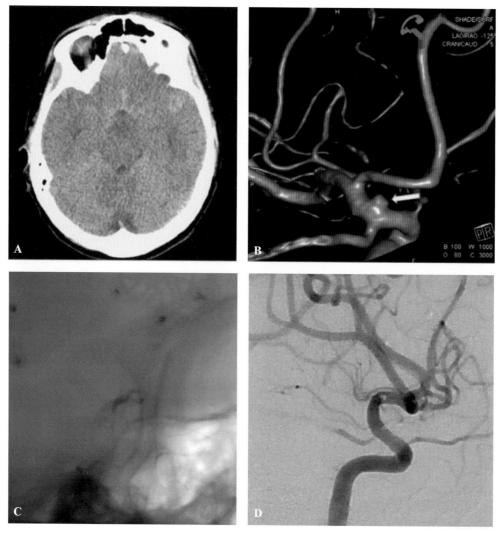

▲ 图 15-2　**A.** 患者为 56 岁女性，**CT** 平扫显示蛛网膜下腔出血；**B.** 旋转血管造影 **3D** 重建显示左侧颈内动脉血疱样动脉瘤（白箭）。曾尝试夹闭动脉瘤但未获成功；**C. Pipeline** 栓塞装置（**PED**）被放置于左侧颈内动脉（注意动脉瘤夹）；**D. 8** 周随访显示动脉瘤完全闭塞

　　近年来，血流导向装置已成为血管内治疗破裂的椎动脉夹层动脉瘤的一种备选方案 [25-28]。血流导流装置保留了受累椎动脉和分支的血流，但目前关于该装置防止再出血的疗效的证据仅限于个案报道 [25-26]。当患者为胚胎型大脑后动脉时，基底动脉夹层推荐使用血流导向装置，而不是载瘤动脉闭塞，因为其缺乏后交通至脑桥的侧支代偿。治疗这种夹层的血流导向装置最佳数量尚不明确。虽然血流导向装置重叠放置对血流导向有增量作用，但同时也增加了穿支阻塞的风险，特别是在穿支丰富的基底动脉。血管壁成像作为一种相对较新的 MRI 技术 [29]，可能在评估血管壁，特别是在巨大动脉瘤使用血流导向装置治疗前后的血管壁评估中起到作用。

　　血流导向装置可能的并发症包括装置移位，因机械张力导致的治疗后即刻动脉瘤破裂，以及缺血性卒中后的出血转化[30]。在以 SAH 发病的患者中，出血性并发症会因术后双重抗血小板治疗而加重。

手术治疗选择包括近端夹闭、孤立、包裹或切除并端到端吻合或旁路移植（如 PICA- 枕动脉吻合或 PICA 再植入椎动脉）。最近的一项 Meta 分析比较了近端闭塞治疗和血管内孤立治疗的椎动脉夹层动脉瘤患者的临床结果发现，近端闭塞与更大比例的不良预后和死亡率有关（$P= 0.0403$）[31]。在文献中关于使用 Sundt 夹和环动脉瘤夹治疗夹层动脉瘤的个案报道很少，但这些方法被认为是在特殊情况下无法进行血管内治疗时的最后手段[32, 33]。

2. 前循环夹层假性动脉瘤

涉及大脑前动脉（ACA）的夹层动脉瘤可分为三种类型[34-36]：① I 型，从颈内动脉剥离至大脑前动脉（主要发生在年轻人，通常表现为脑梗死）；② II 型，A_1 段夹层（常发生在年轻女性，常引起 SAH）；③ III 型，从 $A_2 \sim A_4$ 段夹层（主要发生在中年患者，主要导致梗死）。大脑中动脉（MCA）的夹层假性动脉瘤也可分为三种类型[36]：① A 型，起源于 M_1 段，这就提出了一个治疗方面的挑战，需要保留豆纹动脉开口；② B 型，起源于 M_2 段或 MCA 分叉；③ C 型，起源于 M_3 节段或远端节段。缺血被认为是前循环夹层中最常见的症状[37]，尽管一些研究发现 ACA 夹层假性动脉瘤中缺血和 SAH 的发生率相当[35]。一些作者认为，闭塞越靠近末梢，缺血发生的可能性越大[38]。

以蛛网膜下腔出血发病的夹层动脉瘤，经保守治疗效果良好，再出血率低[39]。早期的系列报道使用支架治疗（单支架或多支架）[40-41]，认为支架可有效地压迫固定撕裂的血管，从而使动脉瘤闭塞和防止再生长。该方法保留了载瘤动脉，可作为载瘤动脉闭塞的一种替代方法，尤其适用于载瘤动脉闭塞后并发症发生风险高的患者。然而，该技术也有一些局限性，特别是标准支架的高孔隙率，可能会导致假性动脉瘤的不完全闭塞。最近有少量患者报道使用支架联合弹簧圈治疗前循环夹层假性动脉瘤[42-44]。Byoun HS 等[45] 报道了一小组使用支架辅助弹簧圈治疗颅内颈内动脉夹层假性动脉瘤（$n=6$）的患者。手术中只有 1 例动脉瘤发生破裂。5 名患者随访完全愈合，所有患者均获得良好的临床结果（mRS 评分 0～1 分）。虽然保留通往大脑的颈动脉是理想的目标，但血管内闭塞颈动脉对于相当数量的患者仍被认为是最安全的治疗选择。

如果患者有很高的再出血风险（保守治疗下的再出血、生长中的动脉瘤、巨大动脉瘤或无法控制的高血压），建议手术治疗。在最近颈内动脉远端夹层动脉瘤的 Meta 分析中[8]，166 例中只有 9 例（5%）需要手术治疗；其中 5 例行切除并原位旁路移植，3 例行颈动脉结扎术，1

例行颅外 – 颅内旁路移植。

（二）颅外夹层和假性动脉瘤

颈动脉夹层的年发病率为 2.6/10 万～5/10 万[46]。然而，这很可能是被低估的，因为夹层可能是无症状的。1%～2% 的缺血性脑卒中是由颈动脉夹层引起的，但在年轻患者中这一比例高达 25%[46, 47]。在不同报道中颈动脉和椎动脉假性动脉瘤进展的概率差别很大，范围为 5%～40%[48-49]。这些假性动脉瘤中有相当数量是在夹层之后的时间点被发现的，这就强调了夹层患者随访的重要性。在影像学随访后，大部分颅外夹层假性动脉瘤尺寸保持不变或减小[48-50]，其他则有增大[16]。这些颈内动脉假性动脉瘤的破裂很少发生，且颈内动脉假性动脉瘤的缺血性并发症发生率较低[16, 50]。在一项较大的颅外和颅内动脉夹层（370 例）报道中，30.3% 发生了夹层假性动脉瘤，其中 81.7% 是颅外（53.4% 位于 C_1；颈部，20.8% 位于 C_2；岩部，10.8% 位于 V_2 段，6.7% 位于 V_3 段，5.8% 位于 V_4 段）[16]。

在这些患者中，最常用的治疗方法是药物治疗。2014 年美国心脏协会 / 美国卒中协会指南推荐对 ICA 夹层患者进行初步保守治疗，但对 ICA 夹层假性动脉瘤没有明确推荐[51]。血管内或外科治疗的适应证包括随访期间体积扩大、血栓栓塞缺血和大动脉瘤的压迫症状。最近的一篇采用血管内治疗颈部夹层的报道（93 例颈内动脉夹层，23 例椎动脉夹层）包含 116 名患者[52]，90%（n=104）使用支架置入，9.2%（n=11）使用弹簧圈闭塞（图 15–3）。脑卒中发生率为 0.9%，死亡率为 3.4%，说明血管内治疗是针对特定适应证的有效治疗方法。外科手术是为有症状的、病变在可触及的位置且常常为外伤性夹层（钝性伤或刺伤）患者保留的；然而，与血管内治疗相比，外科保留动脉技术更加耗时[53]。

（三）血疱样动脉瘤

血疱样动脉瘤很罕见、脆弱、薄壁且一般为宽颈，生长于无分支的血管节段，通常破裂后被发现，其被认为是由于内部弹性椎板和中膜破裂造成的外膜下剥离和局灶性血管壁缺损。其残余壁很薄，只有外膜和纤维组织，因此不是真正的动脉瘤。

血疱样动脉瘤通常位于前循环，沿着颈内动脉背部，分布于眼动脉段或床突段。虽然血疱样动脉瘤仅占颅内动脉瘤的 0.3%～1%，但其造成了 0.9%～6.5% 的动脉瘤性蛛网膜下腔出血[54, 55]。破裂的血疱样假性动脉瘤有较高的死亡率和自发或治疗相关的再出血率，无论使用了

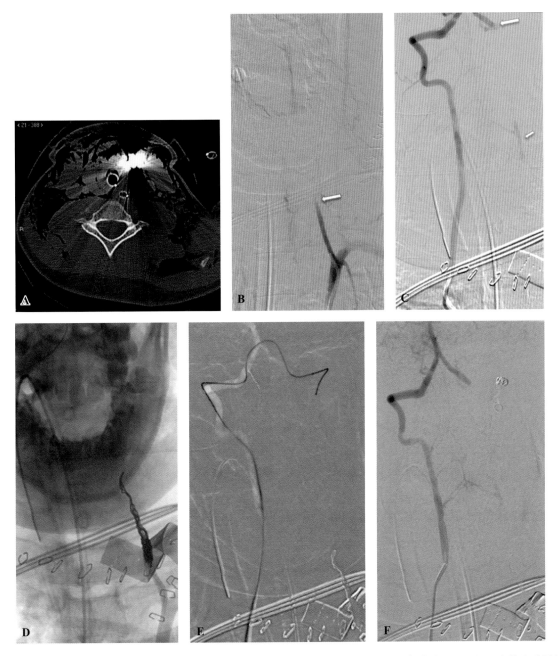

▲ 图 15-3　**A.** 一名 **23** 岁的女性，由于颈部枪伤造成外科无法控制的左侧椎动脉（**VA**）损伤出血；**B** 和 **C.** 在数字减影血管造影（**DSA**）中，双侧椎动脉造影显示左侧 $V_1 \sim V_3$ 段锥形闭塞（白长箭），右侧 V_2 段部分显影（白短箭）；**D.** 使用弹簧圈完全填塞左侧椎动脉 V_1 段；**E** 和 **F.** 随后使用微导管通过右侧椎动脉和基底动脉填塞左侧椎动脉 V_4 段，最终成功控制了出血

何种治疗方式[56-59]。

介入治疗血疱样动脉瘤包括支架、弹簧圈、孤立术，以及最近的血流导向装置（图 15-4 和图 15-5）。一项最新的血管内治疗破裂后血疱样动脉瘤的 Meta 分析（265 次治疗，平均大小 2.4mm）显示[59]，报道中最常见的治疗方式是支架辅助弹簧圈填塞（44.2%），随后是血流导向

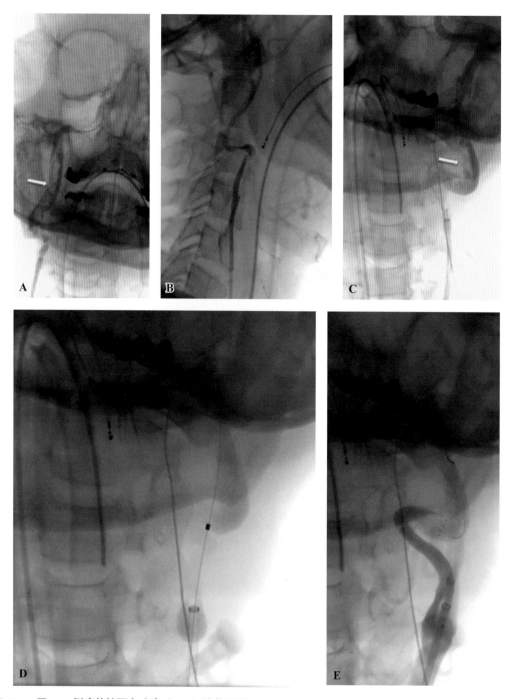

▲ 图 15-4　**A 至 C.** 1 例症状性颈内动脉（ICA）梭状夹层动脉瘤（右侧前后位；**A** 的左侧部分 AP；**B** 和 AP；**C**），数字减影血管造影（DSA）显示不规则充盈缺损，代表血栓形成（白箭）；**D** 和 **E.** 使用双支架结构用于对抗血栓，恢复左侧颈内动脉的管腔直径。对右侧颈内动脉夹层动脉瘤采取保守治疗

装置（25.8%）、单纯支架置入（18.8%）。其他不常用的血管内治疗方案包括结构性治疗（9.4%）、卷绕伴或不伴球囊辅助（6.3%）、联合治疗（3.8%）和 Onyx 联合支架（1.3%）。如同预期，介入治疗中结构破坏性手术方式较结构重建性手术方式有更高的动脉瘤即刻完全闭塞率（77.3%

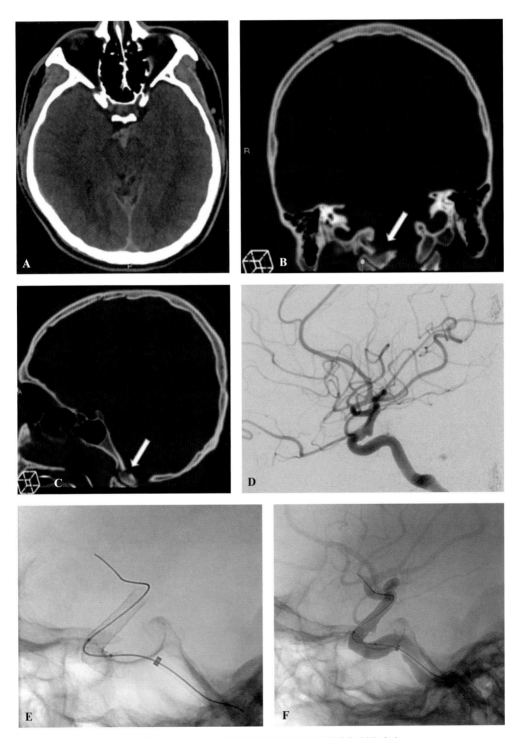

▲ 图 15-5　一名 21 岁的机动车事故和严重头部创伤患者

A. 头颅 CT 平扫显示蛛网膜下腔出血，特别是中脑周围和天幕区；B 和 C. 头部 CT 骨窗显示右枕髁骨折脱位并延伸至斜坡（白箭）；D. 诊断性脑血管造影显示右侧颈内动脉交通段的一个创伤性的血疱样动脉瘤；E 和 F. 1 周后，第二次血管造影证实动脉瘤存在，无明显的夹层内膜片。在贯穿血疱样动脉瘤瘤颈置入 2 个血流导向装置后，可以观察到进入动脉瘤的血流减少

vs. 33%，*P*=0.0003），但其有更高的围术期卒中率（29.1% vs. 5%，*P*=0.04）。在中期和长期的动脉瘤闭塞率、再治疗率或良好预后率方面，两者无统计学差异。支架置入伴或不伴弹簧圈填塞中良好的预后（mRS 评分 0～2 分）占 66%～100%，死亡率 0%～30%，再出血和再治疗率为 8%～50%[59]。

近期，血流导向装置已被报道用于治疗血疱样动脉瘤，因为它减少了在血疱样动脉瘤脆弱的瘤壁处的操作，且保留了载瘤动脉，从而分别减少了医源性动脉瘤破裂和卒中。在 Rouchaud 等的 Meta 分析中[59]，使用血流导向装置进行治疗（大多是 Pipeline 栓塞装置；柯惠医疗）较之其他治疗血管内结构重建性手术方式有着更高的中期和长期的动脉瘤闭塞率（90.8% vs. 69.7%，*P*=0.005），以及最终更低的再治疗率。在围术期脑卒中、颅内出血、初始闭塞或临床良好率方面无统计学差异。血流导向装置的缺点包括必须服用双抗血小板药物，穿支事件风险，延迟的动脉瘤破裂（由于动脉瘤内仍有血流进入），支架内血栓，以及延迟的脑实质出血[54, 55, 59]。关于血管内结构破坏性治疗方式，较之结构重建性治疗方式，其有更高的早期闭塞率，但也伴随有更高的围术期卒中率。外科治疗血疱样动脉瘤的方式包括直接夹闭、夹闭并孤立、孤立术伴或不伴旁路移植。需要注意的是，血疱样动脉瘤本质上只是血管外膜，夹闭通常需要包括血管中层和内膜在内的近乎完全的血管，并可能导致一定程度的管腔损伤[59]。近期外科治疗方式的报道有较好的临床预后（mRS 评分 0～2 分）占 59%～100%，术中破裂占 0%～41%[60-62]。

五、结论

- 假性动脉瘤与"真性"动脉瘤是不同的，因为假性动脉瘤的瘤壁没有全部肌层。
- 由于较高的再破裂率和体积增大风险，颅内出血性假性动脉瘤需要更加积极的治疗。
- 颅外的、非症状性的假性动脉瘤可以使用药物保守治疗，药物方案包括抗血小板和抗凝药物。
- 破裂的颅内动脉夹层，如 V_4 段夹层，通常使用抗血小板方案保守治疗。
- 夹层需要长期的随访，以发现夹层假性动脉瘤的延迟进展。
- 血管内或外科治疗方式包括结构重建性和结构破坏性两种思路，其选择取决于侧重保留末端血流，还是侧重通过减少或阻止血流压力作用病变位置从而降低破裂风险。随后，治疗方法应根据每个患者血管解剖结构而仔细制订。

- 血疱样"假性动脉瘤"是很罕见、很高危而脆弱的病变。血管内选择，特别是血流导向装置治疗，可能提供更高的闭塞率和更低的再治疗率。

参考文献

[1] E. GL. Medial defects in the circle of willis and their relation to aneurysm formation. J Pathol Bacteriol. 1940;51(2):169–316.

[2] Mitchell GM, McCann JJ, Rogers IW, Hickey MJ, Morrison WA, O'Brien BM. A morphological study of the long–term repair process in experimentally stretched but unruptured arteries and veins. Br J Plast Surg. 1996;49(1):34–40.

[3] W.E. S. Pathology of the Cerebral Blood Vessels. St. Louis: C.V. Mosby; 1972.

[4] Mizutani T, Kojima H, Asamoto S. Healing process for cerebral dissecting aneurysms presenting with subarachnoid hemorrhage. Neurosurgery. 2004;54(2):342–7. discussion 347–348.

[5] Schievink WI. Spontaneous dissection of the carotid and vertebral arteries. N Engl J Med. 2001;344(12):898–906.

[6] Fusco MR, Harrigan MR. Cerebrovascular dissections – a review part I: spontaneous dissections. Neurosurgery. 2011;68(1):242–57. discussion 257.

[7] Fusco MR, Harrigan MR. Cerebrovascular dissections: a review. Part II: blunt cerebrovascular injury. Neurosurgery. 2011;68(2):517–30. discussion 530.

[8] Paraskevas KI, Batchelder AJ, Naylor AR. Fate of distal false aneurysms complicating internal carotid artery dissection: a systematic review. Eur J Vasc Endovasc Surg. 2016;52(3):281–6.

[9] Lasjaunias P, Ter Brugge KG, Berenstein A. Surgical neuroangiography, vol. 2.1/2.2. Switzerland: Springer; 2004.

[10] Mizutani T, Miki Y, Kojima H, Suzuki H. Proposed classification of nonatherosclerotic cerebral fusiform and dissecting aneurysms. Neurosurgery. 1999;45(2):253–9. discussion 259–260.

[11] Yamaura I, Tani E, Yokota M, Nakano A, Fukami M, Kaba K, Matsumoto T. Endovascular treatment of ruptured dissecting aneurysms aimed at occlusion of the dissected site by using Guglielmi detachable coils. J Neurosurg. 1999;90(5):853–6.

[12] Mizutani T, Aruga T, Kirino T, Miki Y, Saito I, Tsuchida T. Recurrent subarachnoid hemorrhage from untreated ruptured vertebrobasilar dissecting aneurysms. Neurosurgery. 1995;36(5):905–11. discussion 912–903.

[13] Poole JC, Cromwell SB, Benditt EP. Behavior of smooth muscle cells and formation of extracellular structures in the reaction of arterial walls to injury. Am J Pathol. 1971;62(3):391–414.

[14] Droste DW, Junker K, Stögbauer F, Lowens S, Besselmann M, Braun B, Ringelstein EB. Clinically silent circulating microemboli in 20 patients with carotid or vertebral artery dissection. Cerebrovasc Dis. 2001;12(3):181–5.

[15] Srinivasan J, Newell DW, Sturzenegger M, Mayberg MR, Winn HR. Transcranial Doppler in the evaluation of internal carotid artery dissection. Stroke. 1996;27(7):1226–30.

[16] Daou B, Hammer C, Chalouhi N, Starke RM, Jabbour P, Rosenwasser RH, Tjoumakaris S. Dissecting pseudoaneurysms: predictors of symptom occurrence, enlargement, clinical outcome, and treatment. J Neurosurg. 2016;125(4):936–42.

[17] Mokri B, Piepgras DG, Houser OW. Traumatic dissections of the extracranial internal carotid artery. J Neurosurg. 1988;68(2):189–97.

[18] Yamaura A. Diagnosis and treatment of vertebral aneurysms. J Neurosurg. 1988;69(3):345–9.

[19] Flemming KD, Wiebers DO, Brown RD, Link MJ, Nakatomi H, Huston J, McClelland R, Christianson TJ. Prospective risk of hemorrhage in patients with

vertebrobasilar nonsaccular intracranial aneurysm. J Neurosurg. 2004;101(1):82–7.

[20] Kobayashi N, Murayama Y, Yuki I, Ishibashi T, Ebara M, Arakawa H, Irie K, Takao H, Kajiwara I, Nishimura K, et al. Natural course of dissecting vertebrobasilar artery aneurysms without stroke. AJNR Am J Neuroradiol. 2014;35(7):1371–5.

[21] Kim BM, Kim SH, Kim DI, Shin YS, Suh SH, Kim DJ, Park SI, Park KY, Ahn SS. Outcomes and prognostic factors of intracranial unruptured vertebrobasilar artery dissection. Neurology. 2011;76(20):1735–41.

[22] Madaelil TP, Wallace AN, Chatterjee AN, Zipfel GJ, Dacey RG, Cross DT, Moran CJ, Derdeyn CP. Endovascular parent vessel sacrifice in ruptured dissecting vertebral and posterior inferior cerebellar artery aneurysms: clinical outcomes and review of the literature. J Neurointerv Surg. 2016;8(8):796–801.

[23] Lv X, Jiang C, Li Y, Wu Z. Clinical outcomes of ruptured and unruptured vertebral artery–posterior inferior cerebellar artery complex dissecting aneurysms after endovascular embolization. AJNR Am J Neuroradiol. 2010;31(7):1232–5.

[24] Sugiu K, Tokunaga K, Watanabe K, Sasahara W, Ono S, Tamiya T, Date I. Emergent endovascular treatment of ruptured vertebral artery dissecting aneurysms. Neuroradiology. 2005;47(2):158–64.

[25] Ducruet AF, Crowley RW, Albuquerque FC, McDougall CG. Reconstructive endovascular treatment of a ruptured vertebral artery dissecting aneurysm using the Pipeline embolization device. J Neurointerv Surg. 2013;5(4):e20.

[26] Narata AP, Yilmaz H, Schaller K, Lovblad KO, Pereira VM. Flow–diverting stent for ruptured intracranial dissecting aneurysm of vertebral artery. Neurosurgery. 2012;70(4):982–8. discussion 988–989.

[27] McTaggart RA, Santarelli JG, Marcellus ML, Steinberg GK, Dodd RL, Do HM, Marks MP. Delayed retraction of the pipeline embolization device and corking failure: pitfalls of pipeline embolization device placement in the setting of a ruptured aneurysm. *Neurosurgery*. 2013;72(2 Suppl Operative):onsE245–50. discussion onsE250–241.

[28] Munich SA, Tan LA, Keigher KM, Chen M, Moftakhar R, Lopes DK. The pipeline embolization device for the treatment of posterior circulation fusiform aneurysms: lessons learned at a single institution. J Neurosurg. 2014;121(5):1077–84.

[29] Mandell DM, Mossa–Basha M, Qiao Y, Hess CP, Hui F, Matouk C, Johnson MH, Daemen MJ, Vossough A, Edjlali M, et al. Intracranial vessel wall MRI: Principles and expert consensus recommendations of the American Society of Neuroradiology. AJNR Am J Neuroradiol. 2017;38(2):218–29. doi:10.3174/ajnr. A4893. Epub 2016 Jul 28.

[30] Fox B, Humphries WE, Doss VT, Hoit D, Elijovich L, Arthur AS. Rupture of giant vertebrobasilar aneurysm following flow diversion: mechanical stretch as a potential mechanism for early aneurysm rupture. BMJ Case Rep. 2014;2014

[31] Hernández–Durán S, Ogilvy CS. Clinical outcomes of patients with vertebral artery dissection treated endovascularly: a meta–analysis. Neurosurg Rev. 2014;37(4):569–77.

[32] Park PJ, Meyer FB. The Sundt clip graft. Neurosurgery. 2010;66(6 Suppl Operative):300–5. discussion 305.

[33] Jafar JJ, Kamiryo T, Chiles BW, Nelson PK. A dissecting aneurysm of the posteroinferior cerebellar artery: case report. Neurosurgery. 1998;43(2):353–6.

[34] Hirao J, Okamoto H, Watanabe T, Asano S, Teraoka A. Dissecting aneurysms at the A1 segment of the anterior cerebral artery – two case reports. Neurol Med Chir (Tokyo). 2001;41(5):271–8.

[35] Ohkuma H, Suzuki S, Kikkawa T, Shimamura N. Neuroradiologic and clinical features of arterial dissection of the anterior cerebral artery. AJNR Am J Neuroradiol. 2003;24(4):691–9.

[36] Zhu W, Liu P, Tian Y, Gu Y, Xu B, Chen L, Zhou L, Mao Y. Complex middle cerebral artery aneurysms: a new classification based on the angioarchitecture and surgical strategies. Acta Neurochir. 2013; 155(8):1481–91.

[37] Hensler J, Jensen–Kondering U, Ulmer S, Jansen O. Spontaneous dissections of the anterior cerebral artery: a meta–analysis of the literature and three

recent cases. Neuroradiology. 2016;58:997.

[38] Chaves C, Estol C, Esnaola MM, Gorson K, O'Donoghue M, De Witt LD, Caplan LR. Spontaneous intracranial internal carotid artery dissection: report of 10 patients. Arch Neurol. 2002;59(6): 977–81.

[39] Thines L, Zairi F, Taschner C, Leclerc X, Lucas C, Bourgeois P, Lejeune JP. Subarachnoid hemorrhage from spontaneous dissection of the anterior cerebral artery. Cerebrovasc Dis. 2006;22(5–6):452–6.

[40] Mehta B, Burke T, Kole M, Bydon A, Seyfried D, Malik G. Stent–within–a–stent technique for the treatment of dissecting vertebral artery aneurysms. AJNR Am J Neuroradiol. 2003;24(9):1814–8.

[41] Ahn JY, Han IB, Kim TG, Yoon PH, Lee YJ, Lee BH, Seo SH, Kim DI, Hong CK, Joo JY. Endovascular treatment of intracranial vertebral artery dissections with stent placement or stent–assisted coiling. AJNR Am J Neuroradiol. 2006;27(7):1514–20.

[42] Ahn JY, Chung SS, Lee BH, Kim SH, Yoon PH, Joo JY, Kim JK. Treatment of spontaneous arterial dissections with stent placement for preservation of the parent artery. Acta Neurochir. 2005;147(3):265–73. discussion 273.

[43] Lylyk P, Cohen JE, Ceratto R, Ferrario A, Miranda C. Combined endovascular treatment of dissecting vertebral artery aneurysms by using stents and coils. J Neurosurg. 2001;94(3):427–32.

[44] Lanzino G, Wakhloo AK, Fessler RD, Hartney ML, Guterman LR, Hopkins LN. Efficacy and current limitations of intravascular stents for intracranial internal carotid, vertebral, and basilar artery aneurysms. J Neurosurg. 1999;91(4):538–46.

[45] Byoun HS, Yi HJ, Choi KS, Chun HJ, Ko Y, Bak KH. Comparison of endovascular treatments of ruptured dissecting aneurysms of the intracranial internal carotid artery and vertebral artery with a review of the literature. J Korean Neurosurg Soc. 2016;59(5):449–57.

[46] Lee VH, Brown RD, Mandrekar JN, Mokri B. Incidence and outcome of cervical artery dissection: a population–based study. Neurology. 2006; 67(10):1809–12.

[47] Béjot Y, Daubail B, Debette S, Durier J, Giroud M. Incidence and outcome of cerebrovascular events related to cervical artery dissection: the Dijon Stroke Registry. Int J Stroke. 2014;9(7):879–82.

[48] Guillon B, Brunereau L, Biousse V, Djouhri H, Lévy C, Bousser MG. Long–term follow–up of aneurysms developed during extracranial internal carotid artery dissection. Neurology. 1999;53(1):117–22.

[49] Touzé E, Randoux B, Méary E, Arquizan C, Meder JF, Mas JL. Aneurysmal forms of cervical artery dissection: associated factors and outcome. Stroke. 2001;32(2):418–23.

[50] Djouhri H, Guillon B, Brunereau L, Lévy C, Bousson V, Biousse V, Arrivé L, Tubiana JM. MR angiography for the long–term follow–up of dissecting aneurysms of the extracranial internal carotid artery. AJR Am J Roentgenol. 2000;174(4):1137–40.

[51] Biller J, Sacco RL, Albuquerque FC, Demaerschalk BM, Fayad P, Long PH, Noorollah LD, Panagos PD, Schievink WI, Schwartz NE, et al. Cervical arterial dissections and association with cervical manipulative therapy: a statement for healthcare professionals from the american heart association/american stroke association. Stroke. 2014;45(10):3155–74.

[52] Moon K, Albuquerque F, Cole TS, Gross BA, McDougall CG. 355 endovascular management of cervical carotid and vertebral artery dissection: indications, techniques, and outcomes from a 20–year experience. Neurosurgery. 2016;63(Suppl 1):205.

[53] Horowitz MB, Purdy PD. The use of stents in the management of neurovascular disease: a review of historical and present status. Neurosurgery. 2000;46(6):1335–42. discussion 1342–1333.

[54] Linfante I, Mayich M, Sonig A, Fujimoto J, Siddiqui A, Dabus G. Flow diversion with pipeline embolic device as treatment of subarachnoid hemorrhage secondary to blister aneurysms: dual–center experience and review of the literature. J Neurointerv Surg. 2017;9(1):29–33.

[55] Griessenauer CJ, Ogilvy CS, Foreman PM, Chua MH, Harrigan MR, He L, Fusco MR, Mocco JD, Stapleton CJ, Patel AB, et al. Pipeline embolization device for small intracranial aneurysms: evaluation

of safety and efficacy in a multicenter cohort. Neurosurgery. 2017;105:232–7.

[56] Ogawa A, Suzuki M, Ogasawara K. Aneurysms at nonbranching sites in the surpaclinoid portion of the internal carotid artery: internal carotid artery trunk aneurysms. Neurosurgery. 2000;47(3):578–83. discussion 583–576.

[57] Ahn JY, Cho JH, Jung JY, Lee BH, Yoon PH. Blister–like aneurysms of the supraclinoid internal carotid artery: challenging endovascular treatment with stent–assisted coiling. J Clin Neurosci. 2008;15(9):1058–61.

[58] McLaughlin N, Laroche M, Bojanowski MW. Blister–like aneurysms of the internal carotid artery – management considerations. Neurochirurgie. 2012;58(2–3):170–86.

[59] Rouchaud A, Brinjikji W, Cloft HJ, Kallmes DF. Endovascular treatment of ruptured blister–like aneurysms: a systematic review and meta–analysis with focus on deconstructive versus reconstructive and flow–diverter treatments. AJNR Am J Neuroradiol. 2015;36(12):2331–9.

[60] Yu J, Xu B, Guo Y, Xu K. Direct clipping of a blister–like aneurysm in the supraclinoid segment of the internal carotid artery: a clinical analysis of nine cases. Int J Clin Exp Med. 2015;8(11):21786–95.

[61] Owen CM, Montemurro N, Lawton MT. Blister aneurysms of the internal carotid artery: microsurgical results and management strategy. Neurosurgery. 2017;80(2):235–47.

[62] Pahl FH, de Oliveira MF, MeQ TG, Capel Cardoso AC, Rotta JM. Blister–like aneurysms: report of successful surgical treatment of consecutive cases and review of the literature. World Neurosurg. 2016;89:376–81.

颅内感染性动脉瘤：流行病学、病理生理学和治疗

Infectious Intracranial Aneurysms: Epidemiology, Pathophysiology, and Management

Ali Alawieh　Alejandro M. Spiotta　著

邵秋季　译

感染性颅内动脉瘤（infectious intracranial aneurysm，IIA）是一种罕见的脑血管病变，其病因为病原微生物感染扩散到动脉血管壁，造成血管壁薄弱，引起动脉瘤性扩张。Osler 最初在 1885 年 [1] 将 IIA 描述为感染性心内膜炎（ infective endocarditis，IE ）性的动脉瘤并发症，称为"真菌性动脉瘤"（mycotic aneurysms，MA）。"真菌性"一词并没有用来表示真菌感染，因为 MA 大多是由细菌感染引起 [2, 3]；相反，"真菌性"仅用来描述了动脉瘤的外观类似于真菌的生长。由于该病的罕见性，对 IIA 的研究仅限于患者报道 [2-10]、患者系列 [11-48] 和回顾性研究 [3, 49-69]，这些研究不足以对 IIA 的流行病学、治疗和预后得出可归纳性的结论。IIA 占所有动脉瘤的 0.5%～6.5% [2, 3]，且具有较高的破裂风险和死亡率 [2, 4, 6, 69-71]。其治疗包括使用抗生素药物保守治疗、密切随访观察、血管内栓塞、显微外科手术夹闭或动脉瘤切除。在本章中，我们回顾了 IIA 的流行病学、病理生理学和治疗方式。

一、流行病学

既往回顾性研究显示，IIA 占所有颅内动脉瘤的 0.5%～6.5%，无明显的性别差异，年龄范围广，从 1 岁以下至 80 岁以上均有出现 [2, 3, 55, 56, 62, 63, 66, 69, 72-74]。IIA 在感染性心内膜炎（IE）患者中发病率较高，2%～10% 的 IE 患者可发生 IIA，而高达 55% 的患者可能出现相关颅内并发

症 [3, 38, 51, 55, 61, 75]。由于这些动脉瘤小，且无特殊症状，或在抗生素治疗后消退而未被发现，因此 IIA 的患病率可能被低估了 [55, 72, 73]。图 16-1 总结了导致 IIA 发生的常见易感因素，感染传播至动脉血管壁可能的条件。在 69% 的患者报告中，IIA 的易感条件是导致心内膜炎的心脏瓣膜疾病。其他主要的诱发因素包括脑膜炎、大手术或免疫功能低下状态、牙感染和静脉用药（图 16-1）。根据潜在的诱因，IIA 可能继发于 IE 患者心脏瓣膜所释放的脓毒性栓子并沉积在血管壁中，常由于颅内感染（如脑膜炎）的传播所致，或者无潜在的感染源（隐源性）[22, 49, 69]。IIA 最常见的病因（68%）是急性或亚急性感染性心内膜炎后的脓毒症栓塞 [3, 22]。脑膜炎、海绵窦血栓性静脉炎、眼眶蜂窝织炎、脑脓肿或神经外科手术后感染并发 IIA 已有多篇文章报道 [22, 69, 76, 77]。在儿童和免疫功能低下（IC）患者中，感染连续扩散更为普遍 [22]。IIA 的另一分类为隐源性 IIA，被定义为在没有全身感染的情况下发生的 IIA，占所有 IIA 的 10%～12.5% [22, 77]。

二、病理生理学

一般来说，IIA 是由于细菌、真菌、原虫或潜在的病原微生物感染导致血管壁薄弱而引起的 [2, 4, 23, 35, 36, 49, 62, 63, 78]。IIA 最常见的感染病原是细菌，其中草绿色链球菌占多数，其次是金黄色葡萄球菌 [2, 23]。绿色链球菌和金黄色葡萄球菌分别是亚急性和急性细菌性心内膜炎的最常见原

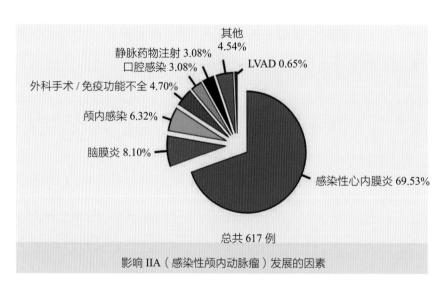

▲ 图 16-1　针对文献综述或系统文献回顾性分析，通过对 617 例 IIA 的特征进行诱发 IIA 发生的影响因素总结 [71]
除脑膜炎外的其他颅内感染包括海绵窦血栓性静脉炎、眼眶蜂窝织炎或鼻窦炎。LVAD. 左心室辅助装置（经许可转载，引自 Alawieh 等 [71]）

因，因此解释了它们在大多数 IIA 中的存在[23]。真菌感染，尤其是在 IC 患者中[62]，也可能导致 IIA，曲霉菌是最常见的真菌病因，其次是念珠菌[23]。个别报道显示 IIA 存在于病毒感染（如带状疱疹病毒或 HIV 感染）患者中[35, 78]。另一研究还报道了 IIA 存在于弓形虫感染患者中[63]。IIA 患者中有 10%～19% 的患者病原培养阴性，该部分患者很可能是由于使用经验性抗生素治疗或病原体清除后 IIA 仍可能在薄弱血管壁中存在[56, 62, 79, 80]。

病原体释放的感染性产物和免疫系统释放的炎性介质会导致血管壁的降解和 IIA 的发展[2]。既往研究通过动物模型、患者手术后组织学样本及尸检对 IIA 的病理生理机制进行探讨[3, 37, 81–83]。Molinari 等[84]通过使用犬的主动脉模型证明，脓毒栓塞后，病原体通过血管壁转移，首先感染血管外膜层，从而引发局部炎症反应，并传播到中膜和内膜[49, 84]。假设认为，在缺乏滋养血管的脑血管中，病原体可能通过血管分叉处的 Rirchow–Robin 间隙渗透到外膜[56]，脑膜炎、海绵窦血栓性静脉炎或其他来源的颅内感染血管外扩散可能遵循类似的机制而感染大血管的近端[49]。另一个假设是脓毒症栓子阻塞脑血管，最开始导致缺血性损伤，然后发生炎症反应，该炎症反应从内膜传播到中膜和外膜[49, 82, 83]。

在这两种情况下，包括中性粒细胞浸润血管壁在内的炎症反应都会导致外膜和中膜降解、内弹力层碎裂和内膜增生[2, 49, 56]。薄弱或坏死的血管壁的搏动压力导致 IIA 的发展和增长，由于血管壁肌层参与 IIA 的形成，因此通常将其称为假性动脉瘤。内膜增生和血管壁纤维化也可能导致动脉血栓形成，并可能导致缺血性卒中[22, 36]。Molinari 对 IIA 发生动力学的研究表明，化脓性栓子栓塞后，如果没有抗生素治疗，IIA 可能会在 1～3d 形成，而使用抗生素可以延长至 7d[84]。

三、临床及影像学特征

大多数 IIA 体积小且无症状，多在 IE 患者的检查过程中偶然发现[4, 51, 55, 61, 85]。临床症状表现为瘤体的占位效应、破裂或下游血栓栓塞性梗死。IIA 患者的神经系统症状通常先于全身症状，如发热和不适[86]。IIA 患者的常见症状是头痛、发热和局灶性神经系统症状，如偏瘫、轻瘫或语言障碍[2, 3, 86, 87]。IIA 破裂占 IE 神经系统并发症的 5%[38, 55, 72]。破裂的 IIA 可导致脑出血（ICH，最常见）、蛛网膜下腔出血（SAH）或硬脑膜下血肿。由于缺乏对 IIA 的前瞻性研究，其破裂率仍然未知。不同的患者系列报道表明，IIA 破裂的风险在 2%～75%[6, 14, 62, 69]。最近一项系统性回顾显示，有 75% 的 IIA 患者就诊时出现了动脉瘤破裂或出血[71]。炎症介导的血管壁的降解和变薄导致了动脉瘤的破裂[2]。目前尚缺乏 IIA 破裂的有效预测因子。然而，不仅仅是动脉瘤的体积，通过系列影像资料发现，动脉瘤的增大是其破裂出血的危险因素。血管造影术中动脉瘤缓慢充盈则被认为是低破裂风险的标志[42]。一旦破裂，IIA 的死亡率可能高达 80%[6, 14, 49, 69, 70]。在未破裂的 IIA 患者中，死亡率则降至 10%~30%[14, 49, 69, 70]。IIA 的预后影响因素包括动脉瘤的位置、血管壁内病原体是否存在、细菌的毒力、宿主的免疫防御能力和治疗的效果等[55]。

IIA 破裂出血占 IE 神经系统并发症的 5%[14, 88]，由于最大的抗纤溶活性，预计在心脏手术后 2 周内发生破裂的风险最高[59]。病理生理学和临床研究表明，IE 发病与 IIA 所致神经系统症状出现的时间范围为 1~30d，中位数为 21d[37, 38, 56]。在某些情况下，IIA 可自发闭塞并导致载瘤动脉血栓形成，从而导致缺血性卒中[62]。

四、诊断

尽管 IIA 是 IE 和其他传染病的罕见并发症，但疾病的致命性，高破裂风险，以及通过早期治疗动脉瘤可避免死亡的可能性，使得及时诊断 IIA 既重要又必要[21]。绝大部分 IIA 体积较小，数字减影血管造影（DSA）为诊断 IIA 的金标准[4, 14, 39, 42, 58, 61, 87]，但由于 DSA 为有创检查，CTA 和 MRA 仍更常用于对 IE 和神经系统症状患者的筛查[4, 14, 39, 42, 58, 61, 87]。然而，研究显示，对比于 DSA、CTA 和 MRA 仅分别能检测出 < 45% 和 35% 的动脉瘤，在多项研究中 CTA 则优于 MRA[39, 51, 86, 89]。因此，DSA 适用于高度怀疑存在 IIA 的患者，例如 IE 患者存在神经系统症状，即使 CTA 显示正常者[2, 4, 61, 689]。对于患有颅内出血的 IE 患者，使用 DSA 可用于排除 IIA[2]。

IIA 的鉴别诊断包括动脉炎、非炎性或 Willis 环动脉瘤[4]。易感因素（如 IE 或脑膜炎）的存在使诊断 IIA 的可能性更高[14, 42, 87]。IIA 在 DSA 上的特征包括动脉瘤位于血管远端、梭形、多发动脉瘤，以及多次造影中存在动脉瘤大小及形态学明显变化。如存在易感因素，且 DSA 造影存在相关影像学特征，则可诊断为 IIA[14, 42, 87]。近端血管 IIA 的诊断较难，应通过其他影像学特征将其与非感染性动脉瘤区分开，例如多发动脉瘤、重复血管造影发现动脉瘤得生长变化及动脉瘤邻近血管闭塞等[42]。IIA 在脑动脉的所有位置均可出现，但在 MCA 的发生率最高，极个别患者在颈外动脉出现 IIA，其破裂可能导致气道阻塞及卒中发作[90]。

五、治疗

（一）患者筛查

IIA 是 IE 罕见的并发症，因此使用 CTA 或 MRA 筛查 IE 患者是否合并 IIA 仍有争议 [4, 14, 42, 86]。目前尚缺乏对于高危患者（如 IE）进行 IIA 筛查的指南 [58, 69]。由于 CTA 和 MRA 检测 IIA 的灵敏度较低，一些研究提出了一种对所有 IE 患者使用 DSA 积极诊断的策略 [4, 58]，但该策略没有得到强有力的证据支持 [37, 58, 91]。实际上，风险分析表明对于 IE 患者进行 DSA 检查并不能降低死亡风险，因此不建议常规使用 DSA 检查 [55, 72]。对于有神经系统症状的患者或动脉瘤具有高破裂风险的患者（如心脏手术前需进行抗凝治疗的患者），建议进行筛查 [4, 21, 32, 57, 58, 72]。心脏手术可能会因抗凝作用，血压升高和术后患者活动增多而增加 IIA 破裂的风险 [32]。未破裂或未检出的 IIA 可能在心脏手术后 2 周内出血，并由于抗凝治疗而导致毁灭性后果 [32, 57]。及时诊断 IIA 可以降低死亡风险，对无出血征象，同时且 CTA 检查正常的无症状 IIA 患者需高度警惕 [4, 57, 58]。

（二）治疗

与 Willis 环动脉瘤相比，IIA 的治疗更具挑战性。IIA 往往发生于高危患者中，并伴有诸如 IE 等危及生命的疾病。IIA 常呈梭状或偏心形，传统治疗方式难度大，同时患者往往伴有潜在严重疾病，此时动脉瘤治疗可能使病情恶化。IIA 治疗（尤其是无症状性 IIA）的首要挑战是确定优先考虑行神经外科手术还是心脏手术 [8, 33, 42, 75, 92]。大多数报道的 IIA 患者都优先采用保守或外科手术治疗 IIA，而非优先行心脏手术 [8, 42, 75, 92]。然而，一些报道指出，心脏手术是消除潜在情况和预防感染性栓子的优先选择 [8, 33, 42]。心脏手术后 2 周内发生 IIA 破裂的案例已有报道 [8, 48, 59]。因此，一般建议是，破裂或未破裂的 IIA 患者应在心脏手术前治疗动脉瘤，除非抗生素对动脉瘤治疗有效 [8, 42, 75, 92]。如果优先进行心脏手术，则建议使用生物假体而非机械假体来避免抗凝治疗 [42]。据报道，在优先行 IIA 治疗的患者中，从动脉瘤首次发现至心脏手术的手术延迟时间为 9～51d，由于神经介入技术的不断发展进步，该延迟时间持续减少 [48]。

IIA 的治疗选择从保守治疗到开放式显微外科手术或神经介入的方法。在过去的 10 年中，由于外科手术和血管内治疗技术的改善，手术安全性和疗效显著提高，治疗策略也得到了显著发展。以下将讨论 IIA 的不同治疗策略，并针对不同的患者推荐通用的治疗流程（图 16-2 和表 16-1）。

1. 保守治疗

IIA 的保守或药物治疗包括抗生素和血压控制，并连续多次行 DSA 检查[2, 3, 12, 63, 70]。抗生素治疗的目的旨在消除病因（通常为 IE），并应在进行经验性治疗后仔细检测潜在病原体种类及其药物敏感性[2, 3, 63]。推荐的抗生素治疗时间一般为 4~6 周，从开始治疗到治愈的平均时间为 37d[3, 63]。对 IIA 药物治疗的研究表明，在抗生素治疗期间，IIA 可能会伴或不伴有载

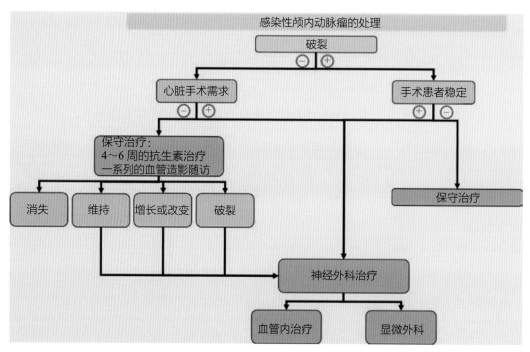

▲ 图 16-2　IIA 患者的治疗流程图

表 16-1　需要手术或血管内治疗的 IIA 患者的常见案例场景

对抗生素的反应	症 状	破 裂	占位效应	心脏手术计划	功能区	首选治疗方式	举 例
+	−	−	−	+	−	介入 +PVO	
−	+	+	+	−	−	外科手术	图 16-5
−	+	−	−	−	−	介入	
−	+	−	−	−	−	介入 +PVO	图 16-3 和图 16-4
−	+	+	−	−	+	外科手术 + 血管旁路移植	

PVO. 载瘤血管闭塞

瘤动脉血栓形成的情况下出现动脉瘤自愈、尺寸缩小、形态保持稳定、扩大、形态改变或破裂[12, 14, 19-21, 42, 70, 86]。药物治疗后应动态行 DSA 检查，以监测抗生素的疗效并寻找在治疗过程中可能出现的新动脉瘤，以及可能破裂的动脉瘤[12, 14, 19-21, 70, 86]。随访 DSA 一般在初诊后 7～14d 内进行[19-21, 86]，该数据提示脓毒性栓子与 IIA 形成之间存在 7～10d 的间隔。有 10% 的 IIA 会在首次 DSA 中漏诊，而在后续 DSA 中发现[58]，并且个别患者报道首次检出的 IIA 消失后又会出现新发 IIA 并破裂[19, 58]。药物治疗后新发 IIA 的病理生理原因是病原体的消除并不能逆转脑血管的损害，因此，即使在血培养阴性和在抗生素治疗下，血管薄弱部位仍可能形成动脉瘤[56]。

以动脉瘤尺寸缩小为评判标准，保守治疗的结果存在差异，有效性为 10%～50%[70]。一般而言，对于未破裂的 IIA，应合理地进行药物治疗[3, 13, 63]，但是如果 IIA 破裂或在随访 DSA 中发现动脉瘤对药物治疗无反应时，则应考虑外科手术或血管内干预治疗[3, 13, 24]。另一方面，对于手术难度大，且外科或血管内治疗风险高的患者，则推荐药物治疗[3, 21]。与外科手术相比，IIA 保守治疗死亡率较高，是外科手术和血管内治疗的 1.3～3.1 倍[42, 54, 71]。此外，与需要手术干预的动脉瘤相比，倾向于药物治疗的动脉瘤通常无症状，并且体积明显较小[3]。

2. 外科手术治疗

用于治疗 IIA 的几种显微外科手术策略包括动脉瘤夹闭、孤立或包裹，伴或不伴动脉旁路移植术以恢复载瘤动脉远端血流[16, 43, 59, 63, 64, 66, 68]。Roach 和 Drake 的早期患者报道显示，显微外科手术治疗 IIA 的并发症发生率及死亡率较高[25]。然而，随着显微外科技术和患者管理的进步，已大大降低了手术相关的风险。据报道，与药物治疗的死亡率（25%～27%）相比，IIA 患者手术后的死亡率较低（12%～20%）[42, 69, 71]。IIA 破裂的患者中有很大一部分在接受外科治疗之前死于 ICH[93]。对于未破裂的动脉瘤，如果 IIA 对抗生素治疗无效，则需要手术或血管内介入治疗[3, 69]。对抗生素治疗无效由随访 DSA 确定，此时动脉瘤无愈合或缩小倾向（图 16-2）。手术干预的一个主要优点是，动脉瘤夹闭或动脉旁路移植可以保留载瘤动脉，当动脉瘤位于近端或邻近语言功能区时，动脉旁路移植尤为重要[18, 31, 79, 94]。小动脉瘤可以切除，然后端对端吻合以维持流向载瘤动脉的血流[63, 79, 86]。对于可能需要夹闭的较大动脉瘤，可以使用颞浅动脉或外侧裂动脉进行旁路移植，以避免缺血性并发症[18, 79, 86, 94]。然而，在近端动脉瘤中，由于载瘤动脉闭塞导致死亡风险较高，在动脉瘤夹闭或切除后，可以使用大隐静脉移植进行旁路移植手术[18, 31, 79, 86, 94]。研究表明，对于未破裂 IIA，在抗生素治疗结束之前进行手术，因为在活动性炎症期间血管壁脆弱，此时行动脉瘤夹闭或血管旁路移植将会增加术后并发症发病率[33, 42, 59, 95]。通过抗生素治疗，血管壁的纤维化和病原体清除后再行手术治疗，可以使手术获得更好的效果，并降低载瘤动脉血栓形成的风险[59]。

尽管与保守治疗相比，显微外科手术可能提供更好的结果，但仍有一些局限性，特别是对因败血症和（或）心力衰竭而病情不稳定的患者。同时 IIA 体积小，常呈多发性，通常发生在缺乏解剖标志的远端位置，这使得精确定位手术治疗更具挑战性[42, 63, 69, 86]。立体定向神经导航可避免这些局限性并改善 IIA 的定位，而无须对功能区行更大范围的操作[41, 42, 96–98]。神经介入技术目前被认为是 IIA 主要的治疗选择。但对于脑出血急性脑疝综合征和出现占位效应的患者[2]，则需要外科手术清除血肿以挽救生命（图 16–3）。

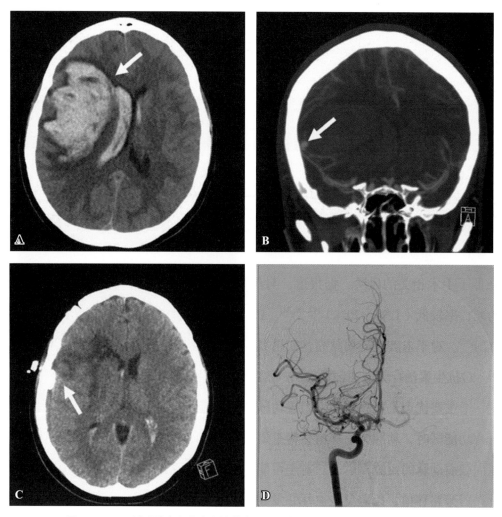

▲ 图 16–3　IIA 继发脑出血伴有占位效应的典型患者，需要立即进行显微外科手术

A 和 B. 头部 CT 扫描及随后的 CTA 显示右侧 MCA 远端动脉瘤破裂继发大面积脑出血；C 和 D. 术后 CT 右侧颈内动脉造影显示动脉瘤消失

3. 血管内介入治疗

自 1997 年报道以来，越来越多的中心使用血管内介入治疗（EVT）作为 IIA 的一线治疗方法。与显微外科手术相比，EVT 可能不需要全身麻醉，与手术相关的并发症发生率更低，并且可以快速恢复抗凝治疗，从而最大限度地减少对心脏手术的延期 [2, 45, 50, 69, 70]。此外，采用 EVT 治疗双侧多发动脉瘤更具优势，同时，微导管技术和栓塞材料的改进使得 EVT 可以治疗远端动脉瘤 [3, 50, 63, 67, 69, 70]。在大量针对 IIA 患者的医院数据中，外科手术和 EVT 之间的结局无显著差异 [69]，并且尚无前瞻性研究比较该两种策略。

目前常用的两种神经介入方式为弹簧圈栓塞和液体栓塞 [2, 3, 40, 45, 69, 70]（图 16-4 和图 16-5）。当血管壁薄弱时，弹簧圈栓塞风险较大，液体栓塞可能为首选 [42, 47, 67]。

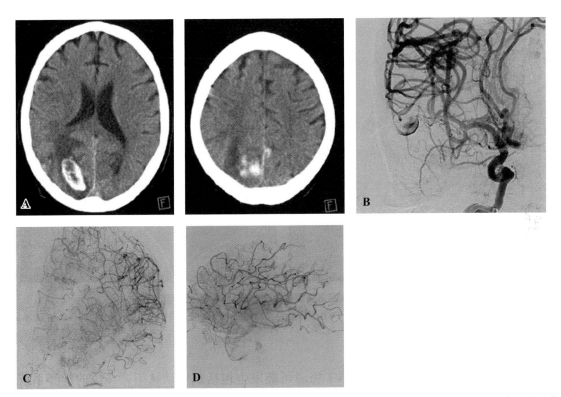

▲ 图 16-4　1 名因多发 IIA 继发脑出血患者，通过药物治疗或血管内液体胶栓塞治疗动脉瘤可得到不同程度的改善
A. 头部的 CT 扫描表明存在出血。该患者右 M_1、右 M_4、左 M_4、P_4 及左右枕动脉均发现有 IIA。采用液体胶栓塞与闭塞载瘤动脉治疗 MCA 和 PCA 动脉瘤。枕动脉瘤可通过药物保守治疗解决。B. 右颈内动脉造影可显示 MCA 动脉瘤；C. 左颈内血管造影显示液体胶栓塞前的左侧 MCA 和 PCA 动脉瘤；D. 随访造影显示所有动脉瘤完全消失

与外科手术相反，在大多数情况下，EVT 可能引起载瘤动脉闭塞（典型患者见图 16-4 和图 16-5），并且可能具有更高的缺血性并发症发生风险 [2, 3]。然而，在大多数情况下，由于远端动脉可能有侧支循环逆向代偿，因此在大多数情况下，载瘤动脉闭塞后的脑梗死可能是无症

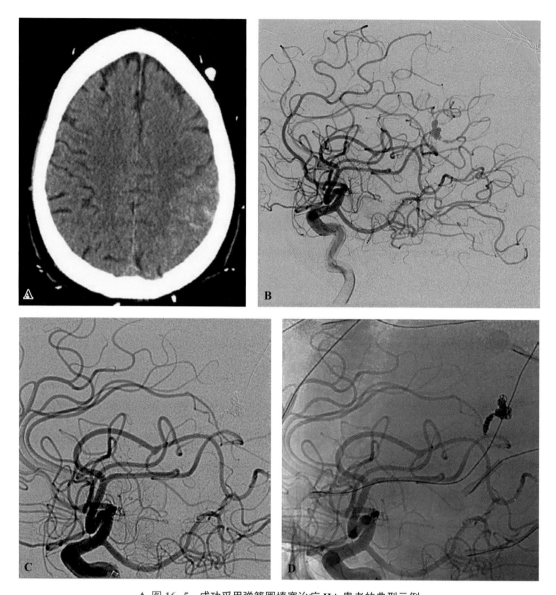

▲ 图 16-5 成功采用弹簧圈填塞治疗 IIA 患者的典型示例

A. 头部 CT 扫描显示左侧蛛网膜下腔出血；B. 术前 DSA 显示经弹簧圈填塞治疗左侧大脑中动脉后顶叶支 IIA；C 和 D. 术后 DSA 证实动脉瘤成功栓塞

状的 [17, 49]。据预测，多达 12.5% 的 EVT 患者可能发生包括载瘤动脉闭塞在内的神经系统并发症 [63]。EVT 的缺血性并发症在近端与远端 IIA 有显著差异。在远端 IIA 中，缺血并发症的风险非常低，因为载瘤动脉可能已经被脓毒性栓子栓塞，神经功能缺损症状是否出现，取决于侧支循环的充分性 [65, 67]。然而，近端动脉瘤如果累及载瘤动脉范围更大时，载瘤动脉闭塞与缺血性并发症的发生风险显著相关 [67]。

为了避免缺血性并发症，可以对靶动脉进行超选择性腺苷脱氨酶钠注射，以确定载瘤动脉闭塞前的供应范围 [16, 40, 62, 63, 73]。也可在永久性闭塞前，通过使用球囊导管临时阻断目标血流来评估患者脑缺血的耐受性[45]。因此，EVT 的另一个优点为，在液体栓塞或弹簧圈填塞完成之前，手术是可逆的[16, 40, 62, 63, 73]。

最后，我们根据患者的首发症状、患者特征和对抗生素治疗的反应，提出了一种应用于 IIA 患者的治疗图解（图 16-2），并根据我们的经验展示了常见的典型患者案例（表 16-1、图 16-3 至图 16-5）。

致谢

作者感谢美国心脏协会对 A.A. 的资助（15PRE25250009）。

参考文献

[1] Osler W. The Gulstonian lectures, on malignant endocarditis. Br Med J. 1885;1(1264):577–9.

[2] Wang JL, Hinduja AP, Powers CJ. Successful coil embolization of a ruptured mycotic aneurysm that developed three days after septic embolic infarction: case report and review of the literature. J Clin Neurosci. 2017;39:95–8.

[3] Jiad E, Gill SK, Krutikov M, Turner D, Parkinson MH, Curtis C, et al. When the heart rules the head: ischaemic stroke and intracerebral haemorrhage complicating infective endocarditis. Pract Neurol. 2017;17(1):28–34.

[4] Zhong X, Li X, Shao S, Yang X, Fan X. A case of infectious intracranial dissecting aneurysm. Neurol India. 2017;65(2):405–7.

[5] Remirez JM, Sabet Y, Baca M, Maud A, Cruz–Flores S, Rodriguez GJ, et al. Mycotic intracranial aneurysm secondary to left ventricular assist device infection. J Vasc Interv Neurol. 2017;9(3):23–5.

[6] Piccirilli M, Prizio E, Cannizzaro D, Tropeano MP, Guidetti G, Santoro A. The only case of mycotic aneurysm of the PICA: clinical–radiological remarks and review of literature. J Clin Neurosci. 2017;38:62–6.

[7] Palacios A, Llorente AM, Ordonez O, Martinez de Aragon A. Intracranial mycotic aneurysm in a 5 month–old infant with pneumococcal meningitis. Enferm Infecc Microbiol Clin. 2017;35(4):267–9.

[8] Lin CT, Tranmer B, Durham S, Johnson D, Hamlin M, Bolman RM 3rd. Ruptured mycotic aneurysm and cerebral vasospasm in the setting of endocarditis and heart failure requiring cardiothoracic surgery: case report and literature review. World Neurosurg. 2017;100:711 e13–8.

[9] Champeaux C, Walker N, Derwin J, Grivas A. Successful delayed coiling of a ruptured growing distal posterior cerebral artery mycotic aneurysm. Neuro–Chirurgie. 2017;63(1):17–20.

[10] Schneider MA, Pomidor MA. Cerebral mycotic aneurysm and infective endocarditis: a case study. J Neurosci Nurs. 2016;48(2):100–4.

[11] Rhodes HM, Hirigoyen D, Shabnam L, Williams DN, Hansen GT. Infective endocarditis due to Abiotrophia defectiva and Granulicatella spp. complicated by infectious intracranial cerebral aneurysms: a report of three cases and review of the literature. J Med Microbiol. 2016;65(6):493–9.

[12] Nonaka S, Oishi H, Tsutsumi S, Teranishi K, Tanoue S, Yasumoto Y, et al. Endovascular therapy for infectious intracranial aneurysm: a report of four cases. J Stroke Cerebrovasc Dis. 2016;25(3):e33–7.

[13] Lv N, Zhou Y, Yang P, Li Q, Zhao R, Fang Y, et al. Endovascular treatment of distal middle cerebral artery aneurysms: report of eight cases and literature review. Interv Neuroradiol. 2016;22(1):12–7.

[14] John S, Walsh KM, Hui FK, Sundararajan S,

Silverman S, Bain M. Dynamic angiographic nature of cerebral mycotic aneurysms in patients with infective endocarditis. Stroke. 2016;47(1):e8–e10.

[15] Hamisch CA, Mpotsaris A, Timmer M, Reiner M, Stavrinou P, Brinker G, et al. Interdisciplinary treatment of intracranial infectious aneurysms. Cerebrovasc Dis. 2016;42(5–6):493–505.

[16] Fusco MR, Stapleton CJ, Griessenauer CJ, Thomas AJ, Ogilvy CS. Endovascular treatment of intracranial infectious aneurysms in eloquent cortex with super–selective provocative testing: case series and literature review. Interv Neuroradiol. 2016;22(2):148–52.

[17] Grandhi R, Zwagerman NT, Linares G, Monaco EA 3rd, Jovin T, Horowitz M, et al. Onyx embolization of infectious intracranial aneurysms. J Neurointerv Surg. 2014;6(5):353–6.

[18] Ota T, Yoshino M, Horiba A, Yokoya S, Mizutani T. Ruptured infectious aneurysms of the distal MCA treated with trapping and STA–MCA bypass surgery. Br J Neurosurg. 2012;26(5): 767–9.

[19] Hourihane JB. Ruptured mycotic intracranial aneurysm. A report of three cases. Vasc Surg. 1970;4(1):21–9.

[20] Cantu RC, LeMay M, Wilkinson HA. The importance of repeated angiography in the treatment of mycotic–embolic intracranial aneurysms. J Neurosurg. 1966;25(2):189–93.

[21] Ziment I, Johnson BL Jr. Angiography in the management of intracranial mycotic aneurysms. Arch Intern Med. 1968;122(4):349–52.

[22] Suwanwela C, Suwanwela N, Charuchinda S, Hongsaprabhas C. Intracranial mycotic aneurysms of extravascular origin. J Neurosurg. 1972;36(5):552–9.

[23] Horten BC, Abbott GF, Porro RS. Fungal aneurysms of intracranial vessels. Arch Neurol. 1976;33(8): 577–9.

[24] Bingham WF. Treatment of mycotic intracranial aneurysms. J Neurosurg. 1977;46(4):428–37.

[25] Roach MR, Drake C. Ruptured cerebral aneurysms caused by micro–organisms. N Eng J Med. 1965;273(5):240–4.

[26] McNeel D, Evans RA, Ory EM. Angiography of cerebral mycotic aneurysms. Acta Radiol Diagn (Stockh). 1969;9:407–12.

[27] Gilroy J, Andaya L, Thomas VJ. Intracranial mycotic aneurysms and subacute bacterial endocarditis in heroin addiction. Neurology. 1973;23(11):1193–8.

[28] Ishikawa M, Waga S, Moritake K, Handa H. Cerebral bacterial aneurysms: report of three cases. Surg Neurol. 1974;2(4):257–61.

[29] Moskowitz MA, Rosenbaum AE, Tyler HR. Angiographically monitored resolution of cerebral mycotic aneurysms. Neurology. 1974;24(12):1103–8.

[30] Bullock R, van Dellen JR, van den Heever CM. Intracranial mycotic aneurysms. A review of 9 cases. S Afr Med J = Suid–Afrikaanse tydskrif vir geneeskunde. 1981;60(25):970–3.

[31] Day AL. Extracranial–intracranial bypass grafting in the surgical treatment of bacterial aneurysms: report of two cases. Neurosurgery. 1981;9(5):583–8.

[32] Bullock R, Van Dellen JR. Rupture of bacterial intracranial aneurysms following replacement of cardiac valves. Surg Neurol. 1982;17(1):9–11.

[33] Morawetz RB, Karp RB. Evolution and resolution of intracranial bacterial (mycotic) aneurysms. Neurosurgery. 1984;15(1):43–9.

[34] Dean RH, Waterhouse G, Meacham PW, Weaver FA, O'Neil JA Jr. Mycotic embolism and embolomycotic aneurysms. Neglected lessons of the past. Ann Surg. 1986;204(3):300–7.

[35] O'Donohue JM, Enzmann DR. Mycotic aneurysm in angiitis associated with herpes zoster ophthalmicus. AJNR Am J Neuroradiol. 1987;8(4):615–9.

[36] Barrow DL, Prats AR. Infectious intracranial aneurysms: comparison of groups with and without endocarditis. Neurosurgery. 1990;27(4):562–72. discussion 72–3.

[37] Kanter MC, Hart RG. Cerebral mycotic aneurysms are rare in infective endocarditis. Ann Neurol. 1990;28(4):590–1.

[38] Masuda J, Yutani C, Waki R, Ogata J, Kuriyama Y, Yamaguchi T. Histopathological analysis of the mechanisms of intracranial hemorrhage complicating infective endocarditis. Stroke. 1992;23(6):843–50.

[39] Ahmadi J, Tung H, Giannotta SL, Destian S.

Monitoring of infectious intracranial aneurysms by sequential computed tomographic/magnetic resonance imaging studies. Neurosurgery. 1993;32(1):45–9. discussion 9–50.

[40] Khayata MH, Aymard A, Casasco A, Herbreteau D, Woimant F, Merland JJ. Selective endovascular techniques in the treatment of cerebral mycotic aneurysms. Report of three cases. J Neurosurg. 1993;78(4):661–5.

[41] Cunha e Sa M, Sisti M, Solomon R. Stereotactic angiographic localization as an adjunct to surgery of cerebral mycotic aneurysms: case report and review of the literature. Acta Neurochir. 1997;139(7):625–8.

[42] Chapot R, Houdart E, Saint–Maurice JP, Aymard A, Mounayer C, Lot G, et al. Endovascular treatment of cerebral mycotic aneurysms. Radiology. 2002;222(2):389–96.

[43] Nakahara I, Taha MM, Higashi T, Iwamuro Y, Iwaasa M, Watanabe Y, et al. Different modalities of treatment of intracranial mycotic aneurysms: report of 4 cases. Surg Neurol. 2006;66(4):405–9. discussion 9–10

[44] Sundaram C, Goel D, Uppin SG, Seethajayalakshmi S, Borgohain R. Intracranial mycotic aneurysm due to Aspergillus species. J Clin Neurosci. 2007;14(9):882–6.

[45] Eddleman CS, Surdell D, DiPatri A Jr, Tomita T, Shaibani A. Infectious intracranial aneurysms in the pediatric population: endovascular treatment with Onyx. Childs Nerv Syst. 2008;24(8):909–15.

[46] Bhattacharyya A, Mittal S, Yadav RR, Jain K, Gupta B, Parihar A, et al. Endovascular management of infective intracranial aneurysms with acrylic glue. A report of two cases. Interv Neuroradiol. 2009;15(4):443–7.

[47] La Barge DV 3rd, Ng PP, Stevens EA, Friedline NK, Kestle JR, Schmidt RH. Extended intracranial applications for ethylene vinyl alcohol copolymer (Onyx): mycotic and dissecting aneurysms. Technical note. J Neurosurg. 2009;111(1):114–8.

[48] Fukuda W, Daitoku K, Minakawa M, Fukui K, Suzuki Y, Fukuda I. Infective endocarditis with cerebrovascular complications: timing of surgical intervention. Interact Cardiovasc Thorac Surg. 2012;14(1):26–30.

[49] Esenkaya A, Duzgun F, Cinar C, Bozkaya H, Eraslan C, Ozgiray E, et al. Endovascular treatment of intracranial infectious aneurysms. Neuroradiology. 2016;58(3):277–84.

[50] Matsubara N, Miyachi S, Izumi T, Yamanouchi T, Asai T, Ota K, et al. Results and current trends of multimodality treatment for infectious intracranial aneurysms. Neurol Med Chir. 2015;55(2):155–62.

[51] Hui FK, Bain M, Obuchowski NA, Gordon S, Spiotta AM, Moskowitz S, et al. Mycotic aneurysm detection rates with cerebral angiography in patients with infective endocarditis. J Neurointerv Surg. 2015;7(6):449–52.

[52] Monteleone PP, Shrestha NK, Jacob J, Gordon SM, Fraser TG, Rehm SJ, et al. Clinical utility of cerebral angiography in the preoperative assessment of endocarditis. Vasc Med (London, England). 2014;19(6):500–6.

[53] Jadhav AP, Pryor JC, Nogueira RG. Onyx embolization for the endovascular treatment of infectious and traumatic aneurysms involving the cranial and cerebral vasculature. J Neurointerv Surg. 2013;5(6):562–5.

[54] Allen LM, Fowler AM, Walker C, Derdeyn CP, Nguyen BV, Hasso AN, et al. Retrospective review of cerebral mycotic aneurysms in 26 patients: focus on treatment in strongly immunocompromised patients with a brief literature review. AJNR Am J Neuroradiol. 2013;34(4):823–7.

[55] Pruitt AA, Rubin RH, Karchmer AW, Duncan GW. Neurologic complications of bacterial endocarditis. Medicine. 1978;57(4):329–43.

[56] Frazee JG, Cahan LD, Winter J. Bacterial intracranial aneurysms. J Neurosurg. 1980;53(5):633–41.

[57] Monsuez JJ, Vittecoq D, Rosenbaum A, Goujon C, Wolff M, Witchitz S, et al. Prognosis of ruptured intracranial mycotic aneurysms: a review of 12 cases. Eur Heart J. 1989;10(9):821–5.

[58] Brust JC, Dickinson PC, Hughes JE, Holtzman RN. The diagnosis and treatment of cerebral mycotic aneurysms. Ann Neurol. 1990;27(3):238–46.

[59] Aspoas AR, de Villiers JC. Bacterial intracranial aneurysms. Br J Neurosurg. 1993;7(4):367–76.

[60] Yamada M, Miyasaka Y, Takagi H, Yada K. Cerebral bacterial aneurysm and indications for cerebral angiography in infective endocarditis. Neurol Med Chir. 1994;34(10):697–9.

[61] Corr P, Wright M, Handler LC. Endocarditis-related cerebral aneurysms: radiologic changes with treatment. AJNR Am J Neuroradiol. 1995;16(4):745–8.

[62] Venkatesh SK, Phadke RV, Kalode RR, Kumar S, Jain VK. Intracranial infective aneurysms presenting with haemorrhage: an analysis of angiographic findings, management and outcome. Clin Radiol. 2000;55(12):946–53.

[63] Chun JY, Smith W, Halbach VV, Higashida RT, Wilson CB, Lawton MT. Current multimodality management of infectious intracranial aneurysms. Neurosurgery. 2001;48(6):1203–13. discussion 13–4.

[64] Phuong LK, Link M, Wijdicks E. Management of intracranial infectious aneurysms: a series of 16 cases. Neurosurgery. 2002;51(5):1145–51. discussion 51–2.

[65] Andreou A, Ioannidis I, Mitsos A. Endovascular treatment of peripheral intracranial aneurysms. AJNR Am J Neuroradiol. 2007;28(2):355–61.

[66] Kannoth S, Iyer R, Thomas SV, Furtado SV, Rajesh BJ, Kesavadas C, et al. Intracranial infectious aneurysm: presentation, management and outcome. J Neurol Sci. 2007;256(1–2):3–9.

[67] Dhomne S, Rao C, Shrivastava M, Sidhartha W, Limaye U. Endovascular management of ruptured cerebral mycotic aneurysms. Br J Neurosurg. 2008;22(1):46–52.

[68] Hetts SW, Narvid J, Sanai N, Lawton MT, Gupta N, Fullerton HJ, et al. Intracranial aneurysms in childhood: 27–year single–institution experience. AJNR Am J Neuroradiol. 2009;30(7):1315–24.

[69] Singla A, Fargen K, Blackburn S, Neal D, Martin TD, Hess PJ, et al. National treatment practices in the management of infectious intracranial aneurysms and infective endocarditis. J Neurointerv Surg. 2016;8(7):741–6.

[70] Petr O, Brinjikji W, Burrows AM, Cloft H, Kallmes DF, Lanzino G. Safety and efficacy of endovascular treatment for intracranial infectious aneurysms: a systematic review and metaanalysis. J Neuroradiol. 2016;43(5):309–16.

[71] Alawieh A, Chaudry MI, Turner RD, Turk AS, Spiotta AM. Infectious intracranial aneurysms: a systematic review of epidemiology, management, and outcomes. J Neurointerv Surg. 2018; Feb 20. pii: neurintsurg–2017–013603.

[72] van der Meulen JH, Weststrate W, van Gijn J, Habbema JD. Is cerebral angiography indicated in infective endocarditis? Stroke. 1992;23(11):1662–7.

[73] Frizzell RT, Vitek JJ, Hill DL, Fisher WS 3rd. Treatment of a bacterial (mycotic) intracranial aneurysm using an endovascular approach. Neurosurgery. 1993;32(5):852–4.

[74] Kannoth S, Thomas SV. Intracranial microbial aneurysm (infectious aneurysm): current options for diagnosis and management. Neurocrit Care. 2009;11(1):120–9.

[75] Yoshioka D, Toda K, Sakaguchi T, Okazaki S, Yamauchi T, Miyagawa S, et al. Valve surgery in active endocarditis patients complicated by intracranial haemorrhage: the influence of the timing of surgery on neurological outcomes. Eur J Cardiothorac Surg. 2014;45(6):1082–8.

[76] Han MS, Jung SH, Kim TS, Joo SP. Reconstructive endovascular treatment of an intracranial infectious aneurysm in bacterial meningitis: a case report and review of literature. World Neurosurg. 2016;90:700.e1–5.

[77] Clare CE, Barrow DL. Infectious intracranial aneurysms. Neurosurg Clin N Am. 1992;3(3):551–66.

[78] Modi G, Ranchod K, Modi M, Mochan A. Human immunodeficiency virus associated intracranial aneurysms: report of three adult patients with an overview of the literature. J Neurol Neurosurg Psychiatry. 2008;79(1):44–6.

[79] Bohmfalk GL, Story JL, Wissinger JP, Brown WE Jr. Bacterial intracranial aneurysm. J Neurosurg. 1978;48(3):369–82.

[80] Kojima Y, Saito A, Kim I. The role of serial

angiography in the management of bacterial and fungal intracranial aneurysms – report of two cases and review of the literature. Neurol Med Chir. 1989;29(3):202–16.

[81] Hung SC, Tai CT. Infective endocarditis complicated with thalamic infarction and mycotic aneurysm rupture: a case report. Zhonghua Yi Xue Za Zhi (Taipei). 1998;61(1):53–8.

[82] Saito A, Kawaguchi T, Hori E, Kanamori M, Nishimura S, Sannohe S, et al. Subarachnoid hemorrhage after an ischemic attack due to a bacterial middle cerebral artery dissecting aneurysm: case report and literature review. Neurol Med Chir. 2014;54(3):196–200.

[83] Kanai R, Shinoda J, Irie S, Inoue K, Sato T, Tsutsumi Y. A case of embolic stroke imitating atherothrombotic brain infarction before massive hemorrhage from an infectious aneurysm caused by streptococci. J Stroke Cerebrovasc Dis. 2012;21(8):910.e13–6.

[84] Molinari GF, Smith L, Goldstein MN, Satran R. Pathogenesis of cerebral mycotic aneurysms. Neurology. 1973;23(4):325–32.

[85] Lotan E, Orion D, Bakon M, Kuperstein R, Greenberg G. Ruptured intracranial mycotic aneurysm in infective endocarditis: radiological and clinical findings. Isr Med Assoc J. 2014;16(5):317–9.

[86] Peters PJ, Harrison T, Lennox JL. A dangerous dilemma: management of infectious intracranial aneurysms complicating endocarditis. Lancet Infect Dis. 2006;6(11):742–8.

[87] Hage ZA, Naidech AM, Bendok BR. Diagnosing intracranial infectious aneurysms with a simple model. J Neurol Neurosurg Psychiatry. 2008;79(8):853.

[88] Ducruet AF, Hickman ZL, Zacharia BE, Narula R, Grobelny BT, Gorski J, et al. Intracranial infectious aneurysms: a comprehensive review. Neurosurg Rev. 2010;33(1):37–46.

[89] Walkoff L, Brinjikji W, Rouchaud A, Caroff J, Kallmes DF. Comparing magnetic resonance angiography (MRA) and computed tomography angiography (CTA) with conventional angiography in the detection of distal territory cerebral mycotic and oncotic aneurysms. Interv Neuroradiol. 2016;22(5):524–8.

[90] Rogers AC, Bourke M, Galbraith AS, Ryan AG, Cross KS, McMonagle MP. Mycotic aneurysm of the extracranial internal carotid artery, resect and ligate or reconstruct? Ann Vasc Surg. 2016;35:203.e5–e10.

[91] Utoh J, Miyauchi Y, Goto H, Obayashi H, Hirata T. Endovascular approach for an intracranial mycotic aneurysm associated with infective endocarditis. J Thorac Cardiovasc Surg. 1995;110(2):557–9.

[92] Miura T, Eishi K. Current treatment of active infective endocarditis with brain complications. Gen Thorac Cardiovasc Surg. 2013;61(10):551–9.

[93] Voiriot P, Dureux JB. Cerebral mycotic aneurysms. Epidemiology, symptomatic aspects and prognosis. Ann Med Interne. 1989;140(2):118–21.

[94] Pavic M, Debourdeau P, Teixeira L, Brunot J, Colle B, Flechaire A. Bacterial cerebral aneurysms without infectious endocarditis: analysis of a case and review of the literature. Rev Med Interne. 2001;22(9):867–71.

[95] Fukuda W, Daitoku K, Minakawa M, Suzuki Y, Fukuda I. Management of infective endocarditis with neurological complication. Kyobu Geka. 2015;68(11):896–902.

[96] Carvalho FG, Godoy BL, Reis M, Gasparetto EL, Wajnberg E, de Souza JM. Frameless stereotactic navigation for intraoperative localization of infectious intracranial aneurysm. Arq Neuropsiquiatr. 2009;67(3B):911–3.

[97] Elowiz EH, Johnson WD, Milhorat TH. Computerized tomography (CT) localized stereotactic craniotomy for excision of a bacterial intracranial aneurysm. Surg Neurol. 1995;44(3):265–9.

[98] D'Angelo V, Fiumara E, Gorgoglione L, Florio F, Ceddia A. Surgical treatment of a cerebral mycotic aneurysm using the stereo–angiographic localizer. Surg Neurol. 1995;44(3):263–4.

第17章

脑动静脉畸形的外科治疗：适应证和技术

Arteriovenous Malformations: Surgical Indications and Technique

Omar Tanweer　Gillian Harrison　Peter Rozman　Howard A. Riina　著

段光明　译

脑动静脉畸形（arteriovenous malformation，AVM）是 4 种血管畸形的主要亚型之一，被认为是先天性而非获得性畸形。其特点是动静脉通过称为病灶的血管缠结直接分流，通常缺乏正常的中间毛细血管床，因此被认为是高压力高流量型畸形。其他 3 种亚型，即发育性静脉畸形、毛细血管扩张症和海绵状血管瘤，不在本章的论述范围，它们多处于较低的血流动力学压力和流量。然而，所有这些都被认为是罕见的病变，因此仍未被完全了解。

受到方法和抽样方法的限制，很难准确说明一般人群中 AVM 的患病率；经常引用的 0.14% 的患病率可能被低估，最近的研究表明患病率为每年 1/10 万～1.3/10 万 [1, 2]。因为该病罕见，需要非常大的样本量才能确定一般人群中这些畸形的真实患病率。

虽然 AVM 的潜在发病机制仍然是一个研究热点，但临床医生普遍认为 AVM 从出生时就存在，这与许多其他血管病变不同。这一观点在具有 AVM 发展倾向的遗传疾病（如遗传性出血性毛细血管扩张症或 Sturge-Weber 病）中得到了支持。研究表明，血管内皮生长因子（vascular endothelial growth factor，VEGF）、血管生成素和成纤维细胞生长因子（fibroblast growth factor，FGF）水平升高，导致胚胎血管 - 毛细血管丛的最终不稳定，促成 AVM 的形成 [3]。随着时间的推移，AVM 会不断重塑并生长，而且环境因素很可能也有助于成熟 AVM 的最终形成。

当然了，这些罕见的先天畸形的风险是出血。还有其他症状，如头痛、癫痫发作和"盗血"现象造成的神经功能障碍。经过一个世纪的不断努力，发展了今天临床医生使用的 4 种主要治疗方式，药物治疗、血管内栓塞术、显微外科切除术、放射外科或上述的几种方法的联合应用。

本章的重点主要是手术切除的适应证和技术，但也讨论了使用其他方式使既往高危或难以切除的 AVM 变得可以切除。

首先简要讨论 AVM 和 AVM 破裂的临床特征，然后讨论手术分类、患者分层和术前计划。接下来简要总结手术技术和中管理重点，常见并发症和预期手术结果。

一、自然史和临床表现

与大多数脑血管病变一样，AVM 的筛查并不常规进行，这些病变最常在出血时发现。然而，随着影像学技术的日益普及和成本的降低，越来越多的人检查发现了 AVM。这种变化导致人们对未破裂 AVM 的自然史兴趣提高。

AVM 的年出血风险为每年 2.8%[4-7]。该数字并没有按 AVM 的大小和位置予以分别考量，也未考虑既往出血史或有无症状。AVM 大小尤其与破裂风险相关，研究发现较小的 AVM 破裂风险较高。出血风险之所以特别重要，是因为大约一半的 AVM 最终会以这种方式出现。在所有出血中，> 80%[8] 是脑实质内。其余是脑室内出血，通常是直接延伸，蛛网膜下腔出血甚至硬脑膜下血肿。对于既往健康或年轻患者的自发性颅内出血，应考虑有无潜在的血管畸形，并及时进行适当的影像学随访。对再出血率的估计差异很大，并且此类分析受到研究人群较少的限制。

AVM 破裂的累积（终生）风险可以用 [1-（无出血风险）^{n}] 计算，其中 n 是剩余的预期寿命。多数人接受 3% 的年破裂风险，据此 AVM 终生破裂风险可以估算为（105- 年龄）/100。

在未破裂出血的 AVM 中，大约一半表现为癫痫发作[9]。AVM 引起癫痫发作的确切病理生理学尚不清楚，但 AVM 的某些特征，如位于皮质，特别是颞叶或顶叶或大的静脉曲张，似乎容易导致这种表现。有一些研究显示，AVM 出血更多常见于年轻（< 20 岁）或年长（> 60 岁）人群，而在两者之间，癫痫发作可能占主导地位。

除了出血和癫痫发作之外，AVM 的不常见表现包括无破裂的头痛（占 15%）和由直接压迫脑实质或盗血综合征导致的神经功能缺损。盗血综合征描述了一种现象，其中动静脉分流比周围脑实质毛细血管床更低的阻力，从而导致脑组织缺血。

二、手术分级系统

当我们将 AVM 破裂的终生风险视为治疗疾病的动力时，很明显必须权衡这种疾病的自然风险与手术切除固有的风险。然而，并非所有 AVM 都具有完全相同的手术风险。自 1977 年以来，外科医生提出分级系统，将 AVM 分为适合手术者与不适合手术者。其中最广泛使用和众所周知的是 Spetzler-Martin 发表于 1986 年分级系统[10]。该系统根据 3 个主要特征（大小、位置和引流模式）计算 AVM 的分数，根据分数分为 6 个级别，Ⅰ级切除风险最低，Ⅴ级风险最高（表 17-1）。Ⅵ级也存在，用于过于复杂以至于无法考虑切除的 AVM。

表 17-1 Spetzler-Martin 分级系统

大小	< 3cm	1 分
	3～6cm	2 分
	> 6cm	3 分
部位	功能区	0 分
	非功能区	1 分
引流模式	仅有浅表	0 分
	深部	1 分

依据 AVM 畸形团直径大小，AVM 分为< 3cm、直径 3～6cm 或直径> 6cm 的病灶。在部位方面，考虑 AVM 是否发生在功能区。功能区的定义是负责感觉、运动、视觉或语言处理的区域，以及下丘脑、内囊、脑干、小脑脚和深部。最后，引流模式要了解有无深静脉结构参与 AVM 引流。幕上深静脉包括大脑内静脉、Rosenthal 基底静脉和 Galen 静脉。在幕下，只要不是直接流向直窦或横窦的都被认为是深静脉。

根据患者的血管影像资料，依据该系统很容易对 AVM 做出评分，其有效性已经在多个队列研究中得到验证[11]。Spetzler 和 Ponce[12] 甚至将最终评分简化为三个等级：① A 级，包括Ⅰ/Ⅱ级；② B 级，包含Ⅲ级；③ C 级，包括Ⅳ/Ⅴ级。A 级 AVM 通常被认为是可切除的，而 C 级 AVM 通常被认为如非不得已的原因（如反复出血、严重的神经功能缺损或相关的动脉瘤）不考虑切除。

Spetzler-Martin 分级系统改良了早期的分类系统，即认为相似的特征对手术结果很重要。Luessenhop 和 Gennarelli（1977 年）提出第一个分级系统，他们仅根据来自单一血管分布（即 MCA、ACA 等）的动脉数量进行评分[13]。而 Luessenhop 和 Rosa（1984 年）提出了一种基于 AVM 大小的分级系统，之后被引入了 Spetzler-Martin 系统[14]。

Shi 和 Chen（1986 年）提出了一个复杂的系统，不仅考虑了大小、是否功能区 / 深度和静脉引流，还考虑了动脉供应[15]。虽然它比 Spetzler-Martin 系统更精细，但因其过于复杂，并未推广使用。

Lawton 和其在加州大学旧金山分校的小组则建议，还要对那些 Spetzler-Martin 评分之外的因素进一步分析。事实上，Ⅲ级 AVM 包括了诸多的病理学类型，包括小型的、功能区的、深静脉引流的 AVM、中型 / 深静脉引流的 AVM（Ⅲ）和中型 / 功能区的 AVM（"Ⅲ +"）。当然，这些类型之间的治疗结果和手术风险一定不同。他们建议使用补充量表，考虑年龄（＜ 20 岁、20—40 岁、＞ 40 岁）、是否出血、病变是否呈弥漫性，以及 AVM 畸形团累及脑实质的程度等。他们报道了最初的 300 名，后来的 1000 名患者分析，证实了通过添加该系统，可以改进对 AVM 治疗结果的预测[16, 17]。

目前使用的所有分级系统都将手术切除视为唯一的治愈性方案。随着放射外科和介入技术日益普及，既往无法切除的畸形也有可能获得治愈性处理。患者分层并不像 5 分，甚至 10 分的分级量表那么简单，最终的治疗计划必须重点考虑患者和相应的解剖因素。

三、风险因素和患者选择

脑 AVM 患者的管理仍具有挑战性，治疗建议的提出需要综合考虑个体化的风险获益概况。外科医生和所在单位在 AVM 管理方面的经验很重要，特别是随着多模式管理变得日益普及；每种方式的专家都应参与讨论患者的治疗方案和相关风险。

手术干预的一个广泛接受的适应证是 AVM 既往出血。在初次出血后，观察到年破裂率从第一年的 6%～15%[18, 19] 下降到随后几年[5, 7, 18, 20-24] 的 2%～18%，并且先前的出血在大多数大型研究[5, 22, 23, 25-27] 中几乎是随后出血的普遍预测因子。即便是对于传统上认为是高风险的高级别 AVM 的患者，每年 6% 的再出血率与 65% 的永久性残疾或死亡的风险[28]，同样适于手术干预。

对于未破裂 AVM 的管理，决策更为复杂；手术干预的风险必须低于自然风险。一般来说，对于 Spetzler–Martin Ⅰ～Ⅱ级 AVM 的年轻患者，通常会考虑手术；此外，一个包含年龄、既往出血史和病灶致密程度的补充量表显示，如果评分＜ 6 分，手术可能具有可接受的较低并发症[16, 17]。除了手术并发症以外，术前决策过程中还必须考虑自然病程的改变、出血风险增加的患者和血管结构因素。

（一）患者因素

患者年龄是选择手术干预时要考虑的最重要因素之一。正如改良的 Spetzler–Martin 量表所建议，年龄是评估手术并发症的关键因素。除了并发症更少、神经损伤的耐受能力和恢复能力更强之外，年轻患者的终生出血风险更高，从而证明采取积极治疗的理由更充分。已有研究证实，年龄增加是出血的一个独立危险因素（无论是初次出血表现还是再出血），一项 Meta 分析预测出血风险每 10 年增加 30%[22, 26]；然而，这在诸多的大型研究中并未得到一致结论[23, 25]，几项队列研究实际上已将年轻确定为出血的危险因素[5, 19]。同样，一些队列研究已将性别[19, 29]、种族[30, 31]或高血压病史[32, 33]确定为出血的危险因素；然而，这些结果并未得到广泛研究。最近，研究人员试图确定与脑 AVM 诊断、出血表现和治疗结果相关的遗传多态性，主要是那些炎症和血管生成相关的基因多态性[34]。最后，应考虑患者的偏好和生活方式。鉴于研究数据繁多，治疗方案多样，必须与患者充分沟通。此外，疾病的诊断所造成的精神心理压力也应当考虑在其中。

（二）血管构筑因素

与脑 AVM 破裂相关的血管造影特征已得到广泛研究，并且对自然风险具有重要意义。表 17-2 总结了在多变量分析中被发现是诊断时或随访中 AVM 出血独立危险因素的血管结构特征。

一般特征包括大小和位置。小型 AVM，通常定义为＜ 3cm，已被确定为出血风险[22, 23]；然而，与可能出现其他症状的较大病变相比，这可能反映了较小病变在出血之前难以诊断[35]。相比之下，多项研究既未能发现 AVM 大小与出血之间的关联[25]，也未将更大的病灶[5, 23, 36]或弥漫性结构[24]确定为后续出血的危险因素。深部、幕下或"非边界区"（单一主要动脉供血）病变都与就诊时或之后出血的较高风险相关[5, 19, 22, 25, 36, 37]。

动脉和静脉的血流动力学因素和特定血管特征也可能与出血风险相关。几项研究提示较高的供血动脉压力，通常将小型 AVM、供血动脉较长[38-41]、穿支动脉供血[42]或病灶内瘘的存

表 17-2　多变量分析中与脑 AVM 的出血表现或再出血相关的血管结构特征

出血表现的危险因素	随后出血的危险因素
<ul><li>小病灶 [22, 32, 38, 44, 45, 47]</li><li>深部病变 [22, 37]</li><li>幕下病变 [22, 37]</li><li>非边界区 [22]</li><li>穿支动脉供血 [42]</li><li>动脉瘤 [22, 37, 44, 45]</li><li>深静脉引流 [22, 32, 38, 42, 44, 45, 47, 48]</li><li>单一静脉引流 [37, 47]</li><li>静脉曲张 [37]</li></ul>	<ul><li>大病灶 [5, 36]</li><li>深部病变 [5, 19, 22, 49]</li><li>幕下病变 [5]</li><li>形态弥散 [24]</li><li>动脉瘤 [25, 26]</li><li>深静脉引流 [20, 22, 27]</li><li>单一静脉引流 [24, 49]</li><li>静脉曲张 [49]</li></ul>

在 [43] 作为出血的潜在危险因素有关。在 AVM 患者中合并动脉瘤并不少见，无论是位于供血动脉、病灶内动脉还是远隔部位，都被认为潜在的危险因素。在 Gross 等最近的研究中，18% 的患者合并动脉瘤，其中一半发生在供血动脉中，动脉瘤的存在是出血的危险因素，风险比为 1.8（95%CI 1.6～2.0）[25]。另外有人根据动脉瘤部位对风险进行了分层，并报道了供血动脉瘤 [44] 和病灶内动脉瘤 [45] 的出血风险增加。深静脉引流一直被认为是 AVM 的重要血管造影特征。然而，单独深部引流与参与性深部引流作为初始或随后出血的危险因素，研究结果并不一致 [22, 23, 25, 26, 32, 42, 45-48]。还有作者研究了引流静脉的数量，报道存在与破裂相关的单个引流静脉 [24, 37, 46, 47, 49]，还有静脉异常，如扩张、狭窄或闭塞等 [25, 33, 37, 46, 49]。为了阐明与出血相关的血管结构特征的重要性，从而协助临床决策，Sahlein 等提出回流阻力增加作为破裂风险的生理机制。除了将单一引流静脉作为破裂的预测因素外，有多条引流静脉但流出道狭窄的患者破裂的风险更高。此外，一项分析着眼于对风险增加具有不明确生理学原理的其他因素（体积小、引流深、位置深、无软脑膜侧支循环）支持以下假设，即这些因素可能导致回流阻力的增加来解释 [33]。重要的是，此类研究强调的是需要考虑 AVM 的临床和血管结构特征如何改变患者的破裂风险。

1. 术前评估

一旦决定治疗 AVM，全面的术前计划对于确保安全、成功的干预至关重要。一般来说，手术切除是一种择期性手术。对于需要紧急手术的危及生命的出血，通常仅进行血肿清除而不尝试切除 AVM。对于不会立即危及生命的 AVM 破裂，通常提倡延迟切除（≥1～2 周），等待血肿液化、周围炎症消退并从暂时性神经功能缺损中恢复，所有这些对于做出恰当的决策很重要。尽管有人主张进行紧急手术处理 AVM[50]，但这并没有让患者有时间从暂时性缺损中恢复或在出血后重新评估 AVM 血管构筑，这两者都会影响治疗方式的选择。

在出血的情况下，如果需要紧急手术，头部 CT 和 CTA 就足以到快速诊断和评估血管结构；然而，择期性术前计划还应包括 MRI 和数字减影血管造影（DSA）。MRI 和 MRA 可以提供周围脑组织的重要信息。特别是对于位于功能区皮质的病变，使用传导束成像和功能 mapping 技术对手术计划非常有帮助[51]。MRI 技术的未来创新，如相位对比法（PC 法）MRA，可能会改善 AVM 血流动力学的无创评估[52]。DSA 仍然是评估 AVM 的金标准，应在出血后尽早进行，并在手术前再次进行。除了确认全部供血动脉和引流静脉外，它还提供血流动力学的信息；此外，个别情况下行供血动脉超选择性微导管造影可以清晰显示出血相关的血管结构特征，如病灶内动脉瘤或静脉狭窄，否则可能无法检测到[33, 53]。术前栓塞已成为 AVM 多学科管理的重要步骤。在出血后的急性期，识别和栓塞可能的出血靶点，如病灶内动脉瘤，可能有助于降低早期再出血的风险[54, 55]。术前栓塞已被证明可减少手术时间和失血量而提高手术的安全性和效率，但在手术并发症或长期神经系统结果方面却没有显著差异[56]。也有研究显示，外科切除手术前栓塞可改善神经功能缺损、癫痫发作和死亡的发生率[57]。栓塞可显著缩小病灶并提前处理开放手术中难以进入的深部供血动脉或相关动脉瘤，从而利于完全切除病灶[58-62]；此外，还可能有效地降低病变的 Spetzler–Martin 等级，从而使之前无法手术的病变可以手术[63]。尽管栓塞导致的并发症和死亡率仍然很低，尤其是使用现代技术和材料，手术过程中可以采用超选择性异戊巴比妥试验来预测血管闭塞的后果，进一步减少并发症[64-68]。

有关手术切除前的立体定向放射外科。Steinberg 等首先报道在 SRS 后病变未完全闭塞的 AVM 接受手术切除的患者，他们发现 AVM 血管减少，部分血栓形成，并且比未接受 SRS 的患者更容易切除[69]。这在后来的患者报道中得到了认同，该患者采用分期 SRS 治疗后切除，作者描述，病灶周围的脑组织胶质细胞增生，有利于形成一个手术界面[70]。最近的系列文章描述了 SRS 后手术的有利结果，放射外科手术显著减小了病灶大小并降低了 Spetzler–Martin 等级，有利于切除手术，减少术前栓塞，手术时间较短，失血量和住院时间减少，术后功能更好[71-74]。这样的结果表明，在精心挑选的患者中，即最初被认为无法手术的高级别 AVM 的年轻患者，SRS 可能在多模态治疗计划中发挥作用。请参见图 17-1，了解 AVM 破裂并伴有动脉瘤的患者介绍。

2. 手术技术和注意事项

AVM 的手术切除仍然是神经外科领域最具挑战性的病变之一。这些患者往往涉及复杂的

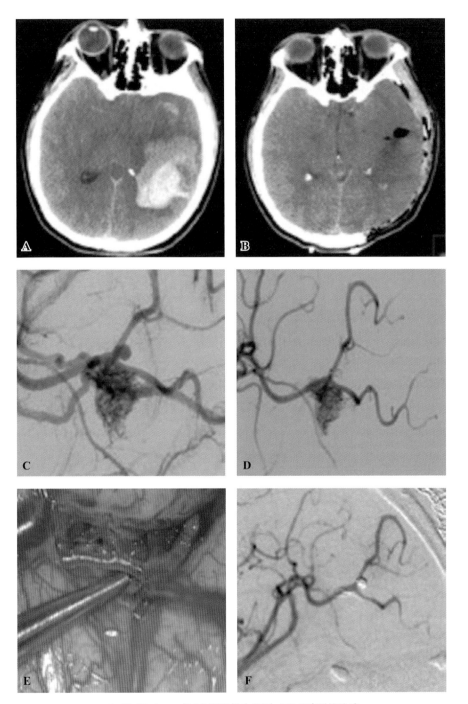

▲ 图 17-1 一名 25 岁男性左顶叶 AVM 破裂的治疗

A. 临床和影像学资料提示脑疝形成；B. s/p 半侧开颅手术清除血肿，未切除 AVM；C. 血管造影显示动脉周围分叉处的动脉瘤；D. 栓塞动脉瘤；E. 10d 后切除 AVM；F. 术中血管造影显示 AVM 完全切除

解剖结构、需要长时间的严密细致的止血技术和坚强的心理素质。需要仔细研究术前影像学资料、制订周密的手术计划和与患者进行坦诚的交流。

技术：患者体位将根据病变的位置而有所不同。注意保持良好的静脉回流很重要。此外，如果计划进行术中血管造影，需要显露好股动脉区域。在某些情况下，需要在手术后立即进行血管造影。

与麻醉、神经监测和护理团队的良好沟通至关重要。神经导航已经开始发挥更大的作用，也应该事先进行准备。

一般而言，AVM 切除手术需要较大的开颅，需要充分显露距病灶尚有一定距离的浅表动脉供血管或引流静脉。术中保护好静脉至关重要。通常，确认哪些血管是引流静脉是第一步，尤其是经浅表引流 AVM 中。由于引流静脉的动脉化，这些引流静脉可能与供血动脉以及旁路动脉混淆。仔细阅读术前检查资料必不可少。此外，3D 手术规划平台可以提供帮助（图 17-2 ）。

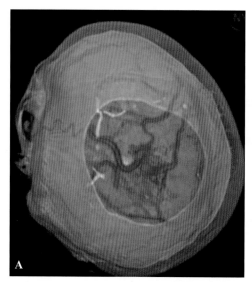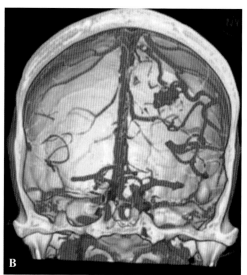

▲ 图 17-2　**A 和 B.** 使用手术规划系统对表面血管进行可视化，辅助识别表面动脉供血管和引流静脉

AVM 的切除通常沿着病变周围开始解剖，并以螺旋式向其深处推进。在有多个引流静脉的情况下，也可以沿着次要的引流静脉进行追踪显露 AVM。追踪到脑室旁的 AVM 通常有室管膜供血动脉，也必须可靠的电凝，尽管这通常是显露最困难的部位。当切除接近完成时，可见引流静脉颜色变深，表明动脉分流减少。如果仍有疑问，可以临时阻断引流静脉，检验能否安全地切断。

双极电凝是手术中最重要的器械之一。最大限度地减少血管与双极尖端的黏附对于提高手术效率很重要。持续冲洗双极电凝会减少粘连。此外，具有不同金属表面的新型双极可提供更少的热扩散。不断清洁双极电凝的尖端并将其保存在冰水中也将有助于高效使用。止血材料有助于控制手术区域小的静脉性出血，但不能应用于小动脉出血。通常，小的供血动脉会缩回视野之外，并可能导致相邻的血肿。即使需要进一步的解剖，也必须追踪并处理这些缩回的血管。

3. **手术结果和并发症**

随着时间的推移，随着患者的选择和风险分层的改善、血管结构风险因素的明确，以及手术入路的改进，AVM 手术结果得到了改善；然而，将手术治疗结果与自然病程风险进行对比至关重要。AVM 切除的目标是完全消除与自然病程相关的并发症和死亡率。Laakso 等认为 AVM 的患者会面临额外的死亡风险，而治疗可以降低了 AVM 的额外死亡率 [6]。手术切除后的治愈率极高，据报道经血管造影随访其治愈率为 94%～100% [34, 75, 76]。

(1) 不同 Spetzler-Martin 等级的结果：不同作者采取不同的方法，对治疗结果进行分类；常使用改良的 Rankin 量表（mRs），良好的结果定义为 < 1 或 < 2。术后并发症包括出血、梗死、癫痫、感染、需要 CSF 分流，或在罕见情况下，动脉或静脉血栓形成或血管痉挛。在 Potts 等的 232 名接受手术切除的 Spetzler-Martin Ⅰ 或 Spetzler-Martin Ⅱ AVM 患者中，显示 94% 的治愈率，93% 的患者 mRS < 2，97% 的患者术后未改变或改善；此外，手术死亡率仅为 0.4%，只有 3% 的患者术后神经功能恶化。这些结果与笔者报道的 Ⅰ 级和 Ⅱ 级 AVM 的手术系列总结相当，死亡率范围为 0%～2.2%（平均 0.3%），并发症率为 0%～6.6%（平均 2.2%）[76]。Ⅲ 级 AVM 代表人群广泛，具有大小、静脉引流和功能区的 4 种组合，手术结果也有很大差异。Lawton 等在一个只包括 Ⅲ 级 AVM 的研究中，提出对 Spetzler-Martin 量表的修改来解决这个问题 [75]。他们实现了 97.4% 的治愈率，值得注意的是 25% 的患者之前接受过某种治疗，76 名患者中有 75 名术前栓塞，其中 2 例出血归因于血管内治疗。术后他们报道了 3 次出血和 3.9% 的手术死亡率，总体手术风险为 8.0%。78.7% 的患者获得了良好的结果（mRS < 2 分），3.9% 的患者发生与治疗相关的永久性神经系统并发症。作者进一步根据 Ⅲ 级 AVM 的类型对患者进行分层，认为与中型 / 深在 AVM（S2V1E0）或中型 / 功能区（S2V0E1），分别有 92.9% 和 85.2% 的患者在术后没有变化或有所改善。Ⅳ 级和 Ⅴ 级 AVM 的手术发病率和死亡率很高，早期研究 [77-80] 中描述的发病率和死亡率高达 26% 和 3.2%，迫使许多人对这些病变进行延期手术切除。最近的研究倾向于使用多模态方法，报道了 70%～97.6% 的完全闭塞率，并发症 / 死亡率范围为 10%～23% [73, 80, 81]。有作者指出，与 2000 年前进行比较，2000 年后不良结果减少近 50% [82]。

(2) 癫痫的控制：持续性癫痫发作或难治性癫痫是 AVM 手术切除的重要指征，因为完全闭塞病变会达到最佳的癫痫发作控制。研究报告，癫痫控制率（Engel Ⅰ级或Ⅱ级）为 93%～100%[83, 84]，但未按术前癫痫发作类型分析结果。在接受完全手术切除的 293 名散发性癫痫（41%）、慢性癫痫（35.9%）或耐药性癫痫（23.3%）患者的系列研究中，癫痫控制率良好，85.7% 的散发性癫痫患者，80.5% 的慢性癫痫患者和 58.3% 的耐药癫痫患者癫痫发作停止[85]。对于接受扩大病灶切除术以控制癫痫发作的患者，癫痫发作的控制率提高到 80%。

(3) 符合 ARUBA 资格患者的结果："未破裂脑 AVM 的随机试验"（ARUBA）是一项前瞻性、多中心、平行设计、非盲、随机对照试验，旨在比较单纯的药物治疗与干预治疗，在预防未破裂脑 AVM 患者的死亡或脑卒中[86]上的作用。该研究在中期分析后提前停止，得出的结论是，在随访 33 个月的未破裂 AVM 患者中，在预防死亡或脑卒中上，单纯药物治疗优于干预治疗。因该令人惊讶的结果与许多先前的文献不一致，而受到了广泛的争议。在对设计、实施和结果分析的评论中，选择标准、治疗组缺乏标准化、入组率低、招募偏倚、随访时间短和不恰当的结论等因素都经常被引用为有问题的[87]。具体而言，与拒绝或在别处接受治疗的患者相比，随机化患者的数量较少、接受手术治疗的患者数量较少（18%），以及接受放射外科手术（33%）或栓塞治疗（32%）的患者数量较多，在相对较短的随访时间，可能有助于得出该研究的结论。

在这项研究之后，很多研究强调了 AVM 切除术的安全性和有效性，发表了对可能适合参加 ARUBA 试验的患者进行手术干预的经验。作者主要关注 Spetzler-Martin Ⅰ级和 Spetzler-Martin Ⅱ级 AVM，因为它们最有利于手术，并且最有可能在 ARUBA 的随机化过程之外进行治疗，且具有较低的并发症和死亡率[76, 88-92]。一项系统评价包括 6 项研究，涉及 956 名患者；干预方法包括外科切除和立体定向放射外科，无论是否术前栓塞，50%～58% 的患者采取手术切除，而在 ARUBA 研究中，30.7% 的治疗组患者达到症状性卒中或死亡的终点事件，该研究报道 8.0% 并发症和死亡率，与 ARUBA 研究中药物治疗组（10.1%）接近。另外，该研究的总体不良预后（mRS > 2 分为 9.9%），也与 ARUBA 研究中药物组接近（14%），而 ARUBA 研究治疗组的不良预后为 36.8%。

最后该研究得出与 ARUBA 相反的结论，在选择恰当的未破裂 AVM 中，外科手术是个安全有效的办法，其风险与单纯药物治疗类似。

参考文献

[1] Berman MF, Sciacca RR, Pile-Spellman J, Stapf C, Connolly ES Jr, Mohr JP, et al. The epidemiology of brain arteriovenous malformations. Neurosurgery. 2000;47(2):389–96; discussion 97.

[2] Al-Shahi R, Warlow C. A systematic review of the frequency and prognosis of arteriovenous malformations of the brain in adults. Brain J Neurol. 2001;124(Pt 10):1900–26.

[3] Moftakhar P, Hauptman JS, Malkasian D, Martin NA. Cerebral arteriovenous malformations. Part 1: cellular and molecular biology. Neurosurg Focus. 2009;26(5):E10.

[4] Kondziolka D, McLaughlin MR, Kestle JR. Simple risk predictions for arteriovenous malformation hemorrhage. Neurosurgery. 1995;37(5):851–5.

[5] Hernesniemi JA, Dashti R, Juvela S, Vaart K, Niemela M, Laakso A. Natural history of brain arteriovenous malformations: a long-term follow-up study of risk of hemorrhage in 238 patients. Neurosurgery. 2008;63(5):823–9. discussion 9–31.

[6] Laakso A, Dashti R, Seppanen J, Juvela S, Vaart K, Niemela M, et al. Long-term excess mortality in 623 patients with brain arteriovenous malformations. Neurosurgery. 2008;63(2):244–53; discussion 53–5.

[7] Ondra SL, Troupp H, George ED, Schwab K. The natural history of symptomatic arteriovenous malformations of the brain: a 24-year follow-up assessment. J Neurosurg. 1990;73(3):387–91.

[8] Morgan M, Sekhon L, Rahman Z, Dandie G. Morbidity of intracranial hemorrhage in patients with cerebral arteriovenous malformation. Stroke. 1998;29(9): 2001–2.

[9] Brown RD Jr, Wiebers DO, Torner JC, O'Fallon WM. Frequency of intracranial hemorrhage as a presenting symptom and subtype analysis: a population-based study of intracranial vascular malformations in Olmsted country Minnesota. J Neurosurg. 1996;85(1):29–32.

[10] Spetzler RF, Martin NA. A proposed grading system for arteriovenous malformations. J Neurosurg. 1986;65(4):476–83.

[11] Hamilton MG, Spetzler RF. The prospective application of a grading system for arteriovenous malformations. Neurosurgery. 1994;34(1):2–6; discussion–7.

[12] Han PP, Ponce FA, Spetzler RF. Intention-to-treat analysis of Spetzler–Martin grades IV and V arteriovenous malformations: natural history and treatment paradigm. J Neurosurg. 2003;98(1):3–7.

[13] Luessenhop AJ, Gennarelli TA. Anatomical grading of supratentorial arteriovenous malformations for determining operability. Neurosurgery. 1977;1(1): 30–5.

[14] Luessenhop AJ, Rosa L. Cerebral arteriovenous malformations. Indications for and results of surgery, and the role of intravascular techniques. J Neurosurg. 1984;60(1):14–22.

[15] Shi YQ, Chen XC. A proposed scheme for grading intracranial arteriovenous malformations. J Neurosurg. 1986;65(4):484–9.

[16] Kim H, Abla AA, Nelson J, McCulloch CE, Bervini D, Morgan MK, et al. Validation of the supplemented Spetzler–Martin grading system for brain arteriovenous malformations in a multicenter cohort of 1009 surgical patients. Neurosurgery. 2015;76(1):25–31; discussion–2; quiz 2–3.

[17] Lawton MT, Kim H, McCulloch CE, Mikhak B, Young WL. A supplementary grading scale for selecting patients with brain arteriovenous malformations for surgery. Neurosurgery. 2010;66(4):702–13; discussion 13.

[18] Graf CJ, Perret GE, Torner JC. Bleeding from cerebral arteriovenous malformations as part of their natural history. J Neurosurg. 1983;58(3):331–7.

[19] Yamada S, Takagi Y, Nozaki K, Kikuta K, Hashimoto N. Risk factors for subsequent hemorrhage in patients with cerebral arteriovenous malformations. J Neurosurg. 2007;107(5):965–72.

[20] Mast H, Young WL, Koennecke HC, Sciacca RR, Osipov A, Pile-Spellman J, et al. Risk of spontaneous haemorrhage after diagnosis of cerebral arteriovenous

malformation. Lancet. 1997;350(9084):1065–8.

[21] Halim AX, Johnston SC, Singh V, McCulloch CE, Bennett JP, Achrol AS, et al. Longitudinal risk of intracranial hemorrhage in patients with arteriovenous malformation of the brain within a defined population. Stroke. 2004;35(7):1697–702.

[22] Stapf C, Mast H, Sciacca RR, Choi JH, Khaw AV, Connolly ES, et al. Predictors of hemorrhage in patients with untreated brain arteriovenous malformation. Neurology. 2006;66(9):1350–5.

[23] Abecassis IJ, Xu DS, Batjer HH, Bendok BR. Natural history of brain arteriovenous malformations: a systematic review. Neurosurg Focus. 2014;37:E7.

[24] Pollock B, Flickinger J, Lunsford L, Bissonette D, Kondziolka D. Factors that predict the bleeding risk of cerebral arteriovenous malformations. Stroke. 1996;27:1–6.

[25] Gross BA, Du R. Natural history of cerebral arteriovenous malformations: a meta–analysis. J Neurosurg. 2013;118:437–43.

[26] Kim H, Al–Shahi Salman R, McCulloch CE, Stapf C, Young WL. Untreated brain arteriovenous malformation: patient–level meta–analysis of hemorrhage predictors. Neurology. 2014;83:590–7.

[27] da Costa L, Wallace MC, Ter Brugge KG, O'Kelly C, Willinsky RA, Tymianski M. The natural history and predictive features of hemorrhage from brain arteriovenous malformations. Stroke. 2009;40(1):100–5.

[28] Laakso A, Dashti R, Juvela S, Isarakul P, Niemela M, Hernesniemi J. Risk of hemorrhage in patients with untreated Spetzler–Martin grade IV and V arteriovenous malformations: a longterm follow–up study in 63 patients. Neurosurgery. 2011;68(2):372–7; discussion 8.

[29] Tong X, Wu J, Lin F, Cao Y, Zhao Y, Ning B, et al. The effect of age, sex, and lesion location on initial presentation in patients with brain arteriovenous malformations. World Neurosurg. 2016;87:598–606.

[30] Yang W, Caplan JM, Ye X, Wang JY, Braileanu M, Rigamonti D, et al. Racial associations with hemorrhagic presentation in cerebral arteriovenous malformations. World Neurosurg. 2015;84(2):461–9.

[31] Kim H, Sidney S, McCulloch CE, Poon KY, Singh V, Johnston SC, et al. Racial/Ethnic differences in longitudinal risk of intracranial hemorrhage in brain arteriovenous malformation patients. Stroke. 2007;38(9):2430–7.

[32] Langer DJ, Lasner TM, Hurst RW, Flamm ES, Zager EL, King JT. Hypertension, small size, and deep venous drainage are associated with risk of hemorrhagic presentation of cerebral arteriovenous malformations. Neurosurgery. 1998;42:481–9.

[33] Sahlein DH, Mora P, Becske T, Huang P, Jafar JJ, Connolly ES, et al. Features predictive of brain arteriovenous malformation hemorrhage: extrapolation to a physiologic model. Stroke. 2014;45:1964–70.

[34] Spetzler RF, Kondziolka DS, Higashida RT, Kalani MYS. Comprehensive management of arteriovenous malformations of the brain and spine. Cambridge: Cambridge University Press; 2015.

[35] Laakso A, Hernesniemi J, Yonekawa Y, Tsukahara T. Surgical management of cerebrovascular disease. Vienna: Springer; 2009.

[36] Stefani MA, Porter PJ, terBrugge KG, Montanera W, Willinsky RA, Wallace MC. Large and deep brain arteriovenous malformations are associated with risk of future hemorrhage. Stroke. 2002;33(5):1220–4.

[37] Lv X, Wu Z, Jiang C, Yang X, Li Y, Sun Y, et al. Angioarchitectural characteristics of brain arteriovenous malformations with and without hemorrhage. World Neurosurg. 2011;76(1–2):95–9.

[38] Kader A, Young WL, Pile–Spellman J, Mast H, Sciacca RR, Mohr JP, et al. The influence of hemodynamic and anatomic factors on hemorrhage from cerebral arteriovenous malformations. Neurosurgery. 1994;34(5):801–7; discussion 7–8.

[39] Miyasaka Y, Yada K, Kurata A, Tokiwa K, Irikura K, Tanaka R, et al. Correlation between intravascular pressure and risk of hemorrhage due to arteriovenous malformations. Surg Neurol. 1993;39(5):370–3.

[40] Nornes H, Grip A. Hemodynamic aspects of cerebral arteriovenous malformations. J Neurosurg. 1980;53(4):456–64.

[41] Spetzler RF, Hargraves RW, McCormick PW,

Zabramski JM, Flom RA, Zimmerman RS. Relationship of perfusion pressure and size to risk of hemorrhage from arteriovenous malformations. J Neurosurg. 1992;76(6):918–23.

[42] Pan J, Feng L, Vinuela F, He H, Wu Z, Zhan R. Angioarchitectural characteristics associated with initial hemorrhagic presentation in supratentorial brain arteriovenous malformations. Eur J Radiol. 2013;82:1959–63.

[43] Soderman M, Andersson T, Karlsson B, Wallace MC, Edner G. Management of patients with brain arteriovenous malformations. Eur J Radiol. 2003;46(3):195–205.

[44] Stapf C, Mohr JP, Pile–Spellman J, Sciacca RR, Hartmann A, Schumacher HC, et al. Concurrent arterial aneurysms in brain arteriovenous malformations with haemorrhagic presentation. J Neurol Neurosurg Psychiatry. 2002;73(3):294–8.

[45] Kim EJ, Halim AX, Dowd CF, Lawton MT, Singh V, Bennett J, et al. The relationship of coexisting extranidal aneurysms to intracranial hemorrhage in patients harboring brain arteriovenous malformations. Neurosurgery. 2004;54(6):1349–57; discussion 57–8.

[46] Miyasaka Y, Yada K, Ohwada T, Kitahara T, Kurata A, Irikura K. An analysis of the venous drainage system as a factor in hemorrhage from arteriovenous malformations. J Neurosurg. 1992;76(2):239–43.

[47] Alexander MD, Cooke DL, Nelson J, Guo DE, Dowd CF, Higashida RT, et al. Association between venous angioarchitectural features of sporadic brain arteriovenous malformations and intracranial hemorrhage. AJNR Am J Neuroradiol. 2015;36:949–52.

[48] Duong DH, Young WL, Vang MC, Sciacca RR, Mast H, Koennecke HC, et al. Feeding artery pressure and venous drainage pattern are primary determinants of hemorrhage from cerebral arteriovenous malformations. Stroke. 1998;29:1167–76.

[49] Stefani MA, Porter PJ, TerBrugge KG, Montanera W, Willinsky RA, Wallace MC. Angioarchitectural factors present in brain arteriovenous malformations associated with hemorrhagic presentation. Stroke. 2002;33:920–4.

[50] Kuhmonen J, Piippo A, Vaart K, Karatas A, Ishii K, Winkler P, et al. Early surgery for ruptured cerebral arteriovenous malformations. Acta Neurochir Suppl. 2005;94:111–4.

[51] Bendok BR, El Tecle NE, El Ahmadieh TY, Koht A, Gallagher TA, Carroll TJ, et al. Advances and innovations in brain arteriovenous malformation surgery. Neurosurgery. 2014;74(Suppl 1):S60–73.

[52] Chang W, Loecher MW, Wu Y, Niemann DB, Ciske B, Aagaard–Kienitz B, et al. Hemodynamic changes in patients with arteriovenous malformations assessed using high–resolution 3D radial phase–contrast MR angiography. AJNR Am J Neuroradiol. 2012;33:1565–72.

[53] Turjman F, Massoud TF, Vinuela F, Sayre JW, Guglielmi G, Duckwiler G. Correlation of the angioarchitectural features of cerebral arteriovenous malformations with clinical presentation of hemorrhage. Neurosurgery. 1995;37(5):856–60. discussion 60–2.

[54] Perata HJ, Tomsick TA, Tew JM Jr. Feeding artery pedicle aneurysms: association with parenchymal hemorrhage and arteriovenous malformation in the brain. J Neurosurg. 1994;80(4):631–4.

[55] Mpotsaris A, Loehr C, Harati A, Lohmann F, Puchner M, Weber W. Interdisciplinary clinical management of high grade arteriovenous malformations and ruptured flow–related aneurysms in the posterior fossa. Interv Neuroradiol. 2010;16(4):400–8.

[56] Jafar JJ, Davis AJ, Berenstein A, Choi IS, Kupersmith MJ. The effect of embolization with N–butyl cyanoacrylate prior to surgical resection of cerebral arteriovenous malformations. J Neurosurg. 1993;78(1):60–9.

[57] Pasqualin A, Scienza R, Cioffi F, Barone G, Benati A, Beltramello A, et al. Treatment of cerebral arteriovenous malformations with a combination of preoperative embolization and surgery. Neurosurgery. 1991;29(3):358–68.

[58] Nataraj A, Mohamed MB, Gholkar A, Vivar R, Watkins L, Aspoas R, et al. Multimodality treatment of cerebral arteriovenous malformations. World Neurosurg. 2014;82(1–2):149–59.

[59] Natarajan SK, Ghodke B, Britz GW, Born DE, Sekhar LN. Multimodality treatment of brain arteriovenous malformations with microsurgery after embolization with onyx: single-center experience and technical nuances. Neurosurgery. 2008;62(6):1213–25. discussion 25–6.

[60] Vinuela F, Dion JE, Duckwiler G, Martin NA, Lylyk P, Fox A, et al. Combined endovascular embolization and surgery in the management of cerebral arteriovenous malformations: experience with 101 cases. J Neurosurg. 1991;75(6):856–64.

[61] Starke RM, Komotar RJ, Otten ML, Hahn DK, Fischer LE, Hwang BY, et al. Adjuvant embolization with N-butyl cyanoacrylate in the treatment of cerebral arteriovenous malformations: outcomes, complications, and predictors of neurologic deficits. Stroke. 2009;40(8):2783–90.

[62] Weber W, Kis B, Siekmann R, Jans P, Laumer R, Kuhne D. Preoperative embolization of intracranial arteriovenous malformations with Onyx. Neurosurgery. 2007;61(2):244–52. discussion 52–4.

[63] Spetzler RF, Martin NA, Carter LP, Flom RA, Raudzens PA, Wilkinson E. Surgical management of large AVM's by staged embolization and operative excision. J Neurosurg. 1987;67(1):17–28.

[64] Ogilvy CS, Stieg PE, Awad I, Brown RD Jr, Kondziolka D, Rosenwasser R, et al. Recommendations for the management of intracranial arteriovenous malformations: a statement for healthcare professionals from a special writing group of the stroke council, American Stroke Association. Circulation. 2001;103(21):2644–57.

[65] Purdy PD, Batjer HH, Samson D, Risser RC, Bowman GW. Intraarterial sodium amytal administration to guide preoperative embolization of cerebral arteriovenous malformations. J Neurosurg Anesthesiol. 1991;3(2):103–6.

[66] Rauch RA, Vinuela F, Dion J, Duckwiler G, Amos EC, Jordan SE, et al. Preembolization functional evaluation in brain arteriovenous malformations: the ability of superselective amytal test to predict neurologic dysfunction before embolization. AJNR Am J Neuroradiol. 1992;13(1):309–14.

[67] Moo LR, Murphy KJ, Gailloud P, Tesoro M, Hart J. Tailored cognitive testing with provocative amobarbital injection preceding AVM embolization. AJNR Am J Neuroradiol. 2002;23(3):416–21.

[68] Tawk RG, Tummala RP, Memon MZ, Siddiqui AH, Hopkins LN, Levy EI. Utility of pharmacologic provocative neurological testing before embolization of occipital lobe arteriovenous malformations. World Neurosurg. 2011;76(3–4):276–81.

[69] Steinberg GK, Chang SD, Levy RP, Marks MP, Frankel K, Marcellus M. Surgical resection of large incompletely treated intracranial arteriovenous malformations following stereotactic radiosurgery. J Neurosurg. 1996;84(6):920–8.

[70] Firlik AD, Levy EI, Kondziolka D, Yonas H. Staged volume radiosurgery followed by microsurgical resection: a novel treatment for giant cerebral arteriovenous malformations: technical case report. Neurosurgery. 1998;43(5):1223–8.

[71] Sanchez-Mejia RO, McDermott MW, Tan J, Kim H, Young WL, Lawton MT. Radiosurgery facilitates resection of brain arteriovenous malformations and reduces surgical morbidity. Neurosurgery. 2009;64(2):231–8; discussion 8–40.

[72] Zaidi HA, Abla AA, Nakaji P, Spetzler RF. Prospective evaluation of preoperative stereotactic radiosurgery followed by delayed resection of a high grade arteriovenous malformation. J Clin Neurosci. 2014;21(6):1077–80.

[73] Abla AA, Rutledge WC, Seymour ZA, Guo D, Kim H, Gupta N, et al. A treatment paradigm for high-grade brain arteriovenous malformations: volume-staged radiosurgical downgrading followed by microsurgical resection. J Neurosurg. 2014;122:1–14.

[74] Tong X, Wu J, Pan J, Lin F, Cao Y, Zhao Y, et al. Microsurgical resection for persistent arteriovenous malformations following gamma knife radiosurgery: a case-control study. World Neurosurg. 2016; 88:277–88.

[75] Lawton MT, Project UBAMS. Spetzler-Martin grade III arteriovenous malformations: surgical results and a modification of the grading scale. Neurosurgery. 2003;52(4):740–8; discussion 8–9.

[76] Potts MB, Lau D, Abla AA, Kim H, Young WL, Lawton MT, et al. Current surgical results with low–grade brain arteriovenous malformations. J Neurosurg. 2015;122:912–20.

[77] Heros RC, Korosue K, Diebold PM. Surgical excision of cerebral arteriovenous malformations: late results. Neurosurgery. 1990;26(4):570–7. discussion 7–8.

[78] Hartmann A, Stapf C, Hofmeister C, Mohr JP, Sciacca RR, Stein BM, et al. Determinants of neurological outcome after surgery for brain arteriovenous malformation. Stroke. 2000;31(10):2361–4.

[79] Nozaki K, Hashimoto N, Miyamoto S, Kikuchi H. Resectability of Spetzler–Martin grade IV and V cerebral arteriovenous malformations. J Clin Neurosci. 2000;7(Suppl 1):78–81.

[80] Jizong Z, Shuo W, Jingsheng L, Dali S, Yuanli Z, Yan Z. Combination of intraoperative embolisation with surgical resection for treatment of giant cerebral arteriovenous malformations. J Clin Neurosci. 2000;7(Suppl 1):54–9.

[81] Zhao J, Yu T, Wang S, Zhao Y, Yang WY. Surgical treatment of giant intracranial arteriovenous malformations. Neurosurgery. 2010;67(5):1359–70; discussion 70.

[82] Reinard KA, Pabaney AH, Basheer A, Phillips SB, Kole MK, Malik GM. Surgical management of giant intracranial arteriovenous malformations: a single center experience over 32 years. World Neurosurg. 2015;84:1765–78.

[83] Englot DJ, Young WL, Han SJ, McCulloch CE, Chang EF, Lawton MT. Seizure predictors and control after microsurgical resection of supratentorial arteriovenous malformations in 440 patients. Neurosurgery. 2012;71: 572–9.

[84] Nagata S, Morioka T, Matsukado K, Natori Y, Sasaki T. Retrospective analysis of the surgically treated temporal lobe arteriovenous malformations with focus on the visual field defects and epilepsy. Surg Neurol. 2006;66:50–5.

[85] Von Der Brelie C, Simon M, Esche J, Schramm J, Boström A. Seizure outcomes in patients with surgically treated cerebral arteriovenous malformations. Neurosurgery. 2015;77: 762–8.

[86] Mohr JP, Parides MK, Stapf C, Moquete E, Moy CS, Overbey JR, et al. Medical management with or without interventional therapy for unruptured brain arteriovenous malformations (ARUBA): a multicentre, non–blinded, randomised trial. Lancet. 2014;383:614–21.

[87] Magro E, Gentric J–c, Darsaut TE, Ziegler D, Bojanowski MW, Raymond J. Responses to ARUBA: a systematic review and critical analysis for the design of future arteriovenous malformation trials. J Neurosurg. 2016:1–9.

[88] Javadpour M, Al–Mahfoudh R, Mitchell PS, Kirollos R. Outcome of microsurgical excision of unruptured brain arteriovenous malformations in ARUBA–eligible patients. Br J Neurosurg. 2016;30:1–4.

[89] Moon K, Levitt MR, Almefty RO, Nakaji P, Albuquerque FC, Zabramski JM, et al. Safety and efficacy of surgical resection of unruptured low–grade arteriovenous malformations from the modern decade. Neurosurgery. 2015;77:948–52; discussion 52–3.

[90] Lawton MT. The role of AVM microsurgery in the aftermath of a randomized trial of unruptured brain arteriovenous malformations. AJNR Am J Neuroradiol. 2015;36:617–9.

[91] Rutledge WC, Abla AA, Nelson J, Halbach VV, Kim H, Lawton MT. Treatment and outcomes of ARUBA–eligible patients with unruptured brain arteriovenous malformations at a single institution. Neurosurg Focus. 2014;37:E8.

[92] Schramm J, Schaller K, Esche J, Boström A. Microsurgery for cerebral arteriovenous malformations: subgroup outcomes in a consecutive series of 288 cases. J Neurosurg. 2016:1–8.

[93] Hong CS, Peterson EC, Ding D, Sur S, Hasan D, Dumont AS, et al. Intervention for a randomized trial of unruptured brain arteriovenous malformations (ARUBA) – eligible patients: an evidence–based review. Clin Neurol Neurosurg. 2016;150:133–8.

动静脉畸形：介入治疗适应证和操作技巧

Arteriovenous Malformations: Endovascular Indications and Technique

Katyucia De Macedo Rodrigues   Anna L. Kuhn   Ajay K. Wakhloo   Ajit S. Puri   著

白卫星　译

　　作为治疗脑 AVM 的三大基本手段之一，得益于不断进步的微导管技术、栓塞药材料和先进的血管造影设备，介入治疗的表现也愈来愈突出。介入治疗在脑 AVM 整个治疗体系中扮演的角色是由自然病史、具体病灶的位置、血管构筑、是否破裂，以及现存症状决定的。至于介入治疗的目标，可以结合上述因素和治疗经历、治疗意愿，以及所在医疗机构的条件、术者经验来确定。尽管有很多关于介入治疗治愈脑 AVM 的报道，目前多数学者仍然将介入治疗视作外科切除和放射外科治疗的辅助手段[1]，但对于位置深在的病变，介入治疗和放射治疗一样是重要的临床选项。

　　如果考虑做脑 AVM 切除术前栓塞，栓塞的目标应着眼于那些增加出血风险的特定结构，如畸形巢内或畸形巢旁的血管瘤样结构（图 18-1）。当然，栓塞 AVM 的供血动脉，尤其外科手术难以暴露和夹闭的动脉，可以有效地减少术中出血，使手术操作更加方便安全。此外，介入栓塞可以通过降低 AVM 大小，而提高外科完全切除的机会[2]。AVM 减小，照射的目标体积下降，所以也同样有利于放射外科治疗。而且由于放射治疗起效延迟，放射治疗前栓塞脑 AVM 的危险结构就显得尤为必要。另外，据报道放射治疗前的栓塞可以降低病灶复发和畸形血管重构[3]（图 18-2）。

　　如果将介入治疗作为单独的治疗手段，则需要将栓塞药完全填塞整个畸形巢，大家知道，部分栓塞畸形巢会因为新生供血动脉而导致病变复发。所以，单支动脉供血或单个供血

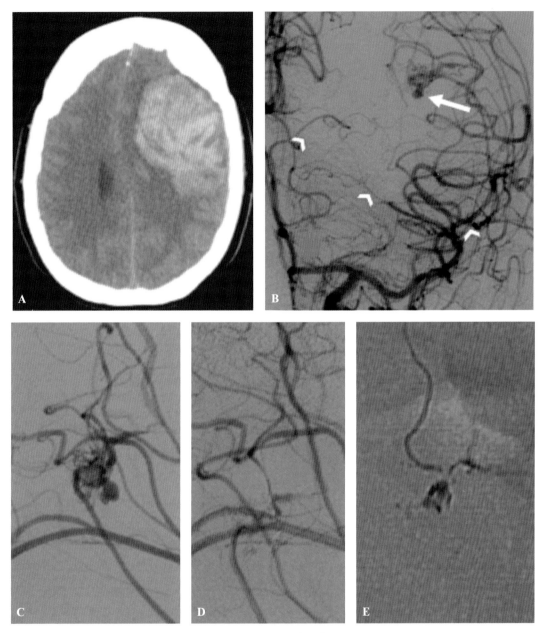

▲ 图 18-1　靶点栓塞

A. 患者女性，62 岁，右侧偏瘫，脑 CT 显示左侧额叶巨大血肿；B. 左侧颈内动脉造影。白箭指脑 AVM 巢内动脉瘤，白箭头提示由于血肿占位导致的血管移位和脑组织显影性降低；C. 畸形巢内动脉瘤局部放大；D. 复查造影显示 Onyx 栓塞术后动脉瘤闭塞，畸形巢近乎完全栓塞；E. X 线片显示畸形巢内动脉瘤 Onyx 铸型。此患者后来行外科手术清除血肿及残留畸形血管

单元的小 AVM 比较容易做到完全栓塞[4]，作为姑息性的治疗手段，介入栓塞只需要闭塞畸形巢内的高流量瘘口即可[5]，此举的目的是减轻动静脉"盗血"和静脉淤血带来的症状和功能损害。

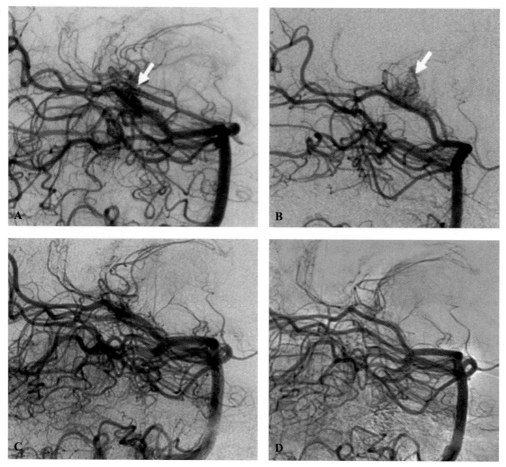

▲ 图 18-2　患者男性，35 岁，因脉络丛 AVM 破裂导致脑室出血，AVM 由介入治疗通过 NBCA 胶栓塞获得完全闭塞
A. 栓塞术前造影；B. 栓塞术后造影；C. 术后 2 年随访造影显示 AVM 复发；D. 后行放射外科治疗获得彻底治愈

一、介入治疗的时机

　　尽管 ARUBA 试验（a randomized trial of unruptured brain arteriovenous malformation）显示药物保守治疗优于手术干预，但临床对于未破裂 AVM 的治疗一直存在争议，对于标准化的治疗方案更没有共识。在部分学者依据试验结果推荐保守治疗的同时，遇到具体患者时 ARUBA 试验本身的种种局限也饱受批评。例如，不同患者存在的巨大差异，病变本身的出血风险和可能导致的残疾程度显著不同，并且，试验随访时间对于观察手术相关并发症是足够的，但不足以观察到整个患者群的 AVM 出血情况。在临床实践中，对于未破裂 AVM，常常需要跟患者详谈此类疾病的自然风险、具体病变的结构形态、血流动力学特点，以及当时脑 AVM 相关的症状，然后再做出治疗方案。所有疾病风险都要和治疗本身的风险相权衡。影响决定的因素

主要在于治疗可能涉及的脑重要功能区，这个方面巴比妥药物试验和功能 MR 成像常常很有帮助[6,7]。

对于破裂出血的脑 AVM，基本治疗应遵循急性脑出血的治疗原则，包括气道管理、稳定血压和颅内压，处理可能合并的凝血障碍，降低相关的脑损害[8]。尽管可能遗漏小的 AVM，解剖结构细节未必能显示清楚，但 CTA 对于 AVM 的检出还是相当准确的[9]。无创性检查很少能见到提示活动性出血的"点征"，但活动性出血通常需要尽早介入栓塞以免血肿继续增大，需要清除血肿时则推荐直接开颅手术并切除畸形血管。对于破裂 AVM，血肿周边的密度信号衰减区域通常提示为畸形巢内或巢旁的动脉瘤[10]，而不是活动性出血。有经验的医生所做的造影常常能提供 AVM 的血管构筑细节，并可以识别出破裂出血的部分。对于高分流的 AVM，造影时提高摄影帧速可以获得更多血流信息。经验证明，如果发现了 AVM 引流静脉局部存在狭窄，即使在出血急性期也应栓塞处理巢内或巢旁动脉瘤，以及通过栓塞巢内瘘口而使血管巢的分流明显下降[11-13]。然而，已有的前瞻性研究并没有证明在出血急性期局部栓塞 AVM 能使短期内再出血概率显著降低。相反，部分学者主张在出血急性期过后再做手术干预，因为急性期血肿和脑水肿的存在会影响对畸形结构的详细评估。这里暂且不论手术干预的最佳时机，基于 AVM 破裂后显著升高的再出血概率，针对性的手术干预是必需的。

二、治疗策略

合适的治疗方案取决于术前对 DSA 的仔细判读，包括畸形的解剖位置和血管入路。经过仔细研究 AVM 的血管构筑和血流动力学特点以后，对于多支动脉供血的病变，应选择其中一支，它足以提供整个畸形巢获得栓塞，并且栓塞药的反流不会影响到正常脑组织血供。另一个考虑重点是病变的静脉引流方式，特别是那些显示为单一引流静脉的病变，要注意术中如果在完全栓塞畸形巢之前阻塞了引流静脉，会导致畸形巢内压力升高甚至破裂出血[14]。

有些低分流的小型 AVM 可以安全实施一期栓塞治愈（图 18-3）。但是对于大型或高分流的 AVM 则需要提防术后出现"正常灌注压突破现象"[15,16]，此时可以考虑分期治疗方案（图 18-4）。另外一些因素同样构成分期栓塞的理由，如射线剂量、对比剂用量，以及术者的体力等。AVM 栓塞通常耗时较长，对单个区域辐射较多，需要特别考虑。

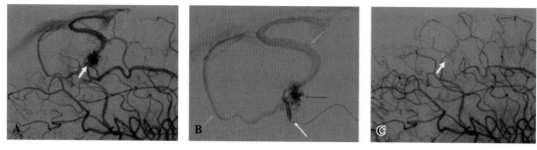

▲ 图 18-3　单支动脉供血的小型 AVM

A. AVM 的畸形巢（白箭）；B. 微导管楔入到供血动脉内（白箭），畸形巢（红箭），引流静脉（蓝箭）；C.随访造影显示畸形巢获得完全栓塞

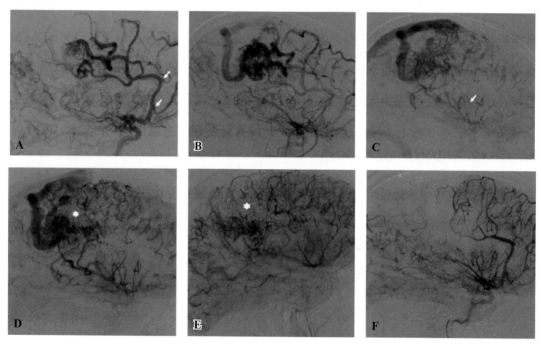

▲ 图 18-4　患者女性，49 岁，症状性右侧顶叶 AVM，合并右侧 MCA 近端闭塞

A. 右侧 ICA 造影显示明显增粗的 ACA 主干和分支，MCA 分支显示不充分，但 ACA 与 MCA 供血区之间广泛软膜支吻合。ACA 额支及胼缘支上的血流相关性动脉瘤（白箭）。B. 畸形巢及单一的引流静脉；C. 延迟摄影显示 MCA 供血区动脉显影；D. 3 期术前栓塞的首个阶段，星号指注入的 Onyx 铸型；E. 经过 3 期栓塞后造影未有静脉早显，星号指 Onyx 铸型；F. AVM（Onyx 铸型）切除术后造影，注意从 D 至 F 期间 MCA 血供得到逐渐改善

在分期栓塞时，第一期栓塞应该优先处理那些和出血直接相关的结构和因素[5]。学者 Miyamoto[17] 报道了获得部分栓塞的 AVM 出血风险增高和临床结果更差，但后来 Laakso 等研究认为部分栓塞基本不改变，或者降低了 AVM 再出血风险[18]。

经动脉入路栓塞 AVM 时需要采取特别手段防止反流的栓塞药堵塞正常的分支血管。和处理专门供血畸形巢的动脉相比，处理"过路供血"的动脉无疑更加挑战。可以采取单导管或双导管技术，通过单支或不同供血支进行栓塞（图 18-5），或者采用双腔的球囊导管[19]。外径 1.2F

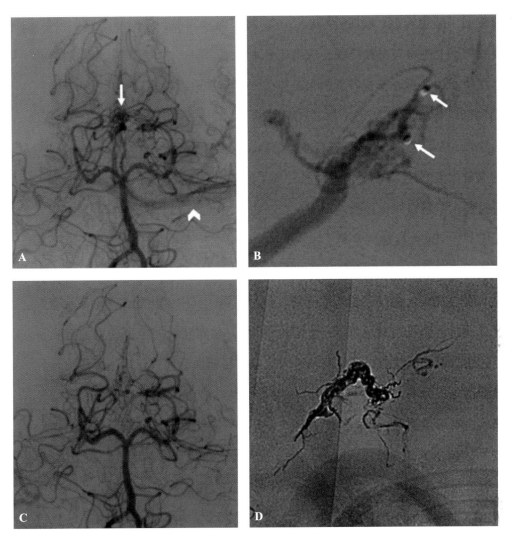

▲ 图 18-5　A. 四叠体区域 AVM，白箭指畸形巢，白箭头指早显的引流静脉；B. 白箭指 2 支微导管远端标记。2 支微导管分别通过一支供血动脉同时向畸形巢内注入 Onyx。C. 术后造影显示脑 AVM 完全闭塞；D. 侧位平片显示注入的 Onyx 铸型

的漂浮导管可以通过迂曲的血管到达更远的供血支。当预计注胶时间较长、可能发生粘管时应该采用可解脱型微导管 [20]。选用微导管时还要考虑微导管和栓塞药的相容性。在确保微导管能够顺利到达理想的栓塞位置，一个有足够支撑力的导引导管必不可少。对于一些极端迂曲的供血动脉，在常规的栓塞微导管和导引导管之间，还需要借助于同轴引入的"中间导管"。几乎对所有的神经介入手术，导管的支撑力和通过性是常常需要取舍的两个指标。

三、栓塞药选择

介入技术出现之后，曾经采用过多种不同类型的栓塞材料治疗脑 AVM，包括可脱球囊、

羟乙基丙烯酸甲酯聚合剂、吸收性明胶海绵颗粒、无水乙醇、胶原纤维材料、手术用的丝线、铂金弹簧圈等，上述材料单独或联合应用于介入栓塞。但其中大部分栓塞材料因为效果不尽人意而被弃用[21, 22]，原因在于这些材料很难进入畸形巢，或者栓塞材料吸收而导致病变复发。目前最常用的两种栓塞药是 NBCA 和 EVOH 聚合物，可脱弹簧圈有时跟液体栓塞药结合使用。要想成功栓塞 AVM，必须对栓塞材料性能优势、缺点和相容性有全面了解。

我们通常称液态的 NBCA 为一种胶，为了增加其在 X 线下的显影性，常常和碘化油混合使用，有时加入钽粉以强化显影。NBCA 胶在血管内会导致血管壁损伤并诱发血管腔内及周边的炎性反应[2]。NBCA 接触到含离子物质，如血液即发生聚合反应，因此，调配 NBCA 时术者应更换清洁手套和专门的操作台。注射 NBCA 前需用 5% 的葡萄糖溶液冲洗微导管，包括导管接口部位，以防 NBCA 意外聚合堵塞导管。现配现用，其中碘化油比例增高会直接提高栓塞药的黏滞度，同时会延长 NBCA 的聚合时间[23]。尽管黏滞度低的栓塞药更加有利于渗透进畸形巢，但是过快的聚合速度会妨碍栓塞药进入远端的目标血管而仅仅堵塞了供血动脉。据报道加入少量冰醋酸可以延长 NBCA 聚合时间而不改变其黏滞度[24]。延长聚合时间的另一技巧是将微导管楔入进畸形巢造成血流阻断，注入 5% 葡萄糖液制造局部非离子环境，然后再持续注入 NBCA 胶[25]。但是，微导管楔入畸形巢并非总能实现，并且可能导致供血动脉损伤发生夹层。通过微导管少量注入 NBCA，然后团注 5% 葡萄糖可以提高 NBCA 在畸形巢内的渗透力，或者在推注 NBCA 时通过导引导管持续注入 5% 葡萄糖[23, 26]。有些特定的情况下，病变的血流动力特点需要 NBCA 快速聚合堵塞血管，如畸形巢内存在的瘘，快速闭合瘘口可以防止栓塞药意外闭塞引流静脉。同样，静脉入路栓塞也要求栓塞药快速聚合，以防过多栓塞药流走导致肺栓塞。但提高 NBCA 聚合速度的同时，也要格外小心发生粘管事件[27]。

Onyx 是由乙烯 – 乙烯醇共聚物（EVOH）溶解在二甲基亚砜（DMSO）中，为增加可视性其中加入了钽粉。为确保钽粉均匀地悬浮在溶液中，使用前应将装有 Onyx 的安瓿置于振荡器上震荡时间 > 20min，打开抽取后及时注射，以防其中的钽粉沉淀。在注入 Onyx 之前需用 DMSO 将微导管腔彻底冲洗，然后缓慢持续注入 Onyx。Onyx 的特性更多地表现内聚而非黏性，在美国市场上有两种标号的产品，Onyx-18 和 Onyx-34，分别具有不同的浓度（6% 和 8%）和黏滞度。前者的黏滞度较低，适合进入血管远端和畸形巢内部；后者黏滞度较高，适合用于堵塞高分流的瘘口[28]。另外，Onyx-34 也适用于制造供血动脉内防反流的"塞子"，塞子做好以后，改用 Onyx-18 栓塞畸形血管巢。Onyx 接触血液后由外而内地发生聚合，所以持续注入的

Onyx 得以沿尚未完全闭塞的血管内腔继续流动。和 NBCA 相比，Onyx 渗入小血管和畸形巢的能力更强，这一点在争取 AVM 完全栓塞时特别具有优势。但是同时，应用 Onyx 栓塞 AVM 时如果供血动脉还参与正常脑神经供血，就需要特别注意，否则很可能导致神经缺血出现功能损害[29]。

四、技术细节

可以只通过一支微导管栓塞治疗脑 AVM，但需要将微导管送到尽可能接近畸形巢的位置。注入栓塞药应采用慢速、边打边看的方式，注意避免过多的动脉端反流，过早的静脉端堵塞，以及溢入蛛网膜下腔，蛛网膜下腔显影提示栓塞过程中 AVM 发生了破裂。注射 Onyx 时为避免反流堵塞正常动脉分支，需要等最初反流的 Onyx 形成稳固的"塞子"后再继续注射堵塞其以远部分的畸形血管。

其他选择包括经微导管注射栓塞药的同时引入另一支球囊导管阻断近端血流，或者采用双微导管利用"高压锅技术"，均有利于栓塞药进入畸形巢。所谓"高压锅技术"，即通过近端微导管做个防反流的"塞子"，经远端微导管注入栓塞药[30]。"塞子"可以由引入的弹簧圈和液态栓塞药组成（图 18-6）[31]，在"塞子"制作完成后，近端微导管即可撤除。利用弹簧圈做"塞子"尤其适合于静脉入路栓塞术，弹簧圈的阻塞可以预防栓塞药对抗不了血流而被冲走。文献亦有报道经 2 支供血动脉分别引入 1 支微导管，交替注射，以便栓塞药在畸形巢内更充分地弥散[19]。

对于某些高流量的脑 AVM，栓塞时系统性降压，甚至应用腺苷进行短暂心脏停搏有利于

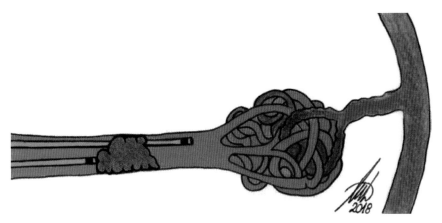

▲ 图 18-6　图示说明"高压锅技术"

用于注射栓塞药的微导管要尽量接近畸形巢，近端再引入一支微导管用来做"塞子"，"塞子"形成之后，近端的微导管即可撤出

栓塞药进入畸形巢[32]。注射栓塞药期间应不断地通过指引导管造影进行反复评估。在经静脉途径栓塞 AVM 时，请注意必须在动脉端预先置入一支造影导管，以便栓塞期间进行造影评估。

在栓塞过程完成后，撤出微导管时需要预防栓塞药意外脱落，建议回撤微导管时回抽注射器使微导管内呈负压状态。撤出导管的时机取决于使用的栓塞药，过长的注射时间、血管迂曲、导管头端过多的反流都可能造成导管无法撤出[33]。可解脱微导管的出现一定程度上解决了这个问题。关于解决"粘管"的具体技巧，包括"拉送拉""套圈抓取"和"导管辅助"文献均有报道[34, 35]，有时不得不通过外科手术将导管取出来。有些情况下，需要将微导管自进入股动脉处切断。另外一个潜在风险是微导管断裂破碎，如果出现这种并发症，则需要手术取出碎片，或者置入自膨胀式支架将碎片固定在血管壁上[36]。当发生栓塞药异位栓塞，或者弹簧圈逃逸时也可以采取类似的补救措施。

参考文献

[1] Liu L, Jiang C, He H, Li Y, Wu Z. Periprocedural bleeding complications of brain AVM embolization with Onyx. Interv Neuroradiol. 2010;16(1):47–57.

[2] Sadato A, Wakhloo AK, Hopkins LN. Effects of a mixture of a low concentration of n–butylcyanoacrylate and ethiodol on tissue reactions and the permanence of arterial occlusion after embolization. Neurosurgery. 2000;47(5):1197–203. discussion 1204–1195.

[3] Miyachi S, Izumi T, Satow T, et al. Effectiveness of preradiosurgical embolization with NBCA for arteriovenous malformations – retrospective outcome analysis in a Japanese registry of 73 patients (J–REAL study). Neurointervention. 2017;12(2):100–9.

[4] Radvany MG, Gregg L. Endovascular treatment of cranial arteriovenous malformations and dural arteriovenous fistulas. Neurosurg Clin N Am. 2012;23(1):123–31.

[5] Krings T, Hans FJ, Geibprasert S, Terbrugge K. Partial "targeted" embolisation of brain arteriovenous malformations. Eur Radiol. 2010;20(11):2723–31.

[6] Purdy PD, Batjer HH, Samson D, Risser RC, Bowman GW. Intraarterial sodium amytal administration to guide preoperative embolization of cerebral arteriovenous malformations. J Neurosurg Anesthesiol. 1991;3(2):103–6.

[7] Zhao B, Cao Y, Zhao Y, Wu J, Wang S. Functional MRI–guided microsurgery of intracranial arteriovenous malformations: study protocol for a randomised controlled trial. BMJ Open. 2014;4(10):e006618.

[8] Hemphill JC 3rd, Greenberg SM, Anderson CS, et al. Guidelines for the management of spontaneous intracerebral hemorrhage: a guideline for healthcare professionals from the American Heart Association/American Stroke Association. Stroke. 2015;46(7):2032–60.

[9] Gross BA, Frerichs KU, Du R. Sensitivity of CT angiography, T2–weighted MRI, and magnetic resonance angiography in detecting cerebral arteriovenous malformations and associated aneurysms. J Clin Neurosci. 2012;19(8):1093–5.

[10] Gazzola S, Aviv RI, Gladstone DJ, et al. Vascular and nonvascular mimics of the CT angiography "spot sign" in patients with secondary intracerebral hemorrhage. Stroke. 2008;39(4):1177–83.

[11] Stemer AB, Bank WO, Armonda RA, Liu AH, Herzig DW, Bell RS. Acute embolization of ruptured brain arteriovenous malformations. J Neurointerv Surg. 2013;5(3):196–200.

[12] van Rooij WJ, Jacobs S, Sluzewski M, Beute GN, van der Pol B. Endovascular treatment of ruptured brain AVMs in the acute phase of hemorrhage. AJNR Am J Neuroradiol. 2012;33(6):1162–6.

[13] Signorelli F, Gory B, Pelissou–Guyotat I, et al. Ruptured brain arteriovenous malformations associated with aneurysms: safety and efficacy of selective embolization in the acute phase of hemorrhage. Neuroradiology. 2014;56(9):763–9.

[14] Pan J, He H, Feng L, Vinuela F, Wu Z, Zhan R. Angioarchitectural characteristics associated with complications of embolization in supratentorial brain arteriovenous malformation. AJNR Am J Neuroradiol. 2014;35(2):354–9.

[15] Iwama T, Hayashida K, Takahashi JC, Nagata I, Hashimoto N. Cerebral hemodynamics and metabolism in patients with cerebral arteriovenous malformations: an evaluation using positron emission tomography scanning. J Neurosurg. 2002;97(6):1314–21.

[16] Rangel–Castilla L, Spetzler RF, Nakaji P. Normal perfusion pressure breakthrough theory: a reappraisal after 35 years. Neurosurg Rev. 2015;38(3):399–404. discussion 404–395

[17] Miyamoto S, Hashimoto N, Nagata I, et al. Posttreatment sequelae of palliatively treated cerebral arteriovenous malformations. Neurosurgery. 2000;46(3):589–94. discussion 594–585.

[18] Laakso A, Dashti R, Seppanen J, et al. Long–term excess mortality in 623 patients with brain arteriovenous malformations. Neurosurgery. 2008;63(2):244–53. discussion 253–245.

[19] Renieri L, Consoli A, Scarpini G, Grazzini G, Nappini S, Mangiafico S. Double arterial catheterization technique for embolization of brain arteriovenous malformations with onyx. Neurosurgery. 2013;72(1):92–8. discussion 98.

[20] Herial NA, Khan AA, Sherr GT, Qureshi MH, Suri MF, Qureshi AI. Detachable–tip microcatheters for liquid embolization of brain arteriovenous malformations and fistulas: a United States single–center experience. Neurosurgery. 2015;11(Suppl 3):404–11. discussion 411.

[21] Purdy PD, Batjer HH, Risser RC, Samson D. Arteriovenous malformations of the brain: choosing embolic materials to enhance safety and ease of excision. J Neurosurg. 1992;77(2):217–22.

[22] Sorimachi T, Koike T, Takeuchi S, et al. Embolization of cerebral arteriovenous malformations achieved with polyvinyl alcohol particles: angiographic reappearance and complications. AJNR Am J Neuroradiol. 1999;20(7):1323–8.

[23] Moore C, Murphy K, Gailloud P. Improved distal distribution of n–butyl cyanoacrylate glue by simultaneous injection of dextrose 5% through the guiding catheter: technical note. Neuroradiology. 2006;48(5):327–32.

[24] Gounis MJ, Lieber BB, Wakhloo AK, Siekmann R, Hopkins LN. Effect of glacial acetic acid and ethiodized oil concentration on embolization with N–butyl 2–cyanoacrylate: an in vivo investigation. AJNR Am J Neuroradiol. 2002;23(6):938–44.

[25] Nelson PK, Russell SM, Woo HH, Alastra AJ, Vidovich DV. Use of a wedged microcatheter for curative transarterial embolization of complex intracranial dural arteriovenous fistulas: indications, endovascular technique, and outcome in 21 patients. J Neurosurg. 2003;98(3):498–506.

[26] Rosen RJ, Contractor S. The use of cyanoacrylate adhesives in the management of congenital vascular malformations. Semin Intervent Radiol. 2004;21(1):59–66.

[27] Tamatani S, Koike T, Ito Y, Tanaka R. Embolization of arteriovenous malformation with diluted mixture of NBCA. Interv Neuroradiol. 2000;6(Suppl 1):187–90.

[28] van Rooij WJ, Sluzewski M, Beute GN. Brain AVM embolization with Onyx. AJNR Am J Neuroradiol. 2007;28(1):172–7. discussion 178.

[29] Natarajan SK, Born D, Ghodke B, Britz GW, Sekhar LN. Histopathological changes in brain arteriovenous malformations after embolization using Onyx or

N-butyl cyanoacrylate. Laboratory investigation. *J Neurosurg*. 2009;111(1):105–13.

[30] Paramasivam S, Niimi Y, Fifi J, Berenstein A. Onyx embolization using dual-lumen balloon catheter: initial experience and technical note. J Neuroradiol. 2013;40(4):294–302.

[31] Chapot R, Stracke P, Velasco A, et al. The pressure cooker technique for the treatment of brain AVMs. J Neuroradiol. 2014;41(1):87–91.

[32] Pile-Spellman J, Young WL, Joshi S, et al. Adenosine-induced cardiac pause for endovascular embolization of cerebral arteriovenous malformations: technical case report. Neurosurgery. 1999;44(4):881–6. discussion 886–887.

[33] Walcott BP, Gerrard JL, Nogueira RG, Nahed BV, Terry AR, Ogilvy CS. Microsurgical retrieval of an endovascular microcatheter trapped during Onyx embolization of a cerebral arteriovenous malformation. J Neurointerv Surg. 2011;3(1):77–9.

[34] Vu PD, Grigorian AA. Microcatheter entrapment retrieval from Onyx embolization in brain arteriovenous malformations: a technical note. Interv Neuroradiol. 2015;21(5):620–3.

[35] Newman CB, Park MS, Kerber CW, Levy ML, Barr JD, Pakbaz RS. Over-the-catheter retrieval of a retained microcatheter following Onyx embolization: a technical report. J Neurointerv Surg. 2012;4(4):e13.

[36] Hu YC, Newman CB, Dashti SR, Albuquerque FC, McDougall CG. Cranial dural arteriovenous fistula: transarterial Onyx embolization experience and technical nuances. J Neurointerv Surg. 2011;3(1):5–13.

动静脉畸形：放射治疗
Arteriovenous Malformations: Radiation Therapy

Nina Z. Moore   Min Lang   Peter A. Rasmussen   著

陈中灿 译

第
19
章

放射治疗是利用来自光谱高能量部分的能量束，或者带电的电子束或质子束诱发细胞内的损伤而使细胞发生程序性的细胞死亡。光谱光束包括 X 线或伽马线。对于标准放疗方法，治疗会被分为多次以减少正常组织的剂量。放射外科，一种在头部和颈部使用的技术，对于一个选定的部位进行一次集中治疗。放射外科可以使用 Cobalt-60（光子）、粒子束（质子）或直线加速器（LINAC）系统。Cobalt-60 设备包括被称为伽马刀的机器（Elektra Instruments，Stockholm，Sweden）。直线加速器设备包括 NovalisTx（Varian Medical Systems，Inc.，Palo Alto，CA）和射波刀（Accuray，Sunnyvale，CA）[1]。

一、AVM 的放射治疗机制

通过对伽马刀放射治疗后的 AVM 的组织学评估，Schneider 等注意到放射后内皮的损伤。接着内皮损伤导致了 AVM 动脉内平滑肌细胞增殖，同时增加了这些细胞周围的细胞外胶原。细胞增殖和胶原蛋白沉积造成了管腔通畅性下降，甚至闭塞，从而阻断了 AVM 畸形团的供血。增殖期过后，发生透明质转化引起的细胞变性。在他们的研究中，增殖和细胞变性的程度与 AVM 消失的血管造影和 MRI 显像相关 [2]。Kashba 等证实伽马刀照射后的动物模型中，室管膜下血管壁增厚导致了管腔变窄 [3]。

（一）患者选择

AVM 的位置可使放射外科成为某些患者的最佳治疗选择。对于涉及大脑功能区，如运动带、语言中枢、基底神经节、丘脑，或者脑干的位置的 AVM，放射外科治疗通常是一个不错的选择，这些部位的手术切除被认为风险较高，会导致新的或加剧神经功能损害。由于体积大或位置很深，而无法手术切除的 AVM 也可以使放射治疗或分期放射治疗成为最安全的选择。

具有并发症的患者进行全身麻醉对于手术切除是比较危险的，他们可能是放射治疗的好的适用者，通常只需要适度镇静即可。

（二）放射治疗

放射治疗的临床结果

尽管大多数使用放射治疗 AVM 的中心现在都在进行放射治疗，但是使用常规放射治疗只有部分地取得了成功。Redekop 等进行的一项研究中，接受常规放疗的 AVM 患者仅 20% 完全闭塞，每年的出血率为 3.3%[4]。能够获得更高闭塞或根除率及将正常脑部显露于放射线降至最低程度，这些能力已经使动静脉畸形的治疗转向放射外科。

（三）放射外科

LINAC

LINAC 的临床结果

表 19-1 展示了基于 LINAC 的脑 AVM 的放射治疗使 AVM 闭塞范围达到 66%～89%。其中一项研究发现，LINAC 产生的闭塞率是基于 AVM 的体积。体积为 $1\sim4cm^3$、$4\sim10cm^3$ 及最后 $> 10cm^3$ 的 AVM 的闭塞率分别为 81%、89% 和 69%。闭塞与先前用颗粒状物质栓塞的经历呈负相关。照射剂量 $< 1400cGy$ 的 AVM 患者没有获得闭塞[5]。

表 19-1 LINAC 放射外科的效果

作　者	N	血管造影上的闭塞	永久性的损害	出血率
Friedman 等[5]	158	69%～89%	4.3%	5%（1 年）
Pollock 等[6]	315	66%		4.8%（1 年）
Bostrom 等[7]	129	71.1%	13.2%	1.7%（2 年）

N. 病例数

(1) 再出血率

LINAC 治疗后的再出血率被引用为每人年是 2.7%（出血量 < 14ml 的 AVM）和每人年 7.5%（出血量 ≥ 14ml）[5]。Friedman 等研究结果显示放射外科治疗后第 1 年内出血的发生率为 5%。每个 LINAC 研究的再出血率见表 19-1。

(2) 并发症

随着治疗病变体积的增加，放射治疗后影像学上的异常和并发症发生率也提高了 [5, 8]。在 Friedman 等的研究中，> 14ml 治疗区域的患者接收了 1600 cGy 或更多的辐射，其中 72% 患者的 T_2 加权 MRI 出现异常，22% 的患者由于放射性坏死而需要切除 [5]。Bostrom 等发现在他们接受 LINAC 放射治疗的 129 名患者中 13.2% 出现了永久性的功能损害（表 19-1）[7]。

（四）粒子束

粒子束的临床结果

Hattangadi-Gluth 等在 248 名 AVM 患者接受粒子束照射的研究中发现，大约 3 年的时候其闭塞率为 64.6%，5 年和 10 年闭塞率分别为 70% 和 91%（表 19-2）。他们的平均闭塞时间为 31 个月。在 AVM 体积较小、照射剂量较大及较高的最大剂量的患者中观察到较高的闭塞成功率 [10]。

表 19-2　粒子束放射治疗的结果

作　者	N	人　群	血管造影上的闭塞	永久性损害	出血率
Steinberg 等 [9]	89		39%～94%	9.6%	
Hattangadi-Gluth 等 [10]	248		5 年时 70% 10 年时 90%		5 年时 7% 累积风险
Walcott 等 [11]		小儿科			

N. 病例数

Walcott 等的一项研究表明，用质子束治疗儿童可以最大限度地减少对健康组织的损伤，特别是在发育中的大脑中。他们发现对体积为 4.5 ± 5.0ml AVM 给予达 90% 等剂量线的 15.50 ± 1.87 CGE 照射，可以安全地治疗高风险 AVM [11]。

(1) 再出血率

不完全闭塞的 AVM 患者再出血率被引用为 5 年累计发生率 7% [10]。

(2) 并发症

Hattangadi-Gluth 等发现癫痫发作是最常见的并发症，其中 8% 为急性发作，9.1% 为长期发作[10]。质子束放射治疗的并发症风险与治疗剂量、体积、患者年龄，以及位于丘脑和脑干内直接相关[12]。

（五）伽马刀

伽马刀的临床结果

根据 Karlsson 等的发现，在病变周围使用 27Gy 的剂量 2 年后伽马刀能够完全闭塞约 80% 的大脑 AVM[13]。还有其他一些较大规模的伽马刀结果研究（表 19-3 和表 19-4、图 19-1）。

表 19-3　伽马刀放射治疗的结果

作　者	N	平均剂量 / 面积	血管造影上的闭塞	永久性损害	出血率
Lunsford 等 [14]	227		58%～100%	1.2%	
Yamamoto 等 [15]	121		75%	5%	
Karlsson 等 [13]	272	周围 27Gy	80%		1.8%/ 年
Maruyama 等 [16]	500	平均剂量 20 Gy	81%～91%	1.4%	即使 3 年后有出血风险也达 6.3%

N. 病例数

表 19-4　基于位置或亚组的伽马刀放射治疗的结果

部　位	作　者	N	血管造影上的闭塞	永久性损害	出血率
小脑	Cohen–Inbar 等 [17]	162	• 3 年：38.3% • 5 年：74.2% • 7 年：81.4% • 10 年：86.1%	1.2%	头 2 年 0.96%/ 年 2 年后 0.8%/ 年
脑干	Maruyama 等 [16]	50	66%	7%	头 3 年 1.7%/ 年 之后是 0%
丘脑 / 基底节	Kano 等 [18]	133	• 3 年 57% • 10 年 72%	4.5%	4.7%/ 年
胼胝体	Maruyama 等 [19]	32	• 4 年 64% • 6 年 74%	3%	0%
儿科	Dinca 等 [20]	363	82.7%		2.2%
	Smyth 等 [21]	40	剂量 > 18Gy 的患者达 63%	6%	• 第 1 年 3.2%/ 人 / 年 • 第 2～4 年 4.3%/ 人 / 年
	Zeiler 等 [22]	19	3 年 81.8%	0%	
	Nicolato 等 [23]	100	90%	11%	潜伏期为 9%

N. 病例数

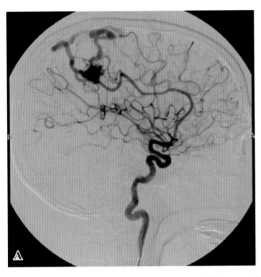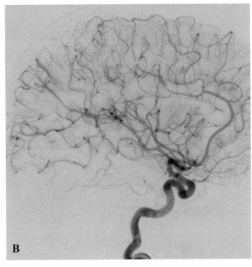

▲ 图 19-1　伽马刀治疗前后

A. 左侧顶叶 AVM 的左颈内动脉注射显影；B. 通过左颈内动脉注射，3 年后随访血管造影显示左侧顶叶 AVM 完全闭塞

(1) 再出血率

Karlsson 等引述治疗后潜伏期每年出血率为 1.8%[13]，而 Maruyama 等声称在他们 500 名患者的研究中，如果患者即使在 3 年后表现为出血，其风险高达 6.3%[24]。

(2) 并发症

已发现伽马刀放射治疗后的永久性神经损害风险为 1.2%～8%，新发或恶化的癫痫发作为 0.8%，致命性的并发症发生率 0.2% 及脑神经病变为 1%[6, 14]。有害辐射的风险在脑干、丘脑和较大的 AVM，以及更高的边缘剂量时有所增加[25]。

二、联合疗法

（一）血管内栓塞与放射外科相结合

文献中放射外科治疗前血管内栓塞的作用有不同的研究结果。术前栓塞的好处是减小病灶的体积以更有针对性的靶向 AVM，并可能通过降低流入 AVM 的血流来为 AVM 出血提供保护。栓塞的风险包括由于血流模式的变化而导致 AVM 破裂的风险，阻止完全栓塞的晚期血管再通或手术中的并发症。在 Lee 等进行的一项患者对照研究中，两组患者的闭塞率之间不存在统计学差异，一组放射治疗前进行了 Onyx 胶栓塞，而另一组仅接受放射治疗[26]。有几篇文献指出，在接受放射治疗前进行栓塞的脑 AVM 中，AVM 闭塞率较低[5, 27]。

（二）放射外科与显微外科相结合

根据我们的经验，在非闭塞性 AVM 的放射外科治疗窗口期之后进行的显微手术由于周围脑组织的变化而变得更容易。很像先前出血的区域，在 AVM 病灶周围有一个无血管和胶质样的边界，这使得即使是位于功能区的 AVM 术后也不易出现新的功能损害。对于术后有残留的稳定的 AVM，也可以作为放射治疗的靶点，特别是在没有高风险，或者残留的 AVM 位于功能区的情况下。

（三）分期放射外科治疗

对于大型 AVM，正常的规定剂量不能覆盖整个病灶，并且如果进行调整，则在许多情况下不会提供足够的辐射来消除 AVM。一些中心已经开始针对这些 AVM 进行尝试，特别是那些＞ 10ml 的患者，有意地进行分期伽马刀治疗，每次针对 AVM 不同部分的病灶。Yamamoto 等报道了他们来自大型 AVM 分期治疗患者的 2 年结果，有 20 名患者接受了分期伽马刀治疗并进行了后续血管造影，有 65% 患者的 AVM 产生了闭塞，而 35% 患者的病灶明显缩小[28]。在我们中心，我们快速连续地对 Spetzler-Martin 4 级或 5 级患者进行分阶段的放射治疗，并在 3 年后判断治疗是否成功。

（四）具有挑战性的 AVM 部位

脑干 AVM 对于管理决策提出了一个难题。在由 Yang 等完成的研究中，将 30 名 AVM 特征和临床人口特点匹配良好的脑干 AVM 患者分为保守治疗组与放射治疗组。放射治疗组中有 43.8% 的患者经过 4.7 个平均随访期发生了闭塞。随访期间复发性出血在两个组中类似，在改良的 Rankin 量表评分中放射治疗组在统计学上有显著性改善[29]。

（五）治疗计划：伽马刀

1. Leksell 立体定向头架放置

Leksell 立体定向头架放置是在伽马刀治疗的开始阶段完成。小心地将头架平衡放置在患者的头上，常使用一叠纱布适当地将头架居中，以避免随后干扰放射治疗计划。局部麻醉药被用来使帖子的位置失去知觉，并且麻醉针的深度用于从托盘中选择合适的针头尺寸。头架依次在对侧钉子之间交替拧紧帮助将患者头部保持在头架中心或以某种方式防止侧面病变中的帖子阻挡射线发射。一旦患者被固定在头架内，要检查钉子是否完全稳定，并且验证头盔被放在头架上，以确保头架将与系统匹配，并且对系统发出的放射干扰最小。

2. 利用 Leksell 头架进行脑血管造影

伽马刀的准备工作包括用原位固定到血管造影患者台上的 Leksell 头架获得血管造影照片。射线照相基准标记必须可见以便适当对齐（总共 9 个标记每张图片必须可见）。图像的放大倍数必须为 100，并且位于 0°。荧光透视检测器必须在患者的左侧，以获取侧面图像。

从血管造影照片中选择前后图像（AP）和侧面图像并发送给伽马刀中心以供在计划软件中使用。

3. 用 Leksell 头架进行 MRI 对比扫描

在进行治疗计划之前，将 Leksell 头架固定就位，对患者进行立体定位对比 MRI 扫描有助于描绘 AVM 病灶以制订计划。利用 MRI 参考标记，伽马刀软件能够耦合血管造影 AP 图像、侧面的 X 线和 MRI 图像来帮助定位 AVM 的流入与流出以制订治疗计划。

4. 目标选择和剂量

首先使用脑血管造影，然后使用 MRI 立体定位对比图像，畸形团成为目标（图 19-2）。注意标记任何重要的神经系统结构，包括脑干和视神经以计算这些敏感结构的剂量。然后精心计划放射以优化伽马刀效率和目标覆盖范围，同时保护敏感结构。27 Gy 的剂量除以体积的立方根（ml）（公式 19-1）。通常会调整此剂量，以确保附近的重要结构的安全暴露。

$$边际计量 = \frac{27（Gy）}{\sqrt[3]{体积（ml）}} \qquad （公式 19-1）$$

（六）随访建议

国际放射外科协会建议对患者进行 6 个月间期随访检查和 MRI 扫描直至治疗后 3 年。

建议在第 3 年时行血管造影以确定是否发生 AVM 闭塞。通常在放射外科手术时给患者服用一定剂量的类固醇和短暂的类固醇逐渐减量。对于因加重的病灶周围水肿而引起症状的患者，可以进行额外的类固醇逐渐减量治疗。脑叶 AVM 的患者建议使用抗癫痫药，因为围术期癫痫发作风险略有增加，尤其是有癫痫发作史的患者[30]。

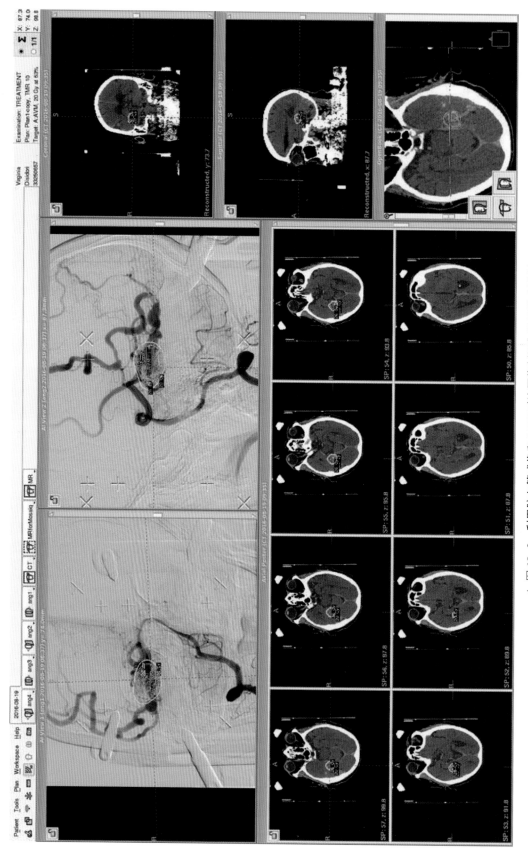

▲ 图 19-2 利用脑血管成像和 MRI 对比图像制订伽马刀治疗计划

参考文献

[1] International Radio Surgery Association. Stereotactic radiosurgery overview. 2016. Available: Irsa.org/radiosurgery.html. 11 Nov 2016.

[2] Schneider BF, Eberhard DA, Steiner LE. Histopathology of arteriovenous malformations after gamma knife radiosurgery. J Neurosurg. 1997;87(3):352–7.

[3] Kashba SR, Patel NJ, Grace M, Lee VS, Raoufi-Rad N, Raj JV, Duong TT, Stoodley M. Angiographic, hemodynamic, and histological changes in an animal model of brain arteriovenous malformations treated with gamma knife radiosurgery. J Neurosurg. 2015;123(4):954–60.

[4] Redekop GJ, Elisevich KV, Gaspar LE, Wiese KP, Drake CG. Conventional radiation therapy of intracranial arteriovenous malformations: long-term results. J Neurosurg. 1993;78(3):413–22.

[5] Friedman WA, Bova FJ, Mendenhall WM. Linear accelerator radiosurgery for arteriovenous malformations: the relationship of size to outcome. J Neurosurg. 1995;82(2):180–9.

[6] Pollock BE, Gorman DA, Coffey RJ. Patient outcomes after arteriovenous malformation radiosurgical management: results based on a 5- to 14-year follow-up study. Neurosurgery. 2003;52(6):1291–6. discussion 1296–7.

[7] Bostrom JP, Bruckermann R, Pintea B, Bostrom A, Surber G, Hamm K. Treatment of cerebral arteriovenous malformations with radiosurgery or Hypofractionated stereotactic radiotherapy in a consecutive pooled linear accelerator series. World Neurosurg. 2016;94:328–38.

[8] Miyawaki L, Dowd C, Wara W, Goldsmith B, Albright N, Gutin P, Halbach V, Hieshima G, Higashida R, Lulu B, Pitts L, Schell M, Smith V, Weaver K, Wilson C, Larson D. Five year results of LINAC radiosurgery for arteriovenous malformations: outcome for large AVMS. Int J Radiat Oncol Biol Phys. 1999;44(5):1089–106.

[9] Steinberg GK, Fabrikant JI, Marks MP, Levy RP, Frankel KA, Phillips MH, Shuer LM, Silverberg GD. Stereotactic helium ion Bragg peak radiosurgery for intracranial arteriovenous malformations. Detailed clinical and neuroradiologic outcome. Stereotact Funct Neurosurg. 1991;57(1–2):36–49.

[10] Hattangadi-Gluth JA, Chapman PH, Kim D, Niemierko A, Bussiere MR, Stringham A, Daartz J, Ogilvy C, Loeffler JS, Shih HA. Single-fraction proton beam stereotactic radiosurgery for cerebral arteriovenous malformations. Int J Radiat Oncol Biol Phys. 2014;89(2):338–46.

[11] Walcott BP, Hattangadi-Gluth JA, Stapleton CJ, Ogilvy CS, Chapman PH, Loeffler JS. Proton beam stereotactic radiosurgery for pediatric cerebral arteriovenous malformations. Neurosurgery. 2014;74(4):367–73. discussion 374.

[12] Barker FG 2nd, Butler WE, Lyons S, Cascio E, Ogilvy CS, Loeffler JS, Chapman PH. Dosevolume prediction of radiation-related complications after proton beam radiosurgery for cerebral arteriovenous malformations. J Neurosurg. 2003;99(2):254–63.

[13] Karlsson B, Lindquist C, Steiner L. Prediction of obliteration after gamma knife surgery for cerebral arteriovenous malformations. Neurosurgery. 1997;40(3):425–30. discussion 430–1.

[14] Lunsford LD, Kondziolka D, Flickinger JC, Bissonette DJ, Jungreis CA, Maitz AH, Horton JA, Coffey RJ. Stereotactic radiosurgery for arteriovenous malformations of the brain. J Neurosurg. 1991;75(4):512–24.

[15] Yamamoto Y, Coffey RJ, Nichols DA, Shaw EG. Interim report on the radiosurgical treatment of cerebral arteriovenous malformations. The influence of size, dose, time, and technical factors on obliteration rate. J Neurosurg. 1995;83(5):832–7.

[16] Maruyama K, Kondziolka D, Niranjan A, Flickinger JC, Lunsford LD. Stereotactic radiosurgery for brainstem arteriovenous malformations: factors affecting outcome. J Neurosurg. 2004;100(3):407–13.

[17] Cohen-Inbar O, Starke RM, Kano H, Bowden G, Huang P, Rodriguez-Mercado R, Almodovar L,

Grills IS, Mathieu D, Silva D, Abbassy M, Missios S, Lee JY, Barnett GH, Kondziolka D, Lunsford LD, Sheehan JP. Stereotactic radiosurgery for cerebellar arteriovenous malformations: an international multicenter study. J Neurosurg. 2017;127(3):512–21.

[18] Kano H, Kondziolka D, Flickinger JC, Yang HC, Flannery TJ, Niranjan A, Novotny J Jr, Lunsford LD. Stereotactic radiosurgery for arteriovenous malformations, part 4: management of basal ganglia and thalamus arteriovenous malformations. J Neurosurg. 2012;116(1): 33–43.

[19] Maruyama K, Shin M, Tago M, Kurita H, Kawamoto S, Morita A, Kirino T. Gamma knife surgery for arteriovenous malformations involving the corpus callosum. J Neurosurg. 2005;102(Suppl):49–52.

[20] Dinca EB, de Lacy P, Yianni J, Rowe J, Radatz MW, Preotiuc-Pietro D, Kemeny AA. Gamma knife surgery for pediatric arteriovenous malformations: a 25-year retrospective study. J Neurosurg Pediatr. 2012;10(5):445–50.

[21] Smyth MD, Sneed PK, Ciricillo SF, Edwards MS, Wara WM, Larson DA, Lawton MT, Gutin PH, McDermott MW. Stereotactic radiosurgery for pediatric intracranial arteriovenous malformations: the University of California at San Francisco experience. J Neurosurg. 2002;97(1):48–55.

[22] Zeiler FA, Janik MK, McDonald PJ, Kaufmann AM, Fewer D, Butler J, Schroeder G, West M. Gamma Knife Radiosurgery for Pediatric Arteriovenous Malformations: A Canadian Experience. Can J Neurol Sci. Le journal canadien des sciences neurologiques. 2016;43(1):82–6.

[23] Nicolato A, Longhi M, Tommasi N, Ricciardi GK, Spinelli R, Foroni RI, Zivelonghi E, Zironi S, Dall'Oglio S, Beltramello A, Meglio M. Leksell Gamma Knife for pediatric and adolescent cerebral arteriovenous malformations: results of 100 cases followed up for at least 36 months. J Neurosurg Pediatr. 2015;16(6):736–47.

[24] Maruyama K, Shin M, Tago M, Kurita H, Kawahara N, Morita A, Saito N. Management and outcome of hemorrhage after gamma knife surgery for arteriovenous malformations of the brain. J Neurosurg. 2006;105(Suppl):52–7.

[25] Kano H, Flickinger JC, Tonetti D, Hsu A, Yang HC, Flannery TJ, Niranjan A, Lunsford LD. Estimating the risks of adverse radiation effects after gamma knife radiosurgery for arteriovenous malformations. Stroke. 2017;48(1):84–90.

[26] Lee CC, Chen CJ, Ball B, Schlesinger D, Xu Z, Yen CP, Sheehan J. Stereotactic radiosurgery for arteriovenous malformations after Onyx embolization: a case-control study. J Neurosurg. 2015;123(1):126–35.

[27] Henkes H, Nahser HC, Berg-Dammer E, Weber W, Lange S, Kuhne D. Endovascular therapy of brain AVMs prior to radiosurgery. Neurol Res. 1998;20(6):479–92.

[28] Yamamoto M, Akabane A, Matsumaru Y, Higuchi Y, Kasuya H, Urakawa Y. Long-term followup results of intentional 2-stage gamma knife surgery with an interval of at least 3 years for arteriovenous malformations larger than 10 cm(3). J Neurosurg. 2012;117(Suppl):126–34.

[29] Yang W, Porras JL, Garzon-Muvdi T, Xu R, Caplan JM, Hung AL, Braileanu M, Rong X, Colby GP, Coon AL, Tamargo RJ, Huang J. Management outcome of brainstem arteriovenous malformations: the role of radiosurgery. World Neurosurg. 2016;94:64–72.

[30] International RadioSurgery Association Board. Stereotactic radiosurgery for patients with intracranial Arteriovenous Malformations (AVM) radiosurgery practice guideline report, IRSA. 2009. http://irsa.org/AVM%20Guideline.pdf

硬脑膜动静脉瘘（DAVF）的外科手术适应证及技巧

Dural Arteriovenous Fistulae: Surgical Indications and Technique

Alex M. Witek　Trevor M. Dudley　Mark D. Bain　著

白卫星　译

硬脑膜动静脉瘘（dural arteriovenous fistula，DAVF）是发生在硬膜上的异常的动脉静脉间的分流。涉及的动脉通常来自颈外动脉分支（如枕动脉或脑膜中动脉），但颈内动脉分支有时亦被涉及（如眼动脉的筛支或脑膜垂体干），甚至一些皮质血管也有参与（如大脑后动脉和小脑上动脉的脑膜支）。DAVF 可以造成很多症状，血管内介入或外科手术均有其治疗的适应证和方法，本章简述 DAVF 的基础上，着重介绍后者。讲述内容不包括颈内动脉海绵窦瘘（另辟章节）。

一、临床表现

作为一种少见疾病，DAVF 仅占到颅内血管畸形病变的 7%[1]，平均发病年龄为 59岁[2]。临床表现可以从完全无症状到灾难性颅内出血，或者各种神经功能障碍。颅内出血包括脑室内出血、蛛网膜下腔出血，甚至硬膜下出血。最常见的非出血性症状包括颅内杂音、头痛、视觉障碍、偏瘫、失语、脑神经损害、癫痫和脊髓症状[3-5]。搏动性杂音或耳鸣最多见于横窦和乙状窦的 DAVF，因为瘘引起的血液湍流容易经过颞骨传到内耳。尽管扩张的皮质静脉可能产生占位效应引起症状，但 DAVF 相关的症状更多由病变造成的静脉高压所致。

二、诊断

对于出现神经系统症状的患者，CT 仍然是排除颅内出血的首选手段。CTA 及 MR 检查可以清晰显示 DAVF 患者显著增粗的皮质血管和水肿，成为重要的初诊手段，但基于导管技术的 DSA 才是诊断此病的金标准。DSA 可以显示动静脉瘘位置、供血动脉、静脉引流方式，并且可以除外 AVM 的可能性。对于 DAVF 的血管构成，依赖于完整的头部血管造影，包括双侧 ICA、ECA 及双侧椎动脉。经微导管的超选择造影有助于明确瘘口的结构位置。对于首次 DSA 阴性的出血患者，以及临床特征符合血管畸形的患者，应于数周后复查造影，可能会发现出血急性期未有显著的病变。

三、自然病程

影响 DAVF 患者发生出血或神经功能损害的重要因素包括出血史和病变的静脉引流方式。多种评估系统可以对疾病风险进行分层，其中最常用的是 Borden 分级和 Cognard 分级。前者将病变分为三型：① Ⅰ 型病变通过静脉窦和硬膜静脉引流；② Ⅱ 型病变引流入静脉窦和硬膜静脉，合并皮质静脉反流；③ Ⅲ 型病变直接通过皮质静脉引流 [6]。Cognard 分型包括 Ⅰ～Ⅴ 型，Ⅰ 型病变引流入静脉窦，维持正向血流；Ⅱ a 型引流入窦但存在窦内反流，Ⅱ b 型引流入窦并经窦反流入皮质静脉，Ⅱ a+b 型引流入窦，合并窦内及皮质反流；Ⅲ 型直接经皮质静脉引流；Ⅳ 型直接经皮质静脉反流并存在引流静脉扩张（引流静脉直径＞ 5mm 或超过正常静脉直径的 3 倍）；Ⅴ 型直接经皮质静脉引流，并累及脊髓静脉 [7]。

对于 DAVF，临床表现严重通常预示疾病发生破裂出血的风险较高。高风险的瘘指那些经过皮质静脉引流的类型，通常导致出血、神经局灶症状、智能障碍、脊髓功能损害、高颅压，以及癫痫发作。低风险的瘘可以无任何症状或仅仅表现为颅内杂音或眼部症状。文献报道高风险的 DAVF 年出血率达 7.5%，而低风险瘘的年出血率仅为 1.5%[8-10]。对于尚未有明显症状的患者，依据病变静脉引流方式的分级系统，如 Borden 或 Cognard 分型可以用于预测病变的自然风险。Borden Ⅰ 型表现为良性病程，仅有 2% 发展为高风险病变 [11]。如果病变存在皮质静脉引流，通常自然病程不乐观。如 Borden Ⅱ 型和 Borden Ⅲ 型病变，有报道称经保守治疗，随访发现年再发出血率、非出血性神经功能损害率和死亡率分别为 8%、7% 和 10%[12]。

四、外科手术适应证

（一）手术治疗或随访观察

DAVF 病变是否需要手术干预取决于症状的严重程度，以及有无皮质静脉反流。高风险的 DAVF 基于高达 7.5% 的年出血风险，需要尽早采取干预措施[8]。对于低风险病变，是否手术干预取决于病变静脉引流方式，如果病变存在皮质静脉反流（Borden Ⅱ 型和 Borden Ⅲ 型或者 Cognard Ⅱ b 及以上型）应该积极手术干预；对于没有皮质静脉反流的病变，治疗可以聚焦于改善难以忍受的颅内杂音或头痛。

（二）手术方式简述

治疗 DAVF 的方法包括外科手术和血管内介入等多种。近年来手术设备和技术进展，外科手术成为一些类型 DAVF 的根治方式，同时血管内介入技术的进步使许多 DAVF 可以通过腔内技术得到解决。放射外科可以作为二线选择，报道其对合并皮质静脉引流的 DAVF 治愈率仅达 56%[13]，患者在放射外科治疗起效前仍然存在再次出血和其他神经功能损害的可能。未达到彻底治愈的目的，手术必须确保切除瘘口或者完全闭塞动脉端及静脉端。必须注意的是，仅仅结扎或堵塞供血动脉不能治愈这种疾病，残余的瘘会吸纳其他潜在的供血支而持续存在。闭塞扩张的静脉球或引流静脉可以使病变得到治愈。尽管手术追求造影性治愈，但 DAVF 本身的复杂性决定了手术有时非常困难，必须基于具体患者的情况确定不同的治疗目标。对于有些难以手术治愈的患者，同样可以获益于姑息性手术。例如，通过堵塞供血动脉而使瘘的流量降下来，也能至少暂时缓解症状。同样道理，手术选择性的断开和瘘相关的皮质静脉也用于治疗 Borden Ⅱ 型病变[14]。

血管内介入治疗已经成为多数 DAVF 的治愈方式。介入治疗可以采用动脉或静脉入路，植入弹簧圈或注入液体栓塞药。动脉入路栓塞一般仅限于 ECA 分支血管，经 ICA 或椎动脉栓塞常常会因为栓塞药反流而导致神经功能损害（例如反流入眼动脉可导致单眼失明）。因此有时可以尝试从 ICA 或 VA 分支进行栓塞。目前认为如果病变没有合适的动脉或静脉入路，动脉入路存在太高的风险，或者介入栓塞失败的患者（栓塞失败的患者不仅无效，还使再次栓塞因为缺乏入路变得异常困难），可考虑外科手术切除。

（三）窦型 DAVF

按照病变引流有没有累及静脉窦，DAVF 可以分为两个类型，即窦型和非窦型。前者也被称为间接 CVD 型，相当于 Borden Ⅰ型和Ⅱ型，或者 Cognard Ⅱa+b 及以下各型。对于介入栓塞来说窦型病变比较容易做到，因为瘘口就位于静脉窦壁内而形成弥散复杂的网状结构，外科切除就需要特别注意大量出血的风险。外科治疗窦型 DAVF 的最有效方式就是闭塞受累的静脉窦，可以通过外科结扎或腔内填塞弹簧圈实现。这种做法存在正常的静脉引流同时受损的风险，然而，对于合并皮质静脉反流的 DAVF，受累静脉窦的功能事实上已经丧失了，手术闭塞局部静脉窦通常是可行的。如果病情不允许闭塞受累的静脉窦，则需要考虑经动脉栓塞和外科重建静脉窦。

（四）非窦型 DAVF

非窦型 DAVF，相当于 Borden Ⅲ型，或者 Cognard Ⅲ及以上各型。和窦型病变性比，非窦型 DAVF 更加适合外科手术治疗。此类病变限于解剖结构，静脉入路栓塞常常无法达到，颈动脉栓塞治愈此类病变的前提是栓塞药充分弥散到病变的静脉端。但此类病变有时没有 ECA 分支参与供血，如筛窦及小脑幕区的 DAVF，即是适合外科切除的常见病变。

（五）出血性 DAVF 处理要点

如前所述，所有表现为出血的 DAVF 均需要手术干预，多数患者需要药物，或者置放脑室引流管来缓解高颅压。据报道在发病后的 2 周内再次出血的概率高达 35%[15]，所以对于出血性 DAVF，手术干预应尽早，通常应在发病数日内进行。如果存在明显的脑内或硬脑膜下血肿，则需要急诊手术缓解占位效应，开颅时要充分考虑切除 DAVF 之外血肿清除的需要。

五、外科手术入路

（一）窦型 DAVF

尽管一般讲此型病变适合腔内介入治疗，但仍需清楚无法栓塞的患者外科切除时的基本原则。两种基本术式，包括窦结扎（或切除）和窦清扫，前者较多应用，后者用于不容许手术损毁受累窦腔的患者[16-18]。具体术式的选择取决于患者有无其他途径替代受累静脉窦的功能。手术需要开颅显露受累静脉窦的两侧。对于横窦/乙状窦的瘘，开颅显露的范围需要延及横窦上下侧和乙状窦的前后端。DAVF 周边区域包含增粗的头皮动脉、穿骨血管和硬膜动脉，术者必须做好术中发生大出血的准备[14, 16]。可以依靠双极电凝控制头皮和硬膜出血，骨性结构出血可用骨蜡。此外减少术中出血的方法还有显露颈部 ECA 给予临时阻断，或者术前先行相关 ECA 分支的栓塞。

窦清扫指结扎和分离窦周边的硬膜，保留静脉窦壁以维持窦腔的引流功能。横窦/乙状窦 DAVF 的供血动脉常常位于枕部、小脑凸面、小脑幕，以及大脑镰的硬膜上。手术显露静脉窦，经过电凝止血，切开窦上方及窦下方的硬膜。因为瘘的存在，此类患者的硬膜通常血管密布，所以在切开硬膜之前必须彻底地止血。窦周边的小脑幕和大脑镰也要类似处理。这样通过止血、切开受累静脉窦周边的硬膜，可以离断瘘的供血动脉，而静脉窦的结构和功能得以保全。

窦损毁术开始步骤同窦清扫术。不同的是，离断硬膜供血动脉后，结扎受累静脉窦的两端，具体可以联合应用以下方式，双极电凝、金属夹或缝合，然后切除受累静脉窦。如果受累静脉窦不便切除或清扫，则可以采取填塞窦的方法预防瘘的复发，填塞材料包括氧化纤维素、吸收性明胶海绵，或者患者本身的肌肉组织。

对于高级别的 DAVF 报道还有另一种处理方法，即结扎和切除受累静脉窦相关的动脉化的引流静脉。这种处理办法实际上是将一个高级别的病变（Borden Ⅱ型）改造成了低级别的（Borden Ⅰ型）。有学者报道，和完全切除瘘相比，这种"降级"手术疗效相当，并发症更低，可能遗留部分症状但可耐受[14]。然而对这种治疗方式的随访资料尚很有限，尤其术后如果发生了引流不畅，病情进展的危险就难以避免，所以对于"降级"术后的患者，密切进行临床和影像学随访是必要的。

（二）非窦型 DAVF

过去的手术方法是切除瘘累及的硬膜，然而实践证明在引流静脉出硬膜处简单结扎引流静脉就足以治愈非窦型 DAVF[19-22]。一旦 DAVF 的引流通道被堵塞，瘘本身即发生血栓化而消失。众所周知，发生于软膜血管的 AVM，结扎其引流静脉则会导致畸形巢内压力升高继而破裂出血。DAVF 常发生于血栓化的静脉窦的某一节段，只需在受累窦的上方钻孔或开颅，进而穿刺引流静脉实施微弹簧圈栓塞，此种做法时有报道[23, 24]。对于非窦型 DAVF 制订手术计划时，必须深入研究造影以明确病变的静脉引流特征。开颅可以直接显示并提供进入引流静脉的通道，明确引流静脉穿出硬膜进入蛛网膜下腔的位置。

经过术前对影像资料的研判，半球凸面的瘘最方便定位于引流静脉进入蛛网膜下腔处行开颅手术，立体定向导航技术也能提供帮助。如上所述，应在剪开硬膜前充分止血处理，剪开后应仔细检查确定引流静脉，顺着引流静脉找到其出硬膜处，即是结扎和离断的合适位置。

筛窦区 DAVF 常发生于颅前窝底，或者大脑镰前下缘的硬膜。动脉化的引流静脉也从颅前窝底或大脑镰硬膜穿出。显露上述引流静脉可以经翼点开颅，额下外侧入路；或者低位经额或称为双额开颅，经额下和半球间入路。经翼点开颅可以避免打开额窦。双额开颅可以充分显露双侧额底，对于引流静脉大致居中的患者非常适合。采用单侧入路时，必要时可以切开大脑镰。如果预期要打开额窦，应准备好骨膜瓣。

小脑幕区 DAVF 在瘘的位置及引流静脉上存在巨大差异，具体分类可见 Lawton 分级[25]。必须通过术前造影明确引流静脉的起始位置，以及向幕上或幕下引流，基于最佳显露引流静脉选择不同入路开颅。如果引流静脉居中偏后，向幕下引流，则可经枕下开颅，采取小脑上–幕下入路。对于起源偏向一侧（近岩上窦）的幕下静脉比较适合乙状窦后入路。如果静脉起自小脑幕后部且向幕上引流，则可经枕开颅，选择幕上–枕下入路。前部居中的静脉（近 Galen 静脉），可以采取后部半球间入路。起自幕切迹的静脉适合翼点或者颞下入路。

六、典型病例

（一）筛窦区 DAVF：外侧额下入路

患者男性，65 岁，表现为头痛，MR 显示额叶近基底节区一支迂曲的血管流空，初诊为血管畸形。血管造影显示为筛窦区 DAVF，供血动脉来自双侧眼动脉的筛支，以及双侧颌内动脉分支（图 20-1）。通过一支扩张的静脉，沿大脑镰左侧向后引流入深静脉系统；另有静脉向上引流入上矢状窦。鉴于属于高级别病变（Borden Ⅲ型，Corgnard Ⅳ型），推荐积极手术干预。因为病变主要供血动脉来自眼动脉，所以多认为这种 DAVF 更适合手术切除。

患者平卧，头部后伸，稍扭向对侧肩膀。经左侧翼点开颅，骨瓣前缘达颅前窝底。通过显微外科技术分离组织，采取额下入路，显露范围前达额极，后达视交叉及大脑镰。可见动脉化

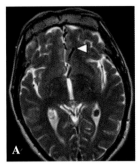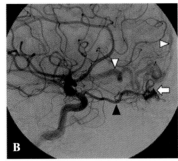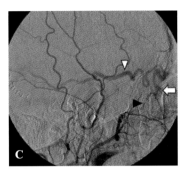

▲ 图 20-1　A. MR 轴位 T_2 加权显示一支粗大静脉引起的血管流空；B. 左侧 ICA 造影侧位显示筛窦区 DAVF，瘘位于颅前窝底（白箭），供血动脉来自眼动脉的筛支（黑箭头），通过蛛网膜静脉引流入基底静脉和上矢状窦（白箭头）；C. 左侧 ECA 造影侧位显示筛窦区 DAVF 同时吸纳来自颌内动脉分支的血供（黑箭头）

的静脉沿着颅前窝底出硬膜，靠近大脑镰。引流静脉在额叶中部和大脑镰之间向后，走向视交叉。沿着颅前窝底电凝及分离大脑镰上的血管。术中要检查对侧颅前窝底避免残留病变。贴近出颅前窝底硬膜的地方电凝和离断引流静脉，会看到引流静脉变细，血流颜色变暗。

（二）小脑幕 DAVF：幕下 - 小脑上入路

患者男性，48 岁，表现为持续 8 个月头痛、恶心、疲弱及步态失调。脑 MR 显示右侧小脑半球的水肿和异常强化。患者曾行强化区域的活检术，结果显示非特异的增厚硬化的血管组织。全脑血管造影时椎动脉 DSA 显示小脑半球上面静脉早显，然后向下外侧走行流入右侧乙状窦（Borden Ⅲ 型或 Cognard Ⅲ 型），未见明确的畸形巢（图 20-2）。患者症状和静脉高压明确相关，手术干预存在适应证。由于缺乏合适的动脉或静脉入路，此病变不适合行栓塞治疗。

术中患者俯卧位，头部屈曲。自右侧枕下开颅，显露右侧小脑半球和横窦。采用显微外科

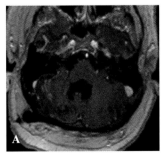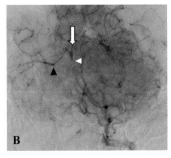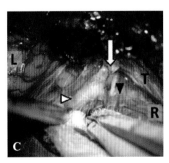

▲ 图 20-2　A. MRI（轴向 MPRAGE 增强）显示右侧小脑半球轻度增强；B. DSA（左椎动脉 DSA，PA 视图）显示起源于脑幕（白箭）附近并分为内侧（白箭头）和外侧分支（黑箭头）静脉的早显；C. 枕下开颅和幕下 - 小脑上入路的术中照片。脑幕（T）、右（R）和左（L）小脑半球。在发出内侧和外侧分支之前，可以看到动脉化静脉（白箭）位于小脑幕的下表面。内侧分支（白箭头）出现血栓，而外侧分支（黑箭头）呈动脉化

技术，分离小脑上 - 幕下平面。在小脑幕下表面可见动脉化的静脉。该静脉在邻近小脑幕处分叉，其内侧分支似乎形成血栓，而外侧分支明显呈动脉化，横过小脑上表面（图 20-2）。电凝该动脉化的静脉，尽可能在靠近其离开脑幕的出口处切断。此后，该动脉化静脉的远端部分呈现静脉外观。

（三）小脑幕 DAVF：颞下入路

患者男性，56 岁，因体检发现左侧 MCA 动脉瘤就诊。因此行血管造影以进一步确定动脉瘤，并意外发现左小脑幕 DAVF。该 DAVF 由小脑幕边缘动脉（即 Bernasconi 和 Cassinari）和下外侧干的返支供血。引流静脉似乎从小脑幕的前内侧面回流，并通过小脑皮质静脉向下引流至横窦（图 20-3）。根据血管造影上高级别 DAVF 影像学特征，建议对这种偶然发生的瘘进行治疗（Borden Ⅲ 型，Cognard Ⅲ 型）。尝试经动脉和经静脉途径均未成功，因此中止栓塞而进行手术治疗。

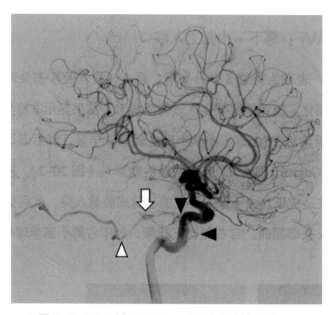

▲ 图 20-3　DSA（左 ICA DSA，侧位）显示小脑幕 DAVF
沿着小脑幕前内侧边缘有一个瘘管连接（白箭），供血动脉来自小脑幕边缘动脉和下外侧干（黑箭头），并通过一个蛛网膜下腔静脉（白箭头）引流到颅后窝

患者取仰卧位，头部与地面平行，头顶稍向下倾斜。进行左侧颞开颅手术，尽可能接近颅中窝底。打开颞叶硬脑膜，轻轻抬起颞叶，如有腰穿脑脊液引流会更容易进行。小脑幕硬脑膜可见血管充血。确认滑车神经进入小脑幕边缘，在该神经后方将小脑幕凝固并切开。可见一条动脉化的静脉，起源于小脑幕的下表面，向下和向后进入颅后窝。小脑幕出口处将该静脉电凝

后切断，可见其从动脉外观转变为静脉外观。

（四）枕叶凸面 DAVF：立体定向开颅术

患者女性，55 岁，因急性发作的左侧偏瘫就诊，脑 CT 显示右侧丘脑和中脑周围池出血（图 20-4）。血管造影显示右侧枕部 DAVF，动脉供血来自右侧 MMA 和右侧 PCA，静脉引流通过枕部皮质静脉流向上矢状窦。治疗采用经动脉 MMA 后支 Onyx 栓塞（Covidien，Irvine，CA）。

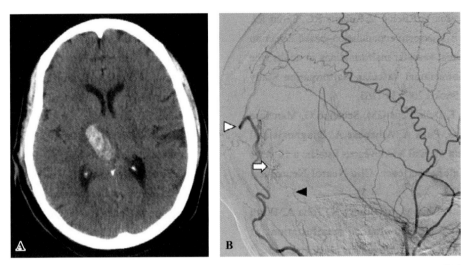

▲ 图 20-4　A. CT 显示右侧丘脑出血；B. DSA（右侧 ECA DSA，侧位）显示先前已通过 MMA 用 Onyx 栓塞的静脉囊（白箭）的复发。复发性 DAVF 由 MMA 的一个分支（黑箭头）供血，并通过蛛网膜下静脉（白箭头）引流到上矢状窦

还因脑积水进行脑室腹腔分流术。8 个月后的血管造影随访显示瘘的再通（图 20-4，Borden Ⅲ 型，Cognard Ⅲ 型）。由于血管内治疗失败，需要进行外科手术。

患者仰卧，头部转向对侧肩部并与地面平行。立体定向导航用于定位瘘的部位，Onyx 铸型在 CT 上很容易看到，行右侧枕部开颅手术。在硬脑膜打开之前，充分电凝以减少硬脑膜出血。在先前 Onyx 栓塞部位附近的硬脑膜上有一动脉化的静脉，并跨过枕叶凸面朝向上矢状窦。在该静脉进入硬脑膜处电凝并切断，之后不再出现动脉化外观。

七、结论

DAVF 相对罕见，其临床表现和病情发展多种多样。合并颅内病变的患者，因其自然史较差而需要治疗。对很多 DAVF 而言，血管内治疗是一个不错的选择，但对于缺乏动脉或静脉途径、栓塞治疗发生并发症，以及栓塞后复发或不成功的患者，仍适合外科手术。手术策略取决于 DAVF 是否累及硬膜窦，还是仅仅皮质静脉引流。选择手术入路要能理想地显露瘘口，以及引流静脉。

参考文献

[1] Al-Shahi R, Bhattacharya JJ, Currie DG, Papanastassiou V, Ritchie V, Roberts RC, Sellar RJ, Warlow CP. Prospective, population-based detection of intracranial vascular malformations in adults: the Scottish Intracranial Vascular Malformation Study (SIVMS). Stroke. 2003;34:1163.

[2] Signorelli F, Della Pepa GM, Sabatino G, Marchese E, Maira G, Puca A, Albanese A. Diagnosis and management of dural arteriovenous fistulas: a 10 years single-center experience. Clin Neurol Neurosurg. 2015;128:123.

[3] Lasjaunias P, Chiu M, ter Brugge K, Tolia A, Hurth M, Bernstein M. Neurological manifestations of intracranial dural arteriovenous malformations. J Neurosurg. 1986;64:724.

[4] El Asri AC, El Mostarchid B, Akhaddar A, Naama O, Gazzaz M, Boucetta M. Factors influencing the prognosis in intracranial dural arteriovenous fistulas with perimedullary drainage. World Neurosurg. 2013;79:182.

[5] Celik O, Piippo A, Romani R, Navratil O, Laakso A, Lehecka M, Dashti R, NiemeläM, Rinne J, Jääskeläinen JE, Hernesniemi J. Management of dural arteriovenous fistulas – Helsinki and Kuopio experience. Acta Neurochir Suppl. 2010;107:77.

[6] Borden JA, Wu JK, Shucart WA. A proposed classification for spinal and cranial dural arteriovenous fistulous malformations and implications for treatment. J Neurosurg. 1995;82:166.

[7] Cognard C, Gobin YP, Pierot L, Bailly AL, Houdart E, Casasco A, Chiras J, Merland JJ. Cerebral dural arteriovenous fistulas: clinical and angiographic correlation with a revised classification of venous drainage. Radiology. 1995;194:671.

[8] Zipfel GJ, Shah MN, Refai D, Dacey RG, Derdeyn CP. Cranial dural arteriovenous fistulas: modification of angiographic classification scales based on new natural history data. Neurosurg Focus. 2009;26:E14.

[9] Söderman M, Pavic L, Edner G, Holmin S, Andersson T. Natural history of dural arteriovenous shunts. Stroke. 2008;39:1735.

[10] Strom RG, Botros JA, Refai D, Moran CJ, Dewittet Cross III, Chicoine MR, Grubb RL, Rich KM, Dacey RG, Derdeyn CP, Zipfel GJ. Cranial dural arteriovenous fistulae: asymptomatic cortical venous drainage portends less aggressive clinical course. Neurosurgery. 2009;64:241.

[11] Satomi J, van Dijk JM, Terbrugge KG, Willinsky RA, Wallace MC. Benign cranial dural arteriovenous fistulas: outcome of conservative management based on the natural history of the lesion. J Neurosurg. 2002;97:767.

[12] Van Dijk JMC, TerBrugge KG, Willinsky RA, Wallace MC. Clinical course of cranial dural arteriovenous fistulas with long-term persistent cortical venous reflux. Stroke. 2002;33:1233.

[13] Chen C-J, Lee C-C, Ding D, Starke RM, Chivukula S, Yen C, Moosa S, Xu Z, Pan DH-C, Sheehan JP. J Neurosurg. 2015;122:353.

[14] van Dijk JMC, TerBrugge KG, Willinsky RA, Wallace MC. Stereotactic radiosurgery for intracranial dural arteriovenous fistulas: a systematic review. J. Neurosurg. 2004;101:31.

[15] Duffau H, Lopes M, Janosevic V, Sichez JP, Faillot T, Capelle L, Ismaïl M, Bitar A, Arthuis F, Fohanno D. Early rebleeding from intracranial dural arteriovenous fistulas: report of 20 cases and review of the literature. J Neurosurg. 1999;90:78.

[16] Sundt TM, Piepgras DG. Early rebleeding from intracranial dural arteriovenous fistulas: report of 20 cases and review of the literature. J Neurosurg. 1983;59:32.

[17] Eftekhar B, Morgan MK. Surgical management of dural arteriovenous fistulas of the transverse–sigmoid sinus in 42 patients. J Clin Neurosci. 2013;20:532.

[18] Ojemann R, Heros R, Crowell R. *Surgical management of cerebrovascular disease.* 2nd ed. Baltimore: Williams & Wilkins; 1988. p. 415–25.

[19] Grisoli F, Vincentelli F, Fuchs S, Baldini M, Raybaud C, Leclercq TA, Vigouroux RP. Surgical treatment of tentorial arteriovenous malformations draining into the subarachnoid space. Report of four cases. J Neurosurg. 1984;60:1059.

[20] Thompson BG, Doppman JL, Oldfield EH. Treatment of cranial dural arteriovenous fistulae by interruption of leptomeningeal venous drainage. J Neurosurg. 1994;80:617.

[21] Collice M, D'Aliberti G, Talamonti G, Branca V, Boccardi E, Scialfa G, Versari PP. Surgical interruption of leptomeningeal drainage as treatment for intracranial dural arteriovenous fistulas without dural sinus drainage. J Neurosurg. 1996;84:810.

[22] Lawton MT, Chun J, Wilson CB, Halbach VV. Ethmoidal dural arteriovenous fistulae: an assessment of surgical and endovascular management. Neurosurgery. 1999;45:805.

[23] Endo S, Kuwayama N, Takaku A, Nishijima M. Direct packing of the isolated sinus in patients with dural arteriovenous fistulas of the transverse–sigmoid sinus. J Neurosurg. 1998;88:449.

[24] Houdart E, Saint–Maurice J–P, Chapot R, Ditchfield A, Blanquet A, Lot G, Merland J–J. Transcranial approach for venous embolization of dural arteriovenous fistulas. J Neurosurg. 2002;97:280.

[25] Lawton MT, Sanchez–Mejia RO, Pham D, Tan J, Halbach VV. Tentorial dural arteriovenous fistulae: operative strategies and microsurgical results for six types. Neurosurgery. 2008;62:110.

第 21 章

硬脑膜动静脉瘘的血管内栓塞适应证和操作技巧

Dural Arteriovenous Fistulae: Endovascular Embolization Indications and Techniques

Syed Uzair Ahmed   Lissa Peeling   Michael E. Kelly   著

许 斌 译

一、描述和分类

颅硬脑膜动静脉瘘是脑膜动脉和静脉窦、脑膜静脉或皮质静脉之间的异常连接，无中间毛细血管网或畸形巢。它们占异常颅内动静脉连接的 10%~15%[1, 2]。DAVF 多为成年人的获得性疾病。儿科人群中的病变虽然很少见，但通常更为复杂，不在本章的讨论范围。成人 DAVF 的确切病因尚不清楚。已发现其与静脉窦血栓形成有关，因此与高凝状态相关。也有报道认为血栓形成是硬脑膜动静脉分流的结果。其他一些相关刺激因素也有报道，如创伤、颅内手术和辐射暴露等。然而，许多 DAVF 的发生没有确切的原因。

DAVF 的发生有两种病理生理机制。第一种理论认为，这些病变是在正常发生的血管通道中形成的[3]，这些血管通道原本是不开放的，但由于流出道阻塞或静脉窦血栓形成继发的静脉高压而异常开放[4]。第二种理论认为，硬脑膜新生血管的形成是由于血栓形成或闭塞时，缺氧或静脉压升高引起的血管生成因子释放所致。病变组织学和动物模型的研究支持这一假说[1, 5-8]。硬脑膜动静脉瘘的症状和临床预后主要取决于病变的引流方式，以及位置、动脉供应和分流程度[1, 9]。对 191 名患者的回顾报道发现，无皮质静脉引流（CVD）的病变通常表现出与分流有关的更良性的症状，如头痛、眼睑突出、搏动性耳鸣和继发于动脉盗血的脑神经功能缺损。这些病变本质上也可以是无症状的和偶然的。绝大多数良性 DAVF 的自然历史表明，它们在多年的过程中保持稳定，因此不需要手术干预。良性 DAVF 是一种动态的疾病，具有静脉血栓形成发展的潜在风险，可能改变静脉引流的方向。两种情况可能很重要，静脉窦内逆行血流和转化为侵袭性 DAVF 的风险。正如 Cognard Ⅱa 型所概述的，窦内血流逆行与视盘水肿和颅内压升高有关。从理论上讲，血液窦内逆流可以阻碍皮质静脉流入窦内，从而导致颅内压升高。在多伦多的 112 名保守治疗患者中，有 14 名（12.5%）患者自发瘘口闭塞，有 4 名（4.0%）患者从良性瘘转变为具有新的皮质静脉回流的侵袭性血管结构[10]。

CVD 病变通常表现为更实质性或更具危险的特征，包括神经系统后遗症，如出血、局灶性非出血性神经功能障碍（NHND）、痴呆，甚至死亡[11]。研究表明，CVD 患者的出血率、局灶性非出血性神经功能障碍和死亡率存在显著差异[12-14]。一项平均随访 4.3 年的研究发现与 CVD 相关的病变中出血率为 35%，非出血性神经功能缺损率为 30%，死亡率为 45%[15]。对 326 名 DAVF 继发颅内出血患者的预后进行 Meta 分析发现，中位随访 12 个月后的死亡率为 4.7%，不良临床结局（mRS ≥ 3）的总发生率为 8.3%[16]。

硬脑膜动静脉瘘已经有很多分类。应用最广泛的分类方案是由 Borden 和 Cognard 提出的。两种模式都认为皮质静脉引流的存在是病变严重程度的预测因素。Borden 分类利用静脉引流对瘘进行分类，是应用最广泛的临床分类系统（表 21-1）[17]。Cognard 分类相对更复杂，以静脉流动的方向和静脉迂曲程度代表病变严重程度（表 21-2）。静脉扩张程度用于进一步分层 CVD 病变出血的风险。Cognard V 型病变指有脊髓静脉引流的病变[18]。最近，Zipfel 等提出修改 Borden 和 Cognard 分类方案，包括无症状的侵袭性 DAVF[8, 19]，研究表明，有症状的高级别 DAVF 的 ICH 年发病率高于无症状病变（分别为 7.5% 和 1.5%）[20, 21]。

表 21-1　硬脑膜动静脉瘘 Borden 分型

1	引流入静脉窦，无皮质静脉引流
2	引流入静脉窦，并累及相关皮质静脉
3	直接引流入皮质静脉

表 21-2　硬脑膜动静脉瘘 Cognard 分型

I	顺行方向引流入静脉窦
Ⅱa	静脉窦内只有逆流
Ⅱb	静脉窦内顺流，并且逆流进入皮质静脉

（续表）

Ⅱa+b	静脉窦及皮质静脉均为逆流
Ⅲ	只引流进入皮质静脉
Ⅳ	引流至皮质静脉伴静脉扩张
Ⅴ	引流进入脊髓髓周静脉

第二类累及海绵窦的 DAVF。海绵窦病变也用 Barrow 分类法进行分类（表 21–3）。这种解剖学分类将海绵窦分流分为直接型和间接型，间接型病变（B 型、C 型、D 型）属于 DAVF[22]。海绵窦区间接瘘的供血可能来自 ICA（B 型）脑膜支、ECA（C 型）或两者（D 型）均有参与。它们的症状比 A 型病变更隐匿、更轻微[23]。症状包括红眼、眼球突出、眼压升高、复视、疼痛和杂音[24]。在许多情况下，这些瘘口可自发消失。有趣的是，已注意到诊断性血管造影后瘘口自发消失的发生率很高。症状在临床上表现为时重时轻现象，症状加重可能归因于静脉引流模式的改变。

表 21–3　颈内动脉海绵窦瘘 Barrow 分型

A	颈内动脉直接供血
B	颈内动脉分支参与供血
C	颈外动脉供血
D	颈内动脉分支和颈外动脉分支均参与供血

二、常见部位及供血动脉

硬脑膜动静脉瘘主要位于静脉窦周围，包括海绵窦、乙状窦、横窦和上矢状窦。颅前窝、枕窦和小脑幕病变也被发现并描述。乙状窦和横窦是最常见的部位，占 DAVF 的 30%～50%[25, 26]。7%～10% 的患者可能是多发性 DAVF[25]。来自颈外动脉和颅内动脉的多支血管可在特定位置供应 DAVF。颈外动脉（ECA）的所有分支，以及颈内动脉（ICA）的硬脑膜动脉均可累及。椎动脉也可以通过脑膜分支供应病变。ICA 和 VA 的终末脑支也可直接通过软脑膜分支供应病变。由于病变的动脉供应途径多种多样，因此必须对所有潜在供血动脉进行诊断性血管造影，作为 DAVF 诊断评估的一部分。通过动脉栓塞进行部分治疗后，DAVF 可从对侧循环中招募新的供血血管。表 21–4[27] 总结了常见 DAVF 部位可能的动脉供血血管，包括颈内动脉海绵窦瘘。

表 21-4　颅内 DAVF 的主要供血动脉

位　置	颈外动脉	颈内动脉	椎动脉
横乙窦	• 枕动脉 • 咽升动脉 • 耳后动脉 • 脑膜中动脉 • 颞浅动脉	• 小脑幕动脉 • 脑膜垂体干 • 下外侧干	• 脑膜后动脉 • 小脑镰状动脉
海绵窦	• 脑膜中动脉 • 圆孔动脉 • 咽升动脉 • 耳后动脉	• 脑膜垂体干 • 下外侧干 • McConnell 垂体囊动脉	
小脑幕切迹	• 咽升动脉 • 枕动脉 • 脑膜中动脉 • 脑膜副动脉	• 脑膜垂体干	• 脑膜后动脉 • 小脑镰状动脉 • 大脑后动脉 • 小脑上动脉
上矢状窦	• 脑膜中动脉 • 颞浅动脉 • 枕动脉	• 脑膜垂体干 • 镰前动脉	• 脑膜后动脉
颅前窝	• 上颌动脉 • 脑膜中动脉	• 颈内动脉 • 筛前 / 筛后动脉	

三、硬脑膜动静脉瘘的治疗

DAVF 的成功治疗需要对复杂的脑解剖结构有全面的了解。外科结扎瘘口仍然是一种标准的治疗方法。需要一个由脑血管外科医生和神经介入放射科医生组成的多学科团队来成功地治疗这些患者。治疗目的因患者的不同而异。对于有明显耳鸣但没有皮质静脉引流的患者，可以采取不太激进的方法，在某些情况下，部分闭塞并减轻症状是足够的，但对这些患者必须注意，以确保未来皮质静脉引流不会发展。这是通过连续的影像学随访（通常是 MRI）完成的。如果患者表现出症状的改变，例如搏动性耳鸣的减少或停止，建议进行脑血管造影，因为这可能代表静脉引流发生改变。

无论患者是否发生出血，当病变出现皮质静脉引流时通常需要通过脑血管造影明确。通常需要血管内栓塞后开放性外科结扎治疗。以下情况需考虑外科手术：①一个单一的瘘口，可以通过手术到达；②部分栓塞后为手术创造了一个更容易接受的病灶；③瘘口的供血动脉是由重要的分支提供的，这些重要分支因供血脑神经和（或）其他重要动脉（如眼动脉）存在危险吻合而不能栓塞。这是大多数颅前窝瘘的情况，因为供体通常来自筛窦分支，通常靠近视网膜中央动脉，不能用液体栓塞材料安全栓塞（图 21-1）。

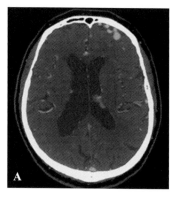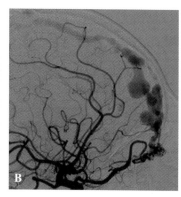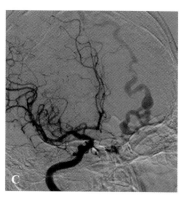

▲ 图 21-1　一位 79 岁男性急性左第四脑神经麻痹

A. CTA 显示额部血管扩张，高度怀疑为颅前窝 DAVF；B 和 C. 右侧颈内动脉侧位和正位造影显示右侧筛窦前动脉向左侧 DAVF 供血，皮质静脉逆行引流（Borden 3 型，Cognard Ⅲ 型）。建议行手术结扎，成功实施手术后患者的脑神经麻痹完全治愈

（一）经动脉栓塞

经动脉栓塞术需要使栓塞材料渗入到瘘口处，以及瘘口连接的静脉端。这确保有多支动脉向瘘口供血时全部被阻断。由于无法将弹簧圈通过动脉放置在瘘口远端，所以不使用弹簧圈栓塞，但通常在静脉途径栓塞时使用弹簧圈。

通常，DAVF 的栓塞有两种批准的栓塞材料，包括氰基丙烯酸正丁酯（NBCA），美国上市名称为 TRUFIL（Cordis Neurovascular，Inc.，Miami Lakes，FL，USA），以及乙烯 – 乙烯醇共聚物或 Onyx（Medtronic Neurovascular Inc.，Irvine，CA，USA）。Onyx 是溶于二甲基亚砜的乙烯 – 乙烯醇共聚物。第三种是在欧洲可以应用的栓塞材料 PHIL（Microvention），以钽粉作为溶剂，在荧光检查下显影。据报道 PHIL 液体栓塞具有出色的可视性，能够在注射过程中看到微导管头端，成像时伪影最少，并且在治疗浅表病变时，没有钽粉的"纹身效应"。它与 Onyx 相似，因为它可以溶解于 DMSO，所以需要与 DMSO 兼容的输送导管，并且有 3 种不同浓度 /黏度的产品[28]。

使用栓塞材料的总体原则是穿透并闭塞病变的瘘管连接（图 21-2）。如果不成功，则需要手术结扎或经静脉栓塞。有多种技术可用于经动脉栓塞。较新的远端导管可以很好地进入供血血管。这减少了重新导航血管的需求，以便将微导管从各种供血血管中取出。远端通道导管还可以更好地在远端放置微导管，以实现插入瘘管（图 21-3）。有多种微导管可用于 NBCA

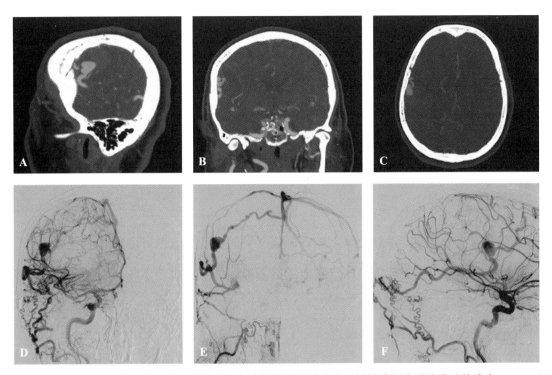

▲ 图 21-2　患者女性，**69** 岁，表现为突发性头痛和右侧额叶顶脑出血，她被诊断为硬脑膜动静脉瘘 **Borden 2/3** 型、**Cognard Ⅳ型，合并上矢状窦闭塞**

A 至 C. CTA 显示出血区域有多条扩张的血管，增加了对 DAVF 的怀疑；D. 右颈内动脉造影显示枕动脉从右颈内动脉发出，枕动脉多支分支向瘘口供血，有静脉扩张和上矢状窦闭塞的征象；E. 右颈外动脉正位造影显示脑膜中动脉后支向瘘口供血和皮质静脉回流；F. 右侧颈内动脉侧位造影显示枕动脉向瘘口供血

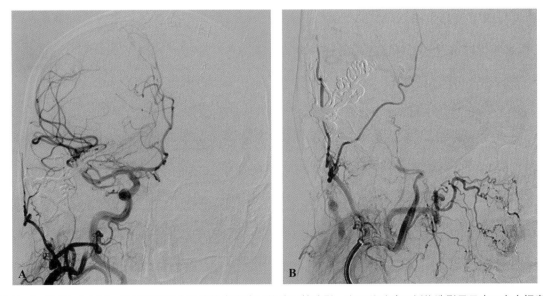

▲ 图 21-3　图 **21-2** 中同一患者经脑膜中动脉栓塞治疗后的脑血管造影，右颈总动脉正侧位造影显示瘘口完全闭塞，没有早期静脉充盈

或 Onyx 栓塞。Onyx 需要使用抗二甲基亚砜且不会降解的导管。一种新的技术被称为球囊增压技术。SCEPTER 球囊（美国 Microvention 公司）可以进入瘘口供血动脉中。传统的 Onyx 栓塞技术要求在微导管周围形成一个塞子。这可能需要大量的时间和回流，而微导管的黏滞可能导致永久性导管留置。通过充盈 SCEPTER 球囊，这个塞子立即被创造出来，Onyx 因回流受限而被推入瘘口。这项技术的局限性在于，球囊导管比漂浮微导管进入远端供血血管困难。

（二）经静脉栓塞

所有患者均应考虑到经静脉栓塞。在许多情况下，经静脉途径可以进入瘘口和（或）瘘口相连的静脉囊。这样可以阻断瘘口并进行血管造影确认治愈。此外，在窦闭塞或有窦近端闭塞的情况下，栓塞和瘘口相连的残余窦可以实现血管造影性治愈。通常，传统的栓塞动脉瘤的弹簧圈可以通过经静脉途径来栓塞静脉端。

（三）颈内动脉海绵窦瘘的治疗

颈内动脉海绵窦瘘（carotid-cavernous fistula，CCF）有不同的供血动脉（表 21-3）。确定供血动脉是成功治疗的关键。对于继发于动脉瘤破裂或外伤的高流量病变，可以考虑经动脉途径。通常经颈内动脉进入 CCF 的破口内，随后进行弹簧圈栓塞。不太推荐使用液体栓塞材料，因为存在反流进入颅内循环的风险。其他治疗方法包括应用覆膜支架和闭塞血管，然而，大多数 CCF 病变可以通过经动脉或经静脉途径处理。

经静脉途径仍然是治疗间接性 CCF 的主要方法。通常通过岩下窦（inferior petrosal sinus，IPSS）进入（图 21-4）。即使在血管造影岩下窦不显影的情况下，我们通常也能成功地探查到岩下窦开口并成功地进入海绵窦。如果无法通过岩下窦入路到达，则必须考虑其他路径。这包括直接切开或经皮进入眼上静脉或经面静脉入路[29]，根据我们的经验，这很少需要。一旦微导管进入海绵窦内，则进行弹簧圈栓塞。我们倾向于尽可能深入海绵窦，如果允许，甚至在眼上静脉放置弹簧圈（图 21-5）。进行性填塞和连续血管造影将显示瘘口进行性的闭塞。最初的诊断性血管造影一定要认真定位到正确的一侧，这样闭塞单侧海绵窦通常可以达到血管造影的治愈。在偶尔的情况下，需要双侧栓塞来治愈 CCF。

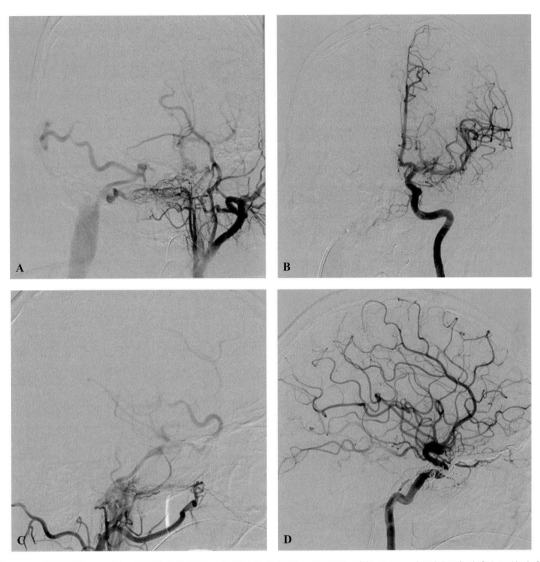

▲ 图 21-4　患者男性，42 岁，表现为右眼突眼、结膜水肿和复视，并发现间接性 CCF，由双侧颈内动脉和颈外动脉分支供血（**Barrow D 型**）

A 和 C. 颈外动脉正侧位造影显示右侧岩下窦和颈内静脉早期充盈；B 和 D. 经静脉栓塞后，右侧颈内动脉正侧位造影显示 CCF 接近完全闭塞（图 21-5）

四、并发症

经动脉和经静脉血管内治疗 DAVF 都有相关的并发症。血管内治疗这些病变的主要关注点是分流治疗的不足和过度。DAVF 治疗不彻底可导致更多的动脉被募集参与供血，使病变更难治疗，而栓塞药物进入窦内可导致肺栓塞或静脉窦血栓形成和梗死。持续的神经功能缺损和脑神经麻痹也被发现并报道。

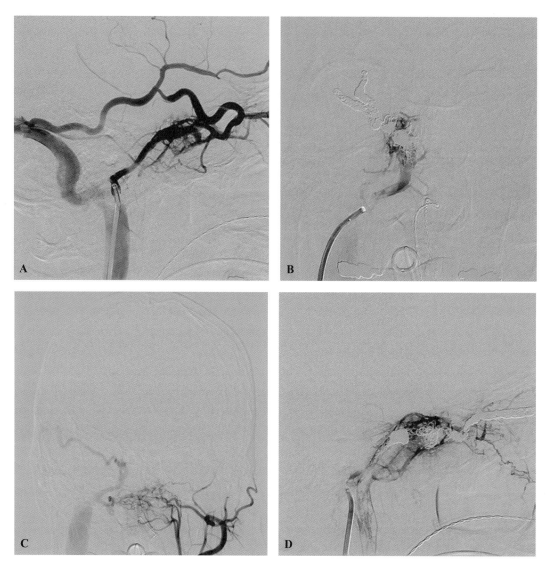

▲ 图 21-5　经静脉栓塞由双侧 ICA 和 ECA 脑膜分支供血的右侧 CCF
A. 从岩下窦静脉进行静脉造影，显示海绵窦的扩张静脉解剖结构；C. 治疗前，左 ECA 正位造影显示参与供血右侧 CCF，颈内静脉早期充盈显影；B 和 D. 治疗后，静脉造影正侧位显示，弹簧圈在右眼上静脉、海绵窦、皮质引流静脉近侧和岩下窦内

　　由于大多数系列报道中患者数目较少，以及随着 DAVF 血管内治疗的进展，并发症的发生率很难确定。Gross 等最近对 30 年来 260 个病例进行了回顾，认为总的并发症发生率为 8%。永久性神经并发症的发生率为 3%，包括静脉梗死、大脑中动脉区域梗死、面神经麻痹、痛觉感觉减退和海绵窦区 DAVF 术后眼肌麻痹的加重。作者发现在应用 Onyx 治疗 DAVF 前后时期的并发症发生率没有差异[30]。另一项对少数仅用 Onyx 单独治疗的患者的回顾发现，并发症的总发生率在相同的范围内，为 10%[31]。先前对 40 名患者进行的一项研究也发现，单独使用 Onyx 治疗的患者的总并发症发生率略高，为 23%[32]。避免并发症至关重要，这是通过对病变

解剖的透彻理解来实现的。例如，咽升动脉脑膜支供血的病变，由于动脉供血颈静脉孔内的脑神经，栓塞期间并发症发生率较高。同时，必须确定和考虑颈外动脉与颈内动脉和椎动脉之间的吻合，以防止栓塞药物进入颅内循环。

参考文献

[1] Miller TR, Gandhi D. Intracranial dural arteriovenous fistulae: clinical presentation and management strategies. Stroke. 2015;46(7):2017–25.

[2] Newton TH, Cronqvist S. Involvement of dural arteries in intracranial arteriovenous malformations. Radiology. 1969;93(5):1071–8.

[3] Kerber CW, Newton TH. The macro and microvasculature of the dura mater. Neuroradiology. 1973;6(4):175–9.

[4] Piton J, et al. Fistulae of the lateral sinus. J Neuroradiol. 1984;11(3):143–59.

[5] Herman JM, et al. Genesis of a dural arteriovenous malformation in a rat model. J Neurosurg. 1995;83(3):539–45.

[6] Rothbart D, et al. Expression of angiogenic factors and structural proteins in central nervous system vascular malformations. Neurosurgery. 1996;38(5):915–24; discussion 924–5.

[7] Terada T, et al. Development of acquired arteriovenous fistulas in rats due to venous hypertension. J Neurosurg. 1994;80(5):884–9.

[8] Hu YC, et al. Cranial dural arteriovenous fistula: transarterial Onyx embolization experience and technical nuances. J Neurointerv Surg. 2011;3(1):5–13.

[9] Kim MS, et al. Clinical characteristics of dural arteriovenous fistula. J Clin Neurosci. 2002;9(2):147–55.

[10] Kim DJ, et al. Spontaneous angiographic conversion of intracranial dural arteriovenous shunt: long-term follow-up in nontreated patients. Stroke. 2010;41(7):1489–94.

[11] Lasjaunias P, et al. Neurological manifestations of intracranial dural arteriovenous malformations. J Neurosurg. 1986;64(5):724–30.

[12] Davies MA, et al. The natural history and management of intracranial dural arteriovenous fistulae. Part 2: aggressive lesions. Interv Neuroradiol. 1997;3(4):303–11.

[13] Shin NY, et al. Venous angioarchitectural features of intracranial dural arteriovenous shunt and its relation to the clinical course. Neuroradiology. 2013;55(9):1119–27.

[14] Brown RD Jr, Wiebers DO, Nichols DA. Intracranial dural arteriovenous fistulae: angiographic predictors of intracranial hemorrhage and clinical outcome in nonsurgical patients. J Neurosurg. 1994;81(4):531–8.

[15] van Dijk JM, et al. Clinical course of cranial dural arteriovenous fistulas with long-term persistent cortical venous reflux. Stroke. 2002;33(5):1233–6.

[16] Jolink WM, et al. Outcome after intracranial haemorrhage from dural arteriovenous fistulae; a systematic review and case-series. J Neurol. 2015;262(12):2678–83.

[17] Borden JA, Wu JK, Shucart WA. A proposed classification for spinal and cranial dural arteriovenous fistulous malformations and implications for treatment. J Neurosurg. 1995;82(2):166–79.

[18] Cognard C, et al. Cerebral dural arteriovenous fistulas: clinical and angiographic correlation with a revised classification of venous drainage. Radiology. 1995;194(3):671–80.

[19] Zipfel GJ, et al. Cranial dural arteriovenous fistulas: modification of angiographic classification scales based on new natural history data. Neurosurg Focus. 2009;26(5):E14.

[20] Soderman M, et al. Natural history of dural arteriovenous shunts. Stroke. 2008;39(6):1735–9.

[21] Strom RG, et al. Cranial dural arteriovenous fistulae: asymptomatic cortical venous drainage portends less aggressive clinical course. Neurosurgery. 2009;64(2):241–7; discussion 247–8.

[22] Barrow DL, et al. Classification and treatment of spontaneous carotid–cavernous sinus fistulas. J Neurosurg. 1985;62(2):248–56.

[23] Ringer AJ, Salud L, Tomsick TA. Carotid cavernous fistulas: anatomy, classification, and treatment. Neurosurg Clin N Am. 2005;16(2):279–95, viii.

[24] Grossman RI, et al. Dural malformations with ophthalmic manifestations: results of particulate embolization in seven patients. AJNR Am J Neuroradiol. 1985;6(5):809–13.

[25] Krings T, Geibprasert S, Brugge K. Case–based interventional neuroradiology. Stuttgart: Thieme; 2011.

[26] Kirsch M, et al. Endovascular management of dural arteriovenous fistulas of the transverse and sigmoid sinus in 150 patients. Neuroradiology. 2009;51(7):477–83.

[27] Dion J. Dural arteriovenous malformations: definition, classification, and diagnostic imaging. In: Awad I, Barrow D, editors. Dural arteriovenous malformations. Park Ridge: AANS; 1993.

[28] Leyon JJ, et al. Preliminary experience with the liquid embolic material agent PHIL (precipitating hydrophobic injectable liquid) in treating cranial and spinal dural arteriovenous fistulas: technical note. J Neurointerv Surg. 2016;8(6):596–602.

[29] Quinones D, et al. Embolization of dural cavernous fistulas via superior ophthalmic vein approach. AJNR Am J Neuroradiol. 1997;18(5):921–8.

[30] Gross BA, et al. Evolution of treatment and a detailed analysis of occlusion, recurrence, and clinical outcomes in an endovascular library of 260 dural arteriovenous fistulas. J Neurosurg. 2016;126:1–10.

[31] Rangel–Castilla L, et al. Mid and long term outcomes of dural arteriovenous fistula endovascular management with Onyx. Experience of a single tertiary center. J Neurointerv Surg. 2014;6(8):607–13.

[32] Lv X, et al. Complications related to percutaneous transarterial embolization of intracranial dural arteriovenous fistulas in 40 patients. AJNR Am J Neuroradiol. 2009;30(3):462–8.

海绵状血管瘤
Cavernous Malformations

Jason A. Ellis Daniel L. Barrow 著

顾建军 译

第22章

一、概述

海绵状血管瘤（cavernous hemangioma）是一种边界清楚的血管性病变，由位于脑实质或脊髓内的内衬内皮细胞的血管窦组成。这些非肿瘤性占位病变也被称为海绵状血管瘤，最初由 Plenck 在 1776 年首次描述，后来由 Virchow 和 McCormick 详细阐述[1-3]。大体上，海绵状血管瘤常常被描述为"桑葚样"外观，病灶周围存在伴炎症细胞浸润的含铁血黄素沉积的脑胶质增生形成的假囊；然而，病灶内常无脑组织存在。

与动静脉畸形（AVM）不同，海绵状血管瘤是低压力、低流量的病变，它可能包含或被不同出血时相的血液成分所包绕。海绵状血管瘤的供血动脉通常较细小，对周围脑组织的血流动力学影响很微弱。因此，海绵状血管瘤在脑血管造影上不显影，而 MRI 是海绵状血管瘤最敏感的诊断手段。另外，海绵状血管瘤常合并血管造影可见的静脉发育性异常，而这些异常的静脉对周围脑组织的静脉引流至关重要[4]。基于 MRI 影像学表现的 Zabramski 海绵状血管瘤分类有助于判断出血的急性程度：①Ⅰ型，T_1 加权像病灶中心呈高信号，T_2 加权像病灶周边呈低信号，代表亚急性出血；②Ⅱ型，在 T_1 和 T_2 加权像上表现为中央呈混杂信号的核心，代表混合性出血；③Ⅲ型，T_1 加权像上呈等或低信号，T_2 加权像上呈低信号，代表慢性陈旧性出血；④Ⅳ型，仅在梯度回波（GRE）序列上呈现低信号的微小点状病灶。

在整个中枢神经系统中均可能发现海绵状血管瘤，其发生的位置频率与存在的神经组织的数量成正比。因此，大多数海绵状畸形见于幕上。更具体地说，75% 的海绵状血管瘤位于幕上，20% 在脑干，5% 在脊髓。众所周知，海绵状血管瘤既有家族性的，也有散发性的，而最近的研究发现了与其发病机制有关的特定的遗传位点。值得注意的是，家族性的可能以不完全外显率的常染色体显性遗传方式遗传。多发海绵状血管瘤和（或）家庭成员有海绵状血管瘤的患者应增加对家族性海绵状血管瘤可能存在的怀疑。包括 *KRIT1*（CCM1）、*MCG4607*（CCM2）或 *PDCD10*（CCM3）在内的三个基因之一的突变与大多数家族性海绵状血管瘤有关[5]。

根据海绵状血管瘤在中枢神经系统的位置进行分类具有启发性和临床实用性。虽然组织病理学和基本发病机制没有改变，但海绵状血管瘤的临床发病过程和治疗决策可能因其位置不同而有显著差异。事实上，位置是决定单个海绵状血管瘤自然史的最关键因素。典型的解剖学分类把其分为幕上、颅后窝和脊髓海绵状血管瘤（图 22-1）。幕上病变进一步分为表浅病变和深部病变。幕上表浅海绵状血管瘤包含皮质或皮质下白质的病变，幕上深部海绵状血管瘤包含基底节或丘脑的病变。颅后窝海绵状血管瘤包括位于脑干或小脑的病变。本章讨论了每一类型海绵状血管瘤的临床治疗，特别强调了治疗的适应证和治疗策略。

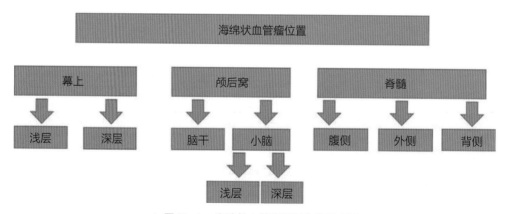

▲ 图 22-1　海绵状血管瘤解剖分类示意图

二、治疗方案概述

海绵状血管瘤可以是偶然发现，亦可以是因为其所致的皮质刺激、出血或对周围神经结构产生占位效应而产生一系列的临床症状。根据临床表现，以下五种策略之一可用于特定海绵状血管瘤的治疗：①随访观察；②抗癫痫药物治疗；③放射外科；④激光消融；⑤显微外科手术。

（一）随访观察

随访观察是针对无症状或症状轻微的海绵状血管瘤患者最常用的方法。根据尸检资料，海绵状血管瘤在人群中的发生率＜ 0.5%[6-8]。尽管如此，在因为其他原因所进行的影像学检查中，偶发患者越来越多[9-11]。对于这类患者，保守随访往往是主要的治疗方法。MRI 表现具有高度的特征性，但不具有病理特征。伴发的静脉发育性异常或相关的家族史能提高诊断的准确性。在我们的临床实践中，通常在患者最初发现病变后数月至 1 年的时间重新行影像学检查，以确保病变没有发生其他改变，因为这提示可能是海绵状血管瘤以外的其他病变。如果病灶是稳定的，并且在后续的 MRI 检查中表现为典型的海绵状血管瘤，除非有相关的新的神经症状发作或进展，我们一般不再对病变行影像学检查。海绵状血管瘤常常出现小的囊内出血，但除非出血伴随临床症状的加重，否则一般不会改变治疗策略。

位于高风险部位的偶发性海绵状血管瘤可能会给选择最合适的治疗方案带来困难。虽然仍有一些争议，但高风险部位通常被认为包括室管膜下或脑室旁区、脑干及脊髓内。脑室旁海绵状血管瘤是脑室出血导致急性脑积水的理论风险因素（图 22-2）。推测这可能是因为海绵状血管瘤的脑室壁部分没有受到脑组织的填塞作用保护。

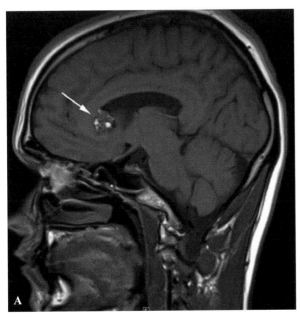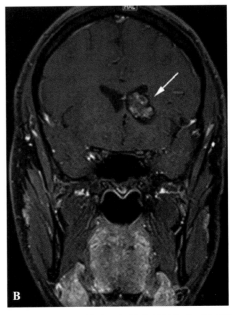

▲ 图 22-2　脑室旁海绵状血管瘤。矢状位和冠状位 T₁ MRI 显示尾状核头海绵状血管瘤，向外生长的部分（白箭）进入左侧脑室。这个位置的畸形使患者有脑室内出血的危险

脑干和脊髓海绵状血管瘤的出血也可能导致毁灭性的急性神经功能减退。在许多情况下，如果显微手术切除将带来严重的并发症，观察随访仍然是可取的。

总的来说，可归因于海绵状血管瘤的引起神经功能障碍的年"事件率"或发生率＜5%[12]。出血率通常为每年0.5%，但前提是既往出血预示着更高的再出血事件发生率。此外，必须记住，神经功能障碍的发生率是有位置特异性的，对于脑实质深部及功能区的病变更容易引起严重的临床症状。对于多发海绵状血管瘤和（或）疑似家族遗传的患者，应密切关注新发病变的进展。对于这些患者的治疗策略的制订是复杂的，将会在后面的章节中讨论。

（二）抗癫痫药物治疗

癫痫是幕上海绵状血管瘤患者最常见的表现。作为其临床综合征的一部分，80%的幕上海绵状血管瘤患者会有癫痫发作[13]。此外，幕上海绵状血管瘤的患者出现癫痫发生率为每年1.5%～2.5%[6, 14]。癫痫发作应行脑电图监测来明确病灶定位在海绵状血管瘤或附近，以支持病灶性癫痫的诊断。还应记住，海绵状血管瘤相关的癫痫发作可能会继发全面发作以致局灶性发作变得不明确。

对于那些能够药物控制的海绵状血管瘤相关性癫痫患者，长期抗癫痫药物治疗无疑是一种合理的方法[15]。但是，两联足量抗癫痫药物仍难以控制的患者常常预示着我们需要选择替代的治疗方案。此外，许多患者还会因为一些医疗和社会的原因，使长期抗癫痫药物治疗不能实现。已经有证据表明，与药物治疗相比，手术切除与癫痫相关的海绵状血管瘤比药物治疗更有可能控制癫痫发作，并且增加了停用抗癫痫药物治疗的可能性[16]。

（三）放射外科

放射外科治疗海绵状血管瘤是一种存在争议的治疗策略。这既来自早期文献中记录的不良结果，也源于海绵状血管瘤出血的一个特殊方面，即时间聚集[17, 18]。

早期文献中不良的放射手术结果已被归咎于使用CT来进行立体定向规划，缺乏专门针对海绵状血管瘤的放射剂量经验，以及患者选择不当。已有研究表明，早期的放疗科医生并不了解铁和其他血液分解产物在病变周围脑实质内的放射增敏作用而导致过量照射和放射性脑坏死。随着经验的增长，文献显示了更有利的结果，患者通常不会受到放射性损害。然而，目前仍然不清楚他们是否真的获益。

　　海绵状血管瘤往往在最初出血后的头 2 年内有较高的反复出血发生率。这种被称为时间聚集的自然史现象发生在被认为是放射手术生效前潜伏期的同一时期[19]。因此，很难确定放射手术后几年报道的畸形出血率下降是放射治疗的效果，还是仅仅反映了病变的自然病史。没有证据表明放射手术能完全消除海绵状血管瘤。

（四）激光消融术

　　激光间质热疗是治疗脑海绵状血管瘤的一种探索性、"微创"策略[20]。与放射外科治疗一样，激光消融术在治疗深部海绵状血管瘤方面具有理论上的优势，而不会产生显微手术治疗的潜在并发症。该技术通过立体定向技术把纤细的激光光纤探针引导向海绵状血管瘤（图 22-3）。消融由实时磁共振热成像引导，使热能限制在靶区。虽然该策略有良好的理论基础，但其安全性和长期有效性尚未在大量患者队列研究中进行评估。此外，与放射外科类似，其治疗效果的时延尚未被明确定义。

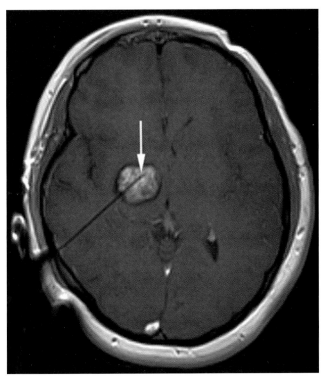

▲ 图 22-3　海绵状血管瘤的激光消融
采用激光间质热疗消融右侧丘脑海绵状血管瘤。激光探针的尖端通过右侧颞侧入路定向定位到海绵状血管瘤的中心

（五）手术切除

显微手术切除仍然是治疗症状性海绵状血管瘤的金标准。虽然显微外科手术可以切除几乎所有的海绵状血管瘤，但我们必须记住，每一种手术方法都伴随有并发症，尤其是对于深部的或功能区的病变。在某些情况下，特定手术方法的风险远远超过预防出血的获益。在因占位效应引起症状的患者中，手术的优点是可以立即永久切除责任畸形病灶和相关出血。以癫痫发作为主要症状的患者，既可切除海绵状血管瘤，也可切除周围含铁血黄素着色脑组织。

海绵状血管瘤的显微外科切除技术取决于病变的位置。在幕上非功能区或小脑半球区域，对所有含铁血黄素染色神经组织整块切除是比较安全的。相反，位于功能区皮质、脑干、小脑深部核团或脊髓处的海绵状血管瘤可能只适合于分块切除。

三、幕上海绵状血管瘤

（一）浅表（皮质和皮质下）

绝大多数幕上海绵状血管瘤位于皮质或皮质下，可能伴有癫痫发作或偶然发现。也有可能出现明显的囊外出血，导致占位效应引起的局灶性神经功能障碍。对于这种症状性海绵状血管瘤，显微外科手术通常是明确的。采用的一般原则包括以下方面：①使用无框立体定向确保准确的开颅位置；②尽量减少未受累皮质的侵犯；③使用双极电凝和显微剪刀对海绵状血管瘤边缘分离和缩小体积，在可行的情况下进行整块切除。大的血管瘤可能需要分块切除。如果血管瘤位于皮质表面以下，我们通常使用沿脑沟来显露病变。在病灶性癫痫患者中，应考虑切除含铁血黄素染色的脑组织。然而，这必须谨慎操作，在功能区就完全不能这样做。

（二）深部（丘脑和基底节）

基底节和丘脑的海绵状血管瘤的显微外科治疗是具有挑战性的。虽然随访观察可能是许多深部海绵状血管瘤的最佳策略，但进行性加重的神经功能障碍或出血则手术切除是必要的。具体的手术方法将取决于病变的确切位置。根据丘脑受影响的区域，推荐使用独特的手术入路之一 [21]。这些手术入路包括以下六种：①眶颧入路用于丘脑前下部；②同侧前纵裂经胼胝体入路用于丘脑内侧；③对侧前纵裂经胼胝体入路用于丘脑外侧（图 22-4）；④后纵裂经胼胝体入路治疗丘脑后上部；⑤外侧后下丘脑经顶枕侧脑室入路；⑥内侧后下丘脑经幕下小脑上入路。在某些深部海绵状血管瘤的患者中，由于操作距离较长，应用管状牵开器和长器械可能会有好处。

四、颅后窝海绵状血管瘤

（一）脑干

脑干海绵状血管瘤切除的适应证存在争议。在许多情况下，除非多次出血后出现进行性神经功能下降，否则采用保守治疗。这种方案并非不合理，特别是对于没有经验的医生来说，因为大多数患者会因为显微手术方法本身而经历暂时或永久的并发症。虽然已经尝试明确进入脑干的安全区域，但仍应避免对脑实质的损伤 [22-24]。软脑膜表面下的海绵状血管瘤常常有良好的手术效果（图 22-5 和图 22-6）。

两点法可用于各种海绵状血管瘤的手术入路 [25]。该方法即在轴位影像上从海绵状血管瘤的中心到其表面的软脑膜或室管膜画线，并将线通过颅骨延长到皮肤。直线与颅骨的交点处即

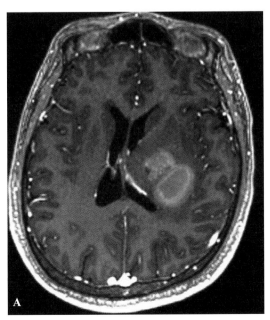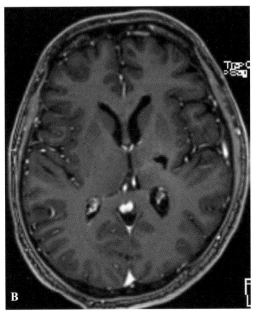

▲ 图 22-4　丘脑海绵状血管瘤的显微手术切除
此症状性左侧丘脑海绵状血管瘤（A）经右侧（对侧经胼胝体纵裂入路）完全切除（B）

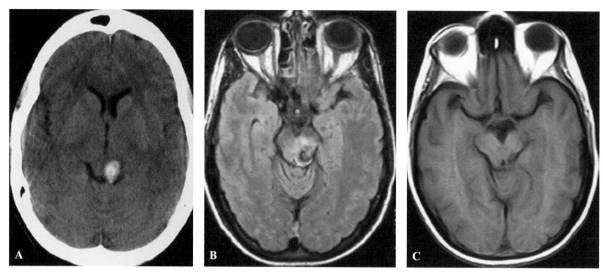

▲ 图 22-5　中脑背侧海绵状血管瘤

A. CT 扫描显示患者中脑背侧急性出血，表现为复视和对侧感觉丧失；B. MRI 证实病变为顶盖海绵状血管瘤，位于中脑后外侧表面；C. 经外侧幕下小脑上入路完全清除血肿并完全切除海绵状血管瘤

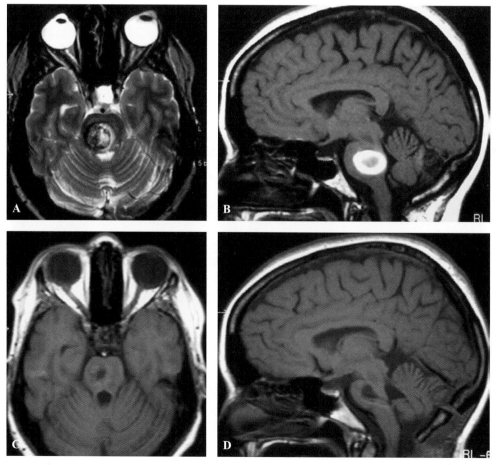

▲ 图 22-6　桥脑海绵状血管瘤

A 和 B. 术前 MRI 显示一个巨大的桥脑海绵状血管瘤；C 和 D. 瘤囊在第四脑室底部，便于通过膜髓帆入路完全切除

为需要去除的颅骨范围，以此作为颅底手术入路的参考路径。这些入路包括眶颧经侧裂、经岩骨、乙状窦后、远外侧、枕下后正中或幕下小脑上入路。当试图切除脑干海绵状血管瘤时，应记住以下原则：①选择直接进入软脑膜部位的入路；②对于大的病灶，宜采用分块切除而不是整块切除；③保留相关的静脉发育性异常，避免脑干静脉性梗死；④不要试图切除含铁血黄素的脑实质部分（图 22-7）。

（二）小脑

小脑海绵状血管瘤的手术注意事项与前面讨论的相似。最好的切除方法通常是对未受累脑组织损伤最小的切除方法。位于岩面上的海绵状血管瘤通常最好是乙状窦后或经岩骨入路。小脑半球、小脑蚓部和深部核团海绵状血管瘤可经枕下正中经皮质入路。对于某些小脑脚的海绵状血管瘤，可采用膜髓帆入路。

五、髓内海绵状血管瘤

脊髓海绵状血管瘤目前的挑战让人想起那些其他位于功能区的病变所遇到的挑战。脊髓髓

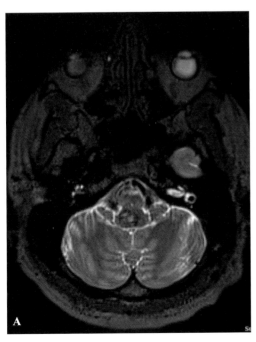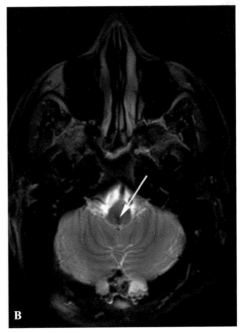

▲ 图 22-7　脑干海绵状血管瘤显微手术切除
A. 枕下正中入路到达海绵状血管瘤；B. 完全切除后，术后 MRI 显示只有一小片含铁血黄素染色的髓质（白箭）

内海绵状血管瘤患者可能会出现突然的、灾难性的肢体瘫痪，伴肠/膀胱功能障碍和（或）感觉改变，但这显然不常发生。隐匿进展的脊髓病和慢性疼痛则是更为典型的表现。这种更有特征性的疾病过程可归因于反复发作的小出血事件，通常也见于其他部位的病变。无症状或轻度症状的患者可保守随访。对于畸形所致的进行性加重的脊髓病患者应行手术切除。一般来说，一旦脊髓海绵状血管瘤患者出现症状，我们倾向于建议手术治疗。

　　脊髓背侧软膜表面的海绵状血管瘤最适合切除（图 22-8）。切除脊髓背侧病变后，短暂的后索功能障碍并不少见，但更常见的是某种程度的永久性后索功能障碍。这种情况也见于深部海绵状血管需要行脊髓后部切开术的患者（图 22-9 和图 22-10），腹侧和脊髓外侧病变可能与手术的并发症率增加有关，因为其更接近下行运动纤维。此外，脊髓腹侧和后外侧入路往往需要辅助行脊柱固定术，这可能会增加手术的并发症率。一般脊髓海绵状血管瘤所采取的显微外科技术与前面所述的脑干海绵状血管瘤类似。

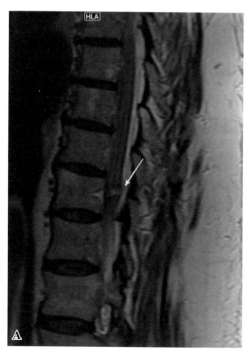
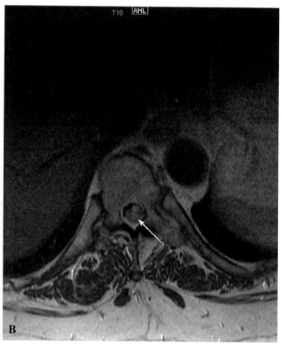

▲ 图 22-8　脊髓髓内海绵状血管瘤

轴位（A）和矢状位（B）MRI T$_2$ 影像示胸髓内海绵状血管瘤，累及脊髓背侧软膜（白箭）。经后正中胸椎椎板切除和脊髓背侧切开术完全切除

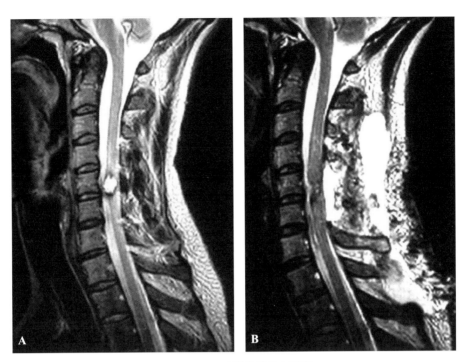

▲ 图 22-9　颈髓海绵状血管瘤

A. 脊髓背侧切开术提供了一个足够的通道来接近这个大而深的颈髓海绵状血管瘤；B. 术后 MRI 显示完全显微手术切除

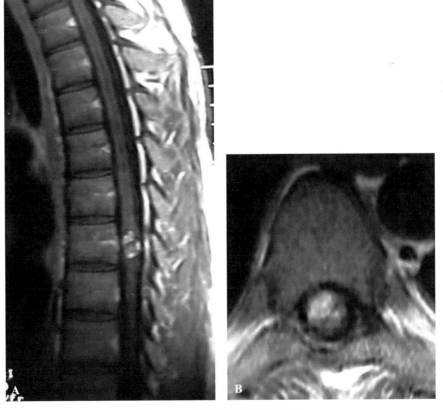

▲ 图 22-10　胸段脊髓海绵状血管瘤

A 和 B. 如矢状位和轴位 MRI 所示，该海绵状血管瘤明显的一部分位于脊髓腹侧软膜

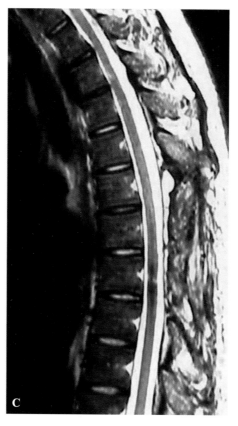
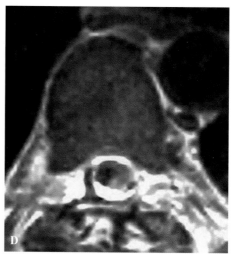

▲ 图 22-10（续） 胸段脊髓海绵状血管瘤
C 和 D. 然而，其右侧偏心位置允许通过椎管后外侧入路完全切除

参考文献

[1] Heros RC, Morcos JJ. Cerebrovascular surgery: past, present, and future. Neurosurgery. 2000;47(5):1007–33.

[2] McCormick WF, Nofzinger JD. "Cryptic" vascular malformations of the central nervous system. J Neurosurg. 1966;24(5):865–75.

[3] Virchow R. Die krankhaften Geschwülste: dressig Vorlesungen gehalted wülrend des Wintersemesters 1862–1863 an der Universitül zu Berlin. Berlin: August Hirschwald; 1863.

[4] Zabramski JM, Wascher TM, Spetzler RF, et al. The natural history of familial cavernous malformations: results of an ongoing study. J Neurosurg. 1994; 80(3):422–32.

[5] Leblanc GG, Golanov E, Awad IA, Young WL. Biology of vascular malformations of the brain. Stroke. 2009;40(12):e694–702.

[6] Del Curling O Jr, Kelly DL Jr, Elster AD, Craven TE. An analysis of the natural history of cavernous angiomas. J Neurosurg. 1991;75(5):702–8.

[7] Robinson JR, Awad IA, Little JR. Natural history of the cavernous angioma. J Neurosurg. 1991;75(5):709–14.

[8] Batra S, Lin D, Recinos PF, Zhang J, Rigamonti D. Cavernous malformations: natural history, diagnosis and treatment. Nat Rev Neurol. 2009;5(12):659–70.

[9] Morris Z, Whiteley WN, Longstreth WT Jr, et al. Incidental findings on brain magnetic resonance imaging: systematic review and meta–analysis. BMJ. 2009;339:b3016.

[10] Vernooij MW, Ikram MA, Tanghe HL, et al. Incidental findings on brain MRI in the general population. N Engl J Med. 2007;357(18):1821–8.

[11] Katzman GL, Dagher AP, Patronas NJ. Incidental

findings on brain magnetic resonance imaging from 1000 asymptomatic volunteers. JAMA. 1999; 282(1):36–9.

[12] Porter PJ, Willinsky RA, Harper W, Wallace MC. Cerebral cavernous malformations: natural history and prognosis after clinical deterioration with or without hemorrhage. J Neurosurg. 1997;87(2):190–7.

[13] Moran NF, Fish DR, Kitchen N, Shorvon S, Kendall BE, Stevens JM. Supratentorial cavernous haemangiomas and epilepsy: a review of the literature and case series. J Neurol Neurosurg Psychiatry. 1999;66(5):561–8.

[14] Moriarity JL, Wetzel M, Clatterbuck RE, et al. The natural history of cavernous malformations: a prospective study of 68 patients. Neurosurgery. 1999;44(6):1166–71; discussion 1172–3.

[15] Rosenow F, Alonso–Vanegas MA, Baumgartner C, et al. Cavernoma–related epilepsy: review and recommendations for management––report of the Surgical Task Force of the ILAE Commission on Therapeutic Strategies. Epilepsia. 2013;54(12):2025–35.

[16] Noto S, Fujii M, Akimura T, et al. Management of patients with cavernous angiomas presenting epileptic seizures. Surg Neurol. 2005;64(6):495–8; discussion 498–9.

[17] Sheehan J, Schlesinger D. Editorial. Radiosurgery and cavernous malformations. J Neurosurg. 2010;113(4):689–90; discussion 690.

[18] Barrow DL, Schuette AJ. Cavernous malformations: a paradigm for progress. Clin Neurosurg. 2011;58:27–41.

[19] Barker FG 2nd, Amin–Hanjani S, Butler WE, et al. Temporal clustering of hemorrhages from untreated cavernous malformations of the central nervous system. Neurosurgery. 2001;49(1):15–24; discussion 24–5.

[20] McCracken DJ, Willie JT, Fernald BA, et al. Magnetic resonance thermometry–guided stereotactic laser ablation of cavernous malformations in drug–resistant epilepsy: imaging and clinical results. Neurosurgery. 2016;12(1):39–48.

[21] Rangel–Castilla L, Spetzler RF. The 6 thalamic regions: surgical approaches to thalamic cavernous malformations, operative results, and clinical outcomes. J Neurosurg. 2015;123(3):676–85.

[22] Cavalcanti DD, Preul MC, Kalani MY, Spetzler RF. Microsurgical anatomy of safe entry zones to the brainstem. J Neurosurg. 2016;124(5):1359–76.

[23] Yagmurlu K, Rhoton AL Jr, Tanriover N, Bennett JA. Three–dimensional microsurgical anatomy and the safe entry zones of the brainstem. Neurosurgery. 2014;10(Suppl 4):602–19; discussion 619–20.

[24] Recalde RJ, Figueiredo EG, de Oliveira E. Microsurgical anatomy of the safe entry zones on the anterolateral brainstem related to surgical approaches to cavernous malformations. Neurosurgery. 2008;62(3 Suppl 1):9–15; discussion 15–7.

[25] Brown AP, Thompson BG, Spetzler RF. The two–point method: evaluating brain stem lesions. BNI Q. 1996;12:20–4.

第23章 介入治疗颈内动脉海绵窦瘘
Endovascular Management of Carotid–Cavernous Fistulae

Philipp Taussky　Charles J. Prestigiacomo　著

白卫星　译

　　海绵窦解剖结构复杂，是连接硬脑膜下和硬脑膜外结构的主要通道。由于海绵窦和头颈部的许多结构存在复杂联系，其相关的症状也表现得千差万别。这个区域的血管性病变可以有不同的特征性的表现。其中最具特征性的一种病变叫颈内动脉海绵窦瘘（CCF）。发病突然或隐匿，病情可以进展表现为视力损害、脑神经麻痹，甚至智能障碍。周边结构的复杂决定了外科手术干预的高难度和高风险，近来发展迅速的血管内介入技术改变了这一困境。本章就此病的治疗历史、解剖结构、临床表现和介入治疗方法做逐一阐述。

一、历史沿革

　　海绵窦作为一个解剖结构，自16世纪起人们就对它有了某种程度的认识，但直到19世纪海绵窦和一些临床症状的联系才被人熟知。关于这个后来被称作海绵窦的鞍旁区域的描述最早可见于希波克拉底之前的时代[1]。有意思的是，对于海绵窦解剖的了解在Galen的研究后显著慢了下来，Galen认为海绵窦类似于一种"奇网"（rete mirabile），就像很多哺乳动物表现一样，承担着向大脑和其他颅内结构供血的功能[1]。解剖学家Vesalius在其1538年的专著中对于海绵窦并无直接描述，但其后经过多次解剖研究后意识到Galen的错误观点，并于1543年公开反对Galen对于海绵窦的论点，指出人类颅脑不存在"奇网"[2, 3]。

200 多年后，Jacobus Winslow 对此解剖区域刊文并命名为"海绵窦"（cavernous sinus）[4]。有趣的是这个名称受到 Galen 的影响，基于对这个区域的视觉印象，有点像阴茎海绵体。又过了 200 年后，Parkinson 对海绵窦进行了深入研究。

早在了解海绵窦的解剖之前，关于海绵窦疾病尤其是瘘的临床表现就见诸报道。1809 年，Travers 就曾报道搏动性突眼，将其记述为一种静脉曲张、血管吻合造成的动脉瘤，并注意到通过压迫同侧的颈动脉可以使头部杂音消失 [5, 6]。直至 1838 年，Baron 才通过尸检证实颈动脉和海绵窦之间存在的异常交通 [7]。

1809 年，Traver 的发现促使他尝试结扎颈动脉来治疗颈内动脉海绵窦瘘。尽管间或存在其他方法如用手压迫颈动脉，结扎颈动脉作为主要治疗手段依然流行了一个多世纪。本书的其他章节对其后的外科手术技巧和生理学基础有详细描述。基于成功的治疗经验和对此种疾病病理生理的深入理解，医生开始针对颈动脉海绵窦的流入道和流出道进行手术。最初的尝试集中在应该结扎颈动脉的哪一节段，20 世纪中期见证了外科显露海绵窦的不同入路。19 世纪 50 年代，Brainard 报道了通过向扩张的眶静脉注射乳酸铁溶液治疗海绵窦瘘（当时被描述为海绵体肿瘤）[8]。后来 Hamby 和 Gardner 探讨了其他治疗方法 [9]。Brooks 报道过一种技术（文献里经常见到错误的引用）尝试通过血管腔内堵塞瘘本身 [10-12]，这种尝试孕育了血管内介入技术治疗 CCF。Parkinson 对于海绵窦解剖学的贡献成为 CCF 外科手术治疗技术重要推手 [13]。然而，在不断认识海绵窦的同时，血管腔内技术也逐渐成熟。

首次真正的血管腔内治疗是在外科手术支持配合下实施的。然而由于受当时技术手段的限制，手术技术成功率并不高。当技术材料进步以后，血管腔内治疗才真正聚焦于瘘口的堵塞。20 世纪 70 年代，由 Serbinenko 创造的可脱球囊导管技术开启了 CCF 介入治疗的新篇章，初期只能用球囊闭塞瘘口所在的颈内动脉，1974 年，Serbinenko 及其同事成功地应用可脱球囊堵塞了瘘口且保全了颈动脉的血流 [14]。美国学者 Mullan 在 20 世纪 60 年代研究了动脉瘤电血栓形成，受到启发，曾考虑将此技术应用于治疗 CCF[15, 16]。有趣的是，此时 Mullan 开始认为静脉入路治疗效果更好，并且倡导经静脉途径填塞海绵窦，通过术中造影来评估瘘口是否完全闭塞。

现代的 CCF 治疗见证了栓塞材料的持续发展，如球囊和弹簧圈，在有些患者可以看到各种液体栓塞药的不俗表现。相信随着血管支架和血流导向装置的出现，介入治疗 CCF 会有进一步发展。有趣的是，不同动脉和静脉入路的探索将使 CCF 的治疗呈现不同的技术前景。

二、直接型 CCF 治疗选择

由于到达颅底非常困难和受到显微外科手段的限制,在腔内介入技术出现之前,CCF 曾经非常棘手。既往治疗方式包括颈动脉结扎、绑扎、用肌肉组织堵塞颈动脉,或者在心脏停搏情况下直接修补瘘口[17, 18]。得益于技术材料进步,自 20 世纪 90 年代以来,绝大多数 CCF 通过腔内介入技术得到治愈,90% 以上的治愈率以及超过 70%~80% 的颈动脉血流得以保持[19, 20]。接下来,介绍当前的治疗方式和策略。

三、保守治疗

直接型 CCF 极少能通过保守治疗获得治愈,所以保守治疗不是直接型 CCF 的治疗选项[21]。如果没有治疗干预,多数 CCF 患者会由于视网膜中央静脉阻塞或青光眼(80%~90%)出现视力损害[22, 23]。在少数情况下,如严重颅脑外伤导致的 CCF,由于严重颅高压和无法平卧,会暂时选择保守治疗。

四、手按压

限于患者年龄和特别要求,如果无法实施别的治疗,可以给予颈中部手按压作为尝试[24]。通过外力作用于颈中部压迫颈动脉直至血流中止,每小时 2~3 次,每次 10~15s,1 年随访有 17% 的患者显示 CCF 闭塞[24]。

五、闭塞颈动脉

闭塞颈动脉,或者叫母血管闭塞,很少作为一线治疗措施[25]。然而,在急救情况下,如严重颅脑外伤、颈动脉广泛损伤、活动性出血合并巨大血肿,颈动脉闭塞(无论有无球囊闭塞试验)是一种救命的治疗方式。可以应用 MVP 栓子(Medtronic,MN)堵塞动脉破口的两端,或者应用弹簧圈、液态栓塞药(如 NBCA 或 Onyx)。通常,会联合应用不同的栓塞材料以降低发生脑栓塞的风险。例如，在破口远端置放 MVP 栓子，可以防止后续置入的弹簧圈被血流冲走，弹簧圈覆盖破口后，再注入 Onyx 或 NBCA 完全闭塞破口。再次强调，必须尽力防范发生颅内动脉栓塞，以及不必要的区域栓塞[25]。

　　如果并非紧急情况，可否闭塞颈动脉则取决于对侧颈动脉血流的代偿情况（Philipp Taussky 2011）。通常情况下，手术闭塞颈动脉会导致严重的残死性并发症[26]。文献报道手术闭塞颈动脉相关死亡率为 0%～31%，缺血相关的致残率为 0%～45%[26-28]。

　　由于存在上述风险，在评价对侧颈动脉代偿血流的诸多手段中，把球囊闭塞试验作为金标准。具体做法上，可以用球囊导引导管（Flowgate，Stryker 或 Cello，Medtronic），将球囊置于颈内动脉堵塞血流，也可以应用双内腔的微导管（Ascent balloon，Ceronovus 或 Scepter balloon，Microvention）闭塞颈内动脉血流，一个内腔用来球囊充压，另一内腔用来持续灌注预防血栓。在神经电生理监测下，球囊阻断血流可持续 20～30min，如果在全身麻醉状态下，可每 2min 行 SSEP 和 MEP 电位激发试验。同时，可行对侧股动脉穿刺，引入另一支导管行对侧前循环造影，重点观察通过前后交通动脉血流代偿情况，在此期间可以测量闭塞段以远的压力和低血压耐受试验[29, 30]，压力能够保持在闭塞前 60% 以上水平提示代偿充分[30]。尽管如此，球囊闭塞试验阴性的患者在实际闭塞颈动脉后仍有 5% 的概率出现神经损害[31]。总之，颈动脉闭塞会导致 1.4%～1.9% 的年新发缺血性卒中风险，因此，手术闭塞颈动脉不是治疗 CCF 的主流方式[32]。

六、经动脉入路栓塞

　　血管内介入治疗直接型 CCF 的目标是封堵颈动脉破口同时保持颈动脉血流通畅。有时，当颈动脉海绵窦段的破口足够大时，可以经颈动脉用微导管轻易到达瘘口[19, 20]。笔者根据经验，常采取股动脉入路，选择 6F 导引导管，同轴引入微导管，经微导管引入弹簧圈，以及液态栓塞药。经动脉入路到达瘘口通常顺利，但可能面临弹簧圈和胶水等栓塞材料通过瘘口疝入颈动脉海绵窦段的风险[33]。可以通过特别的措施减低这种风险，例如，在栓塞期间将 5mm×30mm Hyperform 球囊（Medtronic，MN）充盈置于海绵窦段颈内动脉，但即使如此，也无法完全避免这类并发症。另外，近来新型的血管支架也可以一定程度上保护颈动脉，例如，在栓塞瘘口之前先在颈内动脉内置入血流导向装置覆盖海绵窦段，以免栓塞材料突入动脉腔内。

七、经静脉入路栓塞

　　经动脉入路之外，直接型 CCF 也可以通过静脉入路治愈，常常需要通过岩下窦或眼上静脉入路以栓塞海绵窦[20, 25]。一般来讲，静脉入路栓塞术中用于输送栓塞药的微导管位置常常能保持稳定[19, 20, 25]。通过动脉途径做路图，静脉途径下导丝摸索通过岩下窦，同样，栓塞过程中将 5mm×30mm Hyperglide 球囊充盈置于海绵窦段颈内动脉，以免栓塞材料进入动脉造成脑栓塞（图 23-1）。

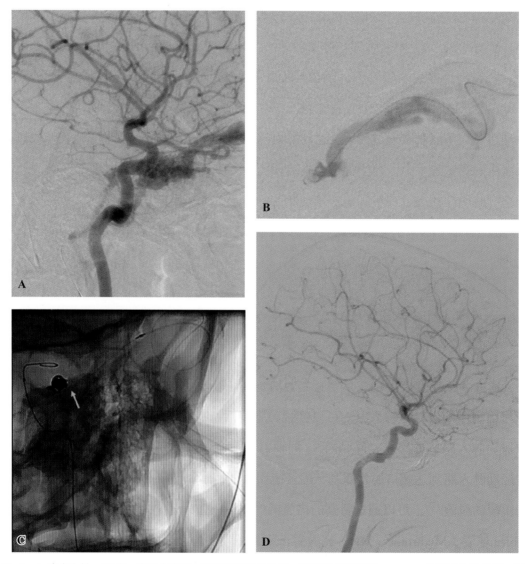

▲ 图 23-1　A. 患者女性，23 岁，表现为突眼、复视和搏动性杂音，造影显示直接型 CCF；B. 经静脉入路栓塞，导管通过面静脉、眼上静脉到达海绵窦；C. 关键措施为将 3mm×50mm Hyperglide 球囊置于颈内动脉以防栓塞材料突入动脉（红箭），经眼上静脉引入微导管到达海绵窦，实施弹簧圈填塞（绿箭）；D. 最后造影显示瘘口完全闭塞，颈内动脉血流保持通畅

静脉入路里有种特殊的方式值得一提，就是眼上静脉途径。通过外科切开，或者直接经皮穿刺进入眼上静脉，进而进入海绵窦实施填塞[34]。可以应用 18G 套管穿刺针连接止血阀，穿刺成功后经过套管同轴引入 Echelon 微导管（Medtronic，MN），经眼上静脉到达海绵窦[35]。弹簧圈或液体栓塞药均可用来栓塞瘘口。这种入路不是很常用，但报道显示具有较高的成功率，并发症较少[34, 35]。

八、经动脉置入支架

少数情况下，可以考虑通过置入支架治疗直接型 CCF，特别是覆膜支架，有助于颈动脉海绵窦段破口的修补。这是一个最直接的治疗方式，然而受限于颈动脉的迂曲和覆膜支架的顺应性，将覆膜支架输送到海绵窦段常常非常困难[19, 36, 37]。新近上市的中间导管有助于将覆膜支架输送到位，但支架的打开和贴合仍然是个问题。而且，覆膜支架由于自身较大的致栓性，术后需要强化双重抗血小板治疗，否则可能发生支架相关的脑栓塞和脑梗死。

在血流导向装置的超适应证应用中，很少报道应用 PED（pipeline embolization device，Medtronic，MN）治疗直接型 CCF[38]（图 23-2）。显然，单个 PED 不足以闭塞瘘口，Nossek

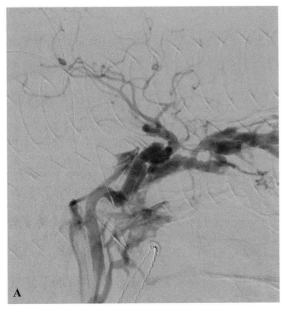
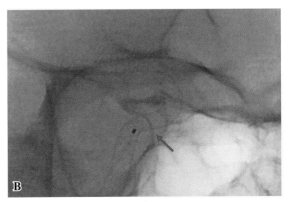

▲ 图 23-2　A. 患者 33 岁，玩滑板摔伤后出现突眼、复视和眼结膜充血。造影显示直接型 CCF，海绵窦段破口很大，盗血明显，颅内动脉显影迟缓；B. 手术起初在海绵窦段置入血流导向装置（红箭），保护并重塑动脉血流

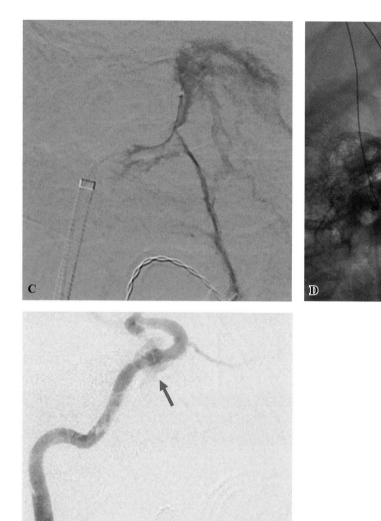

▲ 图 23-2（续） C. 经静脉入路将微导管引入海绵窦；D. 在球囊充盈保护颈内动脉（红箭）前提下静脉注射 Onyx 栓塞；E. 最后造影显示海绵窦段颈动脉残留小瘘（红箭），患者症状在术后数天完全消失

等曾经通过置入多个 PED 成功闭塞了瘘口[38]，但另一方面多个 PED 会增加发生栓塞甚至 PED 堵塞的风险，因此在多数情况下，多个 PED 置入并不能作为基本治疗措施。Yoon 曾经报道 1 例原始三叉动脉破裂导致的 CCF，通过置入一个 PED，辅以一枚弹簧圈栓塞得到治愈[33]。和置入多枚 PED 相比，PED 辅助栓塞似乎更值得推荐。

参考文献

[1] Parkinson D. Lateral sellar compartment O.T. (cavernous sinus): history, anatomy, terminology. Anat Rec. 1998;251:486–90.

[2] Singer C, Vesalius A. Vesalius on the human brain. London: Oxford University Press; 1952.

[3] Bataille B, Wager M, Lapierre F, Goujon JM, Buffenoir K, Rigoard P. The significance of the rete mirabile in Vesalius's work: an example of the dangers of inductive inference in medicine. Neurosurgery. 2009;60(4): 761–8.

[4] Thakur JD, Sonig A, Khan IS, Connor DE Jr, Pait TG, Nanda A. Jacques Benigne Winslow (1669–1760) and the misnomer cavernous sinus. World Neurosurg. 2014;81(1):191–7.

[5] Locke CE. Intracranial arteriovenous aneurism or pulsating exophthalmos. Ann Surg. 1924;80:272–85.

[6] Travers B. A case of aneurism by anastomosis in the orbit, cured by the ligature of the common carotid artery. Med Chir Trans. 1811;2:1–16.

[7] Baron M. Comptu rendu des travaux de la societe anatomique pendant l'anne 1835. Bull Acad Med. 1835;Paris 1:178.

[8] Brainard CW. Case of erectile tumour of the orbit, cured by infiltration with the solution of the lactate of iron and puncture with hot needles, after the ligature of the carotid artery had failed: with observations on the effect of that solution in obliterating the bloodvessels. Lancet. 1853;62:162.

[9] Hamby WB. Carotid–cavernous fistula. Report of 32 surgically treated cases and suggestions for definitive operation. J Neurosurg. 1964;21:859–66.

[10] Brooks B. Discussion of Nolan L and Taylor AS. Trans South Surg Assoc. 1931;43:176–7.

[11] Brooks B. The treatment of traumatic arteriovenous fistula. South Medical J. 1930;23: 100–6.

[12] Vitek JJ, Smith MJ. The myth of the Brooks method of embolization: a brief history of the endovascular treatment of carotid–cavernous sinus fistula. J Neurointerv Surg. 2009;1(2):108–11.

[13] Parkinson D. Carotid cavernous fistula. History and anatomy. In: Dolenc VV, editor. The cavernous sinus: a multidisciplinary approach to vascular and tumorous lesions. Wien: Springer; 1987. p. 3–29.

[14] Serbinenko FA. Balloon catheterization and occlusion of major cerebral vessels. J Neurosurg. 1974;41:125–45.

[15] Mullan S, Raimondi AJ, et al. Electrically induced thrombosis of intracranial aneurysms. J Neurosurg. 1965;22:539–47.

[16] Mullan S. Treatment of carotid–cavernous fistulas by cavernous sinus occlusion. J Neurosurg. 1979;50:131–44.

[17] Parkinson D. Carotid cavernous fistula: direct repair with preservation of the carotid artery. Technical note. J Neurosurg. 1973;38(1):99–106.

[18] Fu Y, Ohata K, Tsuyuguchi N, Hara M. Direct surgery for posttraumatic carotid–cavernous fistula as a result of an intradural pseudoaneurysm: case report. Neurosurgery. 2002;51(4):1071–3; discussion 1073–1074

[19] Mergeani A, Popescu D, Laza C, Dorobat B, Bajenaru OA, Antochi F. A review on endovascular techniques for treatment of direct post-traumatic carotid-cavernous fistula supported by case presentations. Maedica (Buchar). 2012;7(4):332–8.

[20] Chi CT, Nguyen D, Duc VT, Chau HH, Son VT. Direct traumatic carotid cavernous fistula: angiographic classification and treatment strategies. Study of 172 cases. Interv Neuroradiol. 2014;20(4):461–75.

[21] Bradac GB, Bender A, Curio G, Debrun G. Report of two cases of spontaneous direct carotid–cavernous fistula. Diagnostic and therapeutic considerations. Neuroradiology. 1985;27(5):436–9.

[22] Miller NR. Severe vision loss and neovascular glaucoma complicating superior ophthalmic vein approach to carotid–cavernous sinus fistula. Am J Ophthalmol. 1998;125(6):883–4.

[23] Gonzalez Castro LN, Colorado RA, Botelho AA, Freitag SK, Rabinov JD, Silverman SB. Carotid–cavernous fistula: a rare but treatable cause of rapidly progressive vision loss. Stroke. 2016;47(8):e207–9.

[24] Higashida RT, Hieshima GB, Halbach VV, Bentson JR, Goto K. Closure of carotid cavernous sinus fistulae by external compression of the carotid artery and jugular vein. Acta Radiol Suppl. 1986;369: 580–3.

[25] Korkmazer B, Kocak B, Tureci E, Islak C, Kocer N, Kizilkilic O. Endovascular treatment of carotid cavernous sinus fistula: a systematic review. World J Radiol. 2013;5(4):143–55.

[26] Philipp Taussky WTC. Decision making strategies for EC–iC bypass in the treatment of Skull Base tumors. In: Abdulrauf SI, editor. Cerebral revascularization: techniques in Extracranial–to–intracranial bypass surgery, vol. 1. Philadelphia: Elsevier; 2011. p. 349–54.

[27] Lawton MT, Spetzler RF. Internal carotid artery sacrifice for radical resection of skull base tumors. Skull Base Surg. 1996;6(2):119–23.

[28] Feiz–Erfan I, Han PP, Spetzler RF, Lanzino G, Ferreira MA, Gonzalez LF, Porter RW. Salvage of advanced squamous cell carcinomas of the head and neck: internal carotid artery sacrifice and extracranial–intracranial revascularization. Neurosurg Focus. 2003;14(3):e6.

[29] Kato K, Tomura N, Takahashi S, Sakuma I, Sasaki K, Kitani H, Watarai J. Balloon occlusion test of the internal carotid artery: correlation with stump pressure and 99mTc–HMPAO SPECT. Acta Radiol. 2006;47(10):1073–8.

[30] Wang AY, Chen CC, Lai HY, Lee ST. Balloon test occlusion of the internal carotid artery with stump pressure ratio and venous phase delay technique. J Stroke Cerebrovasc Dis. 2013;22(8):e533–40.

[31] Segal DH, Sen C, Bederson JB, Catalano P, Sacher M, Stollman AL, Lorberboym M. Predictive value of balloon test occlusion of the internal carotid artery. Skull Base Surg. 1995;5(2):97–107.

[32] Roski RA, Spetzler RF, Nulsen FE. Late complications of carotid ligation in the treatment of intracranial aneurysms. J Neurosurg. 1981;54(5): 583–7.

[33] Yoon NK, Awad AW, Gee JM, Taussky P. Ruptured persistent trigeminal artery causing direct cavernous sinus fistula treated with pipeline embolization and minimal coiling. World Neurosurg. 2018;109(471–475):e471.

[34] Jiang C, Lv X, Li Y, Wu Z, Shi J. Surgical access on the superior ophthalmic vein to the cavernous sinus dural fistula for embolization. J Neurointerv Surg. 2013;5(3):e13.

[35] Chalouhi N, Dumont AS, Tjoumakaris S, Gonzalez LF, Bilyk JR, Randazzo C, Hasan D, Dalyai RT, Rosenwasser R, Jabbour P. The superior ophthalmic vein approach for the treatment of carotid–cavernous fistulas: a novel technique using Onyx. Neurosurg Focus. 2012;32(5):E13.

[36] Kocer N, Kizilkilic O, Albayram S, Adaletli I, Kantarci F, Islak C. Treatment of iatrogenic internal carotid artery laceration and carotid cavernous fistula with endovascular stent–graft placement. AJNR Am J Neuroradiol. 2002;23(3):442–6.

[37] Briganti F, Tortora F, Marseglia M, Napoli M, Cirillo L. Covered stent implantation for the treatment of direct carotid–cavernous fistula and its mid–term follow–up. Interv Neuroradiol. 2009;15(2):185–90.

[38] Nossek E, Zumofen D, Nelson E, Raz E, Potts MB, Desousa KG, Tanweer O, Shapiro M, Becske T, Riina HA. Use of pipeline embolization devices for treatment of a direct carotid–cavernous fistula. Acta Neurochir. 2015;157(7):1125–9; discussion 1130.

自发性脑出血
Spontaneous Intracerebral Hemorrhage

Jan Vargas　Alejandro M. Spiotta　Raymond D. Turner　著

冯　光　译

第 24 章

一、背景及人口统计学

自发性脑出血（intracerebral hemorrhage，ICH）占卒中的 10%～15%，每年发病率为 10/10 万～30/10 万，每年的死亡率＞ 40%，5 年死亡率为 29.2%[1]。当与脑室内出血（intraventricular hemorrhage，IVH）相关时，死亡率可增加到 50%～80%[2, 3, 4]。脑出血后 1 年的独立功能预后（mRS 评分 0～2 分）为 16.7%～24.6%[1]。死亡率可以通过脑出血分数的计算来评估（表 24-1 和表 24-2）。在平均 1～7 年的随访中，每年长期复发率为 1.3%～7.4%。

脑出血根据部位分为幕上出血和幕下出血，与幕下出血相比，幕上出血患者的预后常存在较大争议[5]。大多数脑出血都是幕上的，并且幕上脑出血可进一步分为深部（皮质下）和浅部（脑叶）。高龄、格拉斯哥昏迷评分下降、脑血肿体积增加和脑室出血是脑出血患者死亡的危险因素[1]。

二、病理生理学

神经损伤被不仅是由于原始出血灶造成直接的机械损伤，还由于血肿周围水肿（perihematoma edema，PHE）的积聚，继发血红蛋白分解产物（如铁）和凝血酶引起炎症反应。

表 24-1　ICH 评分用于计算 ICH 患者的预计死亡率

格拉斯哥评分	
3～4	2 分
5～12	1 分
13～15	0 分
ICH 体积	
≥ 30cm³	1 分
＜ 30cm³	0 分
血管内溶血	
是	1 分
否	0 分
位置	
幕下	1 分
幕上	0 分
年龄	
≥ 80 岁	1 分
＜ 80 岁	0 分

表 24-2　随着脑出血的增加，患者的预计死亡率也会增加

ICH 评分	死亡率（%）
0	无死亡患者
1	13
2	26
3	72
4	97
5	100
6	100

证据表明，局部占位效应限制了局部的血流灌注，导致进一步继发性缺血损伤。此外，如果血肿较大，可能会导致颅内压升高和脑整体灌注减少。动物模型表明，早期清除血肿可以通过改善局部灌注来提高晚期预后[6]。但二次损伤会导致潜在存活脑组织的进一步损伤[4, 7, 8, 9, 10, 11, 12]。

三、内科治疗

除了严格控制血压，没有任何临床干预手段被证明能改善 ICH 患者的预后 [13]。最近停止的 ATACH-2 试验结果表明，与将目标血压降至 140～179mmHg 相比，强化降压至 110～139mmHg，并未降低死亡率或致残率，且增加了肾脏不良事件的发生率 [14]。在动物模型中有证据表明铁螯合剂（如去铁胺）可以减轻血肿分解产物引起的损伤 [10, 11, 12, 15, 16]。iDEF 研究是一项二期、多中心、随机试验，通过比较静脉注射去铁胺和生理盐水安慰剂，以期确定铁螯合剂能否改善 ICH 的功能结果 [17]。

（一）开放性手术清除

美国卒中协会在 2007 年发布的 ICH 治疗指南建议，对于有脑干受压或脑积水证据的小脑出血＞3cm 患者，应立即进行手术治疗，并且建议对距皮质表面 1cm 范围内的幕上脑出血患者可考虑标准的开颅手术，以降低死亡风险 [18]。

对于不符合这些标准的患者，尽管早期血肿清除和预防继发性损伤具有理论优势，但对于其合适的治疗仍缺乏共识。脑出血手术（surgical trial in intracerebral hemorrhage，STITCH）试验是一项多中心随机研究，最终未显示出自发性幕上脑出血（脑叶和皮质下）患者早期手术与药物治疗相比的任何总体益处，26% 的手术组患者预后良好，而药物治疗组为 24%[13]。然而，对 STITCH Ⅰ 试验数据的亚组分析表明，对于距皮质表面＜ 1cm 的血肿行手术治疗可能与更好的预后相关 [19]。这些发现导致了 STITCH Ⅱ 试验只登记了脑叶出血。并且 STITCH Ⅱ 试验并未证明与药物治疗相比，手术清除皮质脑叶出血的总体益处，然而，对于神经功能减退和脑疝风险的预后较差患者有改善预后作用 [20]（图 24-1）。随后对 14 项关于脑出血手术治疗试验的 Meta 分析表明，如果在出血 8h 内进行随机化，血肿体积在 20～50ml，格拉斯哥昏迷量表（Glasgow coma scale, GCS）为 9～12 分，或者患者年龄为 50—69 岁，手术治疗可改善预后 [21]。当 STITCH Ⅱ 试验结果与该数据结合时，脑叶出血和无 IVH 的患者亚组分析显示出手术治疗获益的趋势，但这种趋势并不明显 [20]。

STITCH 试验表明，虽然手术可以改善一些皮质表面脑叶出血患者的预后，但对于较深部病变患者可能会导致存活脑组织破坏，并抵消了血肿清除带来的益处。这激发了人们对开发微创手段来进入和清除深部血肿的兴趣。

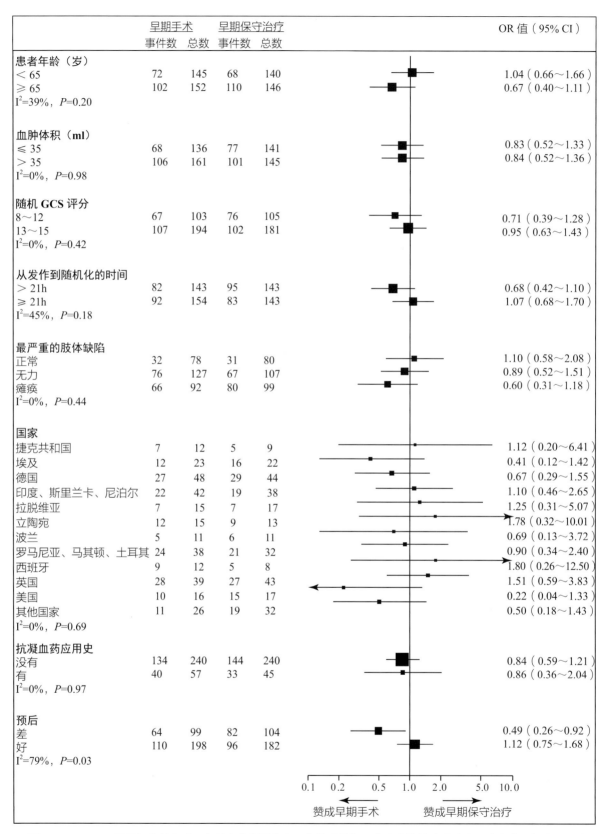

	早期手术		早期保守治疗			OR 值（95% CI）
	事件数	总数	事件数	总数		
患者年龄（岁）						
＜ 65	72	145	68	140		1.04（0.66～1.66）
≥ 65	102	152	110	146		0.67（0.40～1.11）
I^2=39%，P=0.20						
血肿体积（ml）						
≤ 35	68	136	77	141		0.83（0.52～1.33）
＞ 35	106	161	101	145		0.84（0.52～1.36）
I^2=0%，P=0.98						
随机 GCS 评分						
8～12	67	103	76	105		0.71（0.39～1.28）
13～15	107	194	102	181		0.95（0.63～1.43）
I^2=0%，P=0.42						
从发作到随机化的时间						
＞ 21h	82	143	95	143		0.68（0.42～1.10）
≥ 21h	92	154	83	143		1.07（0.68～1.70）
I^2=45%，P=0.18						
最严重的肢体缺陷						
正常	32	78	31	80		1.10（0.58～2.08）
无力	76	127	67	107		0.89（0.52～1.51）
瘫痪	66	92	80	99		0.60（0.31～1.18）
I^2=0%，P=0.44						
国家						
捷克共和国	7	12	5	9		1.12（0.20～6.41）
埃及	12	23	16	22		0.41（0.12～1.42）
德国	27	48	29	44		0.67（0.29～1.55）
印度、斯里兰卡、尼泊尔	22	42	19	38		1.10（0.46～2.65）
拉脱维亚	7	15	7	17		1.25（0.31～5.07）
立陶宛	12	15	9	13		1.78（0.32～10.01）
波兰	5	11	6	11		0.69（0.13～3.72）
罗马尼亚、马其顿、土耳其	24	38	21	32		0.90（0.34～2.40）
西班牙	9	12	5	8		1.80（0.26～12.50）
英国	28	39	27	43		1.51（0.59～3.83）
美国	10	16	15	17		0.22（0.04～1.33）
其他国家	11	26	19	32		0.50（0.18～1.43）
I^2=0%，P=0.69						
抗凝血药应用史						
没有	134	240	144	240		0.84（0.59～1.21）
有	40	57	33	45		0.86（0.36～2.04）
I^2=0%，P=0.97						
预后						
差	64	99	82	104		0.49（0.26～0.92）
好	110	198	96	182		1.12（0.75～1.68）
I^2=79%，P=0.03						

0.1　0.2　0.5　1.0　2.0　5.0　10.0

赞成早期手术　　赞成早期保守治疗

▲ 图 24-1　STICH Ⅱ亚组分析表明，在所有患者因素中，在接受早期手术治疗的单纯脑叶出血患者中，与内科治疗相比，预后不良是唯一有利于手术的因素

经许可转载，引自 Mendelow 等 [20]

（二）微创外科技术的历史

一段时间以来，微创清除颅内血肿的方法一直是人们感兴趣的话题。1989 年，Auer 等发表了他们在早期内镜冲洗和基于抽吸清除脑出血的经验。该试验表明，与内科治疗相比，6 个月死亡率有显著改善[22]。

也有几篇报道是通过立体定向微创技术（如直接抽吸或机械性血块破碎）来安全清除更深部血肿[22, 23, 24, 25, 26]。最近，新的血肿清除方法被提出，例如超声或重组组织纤溶酶原激活药直接注射入血肿腔[27, 28]。

最近，Zhou 等对 1955 名患者的共 12 项试验进行了 Meta 分析，以日常生活中的死亡或依赖作为主要结局，比较了微创手术与其他治疗的有效性。结果发现，微创技术与死亡 / 依赖的相对比值比降低 46% 和死亡比值比降低 47% 相关（图 24-2）[29]。

血凝块溶解评估 IVH 二期（CLEAR Ⅱ）试验旨在研究清除自发性脑出血或蛛网膜下腔出血脑室内血肿的益处[30]。40%～45% 的 ICH 患者会出现 IVH，且 IVH 已被公认为脑出血患者不良预后的独立危险因素[19, 31, 32]。通过脑室外引流管进行脑室内注射 rt-PA 治疗的患者在第 30 天的死亡率呈下降趋势（18% vs. 23% 安慰剂组），然而，并无显著统计学差异。但与 96h 血块溶解率和临床改善却显著相关。此外，更多的患者在接受脑室内 t-PA 治疗后第 30 天 mRS 评分≤ 4 分（52% vs. 27%）和 NIHSS < 10 分（54% vs. 29%）。虽然该试验不是为了评估功能结局，但它证明了微创方法治疗 IVH 的安全性，并为 CLEAR Ⅲ试验开辟了道路。

（三）微创手术联合组织型纤溶酶原激活药

微创手术联合组织型纤溶酶原激活药用于脑血肿清除（MISTIE Ⅱ）研究是一项对照的 Ⅱ 期临床试验，共纳入 123 名患者，随机分为药物治疗组和微创手术组，随后进行引流管引流和每日 rt-PA（重组组织型纤溶酶原激活药）冲洗。通过标准化定位及操作将脑室外引流管置入靶向部位。

MISTEE Ⅱ试验显示，与接受药物治疗的患者相比，接受微创手术治疗的脑出血患者具有更强的临床获益趋势。手术患者的血肿周围水肿体积显著减少，住院时间缩短，住院费用降低，卒中影响量表[27]上的日常生活能力评分增加。国际 MISTIE Ⅲ试验 2018 年完成招募。

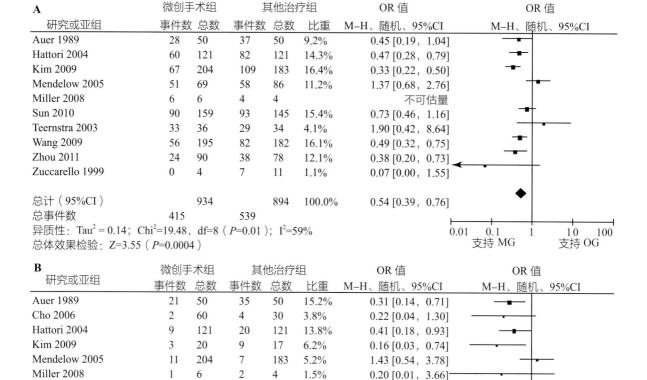

▲ 图 24-2　A. 对死亡或依赖的微创手术（MG）与其他治疗方案（OG）的比较（主要结果）；B. 对死亡的微创手术与其他治疗方案的比较（次要结果）

经许可转载，引自 Zhou 等[29]

（四）微创手术清除最新进展

1. Apollo（第一代）

Penumbra Apollo（Penumbra Inc., Alameda, CA）是一个抽吸 – 冲洗装置，通过控制抽吸的导管清除血肿。容纳在导管内的振动器以高频振动分解管内的血肿并防止堵塞。该装置可与市场上的内镜相结合使用，并在立体定向引导下，通过颅骨钻孔后的硬脑膜切口定位血肿（图 24-3 至图 24-5）。

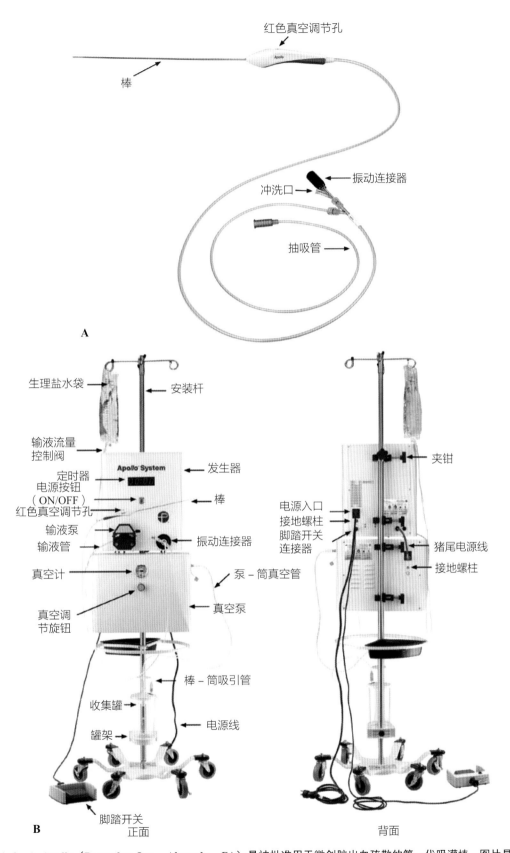

▲ 图 24-3　**A. Apollo**（**Penumbra Inc.，Alameda，CA**）是被批准用于微创脑出血疏散的第一代吸灌棒。图片是手持棒，被设计用于神经内镜，也是一种吸引管。**B.**"**Apollo 吸引**"系统
经许可转载，图片由美国 Penumbra Inc.，Alameda，CA 提供

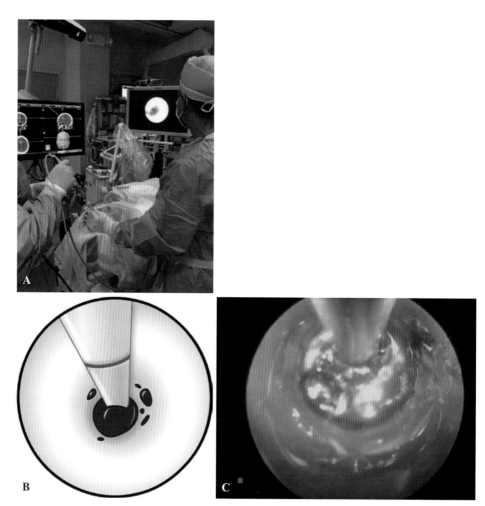

▲ 图 24-4　**A.** 通过 **Apollo** 装置的神经微创手术清除脑内血肿（**Penumbra Inc.**）。通过一个小切口，利用神经导航将神经内镜插入血肿的表面（背景，左侧）。**B** 和 **C.** 借助神经导航和内镜的精准可视化（背景，右侧）实现清除

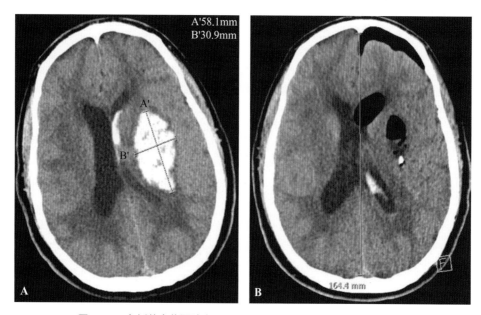

▲ 图 24-5　左侧基底节区脑出血，Apollo 装置应用前（A）和应用后（B）

Apollo 装置已批准用于包括与动脉瘤破裂相关的脑室内出血和脑出血的清除破裂的动脉瘤[33, 34, 35, 36, 37]。Apollo 和内镜下微创手术治疗幕上脑出血（INVEST）试验[38] 已开始登记，这是一项美国前瞻性多中心临床试验，预计在多达 30 个中心登记 222 名患者。入选标准为年龄在 22—80 岁或 < 85 岁、基础功能状态良好、发病 24h 内出现中等至大量的幕上脑出血（30～80cm）。符合纳入标准的患者进行稳定性评价后被随机分配（1∶1）至接受 Apollo 微创手术组或标准内科治疗组。主要结局为 180d 的 mRS 评分为 0～3 分和 30d 的死亡率。次要结局包括卒中影响量表（stroke impact scale, SIS）的灵活度、日常生活的 SIS 能力和住院时间[38]。

2. Artemis（第二代）

最新上市的 Artemis 神经外科抽吸装置（Penumbra Inc., Alameda, CA），由 Penumbra Pump MAX 抽吸泵和旋转内轴提供动力，其具有远端双齿尖端，用于在 Artemis 装置的套管内安全地破碎和清除血凝块。这种新一代设备代表了微创手术治疗脑出血技术的快速发展。Artemis 装置通过 19 F 导管进行，只需 6mm 的钻孔。Artemis 有 2.8mm、2.1mm 和 1.5mm 共 3 种尺寸（外径），与各种神经内镜均可实现兼容。通过改良的导管和更大的抽吸腔，将抽吸率提高到了 400% 以上。在 INVEST 试验中可使用 Artemis 装置（图 24-6）。

3. NICO

NICO 脑通路介导系统由一个 13.5mm 的带内部闭塞器的护套组成，可穿过小的去骨瓣进入颅内血肿腔（图 24-7）。闭塞器可在护套放置过程中不破坏脑实质，最大限度地减少对脑组

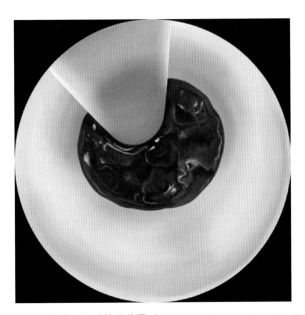

▲ 图 24-6　**Artemis 神经外科抽吸装置（Penumbra Inc., Alameda, CA, USA）**

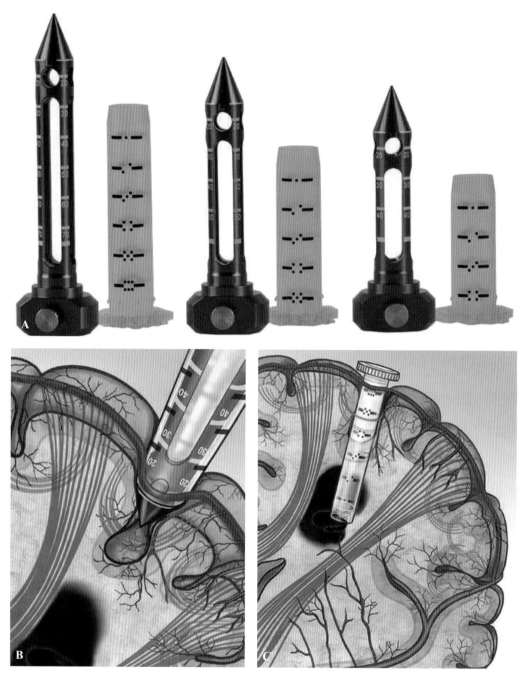

▲ 图 24-7　**A.** 不同长度的 **NICO** 脑通路介导系统（**NICO** 公司）以保证进入不同深度的出血部位；**B.** 经脑沟入路进入血肿，置入后闭塞器将被移除；**C.** 显微镜或可视外镜均可提供视野，血肿由标准手术器械清除
经许可转载，图片由美国印第安纳波利斯 NICO 公司提供

织的损伤。一旦放置完毕，闭塞器将被去除，护套进入大脑出血部位，可通过传统的抽吸装置清除或显微镜下双极电灼术清除，或通过 BrainPath 鞘管连接的外视镜清除。NICO 脑通路介导系统已被批准用于脑外科及脊柱外科的显微手术。

　　除了脑通路鞘管，NICO 公司还制造了 Myriad 手柄，它有一根带侧口的操纵杆，杆上配有往复运动式切割刀片。手柄上有一个可将组织吸入侧口的抽吸系统。外科医生可通过尾瓣控制抽吸的强度，以及打开或关闭切割刀片。在手术入路受限的包括盆腔粘连、腹腔镜检查、经皮、开放性外科手术的组织清除，Myriad 手柄均可使用。

NICO 脑通路介导系统已成功用于脑内血肿的清除，尽管在 11 名患者中有 3 名（27%）出现了包括致命性出血在内的术后并发症，但研究表明应用此系统可使血肿体积减小 ≥ 87%[37, 38, 39, 40]（图 24-8）。未来将会有一个多达 10 个中心的随机对照研究将 NICO 脑通路介导系统纳入进去作为研究的一部分[41]。

四、结论

脑出血是一种毁灭性疾病，且传统的外科治疗管理尚不成熟。由于在进入病灶过程中会造成潜在存活脑组织的损伤，所以开放性外科手术对深部自发性 ICH 的益处很小。虽然微创血肿清除手术已有几十年的历史，但神经介导和神经影像学的进步能够保证更精确地定位及进入深部病灶，从而最大限度地减少对存活脑实质的创伤，提高成功率。三项正在进行的试验（MISTIE Ⅲ、INVEST、ENRICH）研究结果也许会改变目前自发性脑出血的管理，使得更倾向于微创手术清除手段。

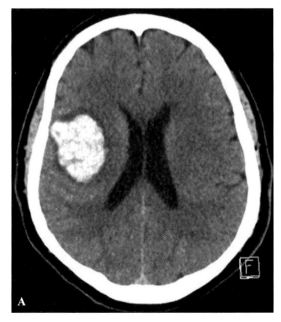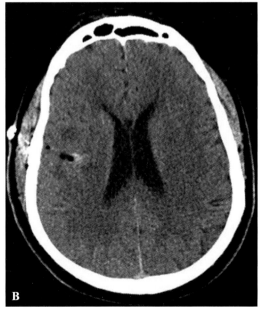

▲ 图 24-8　使用 NICO 脑通路介导系统清除接近大脑皮质表面的右侧大块血肿
A. 清除前；B. 清除后

参考文献

[1] Poon MT, Fonville AF, Al-Shahi SR. Long-term prognosis after intracerebral haemorrhage: systematic review and meta-analysis. J Neurol Neurosurg Psychiatry. 2014;85(6):660–7.

[2] Dennis MS. Outcome after brain haemorrhage. Cerebrovasc Dis. 2003;16(Suppl 1):9–13.

[3] Labovitz DL, Halim A, Boden-Albala B, Hauser WA, Sacco RL. The incidence of deep and lobar intracerebral hemorrhage in whites, blacks, and Hispanics. Neurology. 2005;65(4):518–22.

[4] Qureshi AI, Mendelow AD, Hanley DF. Intracerebral haemorrhage. Lancet. 2009;373(9675):1632–44.

[5] Samarasekera N, Fonville A, Lerpiniere C, Farrall AJ, Wardlaw JM, White PM, et al. Influence of intracerebral hemorrhage location on incidence, characteristics, and outcome: populationbased study. Stroke. 2015;46(2):361–8.

[6] Nehls DG, Mendelow DA, Graham DI, Teasdale GM. Experimental intracerebral hemorrhage: early removal of a spontaneous mass lesion improves late outcome. Neurosurgery. 1990;27(5):674–82. discussion 82

[7] Xi G, Wagner KR, Keep RF, Hua Y, de Courten-Myers GM, Broderick JP, et al. Role of blood clot formation on early edema development after experimental intracerebral hemorrhage. Stroke. 1998;29(12):2580–6.

[8] Lee KR, Kawai N, Kim S, Sagher O, Hoff JT. Mechanisms of edema formation after intracerebral hemorrhage: effects of thrombin on cerebral blood flow, blood-brain barrier permeability, and cell survival in a rat model. J Neurosurg. 1997;86(2):272–8.

[9] Lee KR, Colon GP, Betz AL, Keep RF, Kim S, Hoff JT. Edema from intracerebral hemorrhage: the role of thrombin. J Neurosurg. 1996;84(1):91–6.

[10] Wang G, Shao A, Hu W, Xue F, Zhao H, Jin X, et al. Changes of ferrous iron and its transporters after intracerebral hemorrhage in rats. Int J Clin Exp Pathol. 2015;8(9):10671–9.

[11] Wang G, Hu W, Tang Q, Wang L, Sun XG, Chen Y, et al. Effect comparison of both iron chelators on outcomes, iron deposit, and iron transporters after intracerebral hemorrhage in rats. Mol Neurobiol. 2016;53(6):3576–85.

[12] Qing WG, Dong YQ, Ping TQ, Lai LG, Fang LD, Min HW, et al. Brain edema after intracerebral hemorrhage in rats: the role of iron overload and aquaporin 4. J Neurosurg. 2009;110(3):462–8.

[13] Mendelow AD, Gregson BA, Fernandes HM, Murray GD, Teasdale GM, Hope DT, et al. Early surgery versus initial conservative treatment in patients with spontaneous supratentorial intracerebral haematomas in the International Surgical Trial in Intracerebral Haemorrhage (STICH): a randomised trial. Lancet. 2005;365(9457):387–97.

[14] Qureshi AI, Palesch YY, Barsan WG, Hanley DF, Hsu CY, Martin RL, et al. Intensive blood-pressure lowering in patients with acute cerebral hemorrhage. N Engl J Med. 2016;375(11):1033–43.

[15] Song S, Hua Y, Keep RF, He Y, Wang J, Wu J, et al. Deferoxamine reduces brain swelling in a rat model of hippocampal intracerebral hemorrhage. Acta Neurochir Suppl. 2008;105:13–8.

[16] Okauchi M, Hua Y, Keep RF, Morgenstern LB, Xi G. Effects of deferoxamine on intracerebral hemorrhage-induced brain injury in aged rats. Stroke. 2009;40(5):1858–63.

[17] Yeatts SD, Palesch YY, Moy CS, Selim M. High dose deferoxamine in intracerebral hemorrhage (HI-DEF) trial: rationale, design, and methods. Neurocrit Care. 2013;19(2):257–66.

[18] Broderick J, Connolly S, Feldmann E, Hanley D, Kase C, Krieger D, et al. Guidelines for the management of spontaneous intracerebral hemorrhage in adults: 2007 update: a guideline from the American Heart Association/American Stroke Association Stroke Council, High Blood Pressure Research Council, and the Quality of Care and Outcomes in Research Interdisciplinary Working Group. Stroke. 2007;38(6):2001–23.

[19] Bhattathiri PS, Gregson B, Prasad KS, Mendelow AD, Investigators S. Intraventricular hemorrhage

and hydrocephalus after spontaneous intracerebral hemorrhage: results from the STICH trial. Acta Neurochir Suppl. 2006;96:65–8.

[20] Mendelow AD, Gregson BA, Rowan EN, Murray GD, Gholkar A, Mitchell PM, et al. Early surgery versus initial conservative treatment in patients with spontaneous supratentorial lobar intracerebral haematomas (STICH II): a randomised trial. Lancet. 2013;382(9890): 397–408.

[21] Gregson BA, Broderick JP, Auer LM, Batjer H, Chen XC, Juvela S, et al. Individual patient data subgroup meta–analysis of surgery for spontaneous supratentorial intracerebral hemorrhage. Stroke. 2012;43(6):1496–504.

[22] Auer LM, Deinsberger W, Niederkorn K, Gell G, Kleinert R, Schneider G, et al. Endoscopic surgery versus medical treatment for spontaneous intracerebral hematoma: a randomized study. J Neurosurg. 1989;70(4):530–5.

[23] Backlund EO, von Holst H. Controlled subtotal evacuation of intracerebral haematomas by stereotactic technique. Surg Neurol. 1978;9(2):99–101.

[24] Barrett RJ, Hussain R, Coplin WM, Berry S, Keyl PM, Hanley DF, et al. Frameless stereotactic aspiration and thrombolysis of spontaneous intracerebral hemorrhage. Neurocrit Care. 2005;3(3): 237–45.

[25] Higgins AC, Nashold BS, Cosman E. Stereotactic evacuation of primary intracerebral hematomas: new instrumentation. Appl Neurophysiol. 1982;45(4–5):438–42.

[26] Marquardt G, Wolff R, Janzen RW, Seifert V. Basal ganglia haematomas in non–comatose patients: subacute stereotactic aspiration improves long–term outcome in comparison to purely medical treatment. Neurosurg Rev. 2005;28(1):64–9.

[27] Mould WA, Carhuapoma JR, Muschelli J, Lane K, Morgan TC, McBee NA, et al. Minimally invasive surgery plus recombinant tissue–type plasminogen activator for intracerebral hemorrhage evacuation decreases perihematomal edema. Stroke. 2013;44(3):627–34.

[28] Newell DW, Shah MM, Wilcox R, Hansmann DR, Melnychuk E, Muschelli J, et al. Minimally invasive evacuation of spontaneous intracerebral hemorrhage using sonothrombolysis. J Neurosurg. 2011;115(3):592–601.

[29] Zhou X, Chen J, Li Q, Ren G, Yao G, Liu M, et al. Minimally invasive surgery for spontaneous supratentorial intracerebral hemorrhage: a meta–analysis of randomized controlled trials. Stroke. 2012;43(11):2923–30.

[30] Naff N, Williams MA, Keyl PM, Tuhrim S, Bullock MR, Mayer SA, et al. Low–dose recombinant tissue–type plasminogen activator enhances clot resolution in brain hemorrhage: the intraventricular hemorrhage thrombolysis trial. Stroke. 2011;42(11):3009–16.

[31] Daverat P, Castel JP, Dartigues JF, Orgogozo JM. Death and functional outcome after spontaneous intracerebral hemorrhage. A prospective study of 166 cases using multivariate analysis. Stroke. 1991;22(1):1–6.

[32] Hallevi H, Albright KC, Aronowski J, Barreto AD, Martin–Schild S, Khaja AM, et al. Intraventricular hemorrhage: Anatomic relationships and clinical implications. Neurology. 2008;70(11):848–52.

[33] Fiorella D, Gutman F, Woo H, Arthur A, Aranguren R, Davis R. Minimally invasive evacuation of parenchymal and ventricular hemorrhage using the Apollo system with simultaneous neuronavigation, neuroendoscopy and active monitoring with cone beam CT. J Neurointerv Surg. 2015;7(10):752–7.

[34] Spiotta AM, Fiorella D, Vargas J, Khalessi A, Hoit D, Arthur A, et al. Initial multicenter technical experience with the Apollo device for minimally invasive intracerebral hematoma evacuation. Neurosurgery. 2015;11(Suppl 2):243–51. discussion 51

[35] Tan LA, Lopes DK, Munoz LF, Shah Y, Bhabad S, Jhaveri M, et al. Minimally invasive evacuation of intraventricular hemorrhage with the Apollo vibration/suction device. J Clin Neurosci. 2016;27: 53–8.

[36] Turner RD, Vargas J, Turk AS, Chaudry MI, Spiotta AM. Novel device and technique for minimally

invasive intracerebral hematoma evacuation in the same setting of a ruptured intracranial aneurysm: combined treatment in the neurointerventional angiography suite. Neurosurgery. 2015;11(Suppl 2):43–50; discussion–1.

[37] Ding D, Przybylowski CJ, Starke RM, Sterling Street R, Tyree AE, Webster Crowley R, et al. A minimally invasive anterior skull base approach for evacuation of a basal ganglia hemorrhage. J Clin Neurosci. 2015;22(11):1816–9.

[38] Przybylowski CJ, Ding D, Starke RM, Webster Crowley R, Liu KC. Endoport–assisted surgery for the management of spontaneous intracerebral hemorrhage. J Clin Neurosci. 2015;22(11):1727–32.

[39] Labib MA, Shah M, Kassam AB, Young R, Zucker L, Maioriello A, et al. The safety and feasibility of image–guided BrainPath–mediated transsulcul hematoma evacuation: a Multicenter Study. Neurosurgery. 2017;80(4):515–24.

[40] Fiorella D, Arthur AS, Mocco JD. 305 The INVEST trial: a randomized, controlled trial to investigate the safety and efficacy of image–guided minimally invasive endoscopic surgery with Apollo vs best medical management for supratentorial intracerebral hemorrhage. Neurosurgery. 2016;63(Suppl 1):187.

[41] Bauer AM, Rasmussen PA, Bain MD. Initial single–center technical experience with the BrainPath system for acute intracerebral hemorrhage evacuation. Oper Neurosurg. 2016;0:1–7.

第三篇　缺血性疾病

Ischemic

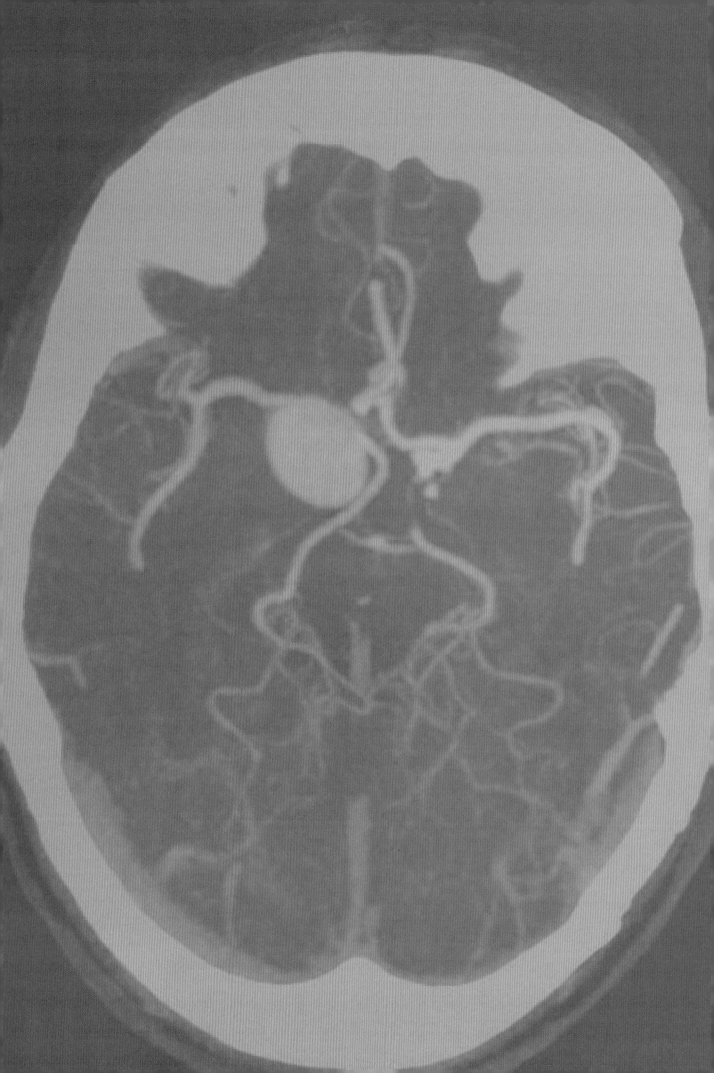

CAS 与 CEA 治疗动脉粥样硬化的循证学回顾

Carotid Artery Stenting Versus Endarterectomy for Atherosclerosis: An Evidence–Based Review

Robert K. Townsend Kyle M. Fargen Jasmeet Singh John A. Wilson Stacey Q. Wolfe 著

王子亮 译

一、背景

无论在世界范围还是在美国内，卒中都是致死和残疾的主要原因。尽管 2013 年美国最常见致死原因中，卒中从第 4 位下降到第 5 位，但仍然是致残病因中主要的可预防因素。美国每年有 795 000 人新发卒中或卒中复发，其中 89% 为缺血性卒中[1]。正如 1905 年 Chiari 首次描述的那样，一大部分缺血性卒中是由来自颈动脉分叉部动脉粥样硬化闭塞出现的栓子引起的[2]。20 世纪 50 年代，Fisher 持续在多篇刊物中描述了颈动脉疾病、短暂性脑缺血发作与卒中间的关系，并假设切除狭窄斑块有可能预防卒中[3]。这篇文章预示着颈动脉外科治疗时代即将到来。

目前，动脉内膜剥脱术、血管成形及支架置入术广泛用于颈动脉血管重建，进而预防中重度颈动脉动脉粥样硬化性狭窄所导致的卒中。这两种方法是众多前瞻性试验的焦点，而这些试验也旨在探索技术的安全性和有效性。以下各节将重点介绍这些试验（表 25-1）。

二、颈动脉内膜切除术历史

1954 年 Felix Eastcott 首次报道了颈动脉内膜切除术（carotid endarterectomy，CEA），一

表 25-1　CEA 和 CAS 安全性和有效性评价试验汇总

研究名称	年　份	症状性，无症状，两者都有	样本量（总数，CEA/CAS）	30d 卒中率（CEA/CAS/P）	30d 死亡率（CEA/CAS/P）	30d 心肌梗死率（CEA/CAS/P）	30d 死亡、卒中或心肌梗死率（CEA/CAS/P）
CAVATAS	2001	两者都有	504，253/251	4/4/NS	2/3/NS	1/0/NS	NR
SAPPHIRE	2004	两者都有	334，167/167	3.3/3.1/NS	2/0.6/NS	6.6/1.9/0.04	9.9/4.4/NS
SPACE	2008	症状性	1214，601/613	5.5/7.2/NS	1/1/NS	NR	NR
EVA-3S	2008	症状性	527，262/265	2.7/8.8/0.004	1.2/0.8/NS	0.8/0.4/NS	NR
CREST	2010	两者都有	2502，1240/1262	2.3/4.1/0.01	0.3/0.7/NS	2.3/1.1/0.03	4.5/5.2/NS
ICSS	2010	症状性	1649，821/828	3.3/7/0.001	0.5/1.3/NS	0.6/0.3/NS	4/7.4/0.003
ACT Ⅰ	2016	无症状	1453，364/1089	1.4/2.8/NS	0.3/0.1/NS	0.9/0.5/NS	2.6/3.3/NS

位反复发作性短暂性脑缺血发作（transient ischemic attack，TIA）患者接受了颈动脉分叉切除、颈外动脉（ECA）结扎和颈总动脉（CCA）与颈内动脉（ICA）的直接再吻合手术[4]。实际上首次 CEA 早于报道时间，于 1953 年由迈克尔·德贝基（Michael DeBakey）进行的，1 名 53 岁的公交车司机因持续的右上肢无力和言语困难接受该治疗。这位患者长期随访直至术后 19 年因心脏病去世。可以肯定的是去世前该患者的颈动脉是通畅的，也未再发生卒中[5]。

1969 年一项多中心随机试验首次证实 CEA 能降低症状性颈动脉狭窄患者的卒中发生率[6]。由于该研究和其他几项自然史研究揭示了颈动脉狭窄与致残性卒中或死亡风险间的关联性[7, 8]，20 世纪 70—80 年代，CEA 的数量剧增，单 1985 年在美国就有 10.7 万次 CEA 手术[9]。CEA 并非没有异议。1977 年，一项针对 228 例连续性 CEA 的回顾性研究显示该方法的综合卒中死亡率为 21.1%[10]。尽管关于颈动脉狭窄的知识体系以及支持或反对 CEA 作为治疗方案的证据在迅速累积，但是当时并没有明确的数据支持 CEA 优于最佳药物治疗方案。20 世纪 90 年代发表的 3 项大型随机对照研究，NASCET、ACAS 和 ECST 使得该数据具体化[11, 12, 13]。

三、北美症状性颈动脉内膜切除术试验

北美症状性颈动脉内膜切除术试验（north American symptomatic carotid endarterectomy trial，NASCET）是一项非盲、多中心随机对照试验，它于 1987 年开始招募患者，并将其随

机分为最佳药物治疗组或最佳药物治疗联合 CEA 组 [11]。研究入组标准为 120d 内发生过颈内动脉供血区内发生短暂性脑缺血发作（TIA）或卒中，且血管造影证实同侧颈动脉狭窄＞30% 的，可行 CEA 术。而≥ 80 岁、预期寿命＜ 5 年、有潜在心源性栓塞或不能耐受手术的患者被排除在外。并根据狭窄程度对患者进行分级，狭窄程度为 30%～69% 被定义为"中度狭窄"，狭窄程度为 70%～99% 被定义为"重度狭窄"。研究的首要终点是病变侧颈动脉供血区内的致死性或非致死性卒中，次要终点是任意卒中和死亡。随着对 659 名高度狭窄患者进行中期分析后发现，18 个月同侧卒中的风险绝对降低了 17%（$P < 0.001$），从 26% 降至 9%；在所有大面积或致死性卒中或死亡的风险绝对降低了 5%（$P < 0.001$）（NASCET investigators，Stroke 1991），该研究于 1991 年停止了对高度狭窄患者的随机。当重度狭窄患者不再被随机为药物治疗组时，已经被随机分组的患者已平均随访了 8 年，且发现 CEA 是一种效果持久的治疗方法。中度狭窄组的随机一直持续到 1996 年。最终结果显示狭窄度 50%～69% 的 858 名患者中 CEA 组 5 年同侧卒中发生率为 15.7%，药物治疗组为 22.2%（$P=0.045$）；狭窄＜ 50% 的 1368 名患者中 CEA 组 5 年同侧卒中发生率为 14.9%，药物治疗组为 18.7%，无统计学意义。NASCET 试验的最终结论是狭窄程度在 70%～99% 的患者可以从 CEA 中明确、持久的获益；狭窄程度在 50%～69% 的患者从 CEA 中获益不多，而且只有术者将 CEA 致残性卒中或死亡的风险控制在＜ 2% 时才可能获益；狭窄程度＜ 50% 的患者不能从 CEA 中受益，应该接受药物治疗。

（一）欧洲颈动脉手术试验

欧洲颈动脉手术试验（European carotid surgery trial，ECST）是 NASCET 的欧洲版，从 1981—1994 年，共纳入 3024 名患者 [13]。主要终点是严重卒中或死亡。ECST 研究发现狭窄＞ 60% 的患者接受 CEA 后随访 3 年卒中发生的绝对风险降低了 11.6%（根据 NASCET 计算；同样的狭窄程度在 ECST 中的分级为 80%）。总体而言，ECST 的结果在 NASCET 中得到了印证。

（二）无症状颈动脉粥样硬化性病变研究

无症状性颈动脉粥样硬化性病变研究（asymptomatic carotid atherosclerosis study，ACAS）是一项前瞻性、随机、多中心试验，从 1987—1993 年共纳入了 1662 名患者 [12]。纳入标准为 40—79 岁的无症状，但血流动力学显著狭窄的患者，且随机分组 60d 内的血管造影显示狭窄率

60%。排除标准为症状性颈动脉狭窄、不能服用阿司匹林、不适合手术或预期寿命＜5年。患者被随机分为干预高危因素 + 阿司匹林 325mg/d 组或干预高危因素 + 阿司匹林 325mg/d+CEA 组。首要终点是病变侧颈动脉供血区内的短暂性脑缺血发作（TIA）或脑梗死及围术期内的任何 TIA、卒中或死亡。1993 年首要终点更改为仅包括卒中。次要终点包括再狭窄、内科治疗组颈动脉粥样硬化进展或消退、TIA、心肌梗死（MI）和随访期间与血管疾病相关的死亡。药物治疗组和 CEA 组 5 年的同侧卒中和围术期卒中或死亡的风险分别为 11% 和 5.1%（P=0.004）；CEA 患者 5 年同侧卒中风险降低 53%（95%CI 22%～72%）。总体而言，ACAS 结果提示 CEA 能够降低狭窄≥60% 无症状颈动脉狭窄者患侧的 5 年期卒中风险，前提是患者健康的可以承受手术且术者行 CEA 的围术期并发症和死亡率＜3%。ACAS 还表明，CEA 对男性的保护作用比对女性的更强；但这一发现在两组中都很明显。

这些研究为指南定义适合选择的 CEA 患者提供了依据。颈动脉狭窄为 70%～99% 症状性患者 CEA 获益明显；颈动脉狭窄 50%～69% 症状性患者在 CEA 手术并发症发生率低时获益适度；无症状颈动脉狭窄≥60% 患者在 CEA 并发症发生率低的情况下中等获益。

四、颈动脉血管成形和支架置入史

尽管 CEA 治疗颈动脉狭窄有效，但开放性手术和通常需要全身麻醉都是它的缺点。随着外周动脉经皮腔内血管成形术的进展，颈动脉采用类似的治疗方式成为可能。1977 年克劳斯·马蒂亚斯（Klaus Mathias）进行了首次颈动脉球囊扩张血管成形术[14]，然而直到 1989 年才首次将球扩支架用于颈动脉[15]。早期颈动脉支架置入（carotid artery stenting，CAS）充满艰辛，早期的支架易受外部压力影响，医源性动脉夹层和远端栓塞事件也不少见[16]。1990 年引入的血栓保护装置和镍钛合金颈动脉支架是解决这些问题的第一步；但与 CEA 的成功相比，CAS 能否作为可行治疗选择仍然受到质疑，因此研究者很快就开始招募患者参加试验，以解决这个问题。

现代颈动脉血管成形和支架置入术是在远端栓塞保护滤器的辅助下使用快交球囊和自膨式支架进行的，远端栓塞保护滤器主要用于捕获球囊扩张、器械操作和支架释放过程中脱落的栓子碎片。目前，医疗保险和医疗补助服务中心要求行颈动脉血管成形术和支架置入术的至少满足以下标准中的一项（表 25-2）。

表 25-2　颈动脉血管成形术和支架置入术的实施标准

符合 CAS 资格的医疗保险和医疗补助中心服务标准
解剖 • 对侧颈动脉闭塞 • 对侧喉神经麻痹 • 气管切开术 / 气管切开 • 曾接受过颈部放射治疗 / 手术 • 双侧狭窄 • 手术无法触及的病变（即高分叉） • 重度颅内狭窄 • 颈部制动 • 动脉内膜剥脱术后再狭窄 • 颈动脉狭窄≥ 70% 并发症 • 充血性心力衰竭（NYHA Ⅲ / Ⅳ级） • 左心室射血分数＜ 30% • 不稳定型心绞痛 • 肾衰竭 • 慢性阻塞性肺疾病 • 预计行冠状动脉旁路移植术或瓣膜置换术 • 预计行外周血管手术 • 年龄＞ 80 岁 • 手术后 6 周内心肌梗死

五、颈动脉和椎动脉经皮血管成形术研究

颈动脉和椎动脉腔内血管成形术研究（carotid and vertebral artery transluminal angioplasty study，CAVATAS）是第一个多中心前瞻性随机对照试验，旨在比较 CEA 和颈动脉血管成形术（CAA）[18]。值得注意的是，血管内治疗组只有 26% 的患者使用了支架。1992—1997 年，CAVATAS 在欧洲、澳大利亚和加拿大的 22 个中心招募了 504 名患者。如果患者有颈总动脉、颈动脉分叉或颈内动脉狭窄，且研究者认为这些狭窄应该治疗，并适合任一方式的治疗就可以入组。决定狭窄是否具有临床重要性取决于独立的研究者，有趣的是，没有年龄限制，也没有关于症状性和非症状狭窄的界定。无论任何原因患者不适合其中治疗方案的均将其排除。504 名患者符合入组标准；251 名患者被随机分配到血管内治疗组，253 名患者被随机分配到 CEA 治疗组。血管内治疗组与 CEA 组围术期发生的任何主要不良事件均无显著差异，30d 致残率血管组为 6.4%，CEA 组为 5.9%；任何卒中或死亡发生率血管组为 10%，CEA 组为 9.9%。3 年

后同侧卒中发生率无显著差异（血管组 14.3%，CEA 组 14.2%）。血管组腹股沟和颈部血肿发生率明显低于 CEA 组，分别为 1.2% 和 6.7%（$P < 0.0015$）。血管组脑神经麻痹的发生率也低于 CEA 组，分别为 0% 和 8.7%（$P < 0.0001$）。

六、保护下支架血管成形术与颈动脉内膜切除术

随着颈动脉支架的日益普及，保护下支架血管成形术与颈动脉内膜切除术（stent-protected angioplasty versus carotid endarterectomy，SPACE）试验是一项前瞻性、随机性、对照试验，旨在证明支架血管成形术在治疗颈动脉动脉粥样硬化性狭窄不逊于 CEA；它在 2001—2006 年纳入患者[19]。如果患者症状性颈动脉狭窄 > 50%（根据 NASCET 方案测量），且年龄 > 50 岁，就可纳入研究。如果狭窄是非动脉粥样硬化性质、不能服用阿司匹林和氯吡格雷、有对比剂禁忌证或动脉闭塞，则患者被排除。1214 名患者符合标准，其中 613 名患者被随机为 CAS 组，601 名患者被随机为 CEA 组。主要终点是治疗 30d 内同侧颈动脉供血区内发生卒中或任何原因导致死亡，次要终点包括治疗 30d 内致死或致残性卒中、手术失败、在随访期内任何时间点再狭窄 ≥ 70%，以及 30d 内颈动脉闭塞。两组主要终点事件发生率无显著性差异，CAS 组为 6.92%，CEA 组为 6.45%。除了再狭窄率外，其他次要终点均未发现显著差异，CAS 组再狭窄率为 10.7%，而在 CEA 组为 4.6%（$P=0.0009$）。进一步亚组分析显示，CAS 组主要结局事件的发生率随年龄增加，而 CEA 组则没有这种情况。分割点被定在 68 岁；年龄 < 68 岁时，CAS 组的主要结局事件发生率低于 CEA 组，而 > 68 岁时 CAS 组主要结局事件发生率高于 CEA 组。因此，最终 SPACE 研究未能无法证明 CAS 不劣于 CEA，主要是因为中期分析显示需 2500 名患者为研究提供支持，这在财务上是不可能的，因此研究被暂停了。

七、症状性重度颈动脉狭窄患者动脉内膜剥脱术与血管成形术的比较（EVA-3S）

EVA-3S 试验是一项多中心、前瞻性、随机对照试验，旨在评估 CAS 较 CEA 的非劣性，当中期分析显示 CAS 组 30d 的卒中和死亡率显著升高时，该试验被叫停[20]。当时已有 527 名

患者随机分组并接受治疗。CEA 组 30d 内卒中或死亡的发生率为 3.9%，相比之下 CAS 组的 30d 内卒中或死亡的发生率高达 9.6%。6 个月时接受 CEA 组任何卒中或死亡的发生率为 6.1%，而 CAS 组则高达 11.7%（P=0.02）。需要注意的是，直到 2003 年这项研究才要求使用血栓保护装置，这一警示在其研究中也得以引用。此外，EVA-3S 试验评论者声称，与 CEA 组的术者认证标准相比，CAS 组的认证标准要求术者的经验更少。这种观察结果也被这样的事实所支持，EVA-3S 研究的 CAS 组 9.6% 的总卒中和死亡率略高于其他可对比的随机试验。

八、保护下支架血管成形术在动脉内膜剥脱术高危患者中的应用（SAPPHIRE）

SPACE 和 EVA-3S 试验都未能证实 CAS 不逊于 CEA，因此对于可接受 CEA 的患者，CAS 未能证明它也是一种治疗选择。然而，NASCET 和 ACAS 试验都只纳入手术风险较低的患者。SAPPHIRE 试验是一项大型多中心前瞻性、随机对照试验，旨在确定在 CEA 高危人群中，栓子保护装置保护下 CAS 并不比 CEA 差[21]。患者（n=747）在 2000—2002 年间招募，他们至少有一种增加 CEA 风险的并发症，且症状性颈动脉狭窄＞ 50%，或无症状颈动脉狭窄＞ 80%。手术高危标准包括有临床意义的心脏或肺部疾病、对侧颈动脉闭塞、对侧喉神经麻痹、既往根治性颈淋巴清扫术或放疗、再狭窄或年龄＞ 80 岁。只有当所有试验审查者都认为患者是 CEA 或 CAS 的合适人选时，符合这些标准者才能被随机分组。不是所有审查者都同意的患者不能随机分组，但仍被登记在册进行恰当的治疗，并给予随访。在纳入的 747 名患者中，334 名符合随机标准，167 名随机进行了 CAS 或 CEA。主要终点是 30d 内所有死亡、心肌梗死（MI）、卒中及 31 天至 1 年间发生的同侧卒中。与其他研究不同，心肌梗死被纳入为主要终点的一个组成部分，是因为围术期出现 Q 波性或非 Q 波性心肌梗死都会增加未来并发症及死亡的风险（Kim，Circulation 2002）。次要终点包括 1 年内出现靶血管重建、脑神经麻痹和手术部位或穿刺部位的并发症。30d 内 CAS 组卒中、全因死亡或心肌梗死的发生率为 4.8%，而 CEA 组为 9.8%（无显著性）。1 年内卒中、全因死亡或心肌梗死发生率 CAS 组为 12.2%，而 CEA 组为 20.1%，在非劣势分析中有显著性差异（P=0.004），在接受治疗队列的优势分析中有显著差异（P=0.048），在意向治疗队列中没有显著性差异（P=0.053）。SAPPHIRE 试验坚定的证实，针对 CEA 高危人群，栓塞保护下 CAS 不逊于 CEA。

九、颈动脉内膜切除术与支架置入术的对比试验（CREST）

CREST 是一项多中心随机对照试验，从 2000—2008 年共招募了 2502 名患者，且血管内治疗术者需经过严格认证。该研究中纳入了无症状和症状性患者，但试验以症状性狭窄开始的[22]。患者需满足症状性狭窄＞50% 或无症状狭窄＞60%，并且临床上适合 CEA 或 CAS。是否使用栓子保护装置由术者决定。主要终点是随机化分组后 30d 内卒中、死亡或心肌梗死，以及术后 4 年内治疗动脉同侧的卒中。CAS 和 CEA 的患者 30d 的主要终点发生率分别为 5.2% 和 4.5%（无显著性）。但 CAS 组轻型卒中的发生率（3.2%）高于 CEA 组（1.7%）（$P=0.01$）。CEA 术后心肌梗死和脑神经麻痹发生率则多于 CAS 术后（分别为 2.3% vs. 1.1%，$P=0.03$；0.3% vs. 4.7%，$P < 0.0001$）。重要的是，1 年期幸存者的生活质量分析显示卒中比心肌梗死有更强的负面影响。尽管 CREST 的结果提供了强有力的数据，表明当前 CAS 及 CEA 治疗方式对症状性及无症状颈动脉狭窄都是可行的治疗方法，但这些数据在推广上受到研究设计中两个方面的限制。首先，参与这项研究的血管内外科医生需高度严格的认证限制了向所有介入科医生的推广。其次，仅采用一种血管治疗系统在优化研究可靠性的同时，也限定了研究数据仅在该系统适用。

十、国际颈动脉支架研究

国际颈动脉支架研究（international carotid stenting study，ICSS）是一项多中心随机对照试验，从 200—2008 年共招募了 1713 名患者，且均为 NASCET 方案判定症状性狭窄＞50% 的患者[23]。符合纳入标准的患者被随机分配到研究的 CEA 或 CAS 组，并在安全的情况下使用保护装置。试验的主要终点是 3 年内任何部位致死或致残性卒中。主要终点的分析尚未发布。中期报告的主要分析是 120d 的卒中、全因死亡或围术期心肌梗死的发生率。中期分析显示 CAS 组发生率为 8.5% 而 CEA 组为 5.2%（$P=0.006$）。CAS 组患者发生任何卒中和全因死亡的风险也更高。该研究的长期随访结果仍在完成和分析中。

十一、无症状颈动脉试验 I

无症状颈动脉试验 I（asymptomatic carotid trial I，ACT I）发表于 2016 年，是最近发表的比较 CEA 和 CAS 的前瞻性随机对照试验[24]。在 2005—2013 年，共 1453 名患者入组并随机。主要目的是比较在具有外科手术基本风险的患者行 CEA 或行血栓保护装置下支架置入的表现。患者年龄＜ 80 岁且无症状颈动脉狭窄≥ 70% 被认为是手术的基本风险，他们可参加入组，并按 3∶1 的比例随机分为支架组或 CEA 组。主要终点是治疗 30d 内的各种因素的死亡、所有卒中或心肌梗死，或治疗后 365 天内发生的同侧卒中。次要终点包括脑神经损伤；周围神经损伤；血管损伤；非脑部出血；切口并相关发症；麻醉相关并发症；6 个月、1 年和 5 年同侧血供重建；5 年内死亡；5 年各种卒中。研究人员发现 30d 内死亡、所有卒中及心肌梗死发生率，CAS 并不比 CEA 差（分别为 3.8% 和 3.4%，P=0.01）。事实上，CAS 在研究中的每一项指标上都不逊于 CEA；唯一发现有显著差异的指标是脑神经麻痹的发生率，CEA 组为 1.1%，CAS 组为 0.1%（P=0.02）。

十二、总结和建议

对于颈动脉动脉粥样硬化性狭窄的患者，自 20 世纪 50 年代以来治疗方法发生了显著变化。在 20 世纪 90 年代，NASCET 和 ACAS 试验证实无论症状性或无症状的颈动脉动脉粥样硬化性狭窄，CEA 优于内科治疗。

自那时起，随着他汀类药物和抗血小板药物的发展，内科治疗也得到了提升。CREST-2 目前正在招募患者，为现代无症状颈动脉狭窄的最佳治疗方案问题寻求答案。自 1977 年首次颈动脉血管成形术以来，CAS 的介入技术也突飞猛进，为颈动脉狭窄提供了一种微创的治疗选择。但直到最近发表的 ACT I[24]，无论症状性或非症状性狭窄，数据仍支持 CEA 作为可接受外科手术风险的颈动脉狭窄患者的首选治疗方法。根据目前的文献，对于＜ 80 岁的无症状狭窄≥ 70% 的患者（ACT I[24]）和 CEA 高危的重度狭窄患者（SAPPHIRE[21]），选用的经验丰富的血管介入科医生并选用血栓保护装置，CAS 并不比 CEA 差。表 25-3 总结了 CEA 和 CAS 的适应证和禁忌证。考虑到 CREST 中卒中的风险略高及其对生活质量的影响更大[22]，对于没有外科高危因素的症状性患者，CEA 可能比 CAS 更合适。

表 25-3　CEA 和 CAS 的适应证和相对禁忌证

	适应证	相对禁忌证
颈动脉内膜切除术	• 近期症状性狭窄＞ 50% • 无症状狭窄＞ 60%	• 大脑半球基本神经功能缺损 • 预期寿命＜ 5 年 • 狭窄程度＜ 50% • 高危外科患者 • 对侧颈动脉闭塞 • 以前做过颈部手术或接受过放射治疗 • C_2 上方或锁骨下方病变
颈动脉血管成形术和支架置入术	• 狭窄程度＞ 50% 症状性患者且是 CEA 高危人群	• 年龄＞ 70 岁 • 主动脉或颈动脉迂曲 • 预期寿命＜ 5 年 • 低回声（富含脂质）斑块 • 病变长度＞ 15mm • 动脉次全闭塞合并高度钙化（环状）

参考文献

[1] Mozaffarian D, Benjamin EJ, Go AS, et al. Executive summary: heart disease and stroke statistics-2016 update: a report from the American Heart Association. Circulation. 2016;133(4):447-54.

[2] Estol CJ. Dr C. Miller Fisher and the history of carotid artery disease. Stroke. 1996;27(3):559-66.

[3] Fisher M. Occlusion of the internal carotid artery. AMA Arch Neurol Psychiatry. 1951;65(3):346-77.

[4] Eastcott HH, Pickering GW, Rob CG. Reconstruction of internal carotid artery in a patient with intermittent attacks of hemiplegia. Lancet. 1954;267(6846):994-6.

[5] DeBakey ME. Successful carotid endarterectomy for cerebrovascular insufficiency. Nineteen-year follow-up. JAMA. 1975;233(10):1083-5.

[6] Bauer RB, Meyer JS, Fields WS, Remington R, Macdonald MC, Callen P. Joint study of extracranial arterial occlusion. 3. Progress report of controlled study of long-term survival in patients with and without operation. JAMA. 1969;208(3):509-18.

[7] Busuttil RW, Baker JD, Davidson RK, Machleder HI. Carotid artery stenosis – hemodynamic significance and clinical course. JAMA. 1981;245(14):1438-41.

[8] Kartchner MM, McRae LP. Noninvasive evaluation and management of the asymptomatic carotid bruit. Surgery. 1977;82(6):840-7.

[9] Pokras R, Dyken ML. Dramatic changes in the performance of endarterectomy for diseases of the extracranial arteries of the head. Stroke. 1988;19(10):1289-90.

[10] Easton JD, Sherman DG. Stroke and mortality rate in carotid endarterectomy: 228 consecutive operations. Stroke. 1977;8(5):565-8.

[11] Committee NS. NASCET: North American Symptomatic Carotid Endarterectomy Trial. Stroke. 1991;22(6):711-20.

[12] ACAS. Endarterectomy for asymptomatic carotid artery stenosis. JAMA. 1995;273(18):1421-8.

[13] Farrell B, Fraser A, Sandercock P, Slattery J, Warlow C. Randomised trial of endarterectomy for recently symptomatic carotid stenosis: final results of the MRC European Carotid Surgery Trial (ECST). Lancet. 1998;351:1379-87.

[14] Mathias K. A new catheter system for percutaneous transluminal angioplasty (PTA) of carotid artery stenoses. Fortschr Med. 1977;95(15):1007-11.

[15] Diethrich EB, Marx P, Wrasper R, Reid DB. Percutaneous techniques for endoluminal carotid interventions. J Endovasc Surg. 1996;3(2):182-202.

[16] Jordan WD, Voellinger DC, Fisher WS, Redden D,

McDowell HA. A comparison of carotid angioplasty with stenting versus endarterectomy with regional anesthesia. J Vasc Surg. 1998;28(3):397. –402–3

[17] Theron J, Courtheoux P, Alachkar F, Bouvard G, Maiza D. New triple coaxial catheter system for carotid angioplasty with cerebral protection. AJNR Am J Neuroradiol. 1990;11(5):869–74; discussion–7.

[18] Brown MM, Rogers J, Bland J. Endovascular versus surgical treatment in patients with carotid stenosis in t... Lancet. 2001;357:1729–1737.

[19] Eckstein HH, Ringleb P, Allenberg JR, et al. Results of the Stent–Protected Angioplasty versus Carotid Endarterectomy (SPACE) study to treat symptomatic stenoses at 2 years: a multinational, prospective, randomised trial. Lancet Neurol. 2008;7(10):893–902.

[20] Mas JL, Trinquart L, Leys D, et al. Endarterectomy Versus Angioplasty in Patients with Symptomatic Severe Carotid Stenosis (EVA–3S) trial: results up to 4 years from a randomised, multicentre trial. Lancet Neurol. 2008;7(10):885–92.

[21] Yadav JS, Wholey MH, Kuntz RE, et al. Protected carotid–artery stenting versus endarterectomy in high–risk patients. N Engl J Med. 2004;351(15):1493–501.

[22] Clark WM, Brooks W, Mackey A, et al. Stenting verus endarterectomy for treatment of carotid–artery stenosis. N Engl J Med. 2010;363(1):11–23.

[23] Ederle J, Dobson J, Featherstone RL, et al. Carotid artery stenting compared with endarterectomy in patients with symptomatic carotid stenosis (International Carotid Stenting Study): an interim analysis of a randomised controlled trial. Lancet. 2010;375(9719):985–97.

[24] Rosenfield K, Matsumura JS, Chaturvedi S, et al. Randomized trial of stent versus surgery for asymptomatic carotid stenosis. N Engl J Med. 2016;374(11):1011–20.

第26章 颈动脉内膜切除术
Carotid Endarterectomy Technique

Robert Dempsey　Casey Madura　著

段光明　译

一、适应证

颈动脉内膜切除术（CEA）是得到 1 级证据支持的神经外科手术之一。以下是一些主要临床试验的摘要，有助于选择可能从 CEA 手术中获益的患者。

- 退伍军人管理局合作研究（Veterans Administration Cooperative Study，VA）[1] 评价了 CEA 对颈动脉狭窄程度在 50%～99% 的无症状男性患者的益处。所有患者均接受阿司匹林，有一半患者随机接受 CEA。

- 无症状颈动脉手术试验 [2] 评价了 1662 名颈动脉狭窄 60% 以上且无症状的患者。随机分为手术及阿司匹林联合组与单纯阿司匹林组。手术前需要进行血管造影对狭窄评估。

- 无症状颈动脉手术试验（Asymptomatic Carotid Surgery Trial，ACST）[3] 评价了 3210 名无症状颈动脉狭窄 > 60% 的患者。无论症状如何，患者都随机接受手术，如果有症状出现则延迟手术。

- 欧洲颈动脉手术试验（ECST）[4] 将 3024 名有症状的颈动脉狭窄患者随机分为药物治疗和手术治疗，将"有症状"定义为在 6 个月内出现与临床症状相一致脑缺血事件。

- 北美症状性颈动脉内膜切除术试验（NASCET）[5] 评估了 2926 名有症状的颈动脉狭窄患者，随机分为手术组和药物组。症状的定义为 4 个月内出现与临床症状相一致脑缺血事件。

根据以上试验，得出以下结论，假设 CEA 手术有 3% 的并发症风险。

- 无症状颈动脉狭窄，对于颈动脉狭窄 > 60% 的无症状患者，手术可以使其相对风险降低 29%（绝对风险降低 1%～3%）。这假设预期寿命为 ≥ 3 年。长期分析[6] 证实了这一结果。重要的是要记住，围术期卒中风险要 < 2.3%，并且仅在男性患者中观察到该益处[7]。

- 有症状的颈动脉狭窄，CEA 为有症状的颈动脉狭窄程度在 70%～99% 的患者提供了显著的益处（同侧卒中发生率的绝对风险降低了 17%）。狭窄程度为 50%～69% 的患者也受益于 CEA，但程度较轻。一项 Meta 分析对比了 CEA 与最佳药物治疗的作用，也证实了这些发现[8]。

症状性颈动脉狭窄试验[9] 表明，如果狭窄 > 50%，< 75 岁的男性患者和表现为脑卒中（而不是短暂性脑缺血发作）的患者获益更大。相同的分析表明，在症状出现后 2 周进行手术是有益的（假设症状稳定）。事实上，英国指南规定，从发现症状性颈动脉狭窄到最终治疗之间的时间 ≤ 1 周[10]。

重要的是要认识到这些研究主要是在改进的药物治疗[11] 和支架置入方法的建立之前进行的。虽然 CEA 治疗症状性颈动脉狭窄仍然是毋庸置疑的，但 CEA 对无症状患者的益处尚未明确。这是一个活跃的研究领域，一项新的国际试验 ECST-2 正在研究这个问题[7]，以及 CEA 与支架置入术的益处有无差异。许多综述总结了这些试验的结果[7, 11-14]。

二、术前注意事项

（一）麻醉问题：局部麻醉与全身麻醉

CEA 可以在局部或全身麻醉下安全地进行。全身麻醉与局部麻醉（General Anesthesia Versus Local Anesthesia，GALA）试验[15] 是迄今为止研究两种不同麻醉技术下进行的 CEA 之间差异的最大研究。Vaniyapong 等[16] 总结了所有前瞻性随机对照试验（randomized controlled trial，RCT），其中有 14 项研究了两种技术之间的差异。Stoneham 等[10] 发表了一篇关于 CEA 局部麻醉所需技术的回顾。

总的来说，没有确凿的证据表明两种麻醉技术进行 CEA 手术的并发症和死亡率有显著差异。在 14 项试验中，有一个共同点是外科医生和患者的舒适度。鉴于 CEA 的适应证取决于手术本身的并发症和死亡率，唯一可以得出的结论是确保参与 CEA 的所有各方都对麻醉的选择感到满意。脑卒中、死亡、心肌梗死、局部出血和脑神经损伤等没有统计学差异[16]。

有些因素是不同的。全身麻醉组的分流管使用情况明显较高。此外，这两种麻醉的血压管理似乎有所不同。在 GALA 试验中，那些接受全身麻醉的患者往往需要向上调控血压，而局部麻醉则相反[15]。虽然不是确定性的，但美国外科医生学会的数据表明，在局部麻醉下接受 CEA 的患者可能住院时间更短，护理成本更低[10, 17]。

（二）术中监测的作用

现已明确，支持在 CEA 手术中进行脑血管监测。Babikian 和 Cantelmo 提供了证据的简明摘要[18]。尽管外科手术和神经血管内技术日益完善，但脑栓塞仍然是 CEA 中最常见的并发症之一[19]，有研究指出，从随机分组到手术后 30d，同侧卒中的风险高达 5.14%。接受 CEA 的患者[20]，监测的目标是尽量减少这些事件的不良后果。

脑血管监测有多种形式。最直接的就是让患者保持清醒，以便在手术过程中进行连续检查。当然需要局部麻醉。如上所述，多项试验未能揭示局部或全身麻醉的优劣高下。

脑电图（electroencephalography，EEG）是另一种常见的脑血管监测形式。它监测大脑皮质的活动，在血流量不足时大脑功能会下降，与术前和动脉阻断前基线相比，脑电活动减慢、减弱或停止，其敏感性和特异性分别为 70% 和 96%[21]，麻醉深度和患者体温等因素会改变数据。因此，需要经验丰富的团队才能进行有效的监测。脑电图也无法监测更深层次大脑结构的功能，因此这些位置的颅脑损伤将无法发现。

另一监测技术是经颅多普勒超声（TCD）。TCD 测量脑血流速度，作为脑缺血的另一个指标。据报道，在 CEA 手术中检测脑缺血的敏感性和特异性分别为 81% 和 92%[21]。TCD 相对于 EEG 的优势在于它直接测量血流量，而不是使用脑功能的间接指标来检测缺血。因此，TCD 能够检测大栓子和微栓子[19, 22-24]。TCD 的主要缺点与 EEG 相同。需要经验丰富的专门团队才能产生一致的结果。即使如此，由于解剖学限制或有限的"窗口"[25]，TCD 监测并不能完全实现。

躯体感觉诱发电位（somatosensory evoked potential，SSEP）为可供外科医生和麻醉科医生使用的第三种脑功能监测。SSEP 测量皮质对感觉通路刺激的反应，因此代表了大脑功能的间接测量。具有临床意义的 SSEP 变化的标准，包括潜伏期增加 > 10% 和（或）反应幅度减少 > 50%[26]。SSEP 与 EEG 在检测临床显著事件方面的灵敏度大大增加[25]。SSEP 具有与 EEG 相同的缺点。具体来说，麻醉药和深度，以及许多其他因素可能会改变结果，需要有经验的解释。

此外，顾名思义，SSEP 仅测试皮质的一种功能。因此，使感觉皮质完好无损的重大事件可能无法发现。

EEG、TCD 和 SSEP 代表了在全身麻醉下 CEA 期间监测脑功能的 3 种最佳研究技术。还有其他技术可用，如果有兴趣，读者可以参考 Li 等的综述 [25]。

无论使用何种类型的监测，目标都是尽快发现脑缺血，调整麻醉或手术技术，以防止术后出现临床上显著的神经系统并发症。在当前强调临床质量而不仅仅是整体数量的时代，实施这些技术所花费的额外时间可能非常值得。有强有力的证据表明缺血性事件可能在 CEA 期间和之后即刻发生，很难证明放弃使用某种类型监测是合理的。

三、CEA 中分流管的使用

在 CEA 的颈动脉阻断期间，作为选择之一，可以使用分流管来确保有足够的血液流向同侧大脑皮质。Chongruksut 等在一篇综述中总结了支持这一点的数据 [27]，总共纳入了 6 项随机对照试验，每一项试验的价值有限。主要结果包括所有脑卒中（除外短暂性脑缺血发作）、所有同侧脑卒中、全因死亡、动脉并发症和其他并发症（如出血、感染等）的风险。每个都在 24h 和 30d 的窗口中进行评估。不巧的是，这些不良后果的风险都很低，主要结果的差异都远没有统计学意义。这篇综述的作者注意到了一些重要的细节。第一，所有这些试验都是在 CEA 选择全身麻醉的患者中进行的。第二，纳入的研究均未将分流与不分流进行比较。第三，缺失数据需要对最佳和最坏情况进行测试，从而导致极宽的可信区间。

因此，分流的使用应基于外科医生的偏好。常规不分流或仅选择性分流的外科医生的主要反对意见是在插入分流管存在动脉损伤的风险。虽然如此，但熟练的外科医生可以安全地完成分流管的插入 [28, 29]。在我们中心，一些外科医生会常规选择使用分流管，而另一些则只是选择性使用分流管。

四、术前影像学

在任何实际操作之前，尽可能多的研究患者的影像学信息至关重要。应特别注意头颈部的 CTA，以及超声检查。CTA 可显示斑块的范围、严重程度，以及颈动脉分叉的位置，使外科医生能够评估完全显露所需的解剖范围。此外，CTA 将展示骨性解剖结构并提示外科医生在手术过程中转动和伸展患者头部的幅度。最后，头部的 CTA 显示脑循环，提示患者在颈动脉阻断期间从对侧提供侧支血流的能力。

其他检查也非常重要。详细的超声检查将显示斑块的任何不对称性。这是通过斑块位置周围的湍流来看到的。头部 MRI 将显示颅内其他病变，尤其是既往的脑卒中。

这些准备工作至关重要，因为它可以最大限度地减少对原本非常简单的程序的干扰。例如，对于颈动脉高位分叉，外科医生要沿颈动脉向远侧解剖，然后再切开血管，同时这也意味着提前考虑避免损伤第Ⅻ对脑神经。评估侧支循环可能会有助于考虑是否选择分流管。对动脉斑块的评估也有助于识别最初可能难以剥离的特别厚或钙化的部分。

五、操作细节和差异

如上所述，CEA 可以根据外科医生的要求在局部或全身麻醉下进行。本部分假设使用全身麻醉。在 CEA 期间应特别注意辅助人员的团队。麻醉科医生、护士和手术室技师应该成为专门的神经团队的一部分，因为熟悉 CEA 的步骤对其成功至关重要。

患者仰卧在手术台上。在肩胛骨下方放置一个卷轴，允许颈部轻微伸展。头部转动 35°。必须注意不要过度旋转头部，因为这会将颈静脉和胸锁乳突肌带到颈动脉上方，增加手术难度。用 1 英寸的胶带闭合下颌关节，使得下巴稍上提。这允许在高位分叉或斑块的情况下增加显露颈内动脉（ICA）1.5cm，否则需要进行下颌的脱位处理。

在任何切口之前，对人员和设备进行验证，以确保团队之间的彼此熟悉，对可能出现的任何情况做出快速响应。功能正常的手术显微镜和头灯对于充分照明至关重要。脑电图监测是我们机构的标准流程，在手术开始之前就需要开始脑电图监测。

手术的目标是颈前三角（图 26-1）。熟悉该区域的解剖标志对于确保手术至关重要。胸锁乳突肌（sternocleidomastoid，SCM）纵向穿过视野，其前缘标志着颈动脉鞘内血管的位置。气管标志着手术区域的最内侧范围，而乳突则确定了最远端范围。特别指出，乳突可在作为颈动脉管和舌下神经管的共同标志，以便在需要进行远端解剖的情况下，识别进出颅底的解剖结构。

颈外静脉作为关键标志有多种用途：第一，它直接位于 SCM 上方；第二，在缝合切口过程中，结扎该静脉断端的缝线，有助于准确地对合伤口；第三，当患者肥胖时，触诊深部结构

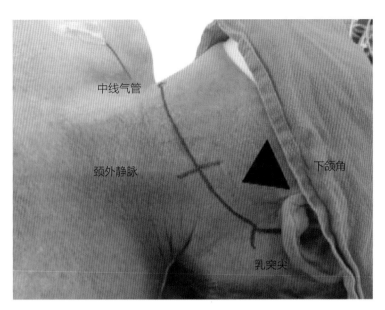

▲ 图 26-1　手术目标为颈部前三角

困难，它可以作为 SCM 位置的标记，因为它直接位于 SCM 的表面。

根据体表标志画出切口之后，准备必要的手术设备，整个手术团队都要感到舒适才行，然后用利多卡因和肾上腺素浸润该区域，常规进行消毒准备。外科医生和助手面对面位于肩部两旁，颈动脉位于术区中央。皮肤切开后即可见颈阔肌，这是在手术中唯一需要切断的肌肉，因此 CEA 术后疼痛控制相对容易。即刻开始仔细注意止血，并贯穿于手术全程，因为患者将在手术过程中进行肝素化。

锐性切开颈阔肌，注意不要损伤下面的血管。然后识别颈外静脉并双重结扎。牵开颈阔肌即可以识别 SCM。辨认的 SCM 前缘，向其近端和远端进行解剖。用电刀游离肌肉的粘连，以最大限度地控制止血。

SCM 的远端显露至关重要，尤其是在高位分叉和（或）斑块较长的情况下。在大多数患者，见到 SCM 的银色插入肌腱即说明远端解剖已经充分。将 SCM 从其皮肤附着处分离，可以实现进一步的远侧解剖。如此解剖，将遇到的淋巴结向外侧牵拉，避免侵犯这些结构后造成缓慢但持续的出血。

此时，即可见颈内静脉（IJ）。采取钝性与锐性分离结合的方法小心分离其与颈动脉鞘的粘连。应确定其包括面总静脉在内的主要属支。面总静脉或大或小，可能是单个或多根。在任何情况下，缝合结扎并锐性分离可确保可靠的止血，与颈外静脉的处理非常相似的是，缝线可作为缝合切口过程中的标记。

　　充分游离颈内静脉向外侧牵开，暴露动脉鞘内的颈动脉（图 26-2）。根据其位置，第 X 对脑神经此时也可能可见。沿颈动脉纵向切开动脉鞘，要避免损伤第 X 对脑神经，特别是在其走行变异的情况下。

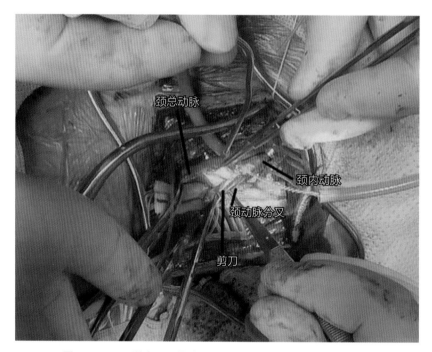

▲ 图 26-2　一旦游离，颈静脉可以向外侧牵开，显露其鞘内的颈动脉

　　沿着颈动脉鞘进入分叉处即可直接到达颈内动脉（ICA）。沿 ICA 的显露必须到达斑块的远端，以便充分显露。经常遇到第 XII 对脑神经跨过血管，必须找到并保护好。在需要显露远侧 ICA 的情况下，可将第 XII 对脑神经从粘连中游离并向内侧和上方移位。应该小心地环绕 ICA 周围进行解剖，以获得足够的空间进行血管夹闭。

　　下一步是环绕颈总动脉（CCA）和分叉部进行解剖。将颈总动脉进行 360° 的显露是一个关键，如此才可以实现完全的控制。然后仔细检查分叉并将它从周围粘连中游离出来。需要知道，血管与周围组织的粘连是炎症的结果，而后者与斑块形成密切相关。有时候，这些粘连可能非常难以解剖，强行分离很容易导致对通常极薄的血管的损伤。

　　最后，解剖颈外动脉（ECA），因其有分支而易于确定。甲状腺上动脉是 ECA 的第一个分支，进行充分游离以允许在动脉内膜切除术期间进行临时夹闭。注意不可将甲状腺上动脉与 ECA 混在一起夹闭，否则会导致分叉处的旋转变形。现在，颈动脉分叉的内侧部分已经没有任何粘连。

此时，外科医生评估显露程度是至关重要的。ICA、ECA、CCA，包括分叉处和甲状腺上动脉应充分的环绕式游离。任何残留的附着物都可能妨碍有效地阻断血管。应该达到第Ⅸ（在分叉处）、第Ⅹ和第Ⅻ对脑神经的可视化。至此，手术区域内的血管控制才算实现。

现在开始准备动脉内膜切除术。将聚乙烯（PE）管分别绕过 ICA、CCA 和 ECA。这种材质非常好用，因为直径细小，容易在组织内滑动而不会摩擦。然后将 PE 管子穿过一根红色的 Robinson 导管并用止血钳固定。如此可以随时抽紧 PE 管而阻断血管。在 ICA 和 CCA 周围放置比较容易。在 ECA 要放置在咽升动脉开口的近端。这需要用直角钳从近端向远端，尽可能靠近 ECA 起始处穿过其下方（预先已经充分解剖）来实现的。

整理手术区域，仅仅保留必要的手术器械。在此期间，患者开始使用肝素化，用动脉瘤夹阻断甲状腺上动脉。准备好分流管（如果需要），并将手术器械按使用顺序排列在手术台上。与洗手护士再次核对既定的手术流程。准备好手术显微镜。放置术中监测（如果使用）设备。如此准备可保证快速、可控和有效地进行动脉内膜切除术，最大限度缩短动脉阻断的时间。

然后开始按照固定的顺序阻断动脉，从颈内动脉远端用动脉瘤夹阻断开始，确保高于斑块部位。血管夹闭塞颈总动脉，然后在颈外动脉上收紧 PE 管。

现在开始动脉内膜切除术。用 11 号手术刀在 CCA 斑块近端做一个刺切口。注意只切入血管内腔，避免损伤血管后壁。用有角度的 Potts 剪刀延长动脉切口，注意保持切口在 CCA、分叉部和 ICA 的中线。这一点尤其重要，因为钙化斑块通常会造成剪刀偏离轨道，从而导致动脉切开不均匀造成缝合困难。此时，如果需要，可以放置分流管。用肝素盐水冲洗视野，并将手术显微镜移入视野。

从近端开始剥离斑块，保留正常的中膜和外膜。常用小巧而圆钝的剥离子如 Penfield 4 或 Crile 刀，沿着斑块近端的两侧剥离，有助于辨认异常中膜与正常中膜的过渡部分。达到 360° 剥离后，用剪刀将斑块作锐性剪断。继续通过分叉向远端进入 ICA（图 26-3）剥离。分叉处的斑块可能粘连紧密，需要仔细的剥离。剩余的血管壁可能非常薄。ICA 内的斑块的末端常不整齐。确认正常的内膜，用显微剪刀小心地剪掉斑块。一定要用精细的手术器械，才可以做到平滑地过渡到正常的血管，并避免内膜片的漂起，否则需要固定缝合。此时仅剩下 ECA 内的斑块。尽可能多地进入 ECA，直到可以将斑块翻出后锐性切断。

再次检查血管。去除任何松散的内膜片，如果远端有内膜的分离，要妥善固定。血管内的斑块碎片是血栓形成和（或）栓塞的来源，可能导致围术期脑卒中。

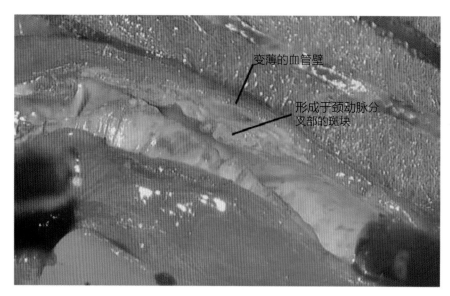

变薄的血管壁

形成于颈动脉分叉部的斑块

▲ 图 26-3　解剖通过分叉向远端进入 ICA

现在开始缝合。如果使用分流管的话，可以作为缝合时的支撑。我们首选 6-0 prolene 作为缝合线。尽可能在手术显微镜下，ICA 的远端缝合第一针。在分流管允许的范围内尽可能延伸缝合，如果不使用分流管下大约缝合动脉切开长度的 2/3。如此可保留更宽大的 CCA。此时去除分流管（如果使用），移开显微镜。在完全缝合动脉切口之前，首先松开 ICA 夹子以从血管中冲出松散的碎片，随时 ICA 将再次夹闭，依次松开 ECA、CCA，以允许最初血液流入 ECA。最后打开 ICA。用肝素生理盐水冲洗术野，并检查缝合情况。

检查动脉切口，严密止血。在颈阔肌下方手术区置入引流管。在颈动脉鞘上方拉拢深层组织，这只是为了减少手术区的无效腔。间断缝合颈阔肌，颈外静脉上的缝合线作为对合标记。这是关键的一步，因为该肌肉代表了伤口闭合的强度。皮肤用皮下缝合线闭合，以尽量减少瘢痕。

六、术后注意事项

术后处理非常重要，常需要在监护室过夜，要特别注意血压的管理，围术期最大的威胁是脑卒中和出血，完善的血流动力学管理，有助于减少上述风险，如果患者很快恢复到术前状态，一般住院 1～2d。当然，家人或护理人员要熟悉术后护理包括管理血压。因为肌肉切开不多，术后切口疼痛一般不严重。

参考文献

[1] Hobson RW 2nd, Weiss DG, Fields WS, et al. Efficacy of carotid endarterectomy for asymptomatic carotid stenosis. The Veterans Affairs Cooperative Study Group. N Engl J Med. 1993;328(4):221–7.

[2] Endarterectomy for asymptomatic carotid artery stenosis. Executive Committee for the Asymptomatic Carotid Atherosclerosis Study. JAMA. 1995;273(18):1421–8.

[3] Halliday A, Mansfield A, Marro J, et al. Prevention of disabling and fatal strokes by successful carotid endarterectomy in patients without recent neurological symptoms: randomised controlled trial. Lancet. 2004;363(9420):1491–502.

[4] Randomised trial of endarterectomy for recently symptomatic carotid stenosis: final results of the MRC European Carotid Surgery Trial (ECST). Lancet. 1998;351(9113):1379–87.

[5] Barnett HJ, Taylor DW, Eliasziw M, et al. Benefit of carotid endarterectomy in patients with symptomatic moderate or severe stenosis. North American Symptomatic Carotid Endarterectomy Trial Collaborators. N Engl J Med. 1998;339(20):1415–25.

[6] Halliday A, Harrison M, Hayter E, et al. 10–year stroke prevention after successful carotid endarterectomy for asymptomatic stenosis (ACST–1): a multicentre randomised trial. Lancet. 2010;376(9746):1074–84.

[7] O'Brien M, Chandra A. Carotid revascularization: risks and benefits. Vasc Health Risk Manag. 2014;10:403–16.

[8] Rothwell PM, Eliasziw M, Gutnikov SA, et al. Analysis of pooled data from the randomised controlled trials of endarterectomy for symptomatic carotid stenosis. Lancet. 2003;361(9352):107–16.

[9] Rothwell PM, Eliasziw M, Gutnikov SA, Warlow CP, Barnett HJ, Collaboration CET. Endarterectomy for symptomatic carotid stenosis in relation to clinical subgroups and timing of surgery. Lancet. 2004;363(9413):915–24.

[10] Stoneham MD, Stamou D, Mason J. Regional anaesthesia for carotid endarterectomy. Br J Anaesth. 2015;114(3):372–83.

[11] Young KC, Jain A, Jain M, Replogle RE, Benesch CG, Jahromi BS. Evidence–based treatment of carotid artery stenosis. Neurosurg Focus. 2011;30(6):E2.

[12] Chambers BR, Donnan GA. Carotid endarterectomy for asymptomatic carotid stenosis. Cochrane Database Syst Rev. 2005;4:CD001923.

[13] Rerkasem K, Rothwell PM. Carotid endarterectomy for symptomatic carotid stenosis. Cochrane Database Syst Rev. 2011;4:CD001081.

[14] Meerwaldt R, Hermus L, Reijnen MM, Zeebregts CJ. Carotid endarterectomy: current consensus and controversies. Surg Technol Int. 2010;20:283–91.

[15] Lewis SC, Warlow CP, Bodenham AR, et al. General anaesthesia versus local anaesthesia for carotid surgery (GALA): a multicentre, randomised controlled trial. Lancet. 2008;372(9656):2132–42.

[16] Vaniyapong T, Chongruksut W, Rerkasem K. Local versus general anaesthesia for carotid endarterectomy. Cochrane Database Syst Rev. 2013;12:CD000126.

[17] Erickson KM, Cole DJ. Anesthetic management of carotid endarterectomy. Curr Opin Anaesthesiol. 2013;26(5):523–8.

[18] Babikian VL, Cantelmo NL. Cerebrovascular monitoring during carotid endarterectomy. Stroke. 2000;31(8):1799–801.

[19] Pennekamp CW, Moll FL, de Borst GJ. The potential benefits and the role of cerebral monitoring in carotid endarterectomy. Curr Opin Anaesthesiol. 2011;24(6):693–7.

[20] Ringleb PA, Allenberg J, Brückmann H, et al. 30 day results from the SPACE trial of stentprotected angioplasty versus carotid endarterectomy in symptomatic patients: a randomised non–inferiority trial. Lancet. 2006;368(9543):1239–47.

[21] Guay J, Kopp S. Cerebral monitors versus regional anesthesia to detect cerebral ischemia in patients undergoing carotid endarterectomy: a meta–analysis. Can J Anaesth. 2013;60(3):266–79.

[22] Moppett IK, Mahajan RP. Transcranial Doppler ultrasonography in anaesthesia and intensive care. Br J Anaesth. 2004;93(5):710–24.

[23] Jansen C, Ramos LM, van Heesewijk JP, Moll FL, van Gijn J, Ackerstaff RG. Impact of microembolism and hemodynamic changes in the brain during carotid endarterectomy. Stroke. 1994;25(5):992–7.

[24] Skjelland M, Krohg-Sørensen K, Tennøe B, Bakke SJ, Brucher R, Russell D. Cerebral microemboli and brain injury during carotid artery endarterectomy and stenting. Stroke. 2009;40(1):230–4.

[25] Li J, Shalabi A, Ji F, Meng L. Monitoring cerebral ischemia during carotid endarterectomy and stenting. J Biomed Res. 2016;31:11.

[26] Nwachuku EL, Balzer JR, Yabes JG, Habeych ME, Crammond DJ, Thirumala PD. Diagnostic value of somatosensory evoked potential changes during carotid endarterectomy: a systematic review and meta-analysis. JAMA Neurol. 2015;72(1):73–80.

[27] Chongruksut W, Vaniyapong T, Rerkasem K. Routine or selective carotid artery shunting for carotid endarterectomy (and different methods of monitoring in selective shunting). Cochrane Database Syst Rev. 2014;6:CD000190.

[28] Hamdan AD, Pomposelli FB, Gibbons GW, Campbell DR, LoGerfo FW. Perioperative strokes after 1001 consecutive carotid endarterectomy procedures without an electroencephalogram: incidence, mechanism, and recovery. Arch Surg. 1999;134(4):412–5.

[29] Hertzer NR, O'Hara PJ, Mascha EJ, Krajewski LP, Sullivan TM, Beven EG. Early outcome assessment for 2228 consecutive carotid endarterectomy procedures: the Cleveland Clinic experience from 1989 to 1995. J Vasc Surg. 1997;26(1):1–10.

颈动脉狭窄或闭塞性疾病的颈动脉支架技术

Steno-occlusive Carotid Artery Disease: Carotid Artery Stenting Technique

Vernard S. Fennell   Sabareesh K. Natarajan   Adnan H. Siddiqui   著

许岗勤   译

第27章

一、患者选择的适应证

在美国缺血性脑卒中是居民死亡和致残的主要原因[1]。脑卒中是美国居民第五大死因，每年超过14万人死于脑卒中，相当于每4min就有1个人因脑卒中死亡[1, 2]。数据表明，15%～25%的缺血性脑卒中与狭窄-闭塞性颈动脉疾病有关[3, 4]，随着年龄的增长患病率稳步上升，从60岁的0.5%提高到80岁的10%[5]。颈动脉内膜切除术（CEA）试验的证据表明，选择合适的患者，颈动脉再通是减少脑卒中风险的有效手段[6-11]。颈动脉支架成形作为CEA的一种替代方案已经取得了巨大的进步。SAPPHIRE试验显示，在外科手术高危患者中，使用保护措施的血管成形与支架置入术的疗效不劣于CEA[12]。最近，CEA与CAS对比试验，Ⅰ和Ⅱ（CREST Ⅰ和CREST Ⅱ）结果显示在10年的随访中，再狭窄率及脑卒中、死亡和心肌梗死等重点事件方面无明显差异[13, 14]。

一些研究已经证明了CAS的疗效[12, 13, 15-23]。包括美国神经外科协会和神经外科医生联盟在内的多学科大会认为，当预期围术期死亡率或脑卒中在症状患者和无症状患者中不超过6%和3%时，CAS可作为CEA替代方案[24, 25]。这是在预期寿命为≥5年的假设下得出。然而，在实际工作中对于CAS应该如何做，人们有不同的看法实施。FDA已经批准了CAS使用的几种支架系统，并将其归类为CEA[26]的"安全、有效"替代品。FDA的分类是基于对8000多名患者的研究。FDA 支持狭窄＞ 50% 的症状性患者和狭窄＞ 80% 且外科手术高风险病变、解剖学限制或严重的并发症的患者应用 CAS 进行血供重建。然而，医疗保险和医疗补助服务中心（CMS）的门槛是"合理和必要的"，往好了说是模糊的，往坏了说是与 FDA 的"安全和有效"相矛盾[26, 27]。目前，CMS 给根据并发症及解剖结构等外科守护高风险因素被定义为 CEA 高风险患者进行 CAS 进行报销[28]。CMS 的显著并发症或高危标准（表 27-1）比 FDA 确定的 CAS 的高危标准更为简单（表 27-2）[27, 28]。CMS 报销也取决于患者满足以下标准：①症状性颈动脉狭窄＞70%；②参与临床研究设备，有症状性狭窄＞ 50% 和无症状性狭窄＞ 80%；③在指定的中心参与 FDA 批准的研究，并在 FDA 批准的研究中进行治疗并缝合研究参数和批准的设备适应证。大多数美国患者在支付医疗费用方面需要帮助，特别是手术[29]。因此，CMS 对患者对 CAS 的选择中起主导作用。尽管 CAS 与 CEA 在临床上处于平衡状态，由于 CMS 的地位其始终坚持不改变报销要求[26]。最终，CREST Ⅱ 的 10 年随访结果可能会改变患者的治疗选择[14]。

表 27-1　医疗保险和医疗补助服务中心的标准是高手术风险的显著
并发症和（或）解剖风险因素

显著并发症
• Ⅲ类或Ⅳ类充血性心力衰竭
• 左心室射血分数＜ 30%
• 心绞痛
• 对侧颈动脉闭塞
• 近期心肌梗死
• CEA 术后再狭窄
• 颈部疾病放疗史
解剖风险因素
• 反复狭窄
• 根治性颈部清扫史
颈动脉狭窄相关症状
• 短暂性脑缺血发作
• 局灶性脑缺血，产生一种非致病性脑卒中
• 短暂性单眼失明（一过性黑矇）

来源：https://www.cms.gov/medicare-coverage-database/details/nca-decision-memo.aspx?NCAId=157&ver=29&NcaName=Carotid+Artery+Stenting+(1st+Recon)&bc=BEAAAAAAE AAA&&fromdb=true

二、术中思考

不论外科手术还是介入手术，术中思考需要手术规划和对疾病特点的充分理解。CAS 最大

表 27-2　美国食品药品管理局标准：颈动脉内膜切除术高危患者

严重的疾病
• Ⅲ类、Ⅳ类心力衰竭
• 左心室射血分数＜ 30%
• 最近的心肌梗死（＞ 24h，＜ 30d）
• 不稳定型心绞痛
• 同时需要冠状动脉血管重建
• 异常应激试验
• 严重肺部疾病
• 慢性 O_2 治疗
• 静息 PaO_2 ＜ 60mmHg
• 基线血细胞比容＞正常 50%
• FEV1 ＜正常 50%
• 年龄＞ 80 岁

严重的解剖异常
• 对侧颈动脉闭塞
• 对侧喉麻痹
• 头部或颈部放射史
• 前颈动脉内膜切除术与复发性狭窄
• 手术难以进入高位颈段病变或颈总动脉病变锁骨以下
• 严重串联病变
• 喉切开术或气管切开术
• 因关节炎或其他情况而无法延伸头部

来源：https://www.fda.gov/AdvisoryCommittees/CommitteesMeetingMaterials/MedicalDevices/MedicalDevicesAdvisoryCommittee/CirculatorySystemDevicesPanel/ucm542254.htm

的进展是预防斑块脱落导致颅内栓塞的相关器械及技术的改进。一些随机对照试验，将未使用保护装置的 CAS 与 CEA 对比，未显示出良好结果 [30, 31]。Wallstent 试验是第一个比较 CAS 与 CEA 的多中心随机试验，但是分析显示 CAS 组 30d 脑卒中或死亡率为 12.1%，CEA 组为 4.5%，试验早期停止。是否使用栓塞保护，被认为是结果差异的主要原因。大多数 CAS 手术现在都是用某种形式的栓塞保护来进行的。栓子保护装置可分为以下三种：①远端封堵球囊；②远端过滤装置；③近端封堵装置。远端封堵装置，Theron 最早使用，最初被用作近端保护装置 [34]。在这个系统中，球囊在颈内动脉狭窄处远端和颅内血管之间充盈。球囊的好处是通过阻断血流和手动抽吸流向颈外动脉（ECA）的血流来阻止含有栓子流向颅内。

然而，远端球囊需要阻断颅内血流，球囊的充盈会增加血管痉挛和夹层的风险。另一个缺点是无法通过血管造影评估支架情况，所以远端球囊保护装置被弃用。

远端过滤器作为在植入支架前置于病变远端，用以捕获术中脱落的碎片。远距离过滤器能够捕获中到大直径斑块（一般＞ 80μm）[35]。过滤器可以安装在导丝上，可以回收。它也可以安装在自带的输送器上并可进行回收。远端滤镜的好处是不阻断脑血流，并在整个过程中进行血管造影。

近端保护转载（如 Mo.Ma，Medtronic）由 2 个柔顺的气球组成。一个球囊位于 ECA，一个位于颈总动脉（CCA）。这种双气球阻塞产生完全阻断并可逆转血流，预防斑块移位进入颅内。这些装置还具有避免在建立保护和放置支架之前穿过病变的优点。然而，双重近端阻断可导致脑供血不足。术中如果需要可以泄掉球囊进行血管造影检查。然而，这种做法可能会影响保护效果。近端保护装置还需要大口径导管（9F）；因此，其不适用于迂曲的主动脉弓型。

在选择栓塞保护策略之前，我们通过完整的诊断性血管造影来评估侧支循环。如果有条件的话，我们通过 CT 灌注成像检查，使用或不使用乙酰唑胺来评估流量储备。如果影像学上没有令人满意的侧支，我们通常使用远端过滤保护装置。我们更喜欢小的，低剖面的远端过滤系统，以便通过曲折的解剖结构。只有低剖面，软头端系统具有病变更好的兼容性，创伤小，有助于避免并发症。在我们的实践中，症状性患者对比剂难以通过的病变我们经常使用近端球囊保护。如果 ECA 大小合适且适合超选，我们使用双球囊保护装置（如 Mo.Ma）。如果 ECA 解剖不利，可以使用单球囊。

一个关键问题是选择合适的支架。在术中，遇到有挑战解剖这可能会变得更加突出，特别是如果诊断血管造影是用一个输送性较强的诊断导管完成。重要的考虑因素是主动脉弓型、颈动脉形态和病变解剖。虽然对用于 CAS 的所有支架进行详尽的审查超出了本章的范围，但有几个特点是至关重要的。支架设计、材料、形状、网孔类型、可用尺寸，以及所需导尿管类型都是非常重要的考虑因素。游离网孔面积（支架所占的支架面积）是描述颈动脉支架覆盖率的最佳方式。大型登记机构认为，自由网格较小的支架有利于保护动脉斑块，因此，与具有较大网格的支架相比具有较低的栓塞事件发生率[36]。

三、技术细节

我们机构的大多数患者在 CAS 手术之前都要进行无创影像检查（如 MRA 或 CTA）。这些检查能使我们了解弓形和迂曲情况，以及动脉粥样硬化的斑块负荷。此外，它使我们能够对目标血管，以及栓子保护装置的选择做出选择。然后我们准备诊断血管造影［数字减影血管造影（DSA）］。然而，多个无创检查证明病变是适合 CAS，可能会血管造影立即进行支架置入。例如，如果 CTA 提示狭窄，颈动脉多普勒成像证实狭窄，我们经常准备 DSA 和 CAS 同期进行，只要狭窄也显示在 DSA 上。

可能进行 CAS 的患者需提前接受双重抗血小板治疗。我们的预处理方案包括 5～7d 阿司匹林（每天 325mg）和氯吡格雷（每天 75mg）。对于有症状的患者，无论是临床上还是通过离散磁共振成像（MRI）发现（即急性缺血的证据），通常不规定 5～7d 的预处理方案。在这些情况下，我们给药剂量为阿司匹林（650mg）和氯吡格雷（600mg），在 CAS 后恢复每日低剂量方案。在 CAS 之前，我们确认阿司匹林和氯吡格雷的治疗效果。如果患者氯吡格雷抵抗，那么我们的做法是切换到替格瑞洛（180mg 负荷剂量和 90mg，每日 2 次）。

我们使用双 C-DSA 进行 CAS。在我们的机构，使用镇静麻醉，术中患者是清醒的。我们可以在整个过程中进行即时的神经学评估。

四、患者

一位 65 岁的男性，有高血压和冠状动脉疾病的病史，他接受了冠状动脉旁路移植术，表现为右上肢麻木和轻微无力的症状。脑 MRI 显示左半球缺血灶。颈部 CTA 显示左颈动脉重度狭窄。DSA 显示狭窄 > 90%，病变位于 C_2 椎体水平（图 27-1）。同时发现右颈动脉重度狭窄（> 70%）。

患者进入血管造影室。股动脉入路，置入 8F 动脉鞘。8F 球囊导引导管（Stryker）在 5F 125cm 的 VTK 导管（Cook Medical）及 0.038 英寸交换导丝配合下顺利通过主动脉弓。完成了颈动脉和病变部位的血管造影。Emboshield NAV6 保护伞（远端栓子保护装置，Abbott Vascular）通过病变。采用 4mm×30mm 的球囊（Cordis/Cardinal Health）进行预扩张。植入 8mm×29mm 的 Wallstent（Boston Scientific）支架。回收保护伞，血流恢复（图 27-1）。

五、结论

颈动脉支架（CAS）是一种安全、有效、完善的狭窄 - 闭塞性动脉粥样硬化性颈动脉疾病的辅助治疗方法。

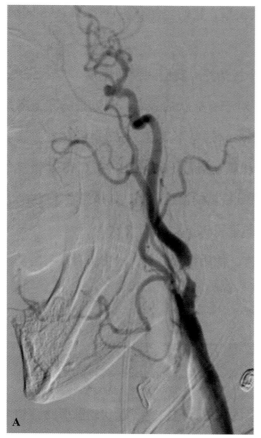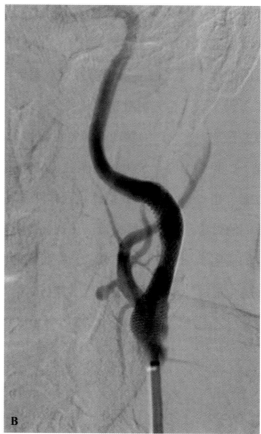

▲ 图 27-1　**A.** 侧位造影显示左侧颈内动脉重度狭窄；**B.** 侧位造影显示颈内动脉支架成形术后血流明显改善

参考文献

[1] Mozaffarian D, Benjamin EJ, Go AS, Arnett DK, Blaha MJ, Cushman M, Das SR, de Ferranti S, Despres JP, Fullerton HJ, Howard VJ, Huffman MD, Isasi CR, Jimenez MC, Judd SE, Kissela BM, Lichtman JH, Lisabeth LD, Liu S, Mackey RH, Magid DJ, McGuire DK, Mohler ER 3rd, Moy CS, Muntner P, Mussolino ME, Nasir K, Neumar RW, Nichol G, Palaniappan L, Pandey DK, Reeves MJ, Rodriguez CJ, Rosamond W, Sorlie PD, Stein J, Towfighi A, Turan TN, Virani SS, Woo D, Yeh RW, Turner MB. On behalf of the American Heart Association Statistics Committee and Stroke Statistics Subcommittee. Heart Disease and Stroke Statistics-2016 update: a report from the American Heart Association. Circulation. 2016;133:e38–360.

[2] Xu J, Murphy SL, Kochanek KD, Arias E. Mortality in the United States, 2015. National Center for Health Statistics Data Brief. No. 267. US Department of Health and Human Services. https://wwwcdcgov/nchs/data/databriefs/db267pdf. Accessed 19 June 2017.

[3] Kolominsky-Rabas PL, Weber M, Gefeller O, Neundoerfer B, Heuschmann PU. Epidemiology of ischemic stroke subtypes according to TOAST criteria: incidence, recurrence, and long-term survival in ischemic stroke subtypes: a population-based study. Stroke. 2001;32:2735–40.

[4] Liapis CD, Bell PR, Mikhailidis D, Sivenius J, Nicolaides A, Fernandes e Fernandes J, Biasi G, Norgren L. ESVS guidelines. Invasive treatment for carotid stenosis: indications, techniques. Eur J Vasc Endovasc Surg. 2009;37:1–19.

[5] Prati P, Vanuzzo D, Casaroli M, Di Chiara A, De Biasi F,

Feruglio GA, Touboul PJ. Prevalence and determinants of carotid atherosclerosis in a general population. Stroke. 1992;23:1705–11.

[6] Barnett HJ, Taylor DW, Eliasziw M, Fox AJ, Ferguson GG, Haynes RB, Rankin RN, Clagett GP, Hachinski VC, Sackett DL, Thorpe KE, Meldrum HE, Spence JD. For the North American symptomatic carotid endarterectomy trial collaborators. Benefit of carotid endarterectomy in patients with symptomatic moderate or severe stenosis. N Engl J Med. 1998;339:1415–25.

[7] European Carotid Surgery Trialists' Collaborative Group. MRC European carotid surgery trial: interim results for symptomatic patients with severe (70–99%) or with mild (0–29%) carotid stenosis. Lancet. 1991;337:1235–43.

[8] European Carotid Surgery Trialists' Collaborative Group. Randomised trial of endarterectomy for recently symptomatic carotid stenosis: final results of the MRC European Carotid Surgery Trial (ECST). Lancet. 1998;351:1379–87.

[9] Executive Committee for the Asymptomatic Carotid Atherosclerosis Study. Endarterectomy for asymptomatic carotid artery stenosis. JAMA. 1995;273:1421–8.

[10] Halliday A, Mansfield A, Marro J, Peto C, Peto R, Potter J, Thomas D. Prevention of disabling and fatal strokes by successful carotid endarterectomy in patients without recent neurological symptoms: randomised controlled trial. Lancet. 2004;363:1491–502.

[11] North American Symptomatic Carotid Endarterectomy Trial Collaborators. Beneficial effect of carotid endarterectomy in symptomatic patients with high-grade carotid stenosis. N Engl J Med. 1991;325:445–53.

[12] Yadav JS, Wholey MH, Kuntz RE, Fayad P, Katzen BT, Mishkel GJ, Bajwa TK, Whitlow P, Strickman NE, Jaff MR, Popma JJ, Snead DB, Cutlip DE, Firth BG, Ouriel K. Protected carotid-artery stenting versus endarterectomy in high-risk patients. N Engl J Med. 2004;351:1493–501.

[13] Brott TG, Hobson RW 2nd, Howard G, Roubin GS, Clark WM, Brooks W, Mackey A, Hill MD, Leimgruber PP, Sheffet AJ, Howard VJ, Moore WS, Voeks JH, Hopkins LN, Cutlip DE, Cohen DJ, Popma JJ, Ferguson RD, Cohen SN, Blackshear JL, Silver FL, Mohr JP, Lal BK, Meschia JF. Stenting versus endarterectomy for treatment of carotid-artery stenosis. N Engl J Med. 2010;363:11–23.

[14] Brott TG, Howard G, Roubin GS, Meschia JF, Mackey A, Brooks W, Moore WS, Hill MD, Mantese VA, Clark WM, Timaran CH, Heck D, Leimgruber PP, Sheffet AJ, Howard VJ, Chaturvedi S, Lal BK, Voeks JH, Hobson RW 2nd. Long-term results of stenting versus endarterectomy for carotid-artery stenosis. N Engl J Med. 2016;374:1021–31.

[15] CAVATAS Investigators. Endovascular versus surgical treatment in patients with carotid stenosis in the Carotid and Vertebral Artery Transluminal Angioplasty Study (CAVATAS): a randomised trial. Lancet. 2001;357:1729–37.

[16] Diethrich E, Fogarty TJ, Zarins CK, Hopkins LN, Roubin GS, Wholey MH, Nimsky S, McKinlay S, Siami FS. CaRESS: carotid revascularization using endarterectomy or stenting systems. Tech Vasc Interv Radiol. 2004;7:194–5.

[17] Gahremanpour A, Perin EC, Silva G. Carotid artery stenting versus endarterectomy: a systematic review. Tex Heart Inst J. 2012;39:474–87.

[18] Hill MD, Brooks W, Mackey A, Clark WM, Meschia JF, Morrish WF, Mohr JP, Rhodes JD, Popma JJ, Lal BK, Longbottom ME, Voeks JH, Howard G, Brott TG, CREST Investigators. Stroke after carotid stenting and endarterectomy in the Carotid Revascularization Endarterectomy versus Stenting Trial (CREST). Circulation. 2012;126:3054–61.

[19] Mantese VA, Timaran CH, Chiu D, Begg RJ, Brott TG, CREST Investigators. The Carotid Revascularization Endarterectomy versus Stenting Trial (CREST): stenting versus carotid endarterectomy for carotid disease. Stroke. 2010;41:S31–4.

[20] Mas JL, Chatellier G, Beyssen B, Branchereau A, Moulin T, Becquemin JP, Larrue V, Lievre M, Leys D, Bonneville JF, Watelet J, Pruvo JP, Albucher JF, Viguier A, Piquet P, Garnier P, Viader F, Touze E,

Giroud M, Hosseini H, Pillet JC, Favrole P, Neau JP, Ducrocq X, EVA–3S Investigators. Endarterectomy versus stenting in patients with symptomatic severe carotid stenosis. N Engl J Med. 2006;355:1660–71.

[21] Ringleb PA, Allenberg J, Bruckmann H, Eckstein HH, Fraedrich G, Hartmann M, Hennerici M, Jansen O, Klein G, Kunze A, Marx P, Niederkorn K, Schmiedt W, Solymosi L, Stingele R, Zeumer H, Hacke W, SPACE Collaborative Group. 30 day results from the SPACE trial of stent–protected angioplasty versus carotid endarterectomy in symptomatic patients: a randomised non–inferiority trial. Lancet. 2006;368:1239–47.

[22] Timaran CH, Mantese VA, Malas M, Brown OW, Lal BK, Moore WS, Voeks JH, Brott TG, Investigators C () CREST Investigators. 2013 Differential outcomes of carotid stenting and endarterectomy performed exclusively by vascular surgeons in the Carotid Revascularization Endarterectomy versus Stenting Trial (CREST). J Vasc Surg 57:303–308.

[23] Zarins CK, White RA, Diethrich EB, Shackelton RJ, Siami FS, CaRESS Investigators. Carotid revascularization using endarterectomy or stenting systems (CaRESS): 4–year outcomes. J Endovasc Ther. 2009;16:397–409.

[24] Moore WS, Barnett HJ, Beebe HG, Bernstein EF, Brener BJ, Brott T, Caplan LR, Day A, Goldstone J, Hobson RW 2nd, et al. Guidelines for carotid endarterectomy. A multidisciplinary consensus statement from the ad hoc committee, American Heart Association. Stroke. 1995;26:188–201.

[25] Brott TG, Halperin JL, Abbara S, Bacharach JM, Barr JD, Bush RL, Cates CU, Creager MA, Fowler SB, Friday G, Hertzberg VS, McIff EB, Moore WS, Panagos PD, Riles TS, Rosenwasser RH, Taylor AJ. 2011 ASA/ACCF/AHA/AANN/AANS/ACR/ASNR/CNS/SAIP/SCAI/SIR/SNIS/SVM/SVS guideline on the management of patients with extracranial carotid and vertebral artery disease: executive summary A Report of the American College of Cardiology Foundation/American Heart Association Task Force on Practice Guidelines, and the American Stroke Association, American Association of Neuroscience Nurses, American Association of Neurological Surgeons, American College of Radiology, American Society of Neuroradiology, Congress of Neurological Surgeons, Society of Atherosclerosis Imaging and Prevention, Society for Cardiovascular Angiography and Interventions, Society of Interventional Radiology, Society of NeuroInterventional Surgery, Society for Vascular Medicine, and Society for Vascular Surgery Developed in Collaboration With the American Academy of Neurology and Society of Cardiovascular Computed Tomography 2011;57:1002–1044.

[26] White CJ, Jaff MR. Catch–22: carotid stenting is safe and effective (Food and drug administration) but is it reasonable and necessary (Centers for Medicare and Medicaid Services)? J Am Coll Cardiol Intv. 2012;5:694–6.

[27] US Food and Drug Administration. Meeting materials of the circulatory system device advisory panel; 2017. https://www.fda.gov/AdvisoryCommittees/CommitteesMeetingMaterials/MedicalDevices/Medical DevicesAdvisoryCommittee/Circulatory System Devices Panel/ucm542254.htm. Accessed 19 June 2017: in Department of Health and Human Services.

[28] Centers for Medicare and Medicaid Services. Decision memo for Percutaneous Transluminal Angioplasty (PTA) of the carotid artery concurrent with stenting (CAG–00085R3), p. 1–49. April 30, 2007. https://www.cms.gov/medicare–coverage–database/details/nca–decisionmemo. aspx?NCAId=1 94&ver=16&NcaName=Percutaneous+Transluminal +Angioplasty+ (PTA)+of+the+Carotid+Artery+Con current+with+Stenting+(3rd+Recon)&bc=BEAAAA AAEAAA&&fromdb=true. Accessed 19 June 2017: in CMS.gov, Centers for Medicare and Medicaid Services, p. 1–49.

[29] Weiner S. "I Can't afford that!" : dilemmas in the care of the uninsured and underinsured. J Gen Intern Med. 2001;16:412–8.

[30] Lin PH, Barshes NR, Annambhotla S, Huynh TT. Prospective randomized trials of carotid artery

stenting versus carotid endarterectomy: an appraisal of the current literature. Vasc Endovasc Surg. 2008;42:5–11.

[31] Ricotta JJ 2nd, Malgor RD. A review of the trials comparing carotid endarterectomy and carotid angioplasty and stenting. Perspect Vasc Surg Endovasc Ther. 2008;20:299–308.

[32] Alberts MJ, Publications Committee of WALLSTENT. Results of a multicenter prospective randomized trial of carotid artery stenting vs. carotid endarterectomy (abstract 53). Stroke. 2001;32:325.

[33] Alberts MJ, McCann R, Smith TP, Stack R, Roubin G, Schneck M, Haumschild D, Iyer S, Schneider Wallstent Endoprosthesis Clinical Investigators. A randomized trial of carotid stenting vs. endarterectomy in patients with symptomatic

carotid stenosis: study design. J Neurovasc Dis. 1997;2:228–34.

[34] Theron JG, Payelle GG, Coskun O, Huet HF, Guimaraens L. Carotid artery stenosis: treatment with protected balloon angioplasty and stent placement. Radiology. 1996;201:627–36.

[35] Reimers B, Corvaja N, Moshiri S, Sacca S, Albiero R, Di Mario C, Pascotto P, Colombo A. Cerebral protection with filter devices during carotid artery stenting. Circulation. 2001;104:12–5.

[36] Bosiers M, de Donato G, Deloose K, Verbist J, Peeters P, Castriota F, Cremonesi A, Setacci C. Does free cell area influence the outcome in carotid artery stenting? Eur J Vasc Endovasc Surg. 2007;33:135–41. discussion 142–133.

第28章 颅内动脉狭窄的处理
Management of Intracranial Stenosis

Chirantan Banerjee   Marc I. Chimowitz   著

汪勇锋   译

一、颅内动脉狭窄

颅内大血管（颈内动脉颅内段、大脑中动脉、基底动脉、椎动脉）动脉粥样硬化性病变（intracranial atherosclerotic disease，ICAD）是全球导致卒中最常见病因之一，也是卒中复发的高危因素[1]。但针对 ICAD 不同二级预防方案，目前完成的随机对照研究不多。本章我们将重温并探讨这些研究结果及治疗 ICAD 的各种方案。

（一）抗栓治疗：抗凝 vs. 阿司匹林

1954 年将华法林用于治疗基底动脉狭窄的是抗凝治疗 ICAD 的首次尝试[2]。1985—1991 年，一项针对症状性颅内动脉狭窄（50%～99%）多中心回顾性研究首先比较了华法林和阿司匹林的效用，结果显示华法林组大血管事件发生率更低[3]。但多中心双盲随机对照研究——WARSS 研究（Warfarin-Aspirin Recurrent Stroke Study，WARSS）却显示针对多种病因导致的卒中，口服华法林（目标 INR 控制在 1.4～2.8）与阿司匹林 325mg/d 相比，卒中复发率、死亡及出血事件并没有差异。需要说明尽管是在 WARSS 研究中一多半受试者（1237/2206）是腔隙性脑梗死，在大血管狭窄的亚组里两种方案仍无差别[4]。

第一个关注 ICAD 的临床对照研究是 WASID（Warfarin-Aspirin Symptomatic Intracranial

Disease，WASID）试验。这个研究是多中心双盲随机研究，受试者为颅内动脉狭窄为 50%～99% 且 90d 内有缺血事件的患者，治疗方案为华法林（目标 INR 控制在 2～3）或阿司匹林（1300mg/d）。这个研究在纳入 569 名患者时终止，原因是华法林组的严重全身大出血及死亡率显著增加。该研究的首要终点事件定义为包括缺血性卒中、颅内出血及血管性死亡的复合终点事件。平均随访 1.8 年后，两亚组的复合首要终点事件发生率相同（22%）；两组的症状性血管供血区内卒中复发率也相近。在 WASID 研究里，颅内重度狭窄（70%～99%）患者、抗栓治疗再发缺血事件及后循环血管狭窄患者，这些之前被认为应从抗凝中获益的亚组人群并未从华法林治疗中获益 [6, 7]。华法林组 INR 达标率为 63%，而阿司匹林组依从率高达 94%[5]。INR ＜ 2 时梗死发生显著增加，当 INR ＞ 3 时出血的发生也增加。

基于亚洲人群 ICAD 相关的急性卒中（纳入时起病＜ 48h）的多中心随机 FISS-tris 研究中，比较低分子肝素那屈钙与阿司匹林 160mg/d，以降低梗死的早期复发率。在第 10 天两组的受试者有类似的表现。

（二）抗栓治疗：其他抗血小板聚集药物

经多中心随机临床研究证实，多种抗血小板聚集药物针对非心源性缺血卒中或 TIA 的二级预防是有效的。这些药物主要包括阿司匹林、氯吡格雷、复合阿司匹林缓释双嘧达莫、西洛他唑及替格瑞洛。但上述药物之间，或者与安慰剂并未进行随机对照研究，尤其是针对 ICAD 患者。不过有双抗与单抗治疗 ICAD 的研究。CLAIR（Clopidogrel plus Aspirin for infarction reduction，CLAIR）试验的补充研究中，急性卒中的 ICAD（纳入前发病≤ 7d）患者被随机成阿司匹林组（75～160mg/d）或双抗组（氯吡格雷第一天负荷量 300mg，之后每天 75mg/d；阿司匹林 75～160mg/d）[7, 8]。经颅多普勒超声中微栓子征被认为是 ICAD 患者卒中复发高风险的生物标志，两个组在第 2 天及第 7 天均进行检测评估。双抗组的微栓子阳性率低于单抗阿司匹林组。

由中国完成的氯吡格雷治疗急性非致残性卒中高危人群（clopidogrel in high-risk patients with acute non-disabling cerebrovascular event，CHANCE）研究的更多证据也支持卒中早期二级预防应双抗治疗。在该研究中，阿司匹林＋氯吡格雷 vs. 单抗阿司匹林治疗在小卒中或 TIA 高危人群发病 24h 内开始 [9]。双抗组阿司匹林使用 21d 后停用。首要终点事件定义为 90d 内的任何卒中（缺血或出血）。结果显示双抗组的 90d 卒中再发率明显更低，且亚组分析显示合并 ICAD 的患者可能双抗治疗获益最大 [10]。

另一项基于韩国人群的多中心、双盲研究中[11]，由 TCD 或 MRA 检测出大脑中动脉 M_1 段或基底动脉狭窄患者，如为症状性狭窄且处于急性期会被随机入双抗组及单抗组；双抗组给予西洛他唑 200mg/d 及阿司匹林 100mg/d，单抗组为阿司匹林 100mg/d，以上两种治疗方案均持续 6 个月。通过 MRA 评估可见双抗组的症状性 ICAD 狭窄进展率明显较低，但两组均无卒中复发。在后续研究中[12]，采用同样的入组标准，患者随机分成阿司匹林（75~150mg/d）+ 西洛他唑（100mg/2d）组及阿司匹林（75~150mg/d）+ 氯吡格雷（75mg/d）组。7 个月时，通过 MRA 检查两组症状性 ICAD 狭窄变换没有差别，且 MRI 检查也均未发现新的缺血病灶[12]。

总体来看，这些研究显示在预防 ICAD 患者微栓塞、狭窄及卒中进展方面，短期内双抗治疗可能比阿司匹林单抗治疗更有效。但针对治疗 ICAD 这些方案的比较，一项完全操作随机化的研究仍需要更多明确的证据。此外，当双抗治疗在这些研究中使用时，通常时间会被限制在 90d 内，因为通过 CHARISMA[13] 及 MATCH[14] 研究可知长期阿司匹林 + 氯吡格雷双抗治疗可增加大出血风险。

二、血管危险因素管理

高血压、高脂血症、吸烟、糖尿病均为 ICAD 患者可以纠正的危险因素。多中心随机研究 PROGRESS（perindopril protection against recurrent stroke study）证实利用单用培哚普利或联合吲达帕胺控制血压后，随访 4 年期间卒中风险降低[15]。SPARCL（Stroke Prevention by Aggressive Reduction in Cholesterol Levels）研究显示与低密度脂蛋白（low-density lipoprotein，LDL）> 2.59mmol/L（100mg/dl）相比，持续 5 年将 LDL 控制在 < 1.81mmol/L（70mg/dl）可将卒中风险降低 18%[16]。PROGRESS 和 SPARCL 均没有细分 ICAD 患者及合并其他卒中病因的患者。因此，通过 WASID 亚组分析我们开始理解危险因素控制在 ICAD 二级预防中的重要作用[17, 18]。在 WASID 研究之前，普遍流传说法认为颅内狭窄患者保持较正常血压高的状态可以使脑血管灌注最大提升。当公布后，这种说法被 WASID 研究亚分析结果否定，亚分析结果显示在 1.8 年随访期内与血压控制 < 140mmHg 相比，受试者平均收缩压 > 140mmHg 后，卒中、心肌梗死、血管性死亡风险显著增加[18]。在另外一项 WASID 分析中，与胆固醇 < 200mg/dl 相比，随访期间总胆固醇 > 200mg/dl 患者有更高的卒中、心肌梗死及血管性死亡风险（26% vs. 19%，P=0.02）[19]。随机双盲的 ROCAS（Regression of Cerebral Artery Stenosis）研究揭示，将并发症状性 MCA 狭窄且 LDL 升高（3.00～5.00mmol/L；116～193mg/dl）的中国人随机分成 20mg/d 辛伐他汀治疗组及安慰剂组，治疗组的死亡率、临床事件、亚临床脑梗死及脑白质病变进展发生率均显著降低 [20-22]。根据 WASID 研究中对血糖控制的认识，随访期内平均糖化血红蛋白 > 7% 的患者较糖化血红蛋白 < 7% 的患者卒中、心肌梗死及血管性死亡概率更高（31% vs. 20%），但这种趋势却没有统计学意义（P=0.20）[19]，可能与缺乏较大的样本量且说服力不足。

WASID 研究中，危险因素的控制通常按照当时的治疗标准进行，但随访期未做过多干预的危险因素主要是胆固醇和吸烟 [19]。在以上的亚组分析显示血压血脂的控制显著减少卒中复发后，强化药物治疗也被纳入 SAMMPRIS 研究（Stenting and Aggressive Medical Management for Prevention of Recurrent Stroke in Intracranial Stenosis）[17]。这个整体目标主要包括收缩压 < 140mmHg（糖尿病患者 < 130mmg），LDL < 70mg/dl 并且进行生活方式调整。生活方式调整主要包括运动、营养、体重控制及戒烟 [17]。

药物治疗及危险因素调控应在卒中后尽早开始。EXPRESS 研究（Early Use of Existing Preventive Strategies for Stroke）显示脑卒中后尽早启动治疗方案，可减少 80% 的 3 个月内卒中复发 [23]。同样，在 SOS-TIA 研究里，早期启动降压、抗血小板聚集及他汀类药物与 90d 内卒中减少 80% 有关，这与 ABCD2 评分预测的一致 [24]。但这两个研究纳入的却不局限于 ICAD 患者。

ICAD 血管内治疗

1980 年血管成形治疗的出现，使其成为 ICAD 患者二级预防的一种可能方式。血管成形通常用于那些合并颅内重度狭窄（> 70%），且抗栓治疗后仍出现卒中或 TIA 的患者。没有多中心临床随机研究评估血管成形治疗与其他治疗或强化药物治疗优劣。关于 ICAD 血管成形的大多数据来自回顾性、单中心、非随机性研究，这些研究的入组标准不一样且随访时间短。围术期卒中发生率在这些研究中也是多变的，从 < 5% 到高达 50%[25-35]。近期出现症状且临床不稳定患者总的来看有更高的围术期卒中率。一项循证综述回顾性研究了血管成形置入或不置入支架的现状 [36]。来自 79 项开放性患者系列研究数据被囊括在内，而这些研究通常有 ≥ 3 名患者。血管成形显示总体的围术期卒中率 7.9%，围术期死亡率 3.4%，围术期卒中或死亡率 9.5%。这项循证综述推论尽管是可行的，有或无支架的血管成形还是导致了明显的发病率和死亡率。近期越来越多的单中心系列研究显示亚满意成形的围术期风险要低于先前的报道 [37, 38]。血管成形

的主要技术限制包括夹层、血管即刻弹性回缩、残余狭窄后续导致的中期、长期再狭窄。

WASID 研究结果公布的前后，自膨支架 Wingspan 被 FDA 批准为人道主义豁免装置，以用来治疗药物治疗效差、颅内动脉粥样硬化性病变 50%～99% 患者。药物治疗效差没有明确定义，临床实践中大多将其解释为 50%～99% 的 ICAD 患者在接受抗栓治疗后仍发生穿支或 TIA。在 WASID 研究结果及 Wingspan 支架的单臂研究结果的启示下 [39-41]，美国国立卫生研究院（National Institutes of Health，NIH）设计并进行了多中心随机的 SAMMPRIS 研究。在该研究中，纳入的患者有颅内大血管有 70%～90% 且 30d 内有由此继发非致残性卒中或 TIA；患者随机分为经皮球囊扩张 Wingspan 支架加强化药物治疗组和强化药物治疗组 [42, 2]。在 2008 年 11 月—2011 年 4 月，该研究完成计划 764 例中的 451 例（59%）后，NIH 在数据安全监察委员会的建议下终止了该研究，原因是与单纯药物组比较，介入治疗组 30d 的卒中或死亡率过高（14.7% vs. 5.8%）。支架组 30d 内围术期卒中有一大部分（76%）发生在术后 1d 内，余下的发生在术后 7d 内。且支架组 30d 内有 5 例致死性卒中发生。术后 30d 支架组有 10 例症状性出血患者，而药物组无 1 例 [42]。支架组的围术期卒中率要高于从早先 Wingspan 注册研究得到的预期结果 [39-41]。原因可能包括 SAMMPRIS 研究更严重的狭窄率、较早的卒中后治疗时间窗（30d），以及更严格的结果判定过程 [42, 43]。围术期缺血性卒中主要原因是为了闭塞穿孔的血管，尤其在基底动脉供血区内更为常见。围术期出血主要是导丝穿破导致的蛛网膜下腔出血或是由于再灌注导致迟发的脑实质出血 [44]。在 SAMMPRIS 队列中，高龄、糖尿病、基底动脉狭窄及不吸烟（吸烟促进氯吡格雷转化活性物质 [45]）与围术期脑梗死显著相关；而极重度狭窄及负荷氯吡格雷导致活化凝血时间超出正常上限是导致围术期颅内出血的危险因素 [46]。关于评估 SAMMPRIS 中医院及术者经验的事后分析结果发现增加的围术期风险并不取决于术者经验不足 [47]。

1 年期的卒中或死亡率支架组也是明显高于药物组的（20% vs. 12%），这种现象甚至持续到平均随访时间 32 个月（23% vs. 15%）[43]。但是这些长期的不同主要因 30d 内的表现而区分出来的，30d 后两组患者的卒中和死亡率相近。在 SAMMPRIS 研究里，有些患者的特征与强化药物治疗后卒中复发高风险独立相关，这些特征主要包括基线脑影像时狭窄供血区内的陈旧梗死、新发卒中及入组时没有使用他汀类药物 [46]。

2015 年 1 月，基于 SAMMPRIS 试验结果，美国 FDA 修正了 Wingspan 支架人道主义装置豁免授权，规定其用于颅内动脉重度狭窄（70%～99%）、经强化药物治疗仍有 2 次以上卒中（非

TIA）且最近一次发病应在术前 1 周以上。

针对症状性颅内动脉狭窄治疗，SAMMPRIS 并不是唯一显示支架较药物治疗效差的随机研究。行业资助的多中心随机研究 VISSIT 研究（Vitesse Intracranial Stent Study for Ischemic Therapy）也在 SAMMPRIS 研究开始不久后启动了，且有相似的患者纳入标准[48, 49]。VISSIT 采用球扩式 PHAROS Vitesse 神经血管支架系统（强生神经血管），这点与 SAMMPRIS 研究用的自膨式 Wingspan 支架不同。该研究的药物治疗目标与 SAMMPRIS 研究类似，但 LDL 胆固醇控制在 < 100mg/dl, 而 SAMMPRIS 中要求 < 70mg/dl。该研究计划纳入 250 名患者，但在纳入 112 名患者后也终止了。30d 内缺血卒中或 TIA 发生率支架组为 24.1%，而药物组发生率仅为 9.4%。药物组 30d 内没有颅内出血发生，与此同时支架出血发生率为 8.6%。1 年内药物治疗持续获益，支架组卒中或 TIA 发生率为 36.2%，与之相比药物组为 15.1%。

因此，来自 SAMMPRIS 及 VISSIT 研究的证据并不支持 ICAD 患者进行支架置入。即使是 ICAD 高风险人群也同样适用，因为药物组有卒中极高风险的患者在支架置入术中同样具有极高风险[50]。

三、外科治疗

1980 年外科被研究作为治疗症状性 ICAD 的一种治疗方法，外科性颅内血流增加主要通过颅内外旁路来实现的。针对颈动脉颅外段闭塞、颅内段狭窄或者大脑中动脉狭窄患者，国际多中心随机颅外到颅内（EC-IC）旁路研究比较了颅外到颅内旁路（颞浅动脉到大脑中动脉）联合药物治疗与单纯药物治疗。在纳入 1400 多名患者并随访 55 个月后，研究结果在 1985 年公布，外科治疗并未降低卒中概率，与药物治疗相比大脑中动脉狭窄外科治疗表现更差[51]。在此之后，颅内外旁路手术不再作为症状性前循环 ICAD 患者卒中二级预防的治疗选择。为改善椎基底动脉低灌注，患者接受颞浅动脉到小脑上动脉旁路治疗，一项患者系列研究结果显示其围术期并发症发生率高[52]。

四、最新治疗方案

远端肢体缺血预处理主要包括通过袖带加压到 200mmHg 持续 5min 来产生肢体重复、短暂非伤害性缺血，之后恢复血流5min，重复4～5个循环。这样可以导致循环介质的释放和可能增加脑血流的神经机制[53, 54]。中国的两项小型随机研究显示与药物治疗相比，每天进行缺血预处理持续180～300d降低了ICAD患者卒中风险[55, 56]。

脑–硬脑膜–动脉血管融通术（EDAS）的间接血供重建最近也在症状性ICAD治疗中提到，它的基本原理在于一些ICAD患者自身建立的丰富软脑膜侧支代偿，而其他依然有症状的患者有可能通过EDAS手术增加侧支循环来获益。在一项单中心研究里[57, 58]，在最佳药物治疗情况下仍然有症状的ICAD患者接受了EDAS间接血供重建。2年期的无卒中生存率为94.3%。随访期内没有出血或梗死相关的死亡。详细的患者筛选并通过更多的影像筛选标准证实低灌注及侧支循环血流的存在，可能有助于选择从该手术获益的患者[58]。

参考文献

[1] Gorelick P, Wong K, Bae H, Pandey D. Large artery intracranial occlusive disease, a large worldwide burden but a relatively neglected frontier. Stroke. 2008;39:2396–9.

[2] Millikan CH, Siekert RG, Shick RM. Studies in cerebrovascular disease. III. The use of anticoagulant drugs in the treatment of insufficiency or thrombosis within the basilar arterial system. Proc Staff Meet Mayo Clin. 1955;30:116–26.

[3] Chimowitz MI, Kokkinos J, Strong J, Brown MB, Levine SR, Silliman S, Pessin MS, Weichel E, Sila CA, Furlan AJ, Kargman DE, Sacco RL, Wityk RJ, Ford G, Fayad PB. The warfarinaspirin symptomatic intracranial disease study. Neurology. 1995;45:1488–93.

[4] Mohr JP, Thompson JLP, Lazar RM, Levin B, Sacco RL, Furie KL, Kistler JP, Albers GW, Pettigrew LC, Adams HP Jr, Jackson CM, Pullicino P, Warfarin–Aspirin Recurrent Stroke Study Group. A comparison of warfarin and aspirin for the prevention of recurrent ischemic stroke. N Engl J Med. 2001;345:1444–51.

[5] Chimowitz MI, Lynn MJ, Howlett–Smith H, Stern BJ, Hertzberg VS, Frankel MR, Levine SR, Chaturvedi S, Kasner SE, Benesch CG, Sila CA, Jovin TG, Romano JG, Warfarin–Aspirin Symptomatic Intracranial Disease Trial Investigators. Comparison of warfarin and aspirin for symptomatic intracranial arterial stenosis. N Engl J Med. 2005;352:1305–16.

[6] Wong KS, Chen C, Ng PW, et al., FISS–tris Study Investigators. Low–molecular–weight heparin compared with aspirin for the treatment of acute ischaemic stroke in Asian patients with large artery occlusive disease: a randomised study. Lancet Neurol. 2007;6:407–13.

[7] Wang X, Lin WH, Zhao YD, Chen XY, Leung TW, Chen C, Fu J, Markus H, Hao Q, Wong KS, CLAIR Study Investigators. The effectiveness of dual antiplatelet treatment in acute ischemic stroke patients with intracranial arterial stenosis: a subgroup analysis of CLAIR study. Int J Stroke. 2013;8(8):663–8.

[8] Wong KSL, Chen C, Fu J, Chang HM, Suwanwela NC, Huang YN, Han Z, Tan KS, Ratanakorn D, Chollate P, Zhao Y, Koh A, Hao Q, Markus HS, CLAIR study investigators. Clopidogrel plus aspirin versus aspirin alone for reducing embolisation in patients with acute symptomatic cerebral or carotid artery stenosis (CLAIR study): a randomised, open–label, blinded–endpoint trial. Lancet Neurol. 2010;9:489–97.

[9] Wang Y, Wang Y, Zhao X, Liu L, Wang D, Wang C,

Wang C, Li H, Meng X, Cui L, Jia J, Dong Q, Xu A, Zeng J, Li Y, Wang Z, Xia H, Johnston SC, CHANCE Investigators. Clopidogrel with aspirin in acute minor stroke or transient ischemic attack. N Engl J Med. 2013;369(1):11–9.

[10] Liu L, Wong KS, Leng X, Pu Y, Wang Y, Jing J, Zou X, Pan Y, Wang A, Meng X, Wang C, Zhao X, Soo Y, Johnston SC, Wang Y, CHANCE Investigators. Dual antiplatelet therapy in stroke and ICAS: subgroup analysis of CHANCE. Neurology. 2015;85(13):1154–62.

[11] Kwon SU, Cho YJ, Koo JS, et al. Cilostazol prevents the progression of the symptomatic intracranial arterial stenosis: the multicenter double–blind placebo–controlled trial of cilostazol in symptomatic intracranial arterial stenosis. Stroke. 2005;36:782–6.

[12] Kwon SU, Hong KS, Kang DW, et al. Efficacy and safety of combination antiplatelet therapies in patients with symptomatic intracranial atherosclerotic stenosis. Stroke. 2011;42:2883–90.

[13] Bhatt DL, Fox KA, Hacke W, et al., CHARISMA investigators. Clopidogrel and aspirin versus aspirin alone for the prevention of atherothrombotic events. N Engl J Med. 2006;354:1706–17.

[14] Diener HC, Bogousslavsky J, Brass LM, Cimminiello C, Csiba L, Kaste M, Leys D, Matias–Guiu J, Rupprecht HJ, MATCH investigators. Aspirin and clopidogrel compared with clopi–dogrel alone after recent ischaemic stroke or transient ischaemic attack in high–risk patients (MATCH): randomised, double–blind, placebo–controlled trial. ancet. 2004;364: 331–7.

[15] PROGRESS Collaborative Group. Randomised trial of a perindopril–based blood–pressurelowering regimen among 6105 individuals with previous stroke or transient ischaemic attack. Lancet. 2001;358:1033–41.

[16] Amarenco P, Bogousslavsky J, Callahan A 3rd, Goldstein LB, Hennerici M, Rudolph AE, Sillesen H, Simunovic L, Szarek M, Welch KM, Zivin JA, Stroke Prevention by Aggressive Reduction in Cholesterol Levels (SPARCL) Investigators. High–

dose atorvastatin after stroke or transient ischemic attack. N Engl J Med. 2006;355:549–59.

[17] Turan TN, Lynn MJ, Nizam A, et al., SAMMPRIS Investigators. Rationale, design, and implementation of aggressive risk factor management in the Stenting and Aggressive Medical Management for Prevention of Recurrent Stroke in Intracranial Stenosis (SAMMPRIS) trial. Circ Cardiovasc Qual Outcomes. 2012;5:e51–60.

[18] Turan TN, Cotsonis G, Lynn MJ, Chaturvedi S, Chimowitz M, Warfarin– Aspirin Symptomatic Intracranial Disease (WASID) Trial Investigators. Relationship between blood pressure and stroke recurrence in patients with intracranial arterial stenosis. Circulation. 2007;115:2969–75. https://doi.org/10.1161/CIRCULATIONAHA.106.622464.

[19] Chaturvedi S, Turan TN, Lynn MJ, Kasner SE, Romano J, Cotsonis G, Frankel M, Chimowitz MI, WASID Study Group. Risk factor status and vascular events in patients with symptomatic intracranial stenosis. Neurology. 2007;69:2063–8. https://doi.org/10.1212/01. wnl.0000279338.18776.26.

[20] Mok VC, Lam WW, Fan YH, Wong A, Ng PW, Tsoi TH, Yeung V, Wong KS. Effects of statins on the progression of cerebral white matter lesion: post hoc analysis of the ROCAS (Regression of Cerebral Artery Stenosis) study. J Neurol. 2009;256: 750–7.

[21] Fu JH, Mok V, Lam W, Wong A, Chu W, Xiong Y, Ng PW, Tsoi TH, Yeung V, Wong KS. Effects of statins on progression of subclinical brain infarct. Cerebrovasc Dis. 2010;30:51–6.

[22] Mok VC, Lam WW, Chen XY, Wong A, Ng PW, Tsoi TH, Yeung V, Liu R, Soo Y, Leung TW, Wong KS. Statins for asymptomatic middle cerebral artery stenosis: the Regression of Cerebral Artery Stenosis study. Cerebrovasc Dis. 2009;28(1):18–25.

[23] Rothwell PM, Giles MF, Chandratheva A, Marquardt L, Geraghty O, Redgrave JN, Lovelock CE, Binney LE, Bull LM, Cuthbertson FC, Welch SJ, Bosch S, Alexander FC, Silver LE, Gutnikov SA, Mehta Z, Early use of Existing Preventive Strategies for Stroke

(EXPRESS) study. Effect of urgent treatment of transient ischaemic attack and minor stroke on early recurrent stroke (EXPRESS study): a prospective population– based sequential comparison. Lancet. 2007;370:1432–42.

[24] Lavallée PC, Meseguer E, Abboud H, et al. A transient ischaemic attack clinic with round–theclock access (SOS–TIA): feasibility and effects. Lancet Neurol. 2007;6:953–60.

[25] Higashida RT, Tsai FY, Halbach VV, Dowd CF, Smith T, Fraser K, Hieshima GB. Transluminal angioplasty for atherosclerotic disease of the vertebral and basilar arteries. J Neurosurg. 1993;78:192–8.

[26] Clark WM, Barnwell SL, Nesbit G, O'Neill OR, Wynn ML, Coull BM. Safety and efficacy of percutaneous transluminal angioplasty for intracranial atherosclerotic stenosis. Stroke. 1995;26:1200–4.

[27] Takis C, Kwan ES, Pessin MS, Jacobs DH, Caplan LR. Intracranial angioplasty: experience and complications. AJNR Am J Neuroradiol. 1997;18:1661–8.

[28] Marks MP, Marcellus M, Norbash AM, Steinberg GK, Tong D, Albers GW. Outcome of angioplasty for atherosclerotic intracranial stenosis. Stroke. 1999;30:1065–9.

[29] Connors JJ 3rd, Wojak JC. Percutaneous transluminal angioplasty for intracranial atherosclerotic lesions: evolution of technique and short–term results. J Neurosurg. 1999;91:415–23.

[30] Nahser HC, Henkes H, Weber W, Berg–Dammer E, Yousry TA, Kuhne D. Intracranial vertebrobasilar stenosis: angioplasty and follow–up. AJNR Am J Neuroradiol. 2000;21:1293–301.

[31] Alazzaz A, Thornton J, Aletich VA, Debrun GM, Ausman JI, Charbel F. Intracranial percutaneous transluminal angioplasty for arteriosclerotic stenosis. Arch Neurol. 2000;57:1625–30.

[32] Gress DR, Smith WS, Dowd CF, Van Halbach V, Finley RJ, Higashida RT. Angioplasty for intracranial symptomatic vertebrobasilar ischemia. Neurosurgery. 2002;51:23–7. discussion 27–29.

[33] Gupta R, Schumacher HC, Mangla S, Meyers PM, Duong H, Khandji AG, Marshall RS, Mohr JP, Pile–

Spellman J. Urgent endovascular revascularization for symptomatic intracranial atherosclerotic stenosis. Neurology. 2003;61:1729–35.

[34] Marks MP, Wojak JC, Al–Ali F, Jayaraman M, Marcellus ML, Connors JJ, Do HM. Angioplasty for symptomatic intracranial stenosis: clinical outcome. Stroke. 2006;37:1016–20.

[35] Marks MP, Marcellus ML, Do HM, Schraedley– Desmond PK, Steinberg GK, Tong DC, Albers GW. Intracranial angioplasty without stenting for symptomatic atherosclerotic stenosis: longterm follow–up. AJNR Am J Neuroradiol. 2005;26: 525–30.

[36] Cruz–Flores S, Diamond AL. Angioplasty for intracranial artery stenosis. Cochrane Database Syst Rev. 2006;3:CD004133.

[37] Dumont TM, Kan P, Snyder KV, Hopkins LN, Siddiqui AH, Levy EI. Revisiting angioplasty without stenting for symptomatic intracranial atherosclerotic stenosis after the stenting and aggressive medical management for preventing recurrent stroke in intracranial stenosis (SAMMPRIS) study. Neurosurgery. 2012;71(6):1103–10.

[38] Dumont TM, Sonig A, Mokin M, Eller JL, Sorkin GC, Snyder KV, Nelson Hopkins L, Levy EI, Siddiqui AH. Submaximal angioplasty for symptomatic intracranial atherosclerosis: a prospective phase I study. J Neurosurg. 2016;125(4):964–71.

[39] Bose A, Hartmann M, Henkes H, et al. A novel, self–expanding, nitinol stent in medically refractory intracranial atherosclerotic stenoses: the Wingspan study. Stroke. 2007;38:1531–7.

[40] Zaidat OO, Klucznik R, Alexander MJ, Chaloupka J, Lutsep H, Barnwell S, Mawad M, Lane B, Lynn MJ, Chimowitz M, NIH Multi–center Wingspan Intracranial Stent Registry Study Group. The NIH registry on use of the Wingspan stent for symptomatic 70–99% intracranial arterial stenosis. Neurology. 2008;70:1518–24.

[41] Fiorella D, Levy EI, Turk AS, Albuquerque FC, Niemann DB, Aagaard–Kienitz B, Hanel RA, Woo H, Rasmussen PA, Hopkins LN, Masaryk TJ, McDougall CG. US multicenter experience with

the wingspan stent system for the treatment of intracranial atheromatous disease: periprocedural results. Stroke. 2007;38:881–7.

[42] Chimowitz MI, Lynn MJ, Derdeyn CP, et al., SAMMPRIS Trial Investigators. Stenting versus aggressive medical therapy for intracranial arterial stenosis. N Engl J Med. 2011;365:993–1003. https://doi.org/10.1056/NEJMoa1105335.

[43] Derdeyn CP, Chimowitz MI, Lynn MJ, et al. Aggressive medical treatment with or without stenting in high–risk patients with intracranial artery stenosis (SAMMPRIS): the final results of a randomised trial. Lancet. 2014;383(9914):333–41.

[44] Fiorella D, Derdeyn CP, Lynn MJ, et al. Detailed analysis of periprocedural strokes in patients undergoing intracranial stenting in stenting and aggressive medical Management for Preventing Recurrent stroke in intracranial stenosis (SAMMPRIS). Stroke. 2012;43:2682–8.

[45] Bliden KP, Dichiara J, Lawal L, Singla A, Antonino MJ, Baker BA, Bailey WL, Tantry US, Gurbel PA. The association of cigarette smoking with enhanced platelet inhibition by clopidogrel. J Am Coll Cardiol. 2008;52:531–3.

[46] Waters MF, Hoh BL, Lynn MJ, Kwon HM, Turan TN, Derdeyn CP, Fiorella D, Khanna A, Sheehan TO, Lane BF, Janis S, Montgomery J, Chimowitz MI, Stenting and Aggressive Medical Management for Preventing Recurrent Stroke in Intracranial Stenosis (SAMMPRIS) Trial Investigators. Factors associated with recurrent ischemic stroke in the medical group of the SAMMPRIS trial. JAMA Neurol. 2016;73(3):308–15.

[47] Derdeyn CP, Fiorella D, Lynn MJ, Barnwell SL, Zaidat OO, Meyers PM, Gobin YP, Dion J, Lane BF, Turan TN, Janis LS, Chimowitz MI, SAMMPRIS Trial Investigators. Impact of operator and site experience on outcomes after angioplasty and stenting in the SAMMPRIS trial. J Neurointerv Surg. 2013;5(6):528–33.

[48] Zaidat OO, Castonguay AC, Fitzsimmons BF,

Woodward BK, Wang Z, Killer–Oberpfalzer M, Wakhloo A, Gupta R, Kirshner H, Eliasziw M, Thomas Megerian J, Shetty S, Yoklavich Guilhermier M, Barnwell S, Smith WS, Gress DR, VISSIT Trial Investigators. Design of the Vitesse Intracranial Stent Study for Ischemic Therapy (VISSIT) trial in symptomatic intracranial stenosis. J Stroke Cerebrovasc Dis. 2013;22(7):1131–9.

[49] Zaidat OO, Fitzsimmons B, Woodward B, et al. Effect of a balloon–expandable intracranial stent vs medical therapy on risk of stroke in patients with symptomatic intracranial stenosis: the VISSIT randomized clinical trial. JAMA. 2015;313(12):1240–8.

[50] Lutsep HL, Barnwell SL, Larsen DT, Lynn MJ, Hong M, Turan TN, Derdeyn CP, Fiorella D, Janis LS, Chimowitz MI, SAMMPRIS Investigators. Outcome in patients previously on antithrombotic therapy in the SAMMPRIS trial: subgroup analysis. Stroke. 2015;46(3):775–9.

[51] The EC/IC Bypass Study Group. Failure of extracranial–intracranial arterial bypass to reduce the risk of ischemic stroke. Results of an international randomized trial. N Engl J Med. 1985;313:1191–200.

[52] Hopkins LN, Budny JL. Complications of intracranial bypass for vertebrobasilar insufficiency. J Neurosurg. 1989;70:207–11.

[53] Chimowitz MI, Derdeyn CP. Endovascular therapy for atherosclerotic intracranial arterial stenosis: back to the drawing board. JAMA. 2015;313:1219–20.

[54] Hess DC, Blauenfeldt RA, Andersen G, Hougaard KD, Hoda MN, Ding Y, Ji X. Remote ischaemic conditioning–a new paradigm of self–protection in the brain. Nat Rev Neurol. 2015;11(12):698–710.

[55] Meng R, Asmaro K, Meng L, et al. Upper limb ischemic preconditioning prevents recurrent stroke in intracranial arterial stenosis. Neurology. 2012;79:1853–61.

[56] Meng R, Ding Y, Asmaro K, Brogan D, Meng L, Sui M, et al. Ischemic conditioning is safe and effective for octo– and nonagenarians in stroke prevention and treatment. Neurotherapeutics. 2015;12(3):667–77.

[57] Gonzalez NR, Dusick JR, Connolly M, Bounni F,

et al. Encephaloduroarteriosynangiosis for adult intracranial arterial steno-occlusive disease: long-term single-center experience with 107 operations. J Neurosurg. 2015;123:654-61.

[58] Gonzalez NR, Dusick JR, Connolly M, Bounni F, et al. Encephaloduroarteriosynangiosis for adult intracranial arterial steno-occlusive disease: long-term single-center experience with 107 operations. J Neurosurg. 2015;12:1-8.

颅内动脉粥样硬化疾病的建议和管理

Counseling and Management of Patients with Intracranial Atherosclerosis Disease

Abdul R. Tarabishy　Maurice M. Miller　Ansaar T. Rai　著

朱良付　译

第
29
章

"颅内动脉粥样硬化性病变"（ICAD）的治疗代表着神经血管治疗中一个不断发展的领域。神经介入学家经常遇到的 ICAD 患者主要分为两类，一类是需急诊治疗的 ICAD 性急性缺血性脑卒中（AIS）患者，另一类是存在症状但病情尚稳定的 ICAD 患者。本章介绍了 ICAD 患者管理的实用循证指南。

一、流行病学

首先要了解 ICAD 的流行病学和自然病史。ICAD 在西方人群中是一种罕见的卒中原因，占 AIS 患者的 10%[1]。但在世界范围内，它是最常见的卒中原因之一，与其他缺血性卒中亚型相比，ICAD 性卒中复发的风险更高[1, 2]。尤其在黑种人、亚洲人、西班牙人和印度人，以及一些阿拉伯国家，ICAD 病变更加常见[2, 3]，它占白种人卒中病因的 5%～10%，黑种人卒中病因的 15%～29%，亚洲人卒中病因的 30%～50%[1, 4]。随着受 ICAD 疾病过程影响最大的地区中患病人数的继续扩大，ICAD 造成的全球卒中负担可能会增加[1, 2]。

二、危险因素

ICAD 的危险因素包括血管疾病的典型危险因素，即高血压、糖尿病、吸烟和高脂血症[5]。WASID 试验（在治疗部分有更多讨论）中认为高血压和高脂血症是与 ICAD 患者卒中复发风险增加相关的最重要的可干预危险因素[6]。在一项对有潜在血管疾病危险因素的无症状患者的研究中，经颅多普勒超声显示，有一个危险因素的患者，大脑中动脉（MCA）狭窄的患病率为7%，在有 4 个危险因素的患者中，这一比例上升到近 30%[7]。此研究人群中主要包含的危险因素有高龄、高脂血症、高血压和糖尿病[7]。ICAD 导致 AIS 的 3 个主要假说机制包括低灌注[8]、动脉到动脉栓塞[9]和穿支动脉闭塞[9]。

三、影像诊断

无创性高分辨颅内血管壁成像技术已取得重大进展。尽管已经有相关经颅多普勒超声（TCD）[10]和血管内超声（intravascular ultra-sound，IVUS）[11]的研究，但由于 TCD 对操作者的依赖性，以及 IVUS 相关的有创性技术挑战排除了它们作为最佳成像检查的可能性。血管壁磁共振成像可以潜在地评估斑块本身[12]，解释血管壁阳性重塑的问题，并随着技术的发展在未来可能更有用。目前，基于高分辨率 CT 和 MR 的血管造影已成为评估脑血管病变的首选无创性手段[13]，而经导管血管造影仍然是能更详细、更动态的进行血管分析的金标准。

对脑组织灌注水平的评估提供了与解剖异常相关的生理学联系，并有助于评估狭窄血管的功能。乙酰唑胺激发 SPECT-CT 在评估颅内外 ICAD 患者的局部脑血管储备（RCVR）方面有价值[14]。感兴趣血管区域内乙酰唑胺诱导的 RCVR 的降低揭示了大脑对侧支循环的依赖，侧支代偿表示功能上严重狭窄但正在得到最大限度代偿的区域。

定量相位对比 MRA 已用于根据椎基底动脉远端血流正常或受损对症状性椎基底动脉疾病患者进行分层[15]。同样，基于导管血管造影的血氧水平依赖（blood oxygen level-dependent，BOLD）MRI 技术可以显示与狭窄严重程度相对应的脑血管储备减少[16]。使用 CT 和 MRI 的灌注成像是评估与颅内狭窄相关的血流动力学不全的另一个重要工具[17, 18]，当同时进行 CTA 或 MRA 后，这些测试可以同时获得解剖和功能信息。Alexander 等的研究[19]结果表明后，由脑血流灌注减少而引起症状的患者在支架置入会有更好的预后。

四、干预决策

干预决策基于神经缺损症状、年龄、并发症和狭窄程度。在计划干预之前，可能需额外考虑的因素有斑块形态和血流动力学的改变[20]。斑块形态影响动脉粥样硬化斑块的栓塞潜力，侧支循环影响血流动力学[20]。狭窄病变的位置也很重要，已经有研究证明大脑中动脉粥样硬化比椎-基底动脉或颈内动脉末端病变的死亡率更低[21]。

（一）优化药物管理

优化药物管理仍然是 ICAD 治疗的重要第一步。包括积极控制危险因素，辅以抗血小板治疗。在抗血小板治疗之前，筛查 ICAD 的自然病史对优化医疗管理是有用的。

- 在 WASID 试验[6]中，伴有严重症状性颅内狭窄（≥ 70%）的患者，即使接受药物治疗，其 1 年后复发卒中的风险仍高达 23%。
- 在 GESICA 研究中，接受药物治疗 2 年以上的单个大动脉粥样硬化（狭窄≥ 50%）患者，缺血性卒中或短暂性脑缺血发作的发生率为 38%[22]。
- 在一项平均随访近 4 年的研究中，如果狭窄程度≥ 50%，有 27% 的患者发生缺血事件[23]。

（二）优化药物管理：控制高危因素

1. 高血压

心血管疾病患者的药物治疗与降低卒中发病率相关[24]。Turan 等不支持在有症状性颅内动脉狭窄的患者中保持较高的血压以预防低灌注和卒中[25]。这表明较高的收缩压和舒张压与缺血性卒中的总体风险增加和狭窄血管区域卒中的增加有关。多因素分析显示，收缩压≥ 140mmHg 可预测缺血性卒中复发（危险比 =1.58，95%CI 1.07～2.32）。

2. 高脂血症

积极降低胆固醇水平预防卒中（SPARCL）研究[24]是一项前瞻性的双盲国际试验（*n*=4731），随机服用阿托伐他汀（80mg）或安慰剂，结果显示阿托伐他汀组卒中、短暂性脑缺血发作（TIA）

的相对风险显著降低。

3. 糖尿病

AHA 有 Ⅱa 级证据和 C 级推荐 [26]，适用于卒中或短暂性脑缺血发作（TIA）患者的糖尿病筛查，根据 ADA 血糖控制指南，AHA 对治疗糖尿病卒中或 TIA 患者有 ⅠB 级建议 [26]。针对这两种不同类型糖尿病的详细血糖控制超出了本综述的范围。在有卒中病史的患者中接受吡格列酮（降低肝脏和外周组织中的胰岛素抵抗）治疗，这些患者进入大血管事件的前瞻性临床试验（PRECTIVE），可使复发卒中的 RR 降低 47%，卒中、心肌梗死或血管死亡的 RR 降低 28%[27]。Barcelona-AsIA 研究 [28] 认为合并无症状性颅内动脉粥样硬化、糖尿病和代谢综合征的患者发生颅内动脉粥样硬化的风险显著。

（三）优化药物管理：抗血小板治疗

1. 阿司匹林和氯吡格雷

阿司匹林不可逆转地抑制环氧合酶 -1，从而抑制血栓素 A2 的产生，血栓素 A2 是一种有效的血小板激活药 [29]。氯吡格雷是一种有效的抗血栓药，通过阻断 P2Y12 表面受体，不可逆转地抑制 ADP 诱导的血小板聚集 [30]。华法林阿司匹林症状性颅内疾病（WASID）试验的主要目的是比较华法林与大剂量阿司匹林在预防缺血性或出血性卒中和颅内大动脉≥狭窄 50% 的患者中血管死亡方面的有效性和安全性。因在随机服用华法林的研究组中不良结果的增加，导致这项研究提前终止。研究并没有显示出缺血性卒中、脑出血或卒中以外的血管原因死亡的主要终点有任何差异，华法林组为 21.8%，阿司匹林组为 22.1%（P=0.83）。

有关双重抗血小板治疗（dual antiplatelet therapy，DAPT）与单用阿司匹林治疗 ICAD 的数据暂缺乏。我们从颅外颈动脉狭窄试验中，间接推测抗血小板治疗可能与预防 ICAD 性卒中相关。CHANCE[31] 试验是一项在中国 114 个中心进行的随机、双盲、安慰剂对照试验，将 5170 名发病 24h 内轻度卒中或短暂性脑缺血发作的患者随机分为氯吡格雷 + 阿司匹林组或安慰剂 + 阿司匹林组。研究发现，氯吡格雷 + 阿司匹林组卒中发生率降低 8.2%，而仅服用阿司匹林组卒中发生率为 11.7%（OR=0.68，95%CI 0.57～0.81，P < 0.001），两组出血率相似（0.3%）。研究得出结论，在发病 24h 内接受治疗的短暂性脑缺血发作或轻度卒中患者中，DAPT 在降低卒中风险方面优于单用阿司匹林，且不会增加出血风险 [31]。在 Clair 试验中，有 ICAD 性 AIS 或 TIA 患者使用氯吡格雷 + 阿司匹林治疗在减少微栓子方面也优于单独使用阿司匹林治疗 [32]。一

项类似设计的试验（CARESS）评估了氯吡格雷＋阿司匹林与单用阿司匹林治疗症状性颈动脉颅外段狭窄的疗效，结果显示 DAPT 在减少无症状微栓塞方面比单用阿司匹林更有效[33]。

小皮质下卒中的二级预防试验（SPS3）[34] 是一项随机、双盲、安慰剂对照试验。该试验在 3020 名发病后 6 个月内经磁共振成像证实有症状性腔隙性（穿支动脉）梗死的患者中，比较了氯吡格雷＋阿司匹林和单用阿司匹林，两组患者的复发风险没有显示出任何差异，但 DAPT 与阿司匹林单药治疗相比，其严重出血的发生率明显更高。同样，MATCH 试验[35] 将 7599 名缺血性卒中或短暂性脑缺血发作（TIA）患者在发病后 3 个月内随机分为氯吡格雷＋阿司匹林组和单用氯吡格雷组，但未能显示 DAPT 对缺血性卒中、心肌梗死、血管死亡，或因脑或全身缺血住院等主要复合终点的显著益处。MATCH 试验在致命性出血或症状性颅内出血方面没有显著差异，但 DAPT 存在危及生命的出血的风险[35]。SPS3 和 MATCH 试验并不完全集中在 ICAD 患者身上，而主要集中在腔隙性脑梗死患者身上。症状性 ICAD（70%～99% 的狭窄）再发缺血性卒中的风险可能明显高于腔隙性卒中，因此，DAPT 在预防 ICAD 性再发缺血性卒中的益处可能超过其潜在增加的出血风险。

2. 西洛他唑

西洛他唑是一种磷酸二酯酶 -3 抑制药，因其抑制胶原、5- 腺苷二磷酸、肾上腺素和花生四烯酸诱导的血小板聚集而被列为抗血小板药物。但与其他抗血小板药物不同的是，它不仅能抑制血小板功能，还能改善内皮细胞功能[36]。西洛他唑治疗症状性颅内动脉狭窄（TOSS-2）试验[37]，是一项在亚洲 4 个国家共 20 个中心进行的随机、双盲、多中心临床试验，在这项试验中，对 457 名存在症状性大脑中动脉或基底动脉狭窄的 AIS 患者进行联合抗血小板治疗来比较其预防症状性 ICAD 进展的疗效。患者被随机分配到接受阿司匹林（75～150mg/d）＋西洛他唑（100mg，每日 2 次）治疗组或氯吡格雷（75mg/d）治疗组。尽管这项试验并未显示出双重抗血小板治疗在预防 ICAD 进展和新的缺血性病变方面的显著差异，但本研究的总体心血管事件（非致命性卒中、非致命性心肌梗死和血管死亡）发生率（5.5%）明显低于 WASID 试验，这可能是由于他汀类药物的广泛使用和积极的危险因素控制。西洛他唑的长期观察性研究（CATHARSIS）表明[38]，在 2 年观察期内 ICAD 患者的进展比之前报道的急性期后服用抗血小板药物的卒中患者进展要少。一个可能的解释可能是充分控制危险因素，并将急性卒中后 2 周的患者排除在外。CATHARSIS 试验的结果表明，西洛他唑＋阿司匹林的药物疗法，以及严格控制危险因素对有症状的 ICAD 的管理具有潜在的效用。

（四）血管内治疗：适应证和技术

尽管药物管理仍然是 ICAD 治疗的主要手段，但早在 WASID 的随机试验就表明 ICAD 患者的卒中风险可能高到足以证明考虑血管内干预的合理性。

1. ICAD 支架置入

这项名为"支架置入与强化药物治疗颅内动脉狭窄"（SAMMPRIS）[39] 试验显示，单用强化药物治疗优于强化药物治疗加血管成形术和支架置入术，在 30d 和 3 年的主要终点事件中的绝对差异分别为 8.9% 和 9.0%，该研究的主要终点事件为纳入研究后 30d 内卒中或死亡，或符合条件并行血管重建治疗后随访期内的卒中或死亡，或 30d 后出现在符合条件的动脉流域内的卒中。试验中使用的设备是 Gateway® 血管成形球囊和 Wingspan® 自膨式支架。试验结束后，美国食品药品管理局修改了 Wingspan® 在 ICAD 病变中的适应证（http://www.fda.gov/MedicalDevices/Safety/AlertsandNotices/ucm314600.htm）：现在仅批准 22—80 岁且符合以下所有标准的患者使用 Wingspan® 支架置入。

- 强化药物治疗后，仍有 ≥ 2 次以上的卒中。

- 此次卒中发病已超过计划 Wingspan 植入治疗前 7d 以上。

- 颅内动脉粥样硬化性狭窄程度达到 70%～99%，且该狭窄与反复卒中相关。

- 既往卒中恢复良好，且 Wingspan 治疗前 mRS 评分 ≤ 3 分；Rankin 量表是用来衡量卒中患者的残疾程度，分数越低，残疾程度越低。

- Wingspan 支架不应用于 7d 内出现症状的卒中或更短时间内出现症状的卒中，或短暂性脑缺血发作（TIA）的治疗。

> 患者 1 男性，74 岁，表现为急性失语；影像学显示左侧大脑中动脉重度狭窄，并伴有明显的灌注异常，其特征是整个左侧大脑中动脉分布的平均通过时间明显延长（图 29-1）。患者失语和神志不清的症状也和血压相关，每当血压下降时，他就会出现症状。该患者最佳药物治疗无效。最后，患者成功地接受了血管成形术和支架置入术。

- 椎动脉或颅内动脉症状性动脉粥样硬化病变支架置入（SSYLVIA）[40] 试验是一项前瞻性、非随机、多中心的 Ⅰ 期裸金属支架试验（Neurolink，Guidant Corp，Menlo Park，CA，

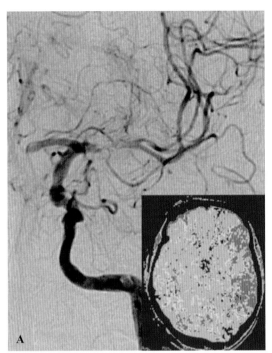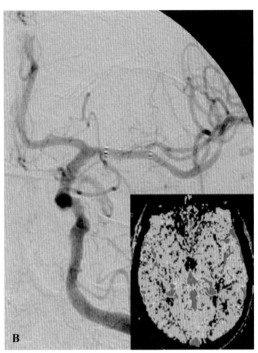

▲ 图 29-1　74 岁男性出现急性失语，表现为症状性狭窄的 ICAD 病变

A. AP DSA 显示左侧大脑中动脉重度狭窄。DSA AP 投影显示左 M_1 重度不规则狭窄。插图 A：平均通过时间（MTT）灌注图显示明显的灌注异常，其特征是整个左侧大脑中动脉供血区血流通过时间明显延长。B. 支架成形术后，置入支架 Wingspan 3.5mm × 12mm。插图 B. 灌注改善，MTT 图显示左侧大脑中动脉供血区灌注正常、对称（与右侧相比）

USA），用于治疗程度 > 50% 的症状性单动脉颅内狭窄。在术后 30d 时，6.6% 的患者发生了卒中，没有发生死亡，7.3% 的患者在 30d 后发生卒中。虽然最初支架置入的技术成功率达 95%，但 1/3 的患者在复查血管造影时存在 > 50% 的再狭窄。FDA 授予人道主义设备豁免权，用于通过球囊血管成形术和支架置入术治疗严重症状性颅内狭窄。

- VISSIT 用于缺血治疗的颅内支架研究[41] 显示，对 70%～99% 的颅内狭窄使用球囊扩张式支架治疗与使用 SAMMPRIS 试验中相同的强化药物治疗方案相比，使用球囊扩张式支架治疗可增加同一血管流域 12 个月内卒中或 TIA 的风险和 30d 内发生任何卒中或 TIA 的风险。该试验结果并不支持 ICAD 病变使用球囊扩张支架治疗。

- 如前所述，亚洲人 ICAD 的发病率较高，继发于潜在的 ICAD 性卒中更多。来自亚洲国家的数据支持对有症状的患者进行早期血管内治疗[42]。中国香港介入治疗神经放射学会（The Hong Kong Society of Interventional and Therapeutic Neuroradiology）支持对狭窄 ≥ 70%、接受药物治疗后仍有症状的患者进行颅内血管成形术和支架置入术[43]，并且主张大容量中心有经验的术者来进行手术操作。

- ICAD 和大血管卒中：美国目前没有批准颅内血管成形术和支架置入术治疗继发于大血管闭塞的 AIS。一项针对表现为大血管卒中的 ICAD 患者的小型单中心研究 [44] 报道称，与非 ICAD 型大血管卒中患者相比，血管成形术和支架置入实现血供重建的安全性和临床预后相当。

> 患者 2　男性，55 岁，急性基底动脉闭塞（图 29-2）。发病当天采用 t-PA 和取栓实现血管再通。之后经隔夜肝素治疗后，血管再通得到进一步改善。术后第 3 天行血管成形术，并置入支架。

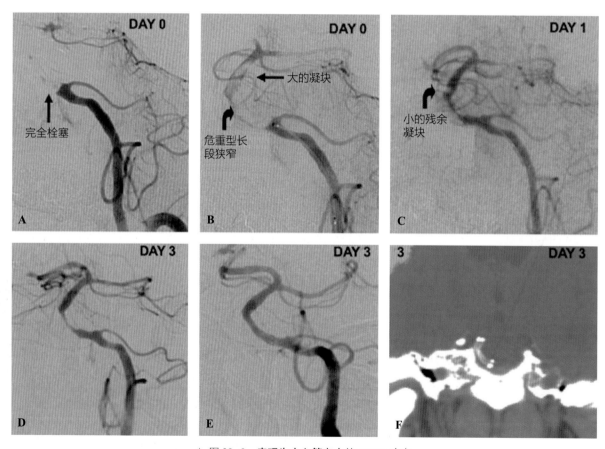

▲ 图 29-2　表现为大血管卒中的 ICAD 病变

患者 55 岁，表现为急性基底动脉闭塞。不同时间点 DSA 的 AP 位投影图像。A. 急性基底动脉闭塞；B. t-PA 后再通，机械取栓加血管成形术；C. 肝素治疗；D. 第 3 天预干预；E. 第 3 天进行 3mm×9mm 血管成形术，然后放置支架（Wingspan 3.5mm×15mm）；F. 支架置入后 CT 冠状切面

2. 单纯血管成形

不植入支架的颅内血管成形术在技术上不那么困难，可以作为 ICAD 的一线血管内治疗方

案。多项研究报道了直接颅内血管成形术的技术安全性，以及低并发症发生率[45, 46, 47]。Marks 等[46] 在平均 35.4 年的随访中，首次血管成形术的成功率为 91%，在与血管成形术部位相适应的区域内卒中的年成功率为 3%。对球囊血管成形术安全性的一个重要贡献是由 Connors 等[48] 最先提出的"次级血管成形术"的概念，通过稍小尺寸和缓慢延长充气来改进技术。另一个值得考虑的问题是 Mori 等[49] 提出的假设，即狭窄病变形态学及其对血管成形术反应的影响。该研究将动脉粥样硬化病变分类为短、同心且长度 < 5mm（Mori A），长 5～10mm 且可能偏心（Mori B），以及 > 10mm 且过度弯曲（Mori C）（图 29-3）。正如预测的那样，研究发现，狭窄病变更长、更弯曲的患者死亡率及同侧卒中发生率更高。

五、结论

颅内动脉粥样硬化的优化管理（图 29-4）是神经血管治疗中不断发展的一个方向，其中药物管理仍然是治疗的主要方面。血管内治疗是为那些对相关危险因素进行了充分控制并进行双重抗血小板治疗但未能达到最佳药物治疗效果的患者而保留的。首选次级血管成形术是一种安全的一线血管内治疗方法，必要时可进行支架置入术。

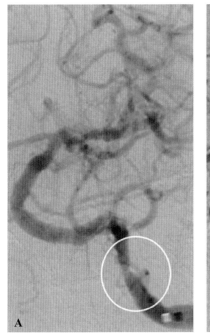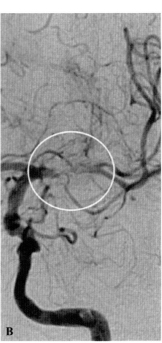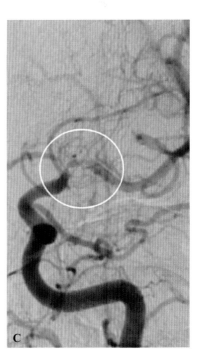

▲ 图 29-3　基于病变长度的狭窄分类（**Mori 分类**）

A.（Mori A）：短、同心且 < 5mm 长；B.（Mori B）：5～10mm 长，可能偏心；C.（Mori C）：> 10mm 且过度弯曲

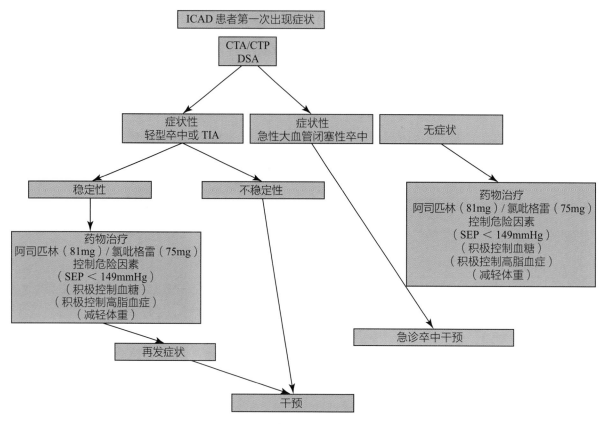

▲ 图 29-4　颅内动脉粥样硬化性疾病患者管理流程

CTA/CTP. 计算机体层血管造影及 CT 灌注成像；DSA. 数字减影血管造影；稳定性指已缓解短暂性脑缺血发作或轻微卒中；不稳定性指反复出现不稳定症状，可能是血压依赖性症状

参考文献

[1] Gorelick PB, Wong KS, Bae HJ, et al. Large artery intracranial occlusive disease: a large worldwide burden but a relatively neglected frontier. Stroke. 2008;39(8):2396–9.

[2] Wong LK. Global burden of intracranial atherosclerosis. Int J Stroke. 2006;1(3):158–9.

[3] Sacco RL, Kargman DE, Gu Q, et al. Race–ethnicity and determinants of intracranial atherosclerotic cerebral infarction. The Northern Manhattan Stroke Study. Stroke. 1995;26(1):14–20.

[4] De Silva DA, Woon FP, Lee MP, et al. South Asian patients with ischemic stroke: intracranial large arteries are the predominant site of disease. Stroke. 2007;38(9):2592–4.

[5] Rincon F, Sacco RL, Kranwinkel G, et al. Incidence and risk factors of intracranial atherosclerotic stroke: the Northern Manhattan Stroke Study. Cerebrovasc Dis. 2009;28(1):65–71. https://doi.org/10.1159/000219299.

[6] Chimowitz MI, Lynn MJ, Howlett–Smith H, et al. Comparison of warfarin and aspirin for symptomatic intracranial arterial stenosis. N Engl J Med. 2005;352(13):1305–16.

[7] Wong KS, Ng PW, Tang A, et al. Prevalence of asymptomatic intracranial atherosclerosis in high–risk patients. Neurology. 2007;68(23):2035–8.

[8] Liebeskind DS, Cotsonis GA, Saver JL, et al. Collaterals dramatically alter stroke risk in intracranial atherosclerosis. Ann Neurol. 2011;69(6):963–74.

[9] Caplan LR. Intracranial branch atheromatous disease: a neglected, understudied, and underused concept.

Neurology. 1989;39(9):1246–50.

[10] Alexandrov AV, Sloan MA, Tegeler CH, et al. Practice standards for transcranial Doppler (TCD) ultrasound. Part II. Clinical indications and expected outcomes. J Neuroimaging. 2012;22(3):215–24.

[11] Hussain AS, Hussain NS. Intravascular ultrasound for intracranial and extracranial carotid artery stent placement. Cureus. 2016;8(8):e732. https://doi.org/10.7759/cureus.732.

[12] Turan TN, Bonilha L, Morgan PS, et al. Intraplaque hemorrhage in symptomatic intracranial atherosclerotic disease. J Neuroimaging. 2011;21(2):e159–61.

[13] Bash S, Villablanca JP, Jahan R, et al. Intracranial vascular stenosis and occlusive disease: evaluation with CT angiography, MR angiography, and digital subtraction angiography. AJNR Am J Neuroradiol. 2005;26(5):1012–21.

[14] Ozgur HT, Kent Walsh T, Masaryk A, et al. Correlation of cerebrovascular reserve as measured by acetazolamide–challenged SPECT with angiographic flow patterns and intra– or extracranial arterial stenosis. AJNR Am J Neuroradiol. 2001;22(5):928–36.

[15] Amin–Hanjani S, Du X, Zhao M, et al. Use of quantitative magnetic resonance angiography to stratify stroke risk in symptomatic vertebrobasilar disease. Stroke. 2005;36(6):1140–5.

[16] Donahue MJ, Dethrage LM, Faraco CC, et al. Routine clinical evaluation of cerebrovascular reserve capacity using carbogen in patients with intracranial stenosis. Stroke. 2014;45(8):2335–41.

[17] Dubow JS, Salamon E, Greenberg E, et al. Mechanism of acute ischemic stroke in patients with severe middle cerebral artery atherosclerotic disease. J Stroke Cerebrovasc Dis. 2014;23(5):1191–4.

[18] Jeon P, Kim BM, Kim DI, et al. Emergent self–expanding stent placement for acute intracranial or extracranial internal carotid artery dissection with significant hemodynamic insufficiency. AJNR Am J Neuroradiol. 2010;31(8):1529–32.

[19] Alexander MD, Meyers PM, English JD, et al. Symptom differences and pretreatment asymptomatic interval affect outcomes of stenting for intracranial atherosclerotic disease. AJNR Am J Neuroradiol. 2014;35(6):1157–62.

[20] Leng X, Wong KS, Liebeskind DS. Evaluating intracranial atherosclerosis rather than intracranial stenosis. Stroke. 2014;45(2):645–51.

[21] Komotar RJ, Kellner CP, Raper DM, et al. Update on the natural history of intracranial atherosclerotic disease: a critical review. World J Radiol. 2010;2(5): 166–71.

[22] Mazighi M, Tanasescu R, Ducrocq X, et al. Prospective study of symptomatic atherothrombotic intracranial stenoses: the GESICA study. Neurology. 2006;66(8):1187–91.

[23] Marzewski DJ, Furlan AJ, St Louis P, et al. Intracranial internal carotid artery stenosis: longterm prognosis. Stroke. 1982;13(6):821–4.

[24] Huisa BN, Stemer AB, Zivin JA. Atorvastatin in stroke: a review of SPARCL and subgroup analysis. Vasc Health Risk Manag. 2010;6:229–36.

[25] Turan TN, Cotsonis G, Lynn MJ, et al. Relationship between blood pressure and stroke recurrence in patients with intracranial arterial stenosis. Circulation. 2007;115(23):2969–75.

[26] Kernan WN, Ovbiagele B, Black HR, et al. Guidelines for the prevention of stroke in patients with stroke and transient ischemic attack: a guideline for healthcare professionals from the American Heart Association/American Stroke Association. Stroke. 2014;45(7):2160–236.

[27] Dormandy JA, Charbonnel B, Eckland DJ, et al. Secondary prevention of macrovascular events in patients with type 2 diabetes in the PROactive Study (PROspective pioglitAzone Clinical Trial In macroVascular Events): a randomised controlled trial. Lancet. 2005;366(9493):1279–89.

[28] Lopez–Cancio E, Dorado L, Millan M, et al. The Barcelona–Asymptomatic Intracranial Atherosclerosis (AsIA) study: prevalence and risk factors. Atherosclerosis. 2012;221(1):221–5.

[29] Vane JR, Botting RM. The mechanism of action of aspirin. Thromb Res. 2003;110(5–6):255–8.

[30] Herbert JM, Savi P. P2Y12, a new platelet ADP receptor, target of clopidogrel. Semin Vasc Med.

2003;3(2):113–22.

[31] Wang Y, Wang Y, Zhao X, et al. Clopidogrel with aspirin in acute minor stroke or transient ischemic attack. N Engl J Med. 2013;369(1):11–9.

[32] Wong KS, Chen C, Fu J, et al. Clopidogrel plus aspirin versus aspirin alone for reducing embolisation in patients with acute symptomatic cerebral or carotid artery stenosis (CLAIR study): a randomised, open–label, blinded–endpoint trial. Lancet Neurol. 2010;9(5):489–97.

[33] Markus HS, Droste DW, Kaps M, et al. Dual antiplatelet therapy with clopidogrel and aspirin in symptomatic carotid stenosis evaluated using Doppler embolic signal detection: the Clopidogrel and Aspirin for Reduction of Emboli in Symptomatic Carotid Stenosis (CARESS) trial. Circulation. 2005;111(17):2233–40.

[34] Investigators SPS, Benavente OR, Hart RG, et al. Effects of clopidogrel added to aspirin in patients with recent lacunar stroke. N Engl J Med. 2012;367(9):817–25.

[35] Diener HC, Bogousslavsky J, Brass LM, et al. Aspirin and clopidogrel compared with clopidogrel alone after recent ischaemic stroke or transient ischaemic attack in high–risk patients (MATCH): randomised, double–blind, placebo–controlled trial. Lancet. 2004;364(9431):331–7.

[36] Goto S. Cilostazol: potential mechanism of action for antithrombotic effects accompanied by a low rate of bleeding. Atheroscler Suppl. 2005;6(4):3–11.

[37] Kwon SU, Cho YJ, Koo JS, et al. Cilostazol prevents the progression of the symptomatic intracranial arterial stenosis: the multicenter double–blind placebo–controlled trial of cilostazol in symptomatic intracranial arterial stenosis. Stroke. 2005;36(4): 782–6.

[38] Uchiyama S, Sakai N, Toi S, et al. Final results of Cilostazol–Aspirin Therapy against Recurrent Stroke with Intracranial Artery Stenosis (CATHARSIS). Cerebrovasc Dis Extra. 2015;5(1):1–13.

[39] Chimowitz MI, Lynn MJ, Derdeyn CP, et al. Stenting versus aggressive medical therapy for intracranial arterial stenosis. N Engl J Med. 2011;365(11):993–

1003.

[40] Investigators SS. Stenting of Symptomatic Atherosclerotic Lesions in the Vertebral or Intracranial Arteries (SSYLVIA): study results. Stroke. 2004; 35(6):1388–92.

[41] Zaidat OO, Fitzsimmons BF, Woodward BK, et al. Effect of a balloon–expandable intracranial stent vs medical therapy on risk of stroke in patients with symptomatic intracranial stenosis: the VISSIT randomized clinical trial. JAMA. 2015;313(12):1240–8.

[42] Tang CW, Chang FC, Chern CM, et al. Stenting versus medical treatment for severe symptomatic intracranial stenosis. AJNR Am J Neuroradiol. 2011;32(5):911–6.

[43] Yu SC, Cheng HK, Cheng PW, et al. Angioplasty and stenting for intracranial atherosclerotic stenosis: position statement of the Hong Kong Society of Interventional and Therapeutic Neuroradiology. Hong Kong Med J. 2013;19(1):69–73.

[44] Yoon W, Kim SK, Park MS, et al. Endovascular treatment and the outcomes of atherosclerotic intracranial stenosis in patients with hyperacute stroke. Neurosurgery. 2015;76(6):680–6. discussion 86.

[45] McTaggart RA, Marks MP. The case for angioplasty in patients with symptomatic intracranial atherosclerosis. Front Neurol. 2014;5:36. https://doi. org/10.3389/fneur.2014.00036.

[46] Marks MP, Marcellus M, Norbash AM, et al. Outcome of angioplasty for atherosclerotic intracranial stenosis. Stroke. 1999;30(5):1065–9.

[47] Nahser HC, Henkes H, Weber W, et al. Intracranial vertebrobasilar stenosis: angioplasty and follow–up. AJNR Am J Neuroradiol. 2000;21(7):1293–301.

[48] Connors JJ 3rd, Wojak JC. Percutaneous transluminal angioplasty for intracranial atherosclerotic lesions: evolution of technique and short–term results. J Neurosurg. 1999;91(3):415–23.

[49] Mori T, Fukuoka M, Kazita K, et al. Follow-up study after intracranial percutaneous transluminal cerebral balloon angioplasty. AJNR Am J Neuroradiol. 1998;19(8):1525–33.

急性缺血性脑卒中的影像选择
Imaging Selection of Acute Ischemic Stroke

第

30

章

Anthony D. Kuner　　Howard A. Rowley　著

吴立恒　译

一、基于时间与影像的卒中分诊

当患者出现急性缺血性脑卒中的体征和症状时，做出正确的诊断并快速、准确的制订合适的治疗方案是至关重要的。急性卒中影像检查的目的是确定哪些患者将从溶栓或血管内取栓中受益，同时排除这些干预措施无效甚至有害的患者。

无论是基于临床，还是影像评估，急性卒中评估都试图量化可能不可逆转的"核心"梗死的体积，并识别任何不治疗就有可能发生梗死的缺血组织（即"缺血性半暗带"）。缺血性半暗带的再灌注可以减少神经功能的丧失，而恢复流向梗死核心组织的血流则没有任何益处，可能会导致实质出血。缺血性半暗带血供重建的潜在益处随时间以非线性方式递减[1]。因此，急性卒中评估必须快速而准确。

传统上，静脉溶栓治疗的可行性是通过基于时间的评估方法和平扫CT特征来确定的。这种方法是基于这样的假设，即组织缺血的程度可以通过症状出现的时间来估计。然而，这种方法有很大的局限性。使用时间预测组织梗死的评估方法是建立在错误的假设基础上的，即缺血性梗死在症状出现时就开始了，并且所有卒中的进展速度都是一样的。这种方法排除了影响梗死的其他因素，包括有无大血管闭塞和侧支循环等。评估最终梗死面积决定因素

403

的研究表明，仅靠时间并不能准确预测最终梗死体积，因此不能很好地预测患者的预后 [2]。在当今卒中干预的时代，基于时间的卒中评估过于简单和不足，这推动了基于影像分诊的需要。

最近，存在近端大血管闭塞（LVO）已成为决定如何最佳治疗缺血性卒中患者的最重要因素之一 [3]。目前很清楚的是，对于经适当选择的此类血管卒中患者，动脉内介入治疗与单纯静脉溶栓相比有更好的预后 [4]。经证实，即使利用 NIHSS 评分截断值，也不能仅基于临床评估来准确预测 LVO 的存在与否，需要经影像评估才能准确地做出诊断 [3]。血管成像不仅能准确检测适合血管内介入治疗的血栓，还能提供更多信息，包括血栓的长度、位置、可行的通路和侧支循环的程度。这些额外的信息已被证明会影响特定卒中患者特异性治疗的有效性 [2, 5-8]。因此，通过神经影像获得的诊断及预后信息显著改善了患者的预后。

目前，对于急性缺血性脑卒中患者的评估，有几种公认的成像方法，而最优的方法仍是一个正在进行研究和争论的领域。成像方式和技术的优点和局限性将在以下部分详细讨论。

二、血管内治疗的注意事项和禁忌证

考虑到最近支持动脉内机械取栓的阳性临床试验的异质性，它们的患者选择标准有些不同 [9-15]。尽管存在这些差异，但目前所有支持动脉内治疗急性缺血性脑卒中的证据都集中在存在大血管闭塞。要考虑动脉内治疗，必须确定合适的、可接近的血管内靶点。

人们普遍认为，术前梗死灶体积较大（70～100ml）的患者无论再灌注与否，预后都很差，因此血管内治疗对这些患者是无效的 [16]。确定梗死核心大小的影像方法有多种，目前仍有争议。MRI 弥散加权序列（带有定量的 ADC 图）被认为是检测急性缺血的最佳方法，但考虑到实际情况，CT 度量现在更常用于急诊。根据灌注影像和（或）侧支循环评估，可以直接观察或推断梗死灶 [17]。理想的血管内治疗患者是近端大血管颅内动脉闭塞，但梗死面积小且有大的缺血性半暗带。使用定量阈值来客观估计缺血性半暗带的自动后处理方法越来越多，且被认为在试验数据中得到了很好的支持 [18]。

血管内治疗也支持位于颈部的颈动脉串联型狭窄病变。在治疗更远端的颅内血管闭塞之前，颈动脉近端病变可以先进行血管成形术和支架置入术 [17]。

三、卒中分诊及血管内治疗的决策因素

血管内治疗的决策过程中有许多因素参与，目前的证据为几个热门的争论留下了空间。虽然在多项关键试验中首次显示症状出现后 6h 或更短时间内的机械血栓清除术是有益的，但在较晚时间段（如 6～24h）行血管内治疗的积极结果直到最近才出现[9-15]。DAWN 和 CRISP 试验的阳性结果支持在先进影像技术评估下的超时间窗治疗，此为美国心脏协会基于证据的 1A 级建议。在目前完成的试验中，症状出现的时间是不同的，需要更多的数据，然后才能在＜ 6h 的窗口中做出确切的建议[18, 19]。

另一个仍未完全了解的领域是患者年龄的作用。一些（但不是全部）支持血管内治疗的试验设置了年龄上限。这些组的结果没有显著差异，因此，目前还不能仅以年龄为由排除患者接受血管内治疗[20]。一些分析甚至建议对老年患者（＞ 80—85 岁）有相对更大的好处，建议不应该武断地设定年龄上限。年龄谱中较年轻和儿科的患者的数据也没有完全评估[21]。

对于卒中分诊的最佳方式——CT 还是 MRI，也存在争议。这两种方法都是很好的选择，能够在 10min 或更短的时间内提供关键的 "4P 卒中影像"，对脑实质（parenchyma）、脑血管（pipes）、脑灌注（perfusion）、缺血性半暗带（penumbra）进行全面评估[22]。但考虑到最近血管内治疗阳性试验主要是使用 CT 进行评估，以及 MRI 的实际操作局限性（扫描、24/7 全天候在线、检查时间和舒适度 / 偏好），CT 目前成为主要的分诊方式。MRI 往往在超时间窗就诊患者、急性期后的随访、儿科患者（避免辐射）和颅后窝缺血中发挥更大的作用。

对这些因素的进一步研究将在未来血管内介入治疗患者的选择标准中发挥作用。

使用平扫 CT 进行影像分诊

在大多数基于影像的病情检查方式中，对卒中患者进行平扫（非增强）CT 评估仍然是第一步。这种方式快速且容易获得，是鉴别缺血性卒中和出血性卒中的绝佳方法。该检查还可以评估典型的模拟卒中症状，如颅内肿瘤。

在急性缺血性脑卒中的背景下，平扫 CT 检查可以用来评估缺血性改变，并试图评估梗死的大小。为了提高这类评估的可靠性，Alberta 卒中项目早期 CT 评分（ASPECTS）被开发出来[23]。ASPECTS 是一个 10 分的评分系统，评估大脑中动脉分布区是否有缺血性改变的证据

（图 30-1）。这为评估卒中早期缺血性改变的程度提供了一种可重复性的定量方法。研究表明，那些方面得分较低（≤ 7 分）的人依赖程度和死亡人数将会显著增加。建议常规使用"卒中代码"量表，来帮助治疗决策与临床试验保持一致，提供卒中团队之间的快速沟通，并改进文档记录。虽然 ASPECTS 创造了一种可重复性的方法来评估急性卒中患者，但该方法本质上受到 CT 对早期缺血性改变的低敏感性的限制。正在引入机器学习和人工智能方法，以提供初步的自动化 ASPECTS 评分。

平扫 CT 上发现的高密度动脉征（HDAS；如果是大脑中动脉，则为 HDMCA）也可以为血栓的存在和长度提供证据。与 5mm 切片相比，薄层图像和重建提高了敏感性和特异性。然而，在已证实的凝块中，检测灵敏度仅为 70%，这可能是由于凝块成分和回缩状态不同所致。一旦检测到，HDAS 提示 LVO，并预测单独静脉注射 t-PA 不能充分再通血管，因此立即将患者转移到 IA 分流。即使在进行 IA 治疗时，多项试验和大多数神经血管专家都同意，如果患者

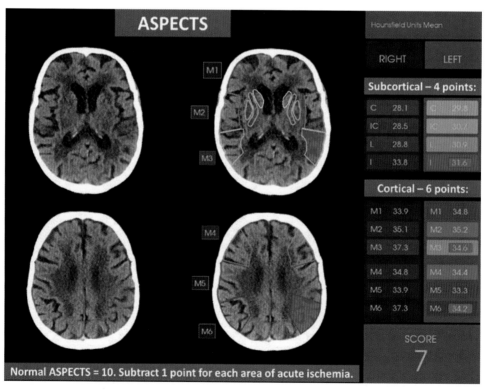

▲ 图 30-1　急性左侧大脑中动脉供血区缺血 ASPECTS 评分（Alberta 卒中早期计划 CT 评分）

从基底节到半卵圆中心，5mm 层厚轴位平扫图像上，我们从 4 个皮质下区域（尾状核、内囊、豆状核和岛）和 6 个大脑中动脉供血区（M₁~M₆），寻找提示急性大脑中动脉缺血的低密度征象。正常扫描或仅有旧病变的扫描的 ASPECTS=10 分。在 10 个区域中，每一个显示急性变化的区域均被减去 1 分，分数越低预示预后越差（ASPECTS=7 分）[RAPID 图像处理软件，图片由 PD Dr. Med. Carlo Cereda Medico Caposervizio，Neurocentro（EOC）della Svizzera Italiana，Stroke Center，Servizio di Neurologia，Ospedale Civico，Lugano，Switzerland 提供]

是一个很好的静脉 t-PA 候选者，在 IA 分流决定最终确定和血管套件准备好的同时，立即给予 t-PA。这是基于 IV t-PA 在不考虑血管数据的情况下筛查患者在改善卒中结果方面的有效性，理论上可能具有从 IV 到 IA 治疗过渡期间部分溶解血栓和保存细小侧支的优势。

然而，在当今卒中治疗的时代，平扫 CT 的主要局限性是缺乏对颅内血管的直接评估。大血管闭塞（LVO）是血管内治疗的先决条件，CT 平扫不足以明确证实血管闭塞。此外，没有关于侧支循环、灌注或缺血性半暗带的信息。

四、计算机体层血管成像和 CT 灌注成像的优势和局限性

（一）CTA 的优势

如前几节所讨论的，血管系统的评估已经成为急性卒中检查的重要组成部分，因此仅用平扫 CT 进行评估是不够的。计算机体层血管成像利用现有设备技术，可在短时间内提供动脉系统的全面视图。该技术已被证明在识别颅内大血管闭塞方面非常有效，一项有代表性的研究中准确率达到 99%[24]。因此，在急性缺血性脑卒中的背景下，这种对血管影像的快速、易获得的评估方法是理想选择。

在发现颅内近端血栓的患者中，计算机体层血管成像提供了从研究中提取的额外信息，以进一步确定血管内治疗的适用性。这些额外信息包括血栓特征的确定（长度、位置和数量），以及与操作相关的信息（例如，根据血管解剖选择合适的导管，以及根据支架选择潜在植入位置）[3]。CTA 可评估的这些额外信息中最关键的是在受影响的血管区域可通过闭塞部位远端血管的充盈来评估侧支循环程度（图 30-2）。闭塞血管分布区域的侧支形态与终末梗死面积有很强的相关性[2]。此外，侧支循环分级是急性缺血性脑卒中预后的独立预测因子，特别是当组织再灌注时[25, 26]。

计算机体层血管成像是一种快速的血管成像方法，在大多数医疗机构都很容易实现，与头部平扫 CT 相比，技术复杂性只有轻微的增加。在操作时，应该对头部和颈部进行全面评估，以便能够确定潜在卒中的原因（如颈动脉狭窄）和进入 LVO 的可行性。

（二）CTA 的局限性

计算机体层血管成像有一些局限。这项技术的主要局限性是，典型的单相 CTA 提供了复

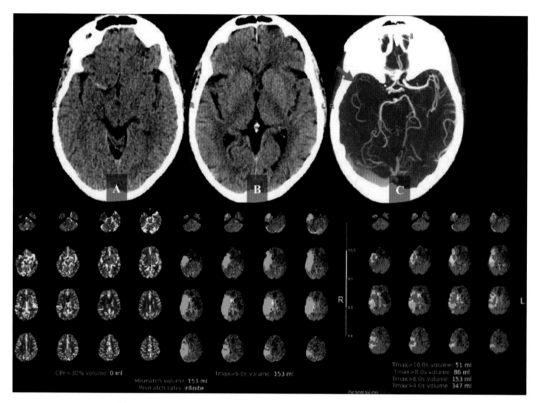

▲ 图 30-2　75 岁女性因心源性栓塞导致急性右侧大脑中动脉 M₁ 闭塞

A. 大脑中动脉高密度征（红箭）；B. 平扫 CT 正常（ASPECTS=10 分）；C. CTA 证实右侧大脑中动脉闭塞，远端侧支循环不良（红箭）。CTP 定量（RAPID 软件，下图）显示无预测的核心肌梗死死区（CBF＜30%），但存在 153ml 的灌注不良区域（Tmax＞6s），因此基本上完成了"靶点错配"。梯度见 Tmax 表示的渐行性变化或以彩虹颜色显示的渐进性变化。患者接受了急诊血管取栓术，恢复良好

杂血流动力学过程的静态视图。这可能导致低估侧支循环，进而高估梗死核心区。这些发现可能错误地导致患者无法接受有益治疗[27]。一种方法是在首次运行后立即获取第二组 CTA 图像，以便查看后期的灌注情况。另一种技术通过从动态 CTP 数据[28]创建颅内血管的定时不变的 CT 血管图来纠正这一已知缺点。

　　计算机体层血管成像的其他缺点，包括该设备固有的扫描时对于上胸、颈部和头部的电离辐射。就像所有的 CT 检查一样，临床表现必须适当地保证能够进行检查。计算机体层血管成像的另一个固有缺点是依赖碘化对比剂来使血管系统成像。过敏和对比剂引起的肾毒性的风险都很小。然而，对于对比剂引起肾病的关注已经在肾功能未知的急性卒中患者中进行了评估，尽管存在易感危险因素，但尚未发现与急性肾损伤、透析或死亡有过度的风险相关性[29, 30]。因此，在不事先了解肾功能的情况下对急性卒中患者进行 CTA 评估是可以接受的，也可能是最好的做法[31]。

　　最后，有人担心在最初的急性卒中评估时，结合头部的非对比 CT 获得任何额外的影像将

导致治疗的显著延误；然而，这一观点后来被证明是错误的 [13, 32]。

（三）CTP 的优势

CTP 也可以作为初始卒中评估的一部分，通常在计算机体层血管成像之前或之后直接获得。该检查使用脑内连续的动态 IV 对比增强影像，以捕捉脑实质对比增强的冲洗模式，通常在 45～60s 的时间内获得。本质上，碘剂充当血液输送的代理品，数学建模方案被用来生成反映与灌注相关的各种参数的彩色图像。通过后处理，该时间分辨数据被用于计算灌注参数，包括平均通过时间（mean transit time，MTT）、达峰时间（time to peak，TTP）、相对脑血流量（relative cerebral blood flow，rCBF）和相对脑血容量（relative cerebral blood volume，rCBV），这些参数通常显示为可以定性和定量解释的彩色编码图像。在急性卒中的评估中，灌注影像的双重应用是试图更准确地定义核心肌梗死死体积和识别周围的缺血性半暗带。

根据 DEFUSE 研究人员和其他人的定义，支持血管内治疗的理想或"目标"灌注模式是核心肌梗死死区较小（CBF 阈值低）的患者，同时有超出核心区域的缺血性半暗带（非常长的通过时间）。后处理算法是至关重要的，因为 CT 灌注成像本身就有噪声，可靠性受到了一些作者的质疑 [33]。然而，在最近的许多血管内治疗研究中，显示缺血性半暗带的灌注影像已经成为纳入标准的一部分，这一较新的数据表明，它对预后有积极的作用 [12, 14, 15, 20]。

CTP 的一个被低估但很大的好处是它在急诊患者的临床实践中的普遍应用，以及它对 CT 和 CTA 所起的补充作用。CTP 改进了急性缺血性疾病与其他疾病的鉴别诊断，例如，类似于急性缺血和偏头痛或肿瘤的卒中。CTP 上看到的一个通过时间长的楔形图像可能会改变阅片人的探索方向，以确定最初被忽视的小的远端分支闭塞，然后在 CTA 上得到提示（图 30-3）。作为标准的综合神经血管方案的一部分，它还在动脉瘤、出血和血管痉挛等并发症的分诊和干预中发挥作用。正常的 CTP 也有助于为阴性患者提供进一步的诊断信心。在实践中将 CTP 作为常规工具提供了比通常强调的卒中分流适应证更多的益处。

（四）CT 灌注成像的局限性

CT 灌注成像与计算机体层血管成像有相同的与模式相关的限制，包括使用电离辐射和碘化对比剂。近年来，CT 灌注成像相关的辐射暴露在医学界和普通公众中得到了越来越多的关注，但可以很容易地进行管理，并且认为在发生卒中时是合理的 [34]。CT 灌注成像检查还有一

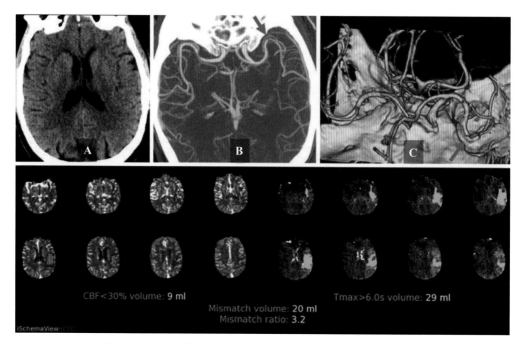

▲ 图 30-3　74 岁男性，心脏旁路移植术后 4d，突发性失语和右侧偏瘫

A. 非对比 CT 的 ASPECTS=9 分，左角区域灰白色区分稍微不明显（红箭）；B. CTA 的厚层多平面重建上可见细微的充盈缺损（红箭）。CT 灌注成像（下图）显示大面积缺血和小的错配，提示可能存在更明显的狭窄或闭塞。C. CTA 在 3D 图像中进行后处理，以显示近端 M₂ 闭塞（红箭），由于 2D 图像上曲折重叠的血管，在最初的 CTA 检查中漏掉了该闭塞部位。血栓清除手术成功证实了闭塞部位，临床恢复良好

些特殊的限制因素。直到最近，由于缺乏标准化的后处理过程，导致不同检查之间有显著差异。即使有了相关标准，也有可能影响灌注图像准确性的混杂因素。这包括检查本身固有的低对比度噪声比，以及与血管血流改变相关的因素，包括侧支血管 [33, 35]。

　　CTP 的使用仍然存在争议，但在许多卒中中心常规用于急性缺血性脑卒中患者的评估和分诊。虽然最近的一些研究已经开始证明 CTP 缺血性半暗带和梗死区不一致的患者在血供重建方面有更有利的结果 [12-14]，但这类评估还没有完全得到证实。需要继续研究以便进一步评估这种方法的作用，以及哪些成分（核心区、缺血性半暗带或两者都有）在指导患者治疗方面发挥作用。最近的数据表明，CTP 和其他先进的方法（如 DWI、灌注 MRI）在 6～24h 的时间窗中可能有特别的效用，在这些时间窗口中，这种改进后的选择标准可以导致 IA 治疗结果的改善 [14, 15]（图 30-4）。使用这项技术的争议之一是梗死体积和缺血性半暗带测量的准确性有限。研究表明，如果在 DWI 上发现病灶体积为 70ml，CTP 上相同的病变，其相对 CBV 和 CBF 可能变化 +/- ≥ 55ml（95%CI）[33]。如此大的变异性有可能排除基于错误数据而行血管内治疗的患者。事实上，这是 Extended-IA 试验的批评之一，在该试验中，灌注数据被用于选择患者。

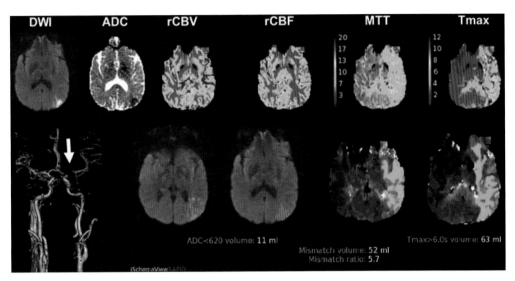

▲ 图 30-4　46 岁男性，完全性失语和右侧偏瘫患者，MRI 分诊时间 ＞ 4.5h

上排图像显示存在小的弥散性病变，其 ADC 值低，"目测"存在较大的灌注缺损。下排图像显示 MRA 上左侧颈动脉末端（白箭）几乎完全闭塞，颈动脉通畅良好。用 RAPID 软件绘制的定量阈值图提示明显的"靶点错配"，核心肌梗死死区较小（ADC ＜ 620=11ml，粉红色），但存在较大范围的明显灌注缺损（Tmax ＞ 6s=63ml，绿色），估计错配体积 / 缺血性半暗带 =52ml。该患者成功接受了血管内治疗，并在临床上完全康复

该试验筛选了 1044 名患者，但只招募了 70 名患者接受治疗[4]。这场辩论并没有贬低识别缺血性半暗带的价值，而是提出了最合适的门槛问题，以避免只对最有可能受益的人（而不是所有有可能受益的人）进行"选择"。相反，一些人认为 CT 灌注成像不够准确，不足以做出治疗决定，从而主张使用"临床缺血性半暗带"。这是一种通过 NIHSS 评分与近端大血管血栓是否存在及位置的相关性来推断可挽救组织的程度的方法。近端大血管闭塞的低卒中评分意味着有可挽救的尚未梗死的脑实质[36]。晚期（6～24h）时间窗 DAWN 试验成功地将先进的影像和临床卒中分级指标结合起来进行选择[15]。

就像血管内治疗在急性缺血性脑卒中治疗中的作用随着时间的推移而被修订一样，CTP 的作用也可能继续演变，并发挥更大的作用。一些 CTP 可能提供潜在用途的领域包括对症状出现时间未知或"觉醒"卒中的评估，以及对伴大血管闭塞的低 NIHSS 评分患者的评估。这些患者的治疗最好基于梗死的大小和缺血性半暗带的存在。然而，目前对于 CTP 在急性缺血性脑卒中评估中的应用还没有达成共识。

参考文献

[1] Fransen PS, et al. Time to reperfusion and treatment effect for acute ischemic stroke: a randomized clinical trial. JAMA Neurol. 2016;73:190–6.

[2] Cheng–Ching E, et al. Degree of collaterals and not time is the determining factor of core infarct volume within 6 hours of stroke onset. Am J Neuroradiol. 2015;36:1272–6.

[3] McTaggart RA, et al. Initial hospital management of patients with emergent large vessel occlusion (ELVO): report of the standards and guidelines committee of the Society of NeuroInterventional Surgery. J Neurointerv Surg. 2017;9:316–23.

[4] Liebeskind DS, et al. Computed tomography perfusion in acute ischemic stroke: is it ready for prime time? Stroke. 2015;46:2364–7.

[5] del Zoppo GJ, et al. Recombinant tissue plasminogen activator in acute thrombotic and embolic stroke. Ann Neurol. 1992;32:78–86.

[6] Riedel CH, et al. The importance of size: successful recanalization by intravenous thrombolysis in acute anterior stroke depends on thrombus length. Stroke. 2011;42:1775–7.

[7] Vendrell J–F, et al. Evaluation of an intravenous–endovascular strategy in patients with acute proximal middle cerebral artery occlusion. AJNR Am J Neuroradiol. 2013;34:603–8.

[8] Vogt G, Laage R, Shuaib A, Schneider A. Initial lesion volume is an independent predictor of clinical stroke outcome at day 90: an analysis of the Virtual International Stroke Trials Archive (VISTA) database. Stroke. 2012;43:1266–72.

[9] Berkhemer OA, et al. A randomized trial of Intraarterial treatment for acute ischemic stroke. N Engl J Med. 2015;372:11–20.

[10] Goyal M, et al. Randomized assessment of rapid endovascular treatment of ischemic stroke. N Engl J Med. 2015;372:1019–30.

[11] Jovin TG, et al. Thrombectomy within 8 hours after symptom onset in ischemic stroke. N Engl J Med. 2015;372:2296–306.

[12] Saver JL, et al. Stent–retriever thrombectomy after intravenous t–PA vs. t–PA alone in stroke. N Engl J Med. 2015;372:2285–95.

[13] Campbell BCV, et al. Endovascular therapy for ischemic stroke with perfusion–imaging selection. N Engl J Med. 2015;372:1009–18.

[14] Lansberg MG, et al. Computed tomographic perfusion to predict response to recanalization in ischemic stroke. Ann Neurol. 2017;81:849–56.

[15] Nogueira RG, et al. Thrombectomy 6 to 24 hours after stroke with a mismatch between deficit and infarct. N Engl J Med. 2017; https://doi.org/10.1056/NEJMoa1706442.

[16] González RG, et al. The Massachusetts General Hospital acute stroke imaging algorithm: An experience and evidence based approach. J Neurointerv Surg. 2013;5 https://doi.org/10.1136/neurintsurg–2013–010715.

[17] Akbik F, et al. The evolution of mechanical thrombectomy for acute stroke. Curr Treat Options Cardiovasc Med. 2016;18:1–17.

[18] Powers WJ, et al. 2018 guidelines for the early management of patients with acute ischemic stroke: a guideline for healthcare professionals from the American Heart Association/American Stroke Association. Stroke. 2018;49:e46–e110.

[19] Albers GW. Late window paradox. Stroke. 2018;49:768–71.

[20] Campbell BCV, et al. Endovascular stent thrombectomy: the new standard of care for large vessel ischaemic stroke. Lancet Neurol. 2015;14:846–54.

[21] Goyal M, et al. Endovascular therapy in acute ischemic stroke: challenges and transition from trials to bedside. Stroke. 2016;47:548–53.

[22] Rowley HA. The four Ps of acute stroke imaging: parenchyma, pipes, perfusion, and penumbra. Am J Neuroradiol. 2001;22:599–600.

[23] Pexman JHW, et al. Use of the Alberta Stroke Program Early CT Score (ASPECTS) for assessing CT scans in patients with acute stroke. Am J Neuroradiol. 2001;22:1534–42.

[24] Lev MH, et al. CT angiography in the rapid triage of patients with hyperacute stroke to intraarterial thrombolysis: accuracy in the detection of large vessel thrombus. J Comput Assist Tomogr. 2001;25:520–8.

[25] Miteff F, et al. The independent predictive utility of computed tomography angiographic collateral status in acute ischaemic stroke. Brain. 2009;132:2231–8.

[26] Menon BK, et al. Regional leptomeningeal score on CT angiography predicts clinical and imaging outcomes in patients with acute anterior circulation occlusions. Am J Neuroradiol. 2011;32:1640–5.

[27] Yoo AJ, et al. CT angiography source images acquired with a fast–acquisition protocol overestimate infarct core on diffusion weighted images in acute ischemic stroke. J Neuroimaging. 2012;22:329–35.

[28] Smit EJ, et al. Timing–invariant imaging of collateral vessels in acute ischemic stroke. Stroke. 2013;44:2194–9.

[29] McDonald RJ, et al. Intravenous contrast material exposure is not an independent risk factor for dialysis or mortality. Radiology. 2014;273:714–25.

[30] Josephson SA, Dillon WP, Smith WS. Incidence of contrast nephropathy from cerebral CT angiography and CT perfusion imaging. Neurology. 2005;64:1805–6.

[31] Krol AL, et al. Incidence of radiocontrast nephropathy in patients undergoing acute stroke computed tomography angiography. Stroke. 2007;38:2364–6.

[32] Vagal A, et al. Multimodal CT imaging: time to treatment and outcomes in the IMS III trial. Am J Neuroradiol. 2016;37:1393–8.

[33] Schaefer PW, et al. Limited reliability of computed tomographic perfusion acute infarct volume measurements compared with diffusion–weighted imaging in anterior circulation stroke. Stroke. 2015;46:419–24.

[34] Boone JM, Hendee WR, McNitt–Gray MF, Seltzer SE. Radiation exposure from CT scans: how to close our knowledge gaps, monitor and safeguard exposure—proceedings and recommendations of the radiation dose summit, sponsored by NIBIB, February 24–25, 2011. Radiology. 2012;265:544–54.

[35] Copen WA, et al. Exposing hidden truncation–related errors in acute stroke perfusion imaging. Am J Neuroradiol. 2015;36:638–45.

[36] Boxerman JL, Jayaraman MV, Mehan WA, Rogg JM, Haas RA. Clinical stroke penumbra: use of National Institutes of Health stroke scale as a surrogate for CT perfusion in patient triage for intra–arterial middle cerebral artery stroke therapy. Am J Neuroradiol. 2012;33:1893–900.

第31章

急性缺血性脑卒中的动脉内治疗
Role for Intra-arterial Therapy for Acute Ischemic Stroke

Hazem Shoirah　J. Mocco　著
李　强　译

一、脑卒中的负担

脑卒中是死亡的主要原因，在世界范围内排名第二，在美国排名第四，同时也是美国[1]的第二大致残原因。美国每年有 > 70 万的新发或复发性脑卒中患者，其中 85% 为急性缺血性脑卒中（AIS），每年的经济负担为 700 亿[2]美元。25%～30% 的急性缺血性脑卒中患者在发病时有大血管闭塞（LVO）。另外 10% 的急性脑卒中患者有潜在的症状性颈动脉疾病。自然史研究显示，LVO 对全体性溶栓具有抵抗性，其再通率为 20%[3]，许多再通血管最终发生再闭塞。因此，LVO 患者的发病率和死亡率明显更高[4, 5]，即使他们的症状在表现上很轻微，也存在神经系统预后不良的风险。在大血管病变（阻塞或症状性动脉粥样硬化性病变）的病理结果之间，血管内治疗重新定义了急性和超急性脑卒中的治疗领域。

二、导管血供重建史

动脉内导管引导治疗的历史一直是脑卒中治疗的前沿，第一次评估其使用的试验可追溯到 20 世纪 80 年代。PROACT 和 PROACT-Ⅰ试验为血管内溶栓应用的评估奠定了基础，证明了在 6h 内尿激酶在 M_1 和 M_2 闭塞患者中使用的安全性。1999 年，PROACT-Ⅱ试验，即一项随机对照试验，在 180 名患者中比较安慰剂和动脉给予尿激酶原 9mg，证明了动脉内（IA）尿激酶原的安全性和有效性，治疗组有 40% 的临床结果良好，对照组有 25% 的临床结果良好（P=0.04）[6]。由于具体的后勤和财政原因，这些试验并没有成功地从临床转化为实践，血管内治疗急性缺血性脑卒中不受欢迎，直到引入机械设备治疗。21 世纪初期，用于治疗脑卒中的机械设备的范围扩大了。非专业的再通技术被采用，包括微丝血块破裂、血块内盐水注射和手动抽吸。这些技术没有一项是完全成功的，也没有一项在随机试验中得到严格证实。第一个被系统评估的机械设备是 EKOS 微导管系统（EKOS，Bothell，WA），它结合动脉溶栓和超声来破坏凝块。这在卒中介入治疗 IMS–Ⅰ 和 IMS–Ⅱ 试验中进行了评估，但在 IMS–Ⅲ 进行期间，该设备基本上被抛弃了。2004 年，MERCI 检索器（Concentric Medical，Mountain View，CA）获得 FDA 基于 510 K 途径清除血栓的许可。2008 年，Penumbra 凝块吸入系统（Penumbra Inc.，Alameda，CA）也获得了类似的许可。这些早期设备的再通率低（46.0%～87.0%），功能独立性影响较差（25.0%～41.0%），死亡率高（20.0%～43.5%）[7-11]。这些设备后来被认为是在"老一代试验"的大多数案例中使用[12-14]。试验表明，与标准治疗相比，血栓切除术没有显著的益处。尽管这些试验的结果是负面的，但它们凸显了该领域所面临的挑战。他们因使用过时的设备、对患者选择不当、治疗延误和入组率低而受到批评。当这些研究结果发表时，这项技术已经取得进展，一种新的"第二代"可回收颅内支架（即支架回收器）正在广泛使用。基于老一代试验的经验，5 项重要的随机对照试验对精心挑选的患者使用新一代设备进行动脉内治疗（intra-arterial therapy，IAT），并与标准护理治疗进行比较。所有 5 项试验的结果都压倒性地支持取栓治疗[12, 14 - 17]，使取栓成为大血管闭塞治疗的标准。

三、血栓切除术

5 个重要的试验对 1287 名患者进行了 Meta 分析，把 634 名进行了动脉内治疗的患者与 653 名标准治疗的患者进行对比，结果证明了动脉内治疗可以降低卒中后功能独立 mRS 评分。与标准治疗相比（调整 OR=2.49，95%CI 1.76～3.53，P＜0.0001），90d 神经功能独立（mRS 0～2 分）患者是标准治疗的 2 倍（46% vs. 26.5%，P＜0.0001）[18]。需要治疗以使 mRS 减少 ≥1 分的人数是 2.6 倍，这是医学上最有效的治疗方法之一。多组亚组分析认为这种方法是有效的，亚组包括提前应用 t-PA 治疗、不同年龄组（包括 80 岁）、串联病变、再通时间 < 300min 或 > 300min。对于 CT 显示 ASPECTS < 5 分的大面积脑梗死、M_2 远端闭塞、症状轻的脑卒中（NIHSS < 10 分）的患者，接受动脉内治疗的获益是不能确定的。

（一）血管再通的时间

在溶栓后脑卒中患者中，时间依赖性结果的生理原则得到了具体的接受，与较短的开始治疗[19] 相关的较好结果的概率更高。HERMES 试验的特点之一是实施快速再灌注策略，从症状开始到再灌注的平均时间为 286min[20]，而 IMS- Ⅲ [21] 为 325min。IMS- Ⅲ研究中每 30min 延迟与良好的临床结果的可能性减少的调整相对风险为 0.88（95%CI 0.80~0.98），HERMES 研究中每延迟 1h 再灌注在与更少的有利程度的残疾相关的常见 OR 为 0.84（95% CI 0.76~0.93）。因此，早期血供重建普遍与较好的预后相关。尽管如此，在脑卒中容积进展的速率方面仍然存在很大的个体差异。灌注成像显示半影组织的良好侧支的存在，已被证明与较小的最终梗死体积[13] 有关，具有这种良好半影模式的患者可能经历较慢的缺血进展。几个试验正在进行中，以评估严格定义的"基于时钟的"治疗窗口的扩展，使用一个间接依赖的"基于组织的"模型。

（二）成像患者的选择

所有出现 AIS 的患者都需要计算机体层成像以排除出血和评估早期缺血性改变的程度。这通常使用 Alberta 卒中早期计划 CT 评分（ASPECTS）进行评估，较低的评分表明更广泛的缺血变化和更糟糕的结果。HERMES 试验中超过 90% 的患者 ASPECTS 评分 > 5 分。与以往试验不同的是，所有 HERMES 试验都要求使用无创血管造影（CTA 或 MRA）来确认大血管闭塞的存在。在 5 个试验中只有 2 个是 CT 灌注成像（CTP）为入选的先决条件[12, 16]，其中在 6h 内出现症状患者选择中，CTP 的最终作用仍有争议。因此，理想的成像选择方案仍是一个有争论并需讨论的话题，应根据每个中心的需求和资源进行调整。

（三）手术技巧

第一代取栓器械不再使用。目前，随着有许多以导管为基础应用，介入治疗大血管闭塞的方法，包括可回收支架（如 Trevo 支架、Solitaire 支架）取栓、易通过并且口径大的抽吸导管吸栓或支架结合抽吸技术。ADAPT 技术是当用作首通技术进行抽吸，是基于抽吸泵系统（Penumbra，Inc.，Alameda，CA）机械地实现抽吸（图 31-1）。

　　另一种选择是使用大容量真空注射器和人工吸入技术（manual aspiration technique，MAT）[22] 进行吸入。支架介导的取栓通常基于泵的抽吸系统抽吸来实现（图 31-2），但也可以通过手动抽吸来实现，这种技术称为支架介导的手动抽吸取栓（stentriever-mediated manual aspiration thrombectomy，SMAT）[23]。至于哪一种主要方法更有利，目前还没有达成共识。来自随机对照试验的初步数据表明，两种技术之间的再通率没有差异（85.4% 吸入性，83.1% stentriever，P=0.53），尽管最终数据还有待公布 [24] 和其他面对面试验正在进行中。理论上，远端栓塞可以

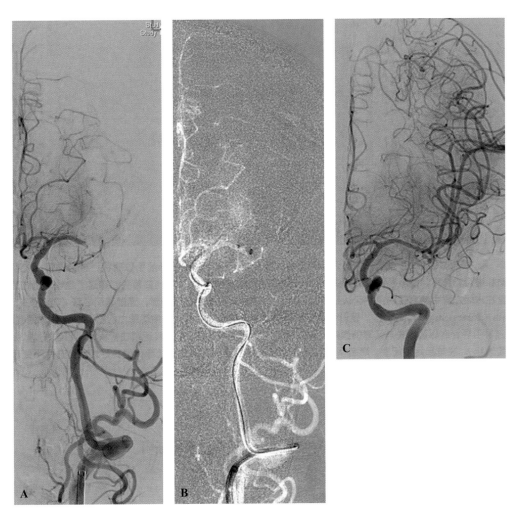

▲ 图 31-1　A. 左颈总动脉正位造影，显示左侧大脑中动脉 M_1 段突然闭塞；B. 在正位路图的引导下，借助同轴的微导丝（Fathom-16；Boston Scientific, Marlborough, MA）和微导管（3MAX；Penumbra, Alameda, CA），将抽吸导管（ACE68；Penumbra）跟进至闭塞段近端，使抽吸导管与血栓接触。泵辅助完成抽吸（Penumbra）。C. 第一次抽吸后进行血管造影，显示再通成功（TICI 分级为 3 级）

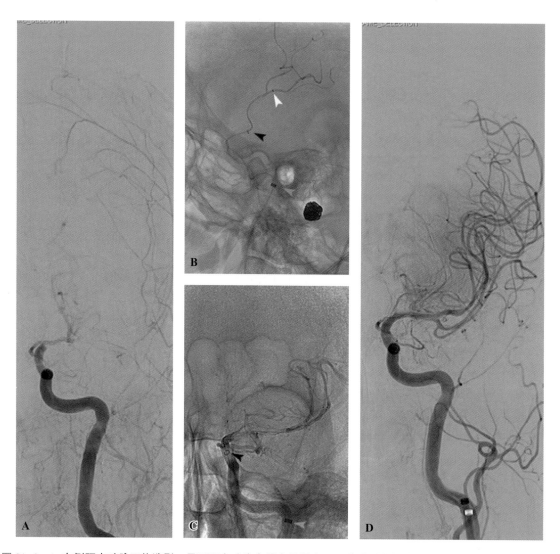

▲ 图 31-2　**A.** 左侧颈内动脉正位造影，显示颈内动脉末端突然闭塞；**B.** 未减影的侧位透视，导引导管（灰箭头）已上移至颈内动脉垂直岩骨段。抽吸导管（黑箭头）位于闭塞段血栓的近端。微导管（白箭头）穿过了血栓。通过微导管造影确认微导管在未闭血管中的官腔内，并确认闭塞远端点。**C.** 未减影的正位血管造影，通过导引导管（灰箭头）。取栓支架（**Trevo 6mm×25mm；Stryker**）被释放，造影可见左侧颈内动脉末端和随后的大脑中动脉血栓影。**4min** 后，回收取栓支架。**D.** 最后通过导引导管造影显示先前闭塞的颈内动脉末端和左侧大脑中动脉 **M₁** 及其远端血管再通（**TICI 分级 3 级**）。注意左侧大脑前动脉 **A₁** 在其起始段闭塞。随后从右侧颈内动脉造影观察发现前交通动脉代偿良好，因此选择不处理左侧大脑前动脉 **A₁** 处血栓

通过抽吸或球囊导引导管减少近端血流停止，但这还有待系统证明。

（四）串联性闭塞的处理

前循环大血管闭塞中有 20% 的患者存在颈内动脉和大脑中动脉串联性闭塞。串联病变对系统性溶栓反应差，并且溶栓后开通率＜ 5%[25, 26]，如果不进行手术治疗，会造成发病率和死

亡率分别高达 70% 和 55%[27]。尽管串联性闭塞的患者通常被排除在 HERMES 试验之外，但一些外科和血管内方法已被提出，以便克服串联性闭塞全身溶栓的局限性。最常见的是，联合支架置入和血管内血栓切除术的颈动脉血管成形术可以被采用，手术方法为顺行（先治疗近端病变再治疗远端病变）或逆行入路。串联性闭塞的管理存在局限性，包括技术困难、血流恢复时间延长、症状性脑出血[28] 发生率较高，可能与血管成形术和支架置入术期间紧急负荷抗血栓药物有关。

（五）麻醉管理

手术中镇静的选择取决于多种因素。全身麻醉（general anesthesia，GA）可在患者无法保护气道或极度躁动时强制实施[29]。然而，在许多情况下，这取决于操作者的偏好和麻醉团队的可用性。多项回顾性研究发现，与清醒镇静（conscious sedation，CS）相比，全身麻醉与更糟糕的神经预后相关[30, 31]。其原因可能与较长的手术时间、与麻醉相关的低血压和低碳酸血症引起的血管收缩有关。最近，一项随机对照试验，比较清醒镇静和全身麻醉，发现两组在神经快速改善的临床结果上没有差异（GA 组 –3.2 vs. CS 组 –3.6，P=0.82）[32]，尽管全身麻醉患者有较高的围术期肺炎和延迟拔管的发生率。尽管这是唯一评估镇静方式的随机对照试验，但该研究是一项单中心研究，与 HERMES 任何一项试验的结果相比，两组的良好结局率都明显较低。

四、颈动脉支架置入和血管成形术

（一）颈动脉疾病流行病学

颈动脉粥样硬化性病变在所有急性缺血性脑卒中中占 10%～20%[33]。在所有脑卒中病因中，颈动脉粥样硬化具有最高的短期卒中复发风险（7d 和 30d 的 OR 分别为 3.3 和 2.9）[34]。4%的大动脉粥样硬化患者在 7d 内会卒中复发，12.6% 在 30d 内复发，19.2% 在 90d 内复发。无症状颈动脉狭窄（asymptomatic carotid artery stenosis，ACS）也具有引起卒中的显著风险，在严重颈动脉狭窄（＞ 70%）[35] 患者中，1 年内发生同侧症状的风险高达 20%。当经颅多普勒超声（TCD）检测到微栓子或存在对侧颈动脉闭塞时，发生卒中的风险更高[36, 37]。随着医学的进步，特别是使用高效他汀类药物，有潜在症状或无症状颈动脉疾病的卒中复发风险已显著降低。与此同时，在过去 20 年里血管重建手术的技术和经验见证了令人印象深刻的进步，使其比先前报道的经验更安全。

（二）狭窄程度评估

狭窄程度可通过多种方法评估，包括颈动脉多普勒、计算机体层血管成像、MR 血管造影或常规血管造影。颈动脉多普勒是一种低风险、无创的工具，广泛应用于颈动脉疾病筛查。虽然它可以提供有关斑块形态的有用数据并提供动态评估，但它依赖于操作者，通常无法区分高度狭窄和完全闭塞。磁共振血管成像夸大性地高估了狭窄程度，可以通过使用钆增强 MRA 来解决夸大病变的问题。在计算机体层血管成像中，有两种方法可用于评估狭窄程度。在 NASCET 试验方法中，颈动脉狭窄的程度是通过比较剩余的狭窄管腔和未狭窄的血管远端节段的直径来评估的。欧洲颈动脉手术试验（ECST）通过比较残留的狭窄腔与无病颈动脉窦部的估计直径来评估狭窄程度。传统血管造影是评估狭窄程度的金标准。它能可靠地区分关键的狭窄和闭塞，可以用来评估侧支循环，从颈外动脉（ECA）通过许多分支血管向颈内动脉代偿，如与下侧的主干血管或眼动脉。传统血管造影的局限性在于其具有侵袭性和很小并发症的风险。然而，它能为选定的患者提供与血管成形术和（或）支架置入术相结合的优势，下文将详细介绍。

（三）效果的证据

像许多依赖技术的手术一样，颈动脉支架置入手术的早期经验不能立即转化为今天的实践。早期的临床试验受到技术不太先进、缺乏栓子保护装置（embolic protection devices，EPD）和药物治疗方案等因素的限制。与颈动脉内膜切除术（CEA）[38] 相比，这可能导致颈动脉支架置入术患者卒中发生率更高。然而，随着技术和药理学的发展，越来越多的最新研究改变了人们对 CAS 的看法。两项有创造性试验为颈动脉血供重建术开辟了领域。2010 年，颈动脉血管重建术内膜切除术与支架置入术试验（CREST）将 2502 名有症状（> 50%）或无症状（> 60%）颈动脉疾病患者随机分为 CEA 或 CAS[39, 40]。在卒中、心肌梗死或 30d 内死亡的多项指标上没有显著差异（CAS 组 7.2% vs. CEA 组 6.8%，$P=0.51$）。年龄 > 70 岁的 CEA 患者有更好的预后趋势。颈动脉支架置入术组的围术期卒中风险为 4.1%，颈动脉内膜切除术组为 2.3%，但是颈动脉支架置入术组心肌梗死的风险为 2.3%，颈内动脉内膜切除术组为 1.1%。国际颈动脉支架研究（ICSS）1713 名无症状患者的随机对照研究，发现 CAS 和 CEA 在 120d 内的死亡或致残脑卒中无区别（4.0% vs. 3.2%，HR=1.28，95%CI 0.77~2.11）[41] 或 5 年后随访的死亡或致残脑卒中无区别（6.4% vs. 6.5%，HR=1.06，95%CI 0.72~1.57，P=0.77）[42]。ICSS 还显示 CAS 与围术期卒中小而能显著增加的风险相关（65 例事件 vs. 35 例事件，HR=1.92，95%CI 1.27~2.89），然而，这些都是非致残性脑卒中，而且对长期的功能性临床结果的终点事件无影响。CAS 增加的脑卒中风险仅限于手术期间。在围术期后，卒中的发生率非常低，且 CAS 和 CEA 的发病率非常相似（年风险分别为 0.4%~0.7% 和 0.5%~0.6%）[43, 44]。

（四）血管再通的时机

血管再通的好处与手术时间密切相关。2 周内进行的指标事件没有增加手术相关性脑卒中或死亡的发生率。相反，2 周内的血管再通可使卒中复发的绝对风险（ARR）降低 30.2%，有 3 例需要治疗[45]。随着时间的推移，4 周后，其潜在益处显著减少，尤其是对女性。

（五）无症状疾病的治疗

无症状颈动脉狭窄（ACAS）动脉内膜切除术研究显示，CEA 患者与经药物治疗的无症状颈动脉狭窄患者相比，患同侧脑卒中的 5 年风险显著降低（5.1% vs. 11.0%，总风险降低 53%，95%CI 22%~72%）。类似地，无症状颈动脉手术试验（ACST）发现，无症状颈动脉 CEA 组和药物组的 10 年风险分别为 13.4% 和 17.9%[46]。无症状颈动脉试验 I（ACT I）随机选取了 1453 名无症状、严重颈动脉狭窄的患者，发现接受保护性 CAS 在 30d 严重终点事件在死亡、脑卒中或心肌梗死方面并不劣于标准 CEA（P=0.01）。CAS 和 CEA 组的 5 年无卒中生存率分别为 93.1% 和 94.7%，并且两组之间的差异无统计学意义。有争议的是，这些试验并没有对目前使用高效他汀类药物治疗的患者疗效改善的趋势做出反应。颈动脉血管再通术和无症状颈动脉狭窄的药物管理研究（CREST-2）是一项正在进行的试验，将无症状颈动脉疾病患者纳入 CAS、CEA 或高强度药物对照，这将有助于阐明该领域的一些重要问题。

（六）患者选择的实际意义

为了适应医疗机构间的操作，美国心脏协会 / 美国脑卒中协会为无症状和有症状的患者分别设定了可接受的 30d 脑卒中或死亡风险的比例分别为 3% 和 6%。这反映了在两个队列中分别接受治疗的患者的事件发生率，有争议的是，指南中也指出随着高效力他汀类药物的应用可使该事件发生率进一步降低。2011 年，包括 ASA 和 AHA 在内的 14 家组织机构，联合发布和更新指南声明建议血管再通手术，为狭窄程度在 ≥ 50% 的有症状或 > 70% 无症状的颈动脉狭窄患者，推荐 CAS 作为可能的选择手术 [47]。然而，医疗保险和医疗补助服务中心（CMS）仍然将其报销政策建立在旧的 CAS 试验的基础上。在目前的政策中，CAS 仅被批准用于有症状性颈动脉狭窄 > 70%（或无症状性狭窄 > 80%）的 CEA 高危患者，使用 FDA 批准的栓子保护装置（EPD）。这是一个积极讨论的问题，是否以报销模式将改变发表和正在进行的试验，来证明 CAS 不劣效性 CEA。目前，CMS 对高手术风险标准的定义包括手术条件，如复发性狭窄、对侧颈动脉闭塞、先前的根治性颈部放疗或夹层，或者高风险的心脏条件，如不稳定心绞痛、左心室射血分数 < 30%、充血性心力衰竭或近期心肌梗死。

（七）技术

颈动脉支架置入术的特点是系统的稳定性。7F 鞘管置入降主动脉，然后使用 5F 导管（VTK，Thorocon NB，Cook，Bloomington IN）选择目标血管。5F 导管置于颈外动脉，然后将 7F 鞘管置于颈总动脉。使用容易操控的 0.014 英寸导丝成功通过病变处后，再用预先测量的 0.018 英寸兼容气球进行预扩张。每个球囊仅进行一次预扩张，但在闭塞前病变可进行一系列的、逐步的预扩张。我们通常使用闭环的自扩张支架（WALLSTENT），下一步将进行部署（图 31-3）。如有必要，可进行后扩张。一项对 12 263 例受保护和 11 198 例无保护 CAS 的 Meta 分析发现，与无保护 CAS 相比，使用栓子保护装置降低围术期卒中的风险，相对风险为 0.62 [48]（95%CI 0.54～0.72）。通过使用气囊引导的导管使血流停止起到近端栓塞保护，或者通过使用远端栓塞捕获装置起到远端保护。到目前为止，尽管一些研究表明近端保护可减少的微栓塞信号和无症状 DWI 病变 [50, 51]，但是两种方法对临床结果 [49] 的疗效并无明显差异。

（八）麻醉管理

大多数 CAS 手术是在局部镇痛和清醒镇静下进行的。与全身麻醉不同，清醒镇静的使用较少发生血流动力学变化，并允许进行术中神经学评估。研究发现，在接受 CEA 的 CREST 人群中使用全身麻醉使心肌梗死（MI）的风险增加 1 倍，而在相同的患者群体 [52] 中使用清醒镇静，进一步促进颈动脉血管重建术手术中避免使用全身麻醉。

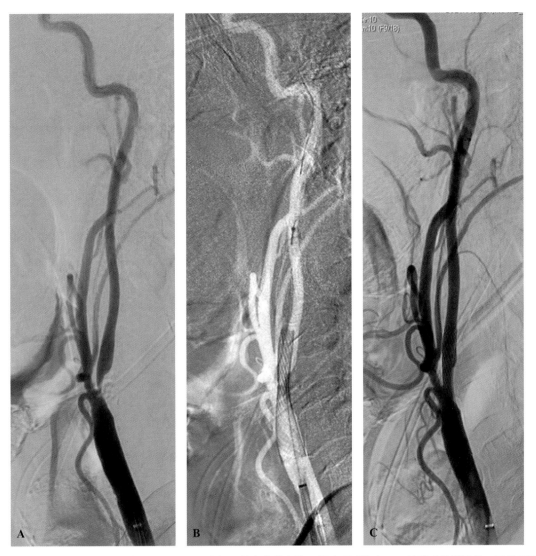

▲ 图 31-3　**A.** 右颈总动脉侧位突出显示颈内动脉起源处有粥样斑块，导致严重狭窄；**B.** 扩张后路图显示，可以看到放置远端的栓子保护装置（**FilterWire EZ；Boston Scientific，Marlborough，MA**）和狭窄处释放的颈动脉支架（**10mm×24 mm，WALLSTENT；Boston Scientific**）；**C.** 支架置入后血管减影显示先前的右侧颈内动脉起始段狭窄有显著改善

五、血管造影的诊断作用

除了血管内手术的许多治疗作用，诊断性脑血管造影仍然是脑血管成像的金标准。它可用于评估狭窄程度、侧支血流模式和潜在疾病的识别，如夹层或血管改变。虽然从诊断性血管造影中获得的信息可能是有帮助的，但考虑到血管造影的侵袭性，它的好处应该与小的手术风险相权衡。

六、结论和展望

血管内入路已成为大血管疾病相关脑卒中急性和亚急性治疗的基础。最近在超急性干预领域取得的进展已经影响了脑卒中护理和标准。网络正在重新调整分流协议，初级卒中中心越来越多地与三级血栓切除中心联系在一起。在疑似大血管闭塞的患者中，系统性溶栓的价值在这一领域一直存在争议，在这些患者中，倾向于绕过初级卒中中心而选择具有取栓能力的医院。

虽然在大量人群中已经阐明了取栓术的好处，但优化患者选择、手术技术的进步和手术并发症的预防仍是正在进行的研究的目标。新的血块回收装置、导管、远端保护装置和植入式支架的开发和生产比该领域历史上任何时候发展都要快。随着血供重建术的出现，研究和发展神经保护治疗去减少血供重建术导致的再灌注损伤发生，进一步促进神经功能恢复成为当务之急。局部注入的神经保护药、局灶性脑低温和血管内干细胞植入都是未来高度影响临床预期的主题。

参考文献

[1] Feigin VL, Forouzanfar MH, Krishnamurthi R, Mensah GA, Connor M, Bennett DA, et al. Global and regional burden of stroke during 1990–2010: findings from the global burden of disease study 2010. Lancet. 2014;383(9913):245–54.

[2] Mozaffarian D, Benjamin EJ, Go AS, Arnett DK, Blaha MJ, Cushman M, et al. Heart disease and stroke statistics––2015 update: a report from the American Heart Association. Circulation. 2015;131(4):e29–322.

[3] Bhatia R, Hill MD, Shobha N, Menon B, Bal S, Kochar P, et al. Low rates of acute recanalization with intravenous recombinant tissue plasminogen activator in ischemic stroke: real–world experience and a call for action. Stroke. 2010;41(10):2254–8.

[4] Beumer D, Saiedie G, Fonvile S. Intra–arterial occlusion in acute ischemic stroke: relative frequency in an unselected population. Cerebrovasc Dis. 2013;35(Suppl):66.

[5] Rai AT, Seldon AE, Boo S, Link PS, Domico JR, Tarabishy AR, et al. A population–based incidence of acute large vessel occlusions and thrombectomy eligible patients indicates significant potential for growth of endovascular stroke therapy in the USA. J Neurointerv Surg. BMJ Publishing Group Ltd; 2016 Jul 15;neurintsurg–2016–012515.

[6] del Zoppo GJ, Higashida RT, Furlan AJ, Pessin MS, Rowley HA, Gent M. PROACT: a phase II randomized trial of recombinant pro–Urokinase by direct arterial delivery in acute middle cerebral artery stroke. Stroke. American Heart Association, Inc. 1998;29(1):4–11.

[7] Smith WS, Sung G, Starkman S, Saver JL, Kidwell CS, Gobin YP, et al. Safety and efficacy of mechanical

embolectomy in acute ischemic stroke: results of the MERCI trial. Stroke. American Heart Association, Inc. 2005;36(7):1432–8.

[8] Smith WS, Sung G, Saver J, Budzik R, Duckwiler G, Liebeskind DS, et al. Mechanical thrombectomy for acute ischemic stroke: final results of the multi MERCI trial. Stroke. American Heart Association, Inc. 2008;39(4):1205–12.

[9] The Penumbra Pivotal Stroke Trial Investigators. The Penumbra pivotal stroke trial: safety and effectiveness of a new generation of mechanical devices for clot removal in intracranial large vessel occlusive disease. Stroke. American Heart Association, Inc. 2009;40(8):2761–8.

[10] Hussain SI, Zaidat OO, Fitzsimmons BFM. The Penumbra system for mechanical thrombectomy in endovascular acute ischemic stroke therapy. Neurology. Lippincott Williams & Wilkins. 2012;79(13, Suppl. 1):S135–41.

[11] Tarr R, Hsu D, Kulcsar Z, Bonvin C, Rufenacht D, Alfke K, et al. The POST trial: initial postmarket experience of the Penumbra system: revascularization of large vessel occlusion in acute ischemic stroke in the United States and Europe. J Neurointerv Surg. British Medical Journal Publishing Group. 2010;2(4):341–4.

[12] Berkhemer OA, Fransen PSS, Beumer D, van den Berg LA, Lingsma HF, Yoo AJ, et al. A randomized trial of Intraarterial treatment for acute ischemic stroke. N Engl J Med. 2015;372(1):11–20.

[13] Kidwell CS, Jahan R, Gornbein J, Alger JR, Nenov V, Ajani Z, et al. A trial of imaging selection and endovascular treatment for ischemic stroke. N Engl J Med. 2013;368(10):914–23.

[14] Saver JL, Goyal M, Bonafe A, Diener H–C, Levy EI, Pereira VM, et al. Stent–retriever thrombectomy after intravenous t–PA vs. t–PA alone in stroke. N Engl J Med. 2015;372(24):2285–95.

[15] Jovin TG, Chamorro A, Cobo E, de Miquel MA, Molina CA, Rovira A, et al. Thrombectomy within 8 hours after symptom onset in ischemic stroke. N Engl J Med. 2015;372(24):2296–306.

[16] Campbell BCV, Mitchell PJ, Kleinig TJ, Dewey HM, Churilov L, Yassi N, et al. Endovascular therapy for ischemic stroke with perfusion–imaging selection. N Engl J Med. 2015;372(11):1009–18.

[17] Goyal M, Demchuk AM, Menon BK, Eesa M, Rempel JL, Thornton J, et al. Randomized assessment of rapid endovascular treatment of ischemic stroke. N Engl J Med. 2015;372(11):1019–30.

[18] Goyal M, Menon BK, van Zwam WH, Dippel DWJ, Mitchell PJ, Demchuk AM, et al. Endovascular thrombectomy after large–vessel ischaemic stroke: a meta–analysis of individual patient data from five randomised trials. Lancet. 2016;387(10029): 1723–31.

[19] Hacke W, et al. Association of outcome with early stroke treatment: pooled analysis of ATLANTIS, ECASS, and NINDS rt–PA stroke trials. Lancet. 2004;363(9411):768–74.

[20] Saver JL, Goyal M, van der Lugt A, Menon BK, Majoie CBLM, Dippel DW, et al. Time to treatment with endovascular thrombectomy and outcomes from ischemic stroke: a metaanalysis. JAMA. 2016;316(12):1279–89.

[21] Khatri P, Yeatts SD, Mazighi M, Broderick JP, Liebeskind DS, Demchuk AM, et al. Time to angiographic reperfusion and clinical outcome after acute ischaemic stroke: an analysis of data from the interventional management of stroke (IMS III) phase 3 trial. Lancet Neurol. 2014;13(6):567–74.

[22] Pierot L, Soize S, Benaissa A, Wakhloo AK. Techniques for endovascular treatment of acute ischemic stroke. Stroke. 2015;46(3):909–14.

[23] Jadhav AP, Aghaebrahim A, Horev A, Giurgiutiu DV, Ducruet AF, Jankowitz B, et al. Stent retriever–mediated manual aspiration thrombectomy for acute ischemic stroke. Intervent Neurol Karger Publishers. 2016;6(1–2):16–24.

[24] Lapergue B. ASTER: contact aspiration versus stent retriever front line for recanalization in acute cerebral infarction. Houston; 2017. http://professional.heart.org/idc/groups/ahamahpublic/@ wcm/@sop/@scon/documents/downloadable/ucm_492110.pdf

[25] Rubiera M, Ribo M, Delgado-Mederos R, Santamarina E, Delgado P, Montaner J, et al. Tandem internal carotid artery/middle cerebral artery occlusion: an independent predictor of poor outcome after systemic thrombolysis. Stroke. 2006; 37(9):2301–5.

[26] Endo S, Kuwayama N, Hirashima Y, Akai T, Nishijima M, Takaku A. Results of urgent thrombolysis in patients with major stroke and atherothrombotic occlusion of the cervical internal carotid artery. AJNR Am J Neuroradiol. 1998;19:1169–75.

[27] Meyer FB, Sundt TMJ, Piepgras DG, Sandok BA, Forbes G. Emergency carotid endarterectomy for patients with acute carotid occlusion and profound neurological deficits. Ann Surg. 1986;203(1):82–9.

[28] Heck DV, Brown MD. Carotid stenting and intracranial thrombectomy for treatment of acute stroke due to tandem occlusions with aggressive antiplatelet therapy may be associated with a high incidence of intracranial hemorrhage. J Neurointerv Surg. 2015;7(3):170–5.

[29] Froehler MT, Fifi JT, Majid A, Bhatt A, Ouyang M, McDonagh DL. Anesthesia for endovascular treatment of acute ischemic stroke. Neurology. Lippincott Williams & Wilkins. 2012;79(13, suppl. 1):S167–73.

[30] Anastasian ZH. Anaesthetic management of the patient with acute ischaemic stroke. Br J Anaesth. Oxford University Press. 2014;113(suppl 2):ii9–ii16.

[31] Abou-Chebl A, Yeatts SD, Yan B, Cockroft K, Goyal M, Jovin T, et al. Impact of general anesthesia on safety and outcomes in the endovascular arm of interventional management of stroke (IMS) III trial. Stroke. American Heart Association, Inc. 2015;46(8):2142–8.

[32] Schönenberger S, Uhlmann L, Hacke W, Schieber S, Mundiyanapurath S, Purrucker JC, et al. Effect of conscious sedation vs general anesthesia on early eurological improvement among patients with ischemic stroke undergoing endovascular thrombectomy. JAMA. 2016;316(19):1986–96.

[33] Flaherty ML, Kissela B, Khoury JC, Alwell K, Moomaw CJ, Woo D, et al. Carotid artery stenosis as a cause of stroke. Neuroepidemiology. 2013; 40(1):36–41.

[34] Lovett JK, Coull AJ, Rothwell PM. Early risk of recurrence by subtype of ischemic stroke in population-based incidence studies. Neurology. 2004;62(4):569–73.

[35] Conrad MF, Michalczyk MJ, Opalacz A, Patel VI, LaMuraglia GM, Cambria RP. The natural history of asymptomatic severe carotid artery stenosis. J Vasc Surg. 2014;60(5):1218–26.

[36] Spence JD. Effects of intensive medical therapy on microemboli and cardiovascular risk in asymptomatic carotid stenosis. Arch Neurol. 2010;67(2):180–6.

[37] AbuRahma AF, Metz MJ, Robinson PA. Natural history of ≥ 60% asymptomatic carotid stenosis in patients with contralateral carotid occlusion. Trans Meet Am Surg Assoc. 2003;121:244–55.

[38] Noiphithak R, Liengudom A. Recent update on carotid endarterectomy versus carotid artery stenting. Cerebrovasc Dis. 2017;43(1–2):68–75.

[39] Brott TG, Hobson RW II, Howard G, Roubin GS, Clark WM, Brooks W, et al. Stenting versus endarterectomy for treatment of carotid-artery stenosis. N Engl J Med. 2010;363(1):11–23.

[40] Mantese VA, Timaran CH, Chiu D, Begg RJ, Brott TG, for the CREST Investigators. The carotid revascularization endarterectomy versus stenting trial (CREST): stenting versus carotid endarterectomy for carotid disease. Stroke. American Heart Association, Inc; 2010;41(10, suppl. 1):S31–4.

[41] International Carotid Stenting Study Investigators. Carotid artery stenting compared with endarterectomy in patients with symptomatic carotid stenosis (International Carotid Stenting Study): an interim analysis of a randomised controlled trial. Lancet. 2010;375(9719):985–97.

[42] Bonati LH, Dobson J, Featherstone RL, Ederle J, van der Worp HB, de Borst GJ, et al. Long-term outcomes after stenting versus endarterectomy for treatment of symptomatic carotid stenosis:

the international carotid stenting study (ICSS) randomised trial. Lancet. 2015;385(9967):529–38.

[43] Rosenfield K, Matsumura JS, Chaturvedi S, Riles T, Ansel GM, Metzger DC, et al. Randomized trial of stent versus surgery for asymptomatic carotid stenosis. N Engl J Med. 2016;374(11):1011–20.

[44] Brott TG, Howard G, Roubin GS, Meschia JF, Mackey A, Brooks W, et al. Long–term results of stenting versus endarterectomy for carotid–artery stenosis. N Engl J Med. 2016;374(11):1021–31.

[45] Rothwell PM, Eliasziw M, Gutnikov SA, Warlow CP, Barnett HJM. Sex difference in the effect of time from symptoms to surgery on benefit from carotid endarterectomy for transient ischemic attack and nondisabling stroke. Stroke. American Heart Association, Inc. 2004;35(12):2855–61.

[46] Halliday A, Harrison M, Hayter E, Kong X, Mansfield A, Marro J, et al. 10–year stroke prevention after successful carotid endarterectomy for asymptomatic stenosis (ACST–1): a multicentre randomised trial. Lancet. 2010;376(9746):1074–84.

[47] Brott TG, Halperin JL, Abbara S, Bacharach JM, Barr JD, Bush RL, et al. ASA/ACCF/AHA/AANN/ AANS/ACR/ASNR/CNS/SAIP/SCAI/SIR/SNIS/ SVM/SVS Guideline on the Management of Patients With Extracranial Carotid and Vertebral Artery Disease: Executive Summary: A Report of the American College of Cardiology Foundation/ American Heart Association Task Force on Practice Guidelines, and the American Stroke Association, American Association of Neuroscience Nurses, American Association of Neurological Surgeons, American College of Radiology, American Society of Neuroradiology, Congress of Neurological Surgeons, Society of Atherosclerosis Imaging and Prevention, Society for Cardiovascular Angiography and Interventions, Society of Interventional Radiology, Society of NeuroInterventional Surgery, Society for Vascular Medicine, and Society for Vascular Surgery. Circulation. American Heart Association, Inc; 2011;124(4):489–532.

[48] Garg N, Karagiorgos N, Pisimisis GT, Sohal DPS, Longo GM, Johanning JM, et al. Cerebral protection devices reduce Periprocedural strokes during carotid angioplasty and stenting: a systematic review of the current literature. J Endovasc Ther. 2009;16(4):412–27.

[49] Iyer V, de Donato G, Deloose K, Peeters P, Castriota F, Cremonesi A, et al. The type of embolic protection does not influence the outcome in carotid artery stenting. J Vasc Surg. 2007;46(2):251–6.

[50] Montorsi P, Caputi L, Galli S, Ciceri E, Ballerini G, Agrifoglio M, et al. Microembolization during carotid artery stenting in patients with high–risk, lipid–rich plaque. J Am Coll Cardiol. 2011;58(16):1656–63.

[51] Bijuklic K, Wandler A, Hazizi F, Schofer J. The PROFI study (prevention of cerebral embolization by proximal balloon occlusion compared to filter protection during carotid artery stenting). J Am Coll Cardiol. 2012;59(15):1383–9.

[52] Hye RJ, Voeks JH, Malas MB, Tom M, Longson S, Blackshear JL, et al. Anesthetic type and risk of myocardial infarction after carotid endarterectomy in the carotid revascularization endarterectomy versus stenting trial (CREST). J Vasc Endovasc Surg. 2016;64(1):3–8.e1.

第32章

急性缺血性脑卒中取栓方法、原理、设备的发展

Evolution of Thrombectomy Approaches, Philosophy, and Devices for Acute Stroke

Alejandro M. Spiotta　Ferdinand K. Hui　著

李钊硕　译

1995—2000 年期间，尽管各种取栓设备发展迅速，但是全身静脉注射 t–PA 仍然是 FDA 批准的唯一治疗急性缺血性脑卒中的治疗方式[1, 2]。但是，由于严格的时间窗限制（发病后 3～4.5h），以及受教育、社会文化、地理障碍的影响，导致很少一部分的缺血性脑卒中的患者才能快速接受静脉注射 t–PA 的治疗[3, 4]。此外，静脉注射 t–PA 被证明在大血管闭塞的患者中起效甚微[5]。随着动脉内取栓和血栓抽吸装置的发展，最初在 PROACT Ⅰ 和 Ⅱ 试验中用尿激酶和尿激酶原来描述动脉内治疗大血管闭塞[6, 7]。尽管最初的取栓试验是无效的[8, 11]，该试验未能显示出使用当时的设备进行血管内治疗比静脉使用 t–PA 更有益处，但是超出静脉使用 t–PA 窗口期外的患者仍被认为是动脉内手术的候选者。有一个关于这些试验的争论是，缺乏双侧大血管闭塞的成像识别可能掩盖了治疗效果。另一个原因是长时间的入组过程，并且没有使用现代的取栓设备来实现安全、有效和方便的血供重建。因此，研究结果并没有反映出报道时的现状。

幸运的是，"阴性试验"并没有打击介入医生致力于提高卒中治疗效果的热情，而是起到了号召的作用来进一步改善取栓的技术，简化卒中分类过程，强调大血管闭塞的识别，从过去"无效的试验"中汲取教训。需要证据来证明取栓术优于 t–PA 的压力越来越大，在阴性试验结果公布后 5 个随机试验迅速发起[12, 16]。由于机械取栓的治疗效果明显优于内科治疗，一个通过集体努力和快速入组的试验在 2015 年终止。那年标志着自 1995 年 NIND 试验以来，急性缺血

性脑卒中治疗方法的选择取得的最大进步，并首次为我们提供了机械取栓设备——1A 级证据支持使用的取栓支架。我们现在回顾引导这些发展的技术进步，并总结下一代的取栓方法。

一、动脉溶栓

在过去，急性缺血性脑卒中患者动脉溶栓主要依靠将溶栓药注入靶血管 [6, 17, 18]。PROACT Ⅱ 研究是一项随机试验，在动脉灌注重组尿激酶原与安慰剂（肝素化的生理盐水）治疗的患者中，血管造影证实近端大脑中动脉闭塞 [7]。动脉溶栓可以获得较高的再通率，改善患者的预后，以及更低的并发症发病率 [6, 7]。尽管存在这一显著差异，但是 FDA 并没有批准尿激酶原用于这一适应证。自从 PROACT Ⅱ 研究后，动脉溶栓开始应用在前循环和后循环闭塞的患者中 [4, 17-20]。此外，一些术者使用动脉内注射 t-PA 或阿昔单抗来进一步促进血栓溶解 [21]。尽管缺乏证据支持其使用，许多术者将溶栓作为机械取栓的辅助手段。有趣的是，机械取栓后，动脉内使用小剂量的 t-PA 或阿昔单抗来治疗更小、更远端血管闭塞已经成为普遍的做法 [22-25]。

二、辅助血管内取栓的策略

为了克服动脉溶栓的局限性，神经介入科专家开始尝试操作微导丝来破碎血栓。将微丝塑造成 J 形或 C 形，并反复推进使其通过血栓，有时可以成功地使闭塞的血管再通。

对于更有激进的尝试，微导丝可以反复推进，将微导丝"犁"过血栓留在远端血管。我们希望的是血栓的机械破裂，然而最基本的是促进静脉或动脉内的血栓的溶解。早期的取栓方法包括使用鹅颈式的圈套来捕捉和清除血栓 [30, 31]。

在 2005 年，颅内的软球囊导管开始应用。它们最初设计用于血管成形术，后来用于动脉瘤弹簧圈栓塞过程中的球囊重塑。此后不久，这些球囊被用于机械破裂血栓 [32]。颅内支架的引入为取栓提供了另一种潜在的工具。公司生产的血供重建设备（Codman，Raynham，Massachusetts，USA）是一种可回收的封闭设计的支架，可以部分部署在闭塞血管段内，以实现机械血栓的破裂和部分血流的恢复，而无须进行永久性支架置入 [34, 35]。一些术者报道在闭塞的血管中放置颅内支架，甚至在不涉及颅内狭窄的患者中也是如此 [36, 37]。SARIS 试验 [35, 38] 是 FDA 批准的一项在急性卒中患者的闭塞血管内放置支架的研究，显示出了较高再通率和良好的功能预后。然而，这项技术受到双抗治疗和出血并发症的限制。所有的这些设备最初的设计都不是为了卒中治疗，因此它们在缺血性脑卒中的应用属于"说明书外"的应用。然而，这些设备和创新策略为专用的取栓设备的设计和开发奠定了基础。下一节概述了使用方法，并认识到将继续对每种方法进行逐渐改进。

三、取栓技术

急性卒中的取栓方法发展十分迅速。主要由于导管技术和取栓设备本身的进步，我们现在能够实现比以往更高的再通率。我们回顾了关键的技术进步和设计改进，这些技术进步可以将具有更大吸引力的大口径导管向更远端输送，可以对血栓施加更大的吸引力。

（一）第一代设备：Merci 取栓回收器

在 2004 年，Merci 取栓回收器（Concentric Medical，Mountain View，California，USA）是第一个被美国食品药品管理局批准使用的机械取栓设备[39]。Merci 取栓回收器的工作原理主要是通过一个螺旋形的远端导丝和从血栓内部展开的缝合尖端连接血栓，然后整体移除血栓以实现再通。该设备是通过一个微导管（18L，Concentric Medical）传送的。Merci X 系列的原始口径规格主要包括 2.5mm、3.0mm、3.5mm。后来，2006 年推出 L 系列，2008 年推出 V 系列。所有的这些设备都是用球囊导引导管定位在颈动脉分叉处或颈内动脉。球囊扩张的目的是让血流短时间恢复，在减少远端栓塞的同时允许将 Merci 回收到导引导管。然而，在抓取血栓的同时将血凝块从导引导管中取出仍然需要很长的距离，最常见于大脑中动脉 M_1 段至颈内动脉近端。牵引血栓时施加的矢量力是未达到最佳标准的（沿颈动脉长轴向下，而非沿大脑中动脉轴水平）。这导致血管产生相当大的扭矩、拉伸和扭曲，并对血栓移除造成了生物力学上的不利影响。对血管系统的牵拉可导致患者的疼痛。为了避免这种运动，很多术者选择在全身麻醉的情况下进行取栓。此外，Merci 技术要求在长时间取栓的同时需要血栓与支架有良好的结合。

Merci 研究显示血供重建的概率是 43%~55%[40-42]，因此与单纯溶栓治疗大血管闭塞相比，这是一个巨大的进步；但需要注意的是，远端栓塞率不能完全通过再通量表来衡量。然而，据报道高达 36% 的患者应用 Merci 设备的取栓没有显示出良好的功能预后（90d 的改良 mRS 评分 ≤ 2 分）[42]。Merci 设备的再通率自从设计的改进，以及术者的经验提高后被认为有所提升[43]。

一个有影响力的进步出现在 2010 年远端外展支架（DAC；Concentric Medical）的批准，它会对 Merci 设备的应用，以及未来取栓方法的发展产生影响。DAC 设计的目的是支撑 Merci 取栓设备，使其能够稳定地到达目标血管。DAC 的使用优化了牵拉设备时的矢状力。进一步了解血栓破裂和远端栓塞，DAC 被用作抽吸装置旨在预防血栓回收过程中远端栓塞事件的发生，增加对血栓直接施加的抽吸力[44, 45]。可进入颅内血管的大口径柔性导管的发展代表了取栓技术和中间导管技术取得了重大进展[45, 46]。DAC 可以通过近端操作柄增加对远端的柔性操作柄的力，具有良好的轴向承重力，可以通过轴向导管系统将其送入到脑循环中。Merci 一个主要的缺点是它需要每次通过眼弯，降低了整体的效率，增加了手术时间。

（二）EKOS Microlys US 导管

EKOS 微导管系统（Bothwell Washington，USA）及其系列的其他设备可以提供超声振动来促进溶栓。早期的研究使用可以产生 2mm 震动环的超声波 2.5F 灌注导管[47]。目前的 Endo 系统（Bothwell）是通过芯线使用超声波传送的 5.2F、106cm 长的设备，并且可以与动脉给予 t-PA 结合使用[48]。关于这种设备的资料仍然是有限的，但进一步的发展和经验可能证明这种方法是有益的。事实上，经颅超声破坏仍然是一种正在研究和开发的方法[49, 50]。

（三）第二代：缺血性半暗带抽吸系统

2008 年推出的缺血性半暗带抽吸系统使用分离器对血栓进行浸渍，分离器在直接抽吸的情况下反复从血栓中引入和取出，以防止碎片大量溅出[51]。Merci 系统主要依赖于微导管（18L，Stryker，Kalamazoo，Michigan，USA）输送闭塞部位，而缺血性半暗带抽吸系统依赖于一个相对大口径的导管（5F）输送到血栓部位。有着良好环向力的高分子柔性的引入可以安全放置大型中型导管直接进入颅内大血管。后来 DAC 导管的引入导致远端血管系统中出现了类似的导管轮廓，大口径导管的发展对于缺血性半暗带系统的功能十分必要。

缺血性半暗带再灌注导管系统最初的迭代包括几个不同型号的导管（内径：0.026 英寸、0.032 英寸、0.041 英寸），在不同直径的血管（颈内动脉末端，M_1、M_2、M_3）中，伴用分离剂最大限度地提高血栓相互作用和吸引力，以处理近端和远端血栓[52]。最大的设备的管腔直径为 0.041 英寸，其跟踪效果并不理想，平均需要 45min 才能实现可接受的再通[53]。在 2009 年，054 导管由于其更大的锥形腔，平均 20min 就可以显著提高吸引功效[53]。由于吸力与导管直径的平方成正比，与稍小口径的 041 导管相比，054 导管估计可以提供 4 倍吸力[54]。

尽管技术改进了，但 054 导管仍然需要同轴导管将其输送到大脑中动脉。虽然较大的导管腔可以提供了更强的吸力和较快移出物质，但它也导致了更大的导管轮廓和更困难的远端导航。由于它的型号，054 导管通常需要使用同轴技术，以方便导航到闭塞的位置。当 0.014 英寸的微导丝刚通过时，眼动脉的起始处就会出现明显的凸起。为了克服目标病变这一障碍，通过同轴技术可以优化 054 导管的通路（图 32-1）。较小的 032 和 026 再灌注导管可以简单地通过 0.014 英寸或 0.016 英寸的导丝进行输送，较大的 054 导管也可以通过这些导丝输送。再灌注吸引设备一个最主要的优点是一旦导管系统被输送到目标血管，就像 Meric 设备一样，分离血凝块浸渍不需要重新进入[54]。

尽管导管技术有这些进步，但在取栓过程中通过颈动脉虹吸段仍然是一个挑战。对于眼段成角非常大的患者，可以采用辅助的技术来获得必要的远端通路。一种方法是使用 Merci 回收器系统作为辅助，通过改变导管与眼节段和 M_1 起始点的夹角来改善 054 再灌注导管的追踪性。通过部署一个大小适当的 Meric 回收器（Concentric Medical），在大脑中动脉 M_1 段通过一个 032 导管或 18L 的微导管，然后缓慢的牵拉 Merci 回收器，将其拉直，在将导管复合体从血管中拉出，回收支架和中间导管经常使用这种方法[44, 55]。054 导管可以更轻易地进入目标血管。

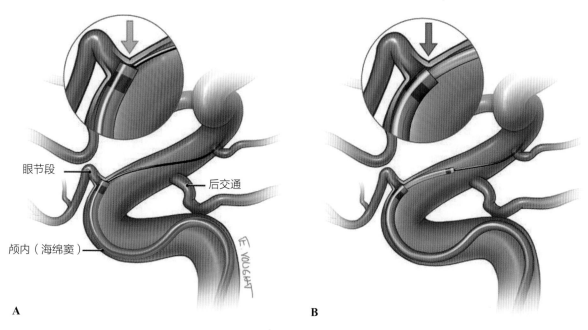

A   B

▲ 图 32-1　A. 大口径的导管提供更大的吸力，可以更加快速地取出血栓。但是因为导管大的外形轮廓，以及"边缘效应"，导致其通过眼动脉段的起始部具有挑战性。B. 为了克服这个障碍，使用同轴技术通过一个中间导管，形成一个锥形的结构使"边缘效应"最小化

一旦 054 导管到位，将回收器重新套入 18L 微导管中，然后在分离器放置和抽吸前取出。

2012 年推出的下一代缺血性半暗带吸引导管（Max 系列），在近端和远端均采用更大的内径，以增加吸力。较大的近端管腔减少了流动阻力，因此增加了导管尖端的吸入力。改进的聚合物和增强环让导管尖端更加具有灵活性和更多的缓冲区，提高跟踪性，同时保持矢状面的力。新引进的中间导管分别为 5Max、4Max、3Max。在导管的设计和制造中，越来越多的过渡区允许这些导管主要通过 0.014 英寸或 0.016 英寸的微导丝输送，甚至超过了眼动脉段的起始部位。

（四）第三代：取栓支架

下一代的机械取栓设备"取栓支架"家族，包括 Solitaire、Trevo Pro、Penumbra 3D separator。正式的取栓支架可以和传送的微导丝融合，并且可以完全回收。在上市前取栓支架中的差异包括细胞设计、润滑和端部变化，这超出了本文的讨论范围。Penumbra 3D separator 和其他常规的取栓支架的区别在于它没有"支架"。按质量设计的分离器的较大部分被设计成在血管腔的中心接合，而不是实际的支架，材料主要是靠近血管内膜的支架外部。这些装置有像支架一样有效的再通的优点，但可以移除，这就不需要使用氯吡格雷和阿司匹林。虽然 Solitaire 是第一个发布的，但所有主要设备制造商都生产类似的设备[56]。这些设备在安全性和有效性的设计差异尚未表现出统计学差异。

取栓支架利用了取栓过程中部分支架展开和回收的优势。微导管穿过血栓后，取栓支架从血栓内部剥离出来。支架向外展开的力促进其与血栓的结合。与此同时它起到了"血管内旁路移植"的作用，缺血受累区域的脑血流可以得到暂时的恢复。一旦取栓支架与血栓结合后，就可以被拉进导引导管中。在回收过程的中使用泵抽吸或手动注射器抽吸可以促进血栓的回收和避免血栓向远处播散。术者也可以使用球囊导引导管作为辅助手段来减少血栓向新区域播散。在几项研究中可以发现取栓支架的再通率优于 Merci 设备[49, 51]，故得以快速和广泛应用。

为了缩小距离，与血栓结合的取栓支架必须有较长的续航能力，特别是从进入大口径的血管中，比如从大脑中动脉进入颈内动脉。与取栓支架技术不同的是与缺血性半暗带再灌注支架的结合可以减少血栓回收过程中的丢失。例如，5Max 导管可以通过 025 微导管和微导丝到达闭塞部位，并留在血栓表面。接下来部署取栓支架，在移出微导管，将取栓支架留在远处。在保持抽吸的同时直接将取栓支架牵拉进 5Max 的导管中，随后将两者一起回收（图 32-2），就像用 DAC 移出 Meric 一样。然而，与 Meric 系统相比牵引力是最小的，因为抽吸导管的口到

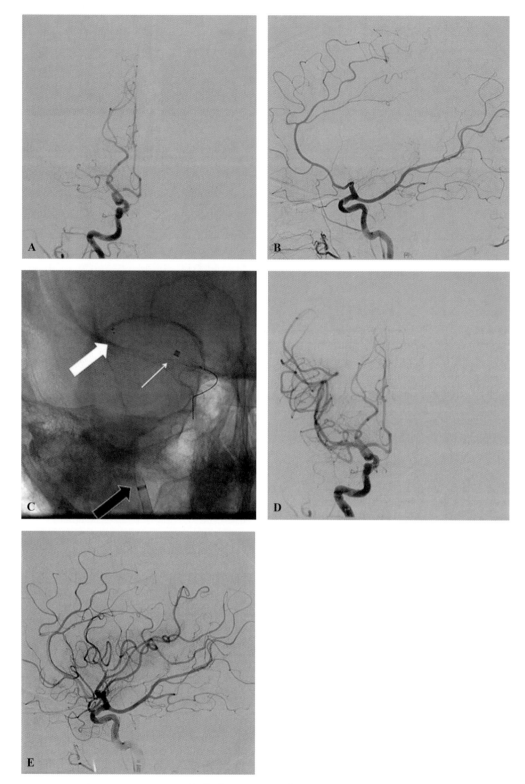

▲ 图 32-2 Solumbra（Solitarehe+Penumbra）技术。A 和 B. 正位和侧位 DSA 显示 M₁ 段闭塞；C. Solitare 取栓支架在 M₁ 闭塞段展开（大白箭），抽吸导管在 M₁ 段近端（小白箭），导引导管在颈内动脉远端（黑箭）；D. M₁ 段在直接抽吸的情况下将 Solitaire SR 撤回到抽吸导管内。术者可以选择将 Solitaire SR 整个或部分撤回到抽吸导管内，接下来将 Solitaire SR 和抽吸导管一起拉回到导引导管。也可以应用导引导管进行抽吸。一些术者选择球囊导引导管的技术影响血液倒流，来增加血栓破裂时对远端栓塞的保护。E. 正位及侧位 DSA 显示 M₁ 闭塞再通（TICI 2B 级），伴有远端的碎片脱落及小血管闭塞

M_1 段牵引力是平行的。这可以减少患者先前经历的疼痛刺激。因此，它可以代表一项更加先进的技术，现在的无痛手术有一个额外的优势，那就是重新引入了清醒下取栓的概念，许多术者现在选择在最小的镇静条件下进行手术。优点包括能够在整个手术过程中检查患者的神经功能状态，从 CT 检查到腹股沟穿刺时间更短，以及避免因诱导全身麻醉而立即出现系统性低血压的风险。在使用标准的取栓支架不能完成取栓的难治性患者中，可以采用两个取栓支架结合的 Y 型支架（图 32-3 和图 32-4）。

ESCAPE、EXTEND-IA、SWIFT PRIME 和 REVASCAT 试验中均采用的是这种取栓支架。虽然 MR CLEAN 试验没有规定使用哪种取栓装置，但大多数患者也都是使用这种取栓支架。考虑到绝大多数阳性试验纳入的患者都使用的是取栓支架，他们通常被称为"取栓支架试验"，2015 年 6 月更新的 AHA/ASA 推荐取栓的相关指南实施也是这种取栓支架。然而，在这些试验开始前取栓的技术已经在发展，为下一代的策略奠定了基础（见后文）。尽管存在争议，但许多卒中专家都认为，大血管闭塞快速有效地再通（具体结果）比如何再通（具体设备）更重要。这一理念

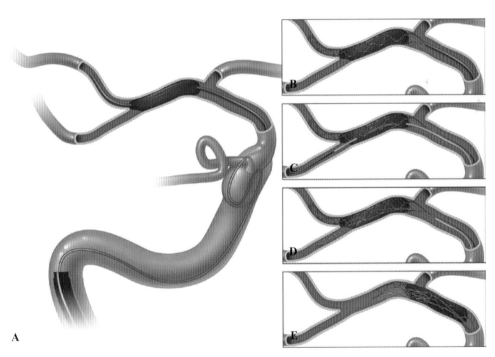

▲ 图 32-3　Y 型取栓支架技术的说明，并附有描述该过程的示意图

A. Headway 27 微导丝（MicroVention Terumo）进入闭塞的血管；B. 4mm×20mm 的 Solitaire SR（Covidien）从右侧 M_2 上干释放到 M_1；C. 撤出微导管，便于在导引导管腔内为另一个装置和更有力的抽吸留下更大的空间。另一个装置通过 Headway 21 微导丝导引，通过之前释放的支架间隙进入到右侧 M_2 下干。D. 进入到 Y 型装置内，从右侧 M_2 下干到 M_1 释放一枚 4mm×20mm Catch 取栓支架（Balt），将 Catch SR 的近端留在 Solitaire SR 内，从而形成 Y 型取栓支架；E. 在持续的抽吸和影像透视下，同时将两者拉入到导引导管后缓慢回收

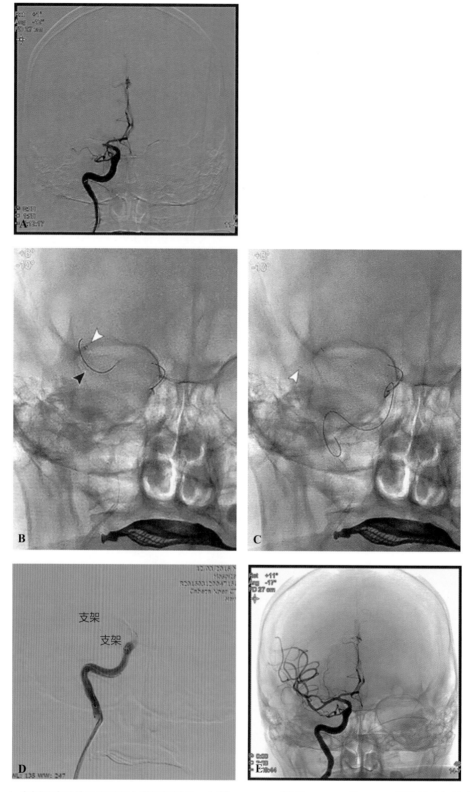

▲ 图 32-4 A. 右侧颈内动脉数字减影血管造影显示，右侧 MCA-M₁ 闭塞，TICI 0 级；B. Y 型取栓支架技术的造影成像显示 4mm×20mm Solitare SR（Covidien）从右侧 M₂ 上干到 M₁ 释放（白箭头）。另一个装置通过之前释放的支架间隙进入到右侧 M₂ 下干（黑箭头）。C. 进入到 Y 型装置内，从右侧 M₂ 下干到 M₁ 释放一枚 4mm×20mm Catch 取栓支架（Balt）（白箭头），右侧颈内动脉正位造影近端突起；D. 这使 Solitaire SR 和 Catch SR 内的前向血流完全再通，TICI 3 级；E. 正位造影显示取栓支架的位置

使取栓技术得以持续提升，目前正在随机对照试验（COMPASS）中进行测试，详情见下一节。

（五）最新一代：直接抽吸

由于导管技术的发展，以及大口径抽吸导管在颅内血栓中的应用，使直接抽吸成为可能。一般来说，可以应用血管可以容纳的最大口径的抽吸导管[57-60]。在第一次迭代中，对于大脑中动脉 M_1 段或颈内动脉末端的闭塞采用 Penumbra 5Max 再灌注导管（Penumbra，Oakland，CA）非常普遍。与任何的微导管和微导丝相比，5X 可以提高取栓的水平，最常见的是速度型微导管（Penumbra，Oakland，CA），超过 0.016 英寸的导丝（Boston Scientific Corp，Naidich，MA）。撤出微导管和导丝，使用 20ml 或 60ml 注射器或缺血性半暗带抽吸泵（缺血性半暗带取栓 / 抽吸系统的一部分）进行抽吸[38]。无法在抽吸时抽回血液确认 5Max 导管靠近血栓的最佳位置。下一迭代包括轻微推进的导管，以确保牢固的与血栓结合。然后在抽吸的时候缓慢撤出 5Max 导管。抽吸也适用于导引导管的侧孔，可以防止在撤回鞘的同时血栓从 5Max 孔中脱出。血栓通常是整块撤出的，最大限度地降低游离血栓的风险（图 32-5）。当这项技术成功时，就不需要再用取栓支架或缺血性半暗带分离设备，从而大大地降低手术耗材的成本[57, 58]。因此我们发现，初步应用这项技术可以在急性缺血性脑卒中的治疗中提供更高的性价比。

Penumbra Max 吸引导管技术的发展促进了这种方法，使用起来更方便，以及提高大口径导管进入到脑血栓的速度。直接抽吸技术不用于之前的取栓方法，它侧重于整个血栓的抽吸和清除，而不是与血栓结合[40]。过去，因为追踪进入颅内血管的抽吸导管很困难。导管必须与其他导管连接在一起，或者采用其他方法[32, 34, 41, 54, 55]。然而，Penumbra Max 导管出众的追踪能力让我们有信心直接尝试单独抽吸，不用担心花费时间和丢失通路对患者造成的危险。第二代的 5Max ACE 抽吸导管在远端 30cm 处内径增加 0.060，而为了获得更大的吸力，近端外径增加 0.068。导管技术的发展会很快跟上，允许更大口径的导管安全地输送到颅内血管。随着 ACE 064 和 ACE 068 的引入，直接抽吸技术会进一步完善。由于这些导管的大口径，吸引导管可以直接越过血栓，摄取血栓通常会直接吸入导管而不需要取出血栓（图 32-6）。

或许最重要的是，如果在闭塞血管的开通中单独抽吸不是成功的，Penumbra 5Max 导管也可以作为其他设备的远端导管发挥作用。例如用于直接抽吸更多远端分支（如 M_2、P_2 或 P_3）的较小的 3Max 导管，或支架回收器、气囊或支架。这形成了"ADAPT"技术（首选的一种直接抽吸技术）的基础，并越来越受欢迎。如果尝试直接抽吸不成功，那么包括取栓支架的尝试也

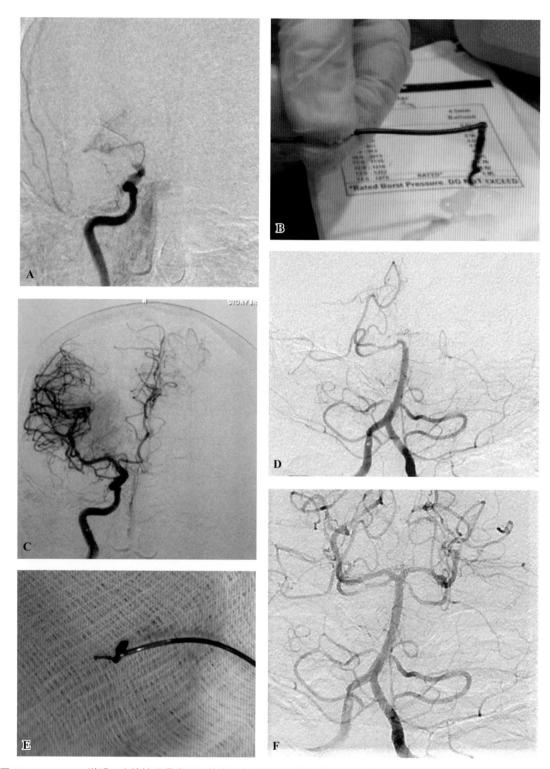

▲ 图 32-5　ADAPT 说明。直接抽吸通常可以整块取出血栓，最小化地减少远端栓塞的风险。闭塞血管能容纳的最大口径的抽吸导管，到达血栓的位置。A 至 C. 腹股沟穿刺 15min 后颈内动脉末端闭塞在直接抽吸取栓后一次再通；D 至 F. 基底动脉尖端闭塞，10min 后 2 次直接抽吸取栓后再通

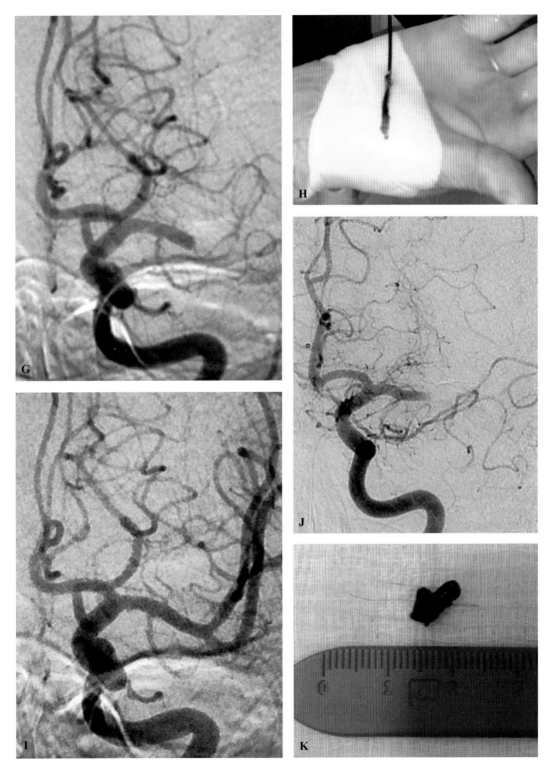

▲ 图 32-5（续） G 至 I. 大脑中动脉分叉段 12min 后在一次直接抽吸取栓后再通；J 和 K. 大脑中动脉分叉段闭塞及抽吸取出的血栓

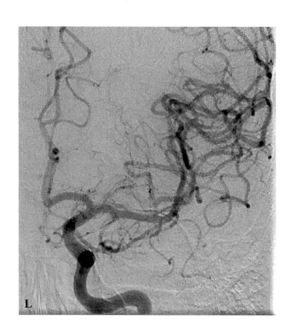

◀ 图 32-5（续） **L.** 大脑中动脉分叉段闭塞（**J**）于 **7min** 后在一次直接抽吸取栓后再通

可以用。在写这篇文章的同时，COMPASS 试验正在纳入患者的过程中，它是一个前循环大血管闭塞发病 6h 内的治疗随机对照试验，研究直接抽吸和支架取栓的治疗区别。如果 3 次尝试不成功的话，可以采用另外一种治疗方法。

最新一代的直接抽吸可以应用到更远端分支的血管。在小口径的血管中，该技术可用于 4Max 或 3Max 再灌注导管（Penumbra Inc.，Oakland，CA）。原则上来说，选择闭塞血管所能容纳的最大口径的导管进行抽吸（图 32-7），可以让高效（TICI ≥ 2B 97.1%）及快速（平均 35.7min）的再通安全完成[59]。

（六）未来的设备

随着迭代变化和新种类设备的出现，用于急性卒中的血管内治疗设备正在快速地发展。由于新一代设备的出现，再通率也越来越高。新技术及新设备的持续发展，为急性卒中的介入治疗提供了更加强大的工具及设备支持。但是，无效的再通仍然是一个问题[43]。

四、结论

在过去的 10 年里，取栓设备和方法有了迅速的进展，从机械破碎，随后的动脉灌注溶栓到

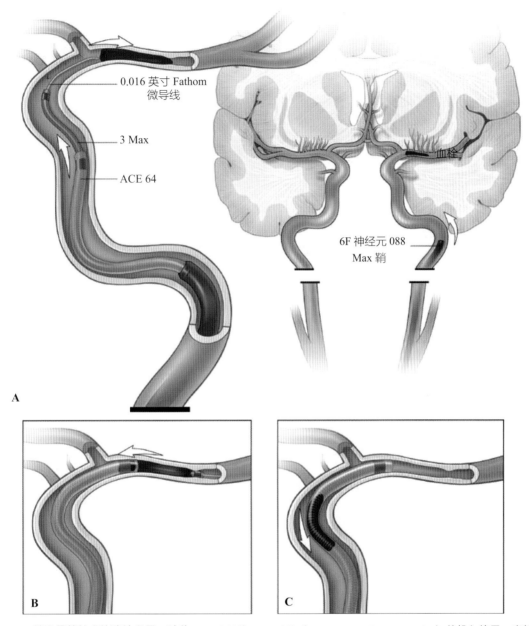

▲ 图 32-6　抽吸导管技术快速地发展。随着 ACE 064 和 ACE 068（Penumbra, Oakland, CA）的投入使用，直接抽吸技术得到了进一步改进。由于这些导管大的孔径，抽吸导管现在可以直接越过血栓，在抽吸力的作用下直接"摄取"血栓。血栓现在通常是直接抽吸进入抽吸导管而不是清除它

越来越有效的取栓设备（图 32-8）[61]。虽然还不清楚哪些技术、设备、选择标准和药物的组合将产生最好的结果，但设备和技术的持续改进正在改善血管造影和临床预后。设备技术、选择策略和内科治疗可能会同步发展，我们期待着急性卒中取栓方法在未来能够继续发展。我们介入领域的同事们应该知道，临床试验精准的纳入标准是确保动脉内治疗在急性卒中治疗的关键。

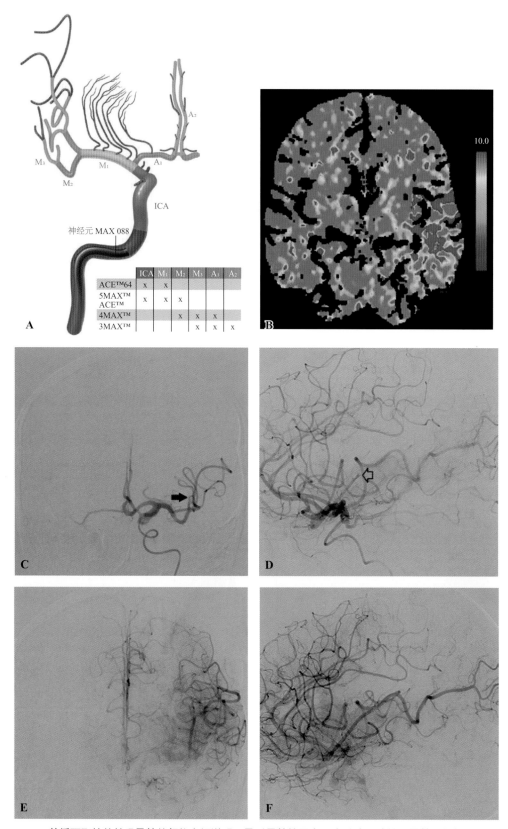

▲ 图 32-7　**A.** 前循环取栓的抽吸导管的规格介绍说明，导引导管放置在颈内动脉，给抽吸导管取栓提供一个平台；**B. CT** 灌注成像显示左侧额叶平均通过时间（**MTT**）延长，符合左侧 M_2 闭塞；**C** 和 **D.** 左侧颈内动脉的正位及侧位脑血管造影显示 M_2 闭塞，血栓的位置没有血流通过（箭）；**E** 和 **F.** 取栓后左侧颈内动脉的正位及侧位脑血管造影显示 M_2 闭塞，以及远端分支显影不清

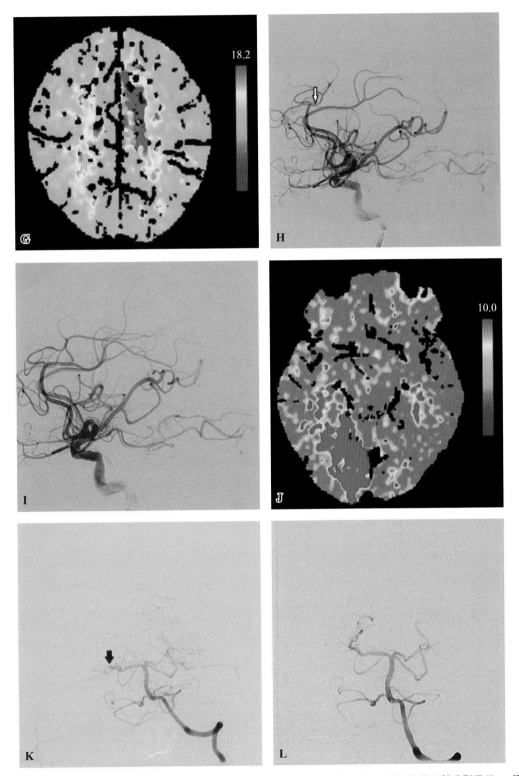

▲ 图 32-7（续）　**G.** CT 灌注成像显示平均通过时间（**MTT**）延长与 A$_2$ 闭塞一致；**H.** 侧位的脑血管造影显示 A$_2$ 闭塞（白箭）；**I.** 取栓后的侧位脑血管造影显示 A$_2$ 闭塞和远端分支完全未显影；**J.** CT 灌注成像显示左侧枕叶平均通过时间（**MTT**）延长与右侧 P$_2$ 缺血一致；**K.** 左侧椎动脉正位的脑血管造影显示 P$_2$ 闭塞，血栓远端未见显影（黑箭）；**L.** 取栓后的左侧椎动脉正位脑血管造影显示大脑后动脉远端分支显影不清

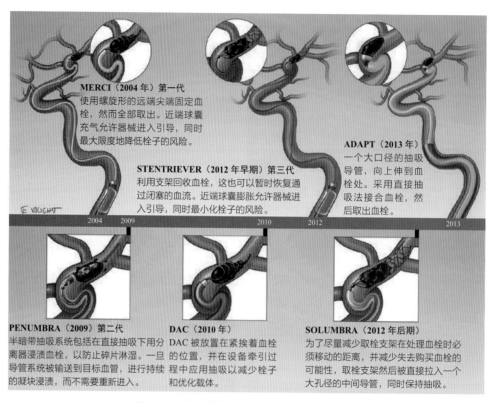

MERCI（2004 年）第一代
使用螺旋形的远端尖端固定血栓，然而全部取出。近端球囊充气允许器械进入引导，同时最大限度地降低栓子的风险。

STENTRIEVER（2012 年早期）第三代
利用支架回收血栓，这也可以暂时恢复通过闭塞的血流。近端球囊膨胀允许器械进入引导，同时最小化栓子的风险。

ADAPT（2013 年）
一个大口径的抽吸导管，向上伸到血栓处。采用直接抽吸法接合血栓，然后取出血栓。

PENUMBRA（2009）第二代
半暗带抽吸系统包括在直接抽吸下用分离器浸渍血栓，以防止碎片淋湿。一旦导管系统被输送到目标血管，进行持续的凝块浸渍，而不需要重新进入。

DAC（2010 年）
DAC 被放置在紧挨着血栓的位置，并在设备牵引过程中应用抽吸以减少栓子和优化载体。

SOLUMBRA（2012 年后期）
为了尽量减少取栓支架在处理血栓时必须移动的距离，并减少失去购买血栓的可能性，取栓支架然后被直接拉入一个大孔径的中间导管，同时保持抽吸。

▲ 图 32-8　取栓装置从第一代到最先进设备的发展历程

参考文献

[1] The National Institute of Neurological Disorders and Stroke rt-PA Stroke Study Group. Tissue plasminogen activator for acute ischemic stroke. N Engl J Med. 1995;333:1581–7.

[2] Jauch EC, Saver JL, Adams HP, et al. American Heart Association Stroke C, Council on Cardiovascular N, Council on Peripheral Vascular D, Council on Clinical C: guidelines for the early management of patients with acute ischemic stroke: a guideline for healthcare professionals from the American Heart Association/American Stroke Association. Stroke. 2013;44:870–947.

[3] Hirsch JA, Yoo AJ, Nogueira RG, Verduzco LA, Schwamm LH, Pryor JC, Rabinov JD, Gonzalez RG. Case volumes of intra-arterial and intravenous treatment of ischemic stroke in the USA. J Neurointerv Surg. 2009;1:27–31.

[4] Fonarow GC, Smith EE, Saver JL, Reeves MJ, Bhatt DL, Grau-Sepulveda MV, Olson DM, Hernandez AF, Peterson ED, Schwamm LH. Timeliness of tissue-type plasminogen activator therapy in acute ischemic Stroke Clinical perspective patient characteristics, hospital factors, and outcomes associated with door-to-needle times within 60 minutes. Circulation. 2011;123:750–8.

[5] Wechsler LR, Roberts R, Furlan AJ, Higashida RT, Dillon W, Roberts H, Rowley HA, Pettigrew LC, Callahan AS, Bruno A. Factors influencing outcome and treatment effect in PROACT II. Stroke. 2003;34:1224–9.

[6] del Zoppo GJ, Higashida RT, Furlan AJ, Pessin MS, Rowley HA, Gent M. PROACT: a phase II randomized trial of recombinant pro-urokinase by direct arterial delivery in acute middle cerebral artery stroke. PROACT Investigators Prolyse in Acute Cerebral

Thromboembolism. Stroke. 1998;29:4–11.

[7] Furlan A, Higashida R, Wechsler L, Gent M, Rowley H, Kase C, Pessin M, Ahuja A, Callahan F, Clark WM. Intra–arterial prourokinase for acute ischemic stroke. JAMA. 1999;282:2003–11.

[8] Kidwell CS, Jahan R, Gornbein J, Alger JR, Nenov V, Ajani Z, et al. A trial of imaging selection and endovascular treatment for ischemic stroke. N Engl J Med. 2013;368:914–23.

[9] Ciccone A, Valvassori L, Nichelatti M, Sgoifo A, Ponzio M, Sterzi R, et al. Endovascular treatent for acute ischemic stroke. N Engl J Med. 2013;368:904–13.

[10] Broderick JP, Palesch YY, Demchuk AM, Yeatts SD, Khatri P, Hill MD, et al. Endovascular therapy after intravenous t–PA versus t–pa alone for stroke. N Engl J Med. 2013;368:893–903.

[11] Chimowitz MI. Endovascular treatment for acute ischemic stroke––still unproven. N Engl J Med. 2013;368:952–5.

[12] Berkhemer OA, Fransen PS, Beumer D, van den Berg LA, Lingsma HF, Yoo AJ, Schonewille WJ, Vos JA, Nederkoorn PJ, Wermer MJ, van Walderveen MA, Staals J, Hofmeijer J, van Oostayen JA, Lycklama à Nijeholt GJ, Boiten J, Brouwer PA, Emmer BJ, de Bruijn SF, van Dijk LC, Kappelle LJ, Lo RH, van Dijk EJ, de Vries J, de Kort PL, van Rooij WJ, van den Berg JS, van Hasselt BA, Aerden LA, Dallinga RJ, Visser MC, Bot JC, Vroomen PC, Eshghi O, Schreuder TH, Heijboer RJ, Keizer K, Tielbeek AV, den Hertog HM, Gerrits DG, van den Berg–Vos RM, Karas GB, Steyerberg EW, Flach HZ, Marquering HA, Sprengers ME, Jenniskens SF, Beenen LF, van den Berg R, Koudstaal PJ, van Zwam WH, Roos YB, van der Lugt A, van Oostenbrugge RJ, Majoie CB, Dippel DW, MR CLEAN Investigators. A randomized trial of intraarterial treatment for acute ischemic stroke. N Engl J Med. 2015;372(1):11–20. https://doi.org/10.1056/NEJMoa1411587. Erratum in: N Engl J Med. 2015 Jan 22;372(4):394

[13] Goyal M, Demchuk AM, Menon BK, Eesa M, Rempel JL, Thornton J, Roy D, Jovin TG, Willinsky RA, Sapkota BL, Dowlatshahi D, Frei DF, Kamal NR, Montanera WJ, Poppe AY, Ryckborst KJ, Silver FL, Shuaib A, Tampieri D, Williams D, Bang OY, Baxter BW, Burns PA, Choe H, Heo JH, Holmstedt CA, Jankowitz B, Kelly M, Linares G, Mandzia JL, Shankar J, Sohn SI, Swartz RH, Barber PA, Coutts SB, Smith EE, Morrish WF, Weill A, Subramaniam S, Mitha AP, Wong JH, Lowerison MW, Sajobi TT, Hill MD, ESCAPE Trial Investigators. Randomized assessment of rapid endovascular treatment of schemic stroke. N Engl J Med. 2015;372 (11):1019–30.

[14] Campbell BC, Mitchell PJ, Kleinig TJ, Dewey HM, Churilov L, Yassi N, Yan B, Dowling RJ, Parsons MW, Oxley TJ, Wu TY, Brooks M, Simpson MA, Miteff F, Levi CR, Krause M, Harrington TJ, Faulder KC, Steinfort BS, Priglinger M, Ang T, Scroop R, Barber PA, McGuinness B, Wijeratne T, Phan TG, Chong W, Chandra RV, Bladin CF, Badve M, Rice H, de Villiers L, Ma H, Desmond PM, Donnan GA, Davis SM, EXTEND–IA Investigators. Endovascular therapy for ischemic stroke with perfusion–imaging selection. N Engl J Med. 2015;372(11):1009–18.

[15] Saver JL, Goyal M, Bonafe A, Diener HC, Levy EI, Pereira VM, Albers GW, Cognard C, Cohen DJ, Hacke W, Jansen O, Jovin TG, Mattle HP, Nogueira RG, Siddiqui AH, Yavagal DR, Baxter BW, Devlin TG, Lopes DK, Reddy VK, du Mesnil de Rochemont R, Singer OC, Jahan R, SWIFT PRIME Investigators. Stent–retriever thrombectomy after intravenous t–PA vs. t–PA alone in stroke. N Engl J Med. 2015;372(24):2285–95.

[16] Jovin TG, Chamorro A, Cobo E, de Miquel MA, Molina CA, Rovira A, San Román L, Serena J, Abilleira S, Ribó M, Millán M, Urra X, Cardona P, López–Cancio E, Tomasello A, Casta1. The National Institute of Neurological Disorders and Stroke rt–PA Stroke Study Group. Tissue plasminogen activator for acute ischemic stroke. N Engl J Med. 1995;333:1581–7.

[17] Suarez J, Sunshine J, Tarr R, Zaidat O, Selman W, Kernich C, Landis D. Predictors of clinical improvement, angiographic recanalization,

and intracranial hemorrhage after intra-arterial thrombolysis for acute ischemic stroke. Stroke. 1999; 30:2094–100.

[18] Ernst R, Pancioli A, Tomsick T, Kissela B, Woo D, Kanter D, Jauch E, Carrozzella J, Spilker J, Broderick J. Combined intravenous and intra-arterial recombinant tissue plasminogen activator in acute ischemic stroke. Stroke. 2000;31:2552–7.

[19] Hacke W, Zeumer H, Ferbert A, Bruckmann H, del Zoppo GJ. Intra-arterial thrombolytic therapy improves outcome in patients with acute vertebrobasilar occlusive disease. Stroke. 1988;19: 1216–22.

[20] Brandt T, von Kummer R, Muller-Kuppers M, Hacke W. Thrombolytic therapy of acute basilar artery occlusion. Variables affecting recanalization and outcome. Stroke. 1996;27:875–81.

[21] Abou-Chebl A, Bajzer CT, Krieger DW, Furlan AJ, Yadav JS. Multimodal therapy for the treatment of severe ischemic stroke combining GPIIb/IIIa antagonists and angioplasty after failure of thrombolysis. Stroke. 2005;36:2286–8.

[22] Gobin YP, Starkman S, Duckwiler GR, Grobelny T, Kidwell CS, Jahan R, Pile-Spellman J, Segal A, Vinuela F, Saver JL. MERCI 1: a phase 1 study of mechanical embolus removal in cerebral ischemia. Stroke. 2004;35:2848–54.

[23] Smith WS, Sung G, Starkman S, Saver JL, Kidwell CS, Gobin YP, Lutsep HL, Nesbit GM, Grobelny T, Rymer MM. Safety and efficacy of mechanical embolectomy in acute ischemic stroke results of the MERCI trial. Stroke. 2005;36:1432–8.

[24] Lewandowski CA, Frankel M, Tomsick TA, Broderick J, Frey J, Clark W, et al. Combined intravenous and intra-arterial r-TPA versus intra-arterial therapy of acute ischemic stroke emergency management of stroke (EMS) bridging trial. Stroke. 1999;30(12):2598–605.

[25] Zeumer H, Freitag HJ, Zanella F, Thie A, Arning C. Local intra-arterial fibrinolytic therapy in patients with stroke: urokinase versus recombinant tissue plasminogen activator (r-TPA). Neuroradiology.

1993;35(2):159–62.

[26] Smith W. Safety of mechanical thrombectomy and intravenous tissue plasminogen activator in acute ischemic stroke. Results of the multi mechanical embolus removal in cerebral ischemia (MERCI) trial, part I. Am J Neuroradiol. 2006;27:1177–82.

[27] Flint AC, Duckwiler GR, Budzik RF, Liebeskind DS, Smith WS. Merci, multi MWC: mechanical thrombectomy of intracranial internal carotid occlusion: pooled results of the MERCI and multi MERCI part I trials. Stroke. 2007;38:1274–80.

[28] Qureshi AI, Siddiqui AM, Suri MFK, Kim SH, Ali Z, Yahia AM, et al. Aggressive mechanical clot disruption and low-dose intra-arterial third-generation thrombolytic agent for ischemic stroke: a prospective study. Neurosurgery. 2002;51(5):1319–29.

[29] Barnwell SL, Clark WM, Nguyen TT, O'Neill OR, Wynn ML, Coull BM. Safety and efficacy of delayed intraarterial urokinase therapy with mechanical clot disruption for thromboembolic stroke. Am J Neuroradiol. 1994;15(10):1817–22.

[30] Smith WS, Sung G, Saver J, Budzik R, Duckwiler G, Liebeskind DS, Lutsep HL, Rymer MM, Higashida RT, Starkman S. Mechanical thrombectomy for acute ischemic stroke final results of the multi MERCI trial. Stroke. 2008;39:1205–12.

[31] Chopko BW, Kerber C, Wong W, Georgy B. Transcatheter snare removal of acute middle cerebral artery thromboembolism: technical case report. Neurosurgery. 2000;46(6):1529–31.

[32] Spiotta AM, Hussain MS, Sivapatham T, Bain M, Gupta R, Moskowitz SI, Hui FK. The versatile distal access catheter: the Cleveland Clinic experience. Neurosurgery. 2011;68:1677.

[33] Jankowitz B, Aghaebrahim A, Zirra A, Spataru O, Zaidi S, Jumaa M, Ruiz-Ares G, Horowitz M, Jovin TG. Manual aspiration thrombectomy adjunctive endovascular recanalization technique in acute stroke interventions. Stroke. 2012;43:1408–11.

[34] Turk A, Manzoor MU, Nyberg EM, Turner RD, Chaudry I. Initial experience with distal guide

catheter placement in the treatment of cerebrovascular disease: clinical safety and efficacy. J Neurointerv Surg. 2013;5(3):247–52.

[35] Mahon BR, Nesbit GM, Barnwell SL, Clark W, Marotta TR, Weill A, Teal PA, Qureshi AI. North American clinical experience with the EKOS MicroLysUS infusion catheter for the treatment of embolic stroke. Am J Neuroradiol. 2003;24:534–8.

[36] Kuliha M, Roubec M, Fadrná T, Ša ň ák D, Herzig R, Jonszta T, Czerny D, Krajča J, Procházka V, Školoudík D. Endovascular sono–lysis using EKOS system in acute stroke patients with a main cerebral artery occlusion–a pilot study. Pers Med. 2012;1:65–72.

[37] Clark W, Lutsep H, Barnwell S, Nesbit G, Egan R, North E, Yanase L, Lowenkopf T, Petersen B, Grunwald I. The penumbra pivotal stroke trial: safety and effectiveness of a new generation of mechanical devices for clot removal in intracranial large vessel occlusive disease. Stroke. 2009;40:2761–8.

[38] Yoo AJ, Frei D, Tateshima S, Turk AS, Hui FK, Brook AL, Heck DV, Hirsch JA. The penumbra stroke system: a technical review. J Neurointerv Surg. 2012;4:199–205.

[39] Frei D, Gerber J, Turk A, McPherson M, Heck D, Hui F, Joseph G, Jahan R, Miskolczi L, Carpenter J, Grobelny T, Goddard J, Turner RD, Huddle D, Bellon R, Chaudry I. The SPEED study: initial clinical evaluation of the Penumbra novel 054 Reperfusion Catheter. J Neurointerv Surg. 2013;5(Suppl 1):i74–6.

[40] Tarr R, Hsu D, Kulcsar Z, Bonvin C, Rufenacht D, Alfke K, Stingele R, Jansen O, Frei D, Bellon R. The POST trial: initial post–market experience of the penumbra system: revascularization of large vessel occlusion in acute ischemic stroke in the United States and Europe. J Neurointerv Surg. 2010;2: 341–4.

[41] Hui FK, Hussain MS, Spiotta A, Bhalla T, Toth G, Moskowitz SI, Elgabaly M, Sivapatham T, Rasmussen PA. Merci retrievers as access adjuncts for reperfusion catheters: the grappling hook technique. Neurosurgery. 2012;70:456–60.

[42] Ringer AJ, Qureshi AI, Fessler RD, Guterman LR, Hopkins LN. Angioplasty of intracranial occlusion resistant to thrombolysis in acute ischemic stroke. Neurosurgery. 2001;48:1282–90.

[43] Levy EI, Siddiqui AH, Crumlish A, Snyder KV, Hauck EF, Fiorella DJ, Hopkins LN, Mocco J. First Food and Drug Administration–approved prospective trial of primary intracranial stenting for acute stroke SARIS (stent–assisted recanalization in acute ischemic stroke). Stroke. 2009;40:3552–6.

[44] Kelly ME, Furlan AJ, Fiorella D. Recanalization of an acute middle cerebral artery occlusion using a self–expanding, reconstrainable, intracranial microstent as a temporary endovascular bypass. Stroke. 2008;39:1770–3.

[45] Levy EI, Ecker RD, Horowitz MB, Gupta R, Hanel RA, Sauvageau E, Jovin TG, Guterman LR, Hopkins LN. Stent–assisted intracranial recanalization for acute stroke: early results. Neurosurgery. 2006;58:458–63.; discussion 458–463.

[46] Mocco J, Hanel RA, Sharma J, Hauck EF, Snyder KV, Natarajan SK, Linfante I, Siddiqui AH, Hopkins LN, Boulos AS. Use of a vascular reconstruction device to salvage acute ischemic occlusions refractory to traditional endovascular recanalization methods: clinical article. J Neurosurg. 2010;112:557–62.

[47] Levy EI, Rahman M, Khalessi AA, Beyer PT, Natarajan SK, Hartney ML, Fiorella DJ, Hopkins LN, Siddiqui AH, Mocco J. Midterm clinical and angiographic follow–up for the first food and drug administration–approved prospective, single–arm trial of primary stenting for stroke: saris (stent–assisted recanalization for acute ischemic stroke). Neurosurgery. 2011;69:915–20.

[48] Roth C, Papanagiotou P, Behnke S, Walter S, Haass A, Becker C, Fassbender K, Politi M, Körner H, Romann M–S. Stent–assisted mechanical recanalization for treatment of acute intracerebral artery occlusions. Stroke. 2010;41:2559–67.

[49] Saver JL, Jahan R, Levy EI, Jovin TG, Baxter B, Nogueira RG, Clark W, Budzik R, Zaidat OO.

Solitaire flow restoration device versus the Merci retriever in patients with acute ischaemic stroke (SWIFT): a randomised, parallel-group, non-inferiority trial. Lancet. 2012;380(9849):1241–9.

[50] Schellinger PD, Alexandrov AV, Barreto AD, Demchuk AM, Tsivgoulis G, Kohrmann M, et al. Combined lysis of thrombus with ultrasound and systemic tissue plasminogen activator for emergent revascularization in acute ischemic stroke (CLOTBUST-ER): design and methodology of a multinational phase 3 trial. Int J Stroke. 2015;10(7):1141–8.

[51] Nogueira RG, Lutsep HL, Gupta R, Jovin TG, Albers GW, Walker GA, Liebeskind DS, Smith WS, Trialists T. Trevo versus Merci retrievers for thrombectomy revascularisation of large vessel occlusions in acute ischaemic stroke (TREVO 2): a randomised trial. Lancet. 2012;380:1231–40.

[52] Turk AS, Spiotta A, Frei D, Mocco J, Baxter B, Fiorella D, Siddiqui A, Mokin M, Dewan M, Woo H. Initial clinical experience with the ADAPT technique: a direct aspiration first pass technique for stroke thrombectomy. J Neurointerv Surg. 2014;6(3):231–7.

[53] Turk AS, Campbell JM, Spiotta A, Vargas J, Turner RD, Chaudry MI, Battenhouse H, Holmstedt CA, Jauch E. An investigation of the cost and benefit of mechanical thrombectomy for endovascular treatment of acute ischemic stroke. J Neurointerv Surg. 2014 Jan;6(1):77–80.

[54] Park MS, Stiefel MF, Fiorella D, Kelly M, McDougall CG, Albuquerque FC. Intracranial placement of a new, compliant guide catheter: technical note. Neurosurgery. 2008;63:E616–7.

[55] Chaudhary N, Pandey AS, Thompson BG, Gandhi D, Ansari SA, Gemmete JJ. Utilization of the neuron 6 French 0.053 inch inner luminal diameter guide catheter for treatment of cerebral vascular pathology: continued experience with ultra distal access into the cerebral vasculature. J Neurointerv Surg. 2012;4:301–6.

[56] Molina CA. Futile recanalization in mechanical embolectomy trials a call to improve selection of patients for revascularization. Stroke. 2010;41:842–3.

[57] Turk AS, Frei D, Fiorella D, Mocco J, Baxter B, Siddiqui A, Spiotta A, Mokin M, Dewan M, Quarfordt S, Battenhouse H, Turner R, Chaudry I. ADAPT FAST study: a direct aspiration first pass technique for acute stroke thrombectomy. J Neurointerv Surg. 2014;6(4):260–4. https://doi.org/10.1136/neurintsurg-2014-011125.

[58] Turk AS, Turner R, Spiotta A, Vargas J, Holmstedt C, Ozark S, Chalela J, Turan T, Adams R, Jauch EC, Battenhouse H, Whitsitt B, Wain M, Chaudry MI. Comparison of endovascular treatment approaches for acute ischemic stroke: cost effectiveness, technical success, and clinical outcomes. J Neurointerv Surg. 2015 Sep;7(9):666–70. https://doi.org/10.1136/neurintsurg-2014-011282.

[59] Vargas J, Spiotta A, Fargen K, Turner R, Chaudry I, Turk A. Long term experience using the ADAPT technique for the treatment of acute ischemic stroke. J Neurointerv Surg. 2016; pii: neurintsurg-2015-012211. doi: https://doi.org/10.1136/neurintsurg-2015-012211.

[60] Vargas J, Spiotta AM, Fargen K, Turner RD, Chaudry I, Turk A. Experience with ADAPT for thrombectomy in distal cerebral artery occlusions causing acute ischemic stroke. World Neurosurg. 2017;99:31–6.

[61] Spiotta AM, Chaudry MI, Hui FK, Turner RD, Kellogg RT, Turk AS. Evolution of thrombectomy approaches and devices for acute stroke: a technical review. J Neurointerv Surg. 2015;7(1):2–7. https://doi.org/10.1136/neurintsurg-2013-011022.

串联闭塞
Tandem Occlusions

Don Heck　Christina Roels　著

朱良付　译

第33章

颈内动脉和颈内动脉末端或大脑中动脉的串联闭塞是一种特殊的、更具挑战性的急诊大血管闭塞类型。与更直接的心源性栓塞不同，串联闭塞同时存在颅内栓塞和颈动脉急性血栓形成的问题（图33-1）。在不考虑冠状动脉循环终末血管出血的情况下，斑块破裂和血栓形成的理想治疗方法是支架置入、抗凝和积极静脉抗血小板治疗。在急性卒中的背景下，这种积极的医疗治疗显然与安全移除颅内血栓而不会导致出血的目标不符，一般不推荐用于急性卒中。串联闭塞病变如何平衡获益风险是我们面临的挑战。

串联闭塞并不少见，占ELVO患者的13%～32%[1-3]。ESCAPE试验的结果在有和没有串联闭塞的患者之间是相似的[4]。一般情况下，急诊血管内治疗应基于对其他颅内大血管闭塞患者使用的类似标准进行推荐，例如，缺血性半暗带大到足以支撑介入治疗的合理性、成功的可能性和并发症的可能性。有两个免责声明是恰当的，首先，在大多数情况下，在没有颅内大血管闭塞的情况下，不推荐紧急治疗颅外颈动脉疾病（即当颈动脉末端和大脑中动脉因颈内动脉顺行血流或Willis侧支循环而血流通畅时）。即使早期治疗严重颈动脉狭窄可能预防二次卒中，但这通常需要在稳定患者症状和优化颈动脉血供重建术的条件后更安全地进行，如在介入治疗前实施最佳的药物治疗方案。急性颅外闭塞而不是颅内闭塞的患者因为低灌注而出现症状，这是一种相对少见的情况。其次，如果颈内动脉有病变，可以在不治疗颅外病变的情况下进行颅内血栓切除术，通常更好的选择是在更理想的条件下清除颅内血栓和延

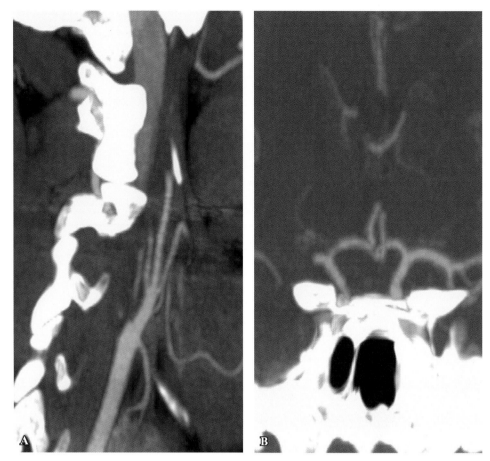

▲ 图 33-1　A. 侧位 CTA 图像显示右侧颈内动脉粥样硬化性闭塞；B. CTA 显示右侧大脑中动脉栓子

迟治疗颅外病变。另外，真正需要急诊治疗的串联闭塞患者，额外处理颅外动脉粥样硬化性颈动脉闭塞（或次全闭塞）是需要面对的挑战，以便进行手术更重要的部分——颅内血栓切除术。

　　串联病变的理想血管内治疗是安全地重建正常的颅内循环并保留颈内动脉，而不会导致出血或栓塞到新的区域（大脑前动脉、大脑后动脉或眼动脉）。颈动脉支架置入的最佳条件包括双重抗血小板治疗和抗凝治疗。但不幸的是，这种情况增加了急性卒中患者颅内出血的风险，因此必须做出平衡。一般来说，在成功取出颅内血栓后，颈动脉颅外段再闭塞并不总是与神经恶化有关。此外，梗死灶的出血性转化通常会导致神经功能下降，因此避免出血转化是首要考虑的因素。但颈内动脉再闭塞可能与反复栓塞有关，在某些情况下，实现颈动脉直接再通以支持软脑膜侧支也可能是有益的，例如，血栓取栓后血流分级低于 TICI3 时。故建立和保持颈内动脉通畅的步骤是明智合理的。

一、技术

（一）近端至远端

"近端至远端"技术主张在进行机械取栓术之前用支架治疗颈动脉病变。这项技术有其优势。第一，立即为较大的装置建立通过病变颈动脉的通道，如导引导管、远端抽吸导管和用于输送检索装置的较大的微导管。第二，在少数患者中，建立直接通畅的颈动脉血流可能足以缓解颅内闭塞[5]。第三，建立直接的颈动脉流入可能有助于恢复软脑膜侧支血供。但这也有潜在的不利之处。首先，实施额外的干预措施，如支架，可能会导致颅内血栓清除的延迟（即使通常是短暂的）。其次，动脉内支架的存在可能会限制栓子切除的一些选择。例如，由于有缠绕的风险，支架取回器不能安全地通过颈动脉支架，因此必须通过支架上方的导向导管或大口径吸引管将其重新捕获。导管也可能"卡住"动脉中的支架，使设备更难通过支架前进。对于后者，如果选择近端至远端的入路，使用闭合设计可以使其他装置更易通过支架。支架不宜放置在钙化密集、同心圆的部位，因为支架可能展开不良，阻碍颅内血栓切除，增加术后血栓形成的可能性。

（二）远端至近端

"远端至近端"入路主张首先进行机械取栓，然后治疗颈动脉病变。实际上，在真正的串联闭塞中，颅外颈动脉严重狭窄或闭塞通常必须接受血管成形术或使用引导鞘进行"点状"治疗，以便于必要的装置在颅内顺利通过（图 33-2）。远端至近端的入路也有优势。第一，实施颅内血栓切除术的延迟可能会更小。第二，因还没有植入异物，立即实施抗血小板治疗可能相对不那么关键。第三，导管和装置不需要通过支架操作。当然，这也可能有不利之处。通过新鲜的血管成形术部位或严重狭窄的病变操作设备可能会导致额外的栓塞。此外，弹性反冲的发生率可能很高，与"优先支架"方法相比，建立直接颈动脉流入可能会有延迟。在远端至近端的入路中，一旦颅内血栓切除完成，就必须决定是否进行任何额外的干预，如放置支架。单纯血管成形术可能需要不那么积极的抗血小板治疗来维持动脉的通畅，这是一个潜在的优势。另外，放置支架通常需要立即进行抗血小板治疗，以降低血小板聚集和血栓形成的风险。手术结束时颈动脉的外观和颈内动脉是否正常流动也是需要考虑的因素。决定是单独使用血管成形术，还是在手术结束时放置支架，将涉及上述所有考虑因素，这两种方法都是合理的。

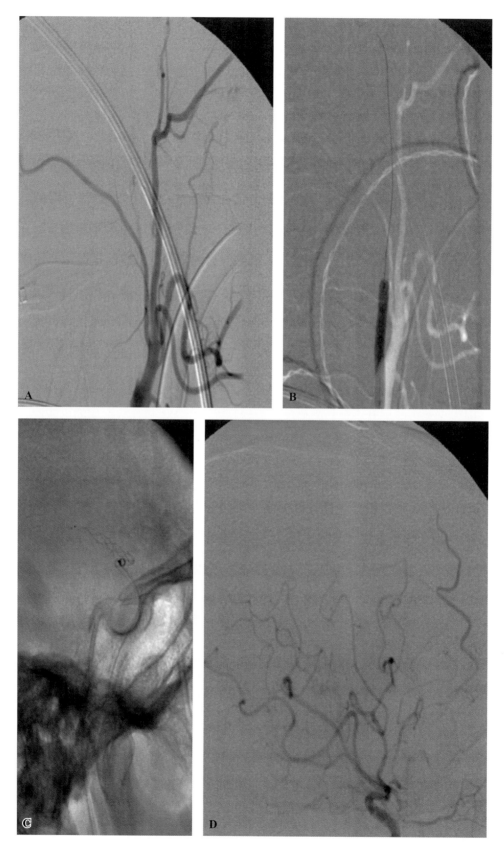

▲ 图 33-2　**A.** 患者的血管造影，显示右侧颈内动脉粥样硬化性闭塞；**B.** 闭塞和血管成形术的路图；**C.** 将导管放在栓塞上方以进行栓子取出术（使用远端抽吸导管和支架回收装置）；**D.** 取栓后侧支造影显示再通

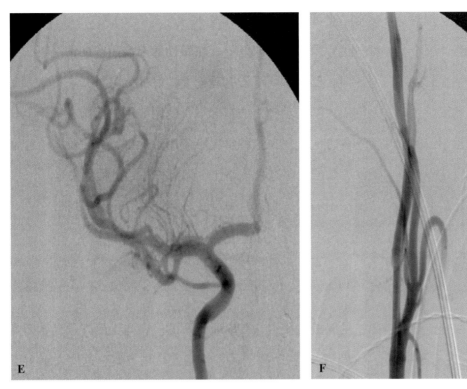

▲ 图 33-2（续）　E. 取栓后额部血管造影显示再灌注；F. 取栓后放置颈动脉支架

二、脑"保护"

在急诊颈动脉血管成形术或支架置入的情况下，术者必须决定是否及如何利用脑保护装置。在选择性颈动脉支架置入术中，一般推荐行脑保护。所有 FDA 批准的颈动脉支架都被批准与某种形式的脑保护装置一起使用。在美国，颈动脉支架的报销要求使用脑保护措施。值得注意的是，脑保护装置的使用从来没有被严格证明优于"无保护"颈动脉支架置入，但为了确定颈动脉支架置入术和颈动脉内膜切除术的安全性和有效性，最严格的试验使用了颈动脉滤器进行保护 [6]。然而，也有数据支持无"保护"的颈动脉支架置入术，即使在可以选择性保护的环境情况下 [7]。急诊颈动脉支架置入术的前景更加不确定。治疗性抗凝被推荐同时使用滤过器和反流脑保护策略，对于卒中干预这显然是有问题的。另外，在闭塞的情况下，就闭塞程度或血栓负荷而言，人们并不总是知道颈内动脉的病变状态。此外，许多过滤装置对于穿过闭塞节段并不是最佳选择。最后，经股动脉血流逆转系统既笨重又耗时，并且没有为将来的颅内介入治疗使用最佳的导引导管。因此，在急性卒中介入治疗中不使用脑保护的情况下，急诊颈动脉支架置入术是合理的，且通常是更可取的。

但在某些情况下，脑保护治疗可能会带来好处。在颈动脉末端闭塞的情况下，当没有从颈动脉到任何脑血管的顺行血流时，脑保护似乎没有理论上的好处。另外，在严重颈动脉狭窄并顺行流向大脑动脉（通常是同侧大脑前动脉）的情况下，使用脑保护措施在理论上具有防止大脑前动脉血栓形成的优势。一种方法是仅在这种情况下使用脑保护，并在没有治疗性抗凝的情况下快速进行这一过程，但没有数据表明这种策略比"无保护"的过程更安全。

由于缺乏数据，使用或不使用脑保护装置的决定最好留给主治医生来判断。

三、药物治疗与文献综述

在机械取栓治疗颅内闭塞的随机试验中，有串联闭塞的患者与无颅外颈动脉闭塞的患者受益相似[1-4]。没有随机试验比较治疗串联闭塞的手术策略或药物方案。这些文献主要由相对较小的单中心患者系列组成，即使在这些患者系列中，手术策略和药物治疗也往往是不同的。总体而言，SICH 的风险似乎比单纯机械取栓术略高。当使用更积极的抗血小板方案时，一些研究显示出更高的发生率[8, 9]，而一些研究显示出较低的 SICH 发生率[10]。2017 年一项对总共 237 名患者的 11 项病例系列回顾和 Meta 分析报道了 81% 的成功血供重建（TICI 2B 或 TICI 3），7% 的 SICH 风险，44% 的临床结果良好（mRS 0～2 分）[11]。这些数字依然基于不同的手术策略和不同的药物治疗，但在颅内血栓导致脑缺血的情况下，绝对支持使用导管进行介入治疗挽救脑组织。急性支架内血栓形成或长期再通的报道在病例系列中并不常见，因此急性或亚急性支架血栓的发生率很难区分。

如果串联闭塞进行了颈动脉血管成形术或支架置入，需考虑抗血小板治疗。如果可能，第一步是确定患者的有效药物。例如，已经接受双重抗血小板治疗的患者可能不需要额外的药物治疗。需要注意的是，对接受 t-PA 静脉注射的患者的建议是 24h 不接受抗血小板治疗，但这一建议显然不适用于串联闭塞患者的治疗[12]。

一系列的抗血小板方案已被用于急性 ICA 支架置入术的串联患者。最大限度地保持颈动脉血流通畅，同时最大限度降低核心肌梗死死出血转化风险的最佳药物治疗方案尚未确定，也没有证明一种方案优于另一种方案。在这种背景下，至少在术前服用阿司匹林似乎是合理的。大多数已发表的病例系列研究使用围术期剂量的阿司匹林（口服、PR 或静脉注射，剂量范围

250～650mg）[8-10, 13-22]。氯吡格雷的起效时间因以下给药策略的不同而不同：①支架置入前给药[18-20, 23]；②术后 CT 阴性后立即给药[16, 17]；③ 24h CT 阴性后给药[13, 14]；④静脉注射糖蛋白 Ⅱ b/ Ⅲ a 抑制药，直到 24h CT 阴性出血，然后过渡到氯吡格雷[11, 20, 24-26]。

抗血小板药物的选择和给药时机需要考虑该患者亚群中每种药物的性质。氯吡格雷的急性使用可能会受到肠道吸收不确定的挑战，而且在静脉溶栓时放置鼻胃管有严重出血的风险。此外，如果发生颅内出血，氯吡格雷的起效延迟，反应不均匀，缺乏可逆性，抗血小板作用持续时间长。

也可以使用静脉药物，如糖蛋白 Ⅱ b/ Ⅲ a 受体拮抗药阿昔单抗、替罗非班和依替巴肽。这些药物具有起效快、血小板抑制可靠、抗血小板作用持续时间短的优点，但它们可能会增加出血转化的风险。在糖蛋白 Ⅱ b/ Ⅲ a 受体拮抗药中，依替巴肽和替罗非班可能是有利的，因其在 Ⅱ b/ Ⅲ a 位点是可逆的，因此如果发生颅内出血，抗血小板作用比阿昔单抗能更快抵消。急性卒中，即使在没有溶栓治疗或机械栓子切除的情况下，单用全剂量静脉注射阿昔单抗也会增加急性卒中患者出血超过安慰剂的风险[27]。一个小的回顾性队列研究中，动脉内注射小剂量阿昔单抗已被证明有效，尽管剂量没有标准化[28]。小剂量依替巴肽和替罗非班已被证明在急性卒中和溶栓治疗中是安全的，但对串联闭塞进行干预的安全性和有效性尚未得到证实[29-32]。

Cangrelor 是一种静脉注射 P2Y12 受体拮抗药，于 2015 年在美国批准作为经皮冠状动脉介入治疗的辅助药物，可考虑用于急性 ICA 支架置入术的串联患者。目前还没有用于卒中人群的数据。如果发生颅内出血，可在停止输注 1h 后立即起效，并能迅速抵消抗血小板的作用，恢复血小板活性。需过渡到口服药物抗血小板治疗时，因 Cangrelor 的抵消作用，需考虑到此点并把握好口服时间，在 Cangrelor 输注期间给予氯吡格雷会使氯吡格雷无效[33]。

他汀类药物在颈动脉支架置入术中可能有好处，当建立了安全的肠道途径后，可以考虑使用他汀类药物。对早期使用他汀类治疗的患者，大剂量的他汀类药物治疗，或者使用再负荷策略是合理的；然而，这一策略还没有在急性串联闭塞人群中进行专门的研究[34-38]。

如前所述，2017 年的一项 Meta 分析显示，尽管大多数患者同时接受静脉溶栓和早期抗血小板治疗，但使用不同药物方案接受急性 ICA 支架治疗的串联性闭塞患者（n=193）的 SICH 发生率相对较低（7%）[11]。

显然，最佳用药管理是一个需要研究的领域。然而，值得重申的是，颈动脉颅外段再闭塞并不总是与神经恶化相关，而颅内出血通常是相关的，这就要求明智地抗血栓治疗。

四、术后管理

（一）血压

在任何机械取栓术后，尤其是在串联闭塞介入治疗后，必须严格控制血压。急性卒中血压升高的原因推定是机体试图通过自动调节来维持侧支的脑灌注，改善软脑膜侧支血管的血流。一方面，急性颈动脉血供重建术可能会使脑组织经历多年未见的异常血流动力学（因此，颈动脉血供重建术会出现罕见的颅内出血和并发高灌注综合征）[39]。另外，一个成功的手术不仅使缺血性半暗带再灌注，而且还使已建立的核心肌梗死死再灌注。考虑到这些因素，患者可以通过降低血压来预防出血。另一方面，在血管造影结果不完美的情况下，大量脑组织仍由软脑膜侧支供应，患者可能受益于高血压以支持侧支循环。通常不推荐积极治疗来纠正急性卒中的高血压[12]。然而，这一建议适用于侧支血管状况未知的人群，但机械取栓术后并非如此。对于 TICI3 或接近 TICI3 的急性颈动脉血供重建术和机械取栓术的患者，对高血压的益处应该不大，降低血压到正常范围的措施似乎是合理的。相反，如果实质脑组织仍有软脑膜侧支的灌注，按照静脉溶栓后通常推荐的方法，较高的压力可能是有益的[12]。

（二）术后管理：影像学

除了在 24h 进行脑成像以确定梗死的大小和有无出血外，建议在 24h 进行颈动脉超声检查以确定颈动脉的通畅性（即使术后即刻血管造影显示血流正常，也并不是所有患者的动脉在术后 24h 都通畅）。这两个关键数据点可以帮助指导术后最初几天的药物治疗。例如，对于动脉未闭或小血管狭窄的非出血性卒中的患者，负荷剂量抗血小板似乎是合理的。不同的是，对于大面积梗死的患者，可能要更加谨慎。首次住院后 30d 的颈动脉超声用来作为随访基线似乎是合理的，类似于选择性颈动脉血供重建术的一般做法。

五、结论

串联闭塞为急性脑血管重建术提供了一个更具挑战性的场景。术者必须在处理急性颅内血栓和急性颅外血栓之间取得平衡。成功的介入需要注意患者的选择、技术，以及术中和术后药物管理。

参考文献

[1] Berkhemer OA, Eransen PS, Beumer D, van den Bert LA, Lingsma HF, et al. A randomized trial of intraarterial treatment of acute ischemic stroke. N Engl J Med. 2015;372:11–20.

[2] Goyal M, Demchuk AM, Menon BK, Eesa M, Rempel JL, et al. Randomized assessment of rapid endovascular treatment of ischemic stroke. N Engl J Med. 2015;372:1019–30.

[3] Jovin TG, Chamorro A, Cobo E, de Miquel MA, Molina CA, Rovira A, et al. Thrombectomy within 8 hours after symptom onset in ischemic stroke. N Engl J Med. 2015;372:2296–306.

[4] Assis Z, Menon BK, Goyal M, Demchuk AM, Shankar J, et al. J Neurointerv Surg. 2017; https://doi.org/10.1136/neurintsurg–2017–013316.

[5] Malik A, Vora N, Lin R, Zaidi S, Aleu A, et al. Endovascular treatment of tandem extracranial/intracranial anterior circulation occlusions: preliminary single center experience. Stroke. 2011;42:1653–7.

[6] Brott TG, Hobson RW, Howard G, et al. Stenting versus endarterectomy for treatment of carotid artery stenosis. N Engl J Med. 2010;363:11–23.

[7] Bonati LH, Jongen LM, Haller S, et al. New ischaemic brain lesions on MRI after stenting or endarterectomy for symptomatic carotid stenosis: a sub–study of the international carotid stenting study. Lancet Neurol. 2010;9:355–62.

[8] Dorado L, Castano C, Millan M, Aleu A, de la Osa N, et al. Hemorrhagic risk of emergent endovascular treatment plus stenting in patients with acute ischemic stroke. J Stroke Cerebrovasc Dis. 2013;22(8):1326–31.

[9] Heck D, Brown M. Carotid stenting and intracranial thrombectomy for treatment of acute stroke due to tandem occlusions with aggressive antiplatelet therapy may be associated with a high incidence of intracranial hemorrhage. J Neurointerv Surg. 2015;7:170–5.

[10] Spiotta A, Lena J, Vargas J, Hawk H, Turner R, et al. Proximal to distal approach in the treatment of tandem occlusions causing an acute stroke. J Neurointerv Surg. 2015;7(3):164–9.

[11] Sivan–Hoffman R, Gory B, Armoiry X, Goyal M, Riva R, et al. Stent–retriever thrombectomy for acute anterior ischemic stroke with tandem occlusion: a systematic review and meta–analysis. Eur Radiol. 2017;27(1):247–54.

[12] Jauch EC, Saver JL, Adams HP Jr, Bruno A, Connors JJ, Demaerschalk BM, et al. Guidelines for the early management of patients with acute ischemic stroke: a guideline for healthcare professionals from the American Heart Association/American Stroke Association. Stroke. 2013;44(3):870–947.

[13] Fahed R, Redjem H, Blanc R, Labreuche J, Robert T, Ciccio G, et al. Endovascular management of acute ischemic strokes with tandem occlusions. Cerebrovasc Dis. 2016;41(5–6):298–305.

[14] Papanagiotou P, Roth C, Walter S, Behnke S, Grunwald IQ, Viera J, et al. Carotid artery stenting in acute stroke. J Am Coll Cardiol. 2011;58(23):2363–9.

[15] Maurer CJ, Joachimski F, Berlis A. Two in one: endovascular treatment of acute tandem occlusions in the anterior circulation. Clin Neuroradiol. 2015;25(4):397–402.

[16] Cohen JE, Gomori JM, Rajz G, Itshayek E, Eichel R, Leker RR. Extracranial carotid artery stenting followed by intracranial stent–based thrombectomy for acute tandem occlusive disease. J Neurointerv Surg. 2015;7(6):412–7.

[17] Puri AS, Kühn AL, Kwon HJ, Khan M, Hou SY, Lin E, et al. Endovascular treatment of tandem vascular occlusions in acute ischemic stroke. J Neurointerv

Surg. 2015;7(3):158–63.

[18] Son S, Choi DS, Oh MK, Kim SK, Kang H, Park KJ, et al. Emergency carotid artery stenting in patients with acute ischemic stroke due to occlusion or stenosis of the proximal internal carotid artery: a single-center experience. J Neurointerv Surg. 2015;7(4):238–44.

[19] Machi P, Lobotesis K, Maldonado IL, Costalat V, Vendrell JF, Riquelme C, et al. Endovascular treatment of tandem occlusions of the anterior cerebral circulation with solitaire FR thrombectomy system. Initial experience. Eur J Radiol. 2012;81(11):3479–84.

[20] Stampfl S, Ringleb PA, Möhlenbruch M, Hametner C, Herweh C, Pham M, et al. Emergency cervical internal carotid artery stenting in combination with intracranial thrombectomy in acute stroke. Am J Neuroradiol. 2014;35(4):741–6.

[21] Soize S, Kadziolka K, Estrade L, Serre I, Barbe C, Pierot L. Outcome after mechanical thrombectomy using a stent retriever under conscious sedation: comparison between tandem and single occlusion of the anterior circulation. J Neuroradiol. 2014;41(2):136–42.

[22] Yoon W, Kim BM, Kim DJ, Kim DI, Kim SK. Outcomes and prognostic factors after emergent carotid artery stenting for hyperacute stroke within 6 hours of symptom onset. Neurosurgery. 2015;76(3):321–9.

[23] Lescher S, Czeppan K, Porto L, Singer OC, Berkefeld J. Acute stroke and obstruction of the extracranial carotid artery combined with intracranial tandem occlusion: results of interventional revascularization. Cardiovasc Intervent Radiol. 2015;38(2):304–13.

[24] Grigoryan M, Haussen DC, Hassan AE, Lima A, Grossberg J, Rebello LC, et al. Endovascular treatment of acute ischemic stroke due to tandem occlusions: large multicenter series and systematic review. Cerebrovasc Dis. 2016;41(5–6):306–12.

[25] Mpotsaris A, Bussmeyer M, Buchner H, Weber W. Clinical outcome of neurointerventional emergency treatment of extra- or intracranial tandem occlusions in acute major stroke: antegrade approach with wallstent and solitaire stent retriever. Clin Neuroradiol. 2013;23(3):207–15.

[26] Lockau H, Liebig T, Henning T, Neuschmelting V, Stetefeld H, Kabbasch C. Mechanical thrombectomy in tandem occlusion: procedural considerations and clinical results. Neuroradiology. 2015;57(6):589–98.

[27] Adams HP Jr, Effron MB, Torner J, Dávalos A, Frayne J, Teal P, et al. Emergency administration of abciximab for treatment of patients with acute ischemic stroke: results of an international phase III trial: Abciximab in Emergency Treatment of Stroke Trial (AbESTT–II). Stroke. 2008;39(1):87–99.

[28] Al–Mufti F, Amulur K, Manning NW, Khan I, Peeling L, et al. Emergent carotid stenting and intra–arterial abciximab in acute ischemic stroke due to tandem occlusion. Br J Neurosurg. 2017;31(5):573–57.

[29] Pancioli AM, Broderick J, Brott T, Tomsick T, Khoury J, Bean J, et al. The combined approach to lysis utilizing eptifibatide and rt–PA in acute ischemic stroke: the CLEAR stroke trial. Stroke. 2008;39(12):3268–76.

[30] Pancioli AM, Adeoye O, Schmit PA, Khoury J, Levine SR, Tomsick TA, et al. Combined approach to lysis utilizing eptifibatide and recombinant tissue plasminogen activator in acute ischemic stroke–enhanced regimen stroke trial. Stroke. 2013;44(9):2381–7.

[31] Adeoye O, Sucharew H, Khoury J, Vagal A, Schmit PA, Ewing I, et al. Combined approach to lysis utilizing Eptifibatide and recombinant tissue–type plasminogen activator in acute ischemic stroke–full dose regimen stroke trial. Stroke. 2015;46(9):2529–33.

[32] Li W, Lin L, Zhang M, Wu Y, Liu C, Li X, Huang S, et al. Safety and preliminary efficacy of early Tirofiban treatment after Alteplase in acute ischemic stroke patients. Stroke. 2016;47(10):2649–51.

[33] Cangrelor [package insert on the Internet]. Cary, NC: Chiesi Farmaceutici S.p.A. 2016. [cited 2018 Jan 9]. Available from: https://resources.chiesiusa.com/ Kengreal/KENGREAL_US_PI.pdf.

[34] Hong JH, Sohn SI, Kwak J, Yoo J, Chang HW, Kwon OK, et al. Dose-dependent effect of statin pretreatment on preventing the periprocedural complications of carotid artery stenting. Stroke. 2017;48(7):1890–4.

[35] Patti G, Tomai F, Melfi R, Ricottini E, Macrì M, Sedati P, et al. Strategies of clopidogrel load and atorvastatin reload to prevent ischemic cerebral events in patients undergoing protected carotid stenting. Results of the randomized ARMYDA–9 CAROTID (Clopidogrel and Atorvastatin Treatment During Carotid Artery Stenting) study. J Am Coll Cardiol. 2013;61(13):1379–87.

[36] Tadros RO, Vouyouka AG, Chung C, Malik RK, Krishnan P, Ellozy SH, et al. The effect of statin use on embolic potential during carotid angioplasty and stenting. Ann Vasc Surg. 2013;27(1):96–103.

[37] Reiff T, Amiri H, Rohde S, Hacke W, Ringleb PA. Statins reduce peri–procedural complications in carotid stenting. Eur J Vasc Endovasc Surg. 2014;48(6):626–32.

[38] Verzini F, De Rango P, Parlani G, Giordano G, Caso V, Cieri E, et al. Effects of statins on early and late results of carotid stenting. J Vasc Surg. 2011;53(1):71–9.

[39] Moulakakis K, Mylonas S, Sfyroeras G, Andrikopoulos V. Hyperperfusion syndrome after carotid revascularization. J Vasc Surg. 2009;49:1060–8.

血管造影为大血管闭塞的急性缺血性脑卒中提供一站式分类及治疗

The Angiographic Suite: A One-Stop Shop for the Triage and Treatment of Large Vessel Occlusive Acute Ischemic Strokes

Charles M. Strother　　Guang-Hong Chen　著
李钊硕　译

　　简单地说，发展影像技术的目的是缩短卒中发作和治疗之间的时间间隔，使血管造影成为既适合指导治疗，又适合急性缺血性脑卒中（AIS）患者的综合成像。完全实现这一目标需要 C 形臂 CT 系统的成像能力和算法的后处理的显著提升。这个章节我们讨论如下几个方面：①提出"一站式服务"的工作流程；②讨论这种方法如何发挥作用；③描述影响一站式服务发挥作用的影响因素；④描述一站式服务需要的技术；⑤讨论并说明可以从这项技术应用中获得的成像能力。

　　我们对一站式服务的工作流程的可行性及其价值的信念，是基于尚未在临床环境中充分验证或测试的技术的使用。然而，我们最初的临床研究及基础影像学研究的所得的初步结果，很好地支撑了我们对一站式工作流程的信念和信心。

一、一站式服务工作流程

　　到达综合卒中中心（CSC）的患者在工作流程的细节上有很大的不同。这些差异很多是由于影像学算法的不同，这些算法是应用在急性缺血性脑卒中临床诊断后的分类。当前工作流程的差异不仅取决于急诊科患者进行影像学检查的差异（例如，在急诊科进行 CT、MRI 或其他影像学检查，或者在不同的地方进行检查），而且还包括成像部位的选择的差异（例如，仅排除出血和获得 ASPECTS 评分，或其与 CTA 和 CTP 的结合）。影像检查后，患者通常返回急诊科，在那里签署同意书，如果还没有完成，则开始静脉注射 t-PA。被认为适合血管内治疗的患者接下来会被转运到造影设备上。

目前的 CSC 指南要求患者从到达急诊科到开始 CT 检查的时间＜ 15min，从进门到完成 CT 解读的时间≤ 45min[1]。虽然提出的一站式工作流程可能提供一个机会，进一步减少从 AIS 的临床诊断到图像解读的时间，但这不是主要的目标。相反，我们认为通过采用一站式服务的工作流程，可以显著缩短成像和血管造影治疗之间的时间。这个所谓的"成像到穿刺"（P2P）间隔被认为与良好的临床预后有很大的关联[2]。

二、选择一站式工作流程的患者

一站式工作流程成功的关键是选择合适的患者。假设患者到达一家综合介入中心，并且符合 AHA/ASA 发表的关于静脉注射 t-PA 和血管内治疗的纳入及排除标准[3]。全世界每年有数百万计患者发生急性缺血性脑卒中，只有相对很少一部分患者接受血管内治疗。虽然这个数字很大，但是随着发达国家人口平均年龄的增长，这个数字可能还会增长。为了测试这个概念的可行性，我们仅选择在急诊科中进行血管造影的患者：①卒中发生前的 mRS 评分 0～1 分；②符合卒中发生后 8h 内 IA 治疗的标准；③卒中发生后 NIHSS 评分＞ 8 分[4]（图 34-1）。几乎所有的患者都存在大血管闭塞。使用 NIHSS 评分＞ 8 分无法识别大量的患者，特别是后循环，或者右侧大脑半球的大血管闭塞[5]。临床评分旨在识别有大血管闭塞的患者。其中至少有一种适合医生和急救人员使用[6, 7]。运用这些方法也可以帮助识别大血管闭塞患者的能力。

三、一站式工作流程是否增加了价值

从至少三个方面来看，它发挥了作用。第一，是最重要的，它可以显著减少综合成像到开始治疗的时间间隔。这种 P2P 间隔不仅被证明占据了非常重要的时间，而且与从急诊科到患者的治疗工作流程中的任何其他时间相比，其持续时间与临床结局的相关性更强[2, 8, 9]。时间持续的长短影响着良好临床预后的比例（每推迟 30min 下降 15%～26%）。缩短从进门到穿刺的时间间隔的重要性怎么说也不为过。第二，消除了与综合成像相关的时间成本，也解决了许多临

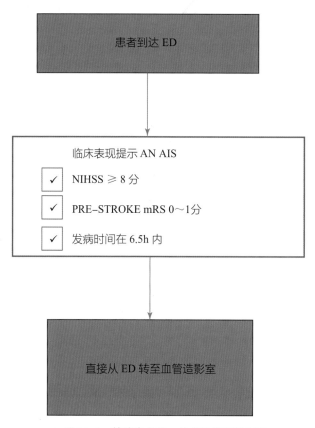

▲ 图 34-1　筛选患者的一站式工作流程标准

床医生放弃实用 CTA 及 CTP 的顾虑，因为会推迟治疗的开始[10]。大家一致认为 CTP 和 CTA 提供的信息有助于识别适合取栓的患者。但是，不幸的是，获取这些信息需要花费大量的时间。尽管 CTP 和 CTA 所需的数据采集可以很快完成，转移到 CT 设备上有固定的时间延迟（患者病情越严重，时间间隔越久）。在数据处理、解释和决策方面也可能存在延迟。我们相信一站式工作流程的使用将消除或显著减少所有这些延误。

有趣的是，2015 年报道的血管内治疗的效果优于内科治疗的 5 个试验中，有 2 个是使用 CTP 辅助患者的选择 [SWIFT-PRIME（81%），EXTEND-IA（100%）]，而且这 2 个试验的再通率及良好临床预后的概率较另外 3 个不使用 CTP 的试验（MR CLEAN、REVASCAT、ESCAPE）更好[10-14]。CTP 不仅有助于选择患者，而且可以对治疗期间和治疗后的管理进行优化，如血压管理和结果预测[15, 16]。大家想知道，在所有这些试验中，与良好的临床结果相比，与综合影像学相关的延迟在多大程度上可能导致更大比例的再通（表 34-1）。

我们一站式所提出的成像是通过 1 次注射对比剂及多旋转血管造影 C 形臂 CT 来获得数据的采集系统。10 次旋转采集可以得到一个无对比剂的 CBCT（NC-CBCT）、一个对比增强

表 34-1　2015 年发表的五项卒中临床试验的成功血管再通率和良好的功能预后总结 [a]

MR CLEAN	ESCAPE	EXTEND-IA	SWIFT-PRIME	REVACAT
RECAN 75%	RECAN 72%	RECAN 100%	RECAN 88%	RECAN 66%
mRS 0~1分 33%	mRS 0~1分 53%	mRS 0~1分 71%	mRS 0~1分 60%	mRS 0~1分 44%
差异 42%	差异 19%	差异 29%	差异 28%	差异 22%

a. 这些试验结果显示血栓切除术和静脉注射 t-PA 联用优于单独使用 t-PA

的 CBCT（CE-CBCT）、动态灌注图（CBV、CBF、MTT）和一个时间分辨的 CB 计算机体层血管成像（TR-CBCTA）（图 34-2）。采集过程的累积辐射剂量到目前估计为 1914mGy·cm 的 DLP（4.4 mSv）。这相当于一个人从纽约飞往洛杉矶时从自然阳光和其他宇宙辐射中所受到的辐射剂量。从传统的 CTP，CTA 的辐射剂量（12.6 mSv）来看，在我们这辐射可以减少 3 倍。最后，在目前的工作流程中，灌注评估只能在治疗前获得。

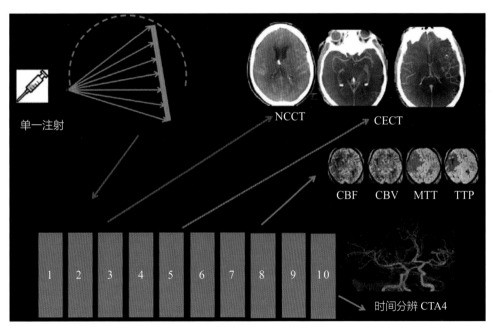

▲ 图 34-2　图表中的数据资料是从一站式工作流程中获取的。在静脉单次注射对比剂后，在 **1min** 内多次旋转 **C** 形臂获取数据。从这些数据中可以得到 NCCT、CECT、时间分辨 CTA，以及动态的灌注图像

因此，在动态变化的生理过程中只有一个抓拍的照片是可用的。相比之下，由于其在治疗的可行性、非常小的 X 线照射量和所需的低对比剂剂量，一站式工作流程允许治疗医生在血管

内治疗期间获得额外的灌注信息。

四、当前一站式概念的限制

目前有三个主要的技术障碍阻碍了一站式服务概念的全面实施：①由于现有的平板探测器的动态范围有限，使 CBCT 图像的低对比度分辨率受限制；②由于 C 形臂旋转速度有限，使 CBCT 成像的时间分辨率受限；③阻碍图像的伪影，如射线硬化伪影、发散伪影、金属伪影、视图角度混叠裸线伪影。因此，多检测器 CT（MDCT）的低对比度分辨率和时间分辨率均明显优于目前的 C 形臂锥形束血管造影 CT 系统。①和③限制了目前可达到的低对比度分辨率，这对监测出血很重要，而②限制了可达到的时间分辨率，这对获得准确的灌注数据很重要。

五、出血的检测

由于静脉注射 t-PA 可以引起新出血的风险，在使用 t-PA 之前对颅内出血患者的识别显然是非常重要的。在一站式服务的概念中，NC-CBCT 是成像序列的一部分。然而，目前还没有证据表明 C 形臂 CBCT 对出血检测的灵敏度与 MDCT 相当。因此，目前尚不清楚 C 形臂 CBCT 的低对比分辨率是否和 NC-CBCT 一样作为排除 AIS 患者出血的筛查工具。最近，与目前大多数 C 形臂 CBCT 系统中使用的 14 位检测器相比，带有 16 位平面检测器的 C 形臂血管造影系统已经可以使用。这大大提高了可视化低对比度细节的能力。通过增加新的数据预处理方法和新的图像重建和后处理算法，可以进一步改善低对比度的可检测性，可以减少上述的图像伪影[3]。

在卒中变色的研究中，颅内出血不包括在内。回顾一所大学医院 8.25 年时间内的 2200 名患者，发现仅有 5 名 AIS 患者被误诊为出血（蛛网膜下腔出血或硬脑膜下血肿）。没有信息表明正确诊断的患者也被诊断为颅内出血[17, 18]。然而，有证据表明伴有卒中的蛛网膜下腔出血是十分罕见的[19]。基于这些观察，我们坚信上述新检测器的功能，加上新的图像处理算法和以下的患者选择标准，将使一站式服务的概念可以安全的使用。我们这样建议：①有已知临床表现的前循环卒中的患者（颅内出血或蛛网膜下腔出血与 AIS 患者的临床表现明显不同）；②没有相关的创伤。

六、获取正确的再灌注信息

使用基于定制注入 / 捕获协议的稳态概念，目前，用 C 形臂 CBCT 测量 CBV 是可能的，其精确度可与多层螺旋 CT 相当[20-22]。因为现在 C 形臂可以获得 10 个连续的旋转，因此，为了潜在地获得动态灌注图，这种用于评估 AIS 患者的单旋转、单参数方法并没有得到广泛的应用。使用当前多层螺旋 CT 的灌注数据是通过一个时间分辨率优于 1.0s 的检测器连续旋转获得的。完全不同的是，目前的 C 形臂 CBCT 系统需要更长的时间来获取数据重现 CBCT 图像体积。例如，当使用商用的双翼血管造影系统时（Artis zee，Siemens Healthineers，Forchheim，Germany），获取一个单独的 CBCT 资料需要 5s，结果显示其固有的时间分辨率为 6s（C 形臂无数据采集的翻转需要 1s 的暂停时间）。此外，采样时间也十分有限。例如，对于给定的总的数据采集时间 60s，只能进行 10 次旋转采集，以获得 10 个数据点来描绘对比曲线，每次旋转获取一个数据点。总之，这些限制降低了当前锥形束 CT 灌注成像的准确性。尽管如此，在动物和人类中已经证实，相较于 CTP 和 MRP 图，获取动态 CBCTP 的可行性比较好[23, 24]。

这些限制可以通过硬件和软件开发的最新研究进展来解决。硬件方法是提高 C 形臂架的旋转速度，从而缩短获取完整 CBCT 数据集所需的时间。软件方法是引入新的图像处理算法，如 TERESAR[25] 和 PICCS[26]，来降低噪声，提高时间分辨率和采样的时间，或者一些重建算法的最新发展来同时全面解决时间分辨率、时间采样和图像伪影的技术障碍[27]。使用这些创新的软件方法，锥形束 CT 系统的时间分辨率可以降低到＜ 1s。这些算法的应用可以大大改善了采样的时间，减少图像的伪影[25, 27 28]。在一项对人体数据的回顾性研究中，用这些技术重建的动态灌注图并不亚于用多层螺旋 CT 获得的图[26]。根据这些灌注数据，也可以创造时间分辨的 CBCTA。这些可以提供大血管闭塞的位置，评估侧支循环及血栓负荷的信息[29-31]。

七、新出现的成像能力让一站式服务成为可能

2013 年 ASNR、ACR 和 SNIS 联合发表的声明建议对出现急性卒中症状的患者采用多种成像方案[32]。医生对影像策略的选择应该是基于具体的临床症状和治疗方案的选择。无论选择

何种成像策略，重点都是需要尽可能在少的时间内进行成像。一站式服务的概念比本指南中建议的任何成像策略都能更好地实现这一目标。对于幕上的实质出血，NC–CBCT 的图像质量可以与多层螺旋 CT 的 NC–CBCT 相比较。使用 CBCT 检测蛛网膜下腔出血的敏感性还没有得到印证。NC–CBCT 和 CE–CBCT 也可以通过多次旋转采集来获取灌注数据。这些图像对出血检测、侧支和血栓负荷评估的敏感性也尚未得到充分的测试。我们的个人经验，以及新的探测能力、新的重建算法和新的伪影减少算法（运动、散射和光束硬化）的使用给了我们信心，多旋转 CBCT 获取的 NC–CBCT 将足以筛查 AIS 患者颅内出血（图 34–3）。

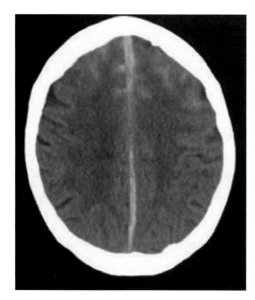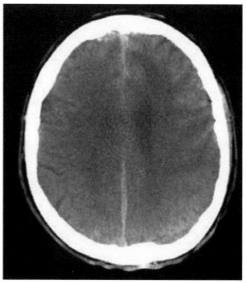

▲ 图 34–3　多探测 CT（左）和平板 CBCT（右）

图片由 Martin Skalej 教授和 Oliver Beuing 博士，Institute of Neuroradiology, Otto–von–Guericke University, Magdeburg, Germany 提供

　　Struffert 及其同事在 2013 年比较了 CBCT 来源的动态灌注图和 MRP 的区别。虽然这个调查是小样本量的（12 名受试者），但在定性比较中，CBCT 图相较于 MRP 图更好[24]。在一项回顾性研究中，我们比较了使用新的内部时间恢复和噪声减少算法重建的动态灌注图与使用商业软件获得的 MDCTP 图。在这个小范围的研究中，定性和定量的图像质量评估都表明 CBCTP 图并不劣于 MDCTP 图[29]（图 34–4）。

　　使用上文所述的患者数据，我们研究了 CBCTA 作为评估侧支评分和血栓负荷工具的应用。越来越明显的是，侧支循环的状态是一个关键的（也许是最关键的）变量，决定了缺血核心生长的速度，以及缺血性半暗带的挽救。侧支循环的评分也是临床预后和影像结果可靠的预测因素（图 34–5）[30, 31]。因为单相 CT 在患者心功能、侧支循环的大小血流速度的评估中不是一个

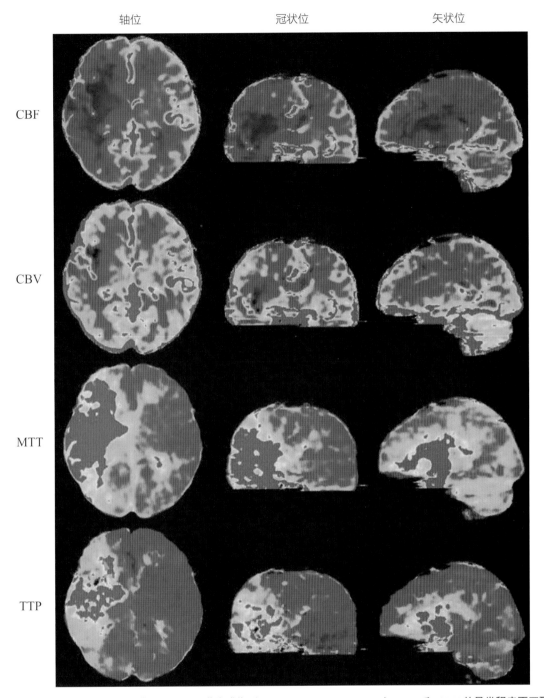

▲ 图 34-4　急性缺血性脑卒中的 **CBCTP** 灌注成像（**CBF**、**CBV**、**MTT**、**TTP**）。**CBF** 和 **CBV** 的异常程度不匹配
这张图片很好地说明 CBCTP 提供了全脑在冠状位、矢状位、轴位的可视化功能（经许可转载，引自 Niu 等 [29]）

可靠的预测因子 [33]。虽然多相 CT 可以解决单相 CT 的一些问题，但是它不能解决时间问题，它不能评估动脉充盈是逆行还是顺行 [34, 35]。CBCT 相较于多层螺旋 CT 有较好的空间分布率，可以改善侧支循环小动脉的识别能力。

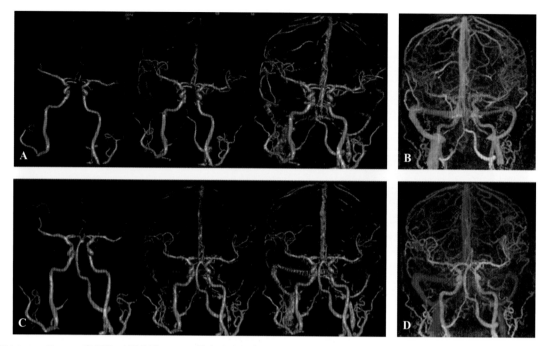

▲ 图 34-5　从 CTP 获得的时间分辨 CTA。基底动脉闭塞再通前（上）后（下）的容积渲染成像（A 和 C），以及色彩编码图像（B 和 D）。右侧椎动脉远端有残留狭窄（经许可转载，引自 Yang 等 [30]）

八、结论

现在 C 形臂锥形束 CT 技术可以对仔细挑选的 AIS 患者在血管造影系统中进行全面成像。这样做的能力应该导致显著减少图片穿刺时间。这反过来也会改善再通成功后的临床结果。

致谢

我们要感谢纽伦堡埃尔兰根大学神经放射学系的 Arnd Dörfler 教授和 Tobias Struffert 教授及其同事对一站式概念做出的非常重要的贡献。他们在分享人体受试者数据方面的合作源于他们在血管造影套件中进行综合成像的初步努力，这对证明一站式概念的可行性非常有帮助。

参考文献

[1] Jauch EC, Saver JL, Adams HP, et al. Guidelines for the early management of patients with acute ischemic stroke: a guideline for healthcare professionals from the American Heart Association/American Stroke Association. Stroke. 2013;44(3):870–947.

[2] Ribo M, Molina CA, Cobo E, et al. Association between time to reperfusion and outcome is primarily driven by the time from imaging to reperfusion. Stroke. 2016;47:999–1004.

[3] Demaerschalk BM, Kleindorfer DO, Opeolu MA, et

al. Scientific rationale for the inclusion and exclusion criteria for intravenous alteplase in acute ischemic stroke. A statement for healthcare professionals from the American Heart Association/American Stroke Association. Stroke. 2016;47:581–641.

[4]　Powers WJ, Derdeyn CP, Jose B, et al. American Heart Association/American Stroke Association focused update of the 2013 guidelines for the early management of patients with acute ischemic stroke regarding endovascular treatment. A guideline for healthcare professionals from the American Heart Association/American Stroke Association. Stroke. 2015;46:3024–39.

[5]　Hacke W, Furlan AJ, Al-Rawi Y, et al. Intravenous desmoteplase in patients with acute ischemic stroke selected by MRI perfusion–diffusion weighted imaging or perfusion CT (DIAS-2): a prospective, randomized, double-blind, placebo-controlled study. Lancet Neurol. 2009;8:141–50.

[6]　Gupta R, Manuel M, Owada K, et al. Severe hemiparesis as a prehospital tool to triage stroke severity: a pilot study to assess diagnostic accuracy and treatment times. J Neurointerv Surg. 2016;8:775–7.

[7]　Ossa NP, Carrera D, Montse G, et al. Design and validation of a prehospital stroke scale to predict large arterial occlusion: the rapid arterial occlusion evaluation scale. Stroke. 2014;45:87–91.

[8]　Sun CH, Nogueira RG, Glenn BA, Connelly K, Zimmermann S, Anda K, et al. "Picture to puncture" : a novel time metric to enhance outcomes in patients transferred for endovascular reperfusion in acute ischemic stroke. Circulation. 2013;127:1139–48.

[9]　Pfaff J, Herweh C, Pham M, et al. Mechanical thrombectomy using a combined CT/C-arm X-ray system. J Neurointerv Surg. 2016;8:621–5.

[10]　Berkhemer OA, Fransen PSS, Beumer FD, et al. A randomized trial of Intraarterial treatment for acute ischemic stroke. N Engl J Med. 2015;272:11–22.

[11]　Jovin TG, Chamorro E, Coba MA, et al. Thrombectomy within 8 hours after symptom onset in ischemic stroke. N Engl J Med. 2015;372:2296–306.

[12]　Goyal M, Demchuck BK, Menon M, et al. Randomized assessment of rapid endovascular treatment of ischemic stroke. N Engl J Med. 2015;372:1019–30.

[13]　Campbell BCV, Mitchell PJ, Kleinig TJ, et al. Endovascular therapy for ischemic stroke with perfusion–imaging selection. N Engl J Med. 2015;372:1009–18.

[14]　Saver JL, Goyal M, Bonafe A, et al. Stent-retriever thrombectomy after intravenous t-PA vs t-PA alone in stroke. N Engl J Med. 2015;372:2285–98.

[15]　Sheth KN, Terry JB, Nogueira RG, et al. Advanced modality imaging evaluation in acute ischemic stroke may lead to delayed endovascular reperfusion therapy without improvement in clinical outcomes. J Neurointerv Surg. 2013;5:i62–5.

[16]　Lev MH. Acute stroke imaging: what is sufficient for triage to endovascular therapy? AJNR Am J Neuroradiol. 2010;33:789–94.

[17]　Richoz B, Hugli O, Dami F, et al. Acute stroke chameleons in a university hospital: risk factors, circumstances, and outcomes. Neurology. 2015;85:505–11.

[18]　Scott PA, Silbergleit R. Misdiagnosis of stroke in tissue plasminogen activator-treated patients: characteristics and outcomes. Ann Emerg Med. 2003;42:611–8.

[19]　Nakajima M, Inatomi Y, Yonehara T, et al. Nontraumatic convexal subarachnoid hemorrhage concomitant with acute ischemic stroke. J Stroke Cerebrovasc Dis. 2014;23:1564–70.

[20]　Bley T, Strother CM, Pulfer K, et al. C-arm CT measurement of cerebral blood volume in ischemic stroke: an expeerimental study in canines. AJNR Am J Neuroradiol. 2010;31:536–40.

[21]　Struffert T, Deuerling-Zheng Y, Kloska S, et al. Cerebral blood volume imaging by flat detector computed tomography in comparison to conventional multislice perfusion CT. Eur Radiol. 2011;21:882–90.

[22]　Fiorella D, Turk A, Chaudry I, et al. A prospective multicenter pilot study investigating the utility of flat detector derived parenchymal blood volume maps to estimate cerebral blood volume in stroke patients. J

Neurointerv Surg. 2014;6:451–6.

[23] Royalty K, Manhart M, Pulfer K, et al. C–arm CT measurement of cerebral blood volume and cerebral blood flow using a novel high–speed acquisition and a single intravenous contrast injection. AJNR Am J Neuroradiol. 2013;34:2131–8.

[24] Struffert T, Deuerling–Zheng Y, Kloska S, et al. Dynamic angiography and perfusion imaging using flat detector CT in the angiography suite: a pilot study in patients with acute middle cerebral artery occlusion. Am J Neuroradiol. 2015;36:1964–70.

[25] Tang J, Xu M, Niu K, et al. A novel temporal recovery technique to enable cone beam CT perfusion imaging using an interventional C–arm system. Proc SPIE. 2013;8668:86681A.

[26] Chen GH, Tang J, Leng S. Prior image constrained compressed sensing (PICCS): A method to accurately reconstruct dynamic CT images from highly undersampled projection data sets. Med Phys. 2008;35:660.

[27] Chen GH, Li Y. Synchronized multiartifact reduction with tomographic reconstruction (SMART–RECON): a statistical model based iterative image reconstruction method to eliminate limited–view artifacts and to mitigate the temporal–average artifacts in time–resolved CT. Med Phys. 2015;42:4698–707.

[28] Li Y, Garrett J, Chen GH. Reduction of beam hardening artifacts in cone–beam CT imaging via SMART–RECON algorithm. Proc SPIE. 2016;9783:97830W.

[29] Niu K, Yang P, Wu Y, et al. C–arm conebeam CT perfusion imaging in the angiographic suite: a comparison with multidetector Ct perfusion imaging. AJNR Am J Neuroradiol. 2016;37:1303–9.

[30] Yang P, Niu K, Wu Y, et al. Time–resolved C–arm computed tomographic angiography derived from computed tomographic perfusion acquisition: new capability for one–stop–shop acute ischemic stroke treatment in the Angiosuite. Stroke. 2015;46:3383–9.

[31] Yang P, Niu K, Wu Y, et al. Evaluation of collaterals and clot burden using time–resolved C–arm cone beam CT angiography in the angio–suite: a feasibility study. AJNR Am J Neuroradiol. 2017;38(4):747–52.

[32] Wintermark M, Sanell PC, Albers GW, et al. Imaging recommendations for acute stroke and transient ischemic attack patients: a joint statement by the American Society of Neuroradiology, the American College of Radiology and the Society of NeuroInterventional Surgery. AJNR Am J Neuroradiol. 2013;34:117–27.

[33] Fanou EM, Knight J, Aviv RI, et al. Effect of collaterals on clinical presentation, baseline imaging, complications, and outcome in acute stroke. AJNR Am J Neuroradiol. 2015;36:2285–91.

[34] Frölich AM, Wolff SL, Psychogios MN, et al. Time–resolved assessment of collateral flow using 4D CT angiography in large–vessel occlusion stroke. Eur Radiol. 2014;24:390–6.

[35] Smit EJ, Vonken EJ, van Seeters T, et al. Timing–invariant imaging of collateral vessels in acute ischemic stroke. Stroke. 2013;44:2194–9.

移动脑卒中单元在急性卒中
患者诊疗中的应用

Mobile Stroke Units: Field Imaging and Triage for Acute Stroke Emergencies

第
35
章

Anne W. Alexandrov   Nitin Goyal   Abhi Pandhi   Sarah McCormick

Andrei V. Alexandrov   Adam Arthur   **著**

周腾飞 **译**

卒中是一种世界范围内影响到各个年龄的疾病，在过去的几十年间，特别是从 1990—2013 年，全球卒中负担显著增加 [1]。目前可用于急性缺血性脑卒中（AIS）治疗首选方法是静脉注射重组组织型纤溶酶原激活药（recombinant tissue plasminogen activator，rt-PA），对于合并急性大血管闭塞性卒中患者可以选择接受机械取栓治疗 [2-7]。然而，由于这些治疗策略有着严格的时间窗限制，因此仅仅一小部分患者能够接受治疗。近来越来越多的中心将移动脑卒中单元（mobile stroke unit，MSU）用于急性缺血性脑卒中救治中，在本章中，我们将探讨 MSU 在 AIS 诊疗中的应用。

一、急性卒中诊疗的时间依赖性益处

急性缺血性脑卒中静脉溶栓治疗于 1996 年在美国批准使用，随后加拿大、南美洲、亚洲（1999 年）、欧洲（2002 年）、英国（2007 年）等都批准使用静脉溶栓治疗 [8-10]。由于急性卒中静脉溶栓具有严格的时间窗，以及出血相关并发症禁忌限制，在美国仅仅 5.2% 的患者可以接受静脉溶栓治疗 [11, 12]。静脉溶栓治疗急性缺血性脑卒中的疗效有着时间依赖性 [13-15]，越早接受静脉溶栓治疗的患者其获得良好预后的机会越高 [16-18]。对 ECASS Ⅲ 和 EPITHET 两项针对 AIS

早期 rt–PA 静脉溶栓研究的 Meta 分析显示早期接受静脉溶栓治疗获益可能性最高，随着时间的延长，患者的必须治疗数（number need to treatment，NNT）从 4.5 增加到 14 [18-19]。由于纳入的大部分患者在发病 60min 以后接受治疗，因此研究没能给出超早期患者接受静脉溶栓治疗相关信息。研究还显示早期接受 rt–PA 静脉溶栓治疗的患者可以减少住院天数、提高出院比例，此外，静脉溶栓也被证实具有较高的成本效益比 [19-22]。5 项临床研究显示急性大血管闭塞性卒中接受机械取栓治疗可以改善临床预后 [3-7]，且临床预后的改善呈时间依赖性 [23]。最近的一项包含 5 项研究共计纳入 1287 名患者的 Meta 分析提示发病 7.3h 内的患者接受机械取栓治疗均能够获得良好预后，同时结果显示发病 3h 内接受机械取栓的患者良好预后达到 64%，而发病 8h 内接受机械取栓的患者良好预后比例则降为 46%[24]。

二、延误卒中救治的因素

纳入 Get with the Guidelines–Stroke 项目的 58 353 名静脉溶栓患者中，不到 1000 名患者在发病 60min 内接受静脉溶栓治疗 [25]。同样，在国际卒中登记中发病 90min 内接受了静脉溶栓的患者仅仅有 11% [26]。静脉溶栓时间延误可以分为院前延误和院内延误 [27]。院前延误原因主要包括卒中症状识别、呼叫决策、急救团队抵达现场，以及患者转运延误。院内救治延误因素主要包括急救中心分诊、挂号、病史评估、影像学检查、血生化检查、静脉溶栓前家属知情决策以及院内转运都需要耗费时间 [28]。

近年来，一系列措施被用来改进卒中救治的院前和院内延误问题，均取得了不同程度的效果，卒中宣教活动缩短了患者、家庭成员或监护者对卒中识别及呼叫时间 [26, 29-31]，然而这些活动是暂时的，而且需要广泛的社区参与。院内延误则通过增设检测点、院内预警机制、建立包括卒中医生、急诊科医生、卒中护士、影像科技师，以及介入科医生等多学科协作的卒中救治团队等措施进行改进 [27, 32, 33]。尽管以上措施实现了部分成效，但院前延误改善不明显，患者发病至救治时间依然较长。

MSU 首次被提出作为一种加速急性卒中诊断和治疗的工具，对患者进行院前静脉溶栓，或者其他急性期救治 [34]。MSU 可能提供一种超早期急性卒中诊疗新模式，从而挽救脑组织减少卒中患者致残率和死亡率。

三、MSU 发展历程与技术发展

　　既往有几项因素制约着 MSU 的实现，包括院前医疗人员的资质、车载 CT，以及院前包括凝血功能等生化检测的实施。Walter 教授及其同事克服了以上困难并于 2010 年在德国萨尔州基于一辆梅赛德斯 – 奔驰 Vario 815D 传统救护车基础上改造完成了世界第一辆 MSU，装备了一台小型便携式 8 层 CT、可以传输图像和视频连线的远程通信设备，以及一个实现生化检查的临时检验室 [35, 36]。萨尔州 MSU 运行时配备了一名放射科医生可以在车上对患者进行 CT 检查，一旦完成影像学检查即开始给予治疗，患者再由普通救护车转运至医院 [35]。使用者设计了一个单中心随机对照试验，通过院前 MSU 静脉溶栓与常规普通救护车院内溶栓进行对比，初期运行结果显示从呼叫至治疗决策时间 MSU 较传统模式显著缩短 [37]，中位数时间分别为 35min（IQR 31～39min）和 76min（IQR 63～94min），$P < 0.0001$。同时从呼叫至接受 CT 扫描、呼叫至接受血生化检查，以及溶栓治疗均显著缩短，然而两组患者在神经功能改善方面并未显示出差异 [37]。

　　第二辆 MSU 于 2011 年在德国柏林投入使用，也称为 STEMO，配备了一个 CT 扫描仪、包含了一台便携式血气分析仪的临时生化检验室，以及可以进行线上会诊的远程医疗设备，同时配备了经过急救训练的神经科医生、一个护理人员及一个放射科技师，与萨尔州运行的 MSU 相比，STEMO 被部署在具有大量人口的城市地区运行，使用远程医疗系统来进行影像医生远程会诊。回顾性分析研究 PHANTOM–S 对 STEMO 的运行效果进行分析 [38]，结果显示接受 STEMO 救治的患者静脉溶栓率较常规治疗显著较高（32.6% vs. 22.0%，$P < 0.001$），同时发病 60min 内接受静脉溶栓的比例显著较常规治疗组显著较高（31.0% vs. 4.9%；$P < 0.01$），且这类患者住院时间显著更短（aOR=1.93，95% CI 1.09～3.41；P=0.02）[39–41]。

　　美国第一台 MSU 于 2014 年在得克萨斯大学休斯顿健康科学中心投入使用，旨在缩短患者救治时间并改善患者临床预后 [42]（图 35–1）。该设备与休斯顿消防部门的紧急医疗系统（EMS）合并运行，当接到急救电话时，MSU 会随着最近的 EMS 救护队一起出诊。在早期运行的 8 周内，共计 12 名患者接受了基于 MSU 的院前静脉溶栓治疗，其中 4 名发病 60min 以内接受溶栓治疗，4 名在发病 61～80min 接受治疗，4 名在发病 81～270min 接受治疗，没有出血，以及其他临床并发症，90d 随访时发病60min 以内接受静脉溶栓的 4 名患者 mRS 评分在 0～1 分，1 名患者死亡 [43]。

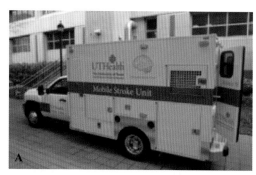
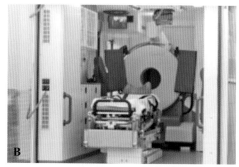
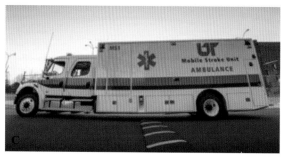
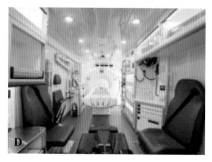

▲ 图 35-1　美国移动脑卒中单元（MSU）：既往与更新后的成像技术

A. 得克萨斯大学休斯顿分校（UT-H），美国第一台 MSU；B.UT-H MSU 内部 CereTom® 计算机断层摄影（CT）系统；C. 田纳西大学健康科学学院中心（UTHSC）的 MSU；D. UT-M MSU 内部与西门子 SOMATOM® Scope CT 系统

　　克利夫兰诊所于 2014 年运行了美国第二台 MSU，当收到可疑卒中患者报警时，MSU 就随着消防出诊[44]。MSU 可以将包括影像学在内的相关数据通过无线传输系统传输至克利夫兰诊所并由诊所内神经科医生协助指导静脉溶栓过程，然后送至最近的卒中中心接受进一步治疗[45, 46]。最终结果显示使用 MSU 进行静脉溶栓患者较传统急救模式节约 40min，需要指出的是，MSU 对可疑卒中患者溶栓比例较常规治疗组显著较高（26% vs. 14%）[45]。克利夫兰诊所使用的 MSU 首次在院外对患者实施了 CTA 检查，从而能够筛选出大血管闭塞患者直接转运至具有机械取栓救治能力的高级卒中中心进行救治[47]。美国其他多个城市已投入使用 MSU，其运行模型和柏林、休斯顿及克利夫兰的相似。田纳西大学健康科学中心（UT-M）安装的西门子 SOMATOM® Scope 16 层 CT 扫描（图 35-1）能够提供高分辨率成像，可以提高成像质量和速度，UT-M MSU 带有一个 CTA 自动注射臂和一个专用的机架，可自动移动患者并获取全脑及主动脉弓图像。SOMATOM 可以完成快速扫描，在 1min 内完成快速非增强成像，随后进行 CTA，总成像和重建时间为 3.5min。此外，UT-M 图像的质量非常高，可以直接传输到导管实验室、手术室、神经加强监护病房或脑卒中病房，住院后不需要额外的 CT 检查。尽管较小的内部空间即足够支持车载 CT 运行，但 UT-M MSU 考虑到教学需要，一共可以提供 9 个乘客

座位，并且扩大了内部驾驶室空间，是全球运行最大体积的 MSU。

四、移动脑卒中单元的成像技术

市场上有几种便携式 CT 扫描仪，包括 CereTom（Neurologica，Danvers，MA，USA）、断层扫描 CT［Philips Medical Systems，Best，xCAT ENT（Xoran Technologies，Ann Arbor，MI，USA）］、OTOscan（NeuroLogica）和 SOMATOM®（Siemens），每一款车载 CT 的设计和预期用途都有所不同。从既往安装看，第一次也是最常用的 MSU 车载 CT 是三星 CereTomCT，一种线圈体积较小的专门用于头部成像的 CT。而最新一代如 UT-M 和 Cadence Northwestern（Winfield，Illinois）运行的 MSU 则安装了西门子 SOMATOM®16 层 CT，可以覆盖主动脉弓。表 35-1 展示了 CereTom 和 SOMOTOM® 两种 CT 扫描系统的特点，尽管成像质量不同，但两种 CT 扫描价格上相当。需要指出的是，患者入院后重复的入院 CT 检查对患者来说无疑增加了额外的费用及更多的辐射。

五、MSU 人员配备

MSU 人员配备模式是根据院前救治需求、辐射安全、成像管理，以及实际可以利用的人员等进行制订的，大多数国家和地区要求急救车辆需要配备具有院前急救资格证书的人员，如急救内科医生或急救护士[48, 49]。被列为救护车的车辆的司机还必须持有特殊驾驶执照，并具备在高速紧急运输中的驾驶能力[48]。

除了配备急诊医生、急救护士之外，神经血管专家也必须参与进来，如果不能随团队出车至现场的话，也应该借助远程医疗系统等设备提供远程支持，远程医疗系统的应用在某种程度上弥补了神经血管医生的不足[45, 50]。大部分 MSU 通过远程医疗运行时，需要具有丰富经验的急性卒中评估与处理能力的注册护士，然而，缺乏执业证书的护士无法进行单独用药和完成检测，在没有远程医疗系统辅助时，注册护士可以做的工作是有限的[51-54]。

UT-M 项目由经过培训的工作人员组成[55]。神经血管委员会认证的注册护士能够进行临床查体定位、影像学阅读，以及实施现场静脉溶栓等急救措施[56]。因为这个过程可以不依赖远程医疗传输系统，使用快速 SOMATOM® Scope CT/CTA 扫描，抵达现场至溶栓时间仅为 16min

表 35-1　CereTom® 和 SOMATOM®Scope 两种 CT 扫描系统的特点

成像模式	三星 CereTom®	西门子 SOMATOM® Scope
系统硬件	• 8 层螺旋（1cm 覆盖）；轴向 • 动态扫描；构架 32cm；快速扫描时间：1s、2s 和 4s；实时图像浏览；血管造影和灌注功能；自动团注跟踪和灌注图像	• 16 层螺旋（24 行自适应检测器阵列）；70cm 构架，不能倾斜；UFC（超快陶瓷）探测器 • 占地面积小，最佳利用空间；小焦点尺寸；血管造影和灌注能力
系统软件	• 易于使用的界面 • 先进的可视化软件，可查看 2D、3D 和 MPR 成像 • 易于与 PACS 集或；3.1dicom 兼容；XR-29 • 无线通信功能 • 最大节能负载 1000W	• 易于使用的界面 • 先进的可视化软件，可查看 2D、3D 和 MPR 成像 • 易于与 PACS 集成 • 无线通信功能 • 车辆启动时自动系统关闭 • 飞行焦点技术节能功能 • 由于低的热量排放，实现空调节能功能 • eCockpit SE 模式使扫描系统能够选择最佳的扫描参数，抑制硬件磨损 • eStart 功能通过在长时间的待机状态下逐渐预热过程，延长系统 X 线管的使用寿命 • eSleep 模式使机架在不工作时进入睡眠状态
救护车的硬件	• 标准尺寸的救护车，可选择扩大空间 • 救护床周围 360° 患者通道 • 配备了辐射透光扫描板和适配器，可以将任何救护床转换成安全稳定的扫描平台 • Optistat 压力注射器 • Samsung PT60 超声 • 安装系统经过 150% 碰撞测试，安全性高	• 和医院级别相当的 CT • 自动注射 • 超声
重建特性	• 统计红外降噪 • 减少金属工作 • MIP，MinIP，AVG 滑动板 • 3D MIP，体积投标，MinIP • 倾斜和弯由 MPR • 自动曝光控制 • 电影 • 进口 MRI、PET、SPECT 和 X 线检查 • 并排查看 • Jpeg 照片、电影和 Dicom 3.1 输出	• SureView™ 重建算法：间距值从定义的覆盖范围和扫描时间选择，以保留切片厚度和图像质量 • 采用 IRIS（图像空间迭代重建）技术进行图像重建，降低噪声。自适应信号增强，在高衰减时改善弱信号 • FAST(完全辅助扫描技术)检测感兴趣的解剖区域，并设置相应的扫描参数 • CARE（减少照射的联合应用程序）有助于自动化成像过程，并减少传递给患者的辐射剂量
需要重复成像	• 通常在患者入院后复查 CT/CTA	入院后的患者管理不需要重复成像检查，除非需要连续影像学检查（例如，脑出血需要连续动态复查血肿扩大情况）

（8～38min），相比其他经过远程医疗系统并使用常规 CereTom CT 扫描的患者（25～35min）显著较短。通过对远程医疗系统的完善，实现所有患者准确的评估与治疗决策，从而对执业护师的工作提供支持。

　　MSU CT 成像的安全管理需要 1 名 CT 技师作为机组成员，在美国放射技师（RT）经过相关教育和培训并为注册成为 CT 技师，美国大多数州要求放射技师拥有执照[57]。另外，大多数 CT 技师可以熟练操作建立静脉通路，还有些技师可以完成多普勒超声等其他评估脑血管的设备。工作区域内辐射安全需要持续监测，以确保患者、旁观者和机组人员的安全。UT-H 项目最近的一份报道显示，CT 技师在扫描期间累积职业辐射剂量当量为 1.14mSv，远低于美国当前职业剂量限制的 10%[58]。

MSU 运行的关键在于承认和尊重每个成员的独特资质和专业技能，现场监督和安全保障是急救科医生和急救科护士的重要工作，他们为 MSU 的运行带来了很多经验并提供了很多保障，特别是在卒中之外的一些紧急医疗情况（包括心脏骤停等极端事件）。与 EMS 人员和 CT 技师的合作关系，使血管神经专家能够专注于诊断和治疗。最后，院前环境可能是高度不确定、混乱的，甚至是危险的[59]，MSU 项目的管理者应该谨慎地审查对这个项目感兴趣的员工，以确保他们适合这个具有挑战性的环境。

六、应急医疗系统集成

MSU 的运行模型各异（包括基于医院、社区中心、消防站、急救站等），但成功的 MSU 运行都需要和本地紧急医疗救援系统相结合，包括从 9-1-1 或其他紧急呼叫系统直接启动 MSU 调度的能力，这其中最重要的就是将 MSU 作为常规救护车一样去调度。这样可以让 MSU 可以像常规救护车一样配备警灯和报警器等以确保及时运送急性卒中患者。MSU 上必须配备标准常规救护车上配备的基本设备、人员和药品，以便对遇到的所有紧急情况进行适当管理[48]。

MSU 的运行不能仅仅关注脑血管疾病患者的需求，而是要和当地紧急医疗救援系统结合起来，这样才能够更好地被接受，并加快救护车分类审批过程。加快审批最直接的方式是 MSU 运行附属于当地紧急医疗救援指挥中心或消防中心，其运行配备急救医生和急救护士，即包含传统救护车的运行模式，紧急医疗指挥中心和消防中心可以直接指挥派遣 MSU，另外，在获得地方或州的许可过程中其专业知识和技能也得到了提升。

七、质量改进和 MSU 数据登记

院前脑卒中急救组织（PRESTO）是一个国际性关于 MSU 相关医疗项目的联盟，成立于

2016 年，旨在通过支持 MSU 项目运行和相关研究以改善卒中患者预后[60]。该组织已经开发了一个尽可能包含所有纳入项目团队相关运行数据库，数据库包括以下内容：①人口统计资料；②生命体征；③药物预处理；④临床评分；⑤关键时间点；⑥ MSU 治疗；⑦住院治疗；⑧ MSU CT 成像；⑨住院影像；⑩ MSU 和最终诊断；⑪并发症 / 病程；⑫临床预后。数据库的使用将有助于我们对 MSU 诊疗疗效的评估。

八、MSU 在各类急性卒中救治中的应用

（一）急性缺血性脑卒中

一些研究显示 MSU 较传统模式相比可以缩短发病至用药时间，同时没有增加死亡率或症状性出血率，此外，使用 MSU 接诊可疑卒中患者其溶栓率较传统模式显著较高[35-47]。由于缺乏远期临床随访数据，对于 MSU 在多少程度上可以改善患者临床预后尚未可知。尽管如此，卒中急救具有时间依赖性的特点预示着 MSU 可能存在改善患者临床预后的可能性[18, 19, 21-26]。除了实现更快的溶栓，MSU 还可以提供溶栓治疗期间血流动力学和神经功能状况监测，可以随时发现静脉溶栓治疗后神经系统的恶化或改善，还能够通过持续输注药物监测精准控制血压。

（二）急性大血管闭塞

在具备 CTA 成像能力的车载设备上，院前在 MSU 上即可对大血管闭塞性卒中患者进行筛选从而将患者直接转运至具有机械取栓救治能力的医院，使患者能够最快得到血管内再通治疗。相反，如果患者先转运至初级卒中中心再转诊至高级卒中中心将延误救治时间，从而可能影响患者预后。车载 CTA 成像完成之后可以提前预警院内取栓救治团队做好准备，MSU 可以将患者绕过急诊中心而直接转运至导管室，从而缩短患者救治时间、改善患者预后。

（三）出血性卒中

自发性脑实质出血（intraparenchymal hemorrhage，IPH）发病后早期即出现血肿扩张，通常发生在发病后 4.5～6h[61]。早期积极降低收缩压是否能有效改善 IPH 患者的功能预后尚不清

楚，但 MSU 提供了一个独特的环境来验证这一假说。除此之外，MSU 还可以作为研究出血控制药物、神经保护药物的试验平台[62]。BEST-MSU 的研究报告了最初 26 名中有 4 名 IPH 患者，在症状出现的 1h 内积极降压治疗[63]。MSU 团队使用持续输注降压药，血压控制的同时可以提供密切的血流动力学监测。此外，MSU 团队为服用抗凝药的脑出血患者实施早期的翻转治疗，可以起到快速止血作用。同时根据 CT/CTA 检查结果，提前预警院内神经外科，以及神经监护病房团队做好准备[43, 63]。

（四）蛛网膜下腔出血

具有 CT/CTA 功能的 MSU 可以快速诊断蛛网膜下腔出血（SAH）及发病原因。同时可以根据临床指南在 MSU 上对患者进行早期血压管理[64]，将血压平稳地控制在 160/90mmHg 以下[64]，存在进一步救治需要的患者可以直接分流到高级卒中中心进行治疗。在转运途中即可提前预警院内血管内再通治疗救治团队，将患者直接转运至导管室。虽然经 MSU 转运的动脉瘤合并蛛网膜下腔出血比例相对较低，但 MSU 显然对这些患者具有明显的优势，可以快速诊断、稳定病情并进行目的性转运治疗。

（五）癫痫

癫痫发作可能与缺血性或出血性脑卒中一起发生，也可能是特发性的，也可能产生疑似脑卒中的持续性局灶性临床表现。MSU 兼具 CT 和 CTA 功能提供了血管成像的优势，可以协助进行诊断。几乎所有的救护车服务都备有苯二氮䓬类药物，MSU 可能配备更多，以支持癫痫症状的控制。在 UT-M MSU 转运的前 100 名患者中，1 名诊断为持续性癫痫并在现场快速得到控制。BEST-MSU 研究显示，3/4 的脑出血患者伴有癫痫发作，并在 MSU 上服用抗癫痫药物[43]。

九、MSU 相关不足之处

（一）项目成本昂贵

昂贵的成本制约着 MSU 的启动和运行[65]。车辆改造包括车载 CT 的安装和辐射防护的改造，一般需要 60 万～140 万美元，小型救护车装备 Samsung CereTom® 与较大的救护车装备 Siemens SOMATOM® Scope CT/CTA 花费相当，主要依据成像需要进行选择。MSU 运行按照每天 12h，每周 7d 来计算，每年人力成本将高达 200 万美元，而配备全职神经血管医生则是最昂贵的模式。保险和许可证费用也必须计算启动费用内，所有救护车都需要配备的附加设备。以满足相关部门的要求。远程医疗费用，包括 MSU 内，以及远程中心，也占总费用的一部分。车载临时实验室相对便宜，而使用标准的实验室设备可能会很昂贵，还需要 CLIA 认证，且操作过程需要相关资质。很多项目对没有抗凝，或者凝血疾病病史的患者仅仅检测术前血糖，从而降低设备成本并提高效率。目前为止没有数据显示对于简化术前生化检查带来安全性问题。根据每个运行项目的资源和兴趣，其他的医疗设备也可以安装在 MSU 上。如在 UTHSC MSU 上配备了 TCD 和多普勒超声设备，以实现对闭塞脑血管再通复流监测，或者穿刺静脉入路困难时提供帮助。这些设备的花费一般在 5 万～9 万美元，治疗脑卒中的独特药物可能会增加相当大的费用，包括阿替普酶 t-PA 和尼卡地平等。最后，初始和持续的运行成本需要包括在总体计划费用中，如果 MSU 车辆救护车作为城市政府运营车辆，这些当局将提供一些补贴费用。MSU 总体来说花费成本较高，但是 MSU 项目还是可以提供一个改善卒中致残率以及减少总体卒中相关医疗费用，提高预期寿命并降低死亡率。

（二）交通

一个城市或地区的交通模式可能会限制 MSU 的运行，因此在部署 MSU 时应该考虑到这个问题。使用急救系统相关数据来确定 MSU 安装地点将提高 MSU 运行效率至关重要，在选择车辆尺寸时应该考虑到区域内交通状况，较大的车辆在繁华都市里通行不便。尽管安装 CT 的卡车的尺寸可能会限制其进入现场，但 UT-M MSU 在一个古老、狭窄的城市运行并没有出现进出街道困难的现象。一般来说，任何消防车能够进出的地方，MSU 均能够实现自由进出。.

（三）可疑卒中

MSU 进行院前卒中诊疗是一个紧急的过程，需要快速做出诊疗决策，现场环境混乱、资源有限，这些因素无疑增加了鉴别可疑卒中的难度从而错误地使用静脉溶栓药物。Ebinger 等发现有 2% 的可疑卒中患者在 MSU 上实施了静脉溶栓治疗[36]。总的来说，尽管筛选溶栓禁忌证的时间和资源有限，在接受阿替普酶治疗的 MSU 患者中症状性脑出血的发生率是比较低的。静脉溶栓药物治疗已经被大型研究证实是安全的[66,67]。

十、结论

MSU 能够快速对卒中实施早期诊断和治疗。随着影像技术、远程医疗系统的发展，以及创新性的人员配备的改进，MSU 将成为一种高效的院前诊疗平台，并显著降低患者救治时间，可以快速转运特定卒中患者至导管室、神经监护病房或卒中单元。

参考文献

[1] Feigin VL, Norrving B, George MG, et al. Prevention of stroke: a strategic global imperative. Nat Rev Neurol. 2016;12(9):501–12.

[2] The National Institute of Neurological Disorders and Stroke rt–PA Stroke Study Group. Tissue plasminogen activator for acute ischemic stroke. N Engl J Med. 1995;333(24):1581–7.

[3] Berkhemer OA, Fransen PS, Beumer D, et al. A randomized trial of intraarterial treatment for acute ischemic stroke. N Engl J Med. 2015;372(1):11–20.

[4] Goyal M, Demchuk AM, Menon BK, et al. Randomized assessment of rapid endovascular treatment of ischemic stroke. N Engl J Med. 2015;372(11):1019–30.

[5] Campbell BC, Mitchell PJ, Kleinig TJ, et al. Endovascular therapy for ischemic stroke with perfusion–imaging selection. N Engl J Med. 2015;372(11):1009–18. https://doi.org/10.1056/NEJMoa1414792.

[6] Saver JL, Goyal M, Bonafe A, et al. Stent–retriever thrombectomy after intravenous t–PA vs. t–PA alone in stroke. N Engl J Med. 2015;372(24):2285–95.

[7] Jovin TG, Chamorro A, Cobo E, et al. Thrombectomy within 8 hours after symptom onset in ischemic stroke. N Engl J Med. 2015;372(24):2296–306.

[8] Heart and Stroke. www.heartandstroke.ca/stroke/treatments/medications. Accessed 15 Jan 2017.

[9] Millan M, Dorado L, Davalos A. Fibrinolytic therapy in acute stroke. Curr Cardiol Rev. 2010;6(3):218–26.

[10] Robinson T, Zaheer Z, Mistr AK. Thrombolysis in acute ischemic stroke. Ther Adv Chronic Dis. 2011;2(2):119–31.

[11] Adeoye O, Hornung R, Khatri P, et al. Recombinant tissue–type plasminogen activator use for ischemic stroke in the United States: a doubling of treatment rates over the course of 5 years. Stroke. 2011;42(7):1952–5.

[12] Donnan GA, Baron JC, Ma H, Davis SM. Penumbral selection of patients for trials of acute stroke therapy. Lancet Neurol. 2009;8(3):261–9.

[13] Meretoja A, Weir L, Ugalde M, et al. Helsinki model cut stroke thrombolysis delays to 25 minutes in Melbourne in only 4 months. Neurology. 2013;81(12):1071–6.

[14] Gladstone DJ, Rodan LH, Sahlas DJ, et al. A citywide prehospital protocol increases access to stroke thrombolysis in Toronto. Stroke. 2009;40(12):3841–4.

[15] O'Brien W, Crimmins D, Donaldson W, et al. FASTER (Face, Arm, Speech, Time, Emergency Response): experience of Central Coast Stroke Services implementation of a pre–hospital notification system for expedient management of acute stroke. J Clin Neurosci. 2012;19(2):241–5.

[16] Quinn TJ, Dawson J, Walters MR, Lees KR. Functional outcome measures in contemporary stroke trials. Int J Stroke. 2009;4(3):200–5.

[17] Haass A, Walter S, Ragoschke–Schumm A, et al. "Time is brain". Optimizing prehospital stroke

management. Nervenarzt. 2014;85(2):189–94.

[18] Lees KR, Bluhmki E, von Kummer R, et al. Time to treatment with intravenous alteplase and outcome in stroke: an updated pooled analysis of ECASS, ATLANTIS, NINDS, and EPITHET trials. Lancet. 2010;375(9727):1695–703.

[19] Hacke W, Donnan G, Fieschi C, et al. Association of outcome with early stroke treatment: pooled analysis of ATLANTIS, ECASS, and NINDS rt–PA stroke trials. Lancet. 2004;363(9411):768–74.

[20] Fagan SC, Morgenstern LB, Petitta A, et al. Cost-effectiveness of tissue plasminogen activator for acute ischemic stroke. NINDS rt–PA Stroke Study Group. Neurology. 1998;50(4):883–90.

[21] Marler JR, Tilley BC, Lu M, et al. Early stroke treatment associated with better outcome: the NINDS rt–PA stroke study. Neurology. 2000;55(11):1649–55.

[22] Lansberg MG, Schrooten M, Bluhmki E, Thijs VN, Saver JL. Treatment time-specific number needed to treat estimates for tissue plasminogen activator therapy in acute stroke based on shifts over the entire range of the modified Rankin Scale. Stroke. 2009;40(6):2079–84.

[23] Khatri P, Abruzzo T, Yeatts SD, et al. Good clinical outcome after ischemic stroke with successful revascularization is time-dependent. Neurology. 2009;73(13):1066–72.

[24] Saver JL, Goyal M, van der Lugt A, et al. Time to treatment with endovascular thrombectomy and outcomes from ischemic stroke: a meta-analysis. JAMA. 2016;316(12):1279–88.

[25] Saver JL, Fonarow GC, Smith EE, Reeves MJ, Grau-Sepulveda MV, Pan W, Olson DM, Hernandez AF, Peterson ED, Schwamm LH. Time to treatment with intravenous tissue plasminogen activator and outcome from acute ischemic stroke. JAMA. 2013;309(23):2480–8.

[26] Cheng NT, Kim AS. Intravenous thrombolysis for acute ischemic stroke within 3 hours versus between 3 and 4.5 hours of symptom onset. Neurohospitalist. 2015;5(3):101–9.

[27] Fonarow GC, Smith EE, Saver JL, et al. Timeliness of tissue-type plasminogen activator therapy in acute ischemic stroke: patient characteristics, hospital factors, and outcomes associated with door-to-needle times within 60 minutes. Circulation. 2011;123(7):750–8.

[28] Herlitz J, Wireklintsundström B, Bång A, et al. Early identification and delay to treatment in myocardial infarction and stroke: differences and similarities. Scand J Trauma Resusc Emerg Med. 2010;18:48.

[29] Dombrowski SU, Mackintosh JE, Sniehotta FF, et al. The impact of the UK 'Act FAST' stroke awareness campaign: content analysis of patients, witness and primary care clinicians' perceptions. BMC Public Health. 2013;13:915.

[30] Ragoschke-Schumm A, Walter S, Haass A, et al. Translation of the 'time is brain' concept into clinical practice: focus on prehospital stroke management. Int J Stroke. 2014;9(3):333–40.

[31] Wojner-Alexandrov AW, Alexandrov AV, Rodriguez D, Persse D, Grotta JC. Houston paramedic and emergency stroke treatment and outcomes study (HoPSTO). Stroke. 2005;36(7):1512–8.

[32] Walter S, Kostopoulos P, Haass A, et al. Point-of-care laboratory halves door-to-therapy-decision time in acute stroke. Ann Neurol. 2011;69:581–6.

[33] Middleton S, Grimley R, Alexandrov AW. Triage, treatment and transfer: evidence-based clinical practice recommendations and models of nursing care for the first 72 hours of admission to hospital for acute stroke. Stroke. 2015;46(2):e18–25.

[34] Ebinger M, Lindenlaub S, Kunz A, et al. Prehospital thrombolysis: a manual from Berlin. J Vis Exp. 2013;81:e50534.

[35] Walter S, Kostpopoulos P, Haass A, et al. Bringing the hospital to the patient: first treatment of stroke patients at the emergency site. PLoS One. 2010;5(10):e13758.

[36] Ebinger M, Fiebach JB, Audebert HJ. Mobile computed tomography: prehospital diagnosis and treatment of stroke. Curr Opin Neurol. 2015;28(1):4–9.

[37] Walter S, Kostopoulos P, Haass A, et al. Diagnosis and treatment of patients with stroke in a mobile stroke unit versus in hospital: a randomised

controlled trial. Lancet Neurol. 2012;11(5):397–404.

[38] Wendt M, Ebinger M, Kunz A, et al. Improved prehospital triage of patients with stroke in a specialized stroke ambulance: results of the pre–hospital acute neurological therapy and optimization of medical care in stroke study. Stroke. 2015;46(3):740–5.

[39] Ebinger M, Kunz A, Wendt M, et al. Effects of golden hour thrombolysis: a Prehospital Acute Neurological Treatment and Optimization of Medical Care in Stroke (PHANTOM–S) substudy. JAMA Neurol. 2015;72(1):25–30.

[40] Ebinger M, Rozanski M, Waldschmidt C, et al. PHANTOM–S: the prehospital acute neurological therapy and optimization of medical care in stroke patients – study. Int J Stroke. 2012;7(4):348–53.

[41] Weber JE, Ebinger M, Rozanski M, et al. Prehospital thrombolysis in acute stroke: results of the PHANTOM–S pilot study. Neurology. 2013;80(2):163–8.

[42] Parker SA, Bowry R, Wu TC, et al. Establishing the first mobile stroke unit in the United States. Stroke. 2015;46(5):1384–91.

[43] Bowry R, Parker S, Rajan SS, et al. Benefits of stroke treatment using a mobile stroke unit compared with standard management: the BEST–MSU study run–in phase. Stroke. 2015;46(12):3370–4.

[44] John S, Stock S, Cerejo R, et al. Brain imaging using mobile CT: current status and future prospects. J Neuroimaging. 2016;26(1):5–15.

[45] Itrat A, Taqui A, Cerejo R, et al. Telemedicine in prehospital stroke evaluation and thrombolysis: taking stroke treatment to the doorstep. JAMA Neurol. 2016;73(2):162–8.

[46] Rasmussen PA. Stroke management and the impact of mobile stroke treatment units. Cleve Clin J Med. 2015;82(12 Suppl 2):S17–21.

[47] Cerejo R, John S, Buletko AB, et al. A mobile stroke treatment unit for field triage of patients for Intraarterial revascularization therapy. J Neuroimaging. 2015;25(6):940–5.

[48] National Association of Emergency Medical Technicians (NAEMT). http://www.naemt.org.

Accessed 15 Dec 2016.

[49] Jauch EC, Saver JL, Adams HP Jr, Bruno A, Connors JJ, Demaerschalk BM, American Heart Association Stroke Council, Council on Cardiovascular Nursing, Council on Peripheral Vascular Disease, Council on Clinical Cardiology, et al. Guidelines for the early management of patients with acute ischemic stroke: a guideline for healthcare professionals from the American Heart Association/American Stroke Association. Stroke. 2013;44(3):870–947.

[50] Wu T–Z, Parker SA, Jagolino A, Yamal JM, Bowry R, Thomas A, et al. Telemedicine can replace the neurologist on a mobile stroke unit. Stroke. 2017;48:493. https://doi.org/10.1161/STROKEAHA. 116.015363.

[51] APRN Consensus Work Group & the National Council of State Boards of Nursing APRN Advisory Committee. Consensus Model of APRN Regulation: Licensure, Accreditation, Certification & Education. 2008. http:///www.ncsbn.org/Consensus_Model_for_ APRN_Regulation_July_2008.pdf. Accessed 15 Dec 2016.

[52] American Nurse Credentialing Center. ANCC Certification Center. 2013. http://www.nursecredentialing. org/certification. Accessed 16 Dec 2016.

[53] U.S. Drug Enforcement Agency. Mid–Level Providers Authorization by State. 2013. http:// www.deadiversion.usdoj.gov/drugreg/practitioners/. Accessed 15 Dec 2016.

[54] National Council of State Boards of Nursing I. NCSBN's APRN Campaign for Consensus: State Progress toward Uniformity. 2013. https://www. ncsbn.org/2567.htm. Accessed 15 Dec 2016.

[55] Health Outcomes Institute, NET SMART. www. learnstroke.com. Accessed 15 Dec 2016.

[56] Association of Neurovascular Clinicians. www.anvc. org. Accessed 15 Dec 2016.

[57] American Registry of Radiologic Technologists. https://www.arrt.org. Accessed 15 Dec 2016.

[58] Gutiérrez JM, Emery RJ, Parker SA, et al. Radiation monitoring results from the first year of operation of a unique ambulance–based computed tomography unit for the improved diagnosis and treatment of stroke

patients. Health Phys. 2016;110(5 Suppl 2):S73–80.

[59] Pourshaikhian M, Gorji HA, Aryankhesal A, Khorasani–Zavareh D, Barati A. A systematic literature review: workplace violence against emergency medical services personnel. Arch Trauma Resusc. 2016;5(1):e28734.

[60] Audebert H, Fassbender K, Hussein S, Ebinger M, Turc G, Davis S, Alexandrov AW, Grotta JC, on Behalf of the PRESTO Group. The PRE–hospital Stroke Treatment Organization (PRESTO). Int J Stroke. 2017;12(9):932–40.

[61] Hemphill JC 3rd, Greenberg SM, Anderson CS, et al. Guidelines for the Management of Spontaneous Intracerebral Hemorrhage: a guideline for healthcare professionals from the American Heart Association/American Stroke Association. Stroke. 2015;46(7):2032–60.

[62] Frontera JA, Lewin JJ, Rabinstein AA, Aisiku IP, Alexandrov AW, Cook AM, del Zoppo GJ, Kumar M, Peerschke EIB, Stiefel MF, Teitelbaum JS, Wartenberg KE, Zerfoss CL. Guideline for reversal of antithrombotics in intracranial hemorrhage: executive summary, a statement for healthcare professionals from the Neurocritical care society and Society of Critical Care Medicine. Crit Care Med.

2016;44:2251–7.

[63] Gomes JA, Ahrens CL, Hussain MS, et al. Prehospital reversal of warfarin–related coagulopathy in intracerebral hemorrhage in a mobile stroke treatment unit. Stroke. 2015;46(5):e118–20.

[64] Bederson JB, Connolly ES, Batjer HH, Dacey RG, Dion JE, Diringer MN, Duldner JE, Harbaugh RE, Patel AB, Rosenwasser RH. Guidelines for the management of aneurysmal subarachnoid hemorrhage: a statement for healthcare providers from a special writing group of the stroke council. Am Heart Assoc Stroke. 2009;40:994–1025.

[65] Rajan SS, Baraniuk S, Parker S, et al. Implementing a mobile stroke unit program in the United States: why, how, and how much? JAMA Neurol. 2015;72(2):229–34.

[66] Chernyshev OY, Martin–Schild S, Albright KC, et al. Safety of tPA in stroke mimics and neuroimaging–negative cerebral ischemia. Neurology. 2010;74(17):1340–5.

[67] Tsivgoulis G, Zand R, Katsanos AH, et al. Safety of intravenous thrombolysis in stroke mimics: prospective 5–year study and comprehensive meta–analysis. Stroke. 2015;46(5):1281–7.

去骨瓣减压术在卒中后高颅压中的作用
Role of Decompressive Hemicraniectomy for Intracranial Hypertension Following Stroke

Seby John James Scozzafava Muhammad Shazam Hussain 著

冯 光 译

第36章

颅内压升高是神经内科和神经外科患者在加强监护病房中的常见问题。当它严重或持续升高且积极的药物治疗无效时，有时可称之为恶性颅内高压症，将导致严重后果，包括脑疝和死亡。颅脑损伤（traumatic brain injury，TBI）是颅内压增高最常见的病因；因此，很多管理指南都是从 TBI 的经验及文献中推断出来的。在 TBI 患者中，颅内压升高已被证实与更差的临床结局相关 [1]。此外，增高的程度及持续时间都对结局有负面影响 [2]。在颅内压升高的其他病因中也有类似发现，包括卒中和动脉瘤性蛛网膜下腔出血 [3-5]。脑水肿、脑自动调节功能受损、脑积水和继发性脑缺血等继发性损伤会导致更严重后果，甚至危及生命。因此，无论最初颅脑损伤的原因及严重程度，都必须将重心放在急性神经系统疾病患者颅内压的监测和管理上。

一、生理学

颅腔内容物的体积总和是相对恒定的，脑被封闭在这样一个无弹性的容器（颅骨）或者说是"封闭的盒子"中。颅腔内容物包括血液、脑脊液和脑实质 [6]。在普通成人中，颅腔内容物的总体积约为 1450ml [7]。脑组织占其中绝大部分，约为 1300ml，而血液体积大约为 110ml。脑脊液不断循环，在颅内约为 65ml。由于颅底的顺应性有限，颅腔内容积的增加必然会被一种或多种内容物的减少所代偿，否则将导致颅内压增高。虽然脑脊液是三种内容物中最易变动成分，但其代偿能力有限，一旦失代偿，颅内容积的小范围增加即会导致颅内压的明显升高。Monro-Kellie 学说很好地解释了这一现象（图 36-1）。

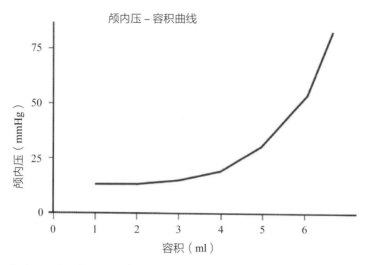

▲ 图 36-1　颅内压 - 容积曲线显示随着颅内容积的增加，颅内代偿机制失衡，颅内压指数性增高

颅内压增高可导致脑灌注及脑血流（cerebral blood flow，CBF）异常。正常的 CBF 约为 750ml/min，但在颅内压升高的情况下，由于脑血管阻力（cerebral vascular resistance，CVR）增加，会导致 CBF 异常。脑灌注异常和 CBF 减少可导致脑缺血甚至梗死。CBF 与脑灌注压（cerebral perfusion pressure，CPP）和 CVR 密切相关[8]（公式 36-1）。

$$CBF=CPP/CVR \qquad （公式 36-1）$$

虽然 CBF 和 CVR 不易直接获取，但 CPP 可通过平均动脉压（mean arterial pressure，MAP）和颅内压（intracranial pressure，ICP）来计算（公式 36-2）。

$$CPP=MAP-ICP \qquad （公式 36-2）$$

因此，CPP 通常被看作 CBF 的替代物，并且在各种原因导致的颅内压增高患者中，经常与颅内压一起被密切监测。

脑水肿可能是颅内压升高的众多原因中的一个很重要因素，并且神经系统疾病患者多种原因均可导致脑水肿。它可以在细胞内或细胞外积累，而且根据病因和部位，可导致比原发性损伤更重的 ICP 增高。细胞内水肿通常是细胞毒性水肿破坏细胞膜的结果，会破坏钠 - 钾泵，导致钠和水不受控制地进入神经元细胞。多种因素均可引起，如神经毒素、创伤、缺氧和低体温。脑缺血时也会发生细胞内水肿，因为缺氧和葡萄糖破坏了细胞膜。在脑缺血情况下，往往

是细胞膜上的钠 – 钙泵先被破坏，导致钠与水通道失衡进而引起细胞肿胀。在包括脑缺血在内的许多颅脑损伤原因中，早期的脑水肿是细胞内和细胞毒性水肿；随后即可出现细胞外的血管源性水肿。

细胞外水肿通常由特定区域的毛细血管损伤引起，导致血 – 脑屏障（blood–brain barrier，BBB）破坏，蛋白质和液体渗透到受影响的细胞外区域。细胞外水肿可以由直接的 BBB 破坏引起，如外伤、出血和严重高血压。在严重高血压的情况下，它通常被称为静水型血管源性水肿，是由超负荷的静水压破坏脑毛细血管引起。血管源性水肿也可由血管活性物质的释放而导致，如肿瘤和各种神经炎性疾病。近期 BBB 细胞线粒体缺氧被认为是血管源性水肿的亚型。可见于高原反应后，有时被称为高原性脑水肿（high–altitude cerebral edema，HACE）[9]。

第三类水肿有时被称为间质性脑水肿，常见于急性梗阻性脑积水，但也可见于非梗阻性脑积水。另外，也可发生在脑膜炎和蛛网膜下腔出血中。通常认为间质性水肿是由于脑室内压力增加，破坏了脑室室管膜（表 36–1）。

表 36–1　脑水肿的类型

水肿类型	部　位	机　制	鉴别诊断	治疗方法
血管源性	白质中的细胞外间隙	局灶性病变附近毛细血管损伤继发血 – 脑屏障破裂	• 肿瘤 • 出血 • 感染 • 炎症 • 创伤 • 缺氧 /HACE	• 外科手术 • 抗生素 • 类固醇
离子性	白质和灰质的细胞外间隙。通常是弥漫的。有利于 PRES 的后循环。在 CHS 中可以是独立的	由于压力升高状态，通过血 – 脑屏障的脑毛细血管水流入增加	• 高血压 • 突发事件 • 高灌注综合征 • 肝性脑病	• 降压药
间质性	脑室周围白质，尤其是额叶和枕叶	脑脊液经室管膜血流	• 急性梗阻性脑积水 • NPH • 脑膜炎 • SAH	• 分流或 EVD
细胞毒性	通常为灰质细胞内	钠 – 钾泵故障和细胞膜受损导致水进入细胞和细胞肿胀	• 毒素 • 创伤 • 肝性脑病 • 缺氧 • 严重低温 • 缺血 / 梗死	• 甘露醇 • 高渗盐水

HACE. 高原性脑水肿；NPH. 正常压力性脑积水；EVD. 脑室外引流；SAH. 蛛网膜下腔出血；PRES. 可逆性后部脑病综合征；CHS. 脑过度灌注综合征

二、缺血性卒中的特殊性

与出血性卒中相比，缺血性卒中出现颅内压增高较少。同时，与出血性卒中或其他表现为大面积脑病变的神经内科和神经外科患者相比，缺血性脑卒中患者在恶性颅内高压症管理方面需应对的挑战并不多见。这是因为在缺血性卒中时，不会像其他颅脑损伤疾病（如出血或肿瘤）一样立即有一个新的质量或体积的内容物进入颅内"封闭盒"模型。然而，缺血发作后大脑即发生包括脑水肿在内的变化。

1%～10% 的幕上缺血性卒中可因占位性脑水肿而发生神经系统迅速恶化。虽然缺血性脑卒中在炎性阶段部分可表现出血管源性水肿，但细胞毒性水肿往往是早期脑肿胀的原因。细胞毒性水肿是缺血时细胞膜受损的结果，导致神经元细胞聚集在血浆超滤液中。通常这个过程发生在卒中后的第 2～5 天，但最早也可在 24h 内。涉及整个大脑中动脉（middle cerebral artery，MCA）区域的缺血性卒中被称为"恶性 MCA 梗死"（malignant MCA infarction，MMI）。"MMI"最早出现于 1996 年被提出，也可称为大面积脑梗死（large hemispheric infarction，LHI），通常由颈内动脉或大脑中动脉近端闭塞导致。MMI 与脑水肿、颅内压升高和高脑疝发生率有关。MMI 的预后极差，死亡率高达 80%，大多数死亡发生在脑水肿和脑疝出现的第 1 周[10]。

三、MMI 的管理

（一）内科治疗

大脑中动脉大面积梗死患者的管理在神经病学和神经外科仍是一个争议性话题。MMI 脑水肿的内科治疗选择有限，包括高渗剂（如甘油、甘露醇或高渗盐溶液），以及其他降低颅内压的策略，如过度通气和镇静。然而，这些疗法没有一种被临床试验证明是有效的，它们对患者预后的影响在很大程度上仍是未知或不显著。上述策略疗效不佳可能是由于 MMI 主要病理生理过程是发生脑组织移位，如发生颅内压增高常常较晚。

甘露醇和高渗盐水都是安全的治疗选择，不会造成影像终点评估的组织移位[11-13]。这些药物最好用于有脑水肿临床证据的 MMI。急性肾损伤患者使用甘露醇和充血性心力衰竭等超负荷容量患者使用高渗盐水时需慎用。渗透疗法也有利于缩短手术干预时间[14]。不建议对 MMI 患者使用皮质类固醇[15]和巴比妥类药物[16]以治疗脑水肿（指南）。预防性过度通气也不推荐，但可用作出现脑疝临床症状的 MMI 患者的抢救策略[14]。可将颅内压升高患者的床头升高至 30°[14]。

关于其他一般治疗措施，有证据表明诱导性低温可能通过降低大脑代谢来降低颅内压。然而，这并不能降低继发性颅脑损伤的发生率。一项针对严重闭合性颅脑损伤的大型随机对照试验未显示出诱导性低温对良好预后的相关性[17]。一项对患有 MMI 患者的研究表明，将核心体温保持在 33℃达 48～72h 可将死亡率降至 44%，3 个月时的日常生活能力量表评分为 70 分[18]，但与去骨瓣减压术（decompressive hemicraniectomy，DCH）相比，这种疗法获益较少（低体温导致的死亡率为 47%，而 DCH 为 12%）[19]。与去骨瓣减压术相结合，低温可能有一些额外收益（6 个月后结局略有改善，没有额外的不良反应）[20]。目前，相关的对照研究仍在进行[21]。尽管证据质量较低，但对于不符合手术干预条件的患者可考虑低温治疗，将目标温度控制在 33～36℃持续 24～72h[14]。应注意潜在的不良反应，如肺炎、凝血功能障碍和电解质紊乱。在复温阶段也要注意颅内压反弹的现象。

（二）外科治疗

考虑到恶性颅内高压症的后果和内科治疗的局限性，DCH 已被认为是治疗高颅压脑水肿的替代或辅助策略。DCH 预防致命性脑疝已有近 100 年的历史了。手术的基本原理是改变无弹性的容器，为水肿的大脑提供一个机械出口，使其延伸到颅骨外，从而防止脑疝。因此也能快速降低顽固性高颅压和恢复脑灌注。

多项非随机研究表明，DCH 手术（包括半颅骨切除术和硬脑膜成形术）降低了 MMI 患者的死亡率[22-24]。然而，由于临床医生担心会以更差的生存质量为代价，所以这种方法的受欢迎度正在下降。基于功能结局的不确定性，自 2000 年以来，三项欧洲试验探讨了 DCH 在功能结局中的作用，即法国 DECIMAL（恶性大脑中动脉梗死后去骨瓣减压术）试验、德国 DESTINY（治疗恶性大脑中动脉梗死的去骨瓣减压术）试验和荷兰 HAMLET（大脑中动脉梗死伴有威胁生命的水肿去骨瓣减压术）试验。另外，对这三项试验进行的汇总分析也验证了早期非随机试验的结果，证实 DCH 对降低死亡率的显著作用[25-28]。

但对上述试验褒贬不一。由于相似的设计和使用 mRS 评分作为主要结果，对所有试验的各种分析都是有可能的。试验之间的显著差别包括 HAMLET 设计的成像方式和更长的治疗时间窗，HAMLET 纳入的患者是在卒中症状发作后长达 96h 接受治疗。然而，汇总分析仅纳入了随机分组并在 48h 内接受治疗的患者。汇总分析的主要结果是"良好预后"（定义为 mRS 0～4 分）和"不良预后"（mRS 5～6 分）。两个治疗组之间有明显差异，在 DCH 组中有 75% 达到良好预后，而在单独的药物治疗组中仅为 24%，使绝对风险降低了 51%。最显著的影响是生存率，DCH 组从 29% 增加到 78%，相当于绝对风险降低 49%。另一个重要的结果是，功能独立患者残疾的比例，DCH 组从 2.5% 增加到 14%，增加了 5 倍多。DCH 治疗后，43% 的患者 mRS 评分达到 2～3 分，具有良好的临床结局，相比之下，接受保守治疗的患者中仅 21.5% 达此程度。另外，在 DCH 术后，中至重度残疾（mRS 4 分）患者的存活率增加了 12 倍多（31% vs. 2.5%），而且重度残疾（mRS 5 分）的比例没有增加（4% vs. 5%）。

尽管这些试验提供了证据支持，但关于手术患者的选择问题仍然存在，因为并非所有的大脑中动脉梗死都会发展为 MMI，也缺乏作为 MMI 致命性结局的准确独立预测因素。神经影像学结合临床检查可以为识别高危患者提供有价值的信息。涉及超过 50% 大脑中动脉区域的早期缺血性改变（＜ 6h）与致命性结局相关，包括早期的 CT 影像学改变，如局部脑水肿使脑沟消失或侧脑室受压 [29]。DECIMAL 试验将弥散加权磁共振成像上梗死体积 145ml 作为临界值，证实了先前研究的结果。结果显示，梗死体积＞ 145ml 的患者有高达 78% 的死亡率，而在梗死体积＜ 145ml 的卒中患者没有死亡。症状出现后 6h 内 NIHSS ＞ 20 分（优势半球）或＞ 15 分（非优势半球），以及 CT 表现为低密度影＞ 50% 也与发生恶性脑水肿风险高度相关 [29]。

手术的最佳时机也是有争议的。有人认为是出现神经系统功能恶化、脑疝和（或）明显中线移位的迹象时，也有认为在诊断出 MMI 后即需通过 DCH 进行早期干预。从 DECIMAL 和 DESTINY 的研究结果和汇总分析来看，与 HAMLET 试验相比，48h 内接受去骨瓣减压术的患者预后更好，HAMLET 试验中，尽管接受延迟手术治疗（症状出现后高达 96h）的患者死亡率降低，但功能结局没有改善。因此，为了获得最佳的神经病学结果，建议所有 MMI 患者在出现脑疝综合征症状之前进行早期去骨瓣减压术（症状出现后 24～48h）[14]。

另一个重要的因素是手术本身，特别是去骨瓣减压的大小。＜ 12cm 的低于标准范围 DCH 与脑并发症增加和存活率降低相关。大多数研究认为 DCH 的直径为≥ 12cm，而 14～16cm 的更大范围 DCH 可能会带来更好的结局 [14]。几乎没有证据支持 DCH 手术后硬脑膜成形术的可行性，为了达到 DCH 的最大减压效果，须打开硬脑膜，但是否关闭硬脑膜仍存在争议。多数情况下，硬脑膜的闭合需行硬脑膜成形术，所用的材料并不影响结果或并发症的发生率。同时，颞叶切除术对预后和生存率的影响也尚不明确。

年龄是 MMI 后的另一个重要考虑因素。上述随机试验的年龄上限是 60 岁，因此研究结果不包含 60 岁以上患者。DCH 对 60 岁以上患者的益处尚不确定，直到最近发表出的 DESTINY Ⅱ 试验 [30]。DESTINY Ⅱ 是一项随机对照试验，对象是 ≥ 61 岁的 MMI 患者，结果表明 DCH 组的死亡率从 70% 降至 33%。与对照组相比，DCH 组中存活患者无严重残疾（mRS 0～4 分）比例也有显著增加（38% vs. 18%）。然而，28% 的 DCH 存活患者神经功能预后差（mRS 4～5 分）。只有 7% 的 DCH 组患者达到 mRS 3 分的最佳结局。

最近发表了两项针对 6 项随机对照试验的 Meta 分析，这 6 项试验均为 DCH 疗法与标准药物在大脑中动脉区域梗死后出现恶性脑肿胀的患者中的比较 [31, 32]。这两项分析再次证明了 DCH 可以降低死亡率。基于上述，无论 MMI 患者的年龄和优势半球如何，可以将 DCH 作为一种治疗手段以提高生存率 [14]。然而，长期结局、患者选择和伦理问题是考虑因素，尤其是 > 60 岁患者，因为这些患者残疾率更高。因此，在计划这一治疗方案时，应仔细权衡患者及其家人的意愿。这很重要，因为"理想结果"的决定权在于患者及其家人 [33]。将 mRS 评分 4～6 分或 5～6 分来定义不良结局是一种粗略的估计，而此前也有相关研究争议认为 mRS 4 分是否为可接受程度。

有研究人员调查了患者是否后悔行 DCH 手术，以及如果他们知道最终结局（回顾性同意）是否仍同意 DHC[34]。几项研究显示了高度的同意性，这可能为行 DCH 提供了进一步的支持。然而，这项调查也有一定弊端，因为一个人最主要的价值观形成应该是在有完全自主能力时 [35]。尤其对于卒中患者，获得积极的回顾性同意不能认定为真实的同意。这些积极的回应可能是由于患者对神经功能残疾有了新的适应或再认识，而先前他们可能是不认同的。最近对澳大利亚西部两个主要公共神经外科中心的患者进行的一项研究（ORACLE 脑卒中研究）旨在评估他们对手术同意书的意见，以及如果患者不幸发展为 MMI，他们认为自己可以接受或不接受的残疾程度 [36]。研究发现，大多数参与者认为依赖性生存是不能接受的。然而，许多患者愿意手术，希望自己能在一定程度上独立生存。解决涉及患者和家庭成员的"有利的长期结果"的伦理问题是未来研究的目标。

与幕上缺血性卒中相比，大面积小脑梗死手术干预的潜在价值不确定性则相对较小。17%～54% 的小脑梗死会因致命的空间占用性水肿而导致梗阻性脑积水、小脑扁桃体疝和脑干受压。尽管缺乏随机临床试验证据，但绝大多数人认为枕下去骨瓣减压术或脑室外引流可挽救大面积小脑梗死患者的生命，并有可能获得良好的临床结果。从长远来看，幸存者也能获得良好预后，尤其是如果没有脑干损伤或梗死患者[37]。因此，类似于小脑血肿 / 出血情况，大面积小脑梗死患者应考虑早期去骨瓣减压。

四、结论

在过去的 20 年里，DCH 治疗一些神经系统急症越来越多，包括大面积缺血性脑卒中在内的增加脑肿胀、脑疝和死亡风险的疾病。大量前瞻性随机对照试验、汇总分析和 Meta 分析为 DCH 降低 MMI 患者死亡率提供了强有力的证据支持。其与年龄无关，即使在 60 岁以上的患者中，DCH 也能降低死亡率。然而，长期结果、患者选择和伦理问题仍然需要考虑。也许最重要的，也是最有争议的问题是，在考虑将 DCH 用于 MMI 患者时，什么是患者的有利结果。因此，虽然我们现在推荐 DCH 作为提高 MMI 患者生存率的潜在治疗方法，但在做出决定时，必须仔细权衡患者和家人的观点和想法。在 60 岁以上患者人群中这些显得尤为重要，因为此类患者有更高的严重残疾率。解决涉及患者和家庭成员的"长期有利结果"问题应该始终是管理的目标，也应该是未来研究的方向。在考虑 DCH 的情况下，建议在出现任何脑疝征象之前进行早期手术（症状出现后 24～48h），以获得最佳的神经功能结局。

参考文献

[1] Mak CHK, Lu YY, Wong GK. Review and recommen-dations on management of refractory raised intracranial pressure in aneurysmal subarachnoid hemorrhage. Vasc Health Risk Manag. 2013;9:353–9.

[2] Treggiari MM, Schutz N, Yanez ND, Romand JA. Role of intracranial pressure values and patterns in predicting outcome in traumatic brain injury: a systematic review. Neurocrit Care. 2007;6(2):104–12.

[3] Diringer MN, Bleck TP, Claude Hemphill J 3rd, et al. Neurocritical care society: critical care management of patients following aneurysmal subarachnoid hemorrhage: recommendations from the Neurocritical Care Society's Multidisciplinary Consensus Conference. Neurocrit Care. 2011;15:211–40.

[4] Wang DZ, Nair DS, Talkad AV. Acute decompressive hemicraniectomy to control high intracranial pressure in patients with malignant MCA ischemic strokes. Curr Treat Options Cardiovasc Med. 2011;13:225–32.

[5] Heiss WD, Malignant MCA. Infarction: pathophy-siology and imaging for early diagnosis and management decisions. Cerebrovasc Dis. 2016;41:1–7.

[6] Rangel–Castillo L, Gopinath S, Robertson CS. Management of intracranial hypertension. Neurol Clin. 2008;26(2):521–41.

[7] Doczi T. Volume regulation of the brain tissue—a survey. Acta Neurochir. 1993;121:1–8.

[8] Scozzafava J, Shazam Hussain M, John S. In: Balestrino M, editor. Medical and surgical management of intracranial hypertension, Advances in the treatment of ischemic stroke: InTech; 2012. https://doi.org/10.5772/32754.

[9] Van Osta A, Moraine JJ, Mélot C, Mairbäurl H, Maggiorini M, Naeije R. Effects of high altitude exposure on cerebral hemodynamics in normal subjects. Stroke. 2005;36(3):557–60.

[10] Carter BS, Ogilvy CS, Candia GJ, et al. One-year outcome after decompressive surgery for massive non-dominant hemispheric infarction. Neurosurgery. 1997;40:1168–76.

[11] Hauer EM, Stark D, Staykov D, Steigleder T, Schwab S, Bardutzky J. Early continuous hypertonic saline infusion in patients with severe cerebrovascular disease. Crit Care Med. 2011;39(7):1766–72.

[12] Koenig MA, Bryan M, Lewin JL, Mirski MA, Geocadin RG, Stevens RD. Reversal of transtentorial herniation with hypertonic saline. Neurology. 2008;70(13):1023–9.

[13] Manno EM, Adams RE, Derdeyn CP, Powers WJ, Diringer MN. The effects of mannitol on cerebral edema after large hemispheric cerebral infarct. Neurology. 1999;52(3):583–7.

[14] Torbey MT, Bösel J, Rhoney DH, et al. Evidence-based guidelines for the management of large hemispheric infarction. Neurocrit Care. 2015;22(1):146–64.

[15] Qizilbash N, Lewington SL, Lopez-Arrieta JM. Corticosteroids for acute ischaemic stroke. Cochrane Database Syst Rev. 2002;2:CD000064.

[16] Schwab S, Spranger M, Schwarz S, Hacke W. Barbiturate coma in severe hemispheric stroke: useful or obsolete? Neurology. 1997;48(6):1608–13.

[17] Clifton GL, Miller ER, Choi SC, et al. Lack of effect of induction of hypothermia after acute brain injury. N Engl J Med. 2001;344:556–63.

[18] Schwab S, Schwarz S, Spranger M, Keller E, Bertram M, Hacke W. Moderate hypothermia in the treatment of patients with severe middle cerebral artery infarction. Stroke. 1998;29:2461–6.

[19] Georgiadis D, Schwarz S, Aschoff A, Schwab S. Hemicraniectomy and moderate hypothermia in patients with severe ischemic stroke. Stroke. 2002;33:1584–8.

[20] Els T, Oehm E, Voigt S, Klisch J, Hetzel A, Kassubek J. Safety and therapeutical benefit of hemicraniectomy combined with mild hypothermia in comparison with hemicraniectomy alone in patients with malignant ischemic stroke. Cerebrovasc Dis. 2006;21:79–85.

[21] Neugebauer H, Kollmar R, Niesen WD, et al. DEcompressive surgery Plus hypoTHermia for Space-Occupying Stroke (DEPTH-SOS): a protocol of a multicenter randomized controlled clinical trial and a literature review. Int J Stroke. 2013;8:383–7.

[22] Robertson SC, Lennarson P, Hasan DM, et al. Clinical course and surgical management of massive cerebral infarction. Neurosurgery. 2004;55:55–61. discussion 61–2.

[23] Walz B, Zimmermann C, Böttger S, et al. Prognosis of patients after hemicraniectomy in malignant middle cerebral artery infarction. J Neurol. 2002;249:1183–90.

[24] Schwab S, Steiner T, Aschoff A, et al. Early hemicraniectomy in patients with complete middle cerebral artery infarction. Stroke. 1998;29:1888–93.

[25] Juttler E, Schwab S, Schmiedek P, et al. Decompressive surgery for the treatment of malignant infarction of the middle cerebral artery (DESTINY): a randomized, controlled trial. Stroke. 2007;38:2518–25.

[26] Vahedi K, Vicaut E, Mateo J, et al. Sequential-design, multicenter, randomized, controlled trial of early decompressive craniectomy in malignant middle cerebral artery infarction (DECIMAL Trial). Stroke. 2007;38:2506–17.

[27] Hofmeijer J, Kappelle LJ, Algra A, et al. Surgical decompression for space-occupying cerebral infarction (the Hemicraniectomy After Middle Cerebral Artery infarction with Lifethreatening Edema Trial [HAMLET]): a multicentre, open, randomised trial. Lancet Neurol. 2009;8(4):326–33.

[28] Vahedi K, Hofmeijer J, Juettler E, et al. Early

decompressive surgery in malignant middle cerebral artery infarction: a pooled analysis of three randomized controlled trials. Lancet Neurol. 2007;6:215–22.

[29] von Kummer R, Meyding-Lamade U, Forsting M, et al. Sensitivity and prognostic value of early CT in occlusion of the middle cerebral artery trunk. Am J Neuroradiol. 1994;15:9–15. discussion 16–8.

[30] Juttler E, Unterberg A, Woitzik J, Bosel J, Amiri H, Sakowitz OW, et al. Hemicraniectomy in older patients with extensive middle-cerebral-artery stroke. N Engl J Med. 2014;370(12):1091–100.

[31] Yang MH, Lin HY, Fu J, Roodrajeetsing G, Shi SL, Xiao SW. Decompressive hemicraniectomy in patients with malignant middle cerebral artery infarction: a systematic review and Meta-analysis. Surgeon. 2015;13:230–40.

[32] Back L, Nagaraja V, Kapur A, Eslick GD. Role of decompressive hemicraniectomy in extensive middle cerebral artery strokes: a metaanalysis of randomised trials. Intern Med J. 2015;45:711–7.

[33] Puetz V, Campos CR, Eliasziw M, Hill MD, Demchuk AM, Calgary Stroke Program. Assessing the benefits of hemicraniectomy: what is a favourable outcome? Lancet Neurol. 2007;6:580. author reply 580–581.

[34] Honeybul S, Ho KM, Gillett G. Outcome following decompressive hemicraniectomy for malignant cerebral infarction. Stroke. 2015;46(9):2695–8.

[35] Dworkin R. Ch 8. Life past reason. In: Life's dominion: an argument about abortion, euthanasia, and individual freedom. New York: Alfred A. Knopf; 1993. p. 218–37.

[36] Honeybul S, Ho KM, Blacker DW. ORACLE stroke study: opinion regarding acceptable outcome following decompressive hemicraniectomy for ischemic stroke. Neurosurgery. 2016;79(2):231–6.

[37] Pfefferkorn T, Eppinger U, Linn J, et al. Long-term outcome after suboccipital decompressive craniectomy for malignant cerebellar infarction. Stroke. 2009;40(9):3045–50.

神经血管颈动脉和椎动脉夹层和钝性血管损伤
Neurovascular Carotid and Vertebral Arterial Dissection and Blunt Vessel Injury

第 37 章

G. Lee Pride Jr.　Babu G. Welch　著

赵同源　译

颈动脉和椎动脉夹层是血管病变，临床表现具体取决于血管受累部位，表现为与局部肿块效应，脑缺血或脑出血有关的症状。颈动脉或颅内动脉壁的损坏或伤害是外环境和内在因素的相互作用下发生的。早期诊断，可以通过使用各种无创性成像方式进行来实现，从而为有效的药物或有创性治疗提供了机会，以防止灾难性的早期或晚期临床后遗症。涉及脑血管疾病方面的医生，有可能在急诊和门诊中相对频繁地遇到这些病变。

一、人口统计学 / 流行病学

根据病史是否存在重大创伤性事件，颅外夹层可任意分为自发性和创伤性两种。大多数可能与可回忆的机械触发因素有关，包括不同程度的创伤，无论有无潜在的易发因素。自发性病变仅占脑卒中的 2%，而在中青年患者脑卒中中占比高达 10%～25%[1]。发病高峰发生在生命的第 5 个 10 年，没有明确的性别差异。据估计，颈动脉夹层的年发病率为 1.72/10 万，椎动脉的发病率为 0.97/10 万[2]。颈动脉夹层比椎动脉夹层的发病率更易发生季节性变化，在秋季或冬季更频繁[3]。这种季节性增加的现象，使一些人认为感染是导致夹层的因素。与对照组相比，更多的急性颈动脉夹层患者发现白细胞增多，夹层与潜在的炎症有关的观点得到支持[4]。高血压、偏头痛、高同型半胱氨酸血症及各种结缔组织疾病，包括 Marfan 综合征、

495

Ehlers–Danlos 综合征（尤其是 IV 型），成骨不全和纤维肌发育不良均与夹层发生有关[5]。与高胆固醇血症负相关[6]。考虑到诱发机制，被确定为创伤性夹层的病变通常更为严重。据报道，在过去 10 年中，由于创伤患者的有创性影像学筛查更加应用广泛，其发病率增加了多达 72%[7]。

颈动脉和椎动脉夹层的颅内部分比颅外部分少见，特别是在非亚洲国家的报道中。颅外夹层在与夹层倾向相关的疾病方面存在重叠。颅内夹层可能更常见于高血压。与创伤的关联不明确。罕见的单基因结缔组织疾病（如 Loeys–Dietz 综合征）与结缔组织疾病（如 Marfan 综合征、纤维肌增生异常和节段性动脉粥样硬化）之间的关联不密切。颅内夹层与前循环相比，更多发生于后循环，其中椎动脉的硬膜内段是最常见的受累部位[8]。夹层位于蛛网膜下腔节段，可出现蛛网膜下腔出血。系列尸检表明，在致命的非创伤性蛛网膜下腔出血中，有 4.5%～10.5% 的病因是颅内夹层[9, 10]。

二、病理生理学

因为神经血管夹层的发生与颈动脉或颅内血管的内在易感性和外在诱因有关。这可能解释了在血管活动度最大的部分经常发生解剖原因。

对于颅外夹层，几种易感因素，包括血管曲折、结缔组织疾病、骨解剖变异或病理改变、感染，以及相关医疗条件等，会产生从严重到微不足道等不同程度的，导致夹层所需的创伤或机械操作。不论触发因素或潜在的敏感度如何，均涉及位于内膜 / 外膜之间的，内膜损伤或新生毛细血管破裂引起的壁间血肿的形成[11]。壁间血肿向内膜或外膜的扩张会导致血栓栓塞、血管腔损伤、血管神经刺激，或者具有质量效应的动脉瘤扩张并导致症状产生。内膜受累会导致内膜瓣形成，形成假的第二血管腔。相关组织受累，可能导致血管壁变弱并形成假性假性动脉瘤（图 37–1）。

尽管颅内动脉具有发达的内弹力层，但中层弹性纤维很少，外膜组织很少，没有外弹力层[8]。结合血管蛛网膜下腔位置，椎动脉的 V_4 段，以及颈内动脉的 C_6 和 C_7 段，由于与夹层相关的血管壁受损而产生蛛网膜下腔出血表现[12]。脉管血管在颅内动脉中并不常见，但是在近端外膜中更为普遍[13]。因此，涉及颅内血管中血管脉管破裂的解剖机制更具推测性。壁间血肿的肉芽组织形成和相关的血管壁新血管形成可能导致动脉进行性梭状扩张，这在颅内夹层中更

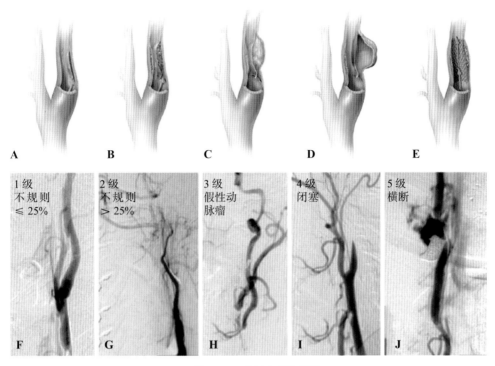

▲ 图 37-1　夹层病理生理学

A 至 D. 壁间血肿和内膜损伤可能导致血栓栓子生成、血流动力学性狭窄或夹层假性动脉瘤形成；E. 血管内支架是治疗夹层的有效方法；F. Denver 外伤性颈部血管夹层分 5 级：1 级显示血管壁不规则，狭窄 ≤ 25%；G. 2 级显示管腔内血栓或内膜瓣，或壁间血肿，管腔狭窄 > 25%；H. 3 级显示假性动脉瘤形成；I. 4 级显示血管闭塞；J. 5 级显示血管横断伴活动性外渗或瘘管形成（经许可转载，图片由 Pam Curry UTSW Medical Illustration 提供）

为常见[14]。与创伤的关联不如颅外夹层强[8]。

　　神经血管夹层中可能的缺血性脑卒中机制，包括远端栓塞，狭窄或与闭塞相关的严重血流动力学功能不全，以及没有足够的侧支，穿支血管受损，或者这些因素的互相组合[15]。

三、临床表现 / 影像评估

　　颈动脉和椎动脉夹层的症状取决于血管受累的位置和严重程度。临床表现为由损伤引起的局部效应（疼痛、肿块效应、血管血流或完整性丧失、搏动性耳鸣）和远程效应（血栓栓塞现象）。头痛和局部疼痛在所有地方发生的夹层都很常见。颈动脉夹层引起局部同侧前颈部和头部的疼痛。与椎骨解剖相关的疼痛更多地位于枕骨或枕下区域。颅内夹层可能产生与蛛网膜下腔出血相关的眼眶后疼痛或突发性头痛综合征。疼痛发作可能是相对较快的发作，单侧的、持续的和抽动的。局部肿块可影响交感神经和脑神经，导致霍纳综合征、舌下神经或多发性后组脑神经麻痹（Collet–Sicard 综合征）[16] 或眼外脑神经麻痹。与其他头痛综合征有很多重叠之处，因此在单侧头面部疼痛的初步评估中应考虑动脉夹层可能。

颅外颈动脉夹层较少产生缺血症状。仅 20% 的颅外颈动脉夹层出现缺血性脑卒中而没有任何先兆信号 [1, 17]。颅外椎动脉夹层通常表现为后循环缺血症状（高达 77% 的患者）[18]。产生缺血症状的原因，与血流动力学病因相比，更常见于血栓栓塞。

颅内夹层表现为出血，脑缺血症状或局部肿块效应症状。有 50%～60% 的颅内夹层出现出血 [8]。后循环颅内夹层，尤其是涉及硬膜内椎动脉的颅内夹层，更容易出现动脉瘤形态的出血，而前循环夹层的形态更容易出现狭窄性闭塞形态的局部缺血症状 [19]。

诊断通常通过使用超声、计算机体层成像或磁共振成像的无创成像进行确认。CT 和 MR 血管造影技术可提供充分的血管评估，轴向脂肪饱和 T_1 加权成像可直接观察壁间血肿（图 37-2 至图 37-4）。脑血管造影的金标准技术已在很大程度上被无创技术取代。

四、分类

Denver 描述了颈外伤性夹层的分类方案，随后被称为"Denver 量表" [20]。该等级分为五个等级的夹层（图 37-1）：① 1 级，血管壁不规则，狭窄≤ 25%；② 2 级，管腔内血栓或内膜瓣或壁内血栓，管腔狭窄＞ 25%；③ 3 级，假性动脉瘤的形成；④ 4 级，血管闭塞；⑤ 5 级，具有血管横断伴主动外渗或瘘管形成。随着等级的升高，脑卒中的风险增加，而自发性缓解的发生率而降低。尽管是针对颈动脉夹层进行的描述，但该量表也已应用于颈椎夹层。该量表不应与 Denver 标准混淆，该标准旨在确定钝性脑血管损伤（blunt cerebrovascular injury，BCVI）的临床的和病史的风险因素 [21]。

最近提出的颅内夹层诊断分级量表 [8] 被引入。这个量表定义了可疑的颅内夹层的明确或可能的影像学表现。颅内夹层的重要影像学表现包括梭状扩张、不规则狭窄、壁间血肿和随时间的快速变化。

五、自然历史

神经血管夹层的自然史在一定程度上取决于位置、症状表现的方式，以及相关的外伤史

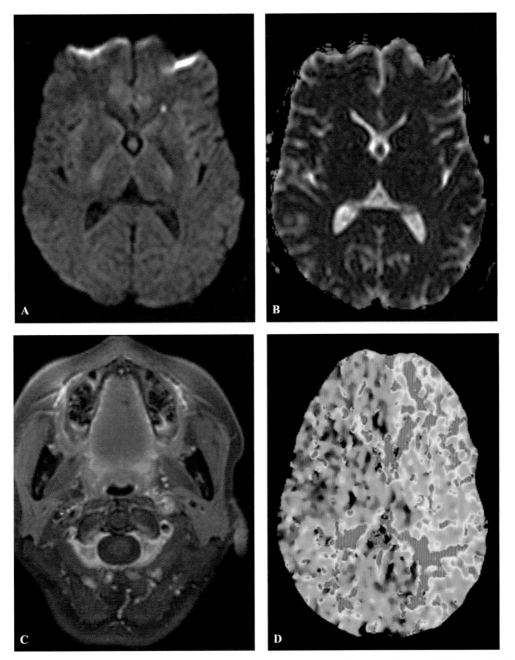

▲ 图 37-2　患者 1，女性，40 岁，患有左侧颈内动脉夹层，表现为头痛、左颈疼痛和短暂的右臂 / 腿麻木

A 和 B. 她经历了反复发作的右侧无力和麻木，尽管给予抗凝药物治疗。磁共振弥散加权成像（DWI）和 ADC 图显示左侧额叶小面积白质梗死。C. 轴位脂肪抑制 T_1 加权 MRI 显示左颈内动脉远端壁间血肿；D. CT 灌注成像显示左大脑半球达峰时间延迟

的程度。有症状的颈动脉夹层的总年度复发性脑卒中风险范围为 0.3%～3.4%。脑卒中的风险，以及因此的预后取决于动脉的形态学情况。在几个月内，多达 70% 的患者在后续影像学检查中狭窄病变几乎消失而没有明显异常[22]。在存在壁间血肿的情况下，闭塞再通也很常见。当阻塞或狭窄持续存在时，它们似乎与药物治疗相对较低的长期脑卒中风险有关（每年同侧脑卒中

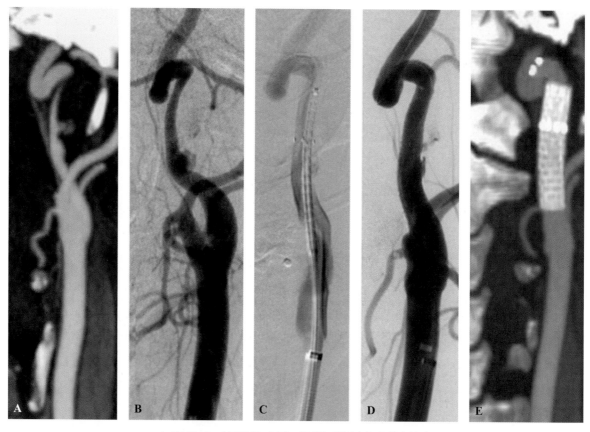

▲ 图 37-3 （与图 37-2 同一患者）重叠支架血管内治疗

A 和 B. Sag-MIP-CTA 和导管血管造影显示左侧颈动脉夹层狭窄伴大量血栓形成的夹层假性动脉瘤；C 和 D. 治疗期间的血管造影显示重叠的自扩张支架的定位和部署［翼展支架（Stryker 神经血管支架）位于曲线上方，精密支架（Cordis 血管内支架）位于下方］；E. 随访 6 个月，Sag-MIP-CTA 显示管腔重建良好

风险为 0.7%）[23]。尽管风险低，但是在那些最初狭窄或闭塞的病变中，这种脑卒中风险是每年同侧脑卒中风险（0.3%）的 2 倍。夹层动脉瘤持续存在占颈动脉病变的 2/3，病变缓解更常见于椎动脉病变。经颅多普勒超声栓塞监测已被用于预测脑卒中风险，这些患者的 TCD 栓塞每小时检测＞ 8 个，在统计学上，随后的脑卒中风险较高[24]。

夹层动脉瘤或假性动脉瘤似乎与相对较好的预后有关[25, 26]。在平均随访时间为 29.3 个月的 112 名患者中，有 122 个夹层颅外或颅内假性动脉瘤，在这一系列研究中，有 3.3% 的患者复发性 TIA，但均未发生脑卒中。影像学随访显示扩大占 13.8%；30.2% 的人缓解，有 56% 的人保持稳定。在随访中夹层假性动脉瘤扩大的预测因素包括吸烟、外伤史、颈动脉狭窄、高脂血症和较大的初始假性动脉瘤[27]。自发性颈动脉夹层的报告死亡率为 3%～4%[22]，而创伤性夹层的死亡率为 10%[28, 29]。自发性夹层后的前 2 个月，复发性夹层的风险较高[30, 31]，此后降低。

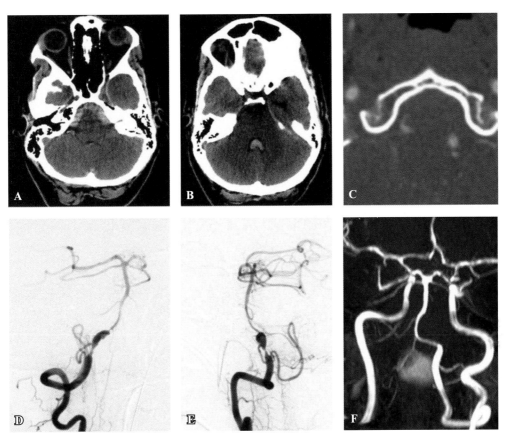

▲ 图 37-4　患者 2，女性，42 岁，有甲基苯丙胺滥用史，突发严重头痛

A 和 B. 头颅 CT 显示桥前池蛛网膜下腔出血和第四脑室出血；C 至 E. 轴位 CTA 图像和双侧斜位血管造影显示右椎动脉 V_4 段部分血栓化夹层动脉瘤；F. 近端椎动脉使用弹簧圈闭塞，1 个月后随访，TOF-MRA 显示，血栓化的动脉瘤囊短 T_1，颅内椎动脉逆行血流增强

据报道，颅内夹层有较高（33%）的症状性复发[14]的总体风险。3 个阶段被描述：①早期在 1 个月内复发，以出血表现为主；② 30d 后复发，以非出血症状为主；③晚期为梭状动脉瘤形成。最初的非出血病灶后来发生出血是罕见的。

六、药物治疗

药物治疗对于预防颅外夹层所致脑卒中方面是有效的，随机数据显示药物治疗的脑卒中发生率低至 1%～3%[32]。非随机研究表明，与那些无症状或仅有局部症状的患者相比，最初表现为缺血症状的患者复发性脑卒中的风险更高（6.2% vs. 1.1%）[33]。来自大型城市创伤中心的单中心系列研究表明，对于通过基于机制或相关损伤的影像学筛查发现的创伤性夹层，使用抗凝药或抗血小板药物进行药物治疗可减少缺血性神经系统事件的发生率[34, 35]。尽管有这些令人鼓舞的单中心研究发现，但 2001—2012 年 Medicare 索赔人口数据未能显示与创伤患者的夹层诊断相关的卒中发生率下降 [7]。

在抗凝和抗血小板治疗之间进行选择以预防血栓栓塞性脑卒中代表了过去的争论点。在 CADISS 试验中未发现抗凝治疗与抗血小板治疗之间的差异 [32]，这导致抗血小板治疗成为被普遍接受的医学治疗方案。高血压的治疗也是可取的。

对于颅内夹层，除了出血以外，药物治疗最适合有症状的表现。治疗方案旨在预防血栓栓塞性脑卒中。抗血栓和抗凝方案均已使用，但尚无随机数据明确指导治疗。出血性表现通常会通过介入治疗，以防止再次出血。

七、介入治疗

出血表现的夹层常采用介入治疗以防止再出血，非出血症状夹层的药物治疗有效，在大多数情况下无须考虑采用有创性介入治疗。现代治疗模式将介入治疗保留为解决相对特定的适应证。

（一）适应证

颈部动脉夹层的介入治疗的建议指征包括六个方面：①尽管药物治疗仍复发性缺血症状；②继发于狭窄，侧支不良或多支血管受累的血流动力学低灌注；③持续狭窄会导致脑卒中风险；④扩大或有症状的夹层或假性动脉瘤；⑤对侧闭塞或高度狭窄；⑥颅内或全身出血引起的抗凝禁忌证 [36, 37]。介入治疗通常在夹层的急性期导致更多的风险。尽管有足够的治疗方法，但由于严重的血流动力学功能不全或局部缺血症状，治疗非出血性颅内夹层的适应证最常见的包括急性 / 加重性缺血 / 梗死 [15]。

（二）手术治疗

考虑到这些病变的相对手术难易性，以及现代血管内技术和工具的有效性，颈动脉和椎动脉夹层的开放式外科治疗已更多地被血管内治疗所取代。先前的颈动脉夹层动脉瘤手术系列与永久性神经并发症高发有关，为 9%～10% [38, 39]。尽管某些情况下可以进行血管保留手术，但许多外科手术方法都涉及血管的牺牲。在没有足够的侧支血流的情况下，手术旁路可用于支持解构技术，有时可绕过患病的颈部血管段。

（三）血管内治疗

在过去的 20 年中，神经血管夹层的血管内治疗已成为介入治疗的主要手段。解构性和重建性治疗模式均已被采用。

牺牲血管是治疗急性出血性夹层或预防栓塞性缺血性后遗症的有效手段。侧支循环充足，应该考虑采用解构策略。球囊闭塞试验可用于评估侧支循环的充分性。牺牲的最常见指征包括颅内夹层的出血表现或在颈椎夹层的情况下由于颅内或全身性出血引起的抗凝或抗血小板治疗禁忌证。实现血管闭塞的机制包括弹簧圈、液体栓塞药（n–BCA、Onyx）和各种大小的血管塞。由于广泛报道的重建治疗技术的成功，包括各种支架策略，血管牺牲变得越来越不常见。

重建技术的共同目标是保持腔内血流，恢复血管完整性，消除受伤的血管段，消除限制血流的病变。目前血管内技术的现状包括裸金属自扩张或球囊扩张支架治疗，伴或不伴弹簧圈栓塞，覆膜支架移植和血流导向支架。支架置入可以限制颅内血管夹层的扩展，减少穿支血管的受累。颈动脉和椎动脉受累颈段的活动性有利于使用能够抵抗压迫或永久性畸形的装置。这样的细节将有利于在颈部血管系统中使用自膨胀支架。动脉瘤型和狭窄型颈部夹层的临床结果通常良好 [26, 40]。一项 Meta 分析显示，支架置入或支架支持血管成形术治疗颈动脉夹层的技术成功率高达 99.1%，在 16 个月的随访中再狭窄率仅为 3.3%，在 20.9 个月中卒中复发率仅为 2.1%[37]。低孔隙度编织支架用于颈动脉夹层的血流导向治疗，在颈椎高段和颅底区发生弯曲时具有优势 [41-44]。该策略已在小范围内应用于颈动脉和椎动脉夹层，并取得了良好的效果，使用或不使用额外的锚定支架来防止移位。

已经描述了成功地使用机械血栓切除术治疗远端血栓栓塞闭塞的急性卒中颈动脉夹层的治疗，无论是否采用主要的支架治疗颈段夹层。在有或没有串联颅内闭塞的颈颈清扫术的急性卒中患者中，高达 70% 获得了良好的预后（mRS ≤ 2 分）[24, 45]。

自扩张支架可以有效、安全地治疗前循环颅内夹层 [15]。在后循环中，有关分流技术的报道经常包括与基底相同类别的椎动脉的 V_4 段。报道的高并发症发生率，尤其是与穿孔性梗死有关 [46]，最初使神经介入科医生不愿采用椎管解剖的分流策略或解剖不适合破坏性技术的动脉瘤。在此区域使用分流术时，多个随后的患者系列研究证明了良好的效果，并改善了发病率，该区域的穿孔器少于基底动脉。当在后循环中使用分流时，应将椎动脉的 V_4 段视为高发病率

规则的例外 [47, 48]。血流转移策略已成功应用于颅内椎体解剖的出血表现 [48]。

通过使用支架来治疗解剖，预防血栓形成的随访和药物治疗变得很重要。支架内狭窄是颅内动脉粥样硬化疾病的一个问题，当使用支架治疗夹层时，可能不会引起严重的问题。可见再狭窄率更低 [37]。大多数从业者在支架置入后使用后处理方案来预防血栓栓塞并发症，包括双重抗血小板治疗，最常见的是使用氯吡格雷和阿司匹林治疗 1～6 个月的可变期，然后无限期使用阿司匹林单药治疗 [37]。

八、结论

围绕供应脑血管的动脉夹层的讨论，主要集中在一旦确诊后的脑卒中预防上。抗血小板治疗现在被认为是降低脑卒中的作用相当于抗凝。早期医疗失败或复发性缺血，是需要更积极的血管内或外科修复的指征。随着血管内技术的重大发展，血管重建已经取代了以往的血管牺牲和外科旁路移植手术。分流在治疗范式中的应用仍在不断发展。

参考文献

[1] Schievink W. Spontaneous dissection of the carotid and vertebral arteries. N Engl J Med. 2001;344(12):898–906.

[2] Lee VH, Brown RD, Mandrekar JN, Mokri B. Incidence and outcome of cervical artery dissection: a population-based study. Neurology. 2006;67(10):1809–12. https://doi.org/10.1212/01.wnl.0000244486.30455.71.

[3] Schievink WI, Wijdicks EF, Kuiper JD. Seasonal pattern of spontaneous cervical artery dissection. J Neurosurg. 1998;89(1):101–3. https://doi.org/10.3171/jns.1998.89.1.0101.

[4] Grond-Ginsbach C, Giossi A, Aksay SS, et al. Elevated peripheral leukocyte counts in acute cervical artery dissection. Eur J Neurol Off J Eur Fed Neurol Soc. 2013;20(10):1405–10. https://doi.org/10.1111/ene.12201.

[5] Blum CA, Yaghi S. Cervical artery dissection: a review of the epidemiology, pathophysiology, treatment, and outcome. Arch Neurosci. 2015;2(4) https://doi.org/10.5812/archneurosci.26670.

[6] Debette S, Metso T, Pezzini A, et al. Association of vascular risk factors with cervical artery dissection and ischemic stroke in young adults. Circulation. 2011;123(14):1537–44. https://doi.org/10.1161/CIRCULATIONAHA.110.000125.

[7] Newhall K, Gottlieb DJ, Stone DH, Goodney PP. Trends in the diagnosis and outcomes of traumatic carotid and vertebral artery dissections among Medicare beneficiaries. Ann Vasc Surg. 2016;36:145. https://doi.org/10.1016/j.avsg.2016.06.001.

[8] Debette S, Compter A, Labeyrie M-A, et al. Epidemiology, pathophysiology, diagnosis, and management of intracranial artery dissection. Lancet Neurol. 2015;14(6):640–54. https://doi.org/10.1016/S1474-4422(15)00009-5.

[9] Sasaki O, Ogawa H, Koike T, Koizumi T, Tanaka R. A clinicopathological study of dissecting aneurysms of the intracranial vertebral artery. J Neurosurg. 1991;75(6):874–82. https://doi. org/10.3171/jns.1991.75.6.0874.

[10] Ro A, Kageyama N, Abe N, Takatsu A, Fukunaga T. Intracranial vertebral artery dissection resulting in fatal subarachnoid hemorrhage: clinical and histopathological investigations from a medicolegal perspective. J Neurosurg. 2009;110(5):948–54. https://doi.org/10.3171/2008.11. JNS08951.

[11] Völker W, Dittrich R, Grewe S, et al. The outer arterial wall layers are primarily affected in spontaneous cervical artery dissection. Neurology. 2011;76(17):1463–71. https://doi. org/10.1212/WNL.0b013e318217e71c.

[12] Ramgren B, Cronqvist M, Romner B, Brandt L, Holtås S, Larsson E–M. Vertebrobasilar dissection with subarachnoid hemorrhage: a retrospective study of 29 patients. Neuroradiology. 2005;47(2):97–104. https://doi.org/10.1007/s00234–005–1346–z.

[13] Takaba M, Endo S, Kurimoto M, Kuwayama N, Nishijima M, Takaku A. Vasa vasorum of the intracranial arteries. Acta Neurochir. 1998;140(5): 411–6.

[14] Ono H, Nakatomi H, Tsutsumi K, et al. Symptomatic recurrence of intracranial arterial dissections: follow-up study of 143 consecutive cases and pathological investigation. Stroke. 2013;44(1):126–31. https://doi.org/10.1161/STROKEAHA.112.670745.

[15] Kim DJ, Kim BM, Suh SH, Kim DI. Self–expanding stent placement for anterior circulation intracranial artery dissection presenting with ischemic symptoms. Neurosurgery. 2015;76(2):158–64. discussion164. https://doi.org/10.1227/NEU.0000000000000582.

[16] Smith R, Tassone P, Saada J. Collet–Sicard syndrome as a result of unilateral carotid artery dissection. BMJ Case Rep. 2013;2013:bcr2013200358. https://doi.org/10.1136/bcr–2013–200358.

[17] Redekop GJ. Extracranial carotid and vertebral artery dissection: a review. Can J Neurol Sci. 2008;35(2):146–52.

[18] Arnold M. Vertebral artery dissection: presenting findings and predictors of outcome. Stroke. 2006;37(10):2499–503. https://doi.org/10.1161/01. STR.0000240493.88473.39.

[19] Kwak JH, Choi JW, Park HJ, et al. Cerebral artery dissection: spectrum of clinical presentations related to angiographic findings. Neurointervention. 2011;6(2):78–83. https://doi. org/10.5469/neuroint.2011.6.2.78.

[20] Biffl WL, Moore EE, Offner PJ, Brega KE, Franciose RJ, Burch JM. Blunt carotid arterial injuries: implications of a new grading scale. J Trauma Inj Infect Crit Care. 1999;47(5):845–53.

[21] Burlew CC, Biffl WL, Moore EE, Barnett CC, Johnson JL, Bensard DD. Blunt cerebrovascular injuries: redefining screening criteria in the era of noninvasive diagnosis. J Trauma Acute Care Surg. 2012;72(2):330–5. discussion336–7–quiz539. https://doi.org/10.1097/TA.0b013e31823de8a0.

[22] Touzé E, Gauvrit J–Y, Meder J–F, Mas J–L. Prognosis of cervical artery dissection. Front Neurol Neurosci. 2005;20:129–39. https://doi. org/10.1159/000088157.

[23] Kremer C, Mosso M, Georgiadis D, et al. Carotid dissection with permanent and transient occlusion or severe stenosis: long–term outcome. Neurology. 2003;60(2):271–5.

[24] Delgado F, Bravo I, Jiménez E, et al. Endovascular treatment in the acute and non–acute phases of carotid dissection: a therapeutic approach. J NeuroIntervent Surg. 2016. neurintsurg–2016–012475.; https://doi.org/10.1136/neurintsurg–2016–012475.

[25] Guillon B, Brunereau L, Biousse V, Djouhri H, Lévy C, Bousser MG. Long–term followup of aneurysms developed during extracranial internal carotid artery dissection. Neurology. 1999;53(1):117–22.

[26] Touzé E, Randoux B, Méary E, Arquizan C, Meder JF, Mas JL. Aneurysmal forms of cervical artery dissection: associated factors and outcome. Stroke. 2001;32(2):418–23.

[27] Daou B, Hammer C, Chalouhi N, et al. Dissecting pseudoaneurysms: predictors of symptom occurrence,

enlargement, clinical outcome, and treatment. J Neurosurg. 2016;125(4):936–42. https://doi.org/10.3171/2015.10.JNS151846.

[28] Miller PR, Fabian TC, Bee TK, et al. Blunt cerebrovascular injuries: diagnosis and treatment. J Trauma Inj Infect Crit Care. 2001;51(2):279–85. discussion285–6.

[29] Miller PR, Fabian TC, Croce MA, et al. Prospective screening for blunt cerebrovascular injuries: analysis of diagnostic modalities and outcomes. Annals of Surgery. 2002;236(3):386–93. discussion393–5. https://doi.org/10.1097/01.SLA.0000027174.01008.A0.

[30] Schievink WI, Mokri B, O'Fallon WM. Recurrent spontaneous cervical–artery dissection. N Engl J Med. 1994;330(6):393–7. https://doi.org/10.1056/NEJM199402103300604.

[31] Dittrich R, Nassenstein I, Bachmann R, et al. Polyarterial clustered recurrence of cervical artery dissection seems to be the rule. Neurology. 2007;69(2):180–6. https://doi.org/10.1212/01.wnl.0000265595.50915.1e.

[32] CADISS trial investigators, Markus HS, Hayter E, et al. Antiplatelet treatment compared with anticoagulation treatment for cervical artery dissection (CADISS): a randomised trial. Lancet Neurol. 2015;14(4):361–7. https://doi.org/10.1016/S1474-4422(15)70018-9.

[33] Georgiadis D, Arnold M, von Buedingen HC, et al. Aspirin vs anticoagulation in carotid artery dissection: a study of 298 patients. Neurology. 2009;72(21):1810–5. https://doi.org/10.1212/WNL.0b013e3181a2a50a.

[34] Cothren CC, Moore EE, Ray CE, et al. Screening for blunt cerebrovascular injuries is costeffective. Am J Surg. 2005;190(6):845–9. https://doi.org/10.1016/j.amjsurg.2005.08.007.

[35] Eastman AL, Muraliraj V, Sperry JL, Minei JP. CTA-based screening reduces time to diagnosis and stroke rate in blunt cervical vascular injury. J Trauma. 2009;67(3):551–6. discussion555–6. https://doi.org/10.1097/TA.0b013e3181b84408.

[36] Asif KS, Lazzaro MA, Teleb MS, Fitzsimmons B–F,

Lynch J, Zaidat O. Endovascular reconstruction for progressively worsening carotid artery dissection. J NeuroIntervent Surg. 2015;7(1):32–9. https://doi.org/10.1136/neurintsurg-2013-010864.

[37] Xianjun H, Zhiming Z. A systematic review of endovascular management of internal carotid artery dissections. Interv Neurol. 2013;1(3–4):164–70. https://doi.org/10.1159/000353124.

[38] Schievink WI, Piepgras DG, McCaffrey TV, Mokri B. Surgical treatment of extracranial internal carotid artery dissecting aneurysms. Neurosurgery. 1994;35(5):809–15. discussion815–6.

[39] Müller BT, Luther B, Hort W, Neumann–Haefelin T, Aulich A, Sandmann W. Surgical treatment of 50 carotid dissections: indications and results. J Vasc Surg. 2000;31(5):980–8. https://doi.org/10.1067/mva.2000.104586.

[40] Lee W–J, Jung K–H, Moon J, et al. Prognosis of spontaneous cervical artery dissection and transcranial Doppler findings associated with clinical outcomes. Eur Radiol. 2016;26(5):1284–91. https://doi.org/10.1007/s00330-015-3944-4.

[41] Brzezicki G, Rivet DJ, Reavey–Cantwell J. Pipeline embolization device for treatment of high cervical and skull base carotid artery dissections: clinical case series. J NeuroIntervent Surg. 2016;8(7):722–8. https://doi.org/10.1136/neurintsurg-2015-011653.

[42] Fischer S, Perez MA, Kurre W, Albes G, Bäzner H, Henkes H. Pipeline embolization device for the treatment of intra– and extracranial fusiform and dissecting aneurysms: initial experience and long-term follow-up. Neurosurgery. 2014;75(4):364–74. discussion374. https://doi.org/10.1227/NEU.0000000000000431.

[43] Zeleňák K, Zeleňáková J, Deriggo J, Kurča E, Kantorová E, Poláček H. Treatment of cervical internal carotid artery spontaneous dissection with pseudoaneurysm and unilateral lower cranial nerves palsy by two silk flow diverters. Cardiovasc Intervent Radiol. 2012;36:1147. https://doi.org/10.1007/s00270-012-0472-3.

[44] Rahal JP, Dandamudi VS, Heller RS, Safain MG, Malek AM. Use of concentric solitaire stent to anchor

pipeline flow diverter constructs in treatment of shallow cervical carotid dissecting pseudoaneurysms. J Clin Neurosci. 2014;21(6):1024–8. https://doi. org/10.1016/j. jocn.2013.10.017.

[45] Marnat G, Mourand I, Eker O, et al. Endovascular management of tandem occlusion stroke related to internal carotid artery dissection using a distal to proximal approach: insight from the RECOST study. Am J Neuroradiol. 2016;37(7):1281–8. https://doi. org/10.3174/ajnr.A4752.

[46] Phillips TJ, Wenderoth JD, Phatouros CC, et al. Safety of the pipeline embolization device in treatment of posterior circulation aneurysms. Am

J Neuroradiol. 2012;33(7):1225–31. https://doi. org/10.3174/ajnr.A3166.

[47] Chalouhi N, Tjoumakaris S, Dumont AS, et al. Treatment of posterior circulation aneurysms with the pipeline embolization device. Neurosurgery. 2013;72(6):883–9. https://doi. org/10.1227/ NEU.0b013e31828ba984.

[48] Dmytriw AA, Martinez JL, Marotta T, Montanera W, Cusimano M, Bharatha A. Use of a flowdiverting stent for ruptured dissecting aneurysm treatment in a patient with sickle cell disease. Interv Neuroradiol. 2016;22(2):143–7. https://doi. org/10.1177/1591019915617323.

烟雾病的血供重建的适应证和技术

Moyamoya Disease: Indications for Revascularization and Techniques

Rabia Qaiser   Gary K. Steinberg   著

粟超跃   郭高超   译

烟雾病（moyamoya disease，MMD）是一种罕见的特发性、慢性进行性狭窄或闭塞性脑血管疾病，主要涉及双侧颈内动脉远端或大脑中动脉、前动脉近端，较少累及大脑后动脉，血管狭窄或完全闭塞又导致薄壁的侧支血管特征性生成，MMD 在 1957 年由 Takeuchi 和 Shimizu 首次描述为"颈内动脉发育不全"[1]。"Moyamoya"一词是由 Suzuki 和 Takaku 于 1969 年创造的，它描述了侧支血管的血管造影看起来像"朦胧的烟雾"[2]。本章概述了 MMD 的自然病程，血供重建的适应证，以及用于血供重建的各种技术。

一、流行病学和遗传学

烟雾病在亚洲人群中最为普遍。然而，越来越多的医生在不同种族的人群中发现这种疾病。在我们的斯坦福烟雾病数据库中，白种人占 53%，亚裔占 32%，西班牙裔占 7%，黑种人占 5%，其他占 3%。据估计，日本儿童患病率为 3/10 万[3]，日本每年的烟雾病总体发病率为 0.54 / 10 万[4]。

法国一项研究发现，烟雾病的儿童每年发病率为 0.065/10 万，总体患病率为 0.39/10 万[5]。前期报道，美国的每年总发病率为 0.086/10 万[6]，但最近的研究表明，现美国每年总发病率与日本的发病率接近，为 0.57/10 万[7]。烟雾病具有双峰年龄分布的特征，第一个高峰出现在 5—9 岁，第二个高峰出现在 45—49 岁[8]。在儿童中 > 10 岁的男孩和女孩发病率相同，但在 10 岁以后，男女比例为 2 : 1[8, 9]。

在日本，年龄较小的人群主要表现为缺血性脑卒中和 TIA，而成年人则主要表现为出血性脑卒中。但是，在美国，烟雾病的人口统计数据有所不同，其中以缺血性症状为主的儿童和成年人群均占主体地位。

在日本，受影响的一级亲属的发病率为 10%，在美国为 6%[10]。家谱分析揭示了烟雾病家庭的常染色体为显性遗传[11]。多个群体的遗传连锁分析已确定了与烟雾病相关的 5 个不同的染色体区域，主要区域位于染色体 17q25.3[12]，该区域的外显子组分析明确了 RNF213 为烟雾病的易感基因[13]。研究发现该基因在 95% 的日本家族性烟雾病，73% 的非家族性烟雾病和 1.4% 的对照组中发生了突变，其他基因也与亚洲和其他种族易患烟雾病相关[14-16]。

二、病理生理学和分级

血管进行性狭窄是由于平滑肌细胞增生、纤维组织积累、弹性膜层丢失和介质退化而导致中膜介质增厚的结果[17]。血管的进行性狭窄可能导致血栓形成，以致血管完全闭塞。这种进行性狭窄最终会导致颈动脉闭塞及局部缺血，烟雾血管也随之形成。这些血管在组织学上是异常的，其起源是扩张，弹性薄片断裂，近端孔口纤维蛋白沉积，血管壁介质的丢失，以及介质中微动脉瘤的形成[17]。因此，这些血管具有更高的出血和血栓形成风险。随着来自软脑膜的侧支循环的建立，或在接受血供重建手术，脑灌注得到改善后这些烟雾血管可能会退化[18]。

Suzuki 等根据血管狭窄的进展、烟雾状血管的形成，以及侧支循环的建立情况，发明了一种新的分期评判系统（表 38-1）[2, 10, 19]。

表 38-1　基于颈动脉造影的烟雾病 Suzuki 分期

分　期	造影结果
Ⅰ 期	单发颈动脉栓上段狭窄 ($C_1 \sim C_2$ 段)
Ⅱ 期	颈动脉进行性狭窄，大脑固有动脉扩张，颈动脉底循环烟雾病血管早期形成
Ⅲ 期	基底区烟雾血管强化，烟雾血管形成旺盛，颈动脉严重狭窄，大脑中、前动脉血流减少
Ⅳ 期	烟雾血管最小化，颈动脉严重狭窄，大脑中、前、后动脉充盈受损
Ⅴ 期	烟雾病血管进一步最小化，同侧大脑中、前、后动脉血流完全停止
Ⅵ 期	烟雾血管消失，经软脑膜吻合口外颈动脉供血脑血管充盈

三、病情进展史和预后

烟雾病被证明是一种进展性疾病。单侧疾病在 2~3 年进展为双侧疾病的概率为 30%~39%[20, 21]。在一项研究中表明，5 年的时间里，未经手术治疗的 66% 的烟雾病患者，其疾病进展发生率较高[22]。在另一项研究中，在具有最佳医疗管理的情况下，患有双侧症状性烟雾病的患者首次出现症状的 5 年内，症状复发的发生率仍高达 82%[23]。

因此，我们显然需要对烟雾病进行更好的治疗，而手术治疗已成为治疗的主要手段。尽管尚无针对缺血性烟雾病的血供重建术与药物治疗的对照试验，但许多外科手术患者均显示，烟雾病其术后的卒中发生率远低于单纯药物治疗[9, 10, 23-25]。最近有证据表明出血性烟雾病可通过手术血供重建获益，但比缺血性烟雾病缺乏说服力[26]。然而，2014 年发表的一项具有里程碑意义的前瞻性随机试验表明，对患有出血性脑卒中的烟雾病患者进行直接血供重建可以降低其出血复发风险和合并的神经系统疾病的发病率[27]。

四、临床评估与影像检查

（一）临床评估

术前检查包括详细的病史和基本神经系统检查及常规的术前实验室检查和一些影像学资料，以确定医学危险因素。

（二）影像学

除非有禁忌证，否则烟雾病患者都需要行双侧颈内动脉，双侧颈外动脉和双侧椎动脉的数字减影血管造影（DSA）（图 38-1）。这是疾病分期和手术计划的金标准。对于某些 Majewski Ⅱ 型骨发育不良原发性侏儒症（Majewski osteodysplastic primordial dwarfism type Ⅱ，MOPD Ⅱ）患者，鉴于 DSA 的高风险，我们建议使用磁共振血管造影（MRA）或计算机体层血管成像（CTA）来显示颈内动脉和颈外动脉[28]。另外，术前需进行脑 MRI 检查和定量 MRI 灌注成像，以确定患者脑血管储备。脑血管储备受损和血管扩张严重的患者，如使用 Diamox 后增强减少或消失，其围术期发生脑卒中的风险更高。因此，医生需要对其基线平均动脉压（MAP）进行

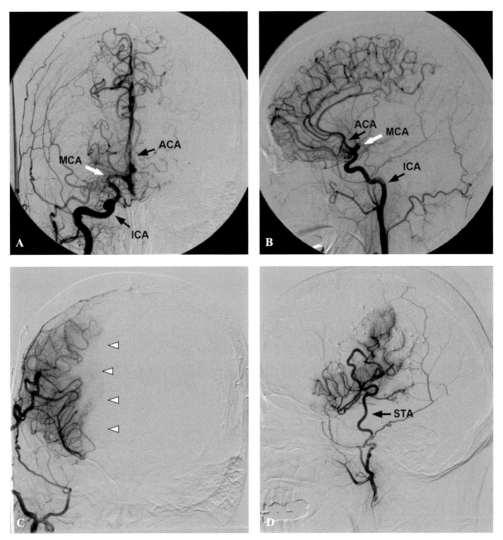

▲ 图 38-1　直接进行 EC-IC 旁路移植后的术前和术后血管造影照片

A. AP 视图，术前右颈内动脉（ICA）注射显示右大脑中动脉（MCA）阻塞（白箭）；B. 侧视图，术前右 ICA 注射显示 MCA 闭塞（白箭）；C. AP 视图，术后右颈外动脉（ECA）注射显示颞浅动脉（STA）灌注区域（白箭头）；D. 侧视图，术后右 ICA 注射显示 STA 扩大（黑箭）

非常严格的管理，以避免发生低血压。除了这些检查，PET、SPECT 和氙气扫描，以及经颅多普勒超声检查也可能有所帮助。对于 MRI 禁忌或无法进行 MRI 灌注的患者，计算机体层血管成像和 CT 灌注成像有助于术前和术后评估。

五、药物治疗

药物治疗不是烟雾病的主要治疗手段，而是一种预防措施，可防止因血管狭窄部位或烟雾病血管起源处的微血栓引起的脑卒中或短暂性脑缺血发作，而后者可引起高凝状态。尽管乙酰水杨酸（Acetylsalicylic Acid，ASA）治疗作为独立疗法在预防烟雾病脑卒中方面没有明显优势，但我们仍建议所有患者终身接受其治疗。我们认为 ASA 有助于维持颅外 – 颅内桥血管的通畅性，但不建议使用氯吡格雷或华法林加强抗凝治疗，因为这些患者有出血风险。同时患者需要避免低血压或通气不足，因为这也会增加脑卒中的风险 [10]。

六、血供重建决策

手术目的是使用直接、间接或联合两种血供重建术来恢复缺血半球的血流灌注。在我们研究所，从 1991—2017 年 2 月，我们对 921 名患者进行了 1470 例血供重建手术。接受手术患者年龄在 7 个月至 69 岁。在 1470 例手术中，有 200 例（14%）为间接血供重建术，而 1270 例（86%）是直接重建。直接血供重建术具有立即恢复血流和血流动力学储备的优势。相反，间接血供重建技术依赖于来自邻近血管化组织的新血管化刺激，这可能需要几个月到几年的时间，因此间接血供重建术不能降低脑卒中的直接风险 [29]。在直接和间接血供重建术之间进行选择取决于以下几个因素（表 38-2 和表 38-3）。

(1) 颈内动脉或大脑中动脉闭塞与狭窄的关系：在血管完全闭塞的情况下，我们倾向于做直接旁路移植手术，因为与 ICA 或 M_1 狭窄相比，桥血管和天然侧支之间的竞争血流的可能性较小，在后者中，桥血管可能会与通过狭窄（但不闭塞）动脉的顺行血流直接竞争。另外，在血管完全阻塞的情况下，直接旁路移植可立即增加血流量。长期而言，经血管造影证实术后有更多的侧支血管形成，并且在 5 年内缺血事件更少，无卒中生存率更高，可达 95% [27, 29, 30]。在 ICA 或 M_1 狭窄的情况下，桥血管与天然血流之间的竞争性血流容易使血流停滞，可能导致围术期短暂性神经功能缺损（transient neurologic deficit，TNE）和缺血性脑卒中。对于中度至重度狭窄的 ICA 或 MCA 患者，我们更愿意进行间接旁路移植手术方式。

(2) 血管的可用性和大小：我们建议对 ICA 或 M_1 闭塞的患者进行直接血供重建，年龄＜ 4 岁或供体、受体血管直径＜ 0.8mm 的儿科患者除外。但是，目前已经成功地进行了直径＜ 0.6mm 的直接血供重建 [9]。当供体或受体血管直径较小时，有可能出现狭窄和（或）血栓阻塞。

(3) 手术史：如果患者曾接受手术治疗，包括颅骨瘤，头外伤或曾经接受过血供重建术，

表 38-2　直接与间接血供重建的决策

	间接血供重建	直接血供重建
供体血管可用性	否	是
供体血管直径	< 0.8mm	> 0.8mm
ICA/MCA 闭塞	否	是
ICA/MCA/ACA 狭窄（中至重度）	是	否
脉络膜血供丰富	是	否

ICA. 颈内动脉；MCA. 大脑中动脉；ACA. 大脑前动脉

表 38-3　血供重建技术

直接血供重建术	间接血供重建术
STA-MCA	EDAS
耳后动脉 -MCA	EDAMS/EMS/EGPS
枕动脉 -MCA	MBH
	大网膜移植术

STA. 颞浅动脉；MCA. 大脑中动脉；EDAS. 脑 - 硬脑膜 - 动脉血管融通术；EDAMS. 脑 - 硬脑膜 - 动脉 - 肌肉血管融合术；EGPS. 脑 - 帽状腱膜贴敷术；MBH. 多磨空术；EMS. 硬脑膜翻转颞肌贴敷术

那么进行直接或间接血供重建术则取决于供体血管的可用性。如果有足够的供体血管，可进行直接血供重建术，否则进行间接血供重建术。

(4) 烟雾病患者直接血供重建术中的术中血流分析：Diamox 术后基于灌注成像的脑血管储备和增强可以预测血供重建术后的预后。术前不佳或不强化提示当前侧支循环血流最大。这些患者围术期卒中的风险也较高[31]。术中血流分析显示，在直接旁路移植后受体血管血流增加，表明竞争血流的可能性增加。在这些情况下，可以采用升压药来维持术后血压[32]。

七、直接血供重建术：EC-IC 旁路

直接血供重建术已成为斯坦福大学烟雾病患者血供重建的首选（86%）。根据术前影像（包括血管造影，在某些情况下还包括 MRA 或 CTA），选择颞浅动脉（STA）的顶支或额支进行吻合术（图 38-1）。在某些情况下，由于先前的开颅术，创伤或 STA 的手术原因，可能会选择枕动脉或耳后动脉，有时甚至选择脑膜中动脉作为替代。患者使用阿司匹林直至手术当天。术

前将患者麻醉，同时将 MAP 严格维持在 90～110mmHg。PCO_2 正常维持，避免通气不足。放置中心线，动脉线和 Foley 导管。使用额部头皮双频指数（Medtronic）监测仪来评估在短暂的 M_4 闭塞期间输注异丙酚后的猝发抑制。使用冷却毯将患者置于温和的降温至 33℃ 的条件下。在超声下绘制长度达 8～10cm 的 STA 分支。取额支的情况下，需要在发际线后标记切口，并在皮瓣下方解剖血管。我们最近开始使用 SonoSite 超声多普勒仪，通过增加增益和减小深度来可视化整个血管，随后将患者置于 3 点固定的 Mayfield 头架中。患者仰卧，头部侧位，使得标记 STA 的手术部位与地板平行。患者以常规方式准备和铺巾消毒。

STA 的剥离是在显微镜下进行的，从耳屏上方 1cm 开始，一直到分离 8～10cm 的 STA，以及血管筋膜。期间保持血管完整。此时，将显微镜从手术视野中移开，并用单极电灼切开颞筋膜和颞肌并将其收回。使用 Midas Rex 钻头的 M8 钻头在 STA 的近端和远端钻 4 个骨孔。然后完成 7cm×7cm 的颅骨切开术，以最大限度地找到受体动脉并将其放置在 Sylvian 裂隙上方或稍稍后方。开颅手术完成后，再次在显微镜下操作。硬脑膜以星状方式打开。沿 STA 的筋膜袖口在近端和远端分离出来，分别用于放置夹子和吻合。优先选择与术者垂直的 M_4 分支，但最重要的是分离出最大的 M_4 分支。进行蛛网膜下腔解剖以显露该 M_4 分支的 7mm。在 MCA 和 STA 中测量血流量，此时，如果受体 M_4 血管的流量很高，则进行间接旁路移植；反之，选择直接旁路移植。同时也测量 STA 和 M_4 的直径。将临时夹子施加到近端 STA，然后将供体血管以 45° 角横切使其成"鱼嘴"状，准备端－侧吻合。后用肝素化盐水冲洗 STA。MAP 升高至 90～110mmHg，患者体温下降至 33℃，并通过给予异丙酚以降低卒中风险。然后，将经过特殊设计的 Lazic 临时动脉瘤夹（Peter Lazic GmbH，Tuttlingen，Germany）放置在 M_4 受体节段的近端和远端，并将该段分支都放置在夹子中以控制吻合期间的出血。将受体血管使用剪刀进行菱形切开，使受体血管的直径与供体血管匹配，然后将供体血管放置在术野。直径 > 0.8mm 从技术上讲更适合进行吻合术，可以降低闭塞的风险；但是，我们已经成功地使用了直径小至 0.6mm 的血管，且流量可靠，长期通畅。受体和供体血管的末端用靛蓝胭脂红或亚甲蓝染色，以提高对比度。使用 10-0 单丝缝合（Monosof，Covidien，Dublin，Ireland），首先将切口前脚和后脚用缝线对血管进行吻合，然后缝合前壁和后壁，期间需格外注意以免卡住血管的后壁，并使缝线从供体血管外部穿到供体血管内部，然后系在吻合口的外表面。吻合完成后，首先将 M_4 临时夹取下，然后将 STA 临时夹取下。有时会施加额外的针脚，在此期间通常不会夹闭 M_4 动脉段。使用 Surgicel 或 Gelfoam 可在中等压力下控制轻微的渗血。经微多普勒确认通过吻合口的血流量。然后，我们使用 Charbel 跨音速流量探头（Charbel Micro–Flow–probe；Transonics Systems，Inc.，Ithaca，NY）测量远端 M_4 和近端 M_4，以及远端 STA 的流量。然后进行吲哚菁绿（indocyanine green，ICG）血管造影，以进一步确认吻合口的通畅性和血流量。然后将硬脑膜覆盖在桥血管上，期间需要格外小心，以免破坏 STA 和吻合口。扩大 STA 入口处颅骨板上的孔以便 STA 的进入，并使用钛板和螺钉将颅骨固定在适当的位置。我们将继续在关闭过程中通过多普勒评估 STA，以确保血流量在任何时候都不会受到影响。最后缝合浅筋膜和皮肤（图 38-2）。

在整个患者中，MAP 保持在 90～110mmHg，以避免引起缺血性脑卒中的低血压发生。恢复患者体温，拔管，然后转移到 ICU 进行术后处理。

八、间接旁路

（一）EDAS

1979 年，松岛最先引入了脑 - 硬脑膜 - 动脉血管融通术（EDAS）[34]。一般原理是相同的，分离颞浅动脉并将其放置在与皮质表面紧密相邻的位置，随着时间的推移，促进新血管形成。Scott 在 1985 年开发出了一种称为软脑膜联合的变体[10]。广泛打开蛛网膜后将 STA 放置在皮质并缝合到脑膜上。在斯坦福大学，我们像直接旁路移植一样分离 STA，将蛛网膜广泛开放，但不将 STA 缝合到脑膜。我们通常不会放置中心线、诱导低温或猝发抑制，因为此过程不需要闭塞 M_4。在手术过程中严格控制血压，将 MAP 保持在 90～110mmHg。在儿科人群中，我们将血压保持在接近基线 MAP 的水平。分离 STA 后，以类似方式进行颅骨和硬脑膜切开，并测量 M_4 中的血流量。随后扩大 2 个孔，以便 STA 入颅和出颅。供体血管在整个闭合过程中都要接受多普勒检查以确认其通畅性（图 38-3）。

（二）EMS / EDAMS / EGPS

硬脑膜翻转颞肌贴敷术（EMS）最初是由 Karasawa 及其同事于 1970 年提出的[35]。分离颞肌并将其放置在大脑表面，以促进动脉向下方的大脑生长。该术式的其他变体包括脑 - 硬脑膜 - 动脉 - 肌肉血管融合术（EDAMS）和脑 - 帽状腱膜贴敷术（EGPS）。在这两种手术中，除了颞肌外，硬脑膜、动脉、骨膜都放置在脑表面以促进新生血管形成[36, 37]。

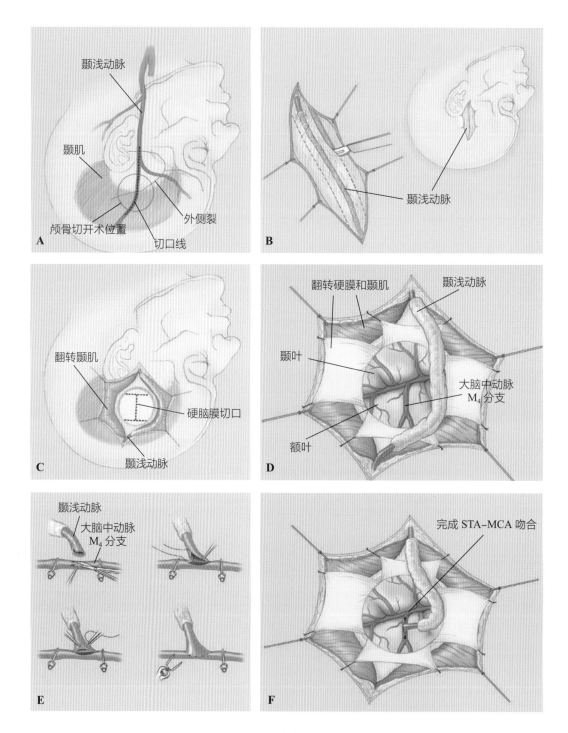

▲ 图 38-2　直接旁路手术的步骤

A. 从发际线内的耳屏开始，将 STA 映射为 7～8cm；B.STA 在手术显微镜下准备，在血管周围留有约 8mm 的组织套囊；C. 在 Sylvian 裂隙上进行 4cm×4cm 的颅骨切开术；D. 在高放大倍数下评估 MCA 的 M_4 分支的大小；E. 选择最大的 M_4 分支作为接收者。将 STA 鱼嘴形，用微剪刀切开 MCA 的壁，去除上壁的一小块椭圆形。在高放大倍率下，将 STA 与 MCA 应用 10-0 单线端 - 侧缝合。F. 完成直接吻合后，将带有软组织套囊的 STA 放置在皮质表面上，以诱导进一步的间接血供重建

经许可转载，引自参考文献 [33]

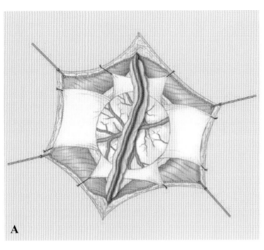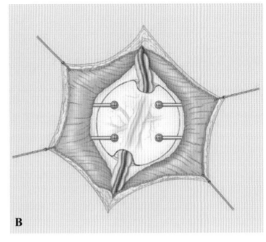

▲ 图 38-3　间接旁路

间接旁路程序与图 38-2（A 至 D）的直接旁路步骤类似。最后两个步骤如下。A. 将 STA 和组织套袖紧紧贴在大脑上，软脑膜也被打开以促进新血管生长；B. 在 STA 的出入口处要有足够的空间，以免对桥血管造成任何压力。然后将骨瓣放回原处，并使用板和螺钉将其固定在头骨上

（三）硬脑膜翻转

该手术由 Dauser 等提出。1997 年，脑膜中动脉被用作血管向内生长的供体动脉。在尝试保留脑膜中动脉（MMA）的同时进行开颅手术。然后将硬脑膜在 MMA 的任一侧分开，并将毗邻骨骼的血管化良好的硬脑膜表面铺设在大脑上。用钢板和螺钉固定骨头后缝合[38]。

多磨孔：1984 年，Endo 等引入了这项技术[39]，其中在硬脑膜开口处开设了 10～20 个孔，并剥离蛛网膜以促进新血管形成[40]。

（四）大网膜贴敷术

Karasawa 于 1978 年 2 月对烟雾病患者进行了第一例大网膜颅内移植。额枕部切口，类似于"反向问号"。如果患者接受过旁路移植手术，则保留 STA 分支和骨骼。进行新骨瓣前下缘的切除以贴敷大网膜。在我们研究所，我们一直与普外科的同事合作，他们通过腹腔镜收集大网膜，以及包含胃上表皮动脉和静脉的血管蒂，然后将网膜移植物穿入皮肤下（注意不要扭曲血管），将其经耳后传递至开颅部位，将网膜缝合到切除的硬脑膜边缘，并固定在适当的位置，从而闭合硬脑膜。最后使用连接片和螺钉将骨瓣固定。在放置骨瓣之前，使用 ICG 血管造影以可视化网膜移植物的血管（图 38-4）。最后缝合皮肤，并在 ICU 中对患者进行术后管理。患者脖子会发生肿胀，不过随着时间的推移会逐渐消退。

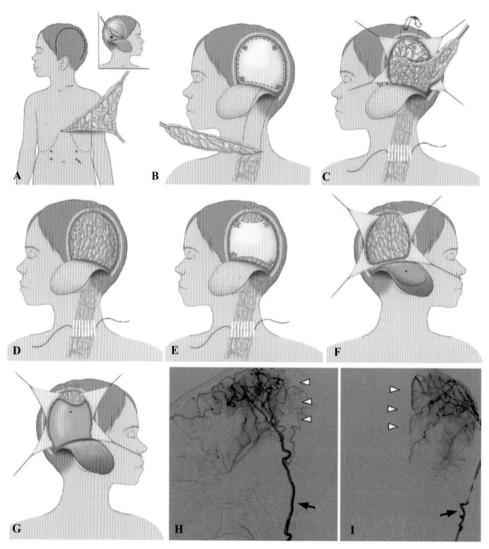

▲ 图 38-4　大网旁通

外科医生使用单个腹腔镜收集的带蒂大网膜瓣对双侧颅脑血管重建的步骤进行演绎。A. 在头部的两侧标记保留头发的切口，以便在缺血区域进行开颅手术。头部保持在头架上，以便在手术过程中可以转动。遮盖整个脖子的头部和左侧，露出脸部。首先，进行右侧开颅手术，保留硬脑膜。因为右侧是远侧，所以保留颅骨周围作为备用间接皮瓣，以防大网膜瓣不能完全覆盖。头皮松散地用几根钉重新覆盖，并盖上无菌单。然后将头部转向右侧，显露左侧。在做颅骨手术的同时，儿外科医生通过 4 个腹腔镜端口（橙色圆点；指向一个端口的小黑箭）采集网膜。大网膜首先与横结肠分离，其次为降结肠、升结肠。接下来，胃网膜动脉在胃大弯附近走行，供应网膜，保存完好。大网膜瓣通过上腹的 1.5 英寸横向切口从腹部穿出。检查皮瓣以确保出口切口足够宽，并有足够的血液供应。为了将皮瓣增加到最大可能的长度，使其能够到达对侧半球，应将网膜解剖以保留血管，但皮瓣可以伸展。B. 0 号缝合线绑在网膜顶端。将大量的 KY 凝胶涂在网膜上，在左颈部切开一个 1.5 英寸的切口，借助刀片牵开器将上腹和颈部切口钝性分离。然后，通过使用丝线将大网膜拉过宽大的皮下隧道，从颈部切口中拉出。以类似的方式，将网膜穿至左颅骨切开部位。C. 切除显露的硬脑膜，在显微镜下广泛解剖蛛网膜，包括深沟和裂隙中的蛛网膜。制作连接双侧颅骨切开术的隧道，然后将网膜拉至远端，并修剪覆盖在左侧颅骨切开的近端部分。此时儿科医生已经关闭了腹部和颈部的切口。D. 将大网膜缝合至硬脑膜边缘。剩余的网膜通过隧道被拉至头部右侧。E. 在更换骨瓣之前，先将内部刮掉，以减少大网膜对大脑造成的影响。大网膜入口和出口处的骨头也用开颅钻广泛地去除，以容纳皮瓣。然后，用钛板将骨头固定到头骨的其余部分。F. 在右侧打开硬脑膜。通过类似的步骤，将大网膜瓣固定在硬脑膜上，并覆盖在裸露的大脑上。G. 为了提供间接血供重建的额外来源，将先前分离出的骨膜放在大网膜瓣顶部并固定在硬脑膜上。骨骼的轮廓如上所述，并用连接片固定在头骨上。用可吸收缝合线（3-0 Vicryl）闭合。用可溶解的 4-0 Monocryl 缝合线缝合皮肤。H 和 I. 血管造影的侧视图和 AP 视图，腹主动脉注射。显示网膜蒂动脉（黑箭）和灌注区域（白箭头）

经许可转载，图 A 至 G 引自 Navarro 等 [41]

（五）术后血管造影评分

术后评估基于 DSA 和 MRI / MRI 灌注研究。血管造影应考虑到有 EC-IC 旁路移植术的患者（如果是直接旁路移植的话），以及桥血管供血面积的百分比。MRI 和 MRI 灌注研究评估旁路移植后大脑半球的灌注情况。

A：搭桥血管灌注的面积＞ MCA 区域的 2/3。

B：搭桥血管灌注的面积在 MCA 区域的 1/3～2/3。

C：搭桥血管灌注的面积＜ MCA 区域的 1/3。

我们的方案通常是术后 3d 出院，第一天在 ICU 中平稳过渡。患者终身每天服用 81mg 的阿司匹林，建议避免使用可能引起低血压的药物。对于围术期 TIA 风险较高或存在低血压风险的患者，我们使用米多君和（或）氟可的松将 MAP 和血管内容量维持在安全范围内。我们建议患者每天补充 2～3L 不含咖啡因的饮料，保持水分摄入充足。术后日常生活活动通常不受限制。

为了进行长期随访，患者在术后 6 个月、3 年、10 年和 20 年接受 DSA 和 MRI 灌注研究，以及神经心理学测试。患有单侧 MMD 的患者每年接受 CTA 或 MRI / MRA 检查，以观察对侧的进展情况。

九、并发症

并发症可能包括围术期短暂性神经功能缺损、缺血性脑卒中、出血、感染和伤口愈合不良。在我们的手术中，并发症风险非常低。在随访的 1100 例手术中，并发症发生率为 3.5%，其中永久性神经疾病发病率为 1.5%，71% 患者的评分得到改善 [9]。最近一项关于围术期并发症和长期预后的 Meta 分析表明，直接旁路移植术在预防出血和缺血方面优于间接旁路移植术，并且预后较好 [44]。

十、结论

烟雾病是年轻人脑卒中的一个罕见但重要的原因。该疾病的自然病程遵循渐进模式，导致脑卒中和神经功能障碍的风险增高。由于药物治疗尚未被证明是有益的，因此要求手术干预治疗。手术治疗包括直接和间接血供重建术。决策基于多种因素，包括血管狭窄程度，即不同程度的狭窄与阻塞，供体和受体血管的可用性，以及既往的干预措施。在我们机构的一项研究中，我们报道了接受557次血管重建术的329名患者发生脑卒中或出血的累积5年风险为5.6%，而在其他研究中，有症状患者5年以上的风险为65%，接受内科治疗的无症状患者每年的风险为3.2%[9]。手术干预具有相对较小的并发症风险，其益处远远超过了疾病的自然病程。我们强烈建议对有症状的患者进行手术干预，并密切监测单侧疾病的疾病进展。

致谢

我们感谢 Butch Colyear 提供图 38-3。我们还要感谢 Cindy Harrymon Samos 所做的编辑工作。这项工作得到了 Josef Huber 家族 Moyamoya 基金会，Reddy Lee Moyamoya 基金会，Russell 和 Elizabeth Siegelman、Bernard Lacroute、Ronni Lacroute 和 William Randolph Hearst 基金会（GKS）的部分支持。

参考文献

[1] Takeuchi K, Shimizu K. Hypoplasia of the bilateral internal carotid arteries. Brain Nerve. 1957;9:37–43.

[2] Suzuki J, Takaku A. Cerebrovascular "moyamoya" disease. Disease showing abnormal net–like vessels in base of brain. Arch Neurol. 1969;20(3):288–99.

[3] Wakai K, Tamakoshi A, Ikezaki K, et al. Epidemiological features of moyamoya disease in Japan: findings from a nationwide survey. Clin Neurol Neurosurg. 1997;99(Suppl 2):S1–5.

[4] Kuriyama S, Kusaka Y, Fujimura M, et al. Prevalence and clinicoepidemiological features of moyamoya disease in Japan: findings from a nationwide epidemiological survey. Stroke. 2008; 39(1):42–7.

[5] Kossorotoff M, Herve D, Toulgoat F, et al. Paediatric moyamoya in mainland France: a comprehensive survey of academic neuropaediatric centres. Cerebrovasc Dis. 2012;33(1):76–9.

[6] Uchino K, Johnston SC, Becker KJ, Tirschwell DL. Moyamoya disease in Washington State and California. Neurology. 2005;65(6):956–8.

[7] Starke RM, Crowley RW, Maltenfort M, et al. Moyamoya disorder in the United States. Neurosurgery. 2012;71(1):93–9.

[8] Baba T, Houkin K, Kuroda S. Novel epidemiological features of moyamoya disease. J Neurol Neurosurg Psychiatry. 2008;79(8):900–4.

[9] Guzman R, Lee M, Achrol A, et al. Clinical outcome after 450 revascularization procedures for moyamoya disease Clinical article. J Neurosurg. 2009;111(5):927–35.

[10] Scott RM, Smith JL, Robertson RL, Madsen JR, Soriano SG, Rockoff MA. Long–term outcome in children with moyamoya syndrome after cranial revascularization by pial synangiosis. J Neurosurg. 2004;100(2 Suppl Pediatrics):142–9.

[11] Mineharu Y, Takenaka K, Yamakawa H, et al.

Inheritance pattern of familial moyamoya disease: autosomal dominant mode and genomic imprinting. J Neurol Neurosurg Psychiatry. 2006;77(9):1025–9.

[12] Achrol AS, Guzman R, Lee M, Steinberg GK. Pathophysiology and genetic factors in moyamoya disease. Neurosurg Focus. 2009;26(4):E4.

[13] Kamada F, Aoki Y, Narisawa A, et al. A genome-wide association study identifies RNF213 as the first Moyamoya disease gene. J Hum Genet. 2011;56(1):34–40.

[14] Milewicz DM, Kwartler CS, Papke CL, Regalado ES, Cao J, Reid AJ. Genetic variants promoting smooth muscle cell proliferation can result in diffuse and diverse vascular diseases: evidence for a hyperplastic vasculomyopathy. Genet Med. 2010;12(4):196–203.

[15] Miskinyte S, Butler MG, Herve D, et al. Loss of BRCC3 deubiquitinating enzyme leads to abnormal angiogenesis and is associated with syndromic moyamoya. Am J Hum Genet. 2011;88(6):718–28.

[16] Shoemaker LD, Clark MJ, Patwardhan A, et al. Disease variant landscape of a large multiethnic population of moyamoya patients by exome sequencing. G3 (Bethesda). 2015;6(1):41–9.

[17] Yamashita M, Oka K, Tanaka K. Histopathology of the brain vascular network in moyamoya disease. Stroke. 1983;14(1):50–8.

[18] Wang MY, Steinberg GK. Rapid and near-complete resolution of moyamoya vessels in a patient with moyamoya disease treated with superficial temporal artery–middle cerebral artery bypass. Pediatr Neurosurg. 1996;24(3):145–50.

[19] Suzuki J, Kodama N. Moyamoya disease – a review. Stroke. 1983;14(1):104–9.

[20] Kelly ME, Bell–Stephens TE, Marks MP, Do HM, Steinberg GK. Progression of unilateral moyamoya disease: a clinical series. Cerebrovasc Dis. 2006;22(2–3):109–15.

[21] Smith ER, Scott RM. Progression of disease in unilateral moyamoya syndrome. Neurosurg Focus. 2008;24(2):E17.

[22] Takeuchi S, Tsuchida T, Kobayashi K, et al. Treatment of moyamoya disease by temporal muscle graft 'encephalo–myo–synangiosis'. Childs Brain. 1983;10(1):1–15.

[23] Hallemeier CL, Rich KM, Grubb RL Jr, et al. Clinical features and outcome in North American adults with moyamoya phenomenon. Stroke. 2006;37(6):1490–6.

[24] Fung LW, Thompson D, Ganesan V. Revascularisation surgery for paediatric moyamoya: a review of the literature. Childs Nerv Syst. 2005;21(5):358–64.

[25] Nakashima H, Meguro T, Kawada S, Hirotsune N, Ohmoto T. Long–term results of surgically treated moyamoya disease. Clin Neurol Neurosurg. 1997;99(Suppl 2):S156–61.

[26] Kawaguchi S, Okuno S, Sakaki T. Effect of direct arterial bypass on the prevention of future stroke in patients with the hemorrhagic variety of moyamoya disease. J Neurosurg. 2000;93(3):397–401.

[27] Miyamoto S, Yoshimoto T, Hashimoto N, et al. Effects of extracranial–intracranial bypass for patients with hemorrhagic moyamoya disease: results of the Japan adult moyamoya trial. Stroke. 2014;45(5):1415–21.

[28] Bober MB, Khan N, Kaplan J, et al. Majewski osteodysplastic primordial dwarfism type II (MOPD II): expanding the vascular phenotype. Am J Med Genet A. 2010;152A(4):960–5.

[29] Thines L, Petyt G, Aguettaz P, et al. Surgical management of Moyamoya disease and syndrome: current concepts and personal experience. Rev Neurol (Paris). 2015;171(1):31–44.

[30] Arias EJ, Dunn GP, Washington CW, et al. Surgical revascularization in North American adults with moyamoya phenomenon: long–term angiographic follow–up. J Stroke Cerebrovasc Dis. 2015;24(7):1597–608.

[31] So Y, Lee HY, Kim SK, et al. Prediction of the clinical outcome of pediatric moyamoya disease with postoperative basal/acetazolamide stress brain perfusion SPECT after revascularization surgery. Stroke. 2005;36(7):1485–9.

[32] Lee M, Guzman R, Bell–Stephens T, Steinberg GK. Intraoperative blood flow analysis of direct revascularization procedures in patients with moyamoya disease. J Cereb Blood Flow Metab.

2011;31(1):262–74.

[33] Guzman R, Steinberg GK. Direct bypass techniques for the treatment of pediatric moyamoya disease. Neurosurg Clin North America. 2010;21(3):568.

[34] Matsushima Y, Fukai N, Tanaka K, et al. A new surgical treatment of moyamoya disease in children: a preliminary report. Surg Neurol. 1981;15(4):313–20.

[35] Karasawa J, Kikuchi H, Furuse S, Sakaki T, Yoshida Y. A surgical treatment of "moyamoya" disease "encephalo–myo synangiosis". Neurol Med Chir (Tokyo). 1977;17(1 Pt 1):29–37.

[36] Kim DS, Huh PW, Kim HS, et al. Surgical treatment of moyamoya disease in adults: combined direct and indirect vs. indirect bypass surgery. Neurol Med Chir (Tokyo). 2012;52(5):333–8.

[37] Reis CV, Safavi–Abbasi S, Zabramski JM, Gusmao SN, Spetzler RF, Preul MC. The history of neurosurgical procedures for moyamoya disease. Neurosurg Focus. 2006;20(6):E7.

[38] Dauser RC, Tuite GF, McCluggage CW. Dural inversion procedure for moyamoya disease. Technical note. J Neurosurg. 1997;86(4):719–23.

[39] Endo M, Kawano N, Miyaska Y, Yada K. Cranial burr hole for revascularization in moyamoya disease.

J Neurosurg. 1989;71(2):180–5.

[40] Sainte–Rose C, Oliveira R, Puget S, et al. Multiple bur hole surgery for the treatment of moyamoya disease in children. J Neurosurg. 2006;105(6 Suppl):437–43.

[41] Karasawa J, Kikuchi H, Kawamura J, Sakai T. Intracranial transplantation of the omentum for cerebrovascular moyamoya disease: a two–year follow–up study. Surg Neurol. 1980;14(6):444–9.

[42] Navarro R, Chao K, Gooderham PA, Bruzoni M, Dutta S, Steinberg GK. Less invasive pedicled omental–cranial transposition in pediatric patients with moyamoya disease and failed prior revascularization. Neurosurgery. 2014;10(Suppl 1):1–14.

[43] Matsushima Y, Inaba Y. Moyamoya disease in children and its surgical treatment. Introduction of a new surgical procedure and its follow–up angiograms. Childs Brain. 1984;11(3):155–70.

[44] Sun H, Wilson C, Ozpinar A, et al. Perioperative complications and long–term outcomes after bypasses in adults with Moyamoya disease: a systematic review and meta–analysis. World Neurosurg. 2016;92:179–88.

血管炎和卒中
Vasculitis and Strokes

Tarun Girotra   Wuwei Feng   著

赵黎明   译

系统性血管炎是医学领域已知的最复杂疾病之一，20 世纪初已证实中枢神经系统（central nervous system，CNS）参与血管的全身性炎症。在过去的几十年中，我们对此类疾病的发病机制，自然病程和治疗研究越来越深入。然而，一些关键问题仍未得到解决，及时准确诊断血管炎引起的脑卒中仍然是脑血管病领域最大的挑战之一。

重要的是要认识到中枢神经系统血管炎是一组异质性疾病。目前将炎性血管过程按亚型分类（表 39-1），原发性脉管炎的分类改编自 Chapel Hill 分类法，该分类法将主要受影响的血管的口径作为主要分类点，并通过免疫发病机制进行亚分类[1]。

一、流行病学

系统性血管炎是一种罕见的疾病。来自欧洲的几项研究表明，系统性血管炎的年发病率为 2/10 万 [2-4]。一些其他研究指出了最大发病年龄在 55—75 岁 [4, 5]。总体而言，脑血管炎的发病率为 1/100 万～2/100 万 [6]。特定血管炎的流行病学将在其各自的章节中进行讨论，但是地理和种族因素在某些类型血管炎的流行病学中起着重要的作用。例如，在阿拉斯加印第安人（每百万人口中 77 例）和科威特人口（每百万人口中 16 例）中 PAN 的发病率更高 [7, 8]，并且随着纬度的升高，GCA 的发病率也增加。自身免疫性血管炎与接触二氧化硅、溶剂、金属、除草

表 39-1　血管炎的分类

自身免疫性血管炎
• 原发性血管炎疾病
1. 大血管血管炎
（i）大动脉炎（TAK）
（ii）巨细胞性动脉炎（GCA）
2. 中血管炎
（i）结节性多动脉炎（PAN）
（ii）川崎病（KAW）
3. 小血管血管炎
抗中性粒细胞胞质抗体（ANCA）相关血管炎
（i）显微多血管炎（MPA）
（ii）肉芽肿性多血管炎（Wegener）（GPA）
（iii）嗜酸性肉芽肿性多血管炎（Churg-Strauss）（EGPA）
4. 可变血管血管炎
（i）白塞病
5. 单器官血管炎
（ii）中枢神经系统原发性血管炎（PACNS）
• 与全身性自身免疫性疾病有关的血管炎
1. 系统性红斑狼疮
2. 类风湿关节炎和干燥综合征
3. 结节病
传染性血管炎
药物性血管炎
肿瘤相关血管炎

剂和农药等环境因素有关，其中二氧化硅暴露是研究最多的环境因素之一，一项研究调查了 75 名原发性系统性血管炎（primary systemic vasculitis，PSV）的研究表明，发生 PSV（OR=3.0，95%CI 1.0～8.4）和嗜酸性肉芽肿病的可能性增加，高二氧化硅暴露人群中更易发生嗜酸性肉芽肿性多血管炎（EGPA）（OR=5.6，95%CI 1.3～23.5）。为了解释二氧化硅在自身免疫性血管炎的发病机制中的作用[9]，人们提出了多种理论，包括以超抗原样机制激活 T 细胞淋巴细胞，在体外观察二氧化硅活化巨噬细胞和单核细胞，以及凋亡诱导的异常，调节免疫系统并增加自身免疫疾病发展的风险[10]。

二、临床表现

疾病特异性症状的相对缺乏成为 CNS 血管炎临床诊断的难点。30%～50% 的患者可能会有新发或复发性卒中和短暂性脑缺血发作（TIA）[11-13]。除了与急性缺血性或出血性卒中相关的局灶性症状外，常见的神经系统症状包括头痛、急性或亚急性脑病、癫痫发作，以及视神经和脑神经病。表 39-2 显示了使用各种 CNS 血管炎观察到的这些症状的发生频率[14-19]。临床中也存在一些非特异性的全身症状，如发热、乏力、盗汗、皮疹、血尿和关节痛。

三、临床研究

如果怀疑脑卒中是由血管炎导致可以通过某些非特异性血液检查来确诊，来明确正在进行的疾病发展，在这个过程中包括正常性贫血、白细胞增多、血栓形成和急性期反应物升高，如红细胞沉降率（erythrocyte sedimentation rate，ESR）和 C 反应蛋白（C-reactive protein，CRP）。另外，根据其他器官系统的受累程度，还应进行异常的肾肝功能检查。尽管这些测试通常是非特异性的，但可以为临床提供了依据，例如，ESR 和 CRP 是疑似 GCA 患者的重要诊断依据。在对 764 名经活检证实为 GCA 的患者进行的研究中，ESA 和 CRP 在 GCA 中的敏感性分别为 84% 和 86%[20]。

为了进一步研究血管炎的病因，通常进行自身免疫检查。包括类风湿因子（RF）、抗核抗

表 39-2　各种脑血管炎中常见 CNS 症状

症　状	PACNS[12]（%）	GPA[14]（%）	GCA[15]（%）	EGPA[16]（%）	白塞病[17]（%）	干燥综合征[18]（%）	SLE[19]（%）
	n=101	n=341	n=161	n=96	n=200	n=82	n=2049△
头疼	63	NR	87	NR	95[a] 49[b]	NR	28.3
卒中	40	14.6	2.4	6	NR	NR	
TIA	28	NR	NR	NR	NR	NR	8
出血	NR	NR	NR	NR	NR	NR	
癫痫发作	16	9	NR	NR	4	8.5	9.9
认知障碍	50	NR	NR	1	70（n=74）	11	19.7
脑神经病变	NR	19.2	NR	4	< 1	19.5	1
视觉症状	42	NR	26.1	NR	NR	ON 16	NR

a.Nonvascular Behçet 病；b.vascular Behçet 病；△.Meta 分析

PACNS. 中枢神经系统原发性血管炎；GPA. 肉芽肿性多血管炎；GCA. 巨细胞性动脉炎；EGPA. 嗜酸性肉芽肿性多血管炎；SLE. 系统性红斑狼疮；TIA. 短暂性脑缺血发作；NR. 未报道；ON. 视神经炎

体（ANA）、dsDNA 抗体、组蛋白抗体、补体水平、抗 Ro（SS–A）和抗 La（SS–B）抗体、抗中性粒细胞胞质抗体（c–ANCA 和 p–ANCA）、抗心磷脂抗体、狼疮抗凝药、血清 / 尿液电泳和血管紧张素转化酶（angiotensin converting enzyme，ACE）检查。重要的是应进行脑脊液（CSF）评估，并且通常会显示蛋白质含量升高[12, 21]，其中以淋巴细胞增多为主。Salvarani 等分析了 PACNS 患者的 75 例 CSF 样本[12]。他们观察到每毫升血中白细胞计数中位数为 5 个（正常范围为 0～535 个），蛋白质水平中位数为 98mg/dl（正常范围为 44～1034mg/dl）。应用脑脊液进行常规和病毒研究，来排除自身免疫性中枢神经系统血管炎的感染，其中敏感性可达88%。

　　如若没有禁忌证，患者应行脑磁共振成像（MRI）在内的影像学检查（图 39–1），因受影响血管不同，脑卒中的大小和位置可能会有所不同。例如，继发于 TAK 的颈动脉疾病引起的卒中通常会产生影响大脑皮质的大面积卒中，而像 PAN 这样的小血管血管炎可能会在深灰色和白色物质中引起皮质下梗死。Popmer 等[22]分析了 18 例经血管造影证实的中枢神经系统血管炎的 MRI 表现，并指出 78% 的患者有双侧病变，18 名患者均有上睑上皮病变，其中 72% 的患者仅有上皮病变。在 Popmer 的研究中，每位患者的平均病变数为 2～6，平均每个病变的体积为 11.3cm3[3]。作者指出，在所有病变中，皮质下白质占 27%，深层灰质占 21%，浅表灰质

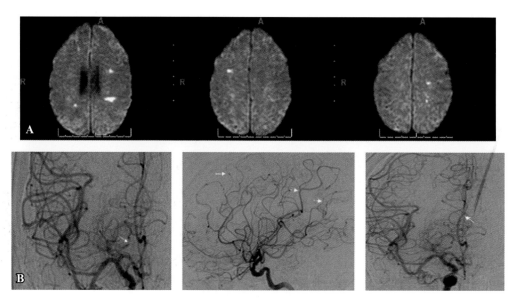

▲ 图 39–1　56 岁女性表现为进行性亚急性脑病和右半身轻瘫

患者的 MRI（A）和血管造影（B）。根据脑活检，患者接受了中枢神经系统原发性血管炎的最终诊断。上排显示了中枢神经系统血管炎患者常见的弥散加权图像（DWI）序列上的局限性和双侧病变。下排显示数字减影血管造影（DSA），显示颅内血管狭窄的多个部位（白箭）

占 21%。中枢神经系统血管炎罕见实质内出血，蛛网膜下腔出血和微出血。有时患者可能仅在 MRI 上有软脑膜增强，这种情况可能代表了预后良好的 PACNS 的一部分。Salvarani 等从他们的 101 名 PACNS 患者队列中描述了 8 名此类患者，都有较温和的临床表现和较好的治疗效果（包括有或没有环磷酰胺的皮质类固醇类药物），5 名患者完全康复，3 名轻度至中度残疾 [23]。血管成像检查通常采用磁共振血管造影（MRA），计算机体层血管成像（CTA）和数字减影血管造影（DSA），中枢神经系统血管炎的经典影像表现为节段性多灶性狭窄区域和局部扩张区域。与 MRA 相比，DSA 在检测狭窄区域和评估较小血管方面具有更高的灵敏度和特异性。但是区分动脉粥样硬化性病变和血管狭窄仍然是个难点。根据 Swartz 等的研究，对比增强的高分辨率（3.0 T）MR 成像可以基于增强模式来帮助区分，增强模式可以在血管壁偏心（动脉粥样硬化斑块）或同心（血管炎）[24]。作者研究动脉粥样硬化疾病（$n=13$）和血管炎（$n=3$）患者之间的系统差异。在 1/3 活检证实的患者中，当只有很小的血管受到影响时，血管成像才是正常的 [25]。

脑活检是诊断中枢神经系统血管炎的"金标准"，但仍有 1/4 的尸检患者显示假阴性的活检 [26, 27]。这些假阴性是由于疾病的节段性所致，多出现在难以接近的病变中。同时需要确保放射线影响的区域和软脑膜炎活检，这些活检的结果可能产生另一种类似血管炎的诊断。Alwari 等分析了 61 名因疑似血管炎而行脑活检的患者的病理报告 [28]，发现 39% 的活检有非血管炎病因 – 感染（弓形体病、疱疹和脓肿），肿瘤（CNS 淋巴瘤）或多发性硬化的非典型脱髓鞘斑块。

四、诊断方法

目前还没有一种通用的诊断方法可以应用于疑似中枢神经系统血管炎患者。在当前可用资源的情况下，脑活检是最具有说服力的检查，但存在局限性。让患者接受如脑活检之类的有创性手术，需要患者对神经科医生在思想上有一定程度的认可。当然在可以从其他部位（如皮肤或周围神经）获得组织学诊断的患者中，应避免进行脑活检，但对于大多数患者仍需脑活检确诊。本文作者对疑似中枢神经系统血管炎的患者提出以下诊断方案（图 39-2）。中枢神经系统血管炎的鉴别诊断见表 39-3[29]。

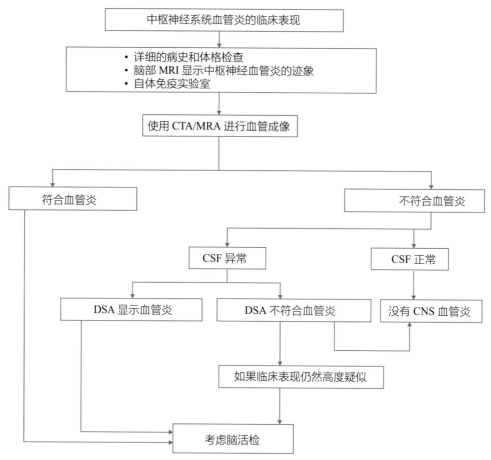

▲ 图 39-2　疑似中枢神经系统血管炎的患者诊断方案

MRI. 磁共振成像；CTA. 计算机体层血管成像；MRA. 磁共振血管造影；CSF. 脑脊液；DSA. 数字减影血管造影；CNS. 中枢神经系统

表 39-3　中枢神经系统血管炎的鉴别诊断

条件与多病灶的脑血栓栓塞	有 MRI 病变的大脑疾病能模拟中枢神经系统血管炎	条件与脑血管造影异常可以模拟中枢神经系统血管炎
• 心房纤颤 • 胆固醇动脉粥样硬化栓塞 • 心内膜炎 • 左心房黏液瘤及其他心脏肿瘤	• 血管内淋巴瘤 • 大脑胶质瘤病 • 遗传疾病（如 CADASIL、HERNS、COL4A1 突变） • 可逆性后部白质脑综合征 • Susac 综合征 • 慢性高血压（微血管脑缺血） • 脱髓鞘疾病，包括多发性硬化、急性播散性脑脊髓炎、进行性多灶性白质脑病	• 可逆的脑血管收缩综合征 • 早产儿颅内动脉粥样硬化 • 纤维肌性的发育不良性烟雾病 • 嗜血管性和血管内淋巴增殖性疾病 • 辐射血管病变

经许可，引自 Hajj–Ali 和 Calarese[29]

五、大血管血管炎

（一）巨细胞性动脉炎

巨细胞性动脉炎（GCA）是肉芽肿性大血管血管炎，易发生在颞浅、眼、枕、睫状后和椎动脉。GCA 被认为是主要的细胞介导的自身免疫病，其通过巨噬细胞，淋巴细胞和多核巨细胞的渗透而产生血管壁的透壁和节段性炎症。局部适应不良的内皮反应导致血管增生和闭塞，从而导致远端缺血及其相关症状。Salvarani 等报道称，年发病率为 17.8/10 万，在 50 岁以上的人群中 GCA 发病率为 20/10 万。这些数据来自在明尼苏达州奥姆斯特德县历时 42 年的收集记录[30]。

GCA 的常见症状包括头痛、下腭关节僵硬、颈部、肩部和骨盆带区域疼痛（伴有风湿性多肌痛），以及颞浅动脉压痛。中枢神经系统缺血最常见的并发症是单眼视力丧失，这种现象在 15%～20% 的患者中可见[31]。大部分视力障碍患者是前部缺血性视神经病变（anterior ischemic optic neuropathy，AION）。在 4%～6% 的患者中也观察到了卒中和 TIA[32, 33]，它们倾向于优先发生在椎基底系统而不是颈内动脉系统[34]。这些血管仅在硬脑膜进入点附近受到影响。传统血管危险因素的存在和严重的全身性炎症反应的缺乏（发热、体重减轻、贫血和 ESR 升高）与卒中，TIA 和眼部症状的较高风险相关[15, 35]。

GCA 患者实验室检查多提示 ESR（通常＞50mm/h）和 CRP 升高。Kermani 等对 724 名因疑似 GCA 进行活检的患者进行了一项大型研究。确定的 ESR、CRP 及 ESR 与 CRP 组合的敏感性分别为 84%、86% 和 96%，这些标志物的特异性高达 30%[20]。在对颞浅动脉（STA）进行多普勒检查时，弥漫性增厚的低回声动脉壁（"光晕征象"）可能是 GCA 的病理特征，目前认为颞动脉活检（TAB）是诊断 GCA 的 "金标准"，特异性为 100%，但由于该疾病的节段性发病实际准确率为 81%～91%[36]。有人认为，STA 多普勒可能比 TAB 更灵敏地诊断 GCA。牛津大学正在进行的一项 "颞动脉活检与超声检查"（TABUL）研究将分析 400 多名疑似 GCA 的患者，并将 TAB 与 STA 多普勒结果在诊断 GCA 的敏感性和特异性方面进行比较[37]。

皮质类固醇应用是治疗的主要手段。静脉使用类固醇激素后，全身症状很快得到改善（72h 内）。改善后，应将泼尼松缓慢减量至抑制症状所需的最低剂量。此外，已经注意到同时使用低剂量阿司匹林可以减少视力丧失和卒中的发生[38]。未经治疗的患者预后差，可能患有永久性失明、脑卒中、心肌梗死和周围血管疾病。及时的诊断和治疗可以显著改善预后，并且通常可以达到完全康复，期患者的存活率与普通人群相同[39]。需要注意的是，患者存在 40%～60%的复发率，而复发症状主要包括头痛和全身不适，少数表现为视觉症状[40]。

（二）大动脉炎

大动脉炎（Takayasu arteritis，TAK）是主动脉及其主要分支（包括颈动脉和椎动脉）肉芽肿性炎症改变。据报道，美国每年 TAK 的发病率为 2.6/100 万[41]。在日本，印度和其他亚洲国家中，育龄女性的发病率较高。临床症状如发热、全身乏力和体重减轻很常见，部分患者表现为头痛和头昏。据报道，脑卒中及 TIA 发生率为 3% 和 5%[42]，脑卒中常见病因是由于颈动脉或椎动脉的大血管狭窄 / 闭塞，部分患者是由于扩张的主动脉根和随后的主动脉瓣反流导致的由于肾动脉狭窄引起的长期高血压和由于心肌病引起的心脏栓塞引起的小血管动脉粥样硬化。

在 TAK 的早期阶段，高分辨超声显示内膜中层厚度增加，这是病情进展的诊断依据[43]。在美国和欧洲正在进行的研究旨在建立颈动脉多普勒诊断标准，内膜中层厚度和颈动脉新生血管形成可以定期测量以监测疾病进展[44, 45]。T_2 加权成像可显示发炎的血管内和周围微妙的壁增厚和高强度信号。在急性期血管造影提示血管壁及周围软组织增强，而在晚期节段性扩张是颈总动脉和锁骨下动脉的狭窄区域与升主动脉扩张有关。

同样，皮质类固醇是首选的初始治疗方法，然后长期使用免疫抑制药，包括环磷酰胺、硫唑嘌呤、甲氨蝶呤、他克莫司、霉酚酸酯、利妥昔单抗、托珠单抗或抗肿瘤坏死因子（TNF）药物，以达到缓解的目的（图 39-3）。20% 的患者具有单相自限性病程，但其余 80% 的患者需要长期的免疫抑制治疗[46]。石川等随后对 120 名 TAK 患者进行了平均 13 年的观察，观察到 15 年生存率平均为 83%[47]。

多变量 Cox 分析表明，主要并发症（视网膜病变、高血压、主动脉瓣关闭不全和动脉瘤）的存在和疾病的进行过程与较差的预后相关。

六、中型血管炎

（一）结节性多动脉炎

结节性多动脉炎（polyarteritis nodosa，PAN）是一种全身性的中型血管坏死性血管炎，最

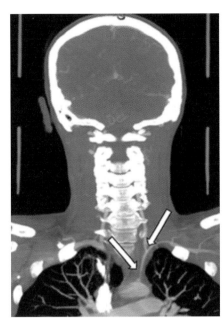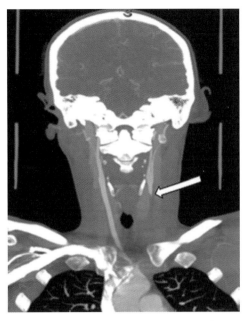

▲ 图 39-3　1 名 26 岁女性，有急性发作性右半身轻瘫和失语史，注意左颈总动脉闭塞，左锁骨下和左椎动脉起源严重狭窄（箭）。根据血管影像学，她被诊断出患有大动脉炎。在接下来的 2 年中，她长期口服皮质类固醇治疗，多次重复的血管成像以确定疾病稳定性

早于 19 世纪被描述，众所周知与乙型肝炎病毒（HBV）感染有关。患病率为 2/100 万～25/100 万 [48, 49]。PAN 通常会影响分支发源于内膜的中层血管，炎症发源于内膜并扩散到整个血管壁，导致坏死性血管炎。远端缺血可因血栓形成或内膜增生而发生，从而导致随后的血管闭塞。由于血管壁完整性受损，动脉瘤破裂也会导致出血。

PAN 的常见症状包括非特异性全身症状，如肾脏症状（血尿、胁腹疼痛或急性肾衰竭症状），胃肠道症状（腹痛、胃肠道出血、恶心呕吐）和皮肤症状（皮疹、紫癜或坏疽）。周围神经系统受累发生高达 60%，多发性神经炎是最常见的表现，但中枢神经系统受累也可能发生。对 1963—2005 年 348 例 PAN 患者的数据进行的分析显示，亦有 4.6% 的患者合并 CNS 症状 [50]。

与 PAN 相关的卒中通常发生在疾病的晚期，通常在发病后 2～3 年 [51]。尽管通过皮质类固醇治疗和其他免疫抑制使血管炎进展停滞，但仍发生卒中的风险。这使一些人认为卒中是由于长期使用皮质类固醇导致动脉粥样硬化加速所致。最近的一项针对 11 名患者的研究实际上观察到皮质类固醇激素起始与卒中发作之间的间隔更短（平均潜伏期 6.5 个月，其中 3% 发生在 3 周内）[52]。作者提出了一种理论，即与皮质类固醇使用导致的血栓烷 A_2（血管收缩药和血小板活化 / 聚集刺激物）相比，前列环素 PGI2（血管扩张药和血小板聚集抑制药）的抑制作用更大。正是由于这种理论上的血小板活化 / 聚集失衡，才有理由在 PAN 中使用阿司匹林。

实验室检查发现非特异性的改变，如肌酐、ESR 和 CRP 升高，以及正常血性贫血和蛋白尿。应同时对患者进行乙型和丙型肝炎检查，因为两者检查与 PAN 有明确的相关性。在 HBV 相关 PAN 患者中可检测到球蛋白、循环免疫复合物、补体 C_3 和 C_4。血管造影检查结果包括中段口径狭窄和局灶性动脉瘤。组织学检查是诊断 PAN 的金标准，通常需要从临床上受影响的器官（如皮肤、肾脏或腓肠神经）获得组织。

轻度 PAN 患者的治疗可给予皮质类固醇类药物治疗。更严重的中枢神经系统受累的 PAN 患者除皮质类固醇外还需要用环磷酰胺治疗。在与 HBV 相关的患者中，除上述治疗方案外，血浆置换术和抗病毒药（如拉米夫定和干扰素 α-2b）的组合已被证明是有益的。另外，可以使用其他免疫抑制药包括甲氨蝶呤、硫唑嘌呤和霉酚酸酯来维持效果和缓解症状。

但总体而言，如果不及时治疗，预后很差，5 年生存率仅为 13%[53]。免疫抑制药物治疗可将生存率显著提高至 80%。PAN 的预后和死亡率可以通过 Guillevin 等在 1996 年提出的五因素评分（FFS）进行预测 [54]，这些因素包括蛋白尿、肌酐升高、心肌病、胃肠道受累和中枢神经系统受累。法国血管炎研究小组（FVSG）在获得更多数据后，于 2011 年对 FFS 标准进行了修订 [55]。修订后的 FFS 对年龄 ≥ 65 岁、心脏症状、胃肠道症状和肾功能不全各得分 1 分。FFS 评分分别为 0 分、1 分和 ≥ 2 分时，基于修订标准的 5 年死亡率分别为 12%、18% 和 29%。

（二）川崎病

川崎病（Kawasaki disease，KAD）主要发生在小儿年龄段，年龄在 < 5 岁的患者占总数的 85%～90%[61]。它以强烈的皮肤黏膜症状去影响小、中型血管。卒中是 KAD 非常罕见的并发症，活动性儿童 KAD 发生卒中的患者仅报道 14 例。这些患者大多数发生在使用静脉免疫球蛋白（IVIG）治疗 KAD 之前 [56]。在 KAD 患者中提出的卒中病因学理论包括心脏栓塞机制（由于冠状动脉受累引起的心肌病）、血管炎或 IVIG 获得性高凝状态。目前，IVIG 和阿司匹林是主要治疗方法。

七、ANCA 相关的小血管血管炎

（一）显微镜下多血管炎

显微镜下多血管炎（microscopic polyangiitis，MPA）最初被认为是 PAN 的微观形式，但最近被鉴定为与 GPA 和 EGPA 具有免疫原性相似性的另一种疾病。与后两种疾病的区别还在于缺乏肉芽肿形成和坏死性血管炎。英国 MPA 的年发病率约为 0.5/10 万 [57]，而日本为 1.48/10 万 [57] 和科威特为 2.4/10 万 [8]，发病率更高。MPA 的常见临床表现包括全身症状、皮肤表现、上呼吸道症状、肾功能不全和肺部受累。MPA 通常以多发性神经炎的神经症状出现在 58% 的患者中，而 CNS 受累发生在 12% 的患者中 [58]。尽管文献综述并未详细介绍"中枢神经系统表现"中缺血性或出血性卒中的发生频率，但人们普遍认为卒中不是中枢神经系统受累的常见表现，至今仅少数患者被报道。在大多数核周或 pANCA 患者中，血清学检查主要以髓过氧化物酶（MPO）阳性、ANCA 阳性为特征，这与 GPA 对 PR3 具有细胞质或 cANCA 阳性的情况不同。据估计，MPA 中 ANCA 的敏感性为 75% [58]。皮肤、肺、肾或周围神经的组织活检是诊断的金标准。皮质类固醇与环磷酰胺或利妥昔单抗联合治疗可诱导缓解。缓解是通过使用类固醇免疫抑制药来维持的。使用这些治疗方案，其缓解率估计为 75%~89% [59]。一项大型的法国研究监测了 85 名患者的临床病程，并指出 70 个月时复发率为 34% [58]。MPA 的 5 年生存率为 45%~76%，肾功能损害对存活率产生不利影响（HR 3.69，95%CI 1.01~13.4）[59]。

（二）肉芽肿性多血管炎（Wegener）（GPA）

GPA 是一种罕见的全身性疾病，其特征是肉芽肿性血管炎会影响中小血管，特别是在呼吸系统和肾脏系统中。分析 1990—2005 年的数据后，英国的 GPA 年度发病率为 0.84/10 万 [60]。这项研究还表明，GPA 的患病率从 1990 年的每百万人 29 例增加到 2005 年的 65 例。常见的临床表现包括全身症状，上呼吸道症状（慢性鼻 – 鼻窦炎，鼻溃疡或鞍鼻），肺部表现（咳嗽、咯血、肺部浸润或弥漫性肺泡出血）以及肾脏受累。2/3 的患者以周围神经病或单发性神经炎的形式累及周围神经系统。据报道，在 7%~11% 的患者中，CNS 表现是通过直接的 CNS 血管炎，远处的脑内肉芽肿形成或鼻和鼻旁窦肉芽肿连续侵入邻近结构，如眼眶、视神经、视交叉和垂体 [61]。TIA、缺血性卒中、脑或蛛网膜下腔出血、脑静脉血栓形成、癫痫发作和认知能力下降都可能是中枢神经系统血管炎的结果，据报道影响了 3%~5% 的患者 [62]。其他中枢神经系统非血管病变的表现包括常见的视神经和嗅觉神经病变的脑神经病变 [14]。慢性肥厚性髓膜炎可引起严重的类固醇反应性头痛和钆增强磁共振弥漫性硬脑膜增厚，也有的会出现垂体受累。这种介入可引起尿崩症和催乳素瘤。最后，肉芽肿从鼻腔和鼻窦直接侵犯眼眶和颅脑可产生局部肿块效应。

针对 PR3 抗原的细胞质或 cANCA 是针对 GPA 的最特异的血液检查，因为 87% 的患者在进行 ANCA 的免疫荧光（IF）检测时进行了细胞质染色，但在酶免疫法中对 ANCA 的 PR3 阳性的患者较少（76%）（EIA）[63]。尽管 pANCA 通常在 MPA 中呈阳性，但同一项研究观察到，用 IF 或 EIA 测试时，有 12% 的 GPA 患者也可以具有该抗体。结合所有方法，在活动性全身性疾病中，ANCA 阳性的敏感性和特异性为 98%，但在有限或非典型的 GPA 中，敏感性降至 60%～70%[64]。脑部 MRI 可能显示出缺血性或出血性病变，硬脑膜增厚，垂体受累或眼眶和鼻旁黏膜发炎。在大多数情况下，必须进行组织活检才能明确诊断。

皮质类固醇与环磷酰胺或利妥昔单抗组合可减缓疾病进展，但严重肾脏或肺部受累的患者也可考虑血浆置换[65]。可用于维持缓解的药物包括硫唑嘌呤、甲氨蝶呤、利妥昔单抗和来氟米特。如果不予治疗，则预后很差，平均生存期为 5 个月，两年死亡率为 93%[66]。免疫抑制疗法已显著改变了前景，最近的一项 155 名患者研究显示平均生存期为 21 年以上。与存活率降低相关的因素包括年龄＞52 岁[67]（HR=3.4，95%CI 1.03～11.21）、诊断时依赖透析（HR=8.2，95%CI 2.03～33.11）、血管炎损害指数（vasculitis damage index，VDI）≥1（HR=5.54，95%CI 1.28～24.05）[59]。复发很常见，在 24 个月时有 40% 的患者复发。复发的预测因素包括 ANCA 阳性（RR=2.89，95%CI 1.12～7.45），cANCA 水平较基线水平增加 4 倍（RR=42.5，95%CI 9.48～180.8），维持大剂量泼尼松龙 [＞20mg，＜2.8 个月（RR=2.87，95%CI 1.09～7.58）] 和慢性金黄色葡萄球菌鼻腔转运（RR=7.16，95%CI 1.63～31.50）。有趣的是，已注意到甲氧苄啶/磺胺甲噁唑与缓解维持疗法同时使用可降低复发率（RR=0.32，95%CI 0.13～0.79）[59]。

（三）嗜酸性肉芽肿性多血管炎（EGPA 或 Churg-Strauss）

EGPA 是三种与 ANCA 相关的血管炎中最稀有的一种。它具有哮喘、嗜酸性粒细胞增多和坏死性血管炎三联征等特征。EGPA 的年发病率为 0.1/10 万～0.3/10 万[69, 70]。系统性血管炎通常发生在哮喘和变应性鼻炎发作后 8～10 年，其他常见的临床表现包括非特异性全身症状、肺部症状、胃肠道症状、心律不齐或衰竭、皮疹。神经学表现非常普遍，在 60%～70% 的患者中观察到。EGPA 主要影响周围神经系统，但已有 8%～13% 的患者注意到中枢神经系统受累[16, 71]。缺血性卒中是最常见的中枢神经系统并发症，但也有脑出血的报道。

实验室相关阳性结果包括嗜酸性粒细胞增多，IgE 水平升高，高球蛋白血症和 pANCA 阳性，多达 40% 的患者[72]。MRI 表现各不相同，脑部病变（梗死、微出血或大出血）与其他脉管炎相似。像其他上述血管肽一样，EGPA 诊断通常需要组织活检。EGPA 的治疗通常基于疾病的严重程度和五因素评分（FFS）。轻度患者（FFS=0）仅可使用皮质类固醇治疗，但中枢神经系统受累需要将皮质类固醇和环磷酰胺联合使用。可以使用几种药物维持缓解，包括硫唑嘌呤、甲氨蝶呤、来氟米特、霉酚酸酯和利妥昔单抗。

通过治疗，在 81%～91% 的患者中实现了缓解，但是 15%～35% 的患者在 2 年内出现了复发[59]。通过在评分系统中添加不存在 ENT 症状，用 PAN 描述的 FFS 也已用于预测 EGPA 的死亡率。ENT 症状的缺乏与 5 年死亡率的更高死亡率有关（84% 有 ENT 症状，92% 无此类症状）[55]。

八、可变血管血管炎

白塞病

白塞病（Behet disease，BD）是一种自体免疫疾病，会影响所有口径的血管。BD 的症状包括复发性口腔溃疡、生殖器溃疡和葡萄膜炎。据估计，明尼苏达州奥姆斯特德县的年发病率为 0.38/10 万[73]。在丝绸之路沿线国家中，BD 更为普遍，土耳其的患病率最高，每 10 万人中有 420 人[73]。BD 被认为是一种自身免疫性疾病，是由于对细菌（链球菌属）产生异常的免疫反应而发展的，并倾向于在具有 HLA–B51/HLA–B5 携带者的遗传易感人群中更常见[74]。BD 的常见症状包括复发性口腔疼痛，皮肤症状（痤疮样病变、脓疱、结节性红斑、可触及的紫癜等），生殖器溃疡，眼部表现（葡萄膜炎、视网膜血管炎）和关节炎。BD 的病理是特征性的，主要表现为用无菌针刺皮肤后 48h 内形成直径 ≥ 2mm 的无菌红斑丘疹。

据报道，BD 的神经系统受累范围为 5.3%～14.3%[75, 76]。神经白塞病（NBD）在男性中更常见，尤其是在已经存在其他全身性特征的情况下，NBD 被认为是在 <6%BD 患者中的首要表现[77]。NBD 有两大类，包括"非实质性或血管性"和"实质性"。非实质性或血管性 NBD 主要由中央静脉窦血栓形成（CVST）组成，发生率为 18%[77]。尽管不如 CVST 常见，在 NBD 患者中也报道了由动脉血栓形成和夹层引起的罕见卒中。实质性 NBD 比非实质性 NBD 更常见。实质性 NBD 表现为强烈的脑膜脑炎反应。表现的症状取决于大脑的一部分，可能包括眼睑轻瘫、锥体束功能障碍、小脑功能障碍、脑病、失语、癫痫发作等。受影响的常见区域包括脑干、基底神经节、丘脑、双脑、大脑半球和脊髓。1/5 的受影响患者可以同时患有实质性和

非实质性 BD 表现。实质性 NBD 的 MRI 表现包括软脑膜增强和 T_2 强化、孤立或融合的病变，这些病变主要影响脑干，通常比多发性硬化更大、更广泛。在慢性 NBD 患者中也注意到脑干萎缩的存在。这种萎缩的存在可能有助于区分 NBD 和多发性硬化。

尽管可以通过放射学和脑脊液的发现支持 BD 的临床诊断。但在最近的一项研究中，Akman-Demir 等 [17] 指出，在 49 名脑脊液异常患者中，嗜中性或淋巴细胞性占优势，淋巴细胞中位数为 30/mm（平均 63/mm；范围 0~485/mm），中性粒细胞中位数为 10/mm（平均值 98/mm；范围为 0~1100/mm）。评估时，免疫球蛋白 G（IgG）指数升高了 73%，中位 CSF 蛋白水平为 60mg/dl（最大 150mg/dl）。

BD 的 CNS 疾病通常应用皮质类固醇、干扰素 α、硫唑嘌呤、环磷酰胺、甲氨蝶呤或 TNF-α 拮抗药治疗。对于鼻窦血栓形成的治疗，推荐使用糖皮质激素联合口服抗凝治疗 [78]。一项法国研究发现，在中位随访 7.7 年后，其单中心队列 817 例患者的总死亡率为 5% [79]，他们还观察到男性［危险比（HR）=4.94，95%CI 1.53~16.43］；全身动脉受累，如动脉瘤，布 - 基亚综合征（HR=2.51，95%CI 1.07~5.90）；BD 耀斑（HR=2.37，95%CI 1.09~5.14）与死亡风险独立相关。与实质 NBD 相比，非实质 NBD 形式导致疾病进展，残疾或过早死亡的可能性较小。

九、单器官血管炎

中枢神经系统原发性血管炎（PACNS）

参与 PACNS 的血管限于中枢神经系统。这是一种罕见的疾病，在北美估计每年发生的患者为 2.4/100 万 [12]，其中男性占多数。PACNS 被认为是一种自身免疫性疾病，但确切的发病机制尚不清楚。PACNS 通常涉及中等口径的动脉和（或）静脉，具有典型的组织病理学发现，包括浸润的 T 淋巴细胞和巨噬细胞，随后会经历粒细胞分化并形成巨细胞。Miller 等 [80] 回顾了 29 例 PACNS 阳性活检，发现除了典型的肉芽肿形态（n=17，58%），纯淋巴细胞（n=8，28%）和急性坏死（n=4，14%）形态也可以发生。Salvarani 等 [12] 指出头痛（63%）是最常见的临床表现，其次是脑病（50%）、偏瘫（43%）和持续的神经功能缺损或卒中（40%）。在该 101 名患者的队列中还发现了癫痫发作（16%）、颅内出血（8%）和 TIA（28%）。最近发表的一篇论文将患者人数增加到 163 名，并注意到了类似的发现 [81]。PACNS 的整体临床模式可以是进行性亚急性脑病或一系列复发性局灶性症状，类似于多发性硬化中所见的症状。

　　常规血液检查（包括 CBC、ESR 和 CRP）通常是正常的，并且抗体滴度（如 ANA、ANCA、dsDNA 和 RF）也通常未检测到异常。CSF 研究显示 90% 的患者存在某些异常[12, 81]，其中可能包括轻度淋巴细胞白细胞增多和蛋白质水平升高。Salvarani 等[81] 观察到中位白细胞计数中位数为 6 个 /ml（范围为 0～615 个 /ml）和中位数总蛋白为 72mg/dl（范围为 15～1034mg/dl）。培养和血清学 CSF 检查对于排除感染是必要的。脑部的 MRI 表现是非特异性的，但可包括高达 50% 的梗死，以及涉及深部白质，浅表性白质，皮质和深部灰质的离散性或弥散性幕上或下腹病变[22]。另外，在多达 40% 的患者中也可以看到增强的实质性内部病变和软弱化[81]。其他不常见的 MRI 表现包括多达 15% 的患者出现块状病变（这些可能被误认为是肿瘤）、融合的白质病变、皮质层状坏死、蛛网膜下腔出血和实质性出血[82]。导管血管造影的总体敏感性在 40%～90%，而其特异性表现已低至 30%[83]。当注意到异常时，在大多数情况下，大型和小型血管都涉及。在 163 名患者的队列中，小血管改变更常见于 91% 的患者，而 66% 的情况是大血管改变的患者。同样，脑活检是诊断 PACNS 的金标准。米勒等[80] 分析了疑似 PACNS 患者的 53 个组织样本，检出血管炎的比例为 63%，放射学异常区域或软化灶的活检比"盲活检"产生更高的敏感性。Calabreses 和 Mallek 在 1988 年提出了一种诊断标准，该标准对血管造影和组织学检查结果给予了同等的重视，并已被广泛接受。2009 年，Birnbaum 和 Hellmann 提出了另一项诊断标准，因为与组织病理学结果相比，血管造影结果具有非特异性。他们根据组织确认的存在或不存在将确定性级别分为"确定的"和"可能的"（表 39–4）[82]。

表 39–4　提出的 PACNS 诊断标准

Calabreses 和 Mallek[84] 提出的 PACNS 诊断标准	Birnbaum 和 Hellmann[82] 提出的 PACNS 诊断标准
• 腰椎穿刺脑脊液检查和神经影像学方面检查后仍有不明原因的神经功能障碍病史，血管炎的经典血管造影证据或中枢神经系统内血管炎的组织病理学证据 • 没有系统性血管炎的证据，或血管影或病理证据可归因的任何其他病症	• 明确诊断：通过组织活检标本分析确认血管炎 • 可能的诊断：在没有组织病理的情况下，如果血管造影有高度怀疑，MRI 异常表现和 CSF 特征与 PCNSV 一致

MRI. 磁共振成像；CSF. 脑脊液

　　目前，尚无将现有治疗方案进行比较的随机临床试验。根据治疗其他严重的系统性血管炎的经验，在手术后通常将皮质类固醇与环磷酰胺合用诊断是合理确定的。一旦缓解，就可以使用毒性较小的免疫抑制药，如硫唑嘌呤或甲氨蝶呤。Salvarani 等发现接受免疫抑制治疗的患者中有 27% 在平均 12 个月的随访期间（0～13.7 年）复发，与仅使用皮质类固醇和环磷酰胺治疗的队列相比，仅使用皮质类固醇的队列（$n=75$）的复发率更高（$n=72$；39%vs. 18%；$P=0.006$）。年龄较大（OR=1.44，95%CI 1.11～1.86）和诊断时脑部 MRI 出现梗死（OR=3.74，95%CI 1.55～9.06）与更高的残疾评分相关（修订的 Rankin 量表 4-6）在研究结束时[81]。

十、继发性血管炎与全身自身免疫性疾病相关

中枢神经系统血管炎很少是此处所述的全身性自身免疫性疾病的最初表现。根据经验，到中枢神经系统受累时，患者通常处于全身性发作中，并表现出其他症状和影响其他器官系统的原发病征象。这些症状的存在有助于诊断中枢神经系统症状的原因。

（一）系统性红斑狼疮

美国风湿病学会（ACR）已将神经精神病性 SLE（NPSLE）描述为 19 种离散综合征[85]。这些综合征包括脑血管疾病、脱髓鞘综合征、脊髓病、癫痫发作、情绪障碍、精神病、周围神经病和丛生病等。据报道，30%～40% 的 SLE 患者患有≥1 种这些综合征[19, 86]。脑血管疾病的发病率在 4.5%～14.3%[19]。与最近的 Mete 分析报道的一般性人群相比，SLE 患者罹患卒中的风险更高。缺血性卒中，脑出血的风险高 3 倍，蛛网膜下腔出血的风险高近 4 倍[87]。重要的是要注意，大多数卒中险增加是继发于动脉粥样硬化、抗磷脂抗体综合征和利伯曼 - 萨克斯心内膜炎而非脑血管炎引起的心脏栓塞。尸检研究表明，SLE 和卒中患者中存在真正的血管炎的发生率仅为 0%～7%[88, 89]。目前，FDA 已批准使用阿司匹林、羟氯喹和皮质类固醇治疗 NPSLE，但严重的中枢神经系统受累患者（包括血管炎）已用环磷酰胺治疗。其他治疗方法还包括 IVIG、甲氨蝶呤、血浆置换和利妥昔单抗，但合并抗磷脂综合征时需要联合全身性抗凝治疗。

（二）结节病

结节病患者神经系统受累的发生率据报道为 5%～15%[90]。神经结节病的常见表现包括脑神经病（尤其是面神经）、脊髓病和脑膜炎，以卒中为罕见和晚期并发症。仅有少数患者报告 / 系列报道了结节病患者的卒中。与类结节相关的血管炎的一种理论是，炎性肉芽肿往往起源于

软脑膜，并扩散到脑血管周隙[91]。这些炎性肉芽肿可侵入血管壁，导致血管炎，以及随后的狭窄和闭塞。

（三）干燥综合征

干燥综合征中 CNS 的真正患病率尚不清楚。研究表明，患病率在 0%～60%，且差异很大，这可能是由于某些研究中涉及精神病症状，缺乏统一的诊断标准。在某些研究中，诊断标准以及继发性 SS 参与另一种原发性自身免疫性疾病（如 SLE）的发生[92]。最近的一项研究指出，SS 患者卒中的发生率为每 1000 人年 5.1 次[93]。SS 的其他 CNS 表现包括脊髓病、脑神经病和局灶性（如偏瘫）或弥漫性（如意识混乱、癫痫发作）脑功能障碍。Alexander 等观察到具有 Ro 抗体阳性的 SS 患者出现小血管血管炎和局灶性进行性 CNS 症状的概率更高[94]。此外，有少数患者报道非 SS 导致的非大动脉血管性疾病，类似于 SS 患者的烟雾病[95, 96]，但病因尚未确定，血管炎被认为是潜在的病因之一。

（四）类风湿关节炎

类风湿关节炎（rheumatoid arthritis，RA）引起的脑血管炎是一种罕见的现象，通常与非特异性、全身性和关节外表现有关。英国的一项回顾性分析表明，RA 患者系统性血管炎的总年发病率为 7/100 万[98]。RA 中的血管炎通常会影响皮肤和周围神经，但脑实质性血管炎是一种罕见的并发症[99]。与其他血管紧张素相似，RA 相关性脑血管炎的治疗方法是类固醇和细胞毒剂的组合。有趣的是，Pons 等[99] 观察到与使用药物联合治疗的患者相比，使用皮质类固醇治疗的患者的预后较差。

十一、感染相关的中枢神经系统血管炎

（一）神经梅毒

在后抗生素时代，神经梅毒是一种罕见的现象。脑膜血管梅毒发生在初次感染后 5～12 年。梅毒性血管炎最常见的形式是 Heubner 动脉炎，是一种月牙形闭塞性动脉炎，主要影响大中型动脉，导致外膜纤维化和炎性改变，中膜变薄，以及内膜的成纤维细胞增生，导致进行性狭窄。在这些情况下可以看到的另一种形式的血管炎是较少见的小血管炎，即 Nissl 动脉炎，其

特征在于内皮和外膜细胞的增殖，其中大脑中动脉是最常见的受累血管。脑膜血管性神经梅毒相关的症状包括头痛，精神症状（人格改变、情绪不稳和痴呆），癫痫发作和卒中。梅毒性血管炎的诊断取决于获得与原发性和继发性梅毒的血清学阳性（VDRL、RPR）和非特异性 CSF 血管炎标志物（蛋白升高的淋巴细胞性多核细胞增多症）一致的先前症状的可靠临床病史。CSF VDRL 是一种高度特异性的检测，但敏感性较低，一项研究表明，在 241 名神经梅毒患者中，有 43% 的患者显示假阴性的 CSF VDRL[100]。静脉注射青霉素仍然是神经梅毒治疗的主要手段。

（二）结核病

由于人类免疫缺陷病毒 / 获得性免疫缺陷综合征的广泛流行，结核病在过去 30 年里作为一个重要实体重新出现。结核分枝杆菌最初在肺中建立，然后在各个部位扩散到大脑，包括脑膜、脊髓下或室管膜下区域或脊髓。随后，这些病灶破裂并会在脑底周围产生厚厚的渗出性脑膜炎。这种渗出液经常会影响大脑中动脉和扁豆状动脉[101]。患者可出现脑膜炎，局灶性神经功能障碍，行为改变或警觉性降低的症状。既往有结核病史，结核菌素试验阳性或存在结核病高危因素的历史应引起关注。典型的脑脊液检查结果包括蛋白质升高（100～500mg/dl），低血糖（＜40mg/dl）和淋巴细胞性胞吞（100～500 个细胞 / 微升）[102]。在脑脊液中鉴定抗酸杆菌（acid-fast bacilli，AFB）仍然是诊断结核感染的最重要的调查工具，但在几项研究中指出，其敏感性较差（≤20%）[103]。CSF 腺苷脱氨酶（ADA）最近成为人们关注的领域。Mate 分析显示，结核性脑膜炎患者的平均敏感性为 79%，特异性为 91%[104]。MRI 通常显示受影响血管周围区域的卒中。其他较不常见的发现包括脑积水、软脑膜增厚、结核瘤或非干酪性肉芽肿，它们在 T_1 和 T_2 加权图像上均表现为与低点同等。怀疑诊断后应立即开始抗结核药物治疗。最初的 2 个月诱导治疗方案包括异烟肼、利福平、吡嗪酰胺和乙胺丁醇，然后再使用 7～10 个月的异烟肼和利福平作为辅助性糖皮质激素的维持治疗。

（三）人类免疫缺陷病毒感染

人类免疫缺陷病毒（human immunodeficiency virus，HIV）感染可通过多种机制导致卒中，包括机会性感染、血管病、心脏栓塞和凝血功能障碍。南非的一项研究发现，观察到的大多数卒中是缺血性的，主要发生在没有任何动脉粥样硬化危险因素的年轻患者中。在 20% 的患者中，与 HIV 相关的血管病被确定为病因[105]。大约一半的患者颅外受累。与颅内血管病患者的

CD4 计数较低（平均 112 个细胞 /μl）相比，颅外血管病变的患者通常 CD4 计数得以保留（平均 479 个细胞 / 微升）。脉管血管受累被认为在颅外血管病变中起重要作用。对其中 1 名患者进行了尸检，结果显示颅外 ICA 闭塞，并伴有新血管形成，以及血管壁炎症的微观证据。尽管理论上认为内皮功能障碍的主要原因是与 HIV 感染的细胞（CD4$^+$T 细胞、单核细胞和巨噬细胞）、循环中的 HIV 病毒、病毒蛋白和病毒诱导的促炎细胞因子的接触，但尚不清楚与 HIV 相关的血管病的发病机制[106]。HIV 诱发的血管炎的治疗包括使用抗反转录病毒治疗，但皮质类固醇的作用尚不清楚。

（四）真菌感染

通常，真菌感染发生在免疫功能低下的患者中，并表现为亚急性脑膜脑炎。曲霉菌是少数具有慢性鼻旁鼻窦炎的真菌生物之一，它可以扩散到相邻的颅底，引起骨髓炎，而真菌的菌丝可以直接侵入脑血管，导致出血性卒中。隐球菌性脑膜炎很少与脉管炎相关，但是卒中发生时，它们通常会影响由皮质基底节，内囊和丘脑供给的深而小的血管所供给的皮质下区域[107]。脑脊液墨汁染色和脑脊液中多糖抗原的凝集试验可用于帮助诊断。与真菌相关的血管炎的治疗包括两性霉素 B 和氟胞嘧啶治疗 6 周，中枢神经系统隐球菌感染则使用氟康唑。

（五）水痘 – 带状疱疹病毒

在过去的几十年中，水痘 – 带状疱疹病毒（varicella–zoster virus，VZV）已经成为引起血管病变和卒中的重要原因[108]。事实上，VZV 血管病目前占儿科患者所有动脉缺血性卒中的 31%。确切的发病机制尚有争议，但据认为该病毒直接从现有的潜在的脑神经感染中侵入血管[109]。一些研究者检查了病毒从感觉神经节到颅内血管的逆行轴突扩散，并提供了动物模型的解剖学证据，表明这些传入纤维从三叉神经节延伸到颅内血管[110, 111]。被感染的动脉包含 Cowdry A 包涵体、多核巨细胞、疱疹病毒粒子，以及 VZV DNA 和抗原[112]。英国的一项大型回顾性观察研究表明[113, 114]，不仅卒中的风险急剧增加，而且还显示了长期患卒中和 TIA 的风险。这项研究表明，在 18—40 岁的人群中，TIA 和卒中的风险可以持续到感染后 24 年，调整后的卒中危险比为 1.74（95%CI 1.13～2.66），而经调整的 TIA 危险比为 2.42（95%CI 1.34～4.36）。临床上，在卒中症状之前可以看到水疱疹[115]，但是当卒中与感染密切相关时，在 40% 的患者中就不会出现水疱疹。脑脊液分析显示适度的多核细胞增多症，如一项分析 30

例 VZV 血管病的研究中所见 [115]，主要是单核细胞。VZV 血管病变的特征图像发现是在灰白色物质交界处存在 MRI 病变。关于病毒学确认，CSF 中的 CSF VZV IgG 和升高的 CSF/ 血清 VZV IgG 比 VZV DNA PCR 更为敏感，因为研究表明，多达 70% 的患者 PCR 均呈阴性 [115, 116]。因为是动脉中生产性病毒感染引起的血管病变，所以用阿昔洛韦之治疗，如脑血管中存在多核巨细胞、Cowdry A 包涵体、VZV 抗原和 VZV DNA 所证明的那样 [112]。并发类固醇治疗的益处尚不清楚。

十二、与肿瘤相关的血管炎

某些恶性肿瘤与系统性血管炎有关，包括颅血管炎，如毛细胞白血病和网状组织细胞瘤 [117]。很少将其视为免疫抑制或骨髓移植等治疗方式的直接并发症。淋巴瘤样肉芽肿病是一种罕见的全身性血管破坏性淋巴增生性疾病，可导致多达 20% 的患者发生透壁血管炎和神经系统表现 [118]。还已知包含限制在血管内的 CD20[+] B 细胞瘤的血管内淋巴瘤可模仿血管炎，但很少引起卒中。

十三、药物引起的血管炎

许多与血管炎有关的药物包括 TNF 抑制药、丙硫尿嘧啶、可卡因 / 左旋咪唑、肼屈嗪、米诺环素、利妥昔单抗、孟鲁司特和他汀类药物。药物性血管炎通常会影响皮肤组织，但很少报道中枢神经系统表现。据报道，苯丙胺、可卡因、麻黄碱和苯丙醇胺等几种药物是中枢神经系统血管炎的病因，但仅有少数患者报告得到了组织诊断结果的支持。测试结果表明，病理变化从血管周围套扎到坦率的坏死性血管炎 [119]。可卡因是一种这样的药物，据报道在所有形式的使用中都与脑血管炎有关，包括吸入和静脉内给药。确切的发病机制尚不清楚，但是动物模型表明，可卡因的血管内给药不仅会引起血管壁结构性损伤，而且还会促进化学介质和细胞因子的释放，从而引发级联反应，最终导致内皮炎症 [120]。服用此类药物后卒中患者在卒中患者的异常血管造影研究中应加标签，因为中枢神经系统血管炎可能是由以下几种混杂因素中的任何一种引起的，包括血管痉挛、梅毒、HIV、乙型肝炎、丙型肝炎和心内膜炎等并存的感染。可以通过其他机制产生成像变化。

十四、结论

由于血管炎患者很少，因此缺乏大规模的研究。为了解决这个问题，美国国立卫生研究院（NIH）于 2003 年创建了一个国际性的多中心研究基础设施，称为"血管炎临床研究联盟（VCRC）"。VCRC 为全球研究人员提供了知识库和资源。使用该数据库已导致针对血管炎的转化和临床研究。目前有几项正在进行的研究正在评估。几种血管综合征的各个方面，还建立了庞大的临床数据和生物样本库。它已经包含了超过 48 000 份患者血清、血浆、DNA 和尿液样本，对于生物标记物的研究具有不可估量的价值。在无创性诊断方法领域中有数项正在进行的研究，如 GCA 中的 TABUL 研究。此外，有关神经精神疾病 SLE 的一些正在进行的研究评估了几种先进的神经影像学方法的实用性，包括扩散张量成像和使用新型谷氨酸受体配体的 PET 扫描。正在进行的绝大多数试验都在研究治疗方案并寻找更安全的免疫调节药。例如，血浆置换和糖皮质激素的剂量用于抗中性粒细胞胞质抗体相关性血管炎的治疗，即一项国际随机对照试验（PEXIVAS）正在研究血浆置换术和皮质类固醇的组合治疗 ANCA 相关血管炎的方法。Abatacept 目前正在两项临床试验中进行研究——Abatacept 用于治疗成年人巨细胞性动脉炎和颞动脉炎（AGATA），以及 Abatacept 用于治疗复发性、非严重性肉芽肿性多血管炎（ABROGATE）。希望这种在全球范围内的合作活动将增进对疾病机制的了解，并改善成千上万受影响生命的预后。

致谢

我们要感谢 Forrest Lowes 博士和 James Sawers 博士对本书的慷慨建议和意见。我们也感谢 Angelos Katramados 博士和医学博士 Daniel Miller 提供了案例图像。

参考文献

[1] Jennette JC, et al. 2012 revised international Chapel Hill consensus conference nomenclature of Vasculitides. Arthritis Rheum. 2013;65(1):1–11.

[2] Watts RA, et al. Epidemiology of systemic vasculitis: a ten-year study in the United Kingdom. Arthritis Rheum. 2000;43(2):414–9.

[3] Gonzalez-Gay MA, Garcia-Porrua C. Epidemiology of the vasculitides. Rheum Dis Clin N Am. 2001; 27(4):729–49.

[4] Tidman M, et al. Patients hospitalized because of small vessel vasculitides with renal involvement in the period 1975–95: organ involvement, anti-neutrophil cytoplasmic antibodies patterns, seasonal attack rates and fluctuation of annual frequencies. J Intern Med.

1998;244(2):133–41.

[5] Scott DG, Watts RA. Systemic vasculitis: epidemiology, classification and environmental factors. Ann Rheum Dis. 2000;59(3):161–3.

[6] Watts RA, Scott DG. Classification and epidemiology of the vasculitides. Baillieres Clin Rheumatol. 1997;11(2):191–217.

[7] McMahon BJ, et al. Hepatitis B–associated polyarteritis nodosa in Alaskan Eskimos: clinical and epidemiologic features and long–term follow–up. Hepatology. 1989;9(1):97–101.

[8] el–Reshaid K, et al. The spectrum of renal disease associated with microscopic polyangiitis and classic polyarteritis nodosa in Kuwait. Nephrol Dial Transplant. 1997;12(9):1874–82.

[9] Lane SE, et al. Are environmental factors important in primary systemic vasculitis? A case–control study. Arthritis Rheum. 2003;48(3):814–23.

[10] Tervaert JW, Stegeman CA, Kallenberg CG. Silicon exposure and vasculitis. Curr Opin Rheumatol. 1998;10(1):12–7.

[11] Hajj–Ali RA, et al. Primary angiitis of the CNS. Lancet Neurol. 2011;10(6):561–72.

[12] Salvarani C, et al. Primary central nervous system vasculitis: analysis of 101 patients. Ann Neurol. 2007;62(5):442–51.

[13] Lie JT. Angiitis of the central nervous system. Curr Opin Rheumatol. 1991;3(1):36–45.

[14] Nishino H, et al. Neurological involvement in Wegener's granulomatosis: an analysis of 324 consecutive patients at the Mayo Clinic. Ann Neurol. 1993;33(1):4–9.

[15] Gonzalez–Gay MA, et al. Visual manifestations of giant cell arteritis. Trends and clinical spectrum in 161 patients. Medicine (Baltimore). 2000;79(5):283–92.

[16] Guillevin L, et al. Churg–Strauss syndrome. Clinical study and long–term follow–up of 96 patients. Medicine (Baltimore). 1999;78(1):26–37.

[17] Akman–Demir G, Serdaroglu P, Tasci B. Clinical patterns of neurological involvement in Behcet's disease: evaluation of 200 patients. The Neuro–Behcet Study Group. Brain. 1999;122(Pt 11):2171–82.

[18] Delalande S, et al. Neurologic manifestations in primary Sjogren syndrome: a study of 82 patients. Medicine (Baltimore). 2004;83(5):280–91.

[19] Unterman A, et al. Neuropsychiatric syndromes in systemic lupus erythematosus: a meta–analysis. Semin Arthritis Rheum. 2011;41(1):1–11.

[20] Kermani TA, et al. Utility of erythrocyte sedimentation rate and C–reactive protein for the diagnosis of giant cell arteritis. Semin Arthritis Rheum. 2012;41(6):866–71.

[21] Stone JH, et al. Sensitivities of noninvasive tests for central nervous system vasculitis: a comparison of lumbar puncture, computed tomography, and magnetic resonance imaging. J Rheumatol. 1994;21(7):1277–82.

[22] Pomper MG, et al. CNS vasculitis in autoimmune disease: MR imaging findings and correlation with angiography. AJNR Am J Neuroradiol. 1999;20(1):75–85.

[23] Salvarani C, et al. Primary central nervous system vasculitis with prominent leptomeningeal enhancement: a subset with a benign outcome. Arthritis Rheum. 2008;58(2):595–603.

[24] Swartz RH, et al. Intracranial arterial wall imaging using high–resolution 3–tesla contrast–enhanced MRI. Neurology. 2009;72(7):627–34.

[25] Calabrese LH, et al. Primary angiitis of the central nervous system: diagnostic criteria and clinical approach. Cleve Clin J Med. 1992;59(3):293–306.

[26] Lie JT. Classification and histopathologic spectrum of central nervous system vasculitis. Neurol Clin. 1997;15(4):805–19.

[27] Parisi JE, Moore PM. The role of biopsy in vasculitis of the central nervous system. Semin Neurol. 1994;14(4):341–8.

[28] Alrawi A, et al. Brain biopsy in primary angiitis of the central nervous system. Neurology. 1999; 53(4):858–60.

[29] Hajj–Ali RA, Calabrese LH. Diagnosis and classification of central nervous system vasculitis. J Autoimmun. 2014;48–49:149–52.

[30] Salvarani C, et al. The incidence of giant cell

arteritis in Olmsted County, Minnesota: apparent fluctuations in a cyclic pattern. Ann Intern Med. 1995;123(3):192–4.

[31] Cid MC, et al. Five clinical conundrums in the management of giant cell arteritis. Rheum Dis Clin N Am. 2007;33(4):819–34. vii

[32] Caselli RJ, Hunder GG, Whisnant JP. Neurologic disease in biopsy–proven giant cell (temporal) arteritis. Neurology. 1988;38(3):352–9.

[33] Gonzalez–Gay MA, et al. Permanent visual loss and cerebrovascular accidents in giant cell arteritis: predictors and response to treatment. Arthritis Rheum. 1998;41(8):1497–504.

[34] Gonzalez–Gay MA, et al. Strokes at time of disease diagnosis in a series of 287 patients with biopsy–proven giant cell arteritis. Medicine (Baltimore). 2009;88(4):227–35.

[35] Cid MC, et al. Association between strong inflammatory response and low risk of developing visual loss and other cranial ischemic complications in giant cell (temporal) arteritis. Arthritis Rheum. 1998;41(1):26–32.

[36] Niederkohr RD, Levin LA. A Bayesian analysis of the true sensitivity of a temporal artery biopsy. Invest Ophthalmol Vis Sci. 2007;48(2):675–80.

[37] https://clinicaltrials.gov/ct2/show/NCT00974883., T.A.B.v.U.i.D.o.G.T.C.g.I.N.A.f.

[38] Nesher G, et al. Low–dose aspirin and prevention of cranial ischemic complications in giant cell arteritis. Arthritis Rheum. 2004;50(4):1332–7.

[39] Andersson R, Malmvall BE, Bengtsson BA. Long–term survival in giant cell arteritis including temporal arteritis and polymyalgia rheumatica. A follow–up study of 90 patients treated with corticosteroids. Acta Med Scand. 1986;220(4):361–4.

[40] Gonzalez–Gay MA, Pina T. Giant cell arteritis and polymyalgia rheumatica: an update. Curr Rheumatol Rep. 2015;17(2):6.

[41] Hall S, et al. Takayasu arteritis. A study of 32 North American patients. Medicine (Baltimore). 1985;64(2):89–99.

[42] Maksimowicz–McKinnon K, Clark TM, Hoffman GS. Limitations of therapy and a guarded prognosis in an American cohort of Takayasu arteritis patients. Arthritis Rheum. 2007;56(3):1000–9.

[43] Garg A. Vascular brain pathologies. Neuroimaging Clin N Am. 2011;21(4):897–926. ix

[44] Carotid Artery Neovascularization in Takayasu's and Giant Cell Arteritis. https://clinicaltrials. gov/ct2/show/NCT01795456. Accessed 30 Jan 2019.

[45] Magnetic Resonance Angiography vs Ultrasonography in Systemic Large vEssel vasculitiS (MUSES). https://clinicaltrials.gov/ct2/show/NCT02042092. Accessed 30 Jan 2019.

[46] Kerr GS, et al. Takayasu arteritis. Ann Intern Med. 1994;120(11):919–29.

[47] Ishikawa K, Maetani S. Long–term outcome for 120 Japanese patients with Takayasu's disease. Clinical and statistical analyses of related prognostic factors. Circulation. 1994;90(4): 1855–60.

[48] Mahr A, et al. Prevalences of polyarteritis nodosa, microscopic polyangiitis, Wegener's granulomatosis, and Churg–Strauss syndrome in a French urban multiethnic population in 2000: a capture–recapture estimate. Arthritis Rheum. 2004;51(1):92–9.

[49] Haugeberg G, et al. Primary vasculitis in a Norwegian community hospital: a retrospective study. Clin Rheumatol. 1998;17(5):364–8.

[50] Pagnoux C, et al. Clinical features and outcomes in 348 patients with polyarteritis nodosa: a systematic retrospective study of patients diagnosed between 1963 and 2005 and entered into the French Vasculitis Study Group Database. Arthritis Rheum. 2010;62(2):616–26.

[51] Cohen RD, Conn DL, Ilstrup DM. Clinical features, prognosis, and response to treatment in polyarteritis. Mayo Clin Proc. 1980;55(3):146–55.

[52] Reichart MD, Bogousslavsky J, Janzer RC. Early lacunar strokes complicating polyarteritis nodosa: thrombotic microangiopathy. Neurology. 2000;54(4):883–9.

[53] Balow JE. Renal vasculitis. Kidney Int. 1985; 27(6):954–64.

[54] Guillevin L, et al. Prognostic factors in polyarteritis nodosa and Churg–Strauss syndrome. A prospective study in 342 patients. Medicine (Baltimore).

1996;75(1):17–28.

[55] Guillevin L, et al. The five-factor score revisited: assessment of prognoses of systemic necrotizing vasculitides based on the French Vasculitis Study Group (FVSG) cohort. Medicine (Baltimore). 2011;90(1):19–27.

[56] Sabatier I, et al. Stroke by carotid artery complete occlusion in Kawasaki disease: case report and review of literature. Pediatr Neurol. 2013;49(6):469–73.

[57] Watts RA, et al. Renal vasculitis in Japan and the UK--are there differences in epidemiology and clinical phenotype? Nephrol Dial Transplant. 2008;23(12):3928–31.

[58] Guillevin L, et al. Microscopic polyangiitis: clinical and laboratory findings in eighty-five patients. Arthritis Rheum. 1999;42(3):421–30.

[59] Mukhtyar C, et al. Outcomes from studies of antineutrophil cytoplasm antibody associated vasculitis: a systematic review by the European league against rheumatism systemic vasculitis task force. Ann Rheum Dis. 2008;67(7):1004–10.

[60] Watts RA, et al. Prevalence and incidence of Wegener's granulomatosis in the UK general practice research database. Arthritis Rheum. 2009;61(10):1412–6.

[61] Seror R, et al. Central nervous system involvement in Wegener granulomatosis. Medicine (Baltimore). 2006;85(1):54–65.

[62] Holle JU, Gross WL. Neurological involvement in Wegener's granulomatosis. Curr Opin Rheumatol. 2011;23(1):7–11.

[63] Stone JH. Limited versus severe Wegener's granulomatosis: baseline data on patients in the Wegener's granulomatosis etanercept trial. Arthritis Rheum. 2003;48(8):2299–309.

[64] Vassilopoulos D, Hoffman GS. Clinical utility of testing for Antineutrophil. Clin Diagn Lab Immunol. 1999;6(5):645–51.

[65] Mukhtyar C, et al. EULAR recommendations for the management of primary small and medium vessel vasculitis. Ann Rheum Dis. 2009;68(3):310–7.

[66] Walton EW. Giant-cell granuloma of the respiratory tract (Wegener's granulomatosis). Br Med J. 1958;2(5091):265–70.

[67] Reinhold-Keller E, et al. An interdisciplinary approach to the care of patients with Wegener's granulomatosis: long-term outcome in 155 patients. Arthritis Rheum. 2000;43(5):1021–32.

[68] Stegeman CA, et al. Trimethoprim-sulfamethoxazole (Co-Trimoxazole) for the prevention of relapses of Wegener's granulomatosis. N Engl J Med. 1996;335(1):16–20.

[69] Eustace JA, Nadasdy T, Choi M. Disease of the month. The Churg Strauss syndrome. J Am Soc Nephrol. 1999;10(9):2048–55.

[70] Greco A, et al. Churg-Strauss syndrome. Autoimmun Rev. 2015;14(4):341–8.

[71] Sinico RA, et al. Prevalence and clinical significance of antineutrophil cytoplasmic antibodies in Churg-Strauss syndrome. Arthritis Rheum. 2005;52(9):2926–35.

[72] Sable-Fourtassou R, et al. Antineutrophil cytoplasmic antibodies and the Churg-Strauss syndrome. Ann Intern Med. 2005;143(9):632–8.

[73] Calamia KT, et al. Epidemiology and clinical characteristics of Behcet's disease in the USA: a population-based study. Arthritis Rheum. 2009;61(5):600–4.

[74] de Menthon M, et al. HLA-B51/B5 and the risk of Behcet's disease: a systematic review and meta-analysis of case-control genetic association studies. Arthritis Rheum. 2009;61(10):1287–96.

[75] Al-Araji A, Sharquie K, Al-Rawi Z. Prevalence and patterns of neurological involvement in Behcet's disease: a prospective study from Iraq. J Neurol Neurosurg Psychiatry. 2003; 74(5):608–13.

[76] Serdaroglu P, et al. Neurologic involvement in Behcet's syndrome. A prospective study. Arch Neurol. 1989;46(3):265–9.

[77] Al-Araji A, Kidd DP. Neuro-Behcet's disease: epidemiology, clinical characteristics, and management. Lancet Neurol. 2009;8(2):192–204.

[78] Barnes CG. Treatment of Behcet's syndrome. Rheumatology (Oxford). 2006;45(3):245–7.

[79] Saadoun D, et al. Mortality in Behcet's disease. Arthritis Rheum. 2010;62(9):2806–12.

[80] Miller DV, et al. Biopsy findings in primary angiitis of the central nervous system. Am J Surg Pathol. 2009;33(1):35–43.

[81] Salvarani C, et al. An update of the Mayo clinic cohort of patients with adult primary central nervous system vasculitis: description of 163 patients. Medicine (Baltimore). 2015;94(21):e738.

[82] Birnbaum J, Hellmann DB. Primary angiitis of the central nervous system. Arch Neurol. 2009; 66(6):704–9.

[83] Salvarani C, Brown RD Jr, Hunder GG. Adult primary central nervous system vasculitis: an update. Curr Opin Rheumatol. 2012;24(1):46–52.

[84] Calabrese LH, Mallek JA. Primary angiitis of the central nervous system. Report of 8 new cases, review of the literature, and proposal for diagnostic criteria. Medicine (Baltimore). 1988;67(1):20–39.

[85] The American College of Rheumatology nomenclature and case definitions for neuropsychiatric lupus syndromes. Arthritis Rheum. 1999;42(4):599–608.

[86] Borowoy AM, et al. Neuropsychiatric lupus: the prevalence and autoantibody associations depend on the definition: results from the 1000 faces of lupus cohort. Semin Arthritis Rheum. 2012;42(2):179–85.

[87] Holmqvist M, et al. Stroke in systemic lupus erythematosus: a meta–analysis of population–based cohort studies. RMD Open. 2015;1(1):e000168.

[88] Devinsky O, Petito CK, Alonso DR. Clinical and neuropathological findings in systemic lupus erythematosus: the role of vasculitis, heart emboli, and thrombotic thrombocytopenic purpura. Ann Neurol. 1988;23(4):380–4.

[89] Ellis SG, Verity MA. Central nervous system involvement in systemic lupus erythematosus: a review of neuropathologic findings in 57 cases, 1955–1977. Semin Arthritis Rheum. 1979;8(3):212–21.

[90] Hamzeh N. Sarcoidosis. Med Clin North Am. 2011;95(6):1223–34.

[91] Meyer JS, Foley JM, Campagna–Pinto D. Granulomatous angiitis of the meninges in sarcoidosis. AMA Arch Neurol Psychiatry. 1953;69(5):587–600.

[92] Soliotis FC, Mavragani CP, Moutsopoulos HM. Central nervous system involvement in Sjogren's syndrome. Ann Rheum Dis. 2004;63(6):616–20.

[93] Yurkovich M, et al. OP0212 the risk of myocardial infarction and cerebrovascular accident in patients with SjÖGren' syndrome: a general population–based cohort study. Ann Rheum Dis. 2014;73(Suppl 2):142–3.

[94] Alexander EL, et al. Anti–Ro(SS–A) autoantibodies in central nervous system disease associated with Sjogren's syndrome (CNS–SS): clinical, neuroimaging, and angiographic correlates. Neurology. 1994;44(5):899–908.

[95] Sakata H, et al. Efficacy of extracranial–intracranial bypass for progressive middle cerebral artery occlusion associated with active Sjogren's syndrome: case report. J Stroke Cerebrovasc Dis. 2014;23(8):e399–402.

[96] Nagahiro S, et al. Multiple cerebral arterial occlusions in a young patient with Sjogren's syndrome: case report. Neurosurgery. 1996;38(3):592–5; discussion 595.

[97] Mrabet D, et al. Cerebral vasculitis in a patient with rheumatoid arthritis. Joint Bone Spine. 2007;74(2):201–4.

[98] Watts RA, et al. Rheumatoid vasculitis: becoming extinct? Rheumatology (Oxford). 2004;43(7):920–3.

[99] Caballol Pons N, et al. Isolated cerebral vasculitis associated with rheumatoid arthritis. Joint Bone Spine. 2010;77(4):361–3.

[100] Hooshmand H, Escobar MR, Kopf SW. Neurosyphilis. A study of 241 patients. JAMA. 1972;219(6):726–9.

[101] Gupta RK, et al. MR imaging and angiography in tuberculous meningitis. Neuroradiology. 1994;36(2):87–92.

[102] Marx GE, Chan ED. Tuberculous meningitis: diagnosis and treatment overview. Tuberc Res Treat. 2011;2011:798764.

[103] Rock RB, et al. Central nervous system tuberculosis: pathogenesis and clinical aspects. Clin Microbiol Rev. 2008;21(2):243–61.

[104] Xu HB, et al. Diagnostic value of adenosine deaminase in cerebrospinal fluid for tuberculous

meningitis: a meta-analysis. Int J Tuberc Lung Dis. 2010;14(11):1382-7.

[105] Tipping B, et al. Stroke in patients with human immunodeficiency virus infection. J Neurol Neurosurg Psychiatry. 2007;78(12):1320-4.

[106] Benjamin LA, et al. HIV infection and stroke: current perspectives and future directions. Lancet Neurol. 2012;11(10):878-90.

[107] Lan SH, et al. Cerebral infarction in chronic meningitis: a comparison of tuberculous meningitis and cryptococcal meningitis. QJM. 2001;94(5):247-53.

[108] Askalan R, et al. Chickenpox and stroke in childhood: a study of frequency and causation. Stroke. 2001;32(6):1257-62.

[109] Linnemann CC Jr, Alvira MM. Pathogenesis of varicella-zoster angiitis in the CNS. Arch Neurol. 1980;37(4):239-40.

[110] Mayberg M, et al. Perivascular meningeal projections from cat trigeminal ganglia: possible pathway for vascular headaches in man. Science. 1981;213(4504):228-30.

[111] Saito K, Moskowitz MA. Contributions from the upper cervical dorsal roots and trigeminal ganglia to the feline circle of Willis. Stroke. 1989;20(4):524-6.

[112] Gilden DH, et al. Varicella zoster virus, a cause of waxing and waning vasculitis: the New England journal of medicine case 5-1995 revisited. Neurology. 1996;47(6):1441-6.

[113] Lin HC, Chien CW, Ho JD. Herpes zoster ophthalmicus and the risk of stroke: a population-based follow-up study. Neurology. 2010;74(10):792-7.

[114] Sundström K, et al. Incidence of herpes zoster and associated events including stroke—a population-based cohort study. BMC Infect Dis. 2015;15(1):1-10.

[115] Nagel MA, et al. The varicella zoster virus vasculopathies: clinical, CSF, imaging, and virologic features. Neurology. 2008;70(11):853-60.

[116] Nagel MA, et al. The value of detecting anti-VZV IgG antibody in CSF to diagnose VZV vasculopathy. Neurology. 2007;68(13):1069-73.

[117] Mertz LE, Conn DL. Vasculitis associated with malignancy. Curr Opin Rheumatol. 1992;4(1):39-46.

[118] Katzenstein AL, Carrington CB, Liebow AA. Lymphomatoid granulomatosis: a clinicopathologic study of 152 cases. Cancer. 1979;43(1):360-73.

[119] Calabrese LH, Duna GF. Drug-induced vasculitis. Curr Opin Rheumatol. 1996;8(1):34-40.

[120] Merkel PA, et al. Cocaine-associated cerebral vasculitis. Semin Arthritis Rheum. 1995;25(3):172-83.

第四篇 其他疾病

Miscellaneous

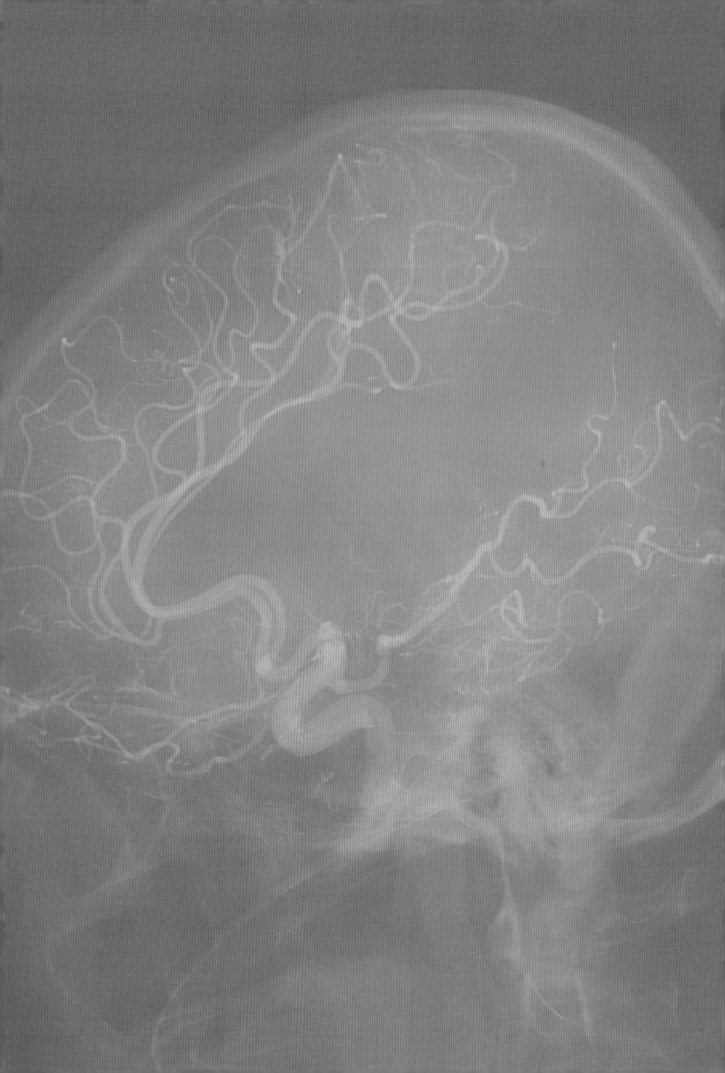

颅内静脉窦血栓
Cerebral Venous Sinus Thrombosis

Benjamin Atchie　Don Frei　著

白卫星　译

第 40 章

颅内静脉窦血栓（Cerebral Venous Sinus Thrombosis，CVST）描述了颅内静脉窦内的局灶性或弥散性血栓形成。CVST 的诊断很少见，报道的比例为每年 3/100 万～15/100 万。因此，罕有证据可用来指导制订治疗策略。因此，重要的是要充分了解病理生理学，各种潜在的潜在病因，以及可能有助于确定最佳治疗方案的临床特征和影像学特征。此外，正如其他脑血管疾病一样，颅内静脉窦血栓的治疗最好由多学科的医疗团队指导，包括神经科医生、神经外科医生和神经放射科医生，并针对每位患者个体化制订治疗计划。

一、流行病学

最近的报告表明，CVST 的年发生率为 15.7/100 万 [1]。这与过去 3 年中的增长趋势相吻合，荷兰在 2008—2010 年的一项多中心研究中确定的年均增长率为 13.2/100 万，而沙特阿拉伯的一篇自 1985—1994 年的回顾性分析估算的增长速度为每年＜ 10/100 万 [2, 3]。这种趋势是否反映出 CVST 发生率的真正增加，或是由于对改进的无创成像的认识和可用性的提高，目前尚不清楚。尽管这些最近的报告显示，每年的发病率比被广泛接受的 3/100 万～4/100 万要高得多，但 CVST 的诊断仍然相对较少，据报道，静脉性卒中与动脉性卒中比例为 1∶62.5 [3, 4]。

就 CVST 的发生率而言，患者的人口统计资料并不相同。与许多其他脑血管疾病不同，

CVST 通常会影响一些健康的年轻人。但值得注意的是，这一说法受到育龄女性中 CVST 发生率的严重影响。实际上，女性比男性更容易被诊断，比例为 3 : 1，普遍认为这一统计数据反映了妊娠可致血液高凝状态，口服避孕药的使用频率更是如此[5]。为了进一步强调这一点，Ameri 和 Bousser 进行了统计，结果认为 CVST 男性患者的年龄分布均匀，而 61% 的 CVST 女性患者年龄在 20—35 岁[6, 7]。

二、病因学

与 CVST 的发展相关的风险因素有很多。在大多数（70%～80%）患者中可发现潜在的病因。高凝状态是最常见的诱因，这可能是遗传的，也可能是后天获得的。现已鉴定出 100 多种易诱发的高凝状态，文章提供了常见的遗传性和获得性高凝状态列表（表 40-1）。如前所述，OCP 的使用即使不是最常见的风险因素，也是其中之一。然而，回顾性研究表明，＞ 1/3 的 CVST 患者存在不止一种潜在原因[8]。因此，必须对每位患者进行彻底的检查和全面的高凝检查，以发现所有危险因素并指导管理。

CVST 其他比较不常见但已明确的病因包括头部外伤和感染。关于头部外伤，急性创伤后 CVST 几乎总是与延伸至窦或颈静脉孔的颅骨骨折有关；然而，有患者报告描述了即使在没有骨折的情况下也可延迟发展成 CVST[9, 10]。同样，在现代抗生素时代，局部感染产生的 CVST 很罕见。当考虑硬脑膜静脉窦血栓性静脉炎时，其来源是由于局部感染引起跨骨延伸，通常发生在鼻窦或中耳，在大多数患者中很容易识别。

最近，人们越来越意识到海拔高度对 CVST 的发展，以及其他位置的静脉血栓形成的明显影响，但数据仅限于单独的患者报告。这些案例报告之间的共同点表明，在海拔 5000m 的登山者中，发生 CVST 的风险增加。潜在的原因包括极端海拔下的低压缺氧，可通过继发性红细胞增多引起的血液黏度增加而形成血栓，也可通过增加Ⅶa 因子活性和血小板活化而诱导高凝状态引起血栓形成[11-13]。

脱水可能带来的风险也不可低估。有几篇报道提到了 CVST 发展中的季节变化，在高温月份中 CVST 的发生率增加，这间接暗示了脱水是一个重要因素[14]。但是，在没有其他病因的情况下将脱水认定为唯一的罪魁祸首需谨慎，因为几乎没有直接证据支持脱水本身就足以促进静脉血栓的形成[15]。

表 40-1　CVST 的危险因素

激素
- 口服避孕药
- 妊娠及产褥期
- 类固醇
- 激素替代疗法
- 甲状腺疾病

血栓形成前血液系统疾病
- 抗凝血酶Ⅲ缺乏症
- 蛋白 C 缺乏症
- 蛋白 S 缺乏症
- 抗磷脂和抗心磷脂抗体
- 高同型半胱氨酸血症

全身疾病
- 癌症（局部受压或高凝状态）
- 局部感染（乳突炎、鼻窦炎、颈部等）
- 肾病综合征
- 系统性红斑狼疮
- 白塞病
- 炎性肠病
- 结节病

机械性原因
- 创伤
- 腰椎穿刺
- 硬脑膜外补片

三、发病机制

血管源性水肿，静脉性梗死和出血，这三者与大脑皮质静脉血栓形成和静脉流出受损直接相关。血管源性水肿是血 – 脑屏障破坏和血浆渗入细胞间隙的结果。这在临床上可表现为头痛、局灶性神经功能缺损或癫痫发作，但通常被认为是可逆的。如果长期存在或程度严重，由于局部缺血导致细胞死亡，静脉流出的阻塞最终导致不可逆的细胞毒性水肿。MRI 已被证明是区分两种经常重叠的现象的有用工具[16]（图 40-1）。细胞毒性水肿反过来又容易导致点状出血，点状出血通常会突然扩大成大叶出血。

脑静脉血栓形成在高颅压和硬脑膜动静脉瘘的发展中所起的作用还不太确定。普遍认为，硬脑膜静脉窦血栓形成引起的静脉流出受阻会导致静脉压升高，从而降低脑脊液的吸收并导致颅内压升高[4]。静脉血栓形成后引起的静脉高压，随着闭塞处周围静脉流出道的改变，也可以

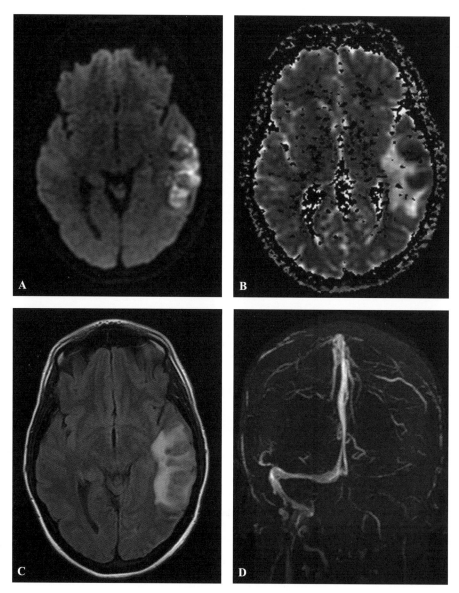

▲ 图 40-1 **A 和 B.** DWI 图像和 ADC 图像证明了与细胞毒性水肿一致的弥散受限；**C. T$_2$-FLAIR** 图像还显示了周围潜在可逆的血管性水肿的程度；**D.** MR 静脉造影证实存在左侧横窦和乙状窦血栓形成

引起硬脑膜内微血管连接的扩大。在静脉窦的窦壁内本身存在生理性的动静脉分流，并且随着硬脑膜中这些微血管连接的扩大，这些分流可能会无意中捕获到变更路线的静脉血流并发展为大型硬脑膜 AV 分流，从而进一步给静脉系统加压[17]。

四、临床表现

CVST 的临床表现通常是多种多样且不具备特异性。那么，它在常规临床实践中经常被忽视并且经常被误诊也就不足为奇了。小型回顾性患者报告显示"漏报率"高达 45%[18]。

　　头痛是最常见的症状，而且通常是唯一的症状，在 CVST 患者中发生率为 75%～95%。这些头痛的严重程度各不相同，但通常会在几天之内恶化，最终严重到让患者寻求医疗帮助。头痛很少能急性发作，有时患者将其报告为"我一生中最严重的头痛"，很像蛛网膜下腔出血的表现。这些头痛的根源被认为与所导致的颅内压升高有关，而不是与血栓的炎性反应或窦本身的闭塞有关。头痛通常无法定位到潜在的血栓性窦腔也印证了这一观点。实际上，除外乙状窦，头痛的位置与窦内血栓形成的部位之间几乎没有关联，而在乙状窦血栓形成的患者中 61%报告有枕部头痛和颈部疼痛[19]。与颅内压升高相关的其他非特异性症状有恶心和呕吐，这通常也与 CVST 相关。

　　临床上对颅内压升高最明显和最容易得到的评估或许是视乳头水肿的存在，这在 1/3 的患者中可以见到。14% 的患者也会出现复视，这是因为颅内压升高到一定程度时，脑干会向下移位，并且拉伸走行于 Dorello 管里的第Ⅵ对脑神经所致[20]。

　　其他常见的症状与颅内压升高无关，而是与继发于出血、梗死或血管源性水肿的脑实质损伤有关。典型的表现包括癫痫发作和局灶性神经功能缺损，在所有患者中有一半会出现这些症状。癫痫发作通常是自限性的和局灶性的，很少进展为全身性癫痫发作。少数患者存在局灶性损害，如偏瘫和失语，但这些特有症状与血栓的位置相关，不足为奇。经典描述的表现是由于矢状窦的累及，单侧偏瘫在数天内进展为双侧偏瘫[21]。深部静脉窦受累较少见，但直窦或大脑大静脉血栓形成的患者可能表现出与丘脑或基底神经节损伤有关的症状，如嗜睡、定向障碍、健忘症、偶尔的动眼神经功能紊乱，并且通常有神经系统功能的迅速恶化。

　　在国际脑静脉和静脉窦血栓研究会（International Study on Cerebral Vein and Dural Sinus Thrombosis，ISCVT）研究的 624 名患者中，上矢状窦是最易受累（62%），其次是横窦（41%～45%）和直窦（18%）。也经常有多个窦同时受累（30%）。

五、诊断

　　无创检查对 CVST 的诊断至关重要。尽管头部 CT 平扫通常是对具有 CVST 症状的患者进行的第一个检查项目，但它不足以排除诊断，在＞2/3 的患者中可能是正常的[22]。在有阳性发现时，最常见的包括脑水肿、脑出血和皮质静脉或静脉窦高密度。

由于可用性高，采集迅速且易于解释，增强 CTV 的使用已变得越来越普遍。与未使用增强剂的 "TOF" MR 静脉造影相比，它对脑静脉系统提供了非常详细的分析，并在诊断硬脑膜窦血栓形成方面具有同等的敏感性和特异性[23]（图 40-2）。然而，在 CTV 与使用增强剂的 MRV 的比较中尚未证明有相同的等效性。而且，CT 本身受到电离辐射的使用的限制，并且需要使用含碘的对比剂[24]。

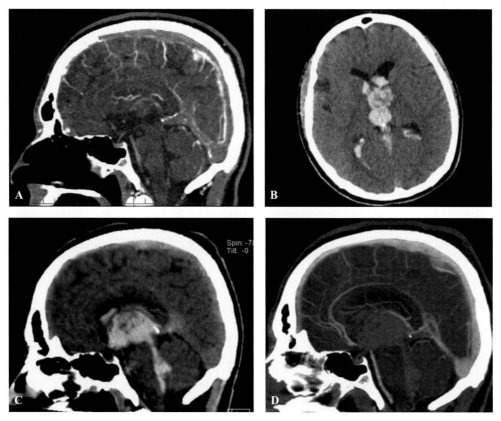

▲ 图 40-2　A.CTV 显示上矢状窦和直窦广泛血栓形成；B 和 C. CT 平扫轴位和矢状位显示，尽管进行了系统抗凝治疗，仍出现了迟发性丘脑出血并伴有脑室扩张；D.CTV 显示机械取栓术后硬脑膜窦再通

MRI 加 MRV 通常被认为是无创成像评估 CVST 的金标准。MRV 可准确显示颅内硬脑膜静脉窦和皮质静脉。除了能够提供静脉窦受累的准确位置和范围，MRI 和 MRV 还可以提供其他临床相关信息。通过仔细的分析常可以提示血栓形成的时间，同时 MRI 可以有效评估对脑实质的影响。在多达 57% 的 CVST 患者中发现了脑实质异常，并且使用 MRI 较 CT 更容易发现。如前所述，MRI 使用弥散加权技术能够区分潜在可逆性血管源性水肿和不可逆性细胞毒性水肿。与缺血性梗死类似，细胞毒性水肿表现为弥散受限，ADC 值降低。MRI 提示细胞毒性水肿通常被认为是不良的预后指征[16, 24]。

六、预后

正如 CVST 的临床症状各式各样，其临床发展不可预测，预后也差异很大。例如，孤立性头痛的患者会突然加重，发展为昏迷或死亡，而出现局灶性神经功能缺损的患者可迅速完全康复[25]。因此，在与患者及家属谈及不同的预后时很有挑战性。

当然也有一些有价值的预后指标。国际脑静脉和静脉窦血栓研究会（ISCVT）确定了七个预后不良的因素：①年龄＞ 37 岁；② GCS ＜ 9 分；③男性；④入院时 ICH；⑤深静脉系统血栓形成；⑥任何潜在的恶性肿瘤；⑦中枢神经系统感染。这些因素可以使残疾或死亡的风险增加 1～2 倍。值得注意的是，尽管影像学在诊断 CVST 方面有重要作用，但其对预后的判断价值有限。往往在静脉再通之前就能看到临床症状的改善，甚至在硬膜窦持续闭塞的情况下也可能会有症状的完全改善[26]。

在小型单中心研究中，CVST 总体死亡率和发病率在 9%～44%。然而，最大的多中心观察性研究 ISCVT 认为死亡率及残疾率为 13.4%，只有在治疗失败的情况下才接近 50%[20]。对于大多数接受合适治疗的患者而言，CVT 通常预后良好。

七、治疗

应为每位出现 CVST 的患者提供最初稳定和规范化的处理流程。一旦确诊，就应迅速启动对症治疗（控制 ICP、抗癫痫和止痛），与此同时对可能的诱因展开调查。然而，由于其临床表现各异，潜在病因有特异性，疾病严重程度不同，预后指标普遍效果欠佳，以及临床结局差异大，CVST 的具体管理可能会面临挑战。

及时给予抗凝治疗是一种公认的治疗方式，这是基于大规模的数据研究所得，被广泛认为是大多数 CVT 患者当前的治疗标准。然而值得注意的是，仅有两项随机对照研究评估了普通肝素（UFH）和低分子量肝素（LMWH）在治疗 CVT 中的作用[27, 28]。还应该指出的是，将 LMWH 与安慰剂进行比较的研究并未显示 LMWH 有统计学意义的获益，而将普通肝素与安慰剂进行比较的研究中仅纳入 20 名患者。尽管有争议，但这两项研究确实表明了一个重要观点，即使在脑出血的情况下，抗凝治疗 CVT 也具有安全性。从那时起，大量的观察数据结果不仅支持 CVT 患者（无论是否合并 ICH）进行抗凝治疗的安全性，更认可了其有效性[29]。这种普遍认为其有效性的趋势是令人信服的，以至于将来进行任何随机对照研究的可能性都很低，因为它们可能被认为是不道德的。

抗凝的合理性主要在于它能够防止血栓扩散和促进血管再通。关于 UFH 与 LMWH 孰优孰劣，目前尚无定论。然而，一项大型的 Meta 研究评估了两种药物在治疗肺血栓栓塞症中的应用，结果显示 LMWH 更具安全性，其严重出血（1.2% vs. 2.1%）和死亡（4.5% vs. 6.0%）的风险更低[30]。没有具体数据可以建议最佳的长期抗凝药物或指导治疗的持续时间，但是一般来说时间时限为 3～12 个月，具体取决于引起 CVST 的根本原因。

尽管抗凝治疗是有效的，但仍有患者会恶化。针对这些情况，人们越来越关注血管内机械碎栓和溶栓在作为辅助或独立治疗 CVST 的治疗中的作用。与单独全身治疗相比，血管内治疗的潜在优势是可以迅速溶解血栓，从而使静脉血流正常化，并降低 ICP。如何实现此目标因机构而异，前文已描述了各种不同的术式。

研究最多的血管内技术是导管接触溶栓。该技术是将微导管插入受累静脉窦，并直接向血栓输送溶栓药。一项包括 169 名局部溶栓治疗 CVST 患者的 Meta 分析显示，这对危重患者有潜在的益处[31]。在 Wasay 等设计的一个小型回顾性队列研究中，对 20 名接受全身溶栓的患者和 20 名导管接触溶栓的患者进行了比较。他们发现，那些接受尿激酶导管溶栓治疗的患者出院时预后有所改善，但是却增加了患 ICH 的风险[32]。

随着新型血管内装置的问世，其他有前景的技术，包括溶栓和机械取栓也逐渐发展。实际上，在一项仅有 20 名患者的前瞻性血管内研究中，大多数[15]用流变导管与化学溶栓治疗相结合。流变导管使用高速盐水射流产生伯努利效应，用于血栓分解和排出。在这项研究中，直接溶栓 / 机械取栓被证明是有效的，但似乎又增加了 ICH 的风险，这可能与小血管损伤有关[33]。其他创伤较小的方法包括使用 Fogarty 球囊导管进行机械碎栓（图 40-3），以及（Edwards Lifesciences Corp, Irvine, CA）或更新的 Penumbra 抽吸导管（Penumbra Inc., Alameda, California），但有关使用这些设备的信息有限。

无论采用哪种血管内方法，相较于单独应用，一般建议与全身抗凝联合使用。有一项正在进行的试验，即脑静脉血栓的溶栓或抗凝试验（Thrombolysis or Anticoagulation for Cerebral Venous Thrombosis，TOACT），该试验直接将单独的血管内治疗与使用肝素的全身抗凝治疗进行了比较，但结果仍有待观察；但是，这将影响目前对这一特殊临床实践的共识。

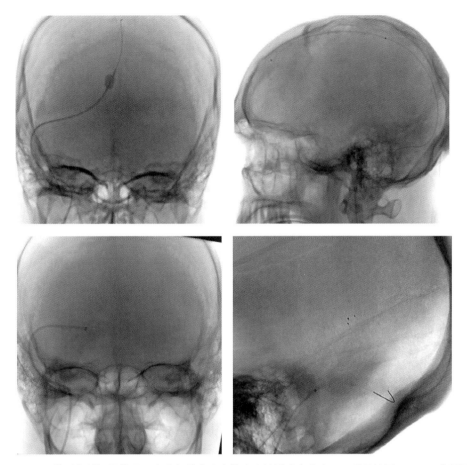

▲ 图 40-3　**DSA 前后位透视图像显示在上矢状窦和右横窦血栓形成患者中，可利用放置 Fogarty 球囊机械碎栓**

由于目前有关血管内治疗有效性和安全性的数据仅限于孤立的患者报告和小数量的患者系列研究，因此，在美国心脏协会和美国卒中协会的科学声明中，目前建议将其推荐给抗凝治疗后病情持续恶化、因静脉梗死或脑出血引起占位效应导致常规治疗无法抑制的颅高压的患者[29]。

Rahman 等提出了一种方法来评估血管内治疗是否适用，该方法将患者临床表现的严重程度［通过格拉斯哥昏迷量表（GCS）评估］纳入考虑，这或许更为稳健。他们强烈认为 GCS ≤ 8 分的患者应立即进行导管直接溶栓 / 血栓取栓，GCS 在 9~12 分的患者可考虑进行血管内治疗，而 GCS > 12 分的患者，只有在系统性抗凝试验后才考虑血管内治疗[34]。当然，与系统的抗凝治疗一样，这些建议均未通过随机对照试验进行验证，因此应谨慎应用。

尽管有一些关于 CVST 患者外科手术治疗的报道，但由于有效的药物和血管内治疗的出现，外科手术已不再受到青睐。然而，对于需要去骨瓣减压来治疗大范围静脉梗死导致的颅高压和大面积颅内血肿的患者，外科手术仍然是 CVST 患者综合治疗中不可或缺的重要组成部分。

八、结论

CVST 是一种罕见的诊断，年发病率为 15.7/100 万。它在女性中比男性更常见，为 3∶1，并且在大多数情况下，存在潜在的高凝状态或潜在原因，如外伤或感染。

它具有多种临床表现，但常见的症状，如头痛和癫痫发作，通常是非特异性的。同样，CVST 的自然史从良性的自限过程到脑出血甚至死亡，差别很大。这些潜在的灾难性后果凸显了快速，准确的诊断和及时处置的重要性。

尽管 CVST 的主要治疗手段仍然是全身抗凝，但越来越多的证据支持通过导管直接溶栓和（或）机械取栓进行早期血管内治疗。

与大多数脑血管疾病一样，CVST 的管理最好由多学科的医疗服务团队指导，包括神经科医生、神经外科医生和神经放射科医生，并针对每位患者个体化制订治疗计划。

参考文献

[1] Devasagayam S, Wyatt B, Leyden J, Kleinig T. Cerebral venous sinus thrombosis incidence is higher than previously thought. Stroke. 2016;47:2180–2.

[2] Coutinho JM, Zuurbier SM, Aramideh M, Stam J. The incidence of cerebral venous thrombosis: a cross–sectional study. Stroke. 2012;43:3375–7.

[3] Daif A, et al. Cerebral venous thrombosis in adults. Stroke. 1995;26:1193–5.

[4] Bienfait HP, Stam J, Lensing AW, van Hilten JJ. Thrombosis of the cerebral veins and sinuses in 62 patients. Ned Tijdschr Geneeskd. 1995;139:1286–91.

[5] Filippidis A, Kapsalaki E, Patramani G, Fountas KN. Cerebral venous sinus thrombosis: review of the demographics, pathophysiology, current diagnosis, and treatment. Neurosurg Focus. 2009;27:E3.

[6] Siddiqui FM, Kamal AK. Incidence and epidemiology of cerebral venous thrombosis. JPak Med Assoc. 2006;56:485–7.

[7] Ameri A, Bousser MG. Cerebral venous thrombosis. Neurol Clin. 1992;10:87–111.

[8] Yadegari S, Ghorbani A, Miri SR, Abdollahi M, Rostami M. Clinical features, risk factors, and outcome of cerebral venous thrombosis in Tehran, Iran. J Neurosci Rural Pract. 2016;7:554–8.

[9] Delgado Almandoz JE, et al. Prevalence of traumatic dural venous sinus thrombosis in high–risk acute blunt head trauma patients evaluated with multidetector CT venography. Radiology. 2010;255:570–7.

[10] Ghuman MS, Salunke P, Sahoo SK, Kaur S. Cerebral venous sinus thrombosis in closed head trauma: a call to look beyond fractures and hematomas! J Emerg Trauma Shock. 2016;9:37–8.

[11] Song SY, et al. Cerebral thrombosis at altitude: its pathogenesis and the problems of prevention and

treatment. Aviat Space Environ Med. 1986;57:71–6.

[12] Bendz B, et al. Acute hypoxia and activation of coagulation. Lancet. 2003;362:997–8.

[13] Shrestha P, Basnyat B, Küpper T, van der Giet S. Cerebral venous sinus thrombosis at high altitude. High Alt Med Biol. 2012;13:60–2.

[14] Salehi G, Sarraf P, Fatehi F. Cerebral venous sinus thrombosis may follow a seasonal pattern. J Stroke Cerebrovasc Dis. 2016;25:2838–43.

[15] Schreijer AJM, Reitsma PH, Cannegieter SC. High hematocrit as a risk factor for venous thrombosis. Cause or innocent bystander? Haematologica. 2010;95:182–4.

[16] Yii IYL, Mitchell PJ, Dowling RJ, Yan B. Imaging predictors of clinical deterioration in cerebral venous thrombosis. J Clin Neurosci. 2012;19:1525–9.

[17] Chaudhary MY, et al. Dural arteriovenous malformation of the major venous sinuses: an acquired lesion. AJNR Am J Neuroradiol. 1982;3: 13–9.

[18] Wang X, Sun X, Liu H. Clinical analysis and misdiagnosis of cerebral venous thrombosis. Exp Ther Med. 2012;4:923–7.

[19] Wasay M, Kojan S, Dai AI, Bobustuc G, Sheikh Z. Headache in cerebral venous thrombosis: incidence, pattern and location in 200 consecutive patients. J Headache Pain. 2010;11:137–9.

[20] Ferro JM, Canhão P, Stam J, Bousser M–G, Barinagarrementeria F. Prognosis of cerebral vein and dural sinus thrombosis: results of the International Study on Cerebral Vein and Dural Sinus Thrombosis (ISCVT). Stroke. 2004;35:664–70.

[21] Stam J. Thrombosis of the cerebral veins and sinuses. N Engl J Med. 2005;352:1791–8.

[22] Linn J, et al. Noncontrast CT in deep cerebral venous thrombosis and sinus thrombosis: comparison of its diagnostic value for both entities. AJNR Am J Neuroradiol. 2009;30:728–35.

[23] Ozsvath RR, et al. Cerebral venography: comparison of CT and MR projection venography. AJR Am J Roentgenol. 1997;169:1699–707.

[24] Leach JL, Fortuna RB, Jones BV, Gaskill–Shipley MF. Imaging of cerebral venous thrombosis: current techniques, spectrum of findings, and diagnostic pitfalls. Radiographics. 2006;26:S19–41.

[25] Bentley JN, Figueroa RE, Vender JR. From presentation to follow–up: diagnosis and treatment of cerebral venous thrombosis. Neurosurg Focus. 2009;27:E4.

[26] Bousser M–G. Cerebral venous thrombosis. Stroke. 1999;30:481–3.

[27] Einhäupl KM, et al. Heparin treatment in sinus venous thrombosis. Lancet. 1991;338:597–600.

[28] de Bruijn SFTM, Stam J. Randomized, placebo-controlled trial of anticoagulant treatment with low–molecular–weight heparin for cerebral sinus thrombosis. Stroke. 1999;30:484–8.

[29] Saposnik G, et al. Diagnosis and management of cerebral venous thrombosis. Stroke. 2011;42: 1158–92.

[30] van Dongen CJ, van den Belt AG, Prins MH Lensing A. In: Prins MH, editors. Cochrane Database of Systematic Reviews. CD001100. John Wiley & Sons, Ltd; 2004. https://doi. org/10.1002/14651858. CD001100.pub2

[31] Canhão P, Falcão F, Ferro JM. Thrombolytics for cerebral sinus thrombosis: a systematic review. Cerebrovasc Dis. 2003;15:159–66.

[32] Wasay M, et al. Nonrandomized comparison of local Urokinase thrombolysis versus systemic heparin anticoagulation for superior sagittal sinus thrombosis. Stroke. 2001;32:2310–7.

[33] Stam J, Majoie CBLM, van Delden OM, van Lienden KP, Reekers JA. Endovascular thrombectomy and thrombolysis for severe cerebral sinus thrombosis. Stroke. 2008;39:1487–90.

[34] Rahman M, Velat GJ, Hoh BL, Mocco J. Direct thrombolysis for cerebral venous sinus thrombosis. Neurosurg Focus. 2009;27:E7.

第41章

静脉窦支架置入术治疗特发性颅内高压症
Venous Sinus Stenting for Idiopathic Intracranial Hypertension

Jan Vargas   Raymond D. Turner   Aquilla S. Turk   Alejandro M. Spiotta
Jonathan Lena   M. Imran Chaudry   著
白卫星   译

特发性颅内高压症（idiopathic intracranial hypertension，IIH），曾称假脑瘤症，其特征是原因不明的颅内压（ICP）升高，人们对其了解甚少。患者通常表现为头痛，视力障碍和畏光，偶有耳鸣，恶心和呕吐，并且大多数患者的视力有客观改变。"良性颅内高压症"一词具有误导性，因为多达 95% 的患者可能会出现视盘水肿，而且随着疾病的进展，视神经萎缩可导致 10% 的患者永久性视力丧失 [1-3]。

该疾病最常见于女性和肥胖个体，据报道，女性与男性的比例为 4∶1～15∶1，IIH 患者的肥胖发生率为 71%～94%。据估计，在北美，IIH 的总体患病率为 0.9/10 万～1.07/10 万 [4, 5]；但是，在 20—44 岁的肥胖女性中，患病率上升至 15/10 万～19/10 万 [6, 7]。

一、病理生理学

尽管 IIH 的发病机制仍不明确，人们提出了几种假说，包括 CSF 产生过量，CSF 吸收减少，脑组织含水量过多，脑静脉压力升高导致 CSF 重吸收减少或改变了颅内血管床的血管舒缩控制 [8, 9]。在部分患者中，颅内压升高可能是由于硬脑膜静脉窦局灶性狭窄所致。最近的研究表明，高达 93% 的 IIH 患者在 MRV 上可出现局灶性静脉窦狭窄，最常见于横窦或乙状窦 [10]。脑脊液通常被对压力敏感的蛛网膜颗粒吸收，任何窦腔的狭窄都可能导致静脉回流受损，导致脑静脉引流减少，最终导致脑静脉高压和脑脊液重吸收受损[5, 11-13]。然而，在 IIH 背景下的硬脑膜静脉窦狭窄可能代表了一组不同的潜在病理的共同表现。

脑静脉窦狭窄的发病机制可分为外源性压迫和内源性狭窄。高颅压可使静脉窦塌陷，导致外源性压迫，从而引起静脉充血，加重高颅压，导致恶性循环[14]。另一个可能的原因是窦腔本身的狭窄，由窦腔内网状结构或大的蛛网膜颗粒引起，这也可能导致静脉充血。

二、诊断

目前对 IIH 的诊断定义包括以下内容[15]。

- 仅有高颅压或视盘水肿的症状或体征。
- 侧卧位测量的 ICP 升高（ > 25cmH₂O ）。
- 脑脊髓液（CSF）成分正常。
- 在 MRI、增强 CT 和 MRV 上，无脑积水、占位、器质性或血管病变的证据。
- 无其他原因引起的高颅压。

三、治疗

（一）保守治疗

许多治疗方式可用于 IIH 的治疗。保守的治疗方式，如使用乙酰唑胺或连续腰椎穿刺术可减少脑脊液的产生，对于没有严重视盘水肿和间歇性症状的患者是有效的。在 IIH 肥胖患者的亚组中，有限的证据表明，改变生活方式来减肥或行胃旁路术可以帮助缓解症状[16, 17]。

（二）手术治疗

然而，对于视力障碍进行性加重的患者来说，普遍认为更积极的外科手术是预防进一步视力丧失的治疗措施。手术选择包括脑室 – 腹腔分流术或腰池 – 腹腔分流术及视神经鞘开窗术。最近，对于影像学检查确定静脉窦狭窄，且伴有压力梯度的 IIH 患者，静脉窦内支架置入术成为一种有效的治疗方法[5, 18]。

1. CSF 分流

CSF 分流术，包括从心室系统或腰池分流到腹膜，心房，胸膜，甚至胆囊，通常是 IIH 伴屈光不正患者的首选外科手术 [11, 19-21]。直到最近，CSF 分流仍是该类患者的唯一选择。CSF 分流是一种有创手术，二次手术可能性很高 [22, 23]。接受分流的患者中有≥43% 需要再进行一次手术，平均每个患者需要进行 2.78 次手术，总并发症发生率为 40.5% [18]。与任何有创操作一样，既往文献中已经描述了严重的并发症，包括分流感染，硬脑膜下血肿和脑脊液瘘。反复手术会增加分流感染的风险，在评估患者的手术适应证时应仔细斟酌 [24-27]。

2. 视神经鞘开窗术

视神经鞘开窗术（optic nerve sheath fenestration,ONSF）对于有视力症状伴轻微头痛的患者是一线治疗 [11, 19, 28-32]。在这些患者中，视神经鞘开窗术是一个不错的选择，因为它可以迅速降低视神经的压力。该手术不适用于以严重头痛为主要症状的患者，而且对于眼科医生来说，该技术具有一定挑战性。视神经鞘开窗术在改善视盘水肿（80%）和视野（68%）方面更为成功，但与 CSF 分流相比，头痛症状改善的患者（44%）较少。总体来看，视神经鞘开窗术的平均并发症发生率为 18%[18]。

3. 脑静脉窦内支架置入术

与传统的外科治疗相比，脑静脉窦内支架置入术提供了一种微创治疗。一旦确诊为 IIH，无须镇静药即可进行常规的脑静脉造影及静脉测压。建立股静脉通路，将导管插入颈内静脉，然后使用连接压力传感器的微导管来测量上矢状窦，窦汇，以及双侧乙状窦和横窦的窦内压力。如果检测到的压力梯度 >10mmHg，则认为患者适合放置支架，然后在全身麻醉下通过压力梯度的部位选择性地放置支架。

初步研究表明，脑静脉窦支架置入术成功率较高，其中 83%~88% 的患者头痛得到改善，97% 的患者视盘水肿改善或消退，总体并发症为 6%~7.4%[5, 18]。鉴于静脉窦支架置入术的并发症发生率低，且成功率较高，将支架置入作为 IIH 的一线治疗越来越得到认同。

值得一提的是这种方式的一些注意事项，如需要抗血小板治疗。患者需要使用全剂量阿司匹林和抗血小板药物（如氯吡格雷）3 个月，这使患者面临抗血小板治疗的风险，也不得不推迟其他的方式如手术治疗。此外，脑血管造影和静脉造影虽然风险低，但仍有腹膜后血肿和脑缺血事件的可能，一项研究指出支架置入后硬脑膜下血肿的发生率为 2.9%，总体并发症为 6%~7.4%[5, 18]。

4. 血管内操作技巧

所有患者在介入前均接受诊断性静脉造影，并对狭窄的近端和远端进行压力测量。所有患者均预先接受双重抗血小板治疗。该过程在全身麻醉下进行。从初始诊断性静脉造影图像上测量目标静脉窦的直径和狭窄长度。利用 Seldinger 技术将 6F 或 8F 穿刺鞘插入右股总静脉。穿刺成功后所有患者均行肝素化。

可以通过以下两种方式将导管通过狭窄处：① Neuron Max 导管和 6F Penumbra 导管（Penumbra Inc.，Alameda，CA，USA）同轴技术；②三轴系统，包括 0.038 英寸金属丝，5F 造影导管，6F Neuron 070 导引导管［或 071 Chaperone 导引导管（Microvention Inc.，Tustin，CA，USA）］及 Neuron Max 导管（图 41-1 和图 41-2）。然后将 Neuron Max 或 070 导引导管穿过狭窄处（图 41-1 和图 41-3）。Penumbra 导管头的锥形设计，以及其与导引导管之间的平滑顺畅有助于穿过狭窄处。在到达狭窄以远后，撤出 Penumbra 导管及微导丝，通过导引导管将自膨支架［Cordis Precise ProRx（Codman Neurovascular，Raynham，MA，USA）］通过狭窄处（图 41-4）。然后缓慢回撤 Neuron Max 导管（图 41-1 和图 41-5），使用常规操作技术在狭窄处递送支架（图 41-1 和图 41-6）。完全释放后可以进行后续静脉造影和压力测量，以确认狭窄处的形态学和血流动力学。如果存在持续性狭窄，则进行血管成形术。最后拔除所有导管，并通过血管闭合装置或压迫止血。

导管技术的成功取决于跨越目标狭窄处到达血管远端的能力。在更为先进的导引导管出现之前，静脉窦支架的释放仍需要将导引导管放置于颈静脉球近端，然后尝试用支架穿过目标狭窄处，但由于支架本身的硬度，跨越狭窄处这一操作常常失败。使用导管技术，可以减轻静脉窦系统的急转弯，从而可以快捷、简便地释放支架。

四、随访

支架置入后，患者应维持抗血小板治疗 3 个月。如果症状有所改善，可以停止使用。对于症状持续存在或症状短暂改善后复发的患者，如果再次行静脉造影和压力测量仍可发现压力梯度，或是在支架段附近有新发狭窄，这些也是需要再次治疗的。随后行眼科检查可以发现视盘水肿得到改善。

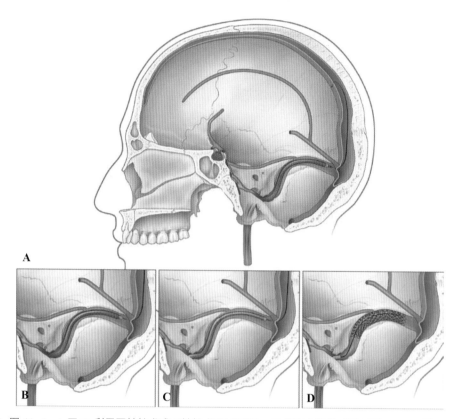

▲ 图 41-1　A 至 D. 利用同轴技术或三轴技术通过横窦 - 乙状窦交界处（另见图 41-2 至图 41-6）

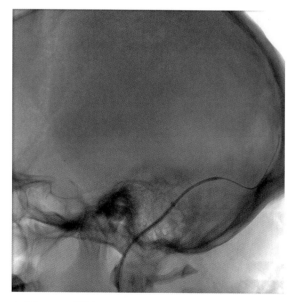

▲ 图 41-2　通过 6F Neuron Max、6F Berenstein 导管或 6F Neuron Max、071 Benchmark（或 Chaperone）及 5F 造影导管可以实现同轴技术或三轴技术通过横窦 - 乙状窦交界处（见图 41-1）

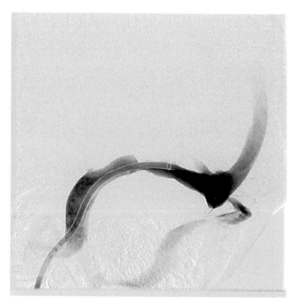

▲ 图 41-3　撤出造影导管，留置导管（Neuron Max, Benchmark 或 Chaperone）以传送支架（见图 41-1B）

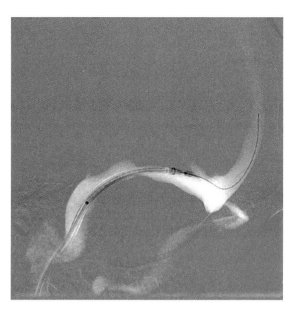

▲ 图 41-4　支架通过导引导管穿过狭窄处

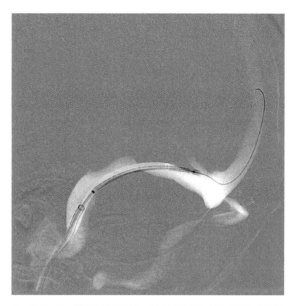

▲ 图 41-5　撤出导引导管，使其穿过狭窄的鞘管（见图 41-1C）

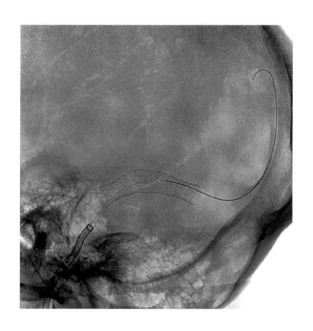

◀ 图 41-6　支架在狭窄处释放（见图 41-1D）

五、结论

IIH 仍然是一种排他性诊断，其发病机制尚不清楚。尽管在了解 IIH 病因方面进展甚微，但随着血管内支架成形术的出现，新的治疗方式不断发展，可以在某些患者中达到改善症状的效果。

参考文献

[1] Rowe FJ, Sarkies NJ. Assessment of visual function in idiopathic intracranial hypertension: a prospective study. Eye (Lond). 1998;12(Pt 1):111–8.

[2] Orcutt JC, Page NG, Sanders MD. Factors affecting visual loss in benign intracranial hypertension. Ophthalmology. 1984;91(11):1303–12.

[3] Corbett JJ, Savino PJ, Thompson HS, et al. Visual loss in pseudotumor cerebri. Follow-up of 57 patients from five to 41 years and a profile of 14 patients with permanent severe visual loss. Arch Neurol. 1982;39(8):461–74.

[4] Durcan FJ, Corbett JJ, Wall M. The incidence of pseudotumor cerebri. Population studies in Iowa and Louisiana. Arch Neurol. 1988;45(8):875–7.

[5] Puffer RC, Mustafa W, Lanzino G. Venous sinus stenting for idiopathic intracranial hypertension: a review of the literature. J Neurointerv Surg. 2013;5(5):483–6.

[6] Radhakrishnan K, Thacker AK, Bohlaga NH, Maloo JC, Gerryo SE. Epidemiology of idiopathic intracranial hypertension: a prospective and case-control study. J Neurol Sci. 1993;116(1):18–28.

[7] Glueck CJ, Aregawi D, Goldenberg N, Golnik KC, Sieve L, Wang P. Idiopathic intracranial hypertension, polycystic-ovary syndrome, and thrombophilia. J Lab Clin Med. 2005;145(2):72–82.

[8] Ball AK, Clarke CE. Idiopathic intracranial hypertension. Lancet Neurol. 2006;5(5):433–42.

[9] Bandyopadhyay S. Pseudotumor cerebri. Arch Neurol. 2001;58(10):1699–701.

[10] Farb RI, Vanek I, Scott JN, et al. Idiopathic intracranial hypertension: the prevalence and morphology of sinovenous stenosis. Neurology. 2003;60(9):1418–24.

[11] Galgano MA, Deshaies EM. An update on the management of pseudotumor cerebri. Clin Neurol Neurosurg. 2013;115(3):252–9.

[12] Higgins JN, Cousins C, Owler BK, Sarkies N, Pickard JD. Idiopathic intracranial hypertension: 12 cases treated by venous sinus stenting. J Neurol Neurosurg Psychiatry. 2003;74(12):1662–6.

[13] Albuquerque FC, Dashti SR, Hu YC, et al. Intracranial venous sinus stenting for benign intracranial hypertension: clinical indications, technique, and preliminary results. World Neurosurg. 2011;75(5–6):648–52. discussion 592–645

[14] Lazzaro MA, Darkhabani Z, Remler BF, et al. Venous sinus pulsatility and the potential role of dural incompetence in idiopathic intracranial hypertension. Neurosurgery. 2012;71(4):877–83.

[15] Friedman DI, Jacobson DM. Diagnostic criteria for idiopathic intracranial hypertension. Neurology. 2002;59(10):1492–5.

[16] Handley JD, Baruah BP, Williams DM, Horner M, Barry J, Stephens JW. Bariatric surgery as a treatment for idiopathic intracranial hypertension: a systematic review. Surg Obes Relat Dis. 2015;11(6):1396–403.

[17] Fridley J, Foroozan R, Sherman V, Brandt ML, Yoshor D. Bariatric surgery for the treatment of idiopathic intracranial hypertension. J Neurosurg. 2011;114(1):34–9.

[18] Satti SR, Leishangthem L, Chaudry MI. Meta-analysis of CSF diversion procedures and dural venous sinus stenting in the setting of medically refractory idiopathic intracranial hypertension. AJNR Am J Neuroradiol. 2015;36(10):1899–904.

[19] Burgett RA, Purvin VA, Kawasaki A. Lumboperitoneal shunting for pseudotumor cerebri. Neurology. 1997;49(3):734–9.

[20] El-Saadany WF, Farhoud A, Zidan I. Lumboperitoneal shunt for idiopathic intracranial hypertension: patients' selection and outcome. Neurosurg Rev. 2012;35(2):239–43. discussion 243–234

[21] Rosenberg ML, Corbett JJ, Smith C, et al. Cerebrospinal fluid diversion procedures in pseudotumor cerebri. Neurology. 1993;43(6):1071–2.

[22] Eggenberger ER, Miller NR, Vitale S. Lumboperitoneal shunt for the treatment of pseudotumor cerebri.

Neurology. 1996;46(6):1524–30.

[23] Sinclair AJ, Kuruvath S, Sen D, Nightingale PG, Burdon MA, Flint G. Is cerebrospinal fluid shunting in idiopathic intracranial hypertension worthwhile? A 10-year review. Cephalalgia. 2011;31(16):1627–33.

[24] Johnston I, Besser M, Morgan MK. Cerebrospinal fluid diversion in the treatment of benign intracranial hypertension. J Neurosurg. 1988;69(2):195–202.

[25] McGirt MJ, Woodworth G, Thomas G, Miller N, Williams M, Rigamonti D. Cerebrospinal fluid shunt placement for pseudotumor cerebri–associated intractable headache: predictors of treatment response and an analysis of long–term outcomes. J Neurosurg. 2004; 101(4):627–32.

[26] Abubaker K, Ali Z, Raza K, Bolger C, Rawluk D, O'Brien D. Idiopathic intracranial hypertension: lumboperitoneal shunts versus ventriculoperitoneal shunts – case series and literature review. Br J Neurosurg. 2011;25(1):94–9.

[27] Abu-Serieh B, Ghassempour K, Duprez T, Raftopoulos C. Stereotactic ventriculoperitoneal shunting for refractory idiopathic intracranial hypertension. Neurosurgery. 2007;60(6):1039–43. discussion 1043–1034

[28] Biousse V, Bruce BB, Newman NJ. Update on the pathophysiology and management of idiopathic intracranial hypertension. J Neurol Neurosurg Psychiatry. 2012;83(5):488–94.

[29] Feldon SE. Visual outcomes comparing surgical techniques for management of severe idiopathic intracranial hypertension. Neurosurg Focus. 2007;23(5):E6.

[30] Kelman SE, Sergott RC, Cioffi GA, Savino PJ, Bosley TM, Elman MJ. Modified optic nerve decompression in patients with functioning lumboperitoneal shunts and progressive visual loss. Ophthalmology. 1991;98(9):1449–53.

[31] Sergott RC, Savino PJ, Bosley TM. Modified optic nerve sheath decompression provides long–term visual improvement for pseudotumor cerebri. Arch Ophthalmol. 1988;106(10):1384–90.

[32] Brourman ND, Spoor TC, Ramocki JM. Optic nerve sheath decompression for pseudotumor cerebri. Arch Ophthalmol. 1988;106(10):1378–83.

第 42 章

微血管减压术治疗三叉神经痛等神经血管压迫综合征

Microvascular Decompression for Trigeminal Neuralgia and Other Neurovascular Compression Syndromes

Jaime L. Martinez　Stephen R. Lowe　Alexander Vandergrift　Sunil J. Patel　著
李海洋　译

三叉神经根的神经血管压迫是最普遍被人们接受的三叉神经痛的病因，因此，治疗三叉神经痛最有效的方法是显微血管减压术。在本章中，我们将详细描述三叉神经痛的解剖学和病理生理学，描述我们的微血管减压手术技术，并对其他脑神经血管压迫综合征进行简要概述。

一、三叉神经解剖学

三叉神经（CN Ⅴ）是最大的脑神经，其核团从中脑延伸至颈髓上部。它包含 3 个分支，1 个感觉神经节（加塞神经节或半月神经节），1 个大感觉根（主要部分），1 个运动根（次要部分）和 4 个脑干核团。三叉神经具有感觉和运动混合功能，广泛支配头部的皮肤和黏膜（一般躯体传入），以及来自第一鳃弓的肌肉，包括咀嚼肌。

三叉神经在脑干中有 4 个主要核团。3 个感觉核包括中脑核（本体感觉）、桥脑的主要感觉核和延髓中的脊束核（痛觉和温度觉）。三叉神经小的运动核位于桥脑嘴侧。

三叉神经明显的神经起点在腹外侧桥脑。然后，这支神经占据桥前池（这一段称为三角神经丛），向前穿行，并稍向外侧穿过颞骨岩部前部上的硬脑膜（三叉神经孔），进入颅中窝的 Meckel 腔。Meckel 腔是由硬脑膜形成连接颅中窝和颅后窝的腔隙，它包含脑脊液（三叉神经池）、感觉和运动根、神经节和 3 个主要神经分支，眼神经（V$_1$）、上颌神经（V$_2$）和下颌神经

（V_3）的近端部分。

三叉神经感觉根内 3 个主要分支的躯体感觉投射空间体位关系是相对稳定的[1]，因此，来自 V_1 的神经纤维是位于头内侧的，来自 V_3 的纤维是尾外侧的。从脑干核团（第二级神经元），上行至丘脑腹后内侧核（第三级神经元）组成三叉丘系［腹侧（交叉）和背侧（不交叉）三叉丘脑束］，然后，通过丘脑辐射，终止在顶叶躯体感觉皮质层的第 2 层和第 4 层（第 4 级神经元）。

二、三叉神经痛的病理生理学

三叉神经痛（trigeminal neuralgia，TGN），也被称为痛性抽搐，是一种极度痛苦的和致残的面部疼痛综合征。TGN 疼痛的特点是三叉神经的一个或多个分支反复发作的短暂单侧电击样放电性疼痛。

TGN 是最常见的面部疼痛综合征，其发病率随着年龄的增长而增加。其在美国的年发病率男性为 3.4/10 万，女性为 5.9/10 万[2]，且更常累及右侧。

有多理论试图解释三叉神经痛的病因，总的来说，它们可以分为两大类：①外周机制；②中枢机制。

(1) 外周机制：最为广泛接受的外周机制是神经血管压迫理论。96% 以上的典型三叉神经痛患者存在压迫的动脉或静脉襻[3, 4]。压迫可发生在脑干与 Meckel 腔之间三叉神经脑池段的任何一点。三叉神经根入区或 Obersteiner–Redlich 区（中央髓鞘转化为外周髓鞘的地方）尤其脆弱。责任血管中小脑上动脉（SCA）占 88%，小脑前下动脉（AICA）占 < 25%[4]。最常见的术中发现是位于头腹侧的小脑上动脉（SCA）血管襻（图 42–1 和图 42–2）。根据神经纤维在主要部分的感觉排布，大多数患者（55%）症状在 V_3 分布区，32% 的患者 V_2 和 V_3 分布区均有累及[5]。8%～10% 的患者可见静脉压迫[6]，通常由桥横静脉或岩上静脉或其属支压迫，通常靠近三叉神经孔。然而，重要的是要注意并非所有的血管压迫都是病理性的。一项使用 3T–MRI 的研究发现，即使在无症状的个体，三叉神经的神经血管压迫也很常见[7]。

这种慢性血管压迫和血管对神经的搏动影响导致神经局灶性脱髓鞘和异常的髓鞘再生，从而导致症状性的假突触神经传递。来自粗大的有髓感觉 A 型纤维的感觉信号异常地传递到小的伤害性感受 C 型纤维和 δ 纤维。因此，无害的刺激，如咀嚼、刷牙、冷等可诱发剧烈的疼痛

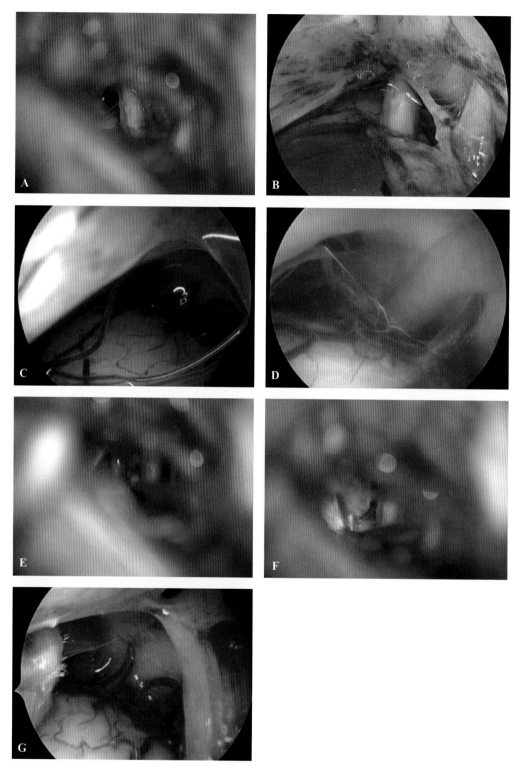

▲ 图 42-1　一名三叉神经痛患者的右侧微血管减压术

A. 右侧三叉神经术中照片；B. 相同的视野，0 度神经内镜下照明更好，视野更宽，解剖更详细。在小脑上外侧表面将其向下牵开，以避免对Ⅶ、Ⅷ脑神经的牵拉损伤。可见内听道和Ⅶ～Ⅷ脑神经复合体。保护神经周围的蛛网膜小梁是很重要的。注意三叉神经 Meckel 腔的入口。同样的通道可以用来仔细观察从枕骨大孔到小脑幕的结构。C 和 D. 内镜在天幕和三叉神经之间推进，以显示神经血管冲突，在本例中是小脑上动脉在头端形成的血管襻。内镜有助于这种观察。E. 将 SCA 从三叉神经下移开；F. 在 SCA 周围放置一块 teflon 棉，使血管远离神经；G. 神经内镜下显示三叉神经从根入区到 Meckel 腔被成功减压

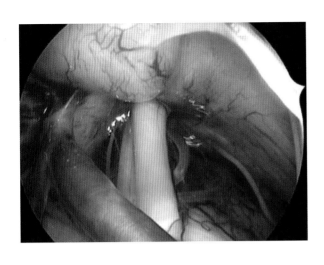

◀ 图 42-2　术中内镜显示在同侧三叉神经头腹侧的小脑上动脉血管襻。这是三叉神经痛中最常见的神经血管冲突。注意左侧的岩上静脉

发作。

(2) 中枢性机制：中枢机制的疼痛来自三叉神经髓内通路的损伤细胞，继发于这些损伤细胞的神经元过度兴奋或局灶性致癫痫性放电[8]。这些损伤包括压迫、脱髓鞘、微梗死或感染。

三、三叉神经痛的诊断与分型

TGN 的不同治疗方式包括抗癫痫药物治疗、微创经皮神经根切断术、放射治疗和开放的显微神经外科手术。TGN 的诊断是基于典型的病史的临床诊断。根据国际头痛学会的诊断标准[9]，如果 ≥ 3 次单侧疼痛发作符合以下标准，即可诊断为 TGN。

(1) 没有超出三叉神经神经支配范围的放射疼痛。

(2) 疼痛至少具备以下三种特征：①反复发作的阵发性疼痛，持续时间 1～120s；②强度严重；③电击样、射击样、针刺样或锐性疼痛；④由无害的刺激触发。

Burchiel[10] 根据是阵发性（Ⅰ型）疼痛还是持续性（Ⅱ型）疼痛为主将三叉神经痛患者分为两类。Ⅰ型患者的症状更符合"经典"三叉神经痛的描述。这类患者大多数有可见的血管压迫，因此，手术是非常有效的，据报道 > 84% 患者的疼痛得到良好的缓解[11]。

三叉神经痛的自然病程目前尚不清楚。最常见的症状进展包括疼痛发作越来越频繁，缓解期越来越短，并伴随有感觉障碍。因此，推测典型三叉神经痛、非典型三叉神经痛、三叉神经病理性疼痛可能代表三叉神经不同程度的损伤[12]。这可能解释了为什么探查非典型症状患者的三叉神经时往往会发现严重的神经损伤。

鉴别诊断

对于有相关局灶性神经缺陷、双侧症状、年轻和发作之间没有不应期的患者应该调查三叉神经痛的继发原因。面部疼痛的鉴别诊断，包括颞下颌关节疾病，创伤后（侵入性牙科手术或骨折）或疱疹后神经痛，伴有结膜充血和流泪的单侧短暂性神经痛样头痛发作（SUNCT），伴有颅自主症状的单侧短暂性神经痛样头痛（SUNA），阵发性偏头痛，非典型的面部疼痛综合征，枕神经痛等。

四、三叉神经痛的治疗

大多数神经血管压迫综合征最初用抗癫痫药物进行治疗，患者通常反应良好。卡马西平、加巴喷丁或两者联合通常被认为是一线药物治疗。氯硝西泮、巴氯芬（通常与第二种药物联合使用）和苯妥英或磷苯妥英（急性发作时使用）都可用于卡马西平或加巴喷丁难治性或不耐受的患者。

当药物治疗不能有效缓解疼痛，或者需要的止痛剂量导致严重的药物毒性时，可以考虑手术治疗[13]。手术方式分为"破坏性"（消融）和"生理性"（微血管减压）。对于不适合外科手术的患者，消融术可以经颅外（外周神经切除术）或颅内（神经根切断术）损伤神经感觉纤维。神经节前纤维的颅内切断术可以采用的方法，包括神经根立体定向放射治疗或经卵圆孔经皮手术（射频消融术、甘油注射或球囊压迫）。据报道，接受神经根切断术的患者的疼痛即刻缓解率高达 87%，第一次接受球囊根压迫术的患者 6 个月内复发率为 50%，第一次接受甘油神经根切断术的患者 24 个月内复发率为 50%[14]。其他的治疗方式包括运动皮质和周围神经刺激。三叉神经痛和其他神经血管压迫综合征的不同治疗方式的细节不在本章的讨论范围内。

微血管减压术已成为治疗三叉神经痛等神经血管压迫综合征的金标准。这种方法最不可能需要额外的治疗[15]。神经外科文献报道了良好的手术结果，Barker 和 Jannetta 首次报道了在微血管减压术 10 年后，无药物疼痛缓解率为 70%[3]。在该研究中，MVD 术后 5 年疼痛复发的年风险＜2%，10 年疼痛复发的年风险＜1%。最近的一系列报道称，如果选择适当的患者手术，80%～100% 的患者的疼痛长期显著缓解[16-18]。

五、其他血管压迫综合征

这些综合征包括偏侧面肌痉挛、舌咽神经痛、中间神经痛、致残性耳鸣、致残性位置性眩晕和药物难治性高血压。表 42-1 简要概述了这些综合征。

表 42-1　其他神经血管压迫综合征

	面肌痉挛	前庭阵发症	膝状节神经痛（中间神经痛或 Wrisberg 神经痛）	舌咽神经痛
定义和临床表现	面部表情肌肉不自主抽搐，通常在眼周	急性眩晕发作伴或不伴耳鸣和听力丧失	单侧阵发性耳痛、面痛（指深部内脏 - 颅结构，如鼻腔、腭区、眼眶）	舌咽神经（CN Ⅸ）和迷走神经（CN Ⅹ）感觉分布区的剧烈锐性疼痛。CN Ⅸ接受后 EAM、耳屏、舌后 1/3、软鼻咽、扁桃体窝、乳突、鼓膜和咽鼓管感觉。CN Ⅹ接收颅后窝硬脑膜、后耳郭、外耳道、鼓膜外表面（Arnold 神经）和喉的感觉。致命的心律失常、心脏骤停和晕厥也可能发生
鉴别诊断[2]	桥小脑角区肿瘤和创伤	梅尼埃病，前庭性偏头痛，良性阵发性位置性眩晕，上半规管裂	疱疹性神经节炎（Ramsay-Hunt 综合征）和痛性抽搐（膝状节神经痛 + 面肌痉挛）	三叉神经痛，喉上和膝状节神经痛，Eagle 综合征和扁桃体周围创伤
压迫血管[2]	AICA 43%，PICA 31%，VA 23%，静脉 3%，多支血管 38%	AICA 75%，静脉 10%	AICA[3] 还有 PICA 或 VA 分支[4]	PICA 68%，VA 2%，静脉 6%. 多支血管 23%
微血管减压术的缓解率	＞ 90%	1 例报道[5]	72%～90%[6, 7]	80%～90%[8]
术后并发症	面瘫，听力丧失，味觉障碍，复视（CN Ⅳ），后组脑神经麻痹，中耳积液，脑脊液漏，幕上硬脑膜下血肿，后循环梗死[9]	不平衡、听力丧失、面瘫、复视等	面部麻木，面部轻瘫，感音神经性耳聋，眩晕，后组脑神经麻痹，化学性脑膜炎，脑脊液漏，伤口感染[4]	后组脑神经麻痹，吞咽困难，声音嘶哑，短暂性高血压，脑脊液漏

AICA. 小脑前下动脉；PICA 小脑下后动脉；VA. 椎动脉

六、微血管减压术

神经血管压迫综合征，特别是三叉神经痛的外科治疗有了很大的发展。最初，三叉神经痛的手术包括加塞神经节切除术（Hartley 和 Krausse，1892 年）或通过颅中窝颞下入路切断感觉根的"大部分"（Cushing 等，1928 年）[19]。数年后，Dandy 描述了一种"小脑"枕下颅后窝入路用于部分神经根的切断，他开创了这种减少整体并发症发生率的入路。采用这种"相对无血"的手术，Dandy 还通过移动阻碍他视线的靠近神经的动脉襻，在无意中进行了第一次微血管减压术，后来，他观察到了血管压迫处神经形状的变化。基于这些直接的术中观察，他被认为是第一个提出三叉神经血管压迫引起三叉神经痛理论的人。20 世纪 50 年代，克利夫兰诊所的 Gardner 还推测，对神经的轻微压迫是导致三叉神经痛阵发性疼痛的病理生理机制[19]。最后，今天所使用的显微外科技术是由 Jannetta 发展和完善的，他借助神经外科显微镜的放大证实了前面提到的大多数三叉神经痛患者中的血管压迫。

（一）术前检查

所有患者均进行神经影像学检查。薄层高分辨率 3D T_2 加权稳态自由进动序列用于评估神经池段和表征神经血管冲突。对于典型的药物难治性神经痛患者，我们主张即使影像学上没有明显的神经血管冲突，也应探查颅后窝。非常重要的是，容积 T_1 加权序列结合 TOF 磁共振血管造影有助于排除其他疾病，如轴外肿瘤、血管畸形和动脉瘤，以及脱髓鞘斑块[6]。所有患者都应彻底调查三叉神经痛的继发原因，特别是对有相关神经功能缺损、双侧症状、年轻、非难治性或无疼痛缓解期的患者。

（二）显微血管减压技术

在诱导全身麻醉并插管后，使用可充气的豆袋将患者安全地置于侧卧位，并按常规方式填塞所有压力点，包括使用腋窝卷。在用头架将头部固定在手术台上之前（我们使用 Sugita 头架，Mizuho），患者的头部轻微转向对侧肩部，颈部轻微弯曲，使乳突与地面平行。重要的是要将同侧肩关节固定在不妨碍医生双手活动的位置。术前腰池外引流在我们中心并不常用，但却是一个可以接受的选择。也有人描述为仰卧位，背部抬高 30°，头部转向对侧，以轻度屈曲位固定。

（三）术中监测

术中神经生理监测在某些手术中是有用的，而不是用于所有的综合征。

脑干听觉诱发反应（brainstem auditory evoked responses，BAER）可用于监测直接操作或

牵拉小脑时对耳蜗神经的牵拉损伤。

声带肌电图在对后组脑神经和延髓减压时是有用的。我们使用神经完整性监测系统（NIMS，Medtronics）监测声带肌电图。

面部肌电图主要用于面肌痉挛患者。在基线时刺激颧支，寻找病理反应——后电位（来自眼轮匝肌）或侧方扩散波（来自口轮匝肌）。减压后记录用于确定如果病理反应没有消失是否需要进一步减压。与麻醉科医生沟通确保在诱导时没有使用长效肌松药是很重要的。

任何神经监测参数的变化都应促使外科医生通过解除和放松对小脑的牵拉、重新调整脑压板的位置、引流脑脊液、冲洗或对扩大的血肿进行减压来迅速做出反应。

（四）步骤

在女性外耳道（external acoustic meatus，EAM）后 3cm，男性外耳道后 3.5cm 处做标记点（图 42-3）。在所有患者中，我们都将切口中心放在这里。出于美观的考虑，我们只剃除切口所需要部分（通常发际线后 ≤ 1cm）的头发。此外，研究个体的骨性和肌肉解剖标志，确定和标记主要标志。这包括乳突的尖端和两条非常重要的线（图 42-3）。第一条线是从颧突根部到枕外隆突，通过外耳道。第二条线垂直于前一条线，从二腹肌切迹向上延伸。这两条线的交点通常与横窦和乙状窦的交点有关。对于三叉神经根的显露，我们的颅骨切开的中心位于这一点的尾部和后方。对于后组脑神经和面、前庭蜗神经根的显露，切口沿可触及二腹肌沟的垂线向上。无框架神经导航也可用于确定主要硬脑膜窦的位置。通常对应横窦的上项线和横窦 - 乙状窦交界处的星点也可作为标志。

作一个小切口，斜向下以减压三叉神经，垂直向下以减压面神经和后组脑神经。用单极电凝切开头皮和肌肉组织，放置一个自动牵开器。注意保护大枕神经、枕小神经和耳大神经，因为这些神经的损伤是术后疼痛的主要原因[20]。这些神经并不总是容易保存，有时需要适当的识别和切断，以避免部分损伤和神经炎。对于三叉神经痛，开颅在乙状窦和横窦交界处的稍后方和下方进行，对于更下方的脑神经进行减压需要更靠下的开颅。通常首先使用高速磨钻。使用剥离子小心地将硬脑膜骨膜层和硬脑膜窦与颅骨分离，并使用 Kerrison 咬骨钳扩大骨窗。对于三叉神经，在打开硬脑膜之前，将颅骨切开范围延伸到横窦和乙状窦交界处的边缘。对于后组脑神经的探查，将颅骨切开范围向前延伸至乙状窦后缘。所有显露的乳突气房都完全用骨蜡封闭。偶尔显露的导静脉可以用双极电烧灼或用骨蜡或氧化纤维素或吸收性明胶海绵密封。显露

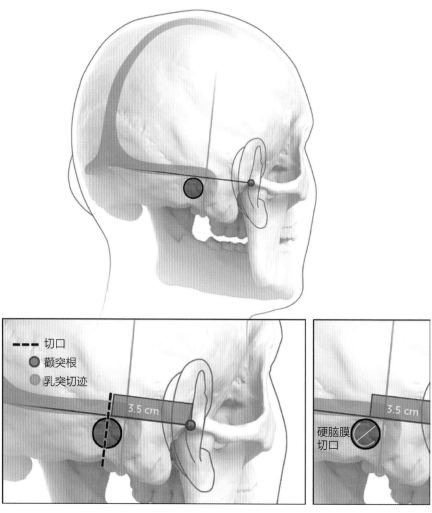

▲ 图 42-3　上：切口位于女性外耳道（EAM）后 **3cm** 处，男性外耳道后 **3.5cm** 处。横窦 - 乙状窦交界通常位于两条重要参考线的交点处。第一条线（红色）是从颧突根部到枕外隆凸，通过外耳道。第二条线（绿色）垂直于前一条线，从乳突的二腹肌切迹向上延伸。在对三叉神经、面神经和前庭耳蜗神经减压时，在这个交点的尾端和后方行颅骨切开（左下），而在减压后组脑神经和延髓时则在更下方。一旦完成彻底止血，将位于横窦下和乙状窦内的硬脑膜以 **C** 形打开，并向横窦 - 乙状窦交界处做一 **T** 形切口（右下）

导静脉时可能发生大量出血，外科医生应对此做好准备。在打开硬脑膜之前必须彻底止血。

在开硬脑膜之前，要提醒麻醉科医生，确保潮气末二氧化碳分压＜ 35mmHg，同时头部高于心脏。

硬脑膜在位于横窦下和乙状窦内以 C 形打开，并向横窦 - 乙状窦交界处做一 T 形切口（图 42-3）。悬吊硬脑膜边缘，将脑脊液从天幕下缓缓排出，同时轻柔地牵开小脑，使小脑放松。尽早耐心地释放脑脊液是至关重要的，这样就能更容易地牵开小脑。然后在手术的其余部分使用无菌覆盖的手术显微镜完成。用可塑性的牵开器非常轻柔地向下牵开小脑上表面，以显露小脑幕缘和蛛网膜。然后在增加放大倍数的情况下小心地锐性打开蛛网膜，注意保护滑车神经，在某些情况下其可能被误认为是增厚的蛛网膜小梁。进一步释放脑脊液可以进一步使小脑松弛，以便更好地显露岩静脉及其属支，最终观察三叉神经根。必须保持耐心，小心使用牵开器，以避免引起前庭蜗神经受牵拉或岩静脉及其属支（通常位于解剖小脑幕 – 岩骨角的路径上）或偶尔引流入小脑幕的静脉撕脱。必须尽可能早地仔细观察岩上静脉及其属支（图 42-4 和图 42-5），很多情况下可能需要电凝并切断它们以更好地显露位于其内侧的三叉神经根。其分支常包括三叉静脉、桥小脑裂静脉、桥脑三叉静脉、前外侧缘静脉、小脑中脚静脉。这些静脉有时可以独立流入岩 – 幕角的岩上窦。也正因为这个原因，最初应该将牵开器的脑压板沿平行于天幕的小脑上表面靠外侧放置。然后牵开器的叶片重新调整位置，更加倾斜的置于小脑的上外侧表面，这样就形成了一条很好的通向三叉神经的通道。蛛网膜也被切开以显露出整个三叉神经根。一旦三叉神经根显露并进入视野（图 42-1），应尽可能避免进一步分离第Ⅶ / Ⅷ神经复合体上的蛛网膜，以避免直接损伤或牵拉它们。通常在随着脑脊液的进一步释放使小脑进一步

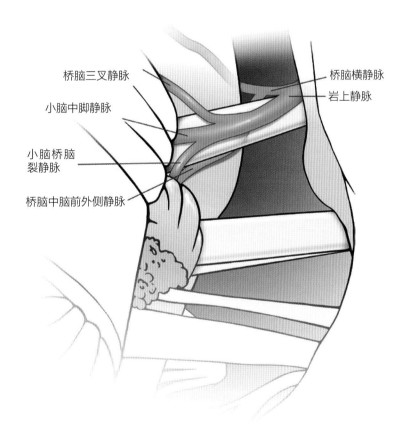

▲ 图 42-4　这是右侧岩上静脉及其主要属支与三叉神经关系的示意图。小脑幕已被移除

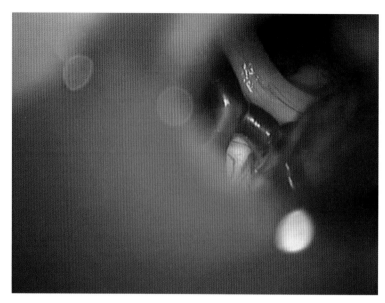

▲ 图 42-5　1 例静脉压迫引起三叉神经痛的术中图片。注意右侧三叉神经被岩上静脉和桥脑小脑裂静脉压迫

松弛，此时不再需要牵开器的固定。

神经血管压迫可发生在沿神经的任何点——从神经根入区到 Meckel 腔。小脑上动脉（SCA）是三叉神经痛中神经血管压迫的最常见原因（图 42-2）。SCA 的第二段（桥脑中脑外侧段）在滑车神经（CN Ⅳ）下方的环池中分叉，并向下在三叉神经根入区附近成襻[21]。在三叉神经痛患者中，这条血管通常在神经下形成血管襻（图 42-1 和图 42-2），治疗包括小心地从神经下拉开 SCA 血管襻，并放置一块撕碎的 Teflon 黏片以使动脉远离神经。根据我们的经验，最好避免 Teflon 棉与神经根本身接触（图 42-1）。也可以使用缝线[22]或外科黏合剂以悬吊方式将责任血管从神经上移位。再次彻底检查该神经，以确保没有其他动脉或静脉压迫，以及责任血管已被成功移位。

另一支被发现压迫三叉神经的血管是小脑前下动脉（AICA）。AICA 的脑桥外侧段穿行于桥小脑角的上方、下方，或面神经和前庭蜗神经的中间。这条血管可以向上卷曲并压迫神经下部（尾部）。不太常见的血管神经根压迫可能来自椎动脉、基底动脉或共同参与——通常需要将动脉移位至斜坡。罕见的压迫三叉神经根的血管包括脑桥小动脉、动脉瘤或血管畸形。在手术时，在显微镜放大镜下或使用神经内镜仔细检查神经的全长是否有任何责任血管是很重要的。

当神经血管冲突不明显时（图 42-1），为寻找压迫血管，可以使用 0° 或 30° 的神经内镜探查从神经根入脑干区到 Meckel 腔的三叉神经，并在手术最后确认神经已成功减压。

三叉神经也可能受到静脉压迫，特别是来自岩静脉的一个分支。传统上，颅后窝静脉的解剖命名是特别复杂的。Matsushima 和 Rhoton[23] 将这些静脉分为四组：①浅静脉；②深静脉；③脑干静脉；④桥静脉或主要引流组。与此手术相关的桥小脑角静脉和桥脑头侧静脉包括引流入岩上静脉的主要静脉（图 42-4），这些静脉汇入岩上窦。压迫静脉较小时可双极电凝并离断，较大时或与脑干反向时可移位，以避免与牺牲静脉相关的并发症——这种情况很少见，但其发生率为 4.8%[24]。同时要记住，减少神经操作以减少术后感觉减退是非常重要的。

后组脑神经减压技术与此类似。唯一的变化是切口的方向，切口是垂直的，这样更容易牵开肌肉，显而易见，颅骨切开是在更低的位置进行的。

神经减压后，用抗生素溶液彻底冲洗蛛网膜下池，彻底止血。如果可能的话，硬脑膜以水密的方式缝合。在硬膜切开处上放置人造硬膜替代物，并使用纤维蛋白胶封闭。任何显露的乳突气房都应该再次用骨蜡封闭。在颅骨切开过程中保存的骨末和碎片用一片可吸收止血纱包裹，并填塞在颅骨切开缺损处。盖孔板置于上方。伤口按解剖层次缝合，注意水密缝合肌筋膜和皮肤。

术后，患者在观察病房监护一晚，第二天出院回家。如果患者正在服用卡马西平或其他药物治疗，这些药物会随着症状的缓解而逐渐停用。

七、结果和并发症

对于经验丰富的医生，采用微血管减压手术治疗三叉神经痛是安全有效的，其死亡率 < 0.5%[25]，复发率为 3%～15.9%[15, 18]。尽管微血管减压手术是一种安全有效的神经外科治疗手段，但是对于脑神经和脑干压迫功能亢进综合征的所有微血管减压手术都存在风险。操作相关风险包括标准的颅后窝开颅手术并发症如脑脊液漏（7%）、脑膜炎、伤口感染、桥脑小脑水肿、幕上或颅后窝血肿，以及与神经和血管的操作直接相关的动脉或静脉梗死和脑神经病变。最常见的脑神经病变，包括面部麻木（4%），牵拉小脑时引起耳蜗神经受牵拉导致的听力障碍（10%）[26]，滑车神经损伤引起的复视（通常为短暂性）。MVD 在其他神经压迫疾病中的并发症见表 42-1。

八、结论

三叉神经痛一直是是医学上最痛苦的疾病之一。由经验丰富的医生实施微血管减压手术已被证明可以使疼痛得到安全有效的缓解。鉴于其良好的效果，这种手术成为最有价值的神经外科手术之一。如本文所强调的，微血管减压术对其他神经血管压迫综合征也非常有效。最后一点，在准备治疗时，仔细地患者选择、渊博的解剖知识和患者神经影像的认真评估是关键。

参考文献

[1] Jannetta PJ, McLaughlin MR, Casey KF. Technique of microvascular decompression.Technical note. Neurosurg Focus. 2005;18(5):E5.

[2] Zakrzewska JM, Linskey ME. Trigeminal neuralgia. BMJ Clin Evid. 2014:1207. PMID:25299564.

[3] Barker FG 2nd, et al. The long–term outcome of microvascular decompression for trigeminal neuralgia. N Engl J Med. 1996;334(17):1077–83.

[4] Sindou M, Howeidy T, Acevedo G. Anatomical observations during microvascular decompression for idiopathic trigeminal neuralgia (with correlations between topography of pain and site of the neurovascular conflict). Prospective study in a series of 579 patients. Acta Neurochir. 2002;144(1):1–12. discussion 12–3.

[5] Bangash TH. Trigeminal neuralgia: frequency of occurrence in different nerve branches.Anesth Pain Med. 2011;1(2):70–2.

[6] Donahue JH, Ornan DA, Mukherjee S. Imaging of vascular compression syndromes. Radiol Clin N Am. 2017;55(1):123–38.

[7] Peker S, Dincer A, Necmettin Pamir M. Vascular compression of the trigeminal nerve is a frequent finding in asymptomatic individuals: 3–T MR imaging of 200 trigeminal nerves using 3D CISS sequences.

Acta Neurochir. 2009;151(9):1081–8.

[8] Peker S, Sirin A. Primary trigeminal neuralgia and the role of pars oralis of the spinal trigeminal nucleus. Med Hypotheses. 2017;100:15–8.

[9] Headache Classification Committee of the International Headache, S. The International Classification of Headache Disorders, 3rd edition (beta version). Cephalalgia.2013;33(9):629–808.

[10] Burchiel KJ. A new classification for facial pain. Neurosurgery. 2003;53(5):1164–6. discussion 1166–7.

[11] Eller JL, Raslan AM, Burchiel KJ. Trigeminal neuralgia: definition and classification.Neurosurg Focus. 2005;18(5):E3.

[12] Burchiel KJ, Slavin KV. On the natural history of trigeminal neuralgia. Neurosurgery. 2000; 46(1):152–4. discussion 154–5.

[13] Cohen J. Role of the neurologist in the evaluation and treatment of patients with trigeminal neuralgia. Neurosurg Focus. 2005;18(5):E2.

[14] Kouzounias K, et al. Comparison of percutaneous balloon compression and glycerol rhizotomy for the treatment of trigeminal neuralgia. J Neurosurg. 2010;113(3):486–92.

[15] Hitchon PW, et al. Options in treating trigeminal neuralgia: experience with 195 patients. Clin Neurol

Neurosurg. 2016;149:166–70.

[16] Tyler–Kabara EC, et al. Predictors of outcome in surgically managed patients with typical and atypical trigeminal neuralgia: comparison of results following microvascular decompression.J Neurosurg. 2002;96(3):527–31.

[17] Meybodi AT, et al. Microvascular decompression for trigeminal neuralgia using the ‘stitched sling retraction' technique in recurrent cases after previous microvascular decompression.Acta Neurochir. 2014;156(6):1181–7. discussion 1187.

[18] Berger I, et al. Microvascular decompression versus stereotactic radiosurgery for trigeminal neuralgia: a decision analysis. Cureus. 2017;9(1):e1000.

[19] Patel SK, Liu JK. Overview and history of trigeminal neuralgia. Neurosurg Clin N Am.2016;27(3):265–76.

[20] Tomasello F, et al. Microvascular decompression for trigeminal neuralgia: technical refinement for complication avoidance. World Neurosurg. 2016;94:26–31.

[21] Rhoton AL Jr. The cerebellar arteries. Neurosurgery. 2000;47(3 Suppl):S29–68.

[22] Masuoka J, et al. Outcome of microvascular decompression for trigeminal neuralgia treated with the stitched sling retraction technique. Neurosurg Rev. 2015;38(2):361–5. discussion 365.

[23] Matsushima T, et al. Microsurgical anatomy of the veins of the posterior fossa. J Neurosurg. 1983;59(1):63–105.

[24] Liebelt BD, et al. Superior petrosal vein sacrifice during microvascular decompression: perioperative complication rates and comparison to venous preservation. World Neurosurg. 2017;104:788–94.

[25] Zakrzewska JM, Coakham HB. Microvascular decompression for trigeminal neuralgia: update. Curr Opin Neurol. 2012;25(3):296–301.

[26] Li N, et al. Correlation between cerebellar retraction and hearing loss after microvascular decompression for Hemifacial spasm: a prospective study. World Neurosurg. 2017;102:97–101.

第43章

镰状细胞病：脑血管神经外科医生的注意事项

Sickle Cell Disease: Considerations for the Cerebrovascular Neurosurgeon

Stephen R. Lowe   Mohammed Alshareef   Julie Kanter   Alejandro M. Spiotta   著

栗超跃   郭高超   译

镰状细胞病（sickle cell disease，SCD）是一种常染色体隐性血红蛋白病，1915 年由 James Herrick 首次报道，其特征为贫血、血管闭塞、脾功能亢进和易感染。这是单一的转化突变（腺苷到胸腺嘧啶）的结果，血红蛋白（Hb）的 β 珠蛋白亚基的第 6 位谷氨酸被缬氨酸取代[1]。而未突变的血红蛋白可溶于细胞内，使红细胞保持其灵活的结构完整性。然而，突变的血红蛋白在暴露于缺氧或脱水等应激时，会聚合成不溶性沉淀，导致红细胞形态改变，通常为"镰状"。当红细胞通过毛细血管时，血氧饱和度降低，导致血红蛋白第四系构象发生改变，受影响红细胞产生特有的新月形形态[2]。除了红细胞的形态结构发生变化，研究还表明，镰状红细胞与血管内皮细胞的亲和力显著增加，形成血栓，最终导致血管闭塞[3]。

一个正常的 HbA 分子包含 4 个珠蛋白亚基，2 个（α）和 2 个 β，亚基内氨基酸侧链之间的氢键和共价键决定了彼此相互作用。这些分子分别以氧合态和脱氧态存在，一旦一个氧分子被结合到珠蛋白分子上，其余珠蛋白分子的结构就会被转化，以增加结合氧的亲和力。一旦一个氧分子被释放，就会发生相反的过程，促使血红蛋白四聚体中所有氧分子的重组和释放[2]。

正常的人类血红蛋白在生命发展过程中经历了许多转变。任何形式的血红蛋白都由 4 个亚基组成，它们聚合成四聚体。在成体中，两个 α 珠蛋白链与另外两个 β（Hb A）、δ（Hb A₂）或 γ（Hb F）珠蛋白链配对。在子宫的发育过程中，胚胎血红蛋白是蛋白质的主要形式，其中 zeta（ζ）链取代了 alpha（α）链，并与 epsilon（ε）链配对。患病的婴儿通常在生命的最初几周内没有症状，仅在 HbF 被 Hb 替代后才开始显示 SCD 征象。作为代偿机制，SCD 患者中的 HbF 浓度范围为 2%～20%。HbF 起到抑制聚合的作用，因此具有抗镰状细胞形成作用，并改善了循环中红细胞的寿命。HbF 细胞水平已被证明与 SCD 的临床严重程度成反比[2]。

一、遗传学

SCD 是一种遗传性血红蛋白病，通过常染色体隐性遗传方式传播。该突变是单核苷酸多态性，导致 11 号染色体短臂上 11p15.5 的腺苷转化为胸腺嘧啶。在翻译过程中，此突变导致在血红蛋白中缬氨酸被置于 β 珠蛋白亚基的第 6 个氨基酸位置。具有镰状细胞疾病的个体在基因型上具有 2 个隐性等位基因，并表现出完全镰状血红蛋白（HbSS）的表型，这种情况的携带者继承了一个正常的等位基因和一个变异的等位基因，这将导致镰状细胞性状（HbAS）。

流行病学

SCD 被认为起源于世界上疟疾流行的地区，通过人类迁徙传播。SCD 的杂合子基因型具有抗疟疾能力，为恶性疟原虫携带者提供了生存优势。在世界各地已经发现了 5 种不同的 Hb 单倍型，这支持了这样一种假设，即不同的突变已经发生，并在区域性放大，以响应一种流行的过程[4]。科学家发现 SCD 在疟疾高发的撒哈拉以南非洲地区最为普遍，进一步支持这一假说。据估计，该地区有 23 万多名儿童受 SCD 影响，占全球疾病流行率的 80%[5]。

世界卫生组织（WHO）报道，全世界杂合 SCD 携带者的患病率为 7%，真正的纯合 SCD 发生率为 1/40 万～1/30 万[6]。美国疾病控制与预防中心（CDC）报告说，SCD 的患病率为 1/10 万（表 43-1）。SCD 的发病率在非裔美国人新生儿中为 1/365，在西班牙裔新生儿中为 1/16300，在非裔美国人中为 1/13[7]。

表 43-1　美国疾病控制和预防中心的截至 2016 年 8 月 31 日的 SCD 流行病学统计参考数据[7]

人　口	发生率
整个美国人口	SCD 患病率 =1/10 万
非裔美国人新生儿人口	SCD 发生率 =1/365
非裔美国人的人口	SCD 发生率 =1/13
拉美裔人口	SCD 发生率 =1/163 000

引自参考文献 [7]

尽管在世界范围内都遇到了 SCD，但它在热带地区和非洲流行，是因为于 SCD 能够为杂合子携带者的患者提供抗疟疾的能力。相反，在镰状细胞病的纯合子患者中未发现疟疾抵抗力，所以疟疾常常是致命的[8]。

二、诊断

随着美国对新生儿筛查逐步完善，SCD 的漏诊患者越来越少见。出生后不久，通过指尖取血从婴儿那里获取血液样本，并送去评估。血液样本可以使用多种血红蛋白病筛查方法，包括阳离子交换高效液相色谱法（high performance liquid chromatography，HPLC），等电聚焦（isoelectric focusing，IEF），毛细管电泳和凝胶电泳。两种最常用的测试是 IEF 和 HPLC，因为它们具有很高的灵敏度，特异性和可重复性。

在某些情况下，SCD 是在疾病晚期才被诊断出来的，例如，由于从外国移民到美国。评估的最佳初始步骤是由可疑指数决定的，如果患者不是来自高发地区，并且无 SCD 的临床表现，则 CBC 也是理想的评估指标，因为 CBC 的低成本和低风险的特点。全血细胞计数显示明显的贫血和网织红细胞升高表明结果阳性。如果外周血涂片出现新月状红细胞和 Howell-Jolly 体（伴有自体脾切除术），则基本可以诊断为 SCD。然而，在高风险个体中，如果可疑指数一开始就很高，则应采取更敏感的检查方法来诊断，如 DNA 测序、HPLC、血红蛋白电泳或 PCR 分析。

三、预后和死亡率

法律颁布以来，对新生儿筛查无疑减少了漏诊的 SCD 患者数。然而，其对死亡率的影响尚无定论。某些流行病学数据显示死亡率不变[9, 10]，而另一些报道在进行新生儿筛查后死亡率显著降低[11]。虽然，1999—2002 年，0—3 岁的儿童死亡率降低了 42%，但一项研究认为，死亡率的降低与 2000 年引入的肺炎球菌疫苗的出现相吻合（表 43-2）[12]。

1994 年发表的一项研究报道，纯合子 SCD 患者的男性中位生存年龄为 42 岁，女性中位生存年龄为 48 岁[13]。此后情况有所改善，如 2014 年的一份出版物中所述，该年龄中位数现在约为 58 岁[14]。然而，必须指出的是，该疾病导致的寿命显著缩短与该疾病的慢性并发症

表 43-2　1999—2002[a] 年所有年龄段的死亡率均显著下降

年龄分组（岁）	死亡率下降（%）
0—3	68.0
4—9	39.0
10—14	24.0

a. 这种下降疑是由于 2000 年引入了肺炎球菌疫苗

有关。

羟基脲的应用已显著降低了死亡率，被认为是目前最有效的干预措施之一。2015 年的一项回顾性研究报道，在一组 469 名儿童患者中，氢氧脲被认为比造血干细胞治疗更有效地降低死亡率，并比不治疗显著延长生存期[15]。肺动脉高压是 SCD 患者的常见并发症，占所有患者的 32%。据推测，它是慢性溶血的结果，并且由于它对羟基脲的治疗效果有抵抗作用，因此大大增加了死亡率[16]。

四、脑血管病表现

学习和认识镰状细胞病对脑血管神经外科医生很重要，因为与之相关的脑血管病理学发病率很高，其症状和年龄分布方面通常是具有明确特点的，如以下各节所述，与普通人群相比，SCD 患者颅内动脉瘤、颅内血肿、局部缺血性脑卒中，尤其是烟雾病及其后遗症在普通人群中更为常见，并且往往在年轻时出现。下面我们讨论与 SCD 患者相关的这些疾病。

缺血性脑卒中和烟雾病综合征

缺血性中枢神经系统事件可由多种病因引起，但在 SCD 患者中极为常见。镰状细胞患者常见几种独特的神经外科病理类型，最常见的是烟雾病综合征。多达 10% 的 SCD 患儿在 20 岁前会发生脑卒中事件，其中一半在影像学上有烟雾代偿分支[17]。值得注意的是，虽然缺血性事件可以发生在血管闭塞性危象或急性胸部疾病发作的情况下，但它们更多的是临床的小概率事件[18]。

烟雾病是一种闭塞性脑血管疾病，其特征是颈内动脉狭窄，随后在大脑半球形成脆弱的侧支代偿血管。

用术语来说，如果是特发性疾病或与其他疾病不相关，则称为烟雾病；如果与其他病理状态有关，则称为烟雾病综合征。在这种情况下，与 SCD 相关这种情况称为烟雾病综合征。尽管尚不能从区分这两种疾病的角度完全阐明烟雾综合征和烟雾病的病理生理病因，但就外科治疗策略而言，目前可以一起考虑这两种病[19]。

儿童脑卒中的最常见原因是 SCD，这主要与颈内动脉远端和大脑中部近端的烟雾病型血管病有关[20]。尽管尚未完全了解确切的发病机制，但认为其是循环的镰状细胞引起的慢性重复性血管微创伤所致。但是，对于系统性的潜在损伤（异常形状的循环红细胞）还有很多要解释的地方，并且受影响的区域是分段的，为什么仅涉及近端颈动脉循环（类上皮到末端节段）而后循环不受影响？为什么有些情况下是对称的，而另一些情况下却明显不对称（图 43-1 和图 43-2）。

2—5 岁的患儿脑卒中风险为 1%，到 20 岁时上升到 11%[21]。此外，虽然输血可以降低复发率，但脑卒中的复发率 > 60%。影像学上，脑梗死的发生率被发现更高，在儿童中高达 20%，这些梗死倾向于分布在分水岭区域，通常是无临床症状的，这与微妙的神经认知缺陷和对更明显的脑卒中的敏感性增加有关[22]。脑血管事件相关的危险因素包括 HbSS 表型、先前的短暂性脑缺血发作或脑卒中、基线血红蛋白浓度低、白细胞计数高、血压升高，以及先前发生的急性胸痛综合征[23]。

在没有脑梗死的情况下患儿也发现认知缺陷，这表明潜在的缺氧和贫血可能促进了一种慢性、阈下缺血性损伤，而没有明显的梗死[24]。此外，SCD 人群的癫痫发作率高于普通人群，因此可能被误认为是短暂性脑缺血发作或急性梗死[25]。

五、脑卒中筛查与预防

经颅多普勒超声血流速度评估是该人群脑卒中预防筛查的一种方法[23]。在 TCD 上进行血流速度测量有异常的患者，每年的卒中风险为 10%～15%，而在速度正常的 SCD Hb 患者中，卒中风险为每年 0.5%～1%。因此，现在推荐 2—16 岁的 HbS 病儿童使用 TCD。在一些中心还采用了 MRI/MRA 筛查，旨在识别无症状的小或分水岭梗死，并早期发现颈动脉循环中烟雾血管的变化情况。

SCD 中神经系统并发症的最新试验聚焦于通过连续输血降低该患者人群的脑卒中发生率。

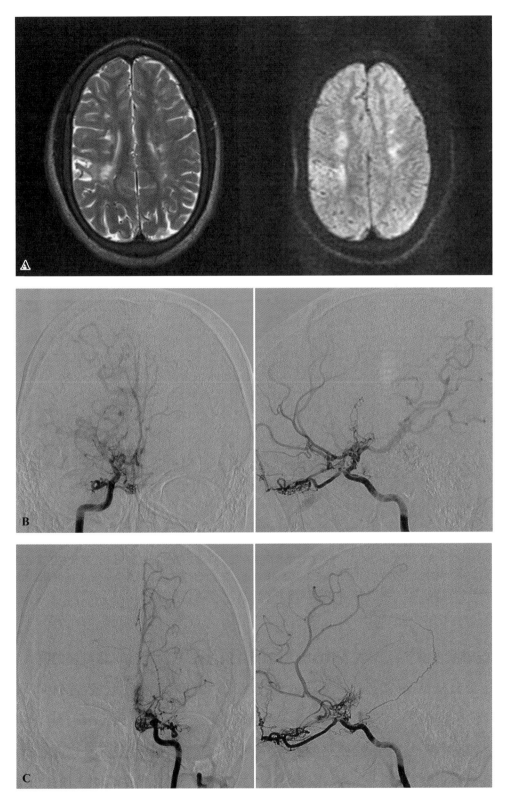

▲ 图 43-1　镰状细胞病（SCD）中的对称烟雾病综合征。17 岁男性，患有 SCD，具有右半球缺血症状的病史
A. 脑 T_2 加权和 DWI MRI 显示慢性分水岭梗死和远端右顶壁梗死；B. 前后位（AP）和侧面视图的数字减影血管造影（DSA）显示，上睑下垂动脉的烟雾样侧支完全阻塞了蛛网膜上颈内动脉（ICA）。从扩大的眼动脉穿过前部假性动脉，并从后循环穿过脑后部和脾动脉的小脑部提供侧支。C. 涉及左侧前循环的对称变化

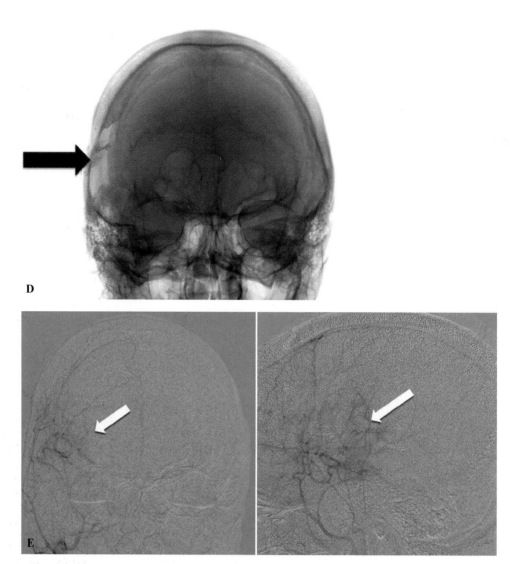

▲ 图 43-1（续）　镰状细胞病（SCD）中的对称烟雾病综合征。17 岁的男性，患有 SCD，具有右半球缺血症状的病史
D. 通过 EDAMS 程序进行间接 EC–IC 旁路后颅骨的原始 AP 视图，显示颅骨瓣的位置（黑箭）；E. 在间接旁路术后 1 年的 AP 和侧位 DSA 表明颈外动脉注射后大脑中动脉区域产生的微弱混浊

"镰状细胞性贫血脑卒中预防"（STOP）试验旨在通过频繁输血将 Hb 浓度降低至＜ 30%。高危儿童（定义为 MCA 峰值速度＞ 200cm/s 的儿童）的术前输血使脑血管血流速度升高的患者发生脑卒中的风险降低了 90%[26]。此外，一项后续试验（STOP II）显示，即使在 TCD 值正常的患者中，输血中断也会导致继续发生梗死的高风险。由于羟基脲组的脑卒中次数增加，早期中止了将儿童输血和铁螯合剂与羟基脲联合放血的疗效进行比较的中风性脑卒中（SWiTCH）试验[27]。

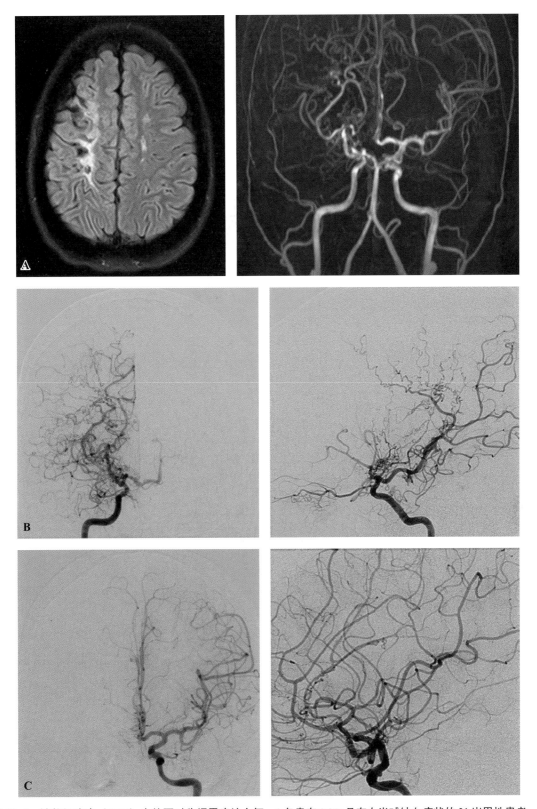

▲ 图 43-2　镰状细胞病（SCD）中的不对称烟雾病综合征：1 名患有 SCD 且有右半球缺血症状的 21 岁男性患者，A. 脑部 FLAIR 序列的 MRI 表现为右半球的慢性分水岭梗死，MRA 表现为烟雾样旁支阻塞了颈内动脉（ICA）；B. 右颈动脉数字减影血管造影（DSA）在前后位（AP）和侧位视图显示，上颈内动脉（ICA）完全闭塞，烟雾发生改变；C. 左颈动脉 DSA 没有显示出这种变化。有一个小的 1mm 的眼旁动脉动脉瘤向后和向内突出

六、出血型病变

（一）脑内出血

与 SCD 儿童脑卒中的发生率相比，在 20—30 岁的成年 SCD 人群中脑出血（ICH）更为常见。20% 的 SCD 相关脑卒中本质上是出血性的，并且在成年人中比儿童更常见 [18, 21]。SCD 患者出血事件有多种病因，这些颅内出血往往是继发于 SCD 的其他过程的疾病，如脑动脉瘤和烟雾病综合征。在该人群中，ICH 往往具有致命性的，在 2 周内死亡率达到 26%[21]。组织学测试显示，脉管系统的特征性变化包括内膜增生、成纤维细胞和平滑肌增生，以及血栓形成 [23]。

（二）颅内动脉瘤

脑血管外科医生很感兴趣的是颅内动脉瘤形成的原因和蛛网膜下腔出血的患者群体。虽然颅内动脉瘤形成的病理生理学还不完全清楚，但 Oyesiku 等提出镰状红细胞继发的内皮损伤增加会增加血流动力学压力，增加了内皮损伤部位动脉瘤形成的概率 [28]。在 SCD 患者中发现的多例颅内动脉瘤都有类似的组织病理学改变。内皮损伤导致内部弹性层的破裂，平滑肌层的变性导致动脉壁破裂和动脉瘤形成。事实上，与一般人群相比，SCD 患者颅内动脉瘤的发生率更高 [29]。

因此，该假设支持循环的镰状细胞产生的慢性重复性血管微创伤会产生动脉瘤，尤其是在分叉处，在该处的剪应力会加大。有理由认为，通过输血从循环中稀释病原体镰状红细胞可以减少伤害。然而，尽管已证明频繁的连续输血可以减少 SCD 中缺血性梗死的可能性，但输血与较低的形成、生长或破裂颅内动脉瘤的发生率无关。

有趣的是，动脉瘤的形成与烟雾综合征的存在与否无关。相反，它似乎与 HbSS 基因型有关，携带该基因型的患者更容易发生颅内动脉瘤 [30]。据报道，儿童颅内动脉瘤的总发病率为 1.2%，成人为 10%[29]。该患者人群中多发性动脉瘤的发生率很高，多达 57% 的患者患有多发性动脉瘤。除了多种常见处动脉瘤外，这些动脉瘤也可能出现在非典型部位（图 43-3 至图 43-5）。该人群的另一个显著特征是后循环动脉瘤的患病率很高，发病率高达 38%。

（三）动脉瘤性蛛网膜下腔出血

有证据表明，与对照人群相比，SCD 人群的动脉瘤具有更严重的疾病自然史 [32, 33]。总人口

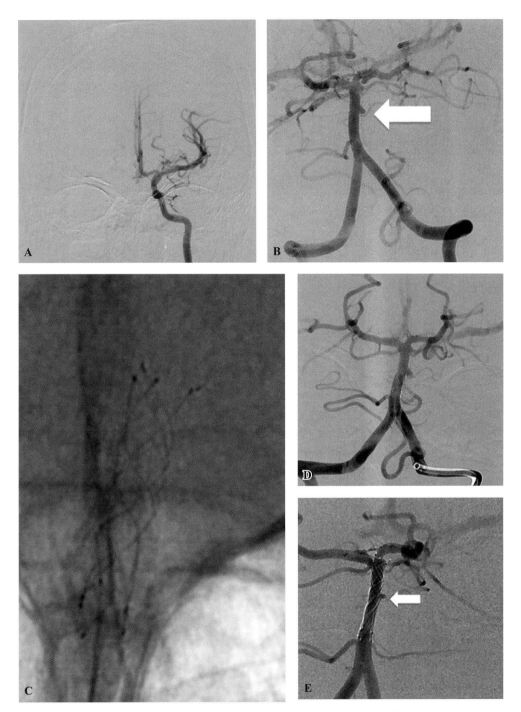

▲ 图 43-3　在筛查 MRI 时发现 SCD 的 15 岁多发动脉瘤女性患者

A. 前后位（AP）的左侧颈总动脉数字减影血管造影（DSA）和侧位图显示了正常的解剖结构；B. AP 视图中的左椎动脉 DSA 显示了基底中部桥脑穿孔相关的动脉瘤（白箭）；C. 用 2 个重叠的 LVIS Jr. 支架（Microvention Inc., Tustin，CA）进行了治疗，以实现血管转移的方式；D. 支架置入后立即 DSA 显示动脉瘤充盈；E. 经过 6 个月的随访，动脉瘤的大小已显著减小（白箭）

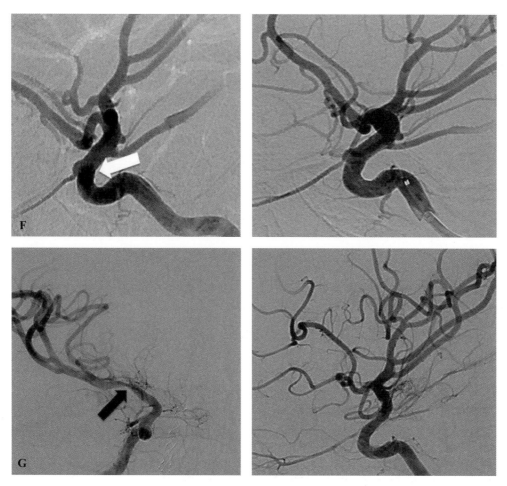

▲ 图 43-3（续） 在筛查 MRI 时发现 SCD 的 15 岁多发动脉瘤女性患者

F. 右颈动脉 DSA 表为 4mm 的眼旁动脉瘤（白箭），已用管道栓塞装置（ev3，Plymouth MN）治疗；G. 6 个月随访的 AP 和外侧 DSA 显示动脉瘤无显影，但在仅部署管道装置远端的颈动脉末端出现了无症状的狭窄（黑箭）。继续进行双重抗血小板治疗，在重复 DSA 和经颅多普勒超声检查后，患者仍无症状且狭窄保持稳定

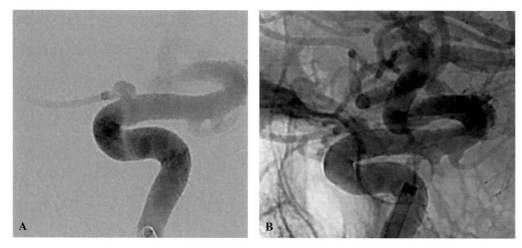

▲ 图 43-4 在 MRI 筛查中发现的 SCD 合并多发颅内动脉瘤的 19 岁男性

A. 右侧颈总动脉数字减影血管造影（DSA）在侧视图中显示了眼动脉瘤；B. 原始视图，显示展开的管道栓塞装置（ev3，Plymouth MN），从动脉上缘到颈内动脉海绵状段跨越动脉瘤的颈部

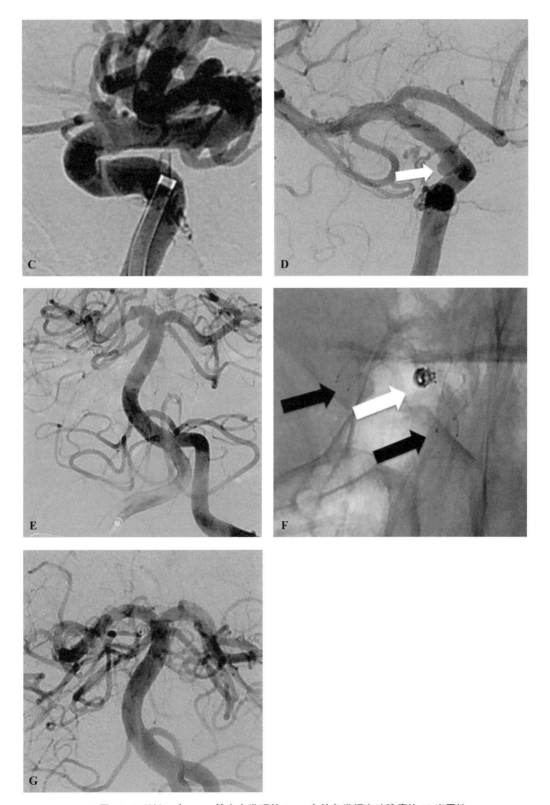

▲ 图 43-4（续）　**在 MRI 筛查中发现的 SCD 合并多发颅内动脉瘤的 19 岁男性**

C. 立即进行管道后部署 DSA；D. 在右颈动脉 DSA 上还发现了一条较小的眼旁动脉，随后对其进行了连续成像；E. 右椎动脉 DSA 确定了右侧小脑上动脉（SCA）动脉瘤，该动脉瘤经支架辅助（LVIS Jr.，Microvention，Tustin CA）线圈栓塞治疗，如在原始 AP 视图中所见；F. 黑箭表示支架的近端和远端，白箭表示动脉瘤内的线圈质量；G. 治疗后立即处理 DSA 显示动脉瘤几乎完全闭塞，颈部少量混浊（Raymond Ⅰ）

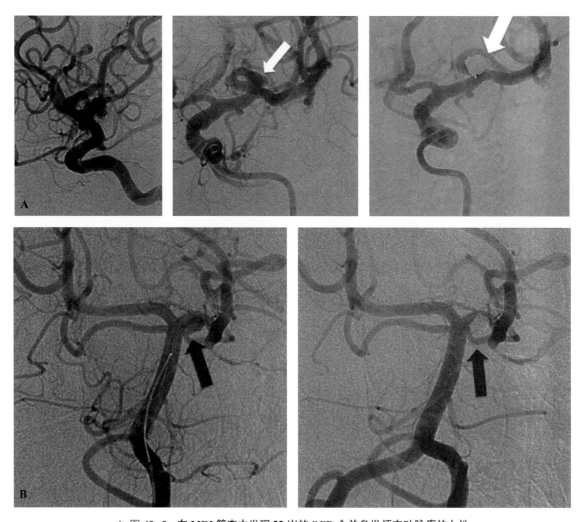

▲ 图 43-5　在 MRI 筛查中发现 22 岁的 SCD 合并多发颅内动脉瘤的女性

A. 左侧颈总动脉数字减影血管造影（DSA）侧视图显示在后交通动脉起源的漏斗和广泛的脑中动脉分叉动脉瘤（白箭），该球囊经球囊辅助线圈栓塞治疗完全闭塞；B. 左椎动脉 DSA 显示左侧小脑上动脉瘤（黑箭），也可用球囊辅助线圈栓塞治疗以完全闭塞

中大多数 SAH 患者发生在 40—65 岁，只有 10% 的患者在 35 岁以下（美国脑卒中协会）。相比之下，SCD 患者倾向于在年轻时出现动脉瘤破裂。Birkeland 等，研究发现年龄在 30—39 岁的女性最容易发生蛛网膜下腔出血。而 Preul 等报道的平均年龄范围为 25—30 岁。还有一种观点认为 SCD 患者的动脉瘤破裂时的尺寸比一般人要小，其破裂风险与家族型动脉瘤相似。因此，由于多发性动脉瘤的发生率较高，出现时年龄较小，后循环受累的高风险性，在较小的动脉瘤下发生破裂的可能性较高，以及总体预期寿命较低，因此对已发现的 SCD 患者未破裂动脉瘤需要进行积极治疗。一些人提出了对任何具有神经系统症状的 SCD 患者筛查 MRA 或脑血管造影的最低标准，但目前对无症状患者的筛查时间表尚无共识[34]。

　　目前也没有证据表明采用开放式外科手术或血管内方法治疗动脉瘤哪种治疗方式效果好。

1965 年，Cheatham 和 Brackett 描述了首例成功切除患有 SAH 的镰状细胞患者的动脉瘤[34]。虽然他们术前不使用交换输血，但他们谨慎地维持氧合，避免使用尿素等高渗药物。他们还选择了习惯性地将降低体温作为神经保护措施，因为它可能会增加血液黏度。在 20 世纪 80 年代，人们越来越关注 SCD 与动脉瘤之间的联系，并成功地手术治疗了破裂的颅内动脉瘤[35-37]，其中大多数涉及围术期换血以将 Hb 水平降至 < 40%。

SAH 状态导致全身性炎症因子激活，从而导致血栓形成高风险状态。与传统的开放式手术方法相比，镰状细胞患者的血管内方法在理论上具有更高的诱发颅内血栓形成的风险，因为它们需要使用微导管导航小直径颅内血管并进行间歇性释放对比剂进行显影。严格遵守导管卫生和维持肝素化生理盐水冲洗至关重要（请参阅下面的"脑血管造影"一节）。在过去的 10 年中，球囊重塑已被广泛用作治疗几何复杂且基础广泛的动脉瘤的一种非常安全有效的方法，否则将不得不采用开放式手术方法。但是，持续数秒到数分钟的间歇性气球充气会为镰状成熟创造条件，血管中的暂时性淤滞与流量阻滞引起的局部缺氧相结合可能导致血栓形成。虽然我们已经在中心使用了这项技术，但我们相信其他人也已经使用过这种技术，但尚无关于 SCD 人群中球囊重构对动脉瘤栓塞的安全性的报道。此外，据报道，对于破裂的非常小的动脉瘤，支架置入作为单一治疗和旁路移植术在立即随访期间是可行和安全的[38-39]。

对细节的关注和避免引发镰状细胞病的因素使开颅手术的显微外科手术切除和采用血管内技术的线圈栓塞得以安全进行。但是，这两种方式的动脉瘤闭塞和复发的长期数据均未统计。在缺乏循证指南的情况下，我们建议在两种方式的专家都经过多学科讨论后，对每种动脉瘤采用认为最安全和有效的方式。最后，鉴于以上考虑，应强烈考虑对动脉瘤进行积极治疗；只有那些治疗风险高到令人无法接受的患者，才应进行影像定期复查。

一旦破裂的动脉瘤得到合理的治疗，SCD 患者在神经危重监护室中可能继续面临严峻的挑战。严重受伤的镰状细胞病患者的一般治疗原则包括充氧，良好的通气以预防呼吸性酸中毒，维持循环量和组织灌注，以及避免体温过低和静脉淤滞。特别是，SAH 诱导的脑血管痉挛特别具有挑战性，避免血管痉挛性脑梗死，并实施高血压 – 高血容量疗法，并尽早使用动脉内疗法，如钙通道阻滞药给药和球囊血管成形术，以使颅内血管系统恢复至正常直径并允许适当的脑灌注具有实际临床意义。很少有报道描述它们在 SCD 人群中的功效，因此我们必须从已知的正常人群中推算得出结论，同时采取总结的"镰状细胞病"预防措施。

（四）动静脉畸形

迄今为止，动静脉畸形和镰状细胞病之间关联性尚未报道。至今，只有一份患者报告描述了 SCD 合并 AVM [40]。当对 SCD 患者进行动静脉畸形切除术时，严格遵守镰状细胞手术方案，并在围术期多学科团队的参与，这对于确保理想的结果至关重要（图 43-6）。

（五）其他

自发性硬脑膜外血肿在 SCD 中也具有独特特征。Hamm 等描述了少数 SCD 患者自发硬脑膜外血肿的形成，有趣的是，他们注意到这些患者中有 70% 无症状，其余 30% 的患者表现为头痛。但是，值得注意的是，该系列患者的总死亡率为 20%，与 Hettige 等的研究结果相符，后者还指出，该患者人群中颅脑梗死与自发 EDH 的形成有关。但是，这种情况的发生机制尚不清楚。这种情况的外科治疗应以标准方式进行。

七、围术期注意事项

（一）术前注意事项

SCD 患者手术干预的成功离不开一种周到且有条理的方法来进行适当的围术期护理、麻醉和手术选择。镰状细胞患者的总体围术期死亡率为 1%[43]，但该数字包括接受低风险手术（如扁桃体切除术和胆囊切除术）的患者，并且非特定于神经外科患者，因为这些患者的总体手术风险可能更高。镰状细胞患者的总体手术发病率为 25%～30%，但再次指出，神经外科手术患者并非如此 [44]。考虑到总体手术风险的增加，可以合理地假设这些风险在神经外科手术人群中较高。在我们看来，多学科参与是最重要的，并且在关键的围术期，我们需要血液科医生参与进来，以提高取得良好结果的可能性。必须记住，这是具有独特系统性疾病的患者的独特队列，标准围术期管理通常是不够的。

SCD 患者有多种术中和术后的高风险并发症，最显著的是急性胸腔综合征、血管闭塞性风险、严重感染、肾功能不全、深静脉血栓形成 / 肺栓塞，而神经外科医生最关心的是缺血性中枢神经系统并发症。

术前管理的主要内容是术前输血或交换输血。支持者认为，降低循环血液中 Hb 的总比例

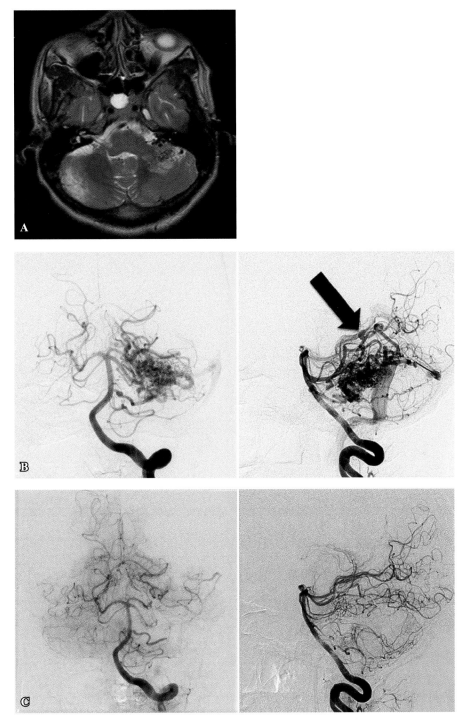

▲ 图 43-6　患有复杂动静脉畸形的镰状细胞患者

A. 33 岁的 SCD 男性，有头痛、共济失调、步态障碍和头晕的病史，发现其左侧有动脉血管畸形（AVM）小脑；B. 左椎动脉数字减影血管造影（DSA）在前后位（AP）和侧视图进一步检查 AVM 的血管结构，证明了 AICA 和 SCA 的血流相关性动脉瘤（黑箭）。沿小脑静脉的静脉引流至乙状窦。患者接受球囊辅助的线圈栓塞，然后通过乙状窦后开颅手术进行手术切除。C. 术后 DSA 在 AP 和侧视图中显示没有残留的 AVM

会降低血液的整体黏度，从而降低围术期并发症和缺血性脑血管并发症的风险。但是，最近的 Cochrane 评论中没有发现证据表明输血（无论是保守的还是积极的）会明显改变围术期与 SCD 相关的并发症的风险，但是注意到低质量的证据表明保守的输血确实降低了术后急性胸腔综合征的风险[48]。该数据并非特定于中枢神经系统并发症，作者指出该综述的整体证据质量很低。迄今为止，还没有任何工作专门针对神经外科患者的术前治疗。

（二）脑血管造影

Cheatham 和 Brackett 担心镰状细胞病患者在脑血管造影时发生血栓栓塞等并发症的风险增加[34]。他们在 20 世纪 60 年代的开创性工作中，第一次报道了 SCD 患者的动脉瘤破裂，他们假设注射入血管造影对比剂可以引起血栓形成。为了验证他们的假设，他们在体外试验中将逐渐稀释的对比剂暴露于镰状细胞病患者的血液中，结果显示与 HbSS 红细胞混合对比剂导致显著的镰状化，但与 HbSC 或 HbAS 没有。然而，这种风险可以通过预先输血，以及将对比剂体积和浓度保持在最低水平来减轻[49, 50]。

Oyesiku 等做脑血管造影前的标准做法是执行部分交换输血，将比例减少到＜ 30%，目标比容的 30%～35%，维持脑血流量的最佳范围，并指避免使用增加镰刀形血球形成的倾向静脉注射对比剂[28]。在我们的机构，在血液学同事的指导下，根据需要在手术前输血以优化 Hb3 浓度。手术患者都是禁食过夜，并有意识的使用镇静和抗焦虑药，因此会有脱水症状，因此安排手术尽量在清晨（避免下午晚些时候），并且在造影期间持续输入 0.5～1.0L 生理盐水。我们还给予中等剂量的肝素静脉注射（通常为 1000～2000 U），一旦建立经皮股总动脉通路，放置护套，并使用肝素化盐水"双冲洗"技术，以优化导管卫生，减少镰状化促进腔内血栓形成的可能性。在保持图像质量的同时，尽可能稀释对比剂浓度。

（三）术中注意事项和手术策略

1. 麻醉注意事项

在神经外科手术的背景下，麻醉的目的是预防 SCD 的全身性并发症，以及预防脑缺血和其他 CNS 并发症。术中医疗护理的一般原则涉及预防红细胞镰状化和严重的血管闭塞性危机。在一般护理和维持足够的液体量的背景下，补充氧气以使饱和度保持在正常水平以上，避免酸中毒和极端温度变化非常重要[51]。

除了已经讨论过的有关术前输血的注意事项外，外科医生和麻醉科医生还应讨论，识别和预防脑缺血的致病危险因素。DeBaun 等详细地总结了这些内容[52]。

- 氧含量低，血红蛋白或氧饱和度下降会加重这种情况。

- 存在潜在的脑血管病，随后失去血管储备。

- 发热。

- 基础心血管疾病。

- 3 年内的脑卒中。

- 血红蛋白水平从医源性输血或自体输血迅速上升至＞ 12g/dl。

虽然并非所有的因素都可以在手术时直接控制，但了解脑缺血的机制对于缓解术前和术中可能出现的并发症至关重要。在这种情况下，神经麻醉的考虑应遵循上述相同的原则，在外科医生和麻醉科医生考虑到重要因素的情况下，麻醉可以按照通常的方式进行。

在我们的机构，SCD 患者的每一次手术都是与一位神经麻醉学专家一起进行的，这位神经麻醉学专家是管理这一患者群体的"领军人物"，他们在术前就手术过程中应避免的陷阱进行了充分的讨论。例如，有症状性烟雾病的 SCD 患者几乎没有血管储备，应不惜一切代价避免全身麻醉诱导时出现全身低血压；做好充分准备的神经麻醉科医生将放置一个有创性动脉压监测仪，并配备血管升压素，将其连接注射器。目标是使动脉压维持在 60～65mmHg，除了纠正贫血和防止意外失血外，还应维持轻度高氧以维持安全的 PaO_2。此外，过度通气和低碳酸血症也必须避免，因为脑血管强烈收缩患者可能无法耐受。动脉氧和二氧化碳张力的优化可以在需要时用动脉血气分析来验证（表 43-3）。

对于神经外科医生，关于术中控制颅内压的安全性的讨论，如甘露醇的使用，也是需要关注的。甘露醇的直接作用是将液体渗透到血管内腔室，扩大该空间改善流变学，而不良反应是引起利尿和血管内液体丢失。甘露醇在理论上有引发血管闭塞的风险，虽然在神经外科手术中已针对 SCD 患者描述了安全使用甘露醇的情况，但尚无大型试验可提供高质量的数据来支持或驳斥这一主张，而且一些作者指出，应将甘露醇的使用结合实际情况[32, 53, 54]。此外，已经安全地使用了临时通气以达到 25～30mmHg 的 PCO_2[54]，但是关于该主题的数据仍然很少，从而阻碍了对其使用的更一般性建议。对于担心术中脑肿胀的患者，术前放置脑室造口术和使用脑脊液改道术是可行的选择，以代替可能有引发血管闭塞性危机的风险。无论如何，对于担心危及生命的脑水肿或脑疝的患者，降低颅内压或脑容量的任何疗法的益处都可能超过采取这种干

表 43-3　镰状细胞病合并烟雾病患者在围术期必须优化的关键
参数和处理不当时可能发生的不良脑血管事件 [a]

指　标	不良事件	病理生理学	风险指标	监测指标
氧指标	缺氧	镰状化和血管闭塞可能导致血管闭塞	氧分压 < 60mmHg；血氧饱和度 < 90%；呼吸频率 > 30 次 / 分（Stankovic 等）	• 动脉血气 • 血氧含量 • 呼吸速率
血压	• 高血压 • 低血压	• 缺血 • 出血	避免收缩压 < 90 mmHg，或者比基线值下降 > 40mmHg；维持中心动脉压 ≥ 60mmHg，收缩压 < 160mmHg；避免 > 180mmHg	动脉血压基线值
乳酸脱氢酶	• 代谢性酸中毒 • 急性肾损伤	镰状化和血管闭塞性缺血	LDH < 315 U/L（100% 灵敏度）LDH > 1000 U/L（100% 特异性）（Stankovic 等）	乳酸脱氢酶水平
二氧化碳	脑水肿引起脑血流流速降低	脑血管自身调节障碍，碱中毒和血管收缩	维持 $PaCO_2$ 在 35～45mmHg（Pianosi 等）	潮气量中 CO_2，动脉血气
核心温度	• 高热 • 低温	镰状化和血管阻塞增加了脑血流缓慢区域的代谢需求	• 低于 36℃ • 高于 38.5℃（Sabota 等）	口腔和直肠温度
血红蛋白	浓缩血红蛋白 S	镰状和血管闭塞	• HbS > 30% • Hgb < 7.8g/dl（Cecchini 等）	血红蛋白和血细胞比容
血小板	血小板减少症	术后出血	血小板计数 < 200 000/mm³（Cecchini 等）	血小板计数
血管容积	血管内溶液丢失	镰状细胞沉积风险	过量的晶体输入	中心静脉压，严格控制尿排出量

a. 对其他器官表现的考虑列于表 43-4

预措施的风险。

　　2. 患者的选择和手术技术

　　SCD 患者的外科手术治疗主要围绕缺血再通或烟雾病综合征患者的血供重建手术。虽然其他手术（如用于大血管区域梗死的减压颅骨切除术，用于排空 EDH 的颅骨切开术或用于动脉瘤夹闭的颅骨切开术 / 血管内疗法）将很常见，但在这些患者中没有特别的独特因素值得进一步讨论。

　　血供重建程序可细分为"直接"和"间接"血管旁路技术。直接颅外到颅内（EC-IC）旁路技术通常涉及将供体血管（通常是颞浅动脉）转移到大颅内受体血管（通常是大脑中动脉）（图 43-7）。间接 EC-IC 程序通常涉及覆盖富含血管的组织，目的是形成多个小侧支血管，以丰富

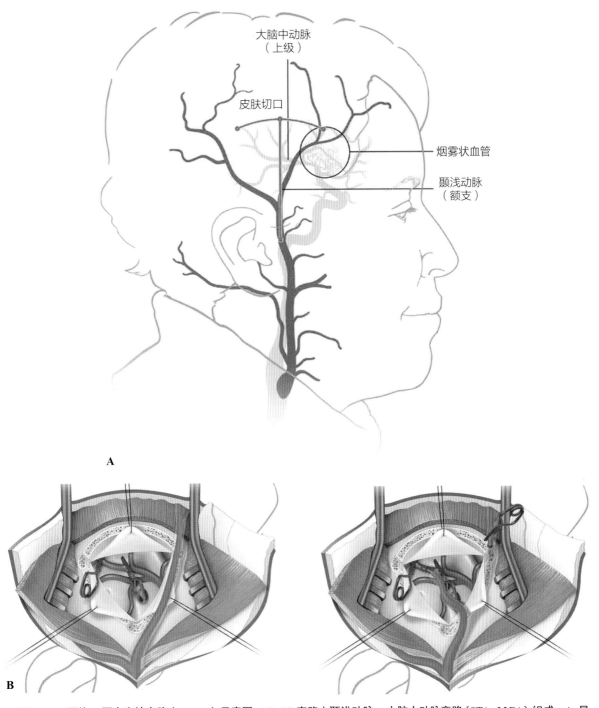

▲ 图 43-7　颈外－颈内直接旁路（EC-IC）示意图，EC-IC 旁路由颞浅动脉－大脑中动脉旁路（STA-MCA）组成。A. 显示计划切口的示意图，用多普勒超声在头皮上标出 STA 的额支和顶支的路径，以避免对其造成损伤；B. 一旦额叶皮质表面暴露，在分离供体 STA、环周释放供体 STA 并动员其接近受体后，确定合适的受体并将其从蛛网膜平面抬高，并以端侧 T 形方式进行显微外科吻合

脑组织的整体微血管网络。这样的程序包括脑 – 硬脑膜 – 动脉血管融通术（EDAS）、硬脑膜翻转颞肌贴敷术（EMS）、脑十二指肠动脉古神经鞘管贴敷术（EDAGS）和脑 – 硬脑膜 – 动脉 – 肌肉血管融合术（EDAMS）（图 43-8）。联合直接或间接技术都是可行的，报道证实显示直接和间接技术均可减少在血管造影术上看到的病理烟雾病血管。

3. 直接与间接血管旁路移植术

尽管尚无关于治疗 SCD 血管病的强有力的证据，但在烟雾病综合征患者中，直接 EC-IC 旁路技术已得到充分证实。因此，我们必须将烟雾病的已知知识借鉴到 SCD 合并烟雾病患者。有一级证据显示，在成年烟雾病患者中，在预防出血性脑卒中中直接旁路手术优于单纯的药物治疗[56]。在这项研究中，Miyamoto 及其同事将发生过至少≥ 1 次颅内出血事件的成年患者随

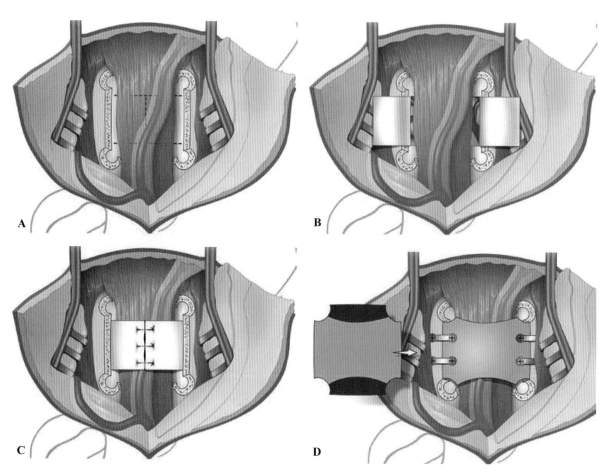

▲ 图 43-8　间接颈外动脉 – 颈内动脉（EC-IC）旁路移植术，脑 – 硬脑膜 – 动脉 – 肌肉血管融合术（EDAMS）

A. 在切开和头皮时避免颞浅动脉受损伤。在颞肌上做了 2 个垂直的切口，以显露颞肌下颅骨并抬剥离颞肌。颅钻钻 4 个孔，然后铣刀开颅骨。B. 硬脑膜以 "H" 的方式打开，用刀片切开脑表面软脑膜；C. 颞肌直接置于皮质表面，将硬脑膜翻折并缝合以帮助将颞肌贴于皮质表面；D. 对开颅瓣进行了改良，以防止颞肌下潜时嵌顿，然后正常固定颅骨

机分配到单独的手术或药物治疗中，其中 38 例接受药物治疗，42 例直接或联合 EC-IC 旁路治疗。对该队列进行了术后 5 年的随访，结果显示手术治疗组中出血事件显著少于药物治疗组，统计学上有显著的差异[56]。同样，Jang 等证实了通过直接 EC-IC 旁路治疗烟雾病的成年患者出血事件的发生概率降低，但并未发现缺血事件的减少，以及直接方法和间接方法之间的差异[57]。此外，Kim 等的一项大型 Meta 分析未发现直接旁路移植组与间接旁路移植组在卒中风险降低方面存在差异，而直接旁路移植组在卒中风险降低方面存在非统计学显著差异[58]。Qian 等的进一步 Meta 分析再次证明了 EC-IC 旁路在减少成年烟雾患者出血性事件方面的发生率，与单纯药物治疗相比，直接方法比间接方法有显著的益处，并发症发生率没有差异[59]。作者在这个患者队列中没有发现 EC-IC 旁路对缺血性症状有明显益处。这与 Kim 等形成鲜明对比，Kim 等报道称直接或联合旁路术中确实显示出减少缺血症状[58]。在另一项 Meta 分析中，Sun 等发现与间接方法相比，直接或联合技术可使成年烟雾病患者的良好的预后，远期缺血发生率更低。虽然这些结果有争议，但值得注意的是，对于成像上有烟雾样血管的成年患者，没有比较直接和间接 EC-IC 旁路移植方法结果的随机对照试验。

有趣的是，影像学支持以下观点，直接 EC-IC 旁路比间接方法有更好的血流灌注。Cheung 等研究显示，与间接血供重建方法相比，直接进行 CT 灌注成像的患者脑血管储备能力显著增加[60-62]。Kim 等先前讨论的研究，发现在有症状的成年患者中血管造影血供重建也显示了明显改善的证据。由于间接手术仅促进接受间接旁路技术的所有成年患者中有一半出现血管生成，因此直接手术具有实现立即血供重建和更可靠的血供重建的优势[55, 63]。然而，间接血供重建技术方案被认为具有较低的手术并发症发生率[64]。

其他资料也指出，间接方法可能对成年患者有效。Macyszyn 及其同事开发了一种分析模型，用于评估因烟雾病而接受旁路手术的成年和小儿患者的生活质量，结果显示间接或联合技术优于直接技术[65]。

在儿科患者中，通常认为间接方法优于直接旁路方法[66]。在患有 SCD 相关烟雾的儿童患者中，联合疗法已被证明是非常安全有效的预防卒中的发生。由于供体和受体血管的尺寸较小，在儿童中，特别是在年幼儿童中，直接旁路通常被认为在技术上具有挑战性，Rashad 等称联合技术显示出良好的效果[68]。

尽管在没有针对性试验的情况下，关于旁路方法的争论可能会继续，但是可以肯定的是，旁路可以改善有烟雾类型血管的有症状患者的预后。临床医生必须确定选择一种可以优化患者安全性并实现血供重建目标的方法。

八、术后注意事项及 SCD 患者的常见并发症

镰状细胞病疼痛

疼痛是镰状细胞病患者的常见症状，总的来说，虽然在 10—19 岁的患者中没有发现死亡率与疼痛危象发生率之间的相关性，但在 > 20 岁的患者中，较高的疼痛发生率与死亡率相关[16]。术后疼痛危机的主要危险因素是低血细胞比容和胎儿 HbF 水平。其他危险因素包括哮喘史、夜间低氧血症，以及通常导致血管闭塞的各种因素。术中低氧血症和灌注不足会加剧术后疼痛发作，导致通气不足和急性胸综合征[69]。应采取的预防措施包括输血、减少感染（抗生素应用）、适当的补水、肺活量测定法、避免低氧血症发作、早期活动和适当的疼痛控制[69]。急性严重疼痛的主要治疗方法是阿片样物质镇痛，最合适的方法是口服药物[70]。必须注意的是，许多 SCD 患者具有高度的麻醉耐受性，并且需要大剂量的麻醉药才能进行适当的术后镇痛。在这种情况下，宜采用姑息治疗或疼痛管理咨询以确保适当的镇痛药剂量。研究发现皮质类固醇可减少急性疼痛发作的时间。然而，长期使用皮质类固醇激素与高频率的反弹痛和住院再住院有关[71]。有关镰状细胞病患者术后可能发生的非中枢神经系统并发症的介绍，请参见表 43-4。

九、结论

镰状细胞病非常复杂，具有可能影响每个器官系统的独特危险因素和潜在危险因素。缺血性和出血性脑卒中是脑血管神经外科医生最常考虑的中枢神经系统问题。在没有渐进性烟雾血管生成的情况下，最好的治疗方法是直接或间接血管重建。颅内出血最常见的是动脉瘤，与普通人群相比，镰状细胞病患者更年轻，动脉瘤更小，多发，并具有后循环倾向。必须对无烟雾的烟雾病和颅内动脉瘤进行筛查，并且应该在多学科护理环境中提供手术治疗，以最大限度地降低并发症风险。

表 43-4　按器官系统分类的镰状细胞病患者术后可能发生的主要非中枢神经系统并发症汇总

器官系统	病理生理学	并发症	流行病学	预防
泌尿系统	一旦氧被卸载，Hb 就会聚合，这增加了其聚集的可能性，并导致血管阻塞。肾髓质部分氧压低，pH 低，氧需求高，导致氧卸载水平升高。因此有更高的血管阻塞率，导致肾髓死伴乳头状坏死和髓质纤维化	肾病综合征；局灶性节段性肾小球硬化	高达 30% 的儿童患者在成年后发展为慢性肾衰竭，这是导致总死亡率的一个因素。总的来说，伴有蛋白尿和 GFR 降低的 SCD 患者有 16%~18% 的死亡率	维持适当的水合作用和尽量减少静脉对比剂的使用对预防该人群的急性肾损伤很重要
心肺系统	血管闭塞事件导致急性冠状动脉综合征多次发作的慢性低氧血症导致肺动脉高压，肺动脉高压导致肺舒张压升高，最终导致左心室扩张	急性胸综合征，肺动脉高压，充血性心力衰竭	20% 的镰状细胞性贫血患者表现出轻度肺动脉高压，9% 的患者表现出中度至重度肺动脉高压（>45mmHg），13% 的患者肺动脉高压也可导致右心衰竭，也有 13% 的患者是心脏并发症包括右左心室功能不全	减少与肺动脉高压加重相关的危险因素，应定期治疗睡眠呼吸障碍，夜间吸氧，甚至术前持续气道正压输血和交换输血，以减少所有与低氧血症和微小梗死相关的并发症。激励肺活量测定法与镇痛法的使用已被证明可显著降低肺不张或肺浸润的风险
免疫系统	脾脏受到镰状细胞的血管阻塞作用和血液流速度的影响，导致脾梗死。这导致感染的风险增加，特别是被包裹的脏器。脾梗死可引起感染，导致脾肿性机制包括补体激活和营养缺乏。在面对溶血时红细胞产量减少，避免受到如细小病毒 B19 等因素生成细胞的影响	功能性无脾和免疫损害性脾肿胀、菌血症和脓毒症再生障碍性危象	SCD 儿童细菌感染的发生率为 16% 菌血症的发生率为 1.3%，与结合疫苗的引入有关（Bansil 等）。94% 的患者在 5 岁时就有功能性无脾，对囊性菌的易感性增加。在 6 个月至 3 岁的 SCD 患儿中，有 10%~30% 发生脾功能障碍	在任何干预之前，确认接种 7 价和 13 价结合疫苗，应彻底评估术后发热情况
骨骼肌系统	微梗死和血管闭塞导致骨髓梗死进而引起肌肉骨骼疼痛关节与缺血性坏死有关，导致股骨性关节炎	疼痛风险、骨髓炎、感染性关节炎、骨质减少和骨质疏松症	镰状细胞病患者的疼痛风险是最常见的首发病原因 10~19 岁患者中没有死亡率和疼痛发生率的关联性。但在 >20 岁骨质疏松和骨质疏松症患者中较高的疼痛率与死亡率存在于 30%~80% 的镰状细胞贫血患者中，腰椎是最常见部位，50% 的患者在 33 岁时出现股骨头缺血性坏死	术中低氧血症和低灌注预防措施包括输血，减少感染发作（接种疫苗）。适当的水合作用，激励性肺活量测定，避免低氧血症发作，早期下床活动和疼痛控制（口服镇痛），以及升高的炎症标志物应引起对脓毒性关节炎骨髓炎的怀疑

参考文献

[1] Bunn HF, Aster JC. Pathophysiology of blood disorders. New York: McGraw-Hill Medical; 2011.

[2] Bunn HF. Pathogenesis and treatment of sickle cell disease. N Engl J Med. 1997;337(11):762–9.

[3] Kaul DK, Fabry ME, Costantini F, Rubin EM, Nagel RL. In vivo demonstration of red cell–endothelial interaction, sickling and altered microvascular response to oxygen in the sickle transgenic mouse. J Clin Invest. 1995;96(6):2845–53.

[4] Williams TN, Mwangi TW, Wambua S, et al. Sickle cell trait and the risk of Plasmodium falciparum malaria and other childhood diseases. J Infect Dis. 2005;192:178–86.

[5] Modell B, Darlison M. Global epidemiology of haemoglobin disorders and derived service indicators. Bull World Health Organ. 2008;86(6):480–7. PMC. Web. 30 Nov 2016.

[6] Guidelines for the control of haemoglobin disorders. Report of the VIth Annual Meeting of the WHO Working Group on Haemoglobinopathies, Cagliari, Sardinia, 8–9 April 1989. Geneva: World Health Organization, 1989.

[7] Sickle cell disease: data & statistics. Centers for Disease Control and Prevention. 31 August 2016. Retrieved 19 November 2016.

[8] Aluoch JR. Higher resistance to Plasmodium falciparum infection in patients with homozygous sickle cell disease in western Kenya. Tropical Med Int Health. 1997;2(6):568–71.

[9] Wang Y, Liu G, Caggana M, et al. Mortality of New York children with sickle cell disease identified through newborn screening. Genet Med. 2015;17(6):452–9.

[10] Sabarense AP, Lima GO, Silva LM, Viana MB. Characterization of mortality in children with sickle cell disease diagnosed through the Newborn Screening Program. J Pediatr. 2015;91(3):242–7.

[11] Frempong T, Pearson HA. Newborn screening coupled with comprehensive follow-up reduced early mortality of sickle cell disease in Connecticut. Conn Med. 2007;71(1):9–12.

[12] Yanni E, Grosse SD, Yang Q, Olney RS. Trends in pediatric sickle cell disease–related mortality in the United States, 1983–2002. J Pediatr. 2009;154(4):541–5.

[13] Platt OS, Brambilla DJ, Rosse WF, et al. Mortality in sickle cell disease. Life expectancy and risk factors for early death. N Engl J Med. 1994;330(23):1639–44.

[14] Elmariah H, Garrett ME, De castro LM, et al. Factors associated with survival in a contemporary adult sickle cell disease cohort. Am J Hematol. 2014;89(5):530–5.

[15] Cascieri MA, Goldenberg MM, Liang T. Biological activity of substance P methyl ester. Mol Pharmacol. 1981;20(3):457–9.

[16] Gladwin MT, Sachdev V, Jison ML, et al. Pulmonary hypertension as a risk factor for death in patients with sickle cell disease. N Engl J Med. 2004;350(9):886–95.

[17] Smith ER, Scott RM. Moyamoya: epidemiology, presentation, and diagnosis. Neurosurg Clin N Am. 2010;21(3):543–51.

[18] Alkan O, Kizilkilic E, Kizilkilic O, Yildirim T, Karaca S, Yeral M, Kasar M, Ozdogu H. Cranial involvement in sickle cell disease. Eur J Radiol. 2010;76(2):151–6. https://doi.org/10.1016/j.ejrad.2009.05.032.

[19] Scott RM, Smith ER. Moyamoya disease and moyamoya syndrome. N Engl J Med. 2009;360(12):1226–37.

[20] Deane CR, Goss D, Bartram J, et al. Extracranial internal carotid arterial disease in children with sickle cell anaemia. Haematologica. 2010;95:1287–92.

[21] Ohene-Frempong K, Weiner SJ, Sleeper LA, Miller ST, Embury S, Moohr JW, Wethers DL, Pegelow CH, Gill FM. Cerebrovascular accidents in sickle cell disease: rates and risk factors. Blood. 1998;91(1):288–94.

[22] Switzer JA, Hess DC, Nichols FT, Adams RJ. Pathophysiology and treatment of stroke in sickle-

cell disease: present and future. Lancet Neurol. 2006;5:501–12.

[23] Stuart ML, Nagel RL, et al. Sickle cell disease. Lancet. 2004;364(9442):1343–60.

[24] Hogan AM, Pit–ten Cate IM, Vargha–Khadem F, Prengler M, Kirkham FJ. Physiological correlates of intellectual function in children with sickle cell disease: hypoxaemia, hyperaemia and brain infarction. Dev Sci. 2006;9:379–87.

[25] Liu JE, Gzesh DJ, Ballas SK. The spectrum of epilepsy in sickle cell anemia. J Neurol Sci. 1994;123:6–10.

[26] Adams RJ, McKie VC, Hsu L, et al. Prevention of a first stroke by transfusions in children with sickle cell anemia and abnormal results on transcranial Doppler ultrasonography. N Engl J Med. 1998;339:5–11.

[27] Ware HRW. SWiTCH investigators. Stroke with transfusions changing to hydroxyurea (SWiTCH). Blood. 2012;119(17):3925–32.

[28] Oyesiku NM, Barrow DL, Eckman JR, Tindall SC, Colohan AR. Intracranial aneurysms in sickle-cell anemia: clinical features and pathogenesis. J Neurosurg. 1991;75(3):356–63.

[29] Nabavizadeh SA, et al. Intracranial aneurysms in sickle cell anemia: clinical and imaging findings. J Neurointerv Surg. 2016;8:434–40. https://doi. org/10.1136/neurintsurg–2014–011572.

[30] Birkeland P, Gardner K, Kesse–Adu R, et al. Intracranial aneurysms in sickle–cell disease are associated with the hemoglobin SS genotype but not with Moyamoya syndrome. Stroke. 2016;47(7):1710–3. https://doi.org/10.1161/ STROKEAHA.116.012664. Epub 2016 Jun 14.

[31] Preul MC, Cendes F, Just N, Mohr G. Intracranial aneurysms and sickle cell anemia: multiplicity and propensity for the vertebrobasilar territory. Neurosurgery. 1998;42(5):971–7; discussion 977–8.

[32] Anson JA, Koshy M, Ferguson L, Crowell RM. Subarachnoid hemorrhage in sickle–cell disease. J Neurosurg. 1991;75(4):552–8.

[33] Batjer HH, Adamson TE, Bowman GW. Sickle cell disease and aneurysmal subarachnoid hemorrhage. Surg Neurol. 1991;36:145–9.

[34] Cheatham ML, Brackett CE. Problems in management of subarachnoid hemorrhage in sickle cell anemia. J Neurosurg. 1965;23:488–93.

[35] Close RA, Buchheit WA. The management of ruptured intracranial aneurysm in sickle cell anemia. Case report. J Neurosurg. 1977;47:761–5.

[36] Hitchcock ER, Tsementzis SA, Richardson SGN, et al. Subarachnoid hemorrhage in sickle–cell anemia. Surg Neurol. 1983;19:251–4.

[37] Love LC, Mickle JP, Sypert GW. Ruptured intracranial aneurysms in cases of sickle cell anemia. Neurosurgery. 1985;16:808–12.

[38] Ediriwickrema A, Williamson T, Hebert R, Matouk C, Johnson MH, Bulsara KR. Intracranial stenting as monotherapy in subarachnoid hemorrhage and sickle cell disease. J Neurointerv Surg. 2013;5(2):e4.

[39] Dmytriw AA, Martinez JL, Marotta T, Montanera W, Cusimano M, Bharatha A. Use of a flow–diverting stent for ruptured dissecting aneurysm treatment in a patient with sickle cell disease. Interv Neuroradiol. 2016;22(2):143–7.

[40] O'Shaughnessy BA, DiPatri AJ Jr, Parkinson RJ, Batjer HH. Development of a de novo cerebral arteriovenous malformation in a child with sickle cell disease and moyamoya arteriopathy. Case report. J Neurosurg. 2005;102(2 Suppl):238–43.

[41] Hettige S, Sofela A, Bassi S, Chandler C. A review of spontaneous intracranial extradural hematoma in sickle–cell disease. Acta Neurochir. 2015;157(11):2025–9; discussion 2029. https://doi. org/10.1007/s00701–015–2582–6.

[42] Hamm J, Rathore N, Lee P, LeBlanc Z, Lebensburger J, Meier ER, Kwiatkowski JL. Cranial epidural hematomas: a case series and literature review of this rare complication associated with sickle cell disease. Pediatr Blood Cancer. 2017;64(3). https:// doi.org/10.1002/pbc.26237.

[43] Koshy M, Weiner SJ, Miller ST, Sleeper LA, Vichinsky E, Brown AK, Khakoo Y, Kinney TR. Surgery and anesthesia in sickle cell disease. Cooperative Study of Sickle Cell Diseases. Blood. 1995;86(10):3676–84.

[44] Buck J, Davies SC. Surgery in sickle cell disease.

Hematol Oncol Clin North Am. 2005;19(5):897–902, vii.

[45] Howard J. Sickle cell disease: when and how to transfuse. Hematology Am Soc Hematol Educ Program. 2016;2016(1):625–31.

[46] Hulbert ML, Scothorn DJ, Panepinto JA, Scott JP, Buchanan GR, Sarnaik S, Fallon R, Chu JY, Wang W, Casella JF, Resar L, Berman B, Adamkiewicz T, Hsu LL, Smith-Whitley K, Mahoney D, Woods G, Watanabe M, MR DB. Exchange blood transfusion compared with simple transfusion for first overt stroke is associated with a lower risk of subsequent stroke: a retrospective cohort study of 137 children with sickle cell anemia. J Pediatr. 2006;149(5):710–2.

[47] Rees DC, Robinson S, Howard J. How I manage red cell transfusions in patients with sickle cell disease. Br J Haematol. 180(4):607–17. First published: 29 January 2018. https://doi. org/10.1111/bjh.15115. February 2018.

[48] Estcourt LJ, Fortin PM, Hopewell S, Trivella M, Doree C, Abboud MR. Interventions for preventing silent cerebral infarcts in people with sickle cell disease. Cochrane Database Syst Rev. 2016;(10). pii: CD012389. https://doi.org/10.1002/14651858. CD012389.

[49] Mc Quaker IG, Jaspan T, Mcconachie NS, Dolan G. Coil embolization of cerebral aneurysm in patient with sickling disorders. Br J Haematol. 1999;106:388–90.

[50] Vicari P, Choairy AC, Siufi GC, Arantes AM, Fonseca JR, Figueiredo MS. Embolization of intracranial aneurysms and sickle cell disease. Am J Hematol. 2004;76(1):83–4.

[51] Firth PG, Peterfreund RA. Management of multiple intracranial aneurysms: neuroanesthetic considerations of sickle cell disease. J Neurosurg Anesthesiol. 2000;12(4):366–71.

[52] DeBaun MR, Kirkham FJ. Central nervous system complications and management in sickle cell disease. Blood. 2016;127(7):829–38. https://doi.org/10.1182/blood-2015-09-618579.

[53] Chong CT, Manninen PH. Anesthesia for cerebral revascularization for adult moyamoya syndrome associated with sickle cell disease. J Clin Neurosci. 2011;18(12):1709–12. https://doi. org/10.1016/j.jocn.2011.03.026.

[54] Firth PG, Head CA. Sickle cell disease and anesthesia. Anesthesiology. 2004;101(3):766–85.

[55] Houkin K, Kuroda S, Ishikawa T, Abe H. Neovascularization (angiogenesis) after revascularization in moyamoya disease. Which technique is most useful for moyamoya disease? Acta Neurochir. 2000;142(3):269–76.

[56] Miyamoto S, Yoshimoto T, Hashimoto N, Okada Y, Tsuji I, Tominaga T, Nakagawara J, Takahashi JC; JAM Trial Investigators. Effects of extracranial–intracranial bypass for patients with hemorrhagic moyamoya disease: results of the Japan adult moyamoya trial. Stroke. 2014;45(5):1415–21. https://doi.org/10.1161/STROKEAHA.113.004386.

[57] Jang DK, Lee KS, Rha HK, Huh PW, Yang JH, Park IS, Ahn JG, Sung JH, Han YM. Bypass surgery versus medical treatment for symptomatic moyamoya disease in adults. J Neurosurg. 2017;127(3):492–502. https://doi.org/10.3171/2016.8.JNS152875.

[58] Kim DS, Huh PW, Kim HS, Kim IS, Choi S, Mok JH, Huh CW. Surgical treatment of moyamoya disease in adults: combined direct and indirect vs. indirect bypass surgery. Neurol Med Chir (Tokyo). 2012;52(5):333–8.

[59] Kim T, Oh CW, Kwon OK, Hwang G, Kim JE, Kang HS, Cho WS, Bang JS. Stroke prevention by direct revascularization for patients with adult-onset moyamoya disease presenting with ischemia. J Neurosurg. 2016;124(6):1788–93. https://doi.org/10.3171/2015.6.JNS151105.

[60] Sun H, Wilson C, Ozpinar A, Safavi-Abbasi S, Zhao Y, Nakaji P, Wanebo JE, Spetzler RF. Perioperative complications and long-term outcomes after bypasses in adults with moyamoya disease: a systematic review and meta-analysis. World Neurosurg. 2016;92:179–88. https://doi.org/10.1016/j.wneu.2016.04.083.

[61] Cheung AH, Lam AK, Ho WW, Tsang CP, Tsang AC, Lee R, et al. Surgical outcome for moyamoya disease: clinical and perfusion computed tomography correlation. World Neurosurg. 2017;98:81–8. https://

doi.org/10.1016/j.wneu.2016.10.117.

[62] Kim H, Jang DK, Han YM, Sung JH, Park IS, Lee KS, et al. Direct bypass versus indirect bypass in adult moyamoya angiopathy with symptoms or hemodynamic instability: a meta–analysis of comparative studies. World Neurosurg. 2016;94:273–84. https://doi.org/10.1016/j. wneu.2016.07.009.

[63] Mizoi K, Kayama T, Yoshimoto T, Nagamine Y. Indirect revascularization for moyamoya disease: is there a beneficial effect for adult patients? Surg Neurol. 1996;45(6):541–8; discussion 548–9.

[64] Park SE, Kim JS, Park EK, Shim KW, Kim DS. Direct versus indirect revascularization in the treatment of moyamoya disease. J Neurosurg. 2017:1–10. https://doi.org/10.3171/2017.5. JNS17353.

[65] Macyszyn L, Attiah M, Ma TS, Ali Z, Faught R, Hossain A, Man K, Patel H, Sobota R, Zager EL, Stein SC. Direct versus indirect revascularization procedures for moyamoya disease: a comparative effectiveness study. J Neurosurg. 2017;126(5):1523–9. https://doi.org/10.3171/2 015.8.JNS15504.

[66] Turhan T, Erşahin Y. Indirect bypass procedures for moyamoya disease in pediatric patients. Turk Neurosurg. 2011;21(2):160–6. https://doi.org/10.5137/1019–5149.JTN.3815–10.1.

[67] Smith ER, McClain CD, Heeney M, Scott RM. Pial synangiosis in patients with moyamoya syndrome and sickle cell anemia: perioperative management and surgical outcome. Neurosurg Focus. 2009;26(4):E10. https://doi.org/10.3171/2009.01.FOCUS08307.

[68] Rashad S, Fujimura M, Niizuma K, Endo H, Tominaga T. Long–term follow–up of pediatric moyamoya disease treated by combined direct-indirect revascularization surgery: single institute experience with surgical and perioperative management. Neurosurg Rev. 2016;39(4):615–23. https://doi.org/10.1007/s10143–016–0734–7.

[69] Rees DC, Williams TN, Gladwin MT. Sickle cell disease. Lancet. 2010;376(9757):2018–31.

[70] De Castro LM, Jonassaint JC, Graham FL, Ashley-Koch A, Telen MJ. Pulmonary hypertension associated with sickle cell disease: clinical and laboratory endpoints and disease outcomes. Am J Hematol. 2008;83(1):19–25.

[71] Ataga KI, Moore CG, Jones S, et al. Pulmonary hypertension in patients with sickle cell disease: a longitudinal study. Br J Haematol. 2006;134(1):109–15.

第44章 血管内神经外科用药
Neuroendovascular Surgery Medications

Ron Neyens 著

朱良付 译

一、抗栓治疗

为了最大限度地减少围术期血栓栓塞并发症，临床医生必须了解凝血系统并制订有针对性的治疗策略。目前的凝血生理学已经发展成一个基于细胞的模型，血小板在从凝块形成、扩大和延伸的所有阶段都起着不可或缺的作用[1, 2]（图 44-1）。在传统意义上，内皮损伤 / 刺激发生（斑块破裂、创伤或导管 / 球囊 / 支架界面），血小板立即与内皮下蛋白（组织因子、血管性假血友病因子、胶原基质）相互作用，启动血小板黏附和激活。随后是凝血酶介导的可溶性激动药（腺苷二磷酸、血栓素 A2、5- 羟色胺）的放大和释放，诱导募集、聚集，最后是纤维蛋白原与糖蛋白（GP）Ⅱ b/ Ⅲ a 受体的交联。与此同时，凝血因子聚集在血小板、单核细胞和巨噬细胞的表面，在凝血酶原酶复合体和固有肌腱酶内传播组织因子启动和凝血酶激活的猝发。反应的大小和形成的凝块的强度取决于内皮损伤的程度，以及血小板 / 凝血因子的浓度和活性。在缺乏特异性内皮损伤的情况下，血管内特异性因子（植入物 / 工具的成分、表面电荷、对比度和绝对应力）可能会引发对"异物"的炎症反应，并作为血小板活化和聚集的起始阶段[3]。

因此，药物治疗的目标是通过降低血小板活性（通过抑制黏附 / 聚集）和（或）减少血栓形成、减少由凝血酶介导的纤维蛋白聚集。最大的血栓形成风险发生在 NES 手术和（或）内皮损伤后的最初 24h 内，最大可能持续 72h，直到局部组织因子和凝血酶浓度慢慢减退[4]。在

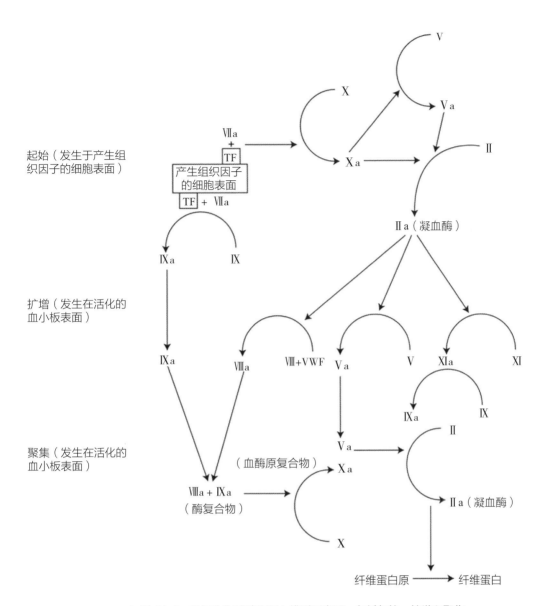

▲ 图 44-1　以细胞为基础的凝血模型示意图，包括起始、扩增和聚集
TF. 组织因子；a. 活化的 [1]（经许可转载，引自 Vine[1]）

存在植入物后，血栓形成的风险会扩展到亚急性（30d 内）、晚期（1 年内），甚至可能是非常晚期（1 年以上）[5]。其至少会延续到新的内膜内皮化发生，血栓风险取决于植入物及其位置，持续至少几周到几个月。

（一）抗凝治疗

1. 普通肝素（UFH）

在多数神经血管内治疗时，普通肝素（UFH）是使用的主要抗凝药（表 44-1）。它在心脏病学介入治疗急性冠状动脉综合征（ACS）方面有着悠久的历史，其临床应用已扩展到 NES 治疗。鉴于 UFH 丰富的临床应用经验、易于监测性和可逆性，在目前所有的静脉抗凝药物中，UFH 仍然是最理想的抗凝药物。它与凝血酶结合并形成 UFH- 抗凝血酶Ⅲ（AT-Ⅲ）复合物，促进因子Ⅱa、Ⅸ、Ⅹa、Ⅺ和Ⅻ的失活[6]。通过抑制因子Ⅱa，阻止纤维蛋白原转化为纤维蛋白，从而阻止血栓的进一步聚集。此外，它还可以抑制凝血酶诱导的血小板和因子Ⅴ和Ⅷ的激活[10]。然而，临床效用仍有待确定，必须仔细平衡观察到的 UFH 剂量依赖的血小板聚集。血管内治疗手术的 UFH 剂量没有同一化标准，需要根据循环 AT-Ⅲ 的量、中和急性期反应蛋白、肝素清除程度和程序出血风险的不同而高度个体化[7]。有无数报告的剂量，固定在 3000～10 000 U，以及 50～100 U/kg 的重量剂量。目标激活凝血酶时间（activated clotting time，ACT）是基于专家的意见，有限的颈动脉支架文献，而且通常是从心脏文献推断出来的，这并没有考虑 NES 手术中遇到的技术困难以及夹层、血栓栓塞和血管破裂的风险。对于动脉瘤和动静脉畸形（AVM）的栓塞，建议使用较低的目标（ACT 200～300s），而对于血管成形术和支架置入术，可能需要较高的目标（ACT 300～350s）[7]。最好从 3000～5000 U 的 UFH 剂量开始（取决于手术风险和患者体重），然后补充以达到所需的 ACT。需要提倡的是，每个神经血管内治疗团队都应该根据所使用的 ACT 机、试剂敏感性，以及所需的 ACT 目标值来制订合适

表 44-1　神经血管内手术中常用的抗凝药和纤溶药特性

药　物	剂　量	药代动力学 / 药效学	注意事项
普通肝素	• IV：3000～5000U，滴定至目标 ACT：1.5～2.5 倍基线值（200～350s）	• 起效时间：即刻 • 半衰期:30～60min（取决于剂量）	血小板减少： • HIT Ⅰ型：临床意义不大 • HIT Ⅱ型：1%～2%，起病 4～10d，血栓前状态 拮抗药： • 鱼精蛋白 • 1mg/100 U 普通肝素
比伐卢定	• IV：0.6mg/kg 推注，然后维持剂量 1.25mg/（kg·h）（ACT 目标值 300～350s） • IV：0.5mg/kg 推注，然后维持剂量 0.8mg/（kg·h）（ACT 目标值 200～300s）	• 起效时间：即刻 • 半衰期：25min（肾功能损伤患者时间更长）	• 血小板减少史（首选抗凝药） • 拮抗药： 　　无，严重考虑 PCC
阿替普酶	• IA：2～5mg 起始，最大 25mg • IV：1～2mg/h（局部导管注药）	• 起效时间：即刻 • 半衰期：5min 　80% 在 10min 内清除 　溶血活性可持续 1h	• 低纤维蛋白原血症： 　输注纤维蛋白原目标为 150～200mg/dl • 血管性水肿：＜ 1% 　有增加 ACE-Ⅰ的风险

ACT. 激活凝血酶时间；HIT. 血小板减少；IA. 动脉注射；IV. 静脉注射；ACE. 脑水肿
引自参考文献 [6-9]

剂量的 UFH。

2. 直接凝血酶抑制药

目前有两种静脉（IV）直接凝血酶抑制药（direct thrombin inhibitor，DTI）（比伐卢定和阿加曲班）在临床使用。与比伐卢定相比，阿加曲班的半衰期更长，考虑到出血并发症的风险和缺乏逆转解毒药，阿加曲班可能不是神经血管内手术的理想药物。此外，如果阿加曲班的清除率高度依赖于肝血流和代谢功能，那么阿加曲班的剂量往往难以预测。比伐卢定在介入心脏病学和神经血管内操作方面的文献最多。事实上，考虑到更可预测的滴定，不存在血小板聚集，以及较少的围术期并发症，它已经成为经皮冠状动脉介入（PCI）的首选抗凝药而不是 UFH。然而，使用改进的技术、新一代支架和较低的 UFH 剂量的 PCI 支架部署的最新证据显示，围术期并发症相似，考虑到可逆性的易用性和大大改善的药物经济学特征，这些并发症可能会促使患者重新转向 UFH[11]。比伐卢定抑制游离因子Ⅱa 和凝血结合因子Ⅱa，而 UFH 仅抑制游离因子Ⅱa；然而，在血管内手术中，这一点缺乏临床相关性。目前，由于比伐卢定的疗效 / 安全性与 UFH 相似，成本高，且缺乏可逆性，其临床作用仅限于免疫介导的肝素诱导的血小板减少（HIT）或肝素抵抗的患者，无法可靠地实现 UFH 的靶向抗凝[12]。

比伐卢定用于神经血管内治疗的剂量是有限的，但考虑到不同的 ACT 目标，它通常低于心血管介入治疗。建议先给药 0.6mg/kg，然后持续输注 1.25mg/（kg·h），可有效维持 300～350s 的 ACT[8]。团注 / 维持剂量需要根据程序风险和所需的 ACT 进行增量调整。它确实有一定的肾脏消除作用（10%～20%），对于表现出严重肾损害（肌酐清除率 < 30ml/min）的患者，需要调整剂量。

（二）纤维蛋白溶解药

动脉内溶栓药应用于冠状动脉和脑血管缺血性疾病的急性治疗已有数年之久（表 44-2）。目前有多种药物被批准使用，然而，目前只有阿替普酶（t-PA）在神经血管内手术中被临床使用。它们都起到纤溶酶原激活药的作用，将其转化为纤溶酶，纤溶酶将纤维蛋白凝块分解成可溶性的降解产物。尿激酶原（第一代溶栓药）改善了再通率和功能结果，但也增加了颅内出血的发生率[16]。Alteplase 是一种新一代的制药，具有更强的凝块 / 纤维蛋白特异性，其动态作用靶向于感兴趣的部位，从而在理论上降低出血风险的同时提高了血栓的溶解速度。目前，它被用于缺血性卒中的治疗和血栓栓塞术的抢救治疗。然而，随着机械取栓技术的进步，其在缺血性卒中的血管内应用已显著减少，由于纤溶药较低的再通率和较高的出血并发症率，急救治疗时通常认为纤溶药不如糖蛋白（GP）Ⅱb/Ⅲa抑制药[9]。因为急性围术期血栓往往富含血小板，纤维蛋白含量有限，因此从理论上支持抗血小板抑制药在机械取栓中能发挥更好的作用。

（三）抗血小板药物

1. 环氧合酶抑制药

阿司匹林在介入心脏病学方面有悠久的历史，90年代初至90年代中期研究发现局部血小板沉积和激活是血栓形成的主要原因，在此之前，阿司匹林一直被用作抗凝治疗的单一抗血小板治疗（表44-2和图44-2）[13]。随后研究表明，PCI支架置入后的双重抗血小板治疗（DAPT）在预防支架血栓形成、缺血事件和出血性并发症方面优于阿司匹林/抗凝。同样的发现在颈动脉支架置入术中也得到了验证[18]。最初，阿司匹林与噻氯匹定联合使用，但考虑到威胁生命的血液疾病的发生率较低，后来过渡到与新一代P2Y12拮抗药联合使用。阿司匹林不可逆转地抑制环氧合酶（COX），阻止花生四烯酸转化为前列腺素和血栓素A2，从而抑制血小板聚集[14]。

2. P2Y12受体拮抗药

目前临床上使用的口服P2Y12拮抗药有三种（氯吡格雷、普拉格雷和替加瑞尔）。同样，大多数文献都是介入心脏病学，并推断其在神经血管内操作中的应用。氯吡格雷是第一个噻氯匹定替代品，已经使用了几年。最近，新一代药物（普拉格雷和替加瑞尔）被确定为PCI支架置入后急性冠状动脉综合征（ACS）的首选治疗药物，特别是对于高危患者（支架负荷大、糖尿病患者）和那些正在接受氯吡格雷治疗的血小板反应性较高的患者[14]。NES手术中新型抗血小板药物的文献有限，大多数患者报告/系列涉及那些在治疗中对氯吡格雷表现出高血小板反应性的药物。所有的P2Y12拮抗药都能阻断ADP与P2Y12受体的结合，从而抑制血小板聚集[13]。然而，它们都有不同的PK/PD，特别是在血小板抑制的激活、开始和（或）效力方面。氯吡格雷和普拉格雷都是不可逆转的。需要代谢细胞色素P_{450}肝脏活化的噻吩吡啶前药。氯吡格雷需要两步激活，更容易受到药物相互作用（CYP2C19抑制药）和基因多态性的影响，使患者面临更大的低或高反应风险。替卡雷尔是一种不可逆的（应该说，替卡雷尔是可逆的），直接作用的非噻吩吡啶，不需要代谢活化。替卡瑞尔和普拉格雷都比氯吡格雷更有效，在预防冠状动脉支架血栓形成和缺血事件方面更有优势。然而，代价是更多的出血性

表 44-2 神经血管内治疗术中用抗血小板药物特性

药　物	剂　量	药代动力学 / 药效学	注意事项
阿司匹林	• 口服 　负荷量：325～650mg 　维持量：每天 81～325mg • 肠道给药 　负荷量：300～600mg	• 起效时间：20～60min（即刻释放） • 半衰期：15～20min（双亲性）；3～4h（水杨酸性） • 持续时间：5～7d	• 耐药性：6%～27% • 过敏性 　荨麻疹 – 血管性水肿：2%～4% 　支气管痉挛：10%～15% 的哮喘患者
氯吡格雷	• 口服 　负荷量：300～600mg 　维持量：75mg/d	• 起效时间（达到 40%～50% 抑制率的时间） 　300mg（6～10h） 　600mg（2～6h） • 半衰期：6h（原型），30min（活跃） • 持续时间：5～10d	• 耐药性：10%～48% • 不良反应 　血液病（罕见） • 过敏性 　过敏反应（罕见） 　皮疹：3%～5%，可尝试脱敏治疗，或者使用替格瑞洛替代治疗
替格瑞洛	• 口服 　负荷量：180mg 　维持量：90mg，每天 2 次	• 起效时间（达到 70%～80% 抑制率的时间）：180mg（45～60min） • 半衰期：7h（原型），9h（活跃） • 持续时间：3～5d	• 耐药性：N/A • 不良反应：血液病（罕见） 　呼吸困难：10%～15% 　高尿酸血症：15%～20%
普拉格雷	• 口服 　负荷量：60mg 　维持量：每天 10mg； 　5mg（＜60kg）	• 起效时间（达到 70%～80% 抑制率的时间）：60mg（45～60min） • 半衰期：7～15h（原型），4～7h（活跃） • 持续时间：5～10d	• 耐药性：N/A • 不良反应：血液学（罕见） 黑盒警告：既往 TIA 或卒中
阿昔单抗	• 静脉注射：0.25mg/kg，然后是 0.125μg/（kg·min） • 动脉注射：剂量可变 　2～5mg 等剂量给药，最大给药20～25mg（总量） 　0.25mg/kg	• 起效时间（达到 70%～80% 抑制率的时间）：0.25mg/kg（10min） • 半衰期：30min • 持续时间：可变 　75% 血小板在 48h 内功能恢复	• 血小板减少症 　实际：0.5%～5% 　假性（实验室人工制品）：1%～2%，通过发送 EDTA、枸橼酸盐和肝素管排除 • 超敏（罕见） • 免疫原性 　抗体：5%～7%，再次暴露时有输液反应和血小板减少的风险
依替巴肽	• 静脉注射：180μg/kg，然后 0.5～2μg/（kg·min） • 动脉注射：剂量可变 　2mg 等剂量给药，最高 2mg（总量） 　0.2mg/kg	• 起效时间（达到 70%～80% 抑制率的时间）：180μg/kg（5～10min） • 半衰期：2.5h • 持续时间：4～8h	• 血小板减少症（罕见）
替罗非班	• 静脉注射：8～25μg/kg，然后 0.1～0.15μg/（kg·min） • 动脉注射：剂量可变 　0.2mg 等剂量给药，最大 1mg（总量） 　0.3mg 等剂量给药，最大 1.2mg（总量）	• 起效时间（达到 70%～80% 抑制率的时间）：25μg/kg（5～10min） • 半衰期：2h • 持续时间：4～8h	• 血小板减少症（罕见）

引自参考文献 [13-15]

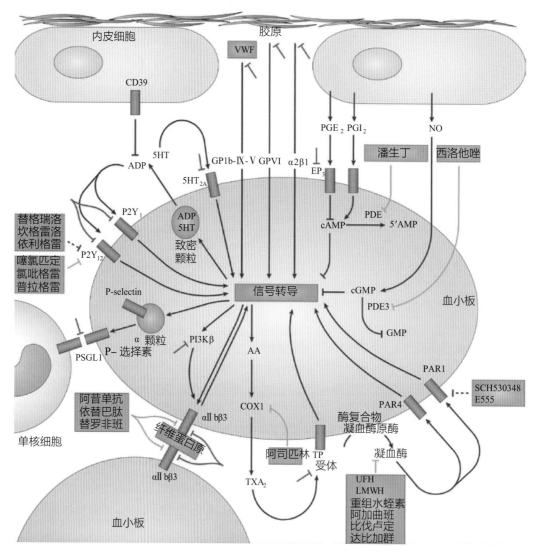

▲ 图 44-2　抗血小板药物的血小板功能和分子靶点
血小板与受损血管壁的初始黏附是通过发现暴露于胶原的血小板表面糖蛋白 V1（GPVI）和整合素 α2β1，以及血管性假血友病因子（vWF）与血小板表面糖蛋白 1b（GP1b）-Ⅸ-Ⅴ复合物结合所介导的（经许可转载，引自 Michelson[17]）

并发症。对于 NES 手术非常重要的是，普拉格雷带有 FDA 的黑盒警告，警告既往有短暂性脑缺血发作（TIA）或卒中患者的颅内出血风险。它还需要基于重量的剂量调整，增加了剂量的复杂性。这些特定的因素推动了在需要使用新一代 P2Y12 拮抗药的情况下使用替加雷尔的转变。

3. GPⅡb/Ⅲa 阻滞药

目前临床上使用的 GPⅡb/Ⅲa 受体拮抗药有三种，即阿昔单抗、依替巴肽和替罗非班。这三种药物在介入心脏病学方面都有几年的经验。最初，阿昔单抗被认为是一种优越的药物，理论上是因为它有独特的能力抑制内皮和平滑肌受体，防止血小板黏附和限制炎症[15]。经过剂量优化，现在有证据表明，GPⅡb/Ⅲa 受体拮抗药在冠状动脉血供重建后具有相似的疗效和安全性结果。阿昔单抗在神经血管内治疗方面的文献最多；然而，依替巴肽和替罗非班的证据正在积累。事实上，最近的一项 Meta 分析表明，采用动脉瘤弹簧圈血栓抢救策略后，依替巴肽或替罗非班可提高再通率[9]。GPⅡb/Ⅲa 受体拮抗药阻断血小板纤维蛋白原交联的最终共同途径，从而抑制血小板聚集，但它们有不同的 PK/PD。阿昔单抗是一种大分子的单克隆抗体，半衰期很长，不可逆地与 GPⅡb/Ⅲa 受体结合[15]。间歇性阿昔单抗静脉（IV）/ 动脉（IA）推注给药策略在支架或分流装置的部署中显示出理论上的优势，因为它的半衰期较长，而且在等待 DAPT 疗效的同时有可能提供更长的血小板抑制时间。然而，临床应用仍未明确，但可能与计划启动 DAPT 不可行的急诊患者相关。相比之下，依替巴肽和替罗非班是小分子、可逆的抑制药。在临床医生确定不需要开放的颅内手术或颅内装置之前，较短的半衰期可能是有吸引力的，作为术后桥接治疗，在接受 DAPT 之前。每种情况的相关性取决于 GPⅡb/Ⅲa 受体拮抗药的患者复杂性、剂量、途径（IA 与 IV）和给药方式（团注与持续）。

（四）抗血小板监测

抗血小板监测开始于介入心脏病学，对阿司匹林和（或）氯吡格雷的"抵抗"或治疗中血小板反应性高与支架血栓形成和再发缺血事件的发生率增加相关[13]。然后采用点式血小板抑制试验来确定直接剂量个体化的最佳靶点。尽管做出了所有这些努力，大型随机研究中的氯吡格雷剂量个体化并没有导致心脏结局的改善。新的 P2Y12 受体拮抗药随后被发现在 PCI 支架部署中临床上更有效，停止了进一步的以护理点为导向的氯吡格雷剂量个体化研究。然而，使用更有效的新一代 P2Y12 受体拮抗药增加的出血风险造成了一些恐慌，可以作为所有需要 DAPT 的高危神经血管内手术的标准护理。因此，NES 领域仍然面临着抗血小板监测的实用性、最合适的检测方法、目标抑制靶点和给药策略等难题。

实际的"抵抗率"是可变的，取决于患者群体、暴露时间、方法、化验和解释标准[19]。阿司匹林和氯吡格雷的报告使用率分别在 6%～27% 和 10%～48%。它似乎与剂量有关，较高的剂量可以达到更大程度的血小板抑制，并且容易合并疾病（糖尿病、动脉粥样硬化、骨髓增生综合征等）。它与介入心脏病学中的临床缺血和血栓并发症明显相关，并积累了神经血管内操作中相关血栓并发症的证据[13]。

有几种可用的监测分析方法，光透射聚集法（light transmission aggregometry，LTA）、全血聚集法（whole blood aggregometry，WBA）和各种护理点检测，包括 PFA-100、血栓弹力图（thromboelastography，TEG）血小板图谱、流式细胞术（VASP）和 VerifyNow[20]。每项测试在个体协方差和敏感性 / 特异性方面都有独特的限制。LTA 被认为是"黄金标准"，是替代方法的相关比较器。理想的检测方法是容易获得、快速、灵敏度和特异性好，并有明确的目标来指导临床决策。LTA 的劳动强度很大（3～4h），在大多数 NES 手术中后勤上是不可行的。WBA（多药联用）在美国并不常见，而且与 LTA 的相关性很差。PFA-100 与 LTA 的相关性也很差，被认为不适合检测血小板的"抵抗力"。TAG 血小板检测似乎与 LTA 有很好的相关性，但目前关于解释标准和临床应用于介入治疗的数据有限。VASP 的独特之处在于它能够在 GPⅡb/Ⅲa 受体拮抗药存在的情况下分离氯吡格雷的作用，这是比其他护理点检测方法更具优势的。然而，它不是常规可用的，在技术上执行起来很有挑战性。VerifyNow 设计专门用于在床边快速检测抗血小板药物的"耐药性"，以便快速做出临床决定。这是研究最多的一种分析方法，在临床上有更完善的解释标准［阿司匹林的阿司匹林反应单位（ARU）和 P2Y12 受体拮抗药的 P2Y12 反应单位（PRU）］在介入心脏病学和神经血管内手术中的应用。然而，值得注意的是，ARU 和 PRU 的结果受到某些因素的影响：患者的并发症、负荷策略的时机和剂量，以及循环中 GPⅡb/Ⅲa 受体拮抗药的存在。

如前所述，在神经血管内手术中使用 VerifyNow 指导氯吡格雷剂量反应时，没有明确的抑制靶点，特别是 PRU。心脏病学文献建议有针对性的 PRU 窗口在 95～208，以平衡安全性和有效性[21]。总的来说，许多神经血管内文献重复了介入心脏病学的研究成果。对于血栓形成较多的植入物（管道栓塞装置）例外，理想情况下靶 PRU 范围可能落在 70～150[22]。然而，一些人认为 PRU ＜ 200 并非前循环血管闭塞装置的必要条件[23]。克服氯吡格雷低反应性（PRU ＞上限靶点）的最佳治疗策略缺乏支持的文献；然而，可以考虑重新加载并增加维持剂量（150mg/d）或改用另一种 P2Y12 受体拮抗药（替格瑞洛）。以类似的方式，那些表现出高反应性（PRU ＜下限靶点）的患者可能受益于减少氯吡格雷剂量（75mg，隔日 1 次）或改用另一种 P2Y12 受体拮抗药[24]。考虑到血栓性并发症和出血性并发症的已知风险，分别高于和低于靶 PRU，作者认为应该考虑替代 P2Y12 受体拮抗药，最好是替格瑞洛，它不是一种需要代谢激活的前药。

二、脑血管扩张药

动脉内血管扩张药主要用于治疗动脉瘤性蛛网膜下腔出血引起的动脉痉挛（表 44-3）[25]。此外，在血管内手术过程中，它们还可用于扩张血管和协助导管 / 设备的推进。历史上，罂粟碱是一种基于阿片样物质的磷酸二酯酶抑制药。由于担心药物引起的高颅压、癫痫发作和神经毒性，它逐渐"失宠"。目前临床上使用的药物有三种（维拉帕米、尼卡地平和米力农）。前两种药物是钙通道阻滞药（CCBS），而后者是磷酸二酯酶抑制药（PDE3-Ⅰ）。与维拉帕米相比，尼卡地平是一种更具血管选择性的药物。在血管造影中，它能确实提供有效的血管扩张，并有记录脑血流（CBF）速度的降低和相关的神经改善。最令人担忧的是低血压，这可能是严重的，并可能延长导致大脑灌注压降低的潜在原因。维拉帕米对脑血管系统的选择性较低，但已被证明能提供有效的血管造影扩张和相关的神经改善。虽然可能会发生低血压，但由于尼卡地平的血管选择性程度较低，它可能不会像尼卡地平那样常见。米力农的文献比较有限，但似乎很快改善血管造影的血管舒张功能[26]。没有比较证据证明其优越性，因此，药物选择在很大程度上取决于临床医生的经验。

表 44-3　神经血管内治疗术中血管扩张药的特性及作用

药　物	剂　量	药代动力学 / 药效学	注意事项
尼卡地平	IA：总剂量（可变），5～40mg 加入生理盐水稀释至 1mg/ml，等剂量给药，每次 0.5～1ml	• 起效时间：30～60s，持续时间：1～3h	低血压（与剂量相关）
维拉帕米	IA：总剂量（可变），1～40mg 加入生理盐水稀释至 1mg/ml，等剂量给药，每次 1～5ml	• 起效时间：1～5min，持续时间：20～40min	低血压 / 心动过缓（与剂量相关）
甲氰吡酮（米力农）	IA：总剂量（可变），4～15mg 加入生理盐水稀释至 0.1mg/ml，等剂量给药，每次 2～4ml	• 起效时间：1～5min，持续时间：2～4h	低血压 / 心动过速（与剂量相关）

数据来自参考文献 [25, 26]

参考文献

[1] Vine AK. Recent advances in haemostasis and thrombosis. Retina. 2009;29:1–7.

[2] Ferreira CN, Sousa MO, Sant'Ana Dusse LM, et al. A cell–based model of coagulation and its implications. Rev Bras Hematol Hemoter. 2010;32:416–21.

[3] Palmaz JC. Intravascular stenting: from basic science to clinical application. Cardiovasc Intervent Radiol. 1992;15:279–84.

[4] Ferns GA, Stewart–Lee AL, Anggard EE. Arterial response to mechanical injury: balloon catheter de-

endothelialization. Atherosclerosis. 1992;92:89–104.

[5] Klisch J, Turk A, Turner R, et al. Very late thrombosis of flow–diverting constructs after the treatment of large fusiform posterior circulation aneurysms. AJNR Am J Neuroradiol. 2011;32:627–32.

[6] Hirsh J. Heparin. N Engl J Med. 1991;324:1565–74.

[7] Hussein HM, Georgiadis AL, Qureshi AI. Point-of–care testing for anticoagulation monitoring in neuroendovascular procedures. Am J Neuroradiol. 2012;33:1211–20.

[8] Georgiadis AK, Shah Q, Suri FK, et al. Adjunct bivalirudin dosing protocol for neuro–endovascular procedures. J Vasc Interv Neurol. 2008;1:50–3.

[9] Brinjikji W, Morales–Valero SF, Murad MH, et al. Rescue treatment of thromboembolic complications during endovascular treatment of cerebral aneurysms: a meta–analysis. AJNR Am J Neuroradiol. 2015;36:121–5.

[10] Mascelli MA, Kleiman NS, Marciniak SJ, et al. Therapeutic heparin concentrations augment platelet reactivity: implications for the pharmacologic assessment of the glycoprotein IIb/IIIa antagonist abciximab. Am Heart J. 2000;139:696–703.

[11] Valgimigli M, Frigoli E, Leonardi S, et al. Bivalirudin or unfractionated heparin in acute coronary syndromes. N Engl J Med. 2015;373:997–1009.

[12] Hassan AE, Merron MZ, Georgiadis AL, et al. Safety and tolerability of high–intensity anticoagulation with bivalirudin during neurovascular procedures. Neurocrit Care. 2011; 15(1):96–100.

[13] Gandhi CD, Bulsara KR, Fifi J, et al. Platelet function inhibitors and platelet function testing in neurointerventional procedures. J Neurointerv Surg. 2014;6:567–77.

[14] Franchi F, Angiolillo DJ. Novel antiplatelet agents in acute coronary syndrome. Nat Rev Cardiol. 2015;12:30–47.

[15] Antoniucci D. Differences among GP IIb/IIIa inhibitors: different clinical benefits in non-ST segment elevation acute coronary syndrome percutaneous coronary intervention patients. Eur Heart J. 2007;9(Supp A):A32–6.

[16] Del Zoppo GJ, Higashida RT, Furlan AJ, et al. PROACT: a phase II randomized trial of recombinant pro–urokinase by direct arterial delivery in acute middle cerebral artery stroke. Stroke. 1998;29:4–11.

[17] Michelson AD. Antiplatelet therapies for the treatment of cardiovascular disease. Nat Rev. 2010;9:154–69.

[18] Enomoto Y, Yoshimura S. Antiplatelet therapy for carotid artery stenting. Interv Neurol. 2013;1:151–63.

[19] Oxley TJ, Dowling RJ, Mitchell PJ, et al. Antiplatelet resistance and thromboembolic complications in neurointerventional procedures. Front Neurol. 2011;2:1–9.

[20] Le Quellec S, Bordet JC, Negrier C, et al. Comparision of current platelet functional tests for the assessment of aspirin and clopidogrel response. Thromb Haemost. 2016;116:638–50.

[21] Stone GW, Witzenbichler B, Weisz G, et al. Platelet reactivity and clinical outcomes after coronary artery implantation of drug–eluting stents (ADAPT–DES): a prospective multicenter registry study. Lancet. 2013;382:614–23.

[22] Daou B, Starke RM, Chalouhi N, et al. P2Y12 reaction units: effect on hemorrhagic and thromboembolic complications in patients with cerebral aneurysms treated with the pipeline embolization device. Neurosurgery. 2016;78:27–33.

[23] Bender MT, Lin L, Colby GP, et al. (2016) P2Y12 hyporesponse (PRU > 200) is not associated with increased thromboembolic complications in anterior circulation pipeline. J Neurointerv Surg. 2017;9(10):978–81.

[24] Goh C, Churilov L, Mitchell P, et al. Clopidogrel hyper–response and bleeding risk in neurointerventional procedures. AJNR Am J Neuroradiol. 2013;34:721–6.

[25] Weant KA, Ramsey CN, Cook AM. Role of intraarterial therapy for cerebral vasospasm secondary to aneurysmal subarachnoid hemorrhage. Pharmacotherapy. 2010;30:405–17.

[26] Shankar JS, dos Santos MP, Deus–Silva L, et al. Angiographic evaluation of the effect of intraarterial milrinone therapy in patients with vasospasm from aneurysmal subarachnoid hemorrhage. Neuroradiology. 2011;53:123–8.